Ergotherapie

Vom Behandeln zum Handeln

Lehrbuch für die theoretische und praktische Ausbildung

2. neu bearbeitete Auflage

Herausgegeben von
Clara Scheepers
Ute Steding-Albrecht
Peter Jehn

Unter Mitarbeit von
Christa Berting-Hüneke
Waltraud Betker
Gisela Beyermann
Karin Blumenthal
Anja Christopher
Angela Döring
Mechthild Duhm
Gisela Eichhorn
Karin Götsch
Carola Habermann
Udo Häusler
Angela Harth
Friedmar Helmke
Corinna Jacobs
Ursula Kleinschmidt
Ulrike Körber
Connie Koesling
Friederike Kolster
Beate Kubny-Lüke
Ulrike Marotzki
Christiane Mentrup
Ruth Philippi
Stefanie Pinkepank
Hannelore Pott
Rega Schaefgen
Maria Schwarz
Friederike von Starck
Peter Weber
Irene Wiersbinski

124 Abbildungen
41 Tabellen

2000
Georg Thieme Verlag
Stuttgart · New York

Zeichnungen:
Rolf Köder, Stuttgart
Barbara Gay, Stuttgart

Umschlaggestaltung:
Martina Berge, Erbach/Ernsbach

Die Deutsche Bibliothek – CIP-Einheitsaufnahme

Ein Titeldatensatz für diese Publikation
ist bei Der Deutschen Bibliothek erhältlich.

Geschützte Warennamen (Warenzeichen) werden **nicht** besonders kenntlich gemacht. Aus dem Fehlen eines solchen Hinweises kann also nicht geschlossen werden, dass es sich um einen freien Warennamen handele.

Satz: Dörlemann Satz, D-49448 Lemförde,
gesetzt auf PageOne der Firma Siemens-Nixdorf
Druck: Media-Print, D-33100 Paderborn
ISBN 3-13-114342-8 1 2 3 4 5 6

Wichtiger Hinweis:
Wie jede Wissenschaft ist die Medizin ständigen Entwicklungen unterworfen. Forschung und klinische Erfahrungen erweitern unsere Kenntnisse, insbesondere was die Behandlung und medikamentöse Therapie anbelangt. Soweit in diesem Werk eine Dosierung oder eine Applikation erwähnt wird, darf der Leser zwar darauf vertrauen, dass Autoren, Herausgeber und Verlag große Sorgfalt darauf verwandt haben, dass diese Angabe **dem Wissensstand bei Fertigstellung des Werkes** entspricht.
Für die Angaben über Dosierungsanweisungen und Applikationsformen kann vom Verlag jedoch keine Gewähr übernommen werden. **Jeder Benutzer ist angehalten,** durch sorgfältige Prüfung der Beipackzettel der verwendeten Präparate und gegebenenfalls nach Konsultation eines Spezialisten festzustellen, ob die dort gegebene Empfehlung für Dosierungen oder die Beachtung von Kontraindikationen gegenüber der Angabe in diesem Buch abweicht. Eine solche Prüfung ist besonders wichtig bei selten verwendeten Präparaten oder solchen, die neu auf den Markt gebracht worden sind. **Jede Dosierung oder Applikation erfolgt auf eigene Gefahr des Benutzers.** Autoren und Verlag appellieren an jeden Benutzer, ihm etwa auffallende Ungenauigkeiten dem Verlag mitzuteilen.

Vorwort

Das vorliegende Lehrbuch der Ergotherapie war längst überfällig. Das zeigte bereits die 1998 erschienene 1. Auflage. Es betrat zeitgleich mit einer neuen Ausbildungs- und Prüfungsverordnung zur Ergotherapie den Bildungsmarkt und ließ die neuen Professionalisierungsbestrebungen dieser Berufsgruppe erkennen.

Wir Herausgeber haben mit Blick über die europäischen Grenzen hinaus versucht, Entwicklung und Konzepte der Ergotherapie aufzugreifen, die unsere medizinisch-diagnostischen und sozialwissenschaftlichen Grundlagen sowie unser therapeutisches Handeln bestimmen. Internationale neue theoretische Modelle der Ergotherapie stehen neben fundiertem Erfahrungswissen und können somit Denkanstöße zur Weiterentwicklung im beruflichen Alltag vermitteln.

Die Weiterentwicklung im Berufsfeld Ergotherapie hatte notwendigerweise die Anpassung der neuen Ausbildungs- und Prüfungsverordnung zur Folge. Die dargestellten Behandlungsverfahren lehnen sich in unserem Lehrbuch bewusst an diese Verordnung an und wollen auch im beruflichen Alltag eine begriffliche Normierung einleiten bzw. festschreiben. Ergotherapeutischer Sprachgebrauch und berufliche Identität können somit eine sich selbst verstärkende Wechselwirkung erfahren.

Die Inhalte, insbesondere der Behandlungsverfahren, geben heute den aktuellen Stand der Auseinandersetzung zur Ergotherapie in Deutschland wieder. Im ersten Kapitel finden sich jedoch Hinweise auf Entwicklungen im angloamerikanischen Raum, die auf einen möglichen Paradigmenwechsel hinweisen könnten. Entwicklungen in der Ergotherapie schließen daher immer den Blick zurück auf die Wurzeln und nach vorne zu den eigenen Kompetenzen, Profilen und neuen Perspektiven ein.

Wir hoffen, dass dieses Lehrbuch auch in seiner 2. Auflage, die besonders im ersten Kapitel aktualisiert wurde, dem Absolventen der Ergotherapieausbildung ein umfassendes Bild der ergotherapeutischen Behandlungsverfahren vermitteln kann. Aber auch berufserfahrene Ergotherapeuten/innen finden neue und wertvolle Anregungen zur Reflexion ihrer Arbeit.

Frankfurt,
im Herbst 2000

Clara Scheepers
Ute Steding-Albrecht
Peter Jehn

Anschriften

Berting-Hüneke, Christa
Drostestraße 8
30161 Hannover

Betker, Waltraud
Nagoldstraße 2
75328 Schömber

Beyermann, Gisela
Jahnstraße 9/3
75203 Königsbach-Stein

Blumenthal, Karin
Ludwig-Guttmann-Straße 11
67071 Ludwigshafen

Christopher, Anja
Neurologische Klinik Westend
Abteilung für Ergotherapie
Dr.-Born-Straße 9
34537 Bad Wildungen

Döring, Angela
Heinrich-König-Straße 2B
44797 Bochum

Duhm, Mechthild
Im Grund 7
74855 Haßmersheim

Eichhorn, Gisela
Pupinweg 30
64295 Darmstadt

Götsch, Karin
Ibellstraße 4
65929 Frankfurt

Habermann, Carola
Haferbusch 34
51467 Bergisch Gladbach

Häusler, Udo, Dr.
Deutsches Primatenzentrum
Kellnerweg 4
37077 Göttingen

Harth, Angela
Mittlerer Waldweg 25
67281 Kirchheim/Weinstraße

Helmke, Friedmar
Praxis für Ergotherapie
Gabelsberger Straße 7
30163 Hannover

Jacobs, Corinna
An der Wandelhalle 16
97616 Bad Neustadt

Jehn, Peter
Günterstalstraße 84
79100 Freiburg

Kleinschmidt, Ursula
Ratellerstraße 25
CH-7320 Sargans

Körber, Ulrike
Ellerstraße 90a
49088 Osnabrück

Koesling, Connie
Windscheidstraße 41
10627 Berlin

Kolster, Friederike
Pichelswerder Straße 26
13597 Berlin

Kubny-Lüke, Beate
Alvenslebenstraße 1
50668 Köln

Marotzki, Ulrike
Lockkoppel 7
22931 Hamburg

Mentrup, Christiane
Koksche Straße 14
49080 Osnabrück

Philippi, Ruth
Osterkamp 20
30938 Burgwedel

Pinkepank, Stefanie
Hemsbergstraße 71
64625 Bensheim

Pott, Hannelore
Windmühlenstraße 25
68165 Mannheim

Schaefgen, Rega
Malsleben Nr. 5
29468 Bergen

Scheepers, Clara
Ringstraße 3
69221 Dossenheim

Schwarz, Maria
Schule für Ergotherapie
Lengghalde 6
CH-8008 Zürich

Steding-Albrecht, Ute
Storchenweg 7
31275 Sievershausen

von Starck, Friederike
Pappelteich 15
30539 Hannover

Weber, Peter
Katzenhagen 3
30974 Wennigsen

Wiersbinski, Irene
Ludwig-Guttmann-Straße 9
67071 Ludwigshafen

Inhaltsverzeichnis

1 Entwicklung und Modelle der Ergotherapie

1.1 Geschichte der Ergotherapie

B. Kubny-Lüke

1.1.1 Historische Vorläufer

Die Ergotherapie gehört unter den Medizinalfachberufen zu den jungen therapeutischen Berufsbildern. Ein Blick zurück auf die Anfänge und Wurzeln dieses Berufes verdeutlichen, dass das „Tätig sein" als Maßnahme zur Linderung von Störungen eine lange Tradition hat.

Die Ursprünge dieser Behandlungsidee finden sich schon im 1. Jahrhundert v. Chr. bei Asklepiades und in den Schriften des römischen Arztes Claudius Galenus (Galen) von Pergamon (129–199 n. Chr.). In der Therapie psychisch Kranker wurden Musik, Beschäftigung und Arbeit eingesetzt, und Galen prägte die bis heute bedeutsame Aussage: „Arbeit ist die beste Medizin, die uns die Natur gegeben hat" (Schaal 1986, S. 267).

Weitere Beispiele für einen aktivitätsfördernden Behandlungsansatz lassen sich im Laufe der folgenden Jahrhunderte finden:

- Im 5. Jahrhundert empfahl der afrikanische Arzt C. Aurelianus, psychisch Kranke durch Lesen und Unterhaltung zu beschäftigen.
- Im 9. Jahrhundert setzte der Arzt Rhazes Schachspielen zur Heilung der Melancholie ein.
- Im 7. Jahrhundert gab es in Fes (Marokko) und im 12. Jahrhundert in Bagdad (Persien) Krankenhäuser, die als Heilmaßnahmen Betätigungen durchführten. Beschreibungen der Kreuzzügler belegen, dass die Abendländer sehr beeindruckt von diesen Spitälern, ihren Behandlungsmethoden und -ergebnissen waren.

Das arabische Vorbild wurde in Europa zuerst von den Spaniern aufgegriffen. Im 15. Jahrhundert führte man hier in verschiedenen Spitälern Arbeit als Heilmaßnahme ein. Unter diesem Leitgedanken gründeten die Brüder des Ordens „De la merced" zahlreiche psychiatrische Krankenhäuser. Ab 1410 wurde in Saragossa im Spital „Urbi et orbi" systematisch Arbeit als Behandlungsmaßnahme eingesetzt.

Erst im 18. Jahrhundert verbreitete sich die aktivitätsfördernde Behandlungsidee weiter in Europa. Verschiedene Psychiater führten arbeitstherapeutische Maßnahmen zur Behandlung psychisch Kranker ein.

Wegbereiter dieser Entwicklung und der damit zusammenhängenden sozialpsychiatrischen Vorstellungen sind die Psychiater Philippe Pinel (1745–1826) in Frankreich und John Conolly (1794–1866) in Großbritannien. In der französischen Irrenanstalt „Bicetre" bei Paris wurden 1832 etwa 100 Geisteskranke im Ackerbau und in der Molkerei beschäftigt (Raps 2000, S. 11). Auch Conolly setzte in Großbritannien die Arbeit in der Landwirtschaft als Behandlungsmaßnahme von Geisteskranken ein.

1.1.2 Die Entwicklung in Deutschland (seit dem 19. Jahrhundert)

In Deutschland finden sich Beschreibungen einer an Aktivität orientierten Therapie in den „Rhapsodien über die Anwendung der psychiatrischen Kurmethode auf Geisteszerrüttungen" (1803) des Psychiaters Reil. Er würdigte die Bedeutung der Arbeit (Schaal 1986, S. 268) und empfahl die Anwendung physikalischer Maßnahmen, Aktivitäten im Freien, handwerkliche und kreative Tätigkeiten wie Malen, Zeichnen, Weben und Musizieren.

Das Nichtstun und der Müßiggang wurden als krankheitsbegünstigend angesehen, und man startete den Versuch „... den Irren täglich auf eine sehr zweckmäßige, dem Grade seiner Bildung sowie seinen Kräften und Lieblingsneigungen entsprechende Weise zu beschäftigen ..." (Schneider, zit. n. Günter 1989, S. 17).

Ordnung, Regelmäßigkeit, Disziplin und das Anknüpfen an gewohnte Tätigkeiten wurden als wichtige Elemente der Behandlung angesehen. Man unterschied die Kranken nach ihrem gesellschaftlichen Status. Die gehobenen Stände wurden zu künstlerischen und kunsthandwerklichen Betätigungen herangezogen, während die niedrigen Stände im landwirtschaftlichen Bereich eingesetzt wurden (Linke-Vieten 1996, S. 9).

In der 1877 gegründeten von Ehrenwallschen Kuranstalt in Ahrweiler setzte man Schreinerarbeiten, Holzschnitzereien, Brandmalerei, Modellieren mit Ton, Fotoarbeiten, Gesellschaftsspiele, Lesungen und Musizieren bei der Behandlung von Neurosekranken ein. Ähnliches geschah auch z.B. in der Dr. Guddenschen Heilanstalt in Pützchen bei Bonn, der Dr. Weilerschen Kuranstalt in Westend bei Berlin und im psychiatrischen Landeskrankenhaus in Schussenried (Schaal 1986, S. 268).

Der Wert der Beschäftigung wurde auch für einen anderen medizinischen Bereich entdeckt. Auguste Rollier (1874–1954, Schweiz) und Hanns Alexander (1881–1955, Deutschland) führten Arbeit in die Behandlung und Betreuung von tuberkulosekranken Menschen ein. Nach englischem Vorbild wurde in der Lungenheilstätte Herrnprotsch bei Breslau 1928 eine Werkstättensiedlung eingerichtet, in der Lungenkranke arbeiten und wohnen konnten (Raps 2000, S. 11).

Durch die Einführung von Arbeitstherapie in die Anstalt Gütersloh leistete Herman Simon als Psychiater und Klinikleiter (1920–1934) einen wesentlichen Schritt zur Entwicklung des Berufsbildes. Mit dem Bericht „Aktivere Therapie", in dem beschrieben wird, wie in Gütersloh „Geisteskranke" durch Arbeit zu einem gesitteten und verantwortungsbewussten Verhalten erzogen wurden, trat Simon im Jahr 1924 bei der Tagung des Deutschen Vereins für Psychiatrie in Innsbruck an die Öffentlichkeit.

„Leben ist Tätigkeit, und was man mit dem Kranken unternimmt, wird vielleicht bei jedem Kranken anders sein; wesentlich ist nur, dass man etwas unternimmt, abgestuft nach den verbliebenen Kräften des Kranken" (Simon, zit. nach Kayser et al. 1980, S. 206). Auf der Grundlage dieses Gedankens versuchte er, die psychisch Kranken an der oberen Grenze ihrer Leistungsfähigkeit einzusetzen. Sein differenzierter Stufenplan reichte von einfachen Tätigkeiten bis hin zu eigenverantwortlichen Arbeitsaufgaben innerhalb des Krankenhauses. Seine Therapie war pädagogisch ausgerichtet und hatte das Ziel, durch Übung, Gewöhnung, Anpassung und durch positive und negative Sanktionen das soziale Verhalten der Patienten zu beeinflussen.

Obwohl Simon dem späteren Arbeitsbereich der Arbeitstherapie starke Impulse gegeben hat, musste sein stark leistungs- und erziehungsorientierter Ansatz, bei dem die Erkrankten ihre Arbeitskraft den klinikinternen Betrieben zur Verfügung stellten, für einen modernen Behandlungsansatz grundlegend modifiziert werden. Sowohl die unpersönliche, kollektivistische Atmosphäre, in der es keinen Raum für individuelle und kreative Entwicklungen gab, als auch der fehlende rehabilitative Gedanke stoßen heute auf Befremden. Die Worte einer Betroffenen fassen die Bedeutung und die Grenzen des Gütersloher Modells anschaulich zusammen: „Die damalige Gütersloher Anstalt ließ uns eingesperrten Patienten zwar nichts Eigenes, auch keine Selbstverantwortung und keine Initiative. Ihre immer noch aktuelle Bedeutung liegt aber in dem Beweis, dass es untätige verwahrte Patienten nicht zu geben braucht" (Zerchin 1990, S. 173f).

Der Blick in die historischen Anfänge zeigt, dass Beschäftigung und Arbeit schon früh als wertvolle Maßnahme für psychisch und an Tuberkulose erkrankte Menschen angesehen wurde. Betätigung wurde jedoch nicht als Heilmittel verstanden, sondern als ein Angebot, das das Leben der Kranken menschenwürdiger gestaltete, die Patienten von der Erkrankung ablenkte, ihre Aufmerksamkeit auf sinnvolle, nutzbringende Tätigkeiten der Alltagsgestaltung und -bewältigung richtete und damit eine beruhigende, ordnende und zum Teil disziplinierende Funktion ausübte.

1.1.3 Verberuflichung in den USA und Europa

Die entscheidenden Entwicklungsschritte hin zu einem eigenen Berufsstand fanden in den USA Anfang des 20. Jahrhunderts durch die Einrichtung eines eigenen Ausbildungsganges für Beschäftigungstherapeuten statt.

1908 wurde in Chicago die erste Schule für Beschäftigungstherapie eröffnet. Auch in den USA widmete sich der junge Beruf anfangs überwiegend den psychisch kranken Menschen. In der Ausbildung wurden handwerkliche Betätigungen vermittelt und eine Schulung für die Durchführung von Sport- und Spielaktivitäten mit psychisch kranken und geistig behinderten Menschen vorgenommen.

Der Erste Weltkrieg mit seiner Vielzahl an Schwer- und Schwerstbehinderten führte dazu, dass sich die Beschäftigungstherapie der Behandlung von funktionellen Störungen und der Wiedereingliederung in das Arbeitsleben widmete.

Auch in einer Reihe europäischer Länder kam es zur Anerkennung des Berufes, was sich durch verschiedene Schulgründungen belegen lässt: 1930 in Bristol (Großbritannien) und 1935 in Kopenhagen (Dänemark).

Beschäftigungstherapie wurde jetzt als „... irgendeine geistige und körperliche Tätigkeit (*verstanden*, Anm. d. Verf.), die eindeutig verordnet und geleitet wird, mit dem besonderen Zweck, zur Erholung von einer Krankheit oder Verletzung beizutragen oder diese zu beschleunigen" (Pattison, zit. n. Hohm 1977, S. 127).

Diese Betrachtungsweise ist Grundlage des bis heute gültigen Rehabilitationsgedankens der Ergotherapie, der die angebotenen Maßnahmen als Heilmittel ansieht, die entsprechend eingesetzt folgenden Zielen dienen:

- Verbesserung der motorischen, sensorischen, emotionalen, sozialen und kognitiven Fähigkeiten des Erkrankten oder Behinderten
- Ermöglichung einer selbstständigen und sinnvollen Lebensgestaltung des Betroffenen
- Erhöhung der Lebensqualität
- Wiedereingliederung in das soziale Umfeld und die Arbeitswelt.

Der im Angelsächsischen verwendete Begriff *Occupational Therapy* umfasst dabei sowohl den beschäftigungs- als auch den arbeitstherapeutischen Anteil des Berufsbildes.

1.1.4 Berufsentwicklung und -etablierung in Deutschland

In Deutschland stagnierte die Entwicklung der Beschäftigungs- und Arbeitstherapie bis 1945 weiter. Bis heute gibt es über die Behandlung und Rehabilitation der Kriegsverwundeten und -versehrten von 1939–1945 wenige Untersuchungen. Daher bleibt auch unklar, welche Bedeutung dabei beschäftigungs- und arbeitstherapeutische Maßnahmen hatten.

Der Nationalsozialismus verwarf die bis dahin vollzogenen Entwicklungsschritte im Bereich der Rehabilitation und verfolgte mit seinen Euthanasieprogrammen die aktive Tötung „lebensunwerten Lebens". Durch die Aktion T4 wurden zwischen 1939 und 1941 (und auch noch später) über 70000 chronisch psychisch Kranke ermordet. Seit 1933 wurden auf der Grundlage des Gesetzes „Zur Verhütung erbkranken Nachwuchses" rund 400000 Menschen zwangssterilisiert.

1.1.5 Von der Entstehung des Berufsbildes bis zum Berufsgesetz

Nach dem Zweiten Weltkrieg trugen die angelsächsischen und skandinavischen Länder ihre Erkenntnisse zur Rehabilitation nach Deutschland und unterstützten die Entwicklung des Berufsbildes „Beschäftigungstherapie" in Deutschland:

- 1947: Auf Anregung des Englischen Roten Kreuzes wird ein erster einjähriger Kurs für Beschäftigungstherapeuten in Bad Pyrmont durchgeführt, den die vier Teilnehmerinnen mit einer Prüfung abschließen.
- 1948–1950: Es folgen zwei weitere Kurse für insgesamt 15 Beschäftigungstherapeutinnen.
- 1950: Eine erste Arbeitsgemeinschaft für Beschäftigungstherapeutinnen wird ins Leben gerufen. Aus ihr entsteht einige Jahre später der Berufsverband.
- 1953: Veröffentlichung des ersten ministeriellen Erlasses zur Einrichtung von staatlich anerkannten Schulen für Beschäftigungstherapie im niedersächsischen Ministerialblatt Nr. 9. Außerdem wird an der

Heilanstalt-Annastift (dem heutigen Rehabilitationszentrum Annastift) in Hannover die erste staatlich anerkannte Schule für Beschäftigungstherapie gegründet. In Zusammenarbeit mit dem Landesarbeitsamt wird erstmals das Berufsbild in den *Blättern zur Berufskunde* veröffentlicht.
- *1954: Aus der Arbeitsgemeinschaft der Beschäftigungstherapeutinnen formiert sich eine Berufsorganisation im* Verband staatlich anerkannter Beschäftigungstherapeuten in der Bundesrepublik Deutschland e.V.
- 1958: Der Berufsverband wird als zwölftes Mitglied in die internationale Dachorganisation *World Federation of Occupational Therapists (WFOT)* aufgenommen.
- 1959: Im Thieme-Verlag erscheint das erste Lehrbuch: Jentschura G. Beschäftigungstherapie – Grundlagen.
- 1959–1966: Weitere Schulgründungen in Bayern, Berlin und Hessen.
- 1961: Die Fachzeitschrift *Beschäftigungstherapie und Rehabilitation* wird ins Leben gerufen.
- 1963: Die erste Schul- und Ausbildungsleiterkonferenz findet in West-Berlin statt. Sie widmet sich dem Austausch und der Abstimmung der Ausbildungsinhalte.
- 1971: Der Tarifvertrag zur Änderung und Ergänzung der Anlage 1a zum BAT wird abgeschlossen. Dies ist die erste tarifliche Eingruppierung für Beschäftigungstherapeuten, die heute noch gültig ist.
- 1977: Das Gesetz über den Beruf des Beschäftigungs- und Arbeitstherapeuten tritt in Kraft.

In den ersten Jahren der Berufsentwicklung sah man im Beschäftigungstherapeuten einen Gehilfen des Arztes. Mit der Durchführung beschäftigungstherapeutischer Maßnahmen sollten die durch den Arzt erreichten Fortschritte vertieft und vervollständigt werden (Scheiber 1994, S. 2). In den Sechzigerjahren begann sich der Berufsverband intensiv mit der Frage nach der Eigenständigkeit des Berufes zu beschäftigen.

Zeitgleich wurde über die Integration der Arbeitstherapie in das Berufsverständnis diskutiert. Das erste Lehrbuch von Jentschura bezog zwar das arbeitstherapeutische Gedankengut mit ein, in der Berufsausbildung wurde das arbeitstherapeutische Einsatzfeld jedoch eher vernachlässigt. Auch in der gesetzlich geschützten Berufsbezeichnung *Beschäftigungstherapie* spiegelte sich dies wider.

Eine Vorreiterfunktion übernahm Ende der Sechzigerjahre die *Münchener Schule.* Sie verlängerte die Ausbildungszeit durch die Einbeziehung der Arbeitstherapie (zunächst als Fachschule, ab 1971 als Höhere Fachschule) von zwei auf drei Ausbildungsjahre und schuf bis zum In-Kraft-Treten des Bundesgesetzes eine zweigleisige Berufsentwicklung (Marquardt 1988, S. 92).

Mit dem Gesetz über den Beruf des Beschäftigungs- und Arbeitstherapeuten vom 25. Mai 1976 (BGBI.I, S. 1246) wurde eine grundlegende Reform durchgeführt. Die Erlaubnis zur Führung der Berufsbezeichnung *Beschäftigungs- und Arbeitstherapeut/in* wurde bundeseinheitlich festgelegt, und die Arbeitstherapie als fester Bestandteil in die 1977 verabschiedete Ausbildungs- und Prüfungsordnung aufgenommen.

In der vorläufigen Begründung des Gesetzentwurfes heißt es: „Eine solche Erweiterung des Berufsfeldes der Beschäftigungstherapeuten erweist sich als notwendig und trägt den vielerorts bestehenden Gegebenheiten Rechnung. Der Wiedereinführung des Patienten in das Arbeits- und Berufsleben im Rahmen der Rehabilitation kommt heute eine entscheidende Bedeutung zu (…). Die Grenzen zwischen Beschäftigungstherapie und Arbeitstherapie sind fließend. Aus diesem Grunde erscheint es zweckmäßig, den Tätigkeitsbereich und die Ausbildung durch Einbeziehung der Arbeitstherapie abzurunden“ (zit. n. Marquardt 1988, S. 93).

1.1.6 Etablierung von Ausbildung und Beruf (1977–1990)

Auf der Grundlage der neuen Gesetzgebung und Ausbildungsordnung konnte sich der Berufsstand der Beschäftigungs- und Arbeitstherapeuten in den folgenden Jahren etablieren und seine Tätigkeitsbereiche erweitern. Die Beschäftigungs- und Arbeitstherapie gewann als therapeutisches Heilmittel zunehmend an Bedeutung:

- 1978: Die erste leistungsrechtliche Anerkennung der beschäftigungs- und arbeitstherapeutischen Leistungen durch die Krankenkassen findet statt.
- 1980: a) Der Vertrag mit dem Verband der Angestellten Krankenkassen (VdAK) über ambulante Leistungen beschäftigungs- und arbeitstherapeutischer Behandlungen und Gebührenvereinbarung auf Bundesebene wird geschlossen. Auf der Grundlage dieses Vertrages wird Beschäftigungs- und Arbeitstherapeuten der Weg in die Selbstständigkeit erleichtert, sodass die Anzahl der niedergelassenen Beschäftigungs- und Arbeitstherapeuten stetig zunimmt.
- b) Eine „gemeinsame Schulkommission" des Berufsverbandes und der Schul- und Ausbildungsleiterkonferenz formiert sich, mit dem Ziel, durch den Besuch aller Schulen eine Bestandsaufnahme der Ausbildung vorzunehmen und Mindestanforderungen für die Ausbildung zu erarbeiten.
- 1982: Der *Weltkongress des WFOT* findet in Hamburg statt.
- 1984: Auf der Grundlage des Berichts *Zur Lage der Beschäftigungs- und Arbeitstherapieschulen in der Bundesrepublik Deutschland und West-Berlin* (1. Gelbbuch, 1983) übernimmt die „gemeinsame Schulkommission" des Verbandes und der Schul- und Ausbildungsleiterkonferenz die Aufgabe, den Schulen eine „freiwillige Selbstkontrolle" zu ermöglichen. Im selben Jahr kommt es zu ersten Vertragsverhandlungen mit den Orts- und Betriebskrankenkassen auf Landesebene.
- 1988: a) Die gemeinsame Schulkommission legt den neuen Bericht *Wege zur Qualitätssicherung in der Ausbildung zum Beschäftigungs- und Arbeitstherapeuten* (2. Gelbbuch) vor.
  b) In Dublin wird unter der Beteiligung deutscher Berufsangehöriger *COTEC* (Committee of Occupational Therapists for the European Communities) gegründet und eine Satzung verabschiedet. Zu den Zielen von COTEC gehört es u.a., die Kontakte zwischen den europäischen Berufsangehörigen zu pflegen, Freizügigkeit der Berufsausübung in den europäischen Ländern zu ermöglichen und vergleichbare Ausbildungsstandards zu fördern (s. Homepage von COTEC).

Gesellschaftliche Veränderungen – wie das seit Ende des Zweiten Weltkrieges gewachsene Verständnis für behinderte Menschen – und medizinische Erfolge – wie die steigende Überlebensrate von frühgeborenen Säuglingen – führten dazu, dass sich das Aufgabenfeld und die Einsatzgebiete der Beschäftigungs- und Arbeitstherapeuten in den Siebzigerjahren bis heute veränderten und erweiterten (Marquardt 1988, S. 59ff).

Ergotherapeuten arbeiten heute in Kliniken und Fachkrankenhäusern für Orthopädie, Rheumatologie, Neurologie, Geriatrie, Innere Medizin, Pädiatrie, Psychiatrie, Psychosomatik, in pädagogischen Einrichtungen (z.B. Sonderkindergärten, Sonderschule), in geriatrischen Einrichtungen (z.B. Alten- und Pflegeheime), in Einrichtungen der medizinischen (z.B. Kurkliniken), sozialen Rehabilitation (z.B. Wohnheime für psychisch Behinderte) und beruflichen Rehabilitation (z.B. Berufstrainingszentren) und als niedergelassene Ergotherapeuten in einer Praxis.

In den *Blättern zur Berufskunde* werden heute sechs wesentliche ergotherapeutische Verfahren aufgezählt: die motorisch-funktionellen, die neurophysiologischen, die neuropsychologischen, die psychosozialen, die arbeitstherapeutischen und die adaptiven Verfahren nutzen verschiedenartige Methoden und werden häufig miteinander kombiniert (Bundesanstalt für Arbeit 2000).

1.1.7 Professionalisierungsbestrebungen der Neunzigerjahre

Die Neunzigerjahre brachten durch die Deutsche Einheit und die Gesundheitsreform auch für die Ergotherapie veränderte gesamtpolitische und gesundheitspolitische Bedingungen. Zahlreiche Aktivitäten der Berufsangehörigen und des Berufsverbandes widmeten sich der *Professionalisierung* des Berufes.

Professionalisierung bezieht sich dabei nach arbeits- und berufssoziologischem Verständnis (Jehn 1996) sowohl auf berufspolitische Aspekte (z.B. die Erhöhung des Berufsstatus, Zulassungs- und Aufstiegsbedingungen) als auch auf Berufsinhalte (z.B. die Orientierung an wissenschaftlichen Arbeitsweisen, die Beschreibung und Schulung berufsspezifischer Handlungskompetenzen).

Eine weitere Entwicklung der Neunzigerjahre ist die verstärkte Zusammenarbeit der Medizinalfachberufe:

- 1990: Sieben Gesundheitsberufe schließen sich zur *Arbeitsgemeinschaft medizinischer Fach- und Assistenzberufe* zusammen.
- 1990–1993: Der 1. Pädagogische Weiterbildungslehrgang des Berufsverbandes zum *Lehrtherapeuten in der Ergotherapie* findet statt. 15 Teilnehmer/innen schließen ihn mit einer mündlichen Prüfung erfolgreich ab. Weitere Lehrgänge folgen in den nächsten Jahren.
- 1991: a) Mit der Wiedervereinigung erweitert sich der Kreis der deutschen Berufsangehörigen durch die Kollegen/innen aus den neuen Bundesländern, deren dreijährige Ausbildung zum *Arbeitstherapeuten* der westdeutschen Ausbildung gleichgestellt wird.
  b) Durchbruch bei den Kassenverhandlungen durch die erstmalige Vereinbarung einer differenzierten und strukturierten Leistungs- und Preisliste mit dem VdAK. Verträge mit den Primärkassen auf Landesebene werden fast flächendeckend abgeschlossen.
  c) Die Arbeitsgemeinschaft *Medizinalfachberufe in Therapie und Geburtshilfe* wird gegründet, deren Schwerpunktthema die Anhebung der Grundausbildung auf die Fachhochschulebene ist.
- 1992: a) Der Verband ändert seinen Namen in *Deutscher Verband der Ergotherapeuten (Ergotherapeuten) e.V.* Es wird ein hauptberufliches Referat für den Funktionsbereich Aus-, Fort- und Weiterbildung eingerichtet.
  b) In der 2. Richtlinie der Europäischen Union (EU) zur beruflichen Anerkennung werden die paramedizinischen Berufe (im Anhang C auch die Ergotherapeuten) in die länderübergreifende Anerkennung einbezogen und damit die grundsätzliche Freizügigkeit in der EU geschaffen (Zentralstelle für ausländisches Bildungswesen 1997).
- 1993: a) Der Berufsverband stellt den Antrag zur Novellierung der Ausbildungs- und Prüfungsordnung sowie des Berufsnamens an das Bundesgesundheitsministerium.
  Schon in den Siebzigerjahren bemühte sich der Berufsverband darum, die Berufsbezeichung „Ergotherapie“ gesetzlich festzulegen. Obwohl dies damals (ebenso wie die Anhebung der Ausbildung auf Fachhochschulniveau) abgelehnt wurde, setzte sich der Name Ergotherapie im Laufe der Jahre unter den Berufsangehörigen zunehmend durch. Das Nebeneinander der Bezeichnungen *Beschäftigungs-, Arbeits- und Ergotherapie* sorgt zum Teil für Verwirrung, weshalb eine Umbenennung sinnvoll ist.
  Ergotherapie stammt von dem griechischen Wort „ergon“ ab und bedeutet Tätigkeit, Werk, Verfahren, Ausführung, Verrichtung, Beschäftigung. Damit umreißt die Bezeichnung „Ergotherapie“ das wesentliche Merkmal des Berufsbildes: die Handlungsorientierung. Sie hebt die Trennung zwischen der Beschäftigungs- und der Arbeitstherapie auf und sorgt für eine Vereinheitlichung der Berufsbezeichnung in Europa, zumal sieben weitere Länder (Schweiz, Dänemark, Norwegen, Niederlande, Belgien, Österreich, Frankreich) diese Berufsbezeichnung benutzen (Scheiber 1994, S. 2).
  b) Die Heilmittelverbände der Physiotherapie, Logopädie und Ergotherapie organisieren sich erstmalig und benennen eine gemeinsame Vertreterin (die Vorsitzende des DVE), die in der *Konzertierten Aktion des Gesundheitswesens* die Position der Heilmittelerbringer vertreten soll.
- 1994: Auf der Mitgliederversammlung des Berufsverbandes wird eine Berufsethik der Ergotherapie (auf der Basis der Ethik von COTEC) verabschiedet.

- 1995–1998: Der 1. Weiterbildungslehrgang zum Fachergotherapeuten/in für Psychiatrie und Psychosomatik wird durchgeführt. Er dient der Weiterqualifizierung von Ergotherapeuten, die im psychiatrischen und psychosomatischen Fachbereich tätig sind. Die anderen Fachbereiche der Ergotherapie arbeiten daran, eine ähnliche Qualifizierungsmaßnahme anzubieten.
- 1996: a) Der Verband Deutscher Ergotherapieschulen (VDES) wird gegründet, der sich u.a. der Qualitätssicherung und Weiterentwicklung der Ausbildung widmet.
  b) Ende 1996 gelingt es durch Massenprotestaktionen, die Politiker davon zu überzeugen, dass die Heilmittel zur medizinischen Grundversorgung gehören.
- 1997: a) Der 1. Weiterbildungsstudiengang *Ergotherapie* der Fachhochschule Osnabrück startet mit der Zielsetzung der weiteren Professionalisierung der Ergotherapie auf der Basis wissenschaftlicher Begründung und zunehmender Überprüfbarkeit ihrer therapeutischen Aktivitäten. Er orientiert sich am Paradigma der Handlungsfähigkeit des Menschen und deren Wiederherstellung.
  b) Die *Bundesarbeitsgemeinschaft der Heilmittelverbände (BHV) e.V.* wird gegründet. Angesichts der Kürzungen und Belastungen im Gesundheitswesen haben sich die Heilmittelerbringer – darunter auch die Ergotherapie – zusammengeschlossen, um gemeinsam ihre Interessen zu vertreten. Die insgesamt sechs Verbände der Ergotherapie, Logopädie und Physiotherapie gründen einen Dachverband, der in Zukunft auf der Grundlage einer Gesetzesneuregelung für spezielle Fragen der Heilmittelversorgung der Ansprechpartner für das Bundesgesundheitsministerium, die Kassenärztliche Bundesvereinigung und die Gesetzliche Krankenversicherung sein wird.
- 1998: a) Am 16. 6. 1998 wurde die Gesetzesänderung über den Beruf der Ergotherapeutin/des Ergotherapeuten beschlossen (BGBl. I 1998, S. 1311). Hiermit wurde die Änderung der Berufsbezeichnung der Ergotherapeutin/des Ergotherapeuten festgelegt.
  b) An der Hoogeschool Limburg (Niederlande) wird ein einjähriger (Vollzeit-) Graduierungsstudiengang für deutsche Ergotherapeuten eingerichtet. Weitere Kurse folgen.
- 1999: a) Am 1. 1. 1999 tritt das Gesetz über den Beruf der Ergotherapeutin/des Egotherapeuten in Kraft.
  b) Beginn eines Ergotherapie-Studiengangs an einer privaten Fachhochschule (FH Idstein).
- 2000 a) Eine neue Ausbildungs- und Prüfungsverordnung für Ergotherapeutinnen und Ergotherapeuten (ErgThAPrV vom 2. 8. 1999, BGBl I, S. 1731) tritt am 01. 07. 2000 in Kraft (Kap. 1.2).
  b) An mehreren staatlichen Fachhochschulen sind Studiengänge für Ergotherapeuten in Planung (z.B. FH Osnabrück, FH Hildesheim/Holzminden/Göttingen).

Der Professionalisierungsprozess der Ergotherapie ist in Bewegung und scheint noch lange nicht abgeschlossen. Die Themen und Inhalte der Gegenwart und Zukunft sind z.B.:

- Die Anhebung der grundständigen Ausbildung auf Fachhochschulebene und damit die Anpassung des Ausbildungsstatus der deutschen Ergotherapeuten an den europäischen Standard. Zurzeit sind an mehreren staatlichen Fschhochschulen Studiengänge für Ergotherapeuten in Planung.
- Die Erarbeitung und Auseinandersetzung mit theoretischen Modellen zur Beschäftigung und ihrer Bedeutung für die Gesundheit des Menschen (z.B. *MOHO* = Model of Human Occupation, Kap. 1.6.3).
- Die Erarbeitung und Erprobung von wissenschaftlichen Instrumentarien, die die Wirksamkeit und Effektivität der ergotherapeutischen Behandlung u.a. darstellen.
- Die Auseinandersetzung mit Konzepten des Qualitätsmanagements zur Verbesserung der Behandlungsabläufe und -ergebnisse, aber auch um die Bedeutung von Ergotherapie im Heilmittelangebot zu dokumentieren und ihren Platz im Gesundheitssystem zu sichern.

1.2 Berufsausbildung in der Ergotherapie

P. Jehn, M. Miesen

1.2.1 Von den Anfängen bis zum Berufsgesetz (1947–1977)

M. Miesen

Fast vierzig Jahre, nachdem in den USA die Ausbildung begonnen hatte, ließ das *Britische Rote Kreuz* 1947 in Bad Pyrmont die ersten Kurse für deutsche Beschäftigungstherapeuten durchführen. Der Lehrplan richtete sich weitgehend nach den englischen Ausbildungsvorschriften. Die Kurse wurden 1950 eingestellt.

Da die Lehrgänge in Bad Pyrmont nicht staatlich anerkannt waren, schlossen sich 1950 die ersten Beschäftigungstherapeuten zu einer Arbeitsgemeinschaft zusammen. Das Ziel war unter anderem, die staatliche Anerkennung zu erreichen und die weitere Ausbildung zu sichern. Kurz nach der ersten Schulgründung folgte 1954 auch die Gründung des Berufsverbandes, der 1958 in den Weltverband aufgenommen wurde.

Die erste deutsche Schule für Beschäftigungstherapie in der Bundesrepublik Deutschland wurde 1953 in Hannover gegründet. Die Ausbildung, die Prüfung und die Einrichtung von Lehranstalten waren durch einen Erlass des niedersächsischen Sozialministeriums geregelt.

Weitere Schulgründungen folgten in den Bundesländern Bayern (München), Berlin (drei Schulen) und Hessen (Frankfurt-Höchst). Diese Länder regelten gleichfalls durch Verwaltungsvorschriften die Anerkennung staatlich geprüfter Beschäftigungstherapeuten, da die Ausbildung nicht bundeseinheitlich geregelt war. Die Ausbildung selbst dauerte zwei Jahre und schloss nach der staatlichen Prüfung mit einem so genannten Anerkennungsjahr ab.

Eine erste umfassende Darstellung der Beschäftigungstherapie erfolgte 1959 mit Jentschuras Veröffentlichung *Beschäftigungstherapie, Einführung und Grundlagen* (Jentschura 1959), das somit das erste Lehrbuch darstellt und den Schülern der Beschäftigungstherapie die notwendigen Kenntnisse vermitteln sollte. Die Gliederung des Buches macht die damaligen Schwerpunkte der Beschäftigungstherapie deutlich. Sie lagen in der Orthopädie und Unfallheilkunde, der Behandlung von Tuberkulosekranken und in der Psychiatrie. Besonders eingegangen wurde auf die handwerklichen Fähigkeiten, die erworben werden sollten. Im Jahr 1961 erschien der *Leitfaden der Beschäftigungs- und Arbeitstherapie* (Schücking u. Huchthausen 1961), in dem bereits auf die Bedeutung der Arbeit im Rahmen der Wiedereingliederung in das Arbeitsleben hingewiesen wurde. Die Arbeitstherapie wurde als notwendiger Bestandteil im Rehabilitationsprozess beschrieben.

Im Jahr 1965 gab es sieben, 1976 zehn Schulen, die Beschäftigungstherapeuten ausbildeten. Am 1. Januar 1977 trat bundesweit das Gesetz über den Beruf des Beschäftigungs- und Arbeitstherapeuten in Kraft. Es wich von der Konzeption der Länderregelungen insofern ab, als nun ausdrücklich die Arbeitstherapie miteinbezogen wurde: „Die Erweiterung des Berufsfeldes des Beschäftigungstherapeuten erwies sich als unverzichtbar; sie trägt auch den im Ausland bestehenden Gegebenheiten Rechnung“ (Raps 2000, S. 14f.).

Die Wiedereingliederung des Patienten in das Arbeits- und Berufsleben als Bestandteil der Rehabilitation wurde damit berücksichtigt und in die Ausbildung mitaufgenommen. Bekanntlich hatte die Münchener Schule seit 1970 Arbeitstherapie im Ausbildungsprogramm und führte ab 1970 dreijährige Lehrgänge durch.

Die neue Ausbildungs- und Prüfungsordnung trat am 24. März 1977 in Kraft. Dabei wurde die schulische Ausbildung von zwei auf drei Jahre angehoben. Der theoretische und praktische Unterricht sowie die praktische Ausbildung waren nun durch gesetzliche Mindestvorgaben im Rahmen der dreijährigen Ausbildung festgeschrieben. Die Ausbildungs- und Prüfungsordnung stellte damit den Rahmen für eine bundeseinheitliche Ausbildung dar.

1.2.2 Kurzdarstellung des Berufsgesetzes und der Ausbildungs- und Prüfungsverordnung

P. Jehn

Die seit 1. Januar 1977 bundesweit gültige Berufsausbildung zum Ergotherapeuten/in ist durch das Berufsgesetz (*Gesetz über den Beruf der Ergotherapeutin/des Ergotherapeuten* – ErgThG – vom 25. Mai 1976, BGBl. I, S. 1246, zuletzt geändert durch Artikel 8 des Gesetzes vom 16. Juni 1998 – BGBl. I, S. 1311) und durch die *Ausbildungs- und Prüfungsverordnung für Ergotherapeutinnen und Ergotherapeuten* (vom 02. August 1999, BGBl. I, S. 1731) geregelt.

Für Kurse, die vor dem 1. 7. 2000 begonnen haben, gilt noch die Ausbildungs- und Prüfungsverordnung für Beschäftigungs- und Arbeitstherapeuten (vom 23. März 1977, BGBl. I, S. 509, zuletzt geändert durch die Verordnung vom 06. Dezember 1994, BGBl. I, S. 3770).

Das Berufsgesetz (ErgThG) regelt den Zugang, die Dauer der Ausbildung sowie die Voraussetzungen für die Erlangung der Berufsbezeichnung.

In der Ausbildungs- und Prüfungverordnung (APrV) sind der theoretische und praktische Unterricht, die praktische Ausbildung und die Durchführung der Abschlussprüfung geregelt.

Die insgesamt drei Jahre umfassende Ausbildung in Vollzeitform findet an staatlich anerkannten Schulen für Ergotherapie (ErgThG §4 (1) statt. Der Status dieser Schulen blieb im Bundesgesetz offen; ferner „konnte nicht geregelt werden“ (Raps 2000, S. 34), welche Voraussetzungen für die staatliche Anerkennung der Schulen erfüllt sein müssen. „Diese Entscheidung zu treffen ist Sache der Länder“ (Raps 2000, S. 34).

Auf Grund der als „Schulen“ bezeichneten Ausbildungsstätten sowie der in ErgThG §4 (2) genannten Zulassungsvoraussetzungen (Realschulabschluss oder eine nach der Hauptschule abgeschlossene, mindestens zweijährige Berufsausbildung) ist die Ausbildung im schulischen Sekundarbereich angesiedelt. Sie umfasst theoretischen und praktischen Unterricht (insgesamt 2700, bis 30. 6. 2000 2360 Stunden), dessen Fächer und Grobinhalte mit der jeweiligen Mindeststundenanzahl in ErgThG APrV, Anlage 1A zu §1(1) aufgeführt sind. Hinzu kommt die rund ein Jahr dauernde praktische Ausbildung mit 1700, bis 30. 06. 2000 mit 1860 Stunden, die in drei bis vier jeweils mindestens ca. zehn Wochen umfassenden Abschnitten in entsprechenden Einrichtungen des Gesundheitswesens abzuleisten sind (ErgThGAPrV, Anlage 1B zu §1(1)).

Die Ausbildung ist als Vollzeitunterricht mit ca. 35 Unterrichtsstunden pro Woche – je nach Ferienregelung – konzipiert. Eine berufsbegleitende Ausbildung (in der ehemaligen DDR war eine Ergotherapieausbildung im Fernstudium möglich) ist durch den Gesetzgeber nicht vorgesehen.

Eine Aussage über die Aufgaben von Ergotherapeuten und das Ausbildungsziel, d.h. wozu die Ausbildung befähigen soll, enthält das Berufsgesetz nicht. (Aussagen zum Ausbildungsziel finden sich dagegen in den derzeit überarbeiteten Niedersächsischen Rahmenrichtlinien, 1990, S. 1 sowie in den derzeit überarbeiteten bayerischen Lehrplänen für die Berufsfachschule für Beschäftigungs- und Arbeitstherapie, 1989, S. 1 [Schewior-Popp 1994, S. 140].)

Die Ausbildung schließt mit einer staatlichen Abschlussprüfung ab, über die ein Zeugnis ausgestellt wird. Die erfolgreich abgelegte Prüfung, das Nichtvorliegen rechtlicher Versagungsgründe und von Gründen hinsichtlich der Nichtfähigkeit bzw. Nichteignung zur Berufsausübung in geistiger oder körperlicher Hinsicht oder wegen einer Sucht stellen den Rechtsanspruch zur Erteilung der – widerrufbaren – Erlaubnis zur Führung der Berufsbezeichnung dar. Die Urkunde wird von der unmittelbar zuständigen Schulaufsichtsbehörde ausgestellt.

Beim Berufsgesetz handelt es sich um ein Berufszulassungsgesetz; d.h. nicht die Ausübung des Berufes wird als „vorbehaltene Tätigkeit" (wie z.B. im Hebammengesetz) geschützt, sondern ausschließlich die *Berufsbezeichnung* („Berufsbezeichnungsschutzgesetz", nach Meifort). Wer die Berufsbezeichnung nicht rechtmäßig führt, kann gemäß §7 ErgThG nach den Vorschriften des Ordnungswidrigkeitengesetzes mit einer Geldbuße bis zu DM 5000 belangt werden (so genanntes Verwaltungsunrecht).

Die Ausübung einer freiberuflichen Tätigkeit als Ergotherapeut (Niederlassung in einer Praxis) bedarf neben der Erlaubnis zur Führung der Berufsbezeichnung noch weiterer Nachweise, insbesondere einer berufspraktischen Erfahrung von mindestens zwei Jahren in einer unselbstständigen, vollzeitlichen Beschäftigung (Arbeitsgemeinschaft der Spitzenverbände der Krankenkassen 1997, S. 32).

Die unmittelbare Zuständigkeit für die Durchführung von Berufsgesetz und Ausbildungs- und Prüfungsordnung wird im §6 (3) ErgThG den Landesregierungen übertragen, die ihrerseits die zuständigen Behörden zu bestimmen haben. Diese Durchführung meint konkret: sämtliche Qualifikationsanforderungen an Schulleitung, Lehrpersonal, Anleitung der praktischen Ausbildung, Mindestgrunderfordernisse für die räumliche und sächliche Ausstattung einer Schule, Relation Schüler–Lehrkräfte, Vorliegen inhaltlich differenzierter Lehrpläne und Ausbildungsablauf, qualitative und quantitative Voraussetzungen einer Praxiseinrichtung für die Durchführung der praktischen Ausbildung – um nur die wichtigsten Punkte zu nennen – fallen in den Verantwortungsbereich der Länder sowohl als Regelungs- wie als Überprüfungsinstanz.

1.2.3 Die Berufsausbildung und ihre strukturellen Besonderheiten

Die hier kurz skizzierte berufliche Ausbildung der Ergotherapeuten weist bis zum heutigen Tag eine Reihe struktureller Merkmale auf, die sie im deutschen Bildungssystem als eine schulische Ausbildung besonderer Art ausweisen. Sie teilt den Sonderfall einer Berufsausbildung mit einer Reihe anderer Ausbildungen in den Gesundheitsfachberufen, wie z.B. mit der zum Physiotherapeuten, Logopäden oder Hebamme.

Mit der Bezeichnung *Gesundheitsfachberufe* wurde die von Bals (Bals 1993, S. 46ff.) vorgeschlagene Berufsgruppenbezeichnung übernommen. Sie hat gegenüber der seit kurzem geläufigen Bezeichnung *Medizinalfachberufe* den Vorteil, die präventiven Aspekte dieser Berufe miteinzubeziehen, die auch zur Erhaltung der Gesundheit ihren Beitrag leisten, ohne ein Präventivberuf, wie z.B. Diätassistentin zu sein. Bekanntlich gibt es für diese Berufe bis heute keine einheitliche Terminologie. Eine gute Übersicht über die Bezeichnungen für Berufe des Berufsfeldes Gesundheit ist bei Bals zu finden (Bals 1993, S. 18).

Diese Sonderstellung der Gesundheitsberufe wird aus dem Grundgesetz Artikel 74 Nr. 19 abgeleitet, in welchem die konkurrierende Gesetzgebungsbefugnis des Bundes im Bereich des Gesundheitswesens als vorrangig gegenüber den Ländern interpretiert wird und somit nur dem Bund die Regelung der Berufsbildung in diesen Berufen zustehe. Bals weist jedoch in seinen schlüssigen Ausführungen darauf hin, dass diese Auslegung sowohl juristisch als auch praktisch uneinheitlich gehandhabt und umstritten ist (Bals 1993, S. 102ff).

Im Folgenden sollen die wichtigsten Aspekte dieser Sonderstellung dargestellt werden (Bals 1993, Becker u. Meifort 1993, S. 75–84). Dadurch ist die ergotherapeutische Berufsausbildung in der Bundesrepublik in ihrem bildungspolitischen Zusammenhang und ihrer Komplexität leichter verständlich und einzuordnen. Gleichzeitig soll die Darstellung auch als eine leistungs- und problemorientierte Einführung in die ergotherapeutische Schullandschaft dienen und schließlich werden damit implizit auch mögliche Ansatzpunkte für eine Verbesserung der gegenwärtigen Berufsausbildung angesprochen.

Zuständigkeitsvielfalt der Berufsausbildung

Als Folge der fehlenden Anwendung des Berufsbildungsgesetzes (BBiG), das im §107 BBiG die Schulen für Gesundheitsfachberufe ausdrücklich von einer Einbeziehung in das so genannte duale System der Ausbildung ausgenommen hat (Raps 2000, S. 34) und auf Grund des „Fehlens eines einheitlichen Rahmengesetzes für die Berufsbildung der Gesundheitsberufe" (Göpel et al. 1996, S. 197) ergibt sich eine vielfältige und wenig übersichtliche gesetzliche und administrative Zuständigkeit der für die Durchführung von Berufsgesetz und APrV verantwortlichen Behörden. Die Komplexität der Zuständigkeiten verstärkt sich zusätzlich insofern, als in einer Reihe von Bundesländern die für die Durchführung der Prüfung zuständige Behörde nicht identisch mit der für die Schulaufsicht zuständigen Behörde ist. Hinzu kommt, dass im Einzelfall die Zuständigkeit innerhalb einer Behörde personell noch einmal aufgeteilt sein kann, je nachdem, ob es sich um die Genehmigung von Schulen in freier Trägerschaft oder um die öffentlicher Schulen handelt.

Eine differenzierte und systematische Synopse der Zuständigkeitsregelung innerhalb der einzelnen Bundesländern nach entsprechenden Einzelbereichen bzw. Items und entsprechenden Gesetzeszitaten muss an anderer Stelle erfolgen. Die Zuständigkeitsvielfalt soll hier zur besseren Übersicht in vier Gruppierungen gegliedert werden.

1. **Berufsausbildungsregelung durch Gesetz und Verordnungen in der Zuständigkeit des Gesundheits- und Sozialministeriums (Berlin)**

Berlin war das erste Bundesland, in welchem die Berufsausbildung schon lange vor dem In-Kraft-Treten des Berufsgesetzes durch Gesetz und Verordnungen (VO) geregelt wurde (Gesetz über Medizinalfachberufe und den Beruf des Lebensmittelkontrolleurs vom 15. 6. 1983 [Bals 1993, S. 107]). Bekannt wurde das *Berliner Lehranstaltengesetz* insbesondere dadurch, dass es schon 1973 in vorbildlicher Weise für die Ergotherapie- und Logopädieausbildung eine Relation von einer hauptamtlichen Lehrkraft je 12 Schüler verfügte. Weiterhin sind Ausbildungsverträge vorzulegen, Einrichtungen der praktischen Ausbildung bedürfen des Nachweises, dass sie bestimmten Kriterien genügen (Ermächtigung), in zweiwöchigem Abstand haben die Lehrtherapeuten der Schule die Schüler in der praktischen Ausbildung zu unterweisen, etc. Der Geltungsbereich der gesetzlichen Regelungen umfasst in Berlin derzeit fünf Schulen.

2. **Berufsausbildungsregelung durch Länderverordnungen in der Zuständigkeit des Kultusministeriums (Niedersachsen, Bayern, Sachsen-Anhalt, Sachsen)**

Einige wenige Bundesländer – Niedersachsen, Bayern, Sachsen-Anhalt und zuletzt auch Sachsen – haben die Zuständigkeit für die Berufsausbildung der für den Schulbereich verantwortlichen Kultushoheit überantwortet. Diese Länder haben Schulordnungen für die *nichtärztlichen Heilberufe* erlassen, in welchen mindestens über Aufnahme, Unterrichts- bzw. Ausbildungsinhalte einschließlich der praktischen Ausbildung, Klassen- und Gruppengrößen, Leistungsnachweise, Bewertung und Versetzung verbindliche Regelungen geschaffen wurden. Darüber hinausgehende Inhalte der Verordnungen weichen länderspezifisch voneinander ab. (So gibt es z.B. in Niedersachsen und Sachsen-Anhalt Stundentafeln, in Bayern jedoch nicht, in Sachsen sind sie in Vorbereitung.)

Ferner sind zusätzliche Regelungen zu den Verordnungen (*Praktische Ausbildung*), im Einzelfall auch Rahmenrichtlinien und Lehrpläne (*Lehrpläne*) auf dem Erlassweg entstanden bzw. entstehen neu. Schulaufsichtsbehörde sind hier die Bezirksregierungen (vier in Niedersachsen) bzw. Regierungen (sechs in Bayern). Ihnen obliegt in der Regel die staatliche Anerkennung, die laufende Überwachung des Schulbetriebs sowie die Durchführung der staatlichen Abschlussprüfung. In Sachsen-Anhalt sind für die Antragstellung zur staatlichen Anerkennung das Kultusministerium, für die laufende Schulaufsicht –

nach der Auflösung der Regierungspräsidien – die Staatlichen Schulämter und für die Durchführung der Prüfung das Landesprüfungsamt zuständig. In Thüringen hat die Arbeit an einer entsprechenden Berufsfachschulordnung erst begonnen (siehe auf dieser Seite unter 4.). Der Geltungsbereich der gesetzlichen Regelungen umfasst in den vier Bundesländern derzeit insgesamt 68 Schulen.

3. Berufsausbildungsregelung durch veröffentlichte Verwaltungsrichtlinien des Landesministeriums für Arbeit, Soziales, Gesundheit und Frauen (Brandenburg)

In der Richtlinie „Durchführung der Berufsgesetze für die Fachberufe des Gesundheitswesens ...“ vom 15. November 1993 werden die Voraussetzungen für eine staatliche Anerkennung als Schule/Ausbildungsstätte festgehalten, insbesondere hinsichtlich der Leitung, der Lehrkräfte (§3.3, Verhältnis der hauptamtlichen Lehrkräften zu Auszubildenden in der Ergotherapie = 1:12–15), räumlicher Voraussetzung und Klassenstärke („... soll 25 Auszubildende nicht überschreiten ...“), Lehrkräftequalifikation, Ausbildungsverträge, etc. Auch Einrichtungen der praktischen Ausbildung bedürfen einer Ermächtigung. Der Geltungsbereich der Richtlinie umfasst in Brandenburg derzeit zwei Schulen.

4. Berufsausbildungsregelung aufgrund interner Verwaltungsrichtlinien der Schulaufsichtsbehörden in der Zuständigkeit der Länderministerien für Gesundheit und Soziales

In allen übrigen, d.h. in neun von fünfzehn Bundesländern (in Bremen gibt es keine Ergotherapieschule), sind keine Landesregelungen oder landesweit geltenden veröffentlichten Regelungen bekannt. In den neun Bundesländern sind durchweg die Gesundheitsministerien bzw. die Ministerien für Arbeit, Soziales und Gesundheit (oder ähnlicher Bezeichnung) zuständig, die ihrerseits die Schulaufsicht

- entweder selbst wahrnehmen (kleinere Bundesländer, wie Hamburg, das Saarland, Mecklenburg-Vorpommern und Thüringen) und/oder
- an eine spezielle Landesbehörde delegieren (Schleswig-Holstein, Thüringen) oder
- den Regierungspräsidien (Baden-Württemberg, Hessen) bzw. Bezirksregierungen (Nordrhein-Westfalen, Rheinland-Pfalz) übertragen.

Gerade in diesen Ländern gibt es hinsichtlich der Zuständigkeit für die Durchführung von Berufsgesetz und Ausbildungs- und Prüfungsordnung große Differenzen. Hinzu kommt als besonderes Kennzeichen, dass die nicht veröffentlichten internen Richtlinien der einzelnen Ministerien oder Verwaltungsbehörden (d.h. Verfahrensweise und Qualitätsnormen betreffend) noch untereinander abweichen und in ihrem materiellen Gehalt oft nur einer einzelnen Schule bzw. Schulträger bekannt sind (an Dritte sollen sie – sofern schriftlich vorliegend – bekanntlich nicht ausgehändigt werden). Damit sind sie auch hinsichtlich ihres Regelwerks und dessen Anwendung und Beurteilung schwer nachprüfbar. Außerdem stellen Verwaltungsrichtlinien, wie z.B. Runderlasse, zwar Anweisungen für den internen Behördenverkehr, jedoch keine eigene Rechtsquelle dar, an die Gerichte im Fall von Rechtsstreitigkeiten gebunden sind.

Eine Übersicht über die jeweiligen Zuständigkeiten und internen Aufteilungen (z.B. gesonderte Prüfungsdurchführung) in den zehn Bundesländern kann in diesem Rahmen im Einzelnen nicht erfolgen. Von der Regelungsform sind derzeit insgesamt 94 (rund zwei Drittel) aller Schulen betroffen.

Fazit zur Zuständigkeitsvielfalt

Aus dieser kaum überschaubaren Zuständigkeitsvielfalt mit ihren in den Ländern jeweils unterschiedlichen Ressorts lässt sich die schulische und damit auch bildungspolitische Sonderstellung der Schulen für Gesundheitsfachberufe bzw. der Ergotherapieausbildung augenscheinlich ablesen. Die Zuständigkeit ist gleichzeitig mit einem sehr unterschiedlichen Rechts- und Geltungscharakter der Bestimmungen verbunden, der seinerseits wieder zu einer recht unterschiedlichen Transparenz und Nachprüfbarkeit der behördlichen Vorgaben und Vorgehensweisen führt. Insgesamt wird eine Qualitätssicherung der Berufsausbildung durch die teilweise mangelnde Transparenz und Einheitlichkeit bzw. Vergleichbarkeit erheblich erschwert.

Es entspricht der hier als „strukturell" bezeichneten Sonderstellung der Schulen für Gesundheitsberufe, dass die beiden Dokumente zur Qualitätssicherungsarbeit von Berufsverband und Schulen aus den Achtzigerjahren (S. 21) an strukturell den gleichen Bereichen Anstoß nehmen.

Schulstatus und Trägerschaft einer Ergotherapieschule

Entsprechend den komplexen Zuständigkeiten gibt es auch beim Schulstatus verschiedene Ausgestaltungen. Zumindest Bayern, Niedersachsen und Sachsen-Anhalt haben den Ergotherapieschulen den Status einer Berufsfachschule innerhalb ihrer Schulgesetze zugeordnet und deren Besonderheit in eigenen Verordnungen geregelt:

„Berufsfachschulen sind Vollzeitschulen von mindestens einjähriger Dauer mit fachlichem und allgemeinem Unterricht. Zugangsvoraussetzung ist in der Regel der Hauptschulabschluss, in einigen Fällen die mittlere Reife, während eine vorherige Berufstätigkeit oder Berufsausbildung nicht erforderlich ist. Sie vermitteln den Abschluss in einem Beruf, der nur an Schulen erlernt werden kann; in seltenen Fällen auch in einem anerkannten Ausbildungsberuf, der sonst im dualen System erlernt wird" (Arbeitsgruppe Bildungsbericht, 1994, S. 588; in Anlehnung an die KMK-Vereinbarung *Bezeichnungen zur Gliederung des beruflichen Schulwesens* vom 8. Dezember 1975).

Mit der Einbeziehung ins Schulwesen muss von den Ländern gleichzeitig dafür Sorge getragen werden, dass auch dem allgemein bildenden Unterricht, wie er zur Zielsetzung der Berufsfachschule gehört, entsprechend Rechnung getragen wird (Dirrigl et al. 1987). Thüringen und Mecklenburg-Vorpommern kennen in ihren Schulgesetzen §8 (4) sogar die Bezeichnung *Höhere Berufsfachschule*, auf der „zusätzlich die Fachhochschulreife erworben werden kann".

In allen übrigen Bundesländern sind die Ergotherapieschulen nach Informationen des Autors nicht ins Schulgesetz des Landes miteinbezogen. Das bedeutet, wird in diesem Zusammenhang der Begriff *Schule* verwendet, heißt das nicht – mit Ausnahme der oben genannten vier Bundesländer –, dass es sich um Schulen im Sinne des jeweiligen Landesrechts handelt. In den Schulgesetzen dieser Länder sind daher die Schulen für die Berufe des Gesundheitswesens vom Geltungsbereich des Schulgesetzes in der Regel auch ausdrücklich ausgenommen, für sie gilt das betreffende Privatschulgesetz des Landes.

Vom *Status* einer Schule ist der Begriff *Trägerschaft* zu unterscheiden. Ganz allgemein ist Träger, wer die Kosten trägt. Rund 89% aller deutschen Ergotherapieschulen befinden sich in privater (Stand 2000), die Übrigen (18) in öffentlicher Trägerschaft.

Als Faustregel gilt, dass Schulen, die von einer Gemeinde, einem Landkreis, einem Regionalverband oder einem Schulverband gemeinsam mit dem Land oder vom Land allein getragen werden, *öffentliche* Schulen, alle anderen *private* Schulen sind. Wäre also beispielsweise der Bund in einem Land Schulträger, handelte es sich nach Landesrecht um eine private Schule. Die privaten Schulen werden in der Regel auch als *Schulen in freier Trägerschaft* bezeichnet.

Mit der unterschiedlichen Trägerschaft ist innerhalb des Schulsystems eines Landes eine damit zusammenhängende, weitere Unterscheidung zwischen verschiedenen Schulformen angesprochen, wie sie in den Schulgesetzen der Länder entsprechend aufgeführt sind. Es handelt sich um den Unterschied zwischen öffentlichen *und* Privatschulen, *d.h.* Ersatz- *und* Ergänzungsschulen.

Unter *Ersatzschulen* versteht man Privatschulen, die ihrer Struktur und Funktion nach öffentlichen Schulen entsprechen und diese „ersetzen" können. Nach einer ersten Genehmigung zur Aufnahme des Schulbetriebs (= staatl. genehmigte Ersatzschule) können sie – nach einer bestimmten Anzahl von Jahren (in Bayern sind es vier) – mit dem Nachweis eines bis dahin ordnungsgemäß erfolgten Schulbetriebes den Antrag auf Anerkennung als *Staatlich anerkannte Ersatzschule* stellen. Damit erhalten sie genau wie öffentliche Schulen die Befugnis, Prüfungen abzuhalten und Zeugnisse zu erteilen und damit eine entsprechende finanzielle Förderung. Für die privaten Ersatzschulen, insbesondere aber für die Ergänzungsschulen gilt die staatliche Schulaufsicht, der sie gemäß Art. 7 GG natürlich unterstehen, in einer eingeschränkteren Weise.

Bei *Ergänzungsschulen* handelt es sich in der Regel um Schulen in privater Trägerschaft, deren Unterricht sich auf Bereiche erstreckt, für die es kein oder noch kein vergleichbares Angebot im öffentlichen Schulbereich des Bundeslandes gibt. Ergänzungsschulen haben keinen Rechtsanspruch auf Finanzhilfe, sie kann jedoch nach Maßgabe des Haushalts gewährt werden. Entsprechend heißt es zum Begriff der Ergänzungsschulen bei der *Arbeitsgruppe Bildungsbericht*: „Die Souveränität der Träger von Ausbildungseinrichtungen im Gesundheitswesen in der Gestaltung der Ausbildung ist sehr hoch. Weder durch das Berufsbildungsgesetz noch durch die staatliche Schulaufsicht wird sie wesentlich tangiert." (Arbeitsgruppe Bildungsbericht 1994, S. 590).

Lehrpläne

Bekanntlich hatte erstmals im Jahr 1977 die Ausbildungs- und Prüfungsordnung (APrO §1 [1]) mit der Anlage 1 zum theoretischen und praktischen Unterricht (alle Unterrichtsfächer mit teilweiser grober Binnengliederung und Stundenangabe) und mit der Anlage 2 zur praktischen Ausbildung eine bundesweite Vorlage erstellt.

Bayern hat als erstes Bundesland 1989 sehr eingehende *Lehrpläne für die Berufsfachschule für Beschäftigungs- und Arbeitstherapie* mit allen Fächern der Ausbildungs- und Prüfungsordnung und für seine Ergotherapieschulen verbindlichen Lernzielen und Lerninhalten im Umfang von rund 250 Seiten zur Erprobung eingeführt. Diese Lehrplanfassung aus den Jahren 1984–1987, die auch Unterrichtshinweise enthält und ansatzweise etwas wie „Schlüsselqualifikationen" ins Auge gefasst hat, lässt sich bislang mit keinem veröffentlichten Lehrplan der Ergotherapie in Umfang und Detailliertheit vergleichen. Derzeit findet eine Überarbeitung der bayerischen Lehrpläne statt, die im Jahr 2001 abgeschlossen sein soll.

Niedersachsen hat 1990 für die gesamte einschließlich der praktischen Ausbildung Rahmenrichtlinien mit verbindlich vorgeschriebenen Lerninhalten und Lernzielen im Umfang von 25 Seiten vorgelegt. Die Überarbeitung der Rahmenrichtlinien hat begonnen.

Das Kultusministerium des Landes Thüringen hat 1997 eine Lehrplankommission *Beschäftigungs- und Arbeitstherapeut* einberufen, um mit der Erstellung entsprechender Lehrpläne zu beginnen. Derzeit wird auch hier die Angleichung an die AprV vorgenommen.

Fazit: Auch künftig wird Lehrplankommissionsarbeit nur von den Bundesländern zu erwarten sein, die die Ergotherapieschulen ins Schulgesetz eingegliedert haben. Die schulische Sonderstellung der Gesundheitsfachberufe ist auch im Bereich der Lehrplan- und Curriculumentwicklung bzw. -fortschreibung, d.h. der Lehrplanreform wieder zu finden. Eine Einrichtung wie das Bundesinstitut für Berufsbildung, das mit Schwerpunkt für die nach dem BBiG ausgebildeten Berufe mit den Aufgaben der Berufsbildungsplanung zur Grundlagenerstellung und Berufsbildungsforschung betraut ist, ist für die Gesundheitsfachberufe nicht in Sicht.

Lehrkräfte und deren Ausbildung

In möglicherweise keinem der hier angeführten Bereiche lässt sich die bildungspolitische Sonderstellung der Gesundheitsfachberufe so deutlich erkennen wie bei der Lehrerausbildung. Während bei den anerkannten Ausbildungsberufen nach dem BBiG (Arzthelferin, Florist oder Einzelhandelskauffrau etc.) die hauptberuflichen Lehrer an den (öffentlichen) berufsbildenden Schulen seit langem meist ein achtsemestriges Universitätsstudium (mit rund 50% der Fächer im zu unterrichtenden Fachbereich) und einen sich anschließenden Vorbereitungsdienst (Referendariat) an einer Schule absolviert haben müssen, sind bei den Gesundheitsfachberufen derzeit erstmals Ansätze in dieser Richtung erkennbar. In offiziellen Verlautbarungen der letzten Jahre wurde auf Länderseite das Erfordernis einer Lehrkräftequalifikation für die Gesundheitsfachberufe auf Hochschulebene artikuliert, und es stehen vereinzelt Studiengänge zur Verfügung (z.B. Humboldt-Universität Berlin, TU München, FH Bielefeld) oder sind in Vorbereitung (zur Lehrkräftequalifizierung, S. 22).

Praktische Ausbildung

Die Ausbildungs- und Prüfungsverordnung (APrV §1 (2)) mit der Anlage 1B zur praktischen Ausbildung wurde bereits erwähnt. In den Durchführungsbestimmungen der Länder und Schulaufsichtsbehörden sind darüber hinausgehende Angaben zu erwarten, die mindestens hinsichtlich der Qualifikation der Praxisanleiter und der Eignung der Einrichtung (wie z.B. in Ermächtigungsrichtlinien) konkretisiert und festgelegt sind. Auch die Leistungen der Schule und der schulischen, ergotherapeutischen Praxisbetreuung bzw. -supervision (mit einer Stundenangabe pro Woche und Schüler) sollten festgelegt sein, zumal sie für Schulen mit Kosten verbunden sind. Zu Recht wird in der neuen ErgThAPrV für Aufsicht und Durchführung der praktischen Ausbildung die Verantwortlichkeit der Schule genannt. Sie ist umso wichtiger, als es eine gesetzliche Regelung (analog der Ausbildereignungsprüfung nach BBiG) für die Ausbildung der Praxisanleiter in den Einrichtungen nicht gibt.

Finanzierung der Ausbildung

An den öffentlichen Schulen wird kein Schulgeld erhoben. Soweit öffentliche und (sehr wenige) private Schulen an Krankenhäuser angeschlossen sind, wird die Ausbildung in der Regel über den Pflegesatz finanziert. Die Schulen in privater Trägerschaft sind für den Ausbildungsteilnehmer fast ausnahmslos mit Kosten verbunden, eine Ausbildungsvergütung existiert nicht. Dabei beläuft sich das reine Schulgeld für die dreijährige Ausbildung auf einen Betrag, der zwischen ca. DM 18000 und DM 36000 liegt. Der derzeitige Durchschnitt dürfte bei rund DM 700 pro Monat liegen.

Für die Teilnehmer besteht die wichtigste finanzielle Förderungsmöglichkeit im ehemaligen Arbeitsförderungsgesetz (jetzt SGB III), zumal zusätzlich zu den Ausbildungskosten der Lebensunterhalt zu finanzieren ist. In den letzten Jahren hat dem Vernehmen nach die Zahl der Selbstzahler erheblich zugenommen.

Es wird ein Ausbildungsvertrag privatrechtlicher Natur geschlossen, der nicht wie im BBiG auf Grund gesetzlicher Regelung besteht. Schulträger in privater Trägerschaft erhalten – soweit sie staatlich anerkannte Ersatzschulen geworden sind – eine finanzielle Förderung durch das Land. Ergänzungsschulen werden gemäß dem Privatschulgesetz des Landes und nach Maßgabe des Haushalts gefördert.

1.2.4 Die Berufsausbildung in der ehemaligen DDR (1959–31.8.1991)

M. Miesen

Parallel zur Entwicklung in der Bundesrepublik etablierte sich in der ehemaligen DDR im Zeitraum 1954–1958 zunächst die Arbeitstherapie nach Simonscher Prägung (Simon 1867–1947), nach 1959 die funktionelle Arbeitstherapie. Der Schwerpunkt lag eindeutig im arbeitstherapeutischen und funktionellen Bereich. Im Fachbereich Pädiatrie war der Rehabilitationspädagoge angesiedelt; daher spielte die Pädiatrie bei dem sich entwickelnden Berufsbild keine Rolle. Die Ausbildung von Arbeitstherapeuten in der ehemaligen DDR begann konkret erst nach 1959.

Ein Lehrplan für eine viermonatige Weiterbildung zum Arbeitstherapeuten für Physiotherapeuten und (Kinder-)Krankenschwestern wurde von der 1953 aus dem US-amerikanischen Exil zurückgekehrten Ergotherapeutin Frau Dr. Katzenstein entworfen. Der erste Lehrgang wurde 1959 an der Orthopädischen Klinik in Berlin-Buch durchgeführt und stellte somit den ersten Schritt zur Einführung der Ausbildung dar. Der Lehrplan wurde vom Ministerium für Gesundheitswesen bestätigt, sodass die Grundlage für die Entwicklung des Berufsbildes in der ehemaligen DDR geschaffen war.

Im Gegensatz zur Bundesrepublik etablierte sich hier die Berufsbezeichnung *Arbeitstherapeut*. Arbeit wurde „... in der Erkenntnis ihrer sozialen Wirkungen dem Erkrankten als therapeutische, sinnvolle Organisationsstruktur angeboten" (Presber u. de Nève 1990).

In den Jahren 1960–1965 fand die Ausbildung in Lehrgängen von 4–5 Monaten Dauer statt, an die sich ein einjähriges Praktikum anschloss. Diese Lehrgänge wurden in den drei Fachrichtungen *Orthopädie* und *Chirurgie*, *Psychiatrie* und für *Tuberkulosekranke* durchgeführt. Im genannten Zeitraum erhielten ca. 250 Arbeitstherapeuten die Staatliche Anerkennung.

Die Ausbildung zum Arbeitstherapeuten wurde von der Berufsfachkommission neu erarbeitet und 1965 vom Ministerium für Gesundheitswesen bestätigt.

Bis 1980 konnte der Beruf Arbeitstherapeut nur in einer weiterführenden Ausbildung erlernt werden. Sie war ausschließlich so genannten *mittleren medizinischen Fachkräften* mit abgeschlossener Ausbildung als Krankenschwester/pfleger oder Physiotherapeut/in vorbehalten. Diese Ausbildung wurde in Berlin-Buch und später auf der Rammelburg in Sachsen-Anhalt durchgeführt und dauerte zwei Jahre.

Mit Wirkung vom 1. September 1974 wurde die Berufsausbildung in eine medizinische Fachschulausbildung umgewandelt. Mit der Erarbeitung der Lehrpläne wurden die Aufgaben und die Verantwortlichkeit des Arbeitstherapeuten von der Berufsfachkommission erneut überarbeitet und festgelegt.

Ab September 1980 wurde das dreijährige Direktstudium für die Fachrichtung Arbeitstherapie durchgeführt. Die Ausbildung erfolgte an den Medizinischen Fachschulen Köthen (seit 1980), Berlin-Buch (seit 1981) und Wismar (seit 1982).

Daneben war von 1984 bis 1990 parallel die berufsbegleitende Ausbildung im Sonder- und Fernstudium möglich (der 1. Kurs dauerte vier, der 2. Kurs dreieinhalb Jahre). Dafür war eine abgeschlossene Berufsausbildung Voraussetzung.

Die Lehrkräfte an den Medizinischen Fachschulen mussten einen Abschluss als Medizinpädagogen (Fachschulabschluss, 3 Jahre) oder ein Diplom-Medizinpädagogik-Studium (Universitätsabschluss, 5 Jahre) vorweisen.

Im Lehrbuch *Ergotherapie – Grundlagen und Techniken* werden die Sicht- und Arbeitsweisen der Arbeitstherapie der vorangegangenen Jahre umfassend dargelegt (Presber u. de Nève 1990, zuletzt [3]1997).

1.2.5 Die Berufsausbildung unter dem Berufsgesetz und der APrO (1977 bis heute)

P. Jehn

Bundesgesetzliche Entwicklung

Eine historische Änderung im Gesamtzeitraum bezog sich auf den Einigungsvertrag, der die Gleichwertigkeit zwischen Arbeitstherapeut (DDR) und Beschäftigungs-/Arbeitstherapeut (Bundesrepublik) feststellte (ErgThG §8a u. APrO §14a) und mit dem Stichtag 1. September 1991 die damalige APrO auch in den neuen Bundesländern in Kraft setzte.

Eine weitere wichtige Änderung (dem §2 (2) ErgThG sowie §16 hinzugefügt) bezieht sich auf die Verfahrensregelung für Berufsangehörige, insbesondere von Diplominhabern aus den Mitgliedstaaten der EU und des Europäischen Wirtschaftsraumes (EWR), die in

Deutschland eine Erlaubnis zur Führung der Berufsbezeichnung beantragen.

(Zu weiteren Änderungen: siehe unten *Die neue Ausbildungs- und Prüfungsverordnung* (APrV).)

Schulentwicklung und Qualitätssicherung

Schulentwicklung

Sicherlich lässt sich das Jahr 1991 als eine Zäsur bezeichnen, da mit der Wiedervereinigung ein Stück getrennter, voneinander weitgehend isolierter Geschichte von Berufsausbildung und damit Berufsentwicklung formal zu Ende ging und eine inhaltliche Annäherung beginnen konnte.

In der Bundesrepublik waren die Jahre zuvor (1977 bis 1991) von einer erheblichen Zunahme an neuen Schulen in privater Trägerschaft bestimmt (Abb. 1.**1**). Dieser Zeitraum lässt sich insgesamt als eine Phase des Wachstums, aber auch des Aufbruchs und schließlich der Konsolidierung der Ausbildung bezeichnen. Marquardt spricht von der „Etablierungsphase II" des Berufs (Marquardt 1988, S. 101), denn auch die „alten", d.h. noch vor dem Berufsgesetz entstandenen Schulen waren zunächst mit der Entwicklung von Lehrplänen, Ablaufformen für die praktische Ausbildung und Prüfung sowie Absprachen mit ihren Aufsichtsbehörden befasst, wie sie auf Grund der APrO von 1977 in den Folgejahren anstanden.

Nach 1991 setzte nach und nach eine explosionsartige Neugründung von Ergotherapieschulen in freier Trägerschaft ein, sodass im Jahre 2000 aus den knapp über 50 westdeutschen und drei ostdeutschen Schulen von 1991 162 Schulen wurden (davon mehr als 50, d.h. ca. 35% in den neuen Bundesländern), mit bundesweit etwa 4500 Abgängern pro Jahr und steigender Tendenz. Für diese Entwicklung maßgebend dürften mehrere Gründe sein:

- Förderung nach dem SGB III (ehemals AFG);
- Verstärkter Umschulungsbedarf auf Grund steigender Arbeitslosenzahlen, insbesondere in den neuen Bundesländern;
- Bis ca. 1997 kontinuierlich gestiegene Anzahl ergotherapeutischer Arbeitsplätze;
- Gestiegener Bekanntheitsgrad und gewachsene Attraktivität des Berufes.

Zusammenarbeit von Berufsverband und Schulen

Organisatorisch war seit den Siebzigerjahren die *Ständige Konferenz der Schul- und Ausbildungsleiter der Schulen für BTh/ATh sowie des Verbandes der BTh/ATh e.V.* das Informations- und Beratungsgremium auf freiwilliger Grundlage, zu dem sich zweimal jährlich, seit 1989 einmal jährlich die Mehrzahl der Schulen und die Vertreter des Berufsverbandes zusammenfanden (seit 1984 auch mit Vertretern des Bundesschülerrats [BSR]). Seit 1981 konnten dabei in Arbeitsgruppen ausbildungsrelevante Ergebnisse erarbeitet werden. Für die notwendige Qualitätssicherung an den Schulen war die Arbeit der vom Berufsverband initiierten, von beiden Gremien getragenen und vom Berufsverband finanzierten *Gemeinsamen Schulkommission* bis zur Beendigung ihrer Arbeit 1988 von grundlegender Bedeutung (*Qualitätssicherung*). In den von 1981–1988 aktiven Arbeitsgemeinschaften von Schulleiterkonferenz und Berufsverband entstanden u.a. zwei Broschüren mit Empfehlungen zur Durchführung der Prüfung und der praktischen Ausbildung, die bis zum In-Kraft-Treten der APrV wesentliche Orientierungsanhalte gaben.

Auch die im Zusammenhang mit der Novellierung der APrO anstehenden curricularen Entscheidungen waren in den Neunzigerjahren zwischen Schulen und Berufsverband (DVE) abgestimmt und gegenüber dem Bundesministerium für Gesundheit (BMG) vertreten worden.

Mit der Gründung des Verbandes Deutscher Ergotherapieschulen e.V. (VDES) haben sich seit 1994 die Schulen ein satzungsmäßig eigenes Gremium geschaffen, dem bis zum Jahr 2000 fast 45% aller Schulen beigetreten waren. Die Zusammenarbeit der Schul- und Ausbildungsleiter „zum Zwecke der Qualitätssicherung" (§2b) ist ebenso in der Satzung des VDES festgeschrieben wie die Zusammen-

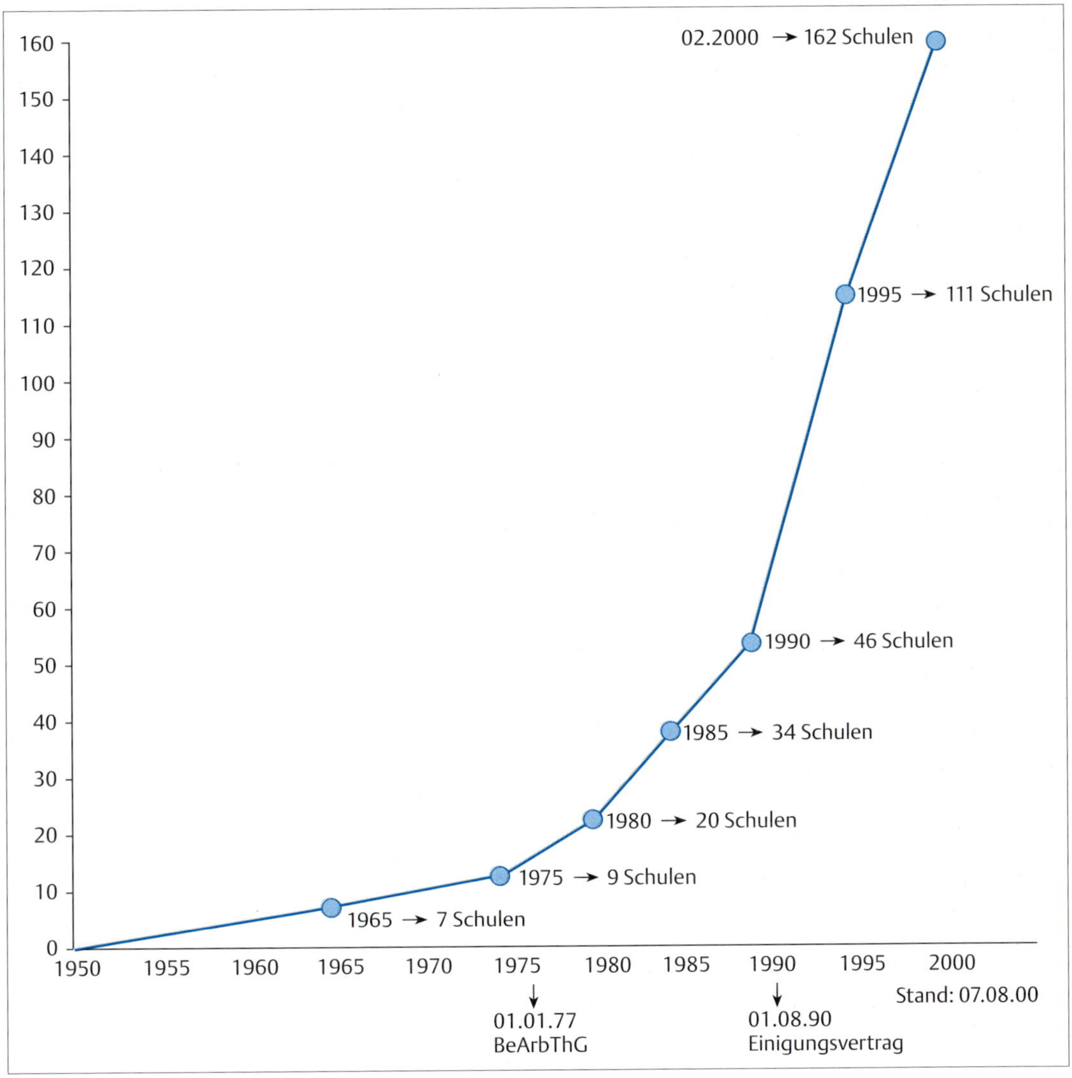

Abb. 1.1 Entwicklung der Schullandschaft (Stand Februar 2000, 162 Ergotherapieschulen).

arbeit mit dem DVE (§2c). Die bisherige Zusammenarbeit von Berufsverband und Schulverband ist laut Aussage aller Beteiligten für die gemeinsame Zielsetzung der Qualitätssicherung sehr förderlich.

Qualitätssicherung: Definitionen und Kriterien

Qualitätssicherung kann in Anlehnung an Seelos als die Gesamtheit aller organisatorischen, technischen und normativen Maßnahmen definiert werden, die geeignet sind, die Qualität der Dienstleistung Berufsausbildung hinsichtlich der an sie gerichteten Erwartungen zu sichern, zu verbessern und sie der Weiterentwicklung des fachlichen und pädagogischen Wissens anzupassen (Seelos 1988).

Für eine umfassende Qualitätssicherung lassen sich zweckmäßigerweise vier Qualitätsbereiche mit den jeweils dafür entwickelten (oder noch zu entwickelnden) Standards unterscheiden:

a) Planungsqualität
Hier werden die Standards und Kriterien durch gesetzliche Rahmenbedingungen, Behörden und gegebenenfalls Planungsvorgaben extern festgelegt. Bezogen auf die Ergotherapeutenausbildung sind es ErgThG, APrV sowie zusätzliche schriftlich fixierte Vorgaben der Schulaufsichtsbehörden der Länder und ihrer Mittelbehörden.

b) Strukturqualität
Zu ihr gehören alle zur Durchführung der Dienstleistung *Berufsausbildung* erforderlichen Rahmenbedingungen einer Schule und ihrer Praxiseinrichtungen:

- Organisationsform des Trägers;
- Zahl und Größe der Räumlichkeiten und ihrer Ausstattung;
- Anzahl und Qualifikation des Personals;
- Leitung und Kommunikationsstruktur;
- Relation Schüler-Lehrkräfte;
- Rahmenunterrichtsplan mit der Angabe von Lerninhalten, Lernzielen, Lernzielkontrollen und der Ausbildungsabfolge.

Hier können relevante Bestandteile durch die Standards der Planungsqualität vorgeschrieben sein.

c) Prozessqualität
Sie umfasst den Handlungsbereich der Berufsausbildung, d.h. die Realisierung der strukturellen Vorgaben und die Art und Weise ihrer Umsetzung. Dazu gehören insbesondere:

- Fachlich-sachlich fundierte sowie methodisch-didaktisch fundierte Unterrichtsplanung und -durchführung;
- Dokumentation der Lehr-/Lern- oder praktischen Unterweisungsprozesse und ihrer Ergebnisse;
- Angebote bei Lernschwierigkeiten;
- Einbeziehung von Schülern in die schulische Entwicklung.

d) Ergebnisqualität
Das Ergebnis der Ausbildung kann als Gradmesser für die erbrachte Leistung angesehen werden, wenn die Ausbildungsziele bzw. die Qualitätsaspekte der Berufsausübung zuvor definiert und ihnen das erreichte Ergebnis der Ausbildung schlüssig zugeordnet werden kann (z.B. Fähigkeit zur berufspezifischen Diagnostik, Therapieplanung und -durchführung sowie der Behandlungsevaluation). Insofern sollten bei der Ermittlung der Ergebnisqualität einer Berufsausbildung tunlichst zwei Ebenen unterschieden werden, die beide nicht miteinander identisch sein müssen:

1. Das Erreichen der gesetzten Ziele im Sinne der Planungsvorgaben und ihrer schulischen Durchführung, d.h. das Bestehen der Prüfung und ihre Beurteilung anhand der erreichten Abschlussnoten (als Voraussetzung für die Berufszulassung).
2. Die Einschätzung aller an der Berufsausbildung im engeren und weiteren Sinne Beteiligten, inwieweit durch die dreijährige Ausbildung und mit dem Ergebnis der Abschlussprüfung auch die berufsrelevanten Ziele und Vorstellungen erreicht wurden.

Zu dieser Einschätzung und gewissermaßen als „Gegenprobe" für die Beurteilung der 1. Ebene gehört die subjektive Einschätzung der Schüler bzw. Absolventen, der Lehrkräfte und Praxisanleiter, der künftigen Berufskollegen und Arbeitgeber und gegebenenfalls Patienten (z.B. durch eine zeitverschobene Befragung zum Zeitpunkt des Abschlusses der Ausbildung und später).

In diesem Zusammenhang soll noch ein weiterer Aspekt erwähnt werden, der für einen Dienstleistungsberuf im Gesundheitswesen und seine Klienten von wesentlicher Bedeutung ist, nämlich die Fähigkeit zur Qualitätssicherung der eigenen therapeutischen Arbeit. Diese Fähigkeit als Voraussetzung für eine qualitativ gute Arbeit, aber auch für die Existenzsicherung des Berufes insgesamt (Scheepers 1994, Kap. 4.6), sollte bereits heute Gegenstand der schulischen Ausbildungsinhalte, insbesondere hinsichtlich der fachspezifischen Behandlungsverfahren sein (*Struktur- und Prozessqualität*). Dieser Unterrichtsinhalt ist in der neuen APrV auch enthalten.

Qualitätssicherung: Entwicklung der Planungsqualität

Die Aufsichtsbehörden der Länder haben die Vorgaben und Durchführungsbestimmungen, wie sie das Berufsgesetz und insbesondere die APrV erfordern, recht unterschiedlich entwickelt bzw. weiterentwickelt. Trotz der bereits erwähnten strukturbedingten grundsätzlichen Mängel und der offensichtlich bislang wenig erfolgreichen Kontakte der Berufsverbände der Gesundheitsfachberufe zur Arbeitsgruppe der Leitenden Medizinalbeamten der Länder werden die Sorgfaltsbemühungen der Aufsichtsbehörden der Länder bei der Sicherung der Ausbildungsqualität vonseiten des Berufsverbandes grundsätzlich als anerkennenswert eingeschätzt (Brief des DVE an die Gesundheits- und Kultusminister der Länder v. 22. 10. 1997).

Ein Anteil an dieser Entwicklung, insbesondere in den Bundesländern ohne Länderverordnungen, dürfte dabei auch dem DVE zuzuschreiben sein, der unter anderem 1992 mit der Schaffung eines nunmehr hauptberuflichen Referates für Aus- und Weiterbildung den Kontakt hinsichtlich qualitätssichernder Maßnahmen (wie z.B. der zu allen Aufsichtsbehörden der Länder) intensivieren konnte. Die Bemühungen des Berufsverbands um die Qualitätsssicherung der Schulen hatten jedoch bereits Ende der Siebzigerjahre in Zusammenarbeit mit den Schul- und Ausbildungsleitern eingesetzt. Über diese zu einem vergleichsweise sehr frühen Zeitpunkt eingeschlagene Form eines Qualitätssicherungsverfahren und seine heutige Ausprägung soll im Folgenden berichtet werden.

Aktivitäten zur Qualitätssicherung: Ausbildungsstandards, Zertifizierung, WFOT-Anerkennung

Bis Ende der Siebzigerjahre war ein Mindestanforderungskatalog für die Ausbildung an Ergotherapieschulen entwickelt worden, der den *Minimum Standards for the Education of Occupational Therapists* des Weltverbandes (WFOT) Rechnung trug und damit inhaltliche Grundlagen für eine Qualitätssicherung gelegt hatte. Unter Berücksichtigung dieses Mindestanforderungskatalogs für die Ausbildung hat eine von der *Ständigen Konferenz der Schul- und Ausbildungsleiter der Schulen für BTh/ATh* sowie des *Verbandes der BTh/ATh e.V.* berufene Gemeinsame Schulkommission in den Jahren 1980–1983 27 Schulen vor Ort besucht und neben einer quantitativen und qualitativen Bestandsaufnahme auch eine Beratungs- und Überprüfungsarbeit durchgeführt. Der Rechenschaftsbericht der Kommission von 1983 *„Zur Lage der Beschäftigungs- und Arbeitstherapieschulen in der BRD und West-Berlin"* stellt ein erstes und wichtiges Dokument engagierter Qualitätssicherungsarbeit für die Ausbildung dar, das auch den Aufsichtsbehörden zugeleitet wurde.

Nach der erneuten Einsetzung einer *Schulkommission* im Jahr 1984 durch den Berufsverband und die *Ständige Konferenz der Schul- und Ausbildungsleiter* im Rahmen einer „freiwilligen Selbstkontrolle" der Schulen wurde von der Gemeinsamen Kommission (Schulkommission) 1988 ein weiterer Arbeitsbericht *Wege zur Qualitätssicherung in der Ausbildung zum Beschäftigungs- und Arbeitstherapeuten* vorgelegt, mit dem sie ihre Arbeit beendete. Mit den darin in neuer Überarbeitung ausgewiesenen berufsbezogenen *Mindestanforderungen an die Ausbildung zum BTh/ATh* und dem kritischen und konstruktiven Erfahrungsbericht aus den neuen Schulbesuchen wurde eine mehrjährige professionelle Qualitätssicherungsarbeit dokumentiert.

Schulen, die der Schulkommission in den Jahren 1980–1988 die Einhaltung der Mindestanforderungen erfolgreich nachgewiesen hatten, wurden vom Berufsverband der WFOT gemeldet, auf dessen jährlich herausgegebener Schulliste sie als vom WFOT anerkannte Schule geführt wurden. Der materielle Aspekt der Nennung in der WFOT-Schulliste bedeutete eine problemlose Zugangsvoraussetzung für eine Arbeitsaufnahme (Europa) oder Nachqualifikation (Übersee). Diese Türöffnerfunktion ist in den Mitgliedstaaten der Europäischen Union und des EWR auf Grund des In-Kraft-Tretens der beiden allgemeinen Richtlinien 89/48/EWG von 1988 und 92/51/EWG von 1992 und ihrer Anhänge zwischenzeitlich entfallen. Die WFOT-Nennung hat ihre Funktion in Übersee allerdings noch behalten.

Insgesamt dürfte man die Arbeit der beiden Kommissionen in den Achtzigerjahren, d.h. zu einem Zeitpunkt, an dem auf Behördenseite noch wenige Standards für die Berufsbildung erlassen waren, als wichtige qualitätssichernde Maßnahme für Schulen mit dem Schwerpunkt auf deren Strukturqualität bezeichnen können.

Der vom Berufsverband seit 1990 neu eingesetzte *Ausbildungsausschuss* (AA) hat mit der Überarbeitung der *Ausbildungsstandards* und ihrer fortlaufenden Überprüfung auch die Schulbesuche fortgesetzt, die Zertifizierung der Schulen (Schulgütesiegel, im Jahr 2000: 30 DVE-zertifizierte Schulen) und die Beratung im Bedarfsfall eingeführt. Auch die Nennung der zertifizierten Schulen an den WFOT wurde fortgesetzt.

Eine wesentliche Neuerung ist jedoch im Ausbildungsbereich eingetreten. Das Verfahren zur *WFOT-Anerkennung deutscher Ergotherapieschulen* und den dafür zu Grunde gelegten internationalen Mindeststandards wurde seit Mitte 1998 nominell, inhaltlich und verfahrensmäßig von der Zertifizierung von Ergotherapieschulen und den ihr zu Grunde liegenden nationalen *Ausbildungsstandards des Deutschen Verbandes der Ergotherapeuten* abgetrennt. Das seitdem durchgeführte WFOT-Anerkennungsverfahren ist den internationalen Gepflogenheiten angeglichen. Damit war ein Vorgang abgeschlossen, der bis dahin in zwei Bundesländern zu Problemen geführt hatte, die eine externe Qualitätskontrolle durch eine privatrechtliche Organisation (Berufsverband) nicht als rechtens ansahen.

Auch im Ausland konnte durch das bis 1998 praktizierte WFOT-Anerkennungsverfahren der nicht zutreffende Eindruck erweckt werden, dass von den deutschen Ergotherapieschulen nur knapp 20% überhaupt den „Mindeststandards“ des Weltverbandes genügen. Schließlich hatte diese Praxis auch bei Absolventen einer Schule ohne WFOT-Anerkennung, die in Übersee arbeiten wollten, im Einzelfall zu unvertretbaren Härten geführt.

Lehrkräftequalifizierung als Bestandteil der Qualitätssicherung

Ein wesentlicher Aspekt jeder Berufsausbildung, der auch im Zentrum aller Bemühungen um Qualitätssicherung (Planungs- und Strukturqualität) stehen muss, ist eine entsprechende Qualifizierung der Lehrkräfte und deren gesetzliche Verankerung. Eine universitäre Lehrerausbildung, bei der eine berufliche Fachrichtung für die therapeutisch-rehabilitativen Berufe angeboten wird, ist noch nicht entwickelt.

Erfreulicherweise gab es seit Mitte der Siebzigerjahre berufsbegleitende, interdisziplinäre zweijährige Weiterbildungslehrgänge zur pädagogischen Qualifizierung (Deutsche Zentrale für Volksgesundheitspflege in Frankfurt) von insgesamt acht Wochen Dauer, die zum Teil auch von Ergotherapeuten besucht wurden. Diese Lehrgänge werden seit 1996 von einer Nachfolgeorganisation in Marburg angeboten; darüber hinaus gibt es eine Reihe weiterer ähnlicher Angebote, die hier nicht im Einzelnen genannt werden sollen.

Von 1990–1999 bot auch der Berufsverband einen berufsbegleitenden, seit 1993 achtwöchigen Lehrgang zur Pädagogischen Qualifizierung ausschließlich für Ergotherapeuten an. In diesem Angebot waren allein drei Kurswochen speziell auf die ergotherapeutischen Ausbildungsthemen praktische Ausbildung, Unterricht in spezifisch ergotherapeutischen Fächern (fachspezifische Behandlungstechniken und handwerklich-gestalterische Techniken) sowie die Durchführung der Prüfung zugeschnitten.

Ebenfalls seit den Neunzigerjahren bietet die *Akademie für Gesundheits- und Sozialberufe Berlin* berufsbegleitende Weiterbildungslehrgänge „zur Heranbildung von Lehrkräften in den Medizinalfachberufen“ im Umfang von 1000 Stunden an. Hierfür gibt es in Berlin seit 1979(!) eine gesetzliche Grundlage, die schließlich mit der Weiterbildungs- und Prüfungsverordnung vom März 1997 ihre Abrundung gefunden hat. Der entsprechende Weiterbildungsnachweis ist daher für hauptberufliche Lehrkräfte in Berlin verbindlich.

Die vermutlich letzte Entwicklung in der Regelung der Lehrkräftequalifizierung ist in Nordrhein-Westfalen mit dem Runderlass vom 6. März 1998 eingeleitet worden, der für Schulleiter als pädagogische Zusatzqualifikation entweder einen einschlägigen pädagogischen Hochschulabschluss oder den Nachweis einer entsprechenden pädagogischen Weiterbildung mit einem Umfang von 1000 Stunden vorsieht.

Wirft man einen Blick auf die Hochschulsituation, werden in den Ländern bei der Lehrerausbildung bislang drei Wege eingeschlagen:

- universitärer Lehramtsstudiengang mit Referendariat;
- Universitätsstudiengang mit Diplomabschluss;
- FH-Diplomstudiengang.

Als *Lehramtsstudiengänge* existieren bisher die beruflichen Fachrichtungen *Körperpflege* (Frisörhandwerk, Kosmetiker/innen), *Gesundheit* (so genannte Helferberufe, wie Arzt-, Zahnarzt- und Tierarzthelfer/innen in Hamburg und Osnabrück) und als 16. Fachrichtung laut KMK-Beschluss vom Mai 1995 *Pflege* (Alten-, Heilerziehungs- und Krankenpfleger/innen, Hebammen in Osnabrück und Kassel). Im WS 1999/2000 ist an der TU München ein Lehramtsstudiengang „Gesundheitspflege" hinzugekommen, der prinzipiell auch Ergotherapeuten offen steht.

An dieser Entwicklung ist erkennbar, dass grundsätzlich auch die therapeutisch-rehabilitativen Berufe das Stadium der „Lehramtsfähigkeit" erreicht haben.

Eine akademische Lehrerbildung für Gesundheitsfachberufe (als Ergebnis der Wiedervereinigung) ist das Studium der *Diplom-Medizinpädagogik*, das sowohl als Vollzeitstudium als auch in berufsbegleitender Form an der Humboldt-Universität Berlin angeboten wird. Hier hat inzwischen auch eine Reihe von Ergotherapeuten ein Studium aufgenommen bzw. abgeschlossen.

Zahlreiche *FH-Diplomstudiengänge* existieren bislang für die Pflege (Pflegepädagogik). Zum Wintersemester 2000/2001 wird an der FH Bielefeld erstmals ein achtsemestiger (Vollzeit-)Studiengang für die Ausbildung von Lehrerinnen und Lehrern für therapeutische und medizinisch-technische Gesundheitsberufe beginnen.

Die *Arbeitsgemeinschaft der Medizinalfachberufe in Therapie und Geburtshilfe* (AG MTG), zu der auch der Berufsverband der Ergotherapeuten gehört, hat einen Studienplan für ein gemeinsames, achtsemestriges Diplom-Lehrerstudium mit integrierter praktischer Ausbildung (d.h. ohne Referendariat) konzipiert, der bevorzugt an der Universität stattfinden soll. Für einen wesentlichen Aspekt bei der Konzipierung einer solchen Lehrerausbildung hält es der Autor, dass das Studium sowohl für die übergreifende berufliche Fachrichtung (nämlich die therapeutisch-rehabilitativen Berufe) als auch für das berufliche Einzelfach (in diesem Falle für die Ergotherapie) ausreichende Fächerangebote enthält (AGMTG – Studiengang für Lehrkräfte der Medizinalfachberufe 2000). Nur wenn die theoretischen Grundlagen der Ergotherapie und ihre Praxismodelle mit den konkreten Assessment-, Behandlungs- und Evaluationsverfahren wissenschaftlich fundiert erarbeitet und vermittelt werden und der Bezug zu den gemeinsamen übergeordneten Gesundheits- und Rehabilitationswissenschaften hergestellt wird, ist es möglich, die Ergotherapie auf Dauer als eigene Disziplin an der Hochschule zu etablieren und eine entsprechende Fachdidaktik für Fachrichtung und Einzelfach zu entwickeln. Rund 1400 von 2700 Stunden, d.h. rund 50%, des gesamten theoretischen und praktischen Unterrichts der dreijährigen Berufsfachschulausbildung entfallen auf ergotherapeutische Fächer (neue APrV). Gerade für „ihre" Fächer sollten die künftigen Lehrkräfte eine solide Grundlage haben.

Die neue Ausbildungs- und Prüfungsverordnung (AprV)

Nach längerer Vorbereitung (Projektvorhaben BMG 1990) wurde 1999 die novellierte AprV veröffentlicht, die auf Länderwunsch erst zum 1. 7. 2000 in Kraft getreten ist. Ihre wesentlichen Änderungen genüber der bis dahin geltenden AprV sind Folgende:

1. Die *ergotherapeutischen* (Behandlungs-) *Verfahren* haben in ihrem zeitlichem Umfang und ihrer inhaltlichen Differenzierung ein verstärktes Eigengewicht erfahren (insgesamt 540 Stunden); sie sind erstmals auch als schriftliches Prüfungsfach verankert.
2. Neu hinzugekommen ist in diesem Zusammenhang das Fach *Grundlagen der Ergotherapie*, das unter anderem die Behandlung konzeptioneller Modelle der Ergotherapie wie auch Grundlagen der Qualitätssicherung umfasst (140 Stunden). Es ist auch als mündliches Prüfungsfach vorgesehen.
3. *Spiele, Hilfsmittel, Schienen* und *technische Medien* enthalten unter anderem auch die Grundlagen der Computertechnik, wie z.B. die ergotherapeutische Dokumentation am PC (insgesamt 200 Stunden).
4. Neu hinzugekommen sind insbesondere:
   - *Prävention und Rehabilitation* (40 Stunden);
   - im Fach *Medizinsoziologie* und *Gerontologie* (70 Stunden) die Gerontologie;
   - *Fachsprache und Einführung in das wissenschaftliche Arbeiten* (80 Stunden). Für deren Umsetzung ist die Erarbeitung einer schriftlichen Abhandlung vorgesehen.
5. Die Anleitung der *praktischen Ausbildung* durch Berufsangehörige ist ein Muss geworden. Jeweils ein praktischer Einsatz soll in der ergotherapeutischen Arbeit mit Kindern oder Jugendlichen, Erwachsenen und älteren Menschen abgeleistet werden.

Diese Modernisierung der Ausbildungs- und Prüfungsordnung stellt einen wichtigen Schritt in der Qualitätssicherung von Ausbildung und Beruf dar. Im VDES konnten sich bereits Arbeitsgruppen zur curricularen Umsetzung der Fächer bilden. Erste Veröffentlichungen von (Teil-) Lehrplänen für die geplante APrV liegen schon vor bzw. sind geplant.

1.2.6 Bestrebungen zur Anhebung der Berufsausbildung

Die Anforderungen an die Gesundheitsfachberufe und ihr Leistungsspektrum wurden in den vergangenen Jahren bei gleichzeitiger Mittelverknappung zunehmend komplexer. Im Rahmen der Qualitätssicherung kommt auch auf sie die Forderung zu, die Effektivität ihrer Behandlungsmethoden und unter wirtschaftlichen Gesichtspunkten auch deren Effizienz belegen zu können. Die Aneignung neuer oder bewährter international gebräuchlicher Behandlungs-, Diagnostik- und Testverfahren erfordert bei deren Übertragung bzw. Umsetzung auf deutsche Verhältnisse methodisches Know-how. Die Evaluation der eigenen Arbeit wird zum Standard werden und verlangt nach Methodenkompetenz. Zur Sicherstellung einer qualifizierten Patientenversorgung ist somit zusätzlich zu den theoretischen und praktischen Kompetenzen eine wissenschaftliche Fundierung notwendig. Die entsprechende wissenschaftliche Qualifikation – so der Wissenschaftsrat 1991 – bedarf einer Anhebung des Ausbildungsniveaus.

Dieser Argumentation, die sich die in der AG MTG assoziierten Gesundheitsfachberufe zu Eigen gemacht haben, wird man sich schwerlich verschließen können, zumal, wenn man die weiteren, von ihnen angeführten Sachverhalte betrachtet. Der Wunsch nach einer Erhöhung der Attraktivität ihrer Berufe ist aus folgenden Gründen umso verständlicher:

1. Für sie bestehen keine weiterführenden Studiengänge als berufliche Qualifizierungs- und Aufstiegsmöglichkeiten, mit der Folge der Berufsflucht – auch dies gehört offensichtlich zur eingangs beschriebenen Sonderstellung der Medizinalfachberufe.
2. Die Berufsabsolventen erfahren in Europa trotz einer in Deutschland gewährten guten Berufsausbildung Benachteiligungen. Die Berufsausbildung in den Mitgliedstaaten der Europäischen Union findet zwischenzeitlich fast ausnahmslos an Universitäten bzw. Hochschulen vom Typ der deutschen Fachhochschulen statt.

3. Die Berufsangehörigen können an allen europäischen, dem Hochschulbereich vorbehaltenen Studien-, Austausch- oder Forschungsprogrammen nicht teilnehmen und sind somit innerhalb Europas von den Berufskollegen gewissermaßen ausgeschlossen (abgesehen von der Teilnahmemöglichkeit an dem *European Network for Occupational Therapists in Higher Education* [ENOTHE], bei dem ca. 15 deutsche Berufsfachschulen zwischenzeitlich Mitglieder sind).

Die daraus resultierenden folgerichtigen Forderungen sind die Einrichtung von:

- Hochschulstudiengängen für die Grundausbildung der Berufe an Fachhochschulen;
- Interdisziplinären Fachhochschulstudiengängen zur Qualifizierung für herausgehobene Tätigkeiten (z.B. Management);
- Hochschulstudiengängen für die Lehrkräfteausbildung.

Diese Forderungen wurden 1991 erhoben und sind im Positionspapier der AG MTG (AGMT, Positionspapier, 2000) nachzulesen. Dass seitdem noch kein einziger grundständiger FH-Studiengang oder FH-Modellstudiengang für die Grundausbildung beginnen konnte, obwohl er immer wieder zum Greifen nahe schien, weist auf bildungs- und sozialpolitische Widerstände erheblicher Art hin. Allein das vom Wissenschaftsrat nahe gelegte Modell, einen solchen Studiengang in Kooperation mit einer örtlichen Berufsfachschule durchzuführen, und die daran geknüpfte Zielsetzung, noch vor oder wenigstens mit dem FH-Abschluss auch die staatliche Anerkennung im Beruf zu erwerben (da bekanntlich nur sie allein zur Berufsausübung berechtigt), ist geeignet, die Schul- und die FH-Abteilung einer Behörde – und in der Folge auch die AG MTG – vor große Probleme zu stellen.

Eine erste Übersicht über den Entwicklungsstand der Studiengänge für Gesundheitsfachberufe liegt vor (Bundesanstalt für Arbeit, ibv 33, 1999). Auf der Homepage des Bundesverbandes kann die laufende Entwicklung der Studiengänge im Bereich der Ergotherapie eingesehen werden (www. ergotherapie-dve.de). Studiengänge für „herausgehobene Tätigkeiten" haben es hier grundsätzlich leichter, weil sie mit dem Konsens der Länder rechnen können. Trotzdem konnte auch hier noch kein Studiengang realisiert werden, sieht man vom FH-Studiengang „Lehrer/in für Gesundheitsberufe" an der FH Bielefeld einmal ab.

Einen leichteren und vermutlich auch klugen Weg haben die FH Osnabrück und der DVE als Kooperationspartner zusammen entwickelt. Hier ist nach gut zweieinhalb Jahren Aufbauarbeit 1997 ein berufsbegleitender, viersemestriger Weiterbildungsstudiengang mit Zertifikatsabschluss entstanden. Er ermöglicht der FH, mit der neuen Berufsgruppe erste Erfahrungen zu machen und umgekehrt den hochschulungewohnten Ergotherapeuten und dem Berufsverband, die gemachten Erfahrungen für die weitere Entwicklung zu verwerten. Der Studiengang und die anzueignenden Qualifikationen, auf wissenschaftlicher Basis im Bereich von Theorie und Forschung, Qualitätssicherung und Management sowie die Umsetzung der Aufgaben am eigenen Arbeitsplatz verweisen der Konzeption und der Verlautbarung der FH nach auf ein strategisch angelegtes Professionalisierungsprojekt. Der Weiterbildungsstudiengang soll nur dessen ersten Baustein bilden, was es durch den weiteren Fortgang und die Zusammenarbeit zu erweisen gilt.

Schließlich sei noch der einjährige Vollzeitstudiengang für deutsche Berufsangehörige an der niederländischen Hogeschool in Limburg erwähnt, der erstmals 1998 startete. Auch hier ist der Berufsverband Kooperationspartner. Der Studiengang, der zur Graduierung als niederländischer Baccalaureus (Bachelor) führt, lässt sich offensichtlich in ein strategisches Bildungskonzept einordnen (DVE, Bildungsplan 1999). Er scheint dabei zwei Vorteilen zu genügen:

1. Der Forderung nach Durchlässigkeit, d.h. es muss für Berufsangehörige möglich sein, auch nach ihrem Berufsabschluss weitergehende entsprechende Qualifikationen zu erwerben.
2. Der Pragmatik, dass dieses individuelle Bildungsangebot als Zwischenlösung genutzt

werden kann, bis es in Deutschland ein vergleichbares Angebot gibt.

Ein grundständiger FH-Studiengang Ergotherapie ohne strikte Anbindung an die AprV und deren Absolvierung dürfte wohl erst dann zu erwarten sein, wenn das Bundesministerium für Gesundheit und die Bundesländer einer Öffnungs- oder Experimentierklausel zugestimmt haben. Diese würde es den daran interessierten Ländern und Hochschulen gestatten, neben der weiter laufenden Berufsfachschulausbildung auch (Modell-)Studiengänge für Ergotherapie auf Hochschulebene durchzuführen.

1.3 Ergotherapie heute

C. Scheepers

1.3.1 Stellenwert der Ergotherapie in der Rehabilitation

Als anerkanntem Heilmittel wird der Ergotherapie eine tragende Bedeutung in der stationären und ambulanten Versorgung insbesondere chronisch Kranker und schwer Behinderter sowie in der Frühförderung zugemessen. Gemeinsam mit der Physiotherapie und Logopädie bildet sie eine feste Säule in der Rehabilitation. Ziele ergotherapeutischer Versorgung sind die Wiedergewinnung von Selbstständigkeit und Lebensqualität zur eigenverantwortlichen Bewältigung des Alltags. Sie verhilft damit auch zu verminderter Pflegebedürftigkeit und verkürzten Krankenhausaufenthalten. Im Vergleich zu anderen Heilmitteln steht in der Ergotherapie die eigenaktive Handlung, d.h. die Wiedergewinnung komplexer Handlungskompetenzen, im Mittelpunkt des Geschehens.

Im Sozialgesetzbuch (SGB V, §73) umfasst die vertragsärztliche Versorgung u.a. die Verordnung mit Heilmitteln. Alle Versicherten haben einen grundsätzlichen Anspruch auf die Verordnung von Heilmitteln, wie z.B. Ergotherapie, Physiotherapie oder Logopädie, wenn eine Krankheit vorliegt, ihre Behandlung notwendig ist, um diese zu erkennen, zu heilen, ihre Verschlimmerung zu verhüten oder Krankheitsbeschwerden zu lindern (SGB V §27 u. §32).

Die Heilmittelversorgung hat sich durch die Anzahl niedergelassener Leistungserbringer in den letzten zehn Jahren mehr als verdoppelt, in der Ergotherapie eher verdreifacht. Ihre konkrete Bedeutung für den einzelnen Betroffenen und die Gesellschaft wurde im Zuge der Diskussion der dritten Stufe der Gesundheitsreform Ende 1996 dem Gesetzgeber vor Augen geführt. Sein Ziel, die Heilmittel aus der gesetzlichen Grundversicherung herauszunehmen und zu Gestaltungsleistungen umzuwandeln, musste er unter dem Druck von Öffentlichkeit und Heilmittelverbänden fallen lassen. Die Vertretungen der Heilmittelverbände konnten darüber hinaus die Politiker überzeugen, dass ihre eigenständige Fachkompetenz und Verantwortung in der Heilmittelversorgung gesetzlich eingebunden werden muss.

Im Folgenden soll in sehr komprimierter Form versucht werden, die rechtliche Basis der Ergotherapie in ambulanten und stationären Versorgungssystemen aufzuzeigen. Aus der Sicht der Autorin fließen hier persönliche und berufspolitische Positionen in die Bewertung mit ein.

1.3.2 Rechtliche Grundlagen

Die nachfolgenden gesetzlichen Grundlagen und Daten beziehen sich zumeist auf den aktuellen Stand im Januar 1998.

Ambulante Versorgung mit Ergotherapie

Bei einer Versorgungsdichte von ca. 2000 niedergelassenen Ergotherapeuten (Stand 2000) kann noch nicht von einer ausreichenden ambulanten Versorgungsstruktur gesprochen werden. Angesichts der demographischen Entwicklung zur alternden Gesellschaft und der medizinisch/therapeutischen Erfolge wachsen verstärkt die Rehabilitationserwartungen in der geriatrischen Versorgung und damit auch die Nachfrage nach Ergotherapie.

Nach Angaben und Einschätzung des Deutschen Verbandes der Ergotherapeuten e.V. kommen in den Praxen ca. 50% der Klienten aus dem pädiatrischen, 30% aus dem neurologisch-geriatrischen und je 10% aus dem orthopädischen oder psychiatrischen Bereich. Für alle – insbesondere jedoch für die letztgenannten beiden Bereiche – bestehen hoher Nachholbedarf und Behandlungsdruck, der in den letzten Jahren eine steigende Anzahl von Praxisneugründungen und Neueinstellung von Mitarbeitern zur Folge hatte.

Für die Verordnung von Heilmitteln haben die Kassenärztlichen Vereinigungen und Krankenkassen auf der Grundlage von §84 SGB V regional Heilmittelbudgets vereinbart, die als Steuerungsinstrument genutzt werden, um eine Mengenausweitung für Heilmittel einzugrenzen. Darüber hinaus wurden die Zuzahlungen für die Inanspruchnahme von Heilmitteln auf 15% der Einzelleistung erhöht. Beide Steuerungsinstrumente haben einen erheblichen Verordnungsrückgang und die Überprüfung der Notwendigkeit und Zweckmäßigkeit therapeutischer Leistungen zur Folge.

Geplant und teilweise bereits verwirklicht sind im weiteren die Entwicklung von Richtgrößen für einzelne Arztgruppen als Messinstrumente für die eigene Verordnungsaktivität. Ärzte können damit individuell für überproportionale Heilmittelverordnungen haftbar gemacht werden.

Trotz der wachsenden Rehabilitationsansprüche, aber angesichts geringer Einnahmen werden bzw. müssen die Spitzenverbände von Ärzteschaft und Krankenkassen versuchen, alle Wachstumspotenziale im Heilmittelsektor auf ein Minimum einzugrenzen. Die Heilmittelerbringer selbst sind gefragt, alle Wirtschaftlichkeitspotenziale zu mobilisieren, um unter diesem Konkurrenzdruck auf dem Markt bestehen zu können.

SGB V Gesetzestext

Für die ambulante Versorgung mit dem Heilmittel Ergotherapie (Beschäftigungstherapie) wird im §124 SGB V die Zulassung und damit die Beziehung von Leistungserbringern gegenüber den Vertragspartnern der Krankenkassen geregelt (Abb. 1.**2**).

Heil- und Hilfsmittelrichtlinien

Die Bundesausschüsse der Ärzte und Krankenkassen (§§91,92 SGB V) beschließen zur Sicherung der „ärztlichen Versorgung" u.a. die Richtlinien über die Verordnung von Arznei-, Heil- und Hilfsmitteln, Krankenhausbehandlung und häusliche Krankenpflege. Dabei ist den besonderen Erfordernissen psychisch Kranker Rechnung zu tragen, vor allem bei Leistungen zur Belastungserprobung und Arbeitstherapie.

Mit In-Kraft-Treten des 2. GKV-Neuordnungsgesetzes am 1. 7. 1997 gab der Gesetzgeber dem Bundesausschuss der Ärzte und Krankenkassen den Auftrag, die Heilmittelrichtlinien zu überarbeiten. Insbesondere sind dabei zu regeln:

1. Katalog verordnungsfähiger Heilmittel;
2. Zuordnung der Heilmittel zu Indikationen;
3. Besonderheiten bei Wiederholungsverordnungen;
4. Inhalt und Umfang der Zusammenarbeit des verordnenden Vertragsarztes mit dem jeweiligen Heilmittelerbringer.

Die Spitzenverbände der Heilmittelerbringer erhielten erstmalig Gelegenheit zu einer Stellungnahme, die nachweislich in die Entscheidungsfindung eingebracht werden muss. Der neue Entwurf der Heilmittelrichtlinien mit seinen Maßnahmenkatalogen Physiotherapie, Logopädie und Ergotherapie liegt nun vor. Darin wird eine neue Zuordnung der einzelnen Heilmittel zu Indikationen in Form von Funktions- und Fähigkeitsstörungen vorgenommen. Der Bundesausschuss der Ärzte und Krankenkassen versucht dabei die Behandlungsfelder der Physiotherapie, Ergotherapie und Logopädie voneinander abzugrenzen. Der Ergotherapie wird dabei im Besonderen die Behandlung von Fähigkeitsstörungen zugewiesen. Diese Fähigkeitsstörungen sind der internationalen Klassifikation der Schäden, Aktivitäten und Partizipation ICIDH-2 ent-

Fünfter Abschnitt

Beziehungen zu Leistungserbringern von Heilmitteln

§ 124

Zulassung

(1) Heilmittel, die als Dienstleistungen abgegeben werden, insbesondere Leistungen der physikalischen Therapie, der Sprachtherapie oder der Beschäftigungstherapie, dürfen an Versicherte nur von zugelassenen Leistungserbringern abgegeben werden.

(2) Zuzulassen ist, wer

1. die für die Leistungserbringung erforderliche Ausbildung sowie eine entsprechende zur Führung der Berufsbezeichnung berechtigende Erlaubnis besitzt,
2. eine berufspraktische Erfahrungszeit von mindestens zwei Jahren nachweist, die innerhalb von zehn Jahren vor Beantragung der Zulassung in unselbstständiger Tätigkeit und in geeigneten Einrichtungen abgeleistet worden sein muss,
3. über eine Praxisausstattung verfügt, die eine zweckmäßige und wirtschaftliche Leistungserbringung gewährleistet, und
4. die für die Versorgung der Versicherten geltenden Vereinbarungen anerkennt.

Ein zugelassener Leistungserbringer von Heilmitteln ist in einem weiteren Heilmittelbereich zuzulassen, sofern er für diesen Bereich die Voraussetzungen des Satzes 1 Nr. 3 und 4 erfüllt und eine oder mehrere Personen beschäftigt, die die Voraussetzungen des Satzes 1 Nr. 1 und 2 nachweisen. Sofern ein zugelassener Leistungserbringer anschließend die Qualifikation zum Psychotherapeuten erwirbt, gilt die berufspraktische Erfahrungszeit nach Absatz 2 Nr. 2 als erfüllt.

(3) Krankenhäuser, Rehabilitationseinrichtungen und ihnen vergleichbare Einrichtungen dürfen die in Absatz 1 genannten Heilmittel durch Personen abgeben, die die Voraussetzungen nach Absatz 2 Nr. 1 und 2 erfüllen; Absatz 2 Nr. 3 und 4 gilt entsprechend.

(4) Die Spitzenverbände der Krankenkassen gemeinsam geben Empfehlungen für eine einheitliche Anwendung der Zulassungsbedingungen nach Absatz 2 ab. Die für die Wahrnehmung der wirtschaftlichen Interessen maßgebliche Spitzenorganisationen der Leistumgserbringer auf Bundesebene sollen gehört werden.

(5) Die Zulassung wird von den Landesverbänden der Krankenkassen, den Verbänden der Ersatzkassen sowie der See-Krankenkasse erteilt. Die Zulassung berechtigt zur Versorgung der Versicherten.

(6) Die Zulassung kann widerrufen werden, wenn der Leistungserbringer nach Erteilung der Zulassung die Voraussetzungen nach Absatz 2 Nr. 1, 3 oder 4 nicht mehr erfüllt. Absatz 5 Satz 1 gilt entsprechend.

Abb. 1.**2** Fünfter Abschnitt SGB V: Beziehungen zu Leistungserbringern von Heilmitteln, §124 Zulassung.

nommen und betreffen die Störungen in der Selbstversorgung, Alltagsbewältigung, der Beweglichkeit und Fortbewegung, der zwischenmenschlichen Interaktion und des Verhaltens. In Abbildung 1.**3** erscheint der bislang gültige Richtlinientext.

Gemeinsame Empfehlungen der Spitzenverbände der Krankenkassen zur einheitlichen Anwendung der Zulassungsbedingungen

Die Spitzenverbände der Krankenkassen haben gemäß §124 Abs.4 SGB V gemeinsame Empfehlungen zur einheitlichen Anwendung der Zulassungsbedingungen nach §124 Abs. 2

Richtlinien über die Verordnung von Heilmitteln und Hilfsmitteln in der Kassenärztlichen Versorgung (Heilmittel- und Hilfsmittelrichtlinien) – Auszug

F.

Beschäftigungs- und Arbeitstherapie (Ergotherapie)

1. Allgemeine Grundsätze

1.1 Beschäftigungs- und Arbeitstherapie (Ergotherapie), einschließlich der Belastungserprobung, ist gerichtet auf die Behandlung krankheitsbedingter motorischer, sensorischer und psychischer Funktionseinschränkungen und Behinderungen.

1.2 Ziel der Behandlung ist die Wiederherstellung, Verbesserung oder Kompensation der krankheitsbedingt eingeschränkten Funktionen und Fähigkeiten. Die ergotherapeutischen Maßnahmen sind daher jeweils Bestandteil eines Gesamtkonzepts zur Rehabilitation, das geeignet ist, eine Behinderung zu beseitigen, zu bessern oder eine Verschlimmerung zu verhüten oder Pflegebedürftigkeit zu vermeiden oder zu mindern.

1.3 Beschäftigungs- und Arbeitstherapie bedient sich aktivierender und handlungsorientierter Verfahren unter Einsatz speziell adaptierten Übungsmaterials, handwerklicher und gestalterischer Techniken sowie lebenspraktischer Übungen.

1.4 Beschäftigungs- und Arbeitstherapie kann als Einzel- oder Gruppenbehandlung durchgeführt werden. Die Behandlungsmaßnahmen finden in der Regel in der Praxis des Ergotherapeuten statt; eine Durchführung an anderer Stelle (z.B. im häuslichen Umfeld des Versicherten) ist nur bei Vorliegen entsprechender medizinischer Indikationen möglich.

2. Verordnungsgrundsätze

2.1 Ergotherapeutische Maßnahmen sollen – insbesondere, wenn sie längerfristig erforderlich sind – nur von dem Arzt verordnet werden, der den Versicherten auf Dauer behandelt. Sie sind in enger Abstimmung zwischen dem behandelnden Arzt und dem Therapeuten durchzuführen. Hierfür ist es insbesondere bei länger andauernder Ergotherapie erforderlich, dass zwischen dem behandelnden (verordnenden) Arzt und dem Therapeuten in regelmäßigen Abständen eine Abstimmung über den Verlauf und die Ergebnisse der ergotherapeutischen Maßnahmen herbeigeführt wird.

2.2 Die erstmalige Verordnung von Ergotherapie im Krankheitsfall soll – von medizinisch indizierten Ausnahmen abgesehen – nicht mehr als 10 Therapieeinheiten umfassen. Vor der Verordnung weiterer Therapieeinheiten hat sich der behandelnde Arzt von der Wirksamkeit der ergotherapeutischen Maßnahmen zu überzeugen. Folgeverordnungen können auch für eine größere Anzahl von Therapieeinheiten ausgestellt werden.

2.3 In der Verordnung sollen – ggf. unter Verwendung eines Beiblattes zum Verordnungsblatt – angegeben werden:

- die für die Durchführung der Ergotherapie relevanten Diagnosen,
- die Art der krankhaften Funktionseinschränkungen und/oder das Ziel der ergotherapeutischen Maßnahmen (Nr. 3),
- die Zahl der Therapieeinheiten,
- ggf. die Durchführung als Einzel- oder Gruppenbehandlung
- ggf. die Durchführung im häuslichen Umfeld.

Die für die Behandlung notwendigen Befunde und Angaben sind gesondert beizufügen, soweit sie nicht aus der Verordnung selbst hervorgehen.

Abb. 1.3 Auszug aus den Richtlinien über die Verordnung von Heilmitteln und Hilfsmitteln in der Kassenärztlichen Versorgung.

3. Behandlungsziele

Als Behandlungsziele ergotherapeutischer Maßnahmen kommen insbesondere in Betracht:

3.1 bei motorischen Funtionseinschränkungen:

- Abbau pathologischer Haltungs- und Bewegungsmuster,
- Aufbau physiologischer Funktionen,
- Entwicklung oder Verbesserung der Grob- und Feinmotorik,
- Hemmung pathologischer Bewegungsmuster und Bahnung normaler Bewegungen,
- Entwicklung oder Verbesserung der Koordination von Bewegungsabläufen,
- Verbesserung von Gelenkfunktionen, einschließlich Gelenkschutz,
- Vermeidung der Entstehung von Kontrakturen,
- Narbenabhärtung nach Amputationen,
- Training im Gebrauch von Hilfsmitteln,
- Selbsthilfetraining

3.2 bei sensorischen Funktionseinschränkungen:

- Desensibilisierung bzw. Sensibilisierung einzelner Sinne,
- Entwicklung oder Verbesserung der Funktionen einzelner Sinnesorgane,
- Koordination und Umsetzung von Sinneswahrnehmungen (sensorische Integration),
- Stabilisierung sensomotorischer und perzeptiver Funktionen, einschließlich Verbesserung der Gleichgewichtsfunktion,
- Verbesserung der Mund- und Essmotorik,
- Verbesserung der graphomotorischen Fähigkeiten,
- Selbsthilfetraining,

3.3 bei psychischen Funktionseinschränkungen

- Verbesserung der psychischen Grundleistungsfunktionen wie Orientierung, Belastbarkeit, Ausdauer, Flexibilität und Selbstständigkeit in der Tagesstrukturierung (z.B. durch stützende, strukturierende Techniken auch handwerklicher Art),
- Verbesserung von auf psychischem und medikamentös-toxischem Wege eingeschränkten körperlichen Funktionen wie Grob- und Feinmotorik, Körperhaltung und Körperwahrnehmung (z.B. durch Geschicklichkeits-, Körperwahrnehmungs- und Koordinationsübungen),
- Verbesserung von Motivation und Kommunikation beeinflussenden Funktionen wie Antrieb, Selbstvertrauen, Realitätsbezogenheit, Selbst- und Fremdwahrnehmung, Kontaktfähigkeit, Angstbewältigungsverhalten (z.B. durch gelenkte Gruppenprojekte mit lebenspraktischen, gestalterischen Inhalten einerseits und kratives, freies Gestalten mit Werkmaterial, bildnerischen oder literarischen Medien andererseits),
- Verbesserung kognitiver Funktionen wie Konzentration, Merkfähigkeit, Gedächtnis, sprachlogisches und numerisches Verständnis sowie Handlungsplanung (z.B. durch Hirnleistungstraining oder gestaffelte Arbeitstrainingsangebote auch mit büro- und werktechnischen Inhalten),
- Verbesserung entwicklungspsychologisch wichtiger Funktionen wie Autonomie und Bindungsfähigkeit, insbesondere bei kinder- und jugendpsychiatrischen Erkrankungen (z.B. durch einzel- oder gruppentherapeutische Verfahren mit gestalterischen und spielerischen Inhalten,)
- Verbesserung der zur Erhaltung der Selbstständigkeit erforderlichen Funktionen, insbesondere bei psychisch kranken alten Menschen (z.B. durch lebenspraktisches Training, Orientierungs- und Wahrnehmungsübungen, Mobilisation der kognitiven, motorischen und sozioemotionalen Fähigkeiten).

Abb. 1.**3** (Fortsetzung)

SGB V für Leistungserbringer von Heilmitteln entwickelt, zu denen die Heilmittelverbände gehört wurden. Heilmittelrichtlinien und Zulassungsempfehlungen sind damit normierende Grundlagen für die regionalen Stellen der Krankenkassen sowie für die Vertragsverhandlungen auf Länderebene.

Diese Zulassungsempfehlungen regeln für den Bereich der Ergotherapie die folgenden Punkte:

- Im Bereich der Berufsgruppen: zulassungsfähig sind ausschließlich Ergotherapeuten.
- Für die berufspraktische Erfahrungszeit: es müssen mindestens zwei Jahre einer unselbstständigen vollzeitlichen Beschäftigung in einer geeigneten Einrichtung abgeleistet werden. Diese Berufserfahrung muss nach Abschluss der Ausbildung innerhalb von zehn Jahren vor Beantragung der Zulassung erworben sein.
- Nicht anrechenbare Erfahrungszeiten sind Praktika, Erziehungsurlaub, Zeiten einer sozialversicherungsfreien Beschäftigung, u.a. auch die so genannte Freie Mitarbeit in Praxen, Zivildienstzeiten sowie Berufsjahre als Lehrtherapeut in Ergotherapieschulen.
- *Geeignete* Einrichtungen sind z.B. Praxen, Krankenhäuser und Rehabilitationseinrichtungen mit entsprechenden ergotherapeutischen Abteilungen.
- *Ungeeignete* Einrichtungen sind Arztpraxen, sporttherapeutische Zentren, Fitnesscenter oder Sportvereine.
- Für die Praxisausstattung werden allgemeine Anforderungen (Abgeschlossenheit, Warteraum, Toiletten, Patientendokumentation u.a.) gestellt.
- Die räumlichen Mindestvoraussetzungen beziehen sich auf die Praxisfläche (mindestens 40 m^2 und die Raumhöhe (mindestens 2,40 m).
- Die Grundausstattung stellt Anforderungen an Raum- und Arbeitsausstattung sowie Behandlungsmittel und Therapiematerial.

Rahmenempfehlungen und Verträge nach §125 SGB V

Die Spitzenverbände der Krankenkassen und Heilmittelerbringer sind seit dem 1. 7. 1997 gehalten, gemeinsam Rahmenempfehlungen über die einheitliche Versorgung mit Heilmitteln abzuschließen (Abb. 1.**4**). Auf der Grundlage der Heilmittelrichtlinien werden zwischen den Spitzenverbänden der Krankenkassen und den Heilmittelerbringern Rahmenempfehlungen über die bundeseinheitliche Versorgung mit Heilmitteln ausgehandelt. Ein Vetragsabschluss ist erst nach Inkrafttreten dieser Richtlinien zu erwarten. Im Gegensatz zu den bislang gültigen Rahmenverträgen (Abb. 1.**4**) ist eine erhebliche Ausdifferenzierung der Maßnahmen zur Verbesserung der Qualitätssicherung und Wirtschaftlichkeit zu erkennen.

Versorgungsverträge mit den Primärkrankenkassen und dem VdAK

Die Primärkrankenkassen (z.B. AOK, BKK, IKK) und die Verbände der Ersatzkassen vereinbaren gemäß §125 Abs.2 SGB V auf Landesebene mit dem *Deutschen Verband der Ergotherapeuten e.V.* Rahmenverträge, die auf der Basis der Heilmittelrichtlinien und der Rahmenempfehlungen nach §125 Abs. 1 SGB V die Inhalte und Struktur der Leistungen und die Preise regeln. Mit dem Antrag auf Zulassung einer ergotherapeutischen Praxis bei den Krankenkassen verpflichtet sich die Ergotherapeuten, die geltenden Vereinbarungen des entsprechenden Landes anzuerkennen.

Bedeutung der Vertragsgrundlagen der niedergelassenen Ergotherapeuten für die teilstationäre und stationäre Versorgung

Krankenhäuser, Rehabilitationseinrichtungen und ihnen vergleichbare Einrichtungen dürfen gemäß §124 Abs. 3 SGB V Heilmittel abgeben, wenn sie Therapeuten beschäftigen, die die entsprechende Qualifikation und Berufserfahrung nachweisen können. In den letzten Jahren wurden viele Sonderanträge von Tagesstätten, Werkstätten, sozialpädagogischen Einrichtungen etc. für die Zulassung zur Abgabe von Ergotherapie gestellt. In vielen Fällen konnte nachgewiesen werden, dass eine ausreichende Versorgung z.B. von psychisch Kranken ohne diese Versorgungsform nicht gegeben war. Die Krankenkassen haben nach Prüfung der Zulassungsbedingungen den Anträgen stattgegeben. Zudem ist ein Trend zu verzeichnen, die ambulante Versorgung an Klinikambulanzen anzubinden (*Stationäre Versorgung*).

Partnerschaftsgesellschaftsgesetz

Seit dem 1. 7. 1995 ist das Partnerschaftsgesellschaftsgesetz in Kraft. Es erlaubt die Kooperationgemeinschaft zwischen Freibe-

§ 125

Rahmenempfehlungen und Verträge

(1) Die Spitzenverbände der Krankenkassen gemeinsam und einheitlich und die für die Wahrnehmung der Interessen der Heilmittelerbringer maßgeblichen Spitzenorganisationen auf Bundesebene sollen unter Berücksichtigung der Richtlinien nach § 92 Abs. 1 Satz 2 Nr. 6 gemeinsam Rahmenempfehlungen über die einheitliche Versorgung mit Heilmitteln abgeben; es kann auch mit den für den jeweiligen Leistungsbereich maßgeblichen Spitzenorganisationen eine gemeinsame entsprechende Rahmenempfehlung abgegeben werden. Vor Abschluss der Rahmenempfehlungen ist der Kassenärztlichen Bundesvereinigung Gelegenheit zur Stellungnahme zu geben. Die Stellungnahme ist in den Entscheidungsprozess der Partner der Rahmenempfehlungen einzubeziehen. In den Rahmenempfehlungen sind insbesondere zu regeln:

1. Inhalt der einzelnen Heilmittel einschließlich Umfang und Häufigkeit ihrer Anwendung im Regelfall sowie deren Regelbehandlungszeit,

2. Maßnahmen zur Qualitätssicherung, die die Qualität der Behandlung, der Versorgungsabläufe und der Behandlungsergebnisse umfassen.

3. Inhalt und Umfang der Zusammenarbeit des Heilmittelerbringers mit dem verordnenden Vertragsarzt,

4. Maßnahmen der Wirtschaftlichkeit der Leistungserbringung und deren Prüfung und

5. Vorgaben für Vergütungsstrukturen.

(2) Über die Einzelheiten der Versorgung mit Heilmitteln sowie über Preise und deren Abrechnungt schließen die Landesverbände der Krankenkassen sowie die Verbände der Ersatzkassen auf Landesebene mit Wirkung für ihre Mitgliedskassen Verträge mit Leistungserbringern oder Verbänden der Leistungserbringer. Die vereinbarten Preise sind Höchstpreise

Abb. 1.**4** Fünfter Abschnitt SGB V: Beziehungen zu Leistungserbringern von Heilmitteln, §125 Rahmenempfehlungen und Verträge.

ruflern, d.h. Ärzten und Therapeuten. Partnerschaftsgesellschaften können die Zulassung für einen Heilmittelbereich erhalten, wenn der Gesellschaft mindestens *ein* Partner angehört, der die Voraussetzungen nach §124 Abs. 2 erfüllt. Ziel und Forderung der freien Berufe war es, die Kooperationsmöglichkeiten von Freiberuflern über das Recht der BGB-Gesellschaft hinaus zu erweitern, um komplexe Dienstleistungen aus „einer Hand" erbringen zu können. Die persönliche Haftung für vertragliche Ansprache bei fehlerhafter Berufsausübung verbleibt bei den einzelnen verantwortlichen Partnern. Interprofessionelle Praxen zwischen Arzt und Therapeuten sind auf diesem Hintergrund möglich und müssen bei Bedarf konkret auf die Bedürfnisse der einzelnen Teilnehmer abgewogen werden (*Gemeinsame Empfehlungen der Spitzenverbände der Krankenkassen zur einheitlichen Anwendung der Zulassungsbedingungen*).

Das Physiotherapeutengesetz und die interprofessionellen Praxen

Mit der Novellierung des Physiotherapeutengesetzes von 1994 und dem Partnerschaftsgesellschaftsgesetz wurden die Möglichkeiten für Gemeinschaftspraxen zwischen den Berufen der Heilmittelerbringer ausgebaut. Nun ist es möglich, dass Ergotherapeuten Physiotherapeuten oder Logopäden einstellen, um ihre eigene Zulassung um diesen Zweig zu erweitern. Für die angestellten Physiotherapeuten sind z.B. zwei Jahre Berufserfahrung Voraussetzung. Damit ist es möglich, interdisziplinäre Praxen aufzubauen, die bei der Rehabilitation gleicher Patienten die Kooperation erleichtern (*Gemeinsame Empfehlungen der*

Spitzenverbände der Krankenkassen zur einheitlichen Anwendung der Zulassungsbedingungen).

Stationäre Versorgung

Mit dem Gesundheitsstrukturgesetz von 1993 wurde gegen den Widerstand von Gewerkschaften und Krankenhausgesellschaften Abschied vom Selbstkostendeckungsprinzip genommen. Die nun geltenden Vergütungssysteme/Pflegesätze orientieren sich an den tatsächlich erbrachten Leistungen. Mit der darin enthaltenen Bundespflegesatzverordnung wird seit 1994 eine leistungsorientierte Finanzierung aller stationären Leistungen festgeschrieben. Die Deckelung der Kostenentwicklung bewirkte u.a. ein Einfrieren von Eingruppierungsstrukturen und Stellenschlüsseln sowie die massive Einschränkung von Sozialleistungen. Demgegenüber forderte sie verstärkten Wettbewerb unter den Krankenhäusern, Abbau von Überkapazitäten, Leistungstransparenz und Entwicklung von Qualitätssicherungssystemen. Die Länder haben sich in weiten Teilen aus ihrer Finanzierungsträgerschaft von Kliniken gelöst und diese in so genannte *Körperschaften des öffentlichen Rechts* umgewandelt. Diese Umwandlung wird langfristig die bisher tariflich gültigen Arbeitsbedingungen erheblich beeinflussen, wenn nicht sogar auflösen (z.B. bei Änderungskündigungen oder Auflösung von Arbeitsverträgen).

Zur Kostendeckung von Personalstellen werden zunehmend ambulant vertraglich geregelte Leistungen in Klinikambulanzen erbracht. Die Paradigmen „ambulant vor stationär“ oder „Reha vor Pflege“ werden hier ein Stück weit konterkariert, da eine Anbindung der Patienten an die Klinik zulasten des ambulanten Heilmittelbudgets erfolgt. Somit verschieben sich die Grenzen zwischen stationär und ambulant erbrachten Leistungen, ohne dass dies kostenvertragsrechtlich zwischen den Spitzenverbänden der Ärzteschaft und Krankenkassen sowie den Krankenhausgesellschaften nivelliert wird.

Konsequenzen der Gesundheitsstrukturgesetze für die Ergotherapie

Die Konsequenzen der Bundespflegesatzverordnung für die Krankenhäuser und Rehabilitationseinrichtungen müssen strategisch in ergotherapeutischen Abteilungen umgesetzt werden. Folgende Leitgedanken können dabei Berücksichtigung finden:

- Wo sind die Stärken und Schwächen des bisherigen Leistungsprogramms der ergotherapeutischen Abteilung?
- Wie wird das Ergotherapieangebot derzeit auf Qualität und Leistungsumfang hin geprüft?
- Welche Kenntnisse bestehen über Kostenträgerrechnung und Kosten/Nutzen-Aspekte in der ergotherapeutischen Abteilung?
- Gibt es ein Kosten/Ertrags-Bewusstsein?
- Gibt es eine abteilungsbezogene Budgetverantwortung?
- Welche Mitwirkung besteht bei Einführung von Controllingsystemen?
- Welche Entgeltarten, wie z.B. Fallpauschalen, Sonderentgelte, Abteilungspflegesätze und Basispflegesätze werden zu welchen Leistungsumfängen vereinbart?
- Unter welchen Leistungsarten der Untersuchungs- und Behandlungskosten (U- + B-Leistungen) wird die Ergotherapie subsumiert?

Um künftig die Abrechnung der behandelten Patienten und damit die Finanzierung des Krankenhauses sicherstellen zu können, ist eine differenzierte Leistungserfassung und Bewertung aller Leistungen unerlässlich! Im Klartext heißt das, es muss zukünftig die gesamte Patientendokumentation auf diese Forderung abgestimmt werden.

Neben den niedergelassenen Ergotherapeuten und ihren Mitarbeitern sind ca. 20000 Ergotherapeuten bundesweit therapeutisch in stationären oder teilstationären Einrichtungen tätig. Jährlich beenden darüber hinaus ca. 4500 Absolventen die Ausbildung zum Ergotherapeuten. Trotzdem stieg bis 1997 der Bedarf an entsprechenden Arbeitsstellen. Seit 1997 zeichnet sich erstmalig ein Rückgang der ergotherapeutischen Arbeitsplätze auf dem Arbeitsmarkt ab. Für die Ergotherapie bedeutet dies den Kampf um Erhalt der Arbeitsplätze. Sie muss sich verstärkt ihren spezifischen Auftrag in der Einrichtung bewusst machen und nach außen auch deutlich vertreten. In der Kooperation und Konkurrenz zu physiotherapeutischen, sprachtherapeutischen und/oder anderen Berufen gilt es, die Stärken und Möglichkeiten der eigenen Profession mit Marketingstrategien auszubauen.

Entwicklung von Personalbemessungsgrundlagen

Gesetzgeber und Kostenträger, wie Krankenkassen und Wohlfahrtsverbände, vollzogen zunächst im Bereich der Psychiatrie und später auch in allen anderen somatischen Bereichen eine scharfe Trennung zwischen Behandlungs- und Pflegefällen. Dem Grunde nach wird davon ausgegangen, dass eine *Behandlung* personal- und damit kostenintensiver ist als die reine *Pflege*. Die Pflegeversicherung markiert mit der Bildung von Pflegekassen den letzten Eckpunkt dieser Trennung.

Den größten Kostenfaktor stellen in Krankenhäusern die Personalkosten dar. Um ihre medizinische Regelversorgung angesichts der Budgetierung nicht zu verschlechtern, wurde vom Gesetzgeber im Jahr 1994 die Pflegepersonalregelung sowie die Hebammenverordnung eingeführt. Alle medizinischen Berufe – außer in der Psychiatrie – sind nicht durch Personalregelungen erfasst und definiert.

a) Im Jahr 1991 wurde die Psychiatrie-Personalverordnung durchgesetzt, die sich nicht mehr an Bettenbelegung, sondern an den therapeutischen Konzepten der verschiedenen Behandlungsbereiche in der allgemeinen Psychiatrie, der Suchtbehandlung und der Gerontopsychiatrie orientierte. Die Behandlungsbereiche definierten sich weiter nach der Zielgruppe der Kranken, den Behandlungszielen und Behandlungsmitteln. Erstmalig wurden hier auch die Ergotherapeuten mit ihren Regelaufgaben in der Psychiatrie erfasst. Ihre Aufgaben in der Grundversorgung (Anamnese, Diagnostik), in der einzelfall- und gruppenbezogenen Behandlung sowie mittelbar patientenbezogene Tätigkeiten (Vor- und Nachbereitung, Teambesprechung, Fortbildung, Konzeptentwicklung u.a.) wurden in Minutenwerten je Patient und Woche erfasst und als Personalschlüssel codiert. Somit kann nun mit gleichen Bemessungsgrundlagen bundesweit der Personalschlüssel für Ergotherapeuten in den Pflichtversorgungskliniken erhoben werden.

b) Im Bereich der rehabilitativen Geriatrie nimmt der Bedarf an ambulanten und auch stationären Therapieeinrichtungen auf Grund der demographischen Entwicklung und Verbesserung medizinischer Versorgungskonzepte zu. Die geriatrische Grundversorgung an Allgemeinkrankenhäusern, die Bildung geriatrischer Schwerpunkte und die Schaffung geriatrischer Rehabilitationszentren erfordert eine Abstimmung zwischen den Leistungsanbietern. Nach innen müssen insbesondere geriatrische Rehabilitationseinrichtungen ihre Personalbemessung so abstimmen, dass angesichts einer relativ kurzen Liegezeit eine intensive Vorbereitung für den Übergang in die ambulante Betreuung erfolgen kann. Die *Bundesarbeitsgemeinschaft der geriatrischen Rehabilitationseinrichtungen* e.V. hat daher für das multiprofessionelle Team Personalbemessungszahlen entwickelt, die für die Ergotherapie einen Stellenschlüssel von 1:10 bis 1:12 je nach Größe, Versorgungsauftrag und Versorgungsspektrum der Einrichtung vorsehen (Meier-Baumgartner 1996).

c) Im Bereich der Neurologie empfiehlt die *Bundesarbeitsgemeinschaft für Rehabilitation* unter dem Gebot des frühstmöglichen Einsatzes von rehabilitativen Bemühungen folgende Phaseneinteilung für den Rehabilitationsprozess:

1. Akutbehandlungsphase;
2. Behandlungs-/Rehabilitationsphase, in der noch intensivmedizinische Behand-

lungsmöglichkeiten vorgehalten werden müssen;
3. Behandlungs-/Rehabilitationsphase, in der die Patienten bereits in der Therapie mitarbeiten können, aber noch kurativmedizinisch und mit hohem pflegerischen Aufwand betreut werden müssen;
4. Rehabilitationsphase nach Abschluss der Frühmobilisation (medizinische Rehabilitation im bisherigen Sinn);
5. Behandlungs-/Rehabilitationsphase nach Abschluss einer intensiven medizinischen Rehabilitation – nachfolgende Rehabilitationsleistungen und berufliche Rehabilitation;
6. Behandlungs-/Rehabilitationsphase, in der dauerhaft unterstützende, betreuende und/oder zustandserhaltende Leistungen erforderlich sind.

Im Folgenden sind insbesondere die Leistungen für die Phasen 2 und 3 nicht berufs-, sondern aufgabenbezogen definiert. Hier müssen sich die verschiedenen therapeutischen Professionen entsprechend ihrer Tätigkeitsprofile für die Funktionsdiagnostik und die Behandlung der Funktionsstörung absprechen. Für die Therapiedichte wird ein tägliches mehrstündiges Therapieangebot, teilweise auch bei gleichzeitigem Einsatz mehrerer Therapeuten vorgeschlagen (Bundesarbeitsgemeinschaft für Rehabilitation 1996).

Ergotherapeuten können hier ihr Aufgabenspektrum unter Zuhilfenahme des *Tätigkeitskataloges für Ergotherapie in der Neurologie* aus der Schriftenreihe des DVE abgrenzen.

d) Die Entwicklung von Fallpauschalen für den orthopädisch-chirurgischen Bereich bedeutet für die Ergotherapie, sich den Untersuchungs- und Behandlungsleistungen zuzuordnen. Auch hier gilt es, das eigene Tätigkeitsprofil den Anforderungen in der traumatologischen Rehabilitation gegenüberzustellen.

e) Die Entwicklung von Personalbemessungsgrundlagen durch den *Deutschen Verband der Ergotherapeuten* zielte auf eine Verbesserung der Strukturqualität durch eine angemessene Personalbesetzung ab. Dafür mussten Grundlagen einer Personalbedarfsermittlung konkretisiert werden. Damit wurden zwei Absichten verfolgt:

1. Genaue Zeiterfassung aller ergotherapeutisch erbrachten Zeitleistungen von einem Therapeut je Patient. Erfasst wurde, welche Krankheitsbilder welches Maß an Ergotherapie pro Woche erhielten.
2. Genaue Zeiterfassung der persönlich erbrachten Arbeitsleistungen je Therapeut. Damit wurde die Summe der Therapiezeiten, der Vor- und Nachbereitungszeit, der mittelbar patientenbezogenen und abteilungsbezogenen Arbeitszeiten definiert.

An der Befragung nahmen mehrere hundert Ergotherapeuten teil. Die Auswertung zeigt zum einen therapeutenbezogen durchaus realistische Einsatzzeiten für die „reine Therapiebehandlung" ebenso wie für mittelbar patientenbezogene Arbeitsaufgaben. Auch für die Überprüfung der spezifischen Behandlungszeiten geben sie hilfreiche Anhaltspunkte zur Bewertung des klinikeigenen Versorgungsaufwands in der Ergotherapie (Bezugsquelle DVE).

Ergotherapie im Pflegebereich

Mit der Einführung der 2. Stufe der Pflegeversicherung für den stationären Bereich im Jahr 1996 wurde die ergotherapeutische Versorgung in ihren Grundprinzipien und Grundfesten um einiges erschwert. Dem Grundprinzip *Ergotherapie als Mittel zum Erhalt oder der Wiedererlangung größtmöglicher Selbstständigkeit und Selbstbestimmtheit im Alter* steht das *ökonomische Interesse der Altenpflegeheime an der finanzkräftigeren 3. Pflegestufe* gegenüber. Ergotherapie als Heilmittel kann und wird nicht mehr über die Pflegeversicherung finanziert. Damit wird das Arbeitsfeld „Altenpflegebereich" für Ergotherapeuten de jure ausgegrenzt, de facto können aber unter Berücksichtigung verschiedener Finanzierungsmodelle therapeutische Maßnahmen in begrenztem Umfang eingesetzt werden. Das bislang große Spektrum psychosozialer Leistungen in der Ergotherapie, wie z.B. geistige und motorische Mobilisation in der Gruppe, gemeinsame Planung und Gestaltung von Feier- und Festtagen, weicht der gezielt eingesetzten, am Funktionsdefizit orientierten Ergotherapie.

Die Finanzierungsmodelle bedeuten für den Pflegebereich, Finanzierungsquellen aus der Pflegeversicherung (Pflegeleistungen, Pflegemittel), der Krankenversicherung (Heilbehandlung), das Bundessozialhilfegesetz (Einzelhilfen) und private Zusatzleistungen (Hotelkosten) für die einzelnen Bewohner zu berechnen.

Rehabilitative Pflege und Ergotherapie

Die wesentlichen Ziele in der rehabilitativen Pflege alter Menschen beziehen sich auf die Erhaltung geistiger und körperlicher Mobilität, Verringerung von Hilfs- und Pflegebedürftigkeit, Stärkung von Fähigkeiten und Bereitschaft zur Bewältigung bzw. Umgang mit chronischen Erkrankungen. Ergotherapeuten versuchen auf der Basis der Funktionsdiagnostik gezielt, die vorhandenen Ressourcen im motorisch-funktionellen wie neuropsychologischen Bereich auszuloten. Rehabilitationserfolge können nur unter konsequenter Abstimmung zwischen Pflege und Ergotherapie erwartet werden. Nur wenn die Pflege in ausreichender Besetzung in der Lage ist, therapeutisch angebahnte Teilleistungen aufzugreifen und weiterzuführen, ist es sinnvoll, den alten Menschen für eine ergotherapeutische Behandlung zu motivieren. Rehabilitative Pflege greift ebenso wie die Ergotherapie z.B. in der Betreuung von Schlaganfallpatienten das 24 Stunden-Konzept von Bobath auf. Wird hier Hand in Hand nach gleichen Prinzipien gearbeitet, verbessern sich die Rehabilitationschancen des Patienten. Bei guter Abstimmung untereinander lassen sich durchaus ökonomische Ressourcen ausschöpfen. Auch eine Rollstuhl- und Hilfsmittelversorgung sowie Wohnraumanpassung sollte zwischen Pflege und Ergotherapie abgesprochen werden. In die Beratung müssen die Pflegenden ebenso wie die Angehörigen mit einbezogen werden, da bei der Nutzung der Hilfsmittel ihr Einsatz meist gefordert ist. Bei der konkreten Hilfsmittelversorgung sollte das Motto *„so wenig wie möglich und so viel wie nötig“* gelten, da sich die ergonomisch ausgerichtete Umfeldversorgung immer am Ziel Erhaltung von Fähigkeiten und Fertigkeiten orientieren muss.

Finanzierung der Ergotherapie in Altenpflegeheimen

Grundsätzlich sind alle Heilmittel von der Finanzierung durch die Pflegeversicherung ausgeschlossen. Dennoch haben die Menschen in Altenpflegeheimen ein Recht auf Behandlung. Für die Erhaltung der Ergotherapiestellen können Mischfinanzierungskonzepte hilfreich sein. Dies bedeutet, dass z.B. aus dem Stellenplan der Pflege Stellen für die Ergotherapie umfunktioniert werden können. In Einzelfällen erscheint es sinnvoll, eine Teilfinanzierung über die Einrichtung einer Institutionspraxis abzusichern. Bei Bedarf sollte jedoch eine genaue Kosten/Nutzen/Risiko-Analyse für den Ergotherapeuten und den Träger vorgenommen werden.

1.3.3 Zusammenarbeit mit anderen Berufsgruppen

Patientenorientierte Vernetzung zwischen Klinik und Praxis

Die Krankenversicherung kennt strukturell nur die ambulante und die stationäre Versorgung. Diese Versorgungsstrukturen besitzen im Hinblick auf eine patientenorientierte Vernetzung eher eine Binnenorientierung, d.h. Informationen über den Patienten werden im Bereich der Ergotherapie zwischen ambulant und klinisch tätigen Ergotherapeuten nur selten ausgetauscht. Beobachtungen und diagnostische Befunde sowie die Ergebnisse einer Rehabilitationsabklärung sind wichtige Wirtschaftlichkeitspotenziale, die es zu sichern gilt. Für diesen intensiven Informationsaustausch gibt es bislang keine Finanzstrukturen.

Fallbezogene Qualitätszirkel zwischen Ärzten und Therapeuten

Auch im ambulanten Versorgungsnetz müssen die Strukturen der Zusammenarbeit zwischen

Ärzten und Heilmittelerbringern deutlich gestärkt werden. Neben dem interdisziplinären Austausch diagnostischer Ergebnisse und Beobachtungen aus der Therapie bietet die Teilnahme an fallbezogenen Qualitätszirkeln mit Ärzten eine gute Möglichkeit, interprofessionelles Lernen anzuregen.

Bundesarbeitsgemeinschaft der Heilmittelverbände BHV e.V.

Die Umsetzung der 3. Stufe in der Gesundheitsreform hat gezeigt, dass der Zusammenschluss der einzelnen Heilmittelverbände im gesundheitspolitischen Wettstreit erheblich dazu beitrug, ihre Forderungen nach Erhalt der Heilmittelversorgung anzuhören. Zeitgleich mit dem In-Kraft-Treten des 2. GKV-Neuordnungsgesetzes am 1. 7. 1997 wurde die *Bundesarbeitsgemeinschaft der Heilmittelverbände e.V. (BHV)* gegründet. Ziel war es, als maßgebliche und ernst zu nehmende Spitzenorganisation auf Bundesebene das vom Gesetzgeber gewollte „Partnerschaftsmodell" umzusetzen. Dieses Modell beinhaltet die Anhörung der Heilmittelverbände im Bundesausschuss bei gesetzlich vorgeschriebenen Aufgaben nach §92 sowie die Anhörung der Ärzteschaft zu den Rahmenempfehlungen nach §125 SGB V, die partnerschaftlich zwischen den Krankenkassen und der BHV entwickelt werden (*Heil- und Hilfsmittelrichtlinien* sowie *Rahmenempfehlungn und Verträge nach §125* SGB V, s. S. 26 u. 28).

Die BHV erarbeitete Indikationsmodelle für die Heilmittelbereiche der Physiotherapie, Ergotherapie und Logopädie als Diskussionsgrundlage für die Gespräche mit den Spitzenverbänden der Ärzte und Krankenkassen. Sie wird in den kommenden Jahren maßgeblich für die Erhaltung einer ausreichend qualitätsorientierten und bedarfsgerechten Heilmittelversorgung verantwortlich sein.

1.3.4 Qualitätssicherung und Ethik

Qualitätssicherung und Ethik sind Grundpfeiler einer am Gemeinwohl orientierten „ärztlichen und therapeutischen Grundhaltung". Die Transparenz ihrer Maßnahmen sichert das Vertrauen der Versicherten in die medizinische Versorgung.

Bedeutung der Qualitätssicherung für die Ergotherapie

Therapeutische Entscheidungen und ihre Durchführung hängen neben Erfahrungswerten, Arbeitsmethoden, Erwartungshorizonten oder Zielperspektiven nicht zuletzt von der individuellen Situation und Mitwirkung des Klienten ab. Die Realität der verschiedenen Behinderungen ist komplex und bedarf oft interdisziplinärer Ansätze, um dem Heilungserfolg ein Stück näher zu kommen. Eine Verzahnung und damit ein Management dieser Leistungen gewinnt aus gesundheitsökonomischen Gründen immer mehr an Bedeutung. Die direkte Kooperation zwischen Ärzten und Therapeuten sowie anderen Bezugsgruppen muss als ein grundlegendes Moment der Qualitätssicherung betrachtet werden. Qualität im Sinne von Dokumentation, Kooperation und Teilnahme an Qualitätszirkeln bedeutet zeitintensive Arbeit. Ob diese Arbeit von den freiberuflich tätigen Gesundheitsberufen mittelfristig ohne adäquate Finanzierungsstrukturen geleistet wird, bleibt abzuwarten.

Es gilt, Methoden der Qualitätssicherung und Dokumentation zu entwickeln und zu standardisieren. Für die Durchführung der Ausbildung und an das Lehrpersonal sind bundesweit Qualitätsstandards aufzustellen. Auch in die Aus- und Weiterbildung müssen Grundlagen der Qualitätssicherung, d.h. Umgang mit den Parametern Effektivität und Wirtschaftlichkeit frühzeitig miteinbezogen werden. Für die Weiterentwicklung des Berufes im Hinblick auf Qualitätssicherung und Wirksamkeits- und Effizienznachweis, aber auch zum internationalen Vergleich ist die wissenschaftliche Grundlagenentwicklung vonnöten. Ergotherapeuten benötigen neben ihren praktischen und theoretischen Fähigkeiten und Kenntnissen in zunehmendem Maße wissenschaftliche Qualifikationen, um den wachsenden Ansprüchen der Berufswelt gerecht werden zu können.

Konkret auf die eigene berufliche Realität bezogen, bedeutet dies im Wesentlichen Kenntnis und Weiterentwicklung von Maßstäben für:

- Strukturqualität in der eigenen Praxis oder Abteilung sowie Optimierung der personellen, räumlichen und therapiemittelbezogenen Voraussetzungen;
- Prozessqualität, Optimierung der Diagnostik, Behandlungsplanung, Versorgungsabläufe, Dokumentation und Kooperation mit anderen am Prozess beteiligten Berufsgruppen;
- Ergebnisqualität, Optimierung der Abschlussdokumentation, Überprüfung der Zufriedenheit der Patienten und Angehörigen sowie Unterstützung bei der Wiedereingliederung.

Gemeinsame Ethik der COTEC-Mitgliedsländer

Von der Mitgliederversammlung des *Deutschen Verbandes der Ergotherapeuten (DVE)* wurde eine Berufsethik für die Praxis der Ergotherapie verabschiedet. In ihren Grundsätzen beschreibt die Berufsethik geeignetes, integeres und qualitätsorientiertes Verhalten von Ergotherapeuten in ihrer Verantwortung gegenüber Patienten, interdisziplinärem Team, Arbeitgeber, eigenem Berufsstand und der Öffentlichkeit (DVE, Satzung und Berufsethik 2000).

1.3.5 Arbeitsfelder der Ergotherapie

Ambulante Versorgung

- **Die ergotherapeutischen Praxen** nehmen den breitesten Raum bei den ambulanten Versorgungsformen ein, da hier bundesweit rechtsverbindliche Vertragsgrundlagen zur Verfügung stehen. Sonderformen finden sich z.T. in Tagesstätten und Einrichtungen, die eine Zulassung als Institutionspraxis erhalten haben (*Versorgungsverträge mit den Primärkrankenkassen und dem VdAK*, s. S. 28).
- **Mobile Ergotherapie** wurde viele Jahre von der Rheuma-Liga und anderen Wohlfahrtsverbänden angeboten, insbesondere, wenn bei Flächenstaaten eine wohnortnahe Versorgung nicht gewährleistet war. Verbände oder Personen erhalten ohne Nachweis der räumlichen und materiellen Voraussetzungen eine gesonderte Kassenzulassung. Diese Versorgungsform ist zwischenzeitlich eher rückläufig, da ergotherapeutische Praxen in zunehmendem Maße Hausbesuche vornehmen
- **Ambulatorien und Klinikambulanzen** – sie basieren auf Sonderzulassungen oder Sonderverträgen von Klinikträgern mit Krankenkassen bei Vorhandensein von entsprechendem Fachpersonal. Die Behandlung erfolgt in der Regel ohne Rezeptierung auf Verordnung klinikinterner Ärzte.

Teilstationäre Versorgung

- In **Sonderschulen oder -kindergärten** und **Kinder- und Altentagesstätten** findet sich Ergotherapie heute meist als flankierende Maßnahme. Da auch hier nur noch in wenigen Bundesländern eine Regelfinanzierung gesichert ist, wird dieser Arbeitsbereich zunehmend von ergotherapeutischen Praxen übernommen.
- In **Tageskliniken** und **Tagesstätten** für geistig oder psychisch Kranke sind in den letzten Jahren erhebliche Stellenzuwächse für Ergotherapeuten zu verzeichnen. Das Aufgabengebiet erstreckt sich von kompetenzzentrierten und interaktionsbezogenen bis hin zu arbeitsrehabilitativen Angeboten mit dem Ziel der gemeindebezogenen Integration.
- Auch in **Werkstätten** und **Wohnheimen für Behinderte** wird Ergotherapie in der Regel als flankierende Maßnahme angeboten. Ihr Schwerpunkt liegt hier in unterstützenden Leistungen zur Arbeitsrehabilitation oder psychosozialen Integration. Die Finanzierung über Krankenversicherung, Bundessozialhilfegesetz und Rentenversicherungsträger ist bislang noch gewährleistet.

Stationäre Versorgung

- *Kliniken, Fachkrankenhäuser, Allgemeinkrankenhäuser* und *Kurkliniken* der verschiede-

nen medizinischen Fachbereiche bilden das größte Tätigkeitsfeld für Ergotherapeuten.
- *Rehabilitationskliniken* bzw. *-einrichtungen* versuchen mit Spezialmaßnahmen und -angeboten sowie häufig umfangreichen interdisziplinären Personalausstattung die weit gesteckten Rehabilitationziele zu verfolgen und sind daher ein attraktives Arbeits- und Lernfeld für Ergotherapeuten.
- *Altenpflegeheime* gehören zum stationären Versorgungsbereich in der Geriatrie. Das historisch etablierte umfassende Arbeitsgebiet der Ergotherapie engt sich nun auf rein funktionsstörungsbezogene Behandlungsmaßnahmen ein (*Ergotherapie im Pflegebereich*).

Bereiche ohne medizinische Indikation

Sicherlich liegt der Schwerpunkt der Ergotherapie in Deutschland auf dem medizinischen Sektor. Die Abhängigkeit von ärztlicher Anoder Verordnung hat lange auch zur Absicherung von Berufsfeldern beigetragen. Der Blick über deutsche Tellerränder hinaus zeigt aber deutliche Tendenzen zum Ausbau und Einbindung ergotherapeutischer Kompetenzen in Grenz- oder nichtmedizinische Bereiche. Die zunehmende Eingrenzung von Gesundheitsleistungen in der Gesetzlichen Krankenversicherung legen die Forderung nahe, andere Standbeine und Aufgabenfelder zu entwickeln:
- In den letzten Jahren hat sich für Ergotherapeuten mit Berufserfahrung als neues Arbeitsfeld im Rahmen der Hilfsmittelversorgung durch Hilfsmittelfirmen und Sanitätshäuser die *Sanitätsfachkraft* bzw. der *Rehaberater* eröffnet. Die Hilfsmittelfirmen sehen in der Berufsgruppe der Ergotherapeuten die Kompetenzen gebündelt, mit deren Hilfe individuell erforderliche Hilfsmittel- oder Wohnraumveränderungen erfasst und bedarfsgerecht angepasst werden können.
- Die Zusammenarbeit zwischen Ergotherapeuten und Hilfsmittelfirmen führte zu einem weiterer Zweig in diesem Arbeitsmarkt. Aus dem rein therapeutischen Bereich heraus entwickelten sich marketingspezifische Aufgabenstellungen in der *Produktberatung* und *Entwicklung von Therapiematerial und Individualhilfen.*
- Einzelne Städte richten unter Einsatz von Ergotherapeuten *Beratungs- und Eingliederungsstellen für Behinderte* ein. Rat Suchende können somit über ihre Behörde die notwendige Unterstützung erlangen – ein Modell, das in den Niederlanden, Großbritannien und den nordeuropäischen Ländern längst zum Standardangebot gehört.
- *Wohnraumberatung* und *-anpassung* sind Aufgabengebiete von Ergotherapeuten, die derzeit bundesweit nur vereinzelt wahrgenommen werden.
- Der *Workplacemanager* stellt ein neues Aufgabenfeld dar, das nicht ausschließlich die Beratung von erkrankten oder behinderten Mitarbeitern direkt am Arbeitsplatz betrifft. Der eher ressourcenorientierte Ansatz soll das Arbeitsumfeld dahingehend gestalten, dass die verbliebenen Arbeitsmöglichkeiten erfolgsorientiert eingesetzt werden können, wobei bei der Beurteilung von Belastungsfaktoren ergonomische ebenso wie psychosoziale Aspekte zu berücksichtigen sind.
- *Beratungsstellen mit Präventionsangeboten,* wie z.B. Rückenschule, Hirnleistungstraining oder Wahrnehmungsförderungsangebote sind im Arbeitsangebot der Ergotherapie derzeit noch rar.
- Gezielte *Arbeitslosenprojekte* wurden z.T. unter Beteiligung von Ergotherapeuten mit dem Schwerpunkt der Motivationsförderung, der Entdeckung eigener Ressourcen und Kreativitätspotenziale eingeleitet. Letztlich soll ein Belastungstraining auch unter realistischen Bedingungen stattfinden.
- *Berufliche Trainingszentren* und *Selbsthilfefirmen* gehören zum erweiterten Arbeitsfeld berufsrehabilitativ tätiger Ergotherapeuten. In diesen Bereichen ist es sinnvoll, z.B. über eigene werktechnische oder kaufmännische Berufserfahrungen zu verfügen.

1.3.6 Ergotherapie 2005

Zur Erhaltung ihres Arbeitsfeldes muss sich die Ergotherapie als Heilmittel bislang im Wesentlichen auf ihre angestammten medizinischen

Felder der Therapie von Funktions- und Fähigkeitsstörungen beziehen. Die Veränderungen in der gesundheitspolitischen Landschaft fordern von den Ergotherapeuten und ihren Interessensvertretungen Konsequenzen für das berufspraktische und berufspolitische Handeln. Es gilt, Aufgabenbereiche ohne medizinische Indikation zu entwickeln bzw. auszubauen. Die aktuellen gesundheitspolitischen Strömungen laufen den Interessen der Ergotherapeuten z.B. nach flächendeckender Versorgung entgegen. Das Votum für Qualitätssicherung wird politisch nicht honoriert.

Überzeugende Berufspolitik darf sich dennoch nicht ausschließlich an den Interessen der Berufsangehörigen orientieren, sondern muss aktiv gestaltend auch sozial- und gesundheitspolitische Ziele verfolgen. Langfristig lässt sich Ergotherapie nur durch die Verfolgung der folgenden Ziele absichern:

- Inhaltliche und strukturelle Modernisierung und Weiterentwicklung des Leistungsspektrums;
- Nachweisliche Darstellung von Qualitätssicherung und Effizienz ihrer Leistungen;
- Professionalisierung mittels der Anhebung des Ausbildungniveaus für die Grundausbildung ebenso wie für die Lehrenden.

Für die Berufspraxis bedeutet dies die Verbesserung der beruflichen Identität zum Verständnis der eigenen Arbeit, der persönlichen Verantwortung und ihrer Reflexion, letztlich aber auch zum Einsatz und Marketing der eigenen Kompetenzen und Potenziale. Die Konkurrenzfähigkeit der Ergotherapie wird sich zukünftig auf dem Hintergrund europäischer und internationaler Standards und in Abgrenzung zu anderen Heilmittelberufen beweisen müssen.

1.4 Die Bedeutung des medizinischen Grundwissens für die Ergotherapie

M. Schwarz

1.4.1 Einführung

Will man sich einen Überblick über den Stellenwert des medizinischen Grundwissens in der heutigen und zukünftigen therapeutischen Berufspraxis verschaffen, trifft man zunächst auf unterschiedliche Ansichten:

Einerseits beobachtet man eine gewisse „emanzipatorische" Euphorie: „Gut, dass wir uns endlich vom reduktionistischen, pathologiezentrierten medizinischen Modell absetzen und damit auch von der ‚Monokultur' dieser Bezugswissenschaft loslösen können!" Man hofft damit, durch Reduzierung medizinischer Lehrinhalte auch mehr curricularen Spielraum für anderes, ebenso notwendiges Grundwissen in der Basisausbildung zu gewinnen.

Andererseits entwickeln sich gerade in jüngster Zeit in verschiedenen Bereichen derart hochkarätige fachspezifische Therapieansätze (und entsprechende qualitätssichernde Forderungen), dass das einschlägige medizinische Wissen der Grundausbildung nicht ausreicht und oft in aufwändigen Weiterbildungskursen geradezu neu erarbeitet werden muss.

Aus diesen konträren Trends ergeben sich polar gegensätzliche Ansprüche an die ergotherapeutische Berufsausbildung im Hinblick auf Art und Niveau der zu vermittelnden medizinischen Wissensinhalte.

Will man beide Seiten gründlich bedenken und Ausbildungsinhalte nicht vorschnell kürzen, umlagern oder praxisfremd akademisieren, sondern eher berufsgerecht gezielt optimieren, gilt es, sich mit einer Reihe von Fragen auseinander zu setzen, die in den jeweils in Klammern genannten Unterpunkten besprochen werden:

1. Worauf beruht der tatsächliche therapierelevante *Wissensbedarf*, der in der heutigen Ausbildung abgedeckt werden soll?
   Die übliche Fächerübersicht, die sich der Ausbildungs- und Prüfungsordnung entnehmen lässt, und die einzelnen traditionellen medizinischen Lehrinhalte erklären sich aus der historischen Berufsentwicklung der Ergotherapie innerhalb der Medizin (Kap. 1.4.2).
2. Welche der jüngsten Trends im Blick auf den heutigen Stellenwert und das künftige Potential der Ergotherapie im Gesundheitswesen sind für Ausbilder von besonderem Interesse (Kap. 1.4.3)?
3. Drängen sich in der Vermittlung der traditionellen medizinischen Basisfächer *berufsgerechte Anpassungen* auf?
4. Wenn ja, muss sich dies angesichts der aktuellen beruflichen Ausprägung der Ergotherapie fundieren lassen (Kap. 1.4.4).
5. Sind bei der Beherrschung und Umsetzung medizinischen Fachwissens *verschiedene Anforderungsniveaus* gefragt?
   Dies lässt sich aus der modellhaften Skizzierung unterschiedlicher Komplexitätsstufen des jeweils praktizierten therapeutischen Ansatzes ersehen (Kap. 1.4.5).
6. Welche *pädagogischen Forderungen* erwachsen daraus insgesamt für die Planung und Ausgestaltung des entsprechenden Lehrangebotes in Aus- und Weiterbildung (Kap. 1.4.6)?
7. Welche *methodischen Einflussgrößen* können zur Optimierung von Unterrichts- und Lehrplangestaltung im Dilemma der zeitlichen Enge und Ressourcenknappheit gezielt genutzt werden (Kap. 1.4.8)?

Wer hierbei keine einfache Bestätigung der Bedeutsamkeit traditioneller medizinischer Kenntnisse für die Ergotherapie sucht, sondern vielmehr die damit verbundenen Begründungen und Fragestellungen reflektieren möchte, kann in den folgenden Abschnitten genügend Anregung finden.

1.4.2 Berufsentwicklung der Ergotherapie innerhalb der Medizin

Historisch gesehen, durchlief die Ergotherapie eine sehr arztgebundene Entwicklung. Seit ihrer Entstehung vor dem ersten Weltkrieg hat sie mit den Entwicklungsschüben in der Medizin und dem damit einhergehenden Panoramawandel der Krankheitsbilder Schritt gehalten.

Diese junge, eher unkonventionelle und fassettenreiche Berufsgruppe war kontinuierlich darauf bedacht, ihre berufstypischen Therapieverfahren weiterzuentwickeln, um der wechselnden Bedarfslage im Gesundheitswesen gerecht zu werden.

Die Ergotherapie mit ihrer ureigenen Konzeptkonfiguration bildete zwar von den Anfängen bis heute eine eigenständige Ergänzung und Bereicherung in der Palette der Heilbehandlungen, gleichzeitig stellt sie aber auch eine Herausforderung in der arztzentrierten traditionell naturwissenschaftlich ausgerichteten Medizin dar.

Im deutschsprachigen Raum spiegelt sich diese Entwicklung auch im Wandel der Berufsbezeichnungen wider: vom *medizinischen „Hilfspersonal“* über „paramedizinischer“ oder auch „nichtärztlicher Heilberuf“ bis zum heutigen Terminus *Medizinalfachberuf* oder *Gesundheitsfachberuf*.

Im Streben nach ursprünglicher berufsständischer Anerkennung und Professionalisierung lehnte sich die Ergotherapie mit ihren Zielformulierungen lange Zeit stark an die kurative pathologiezentrierte herkömmliche Medizin an.

Indikationsschwerpunkte in der medizinischen Rehabilitation der Siebzigerjahre waren daher vor allem aktions- und trainingsorientiert. Genau besehen, ging es weitgehend um die direkte Beeinflussung einer umschriebenen Pathologie, z.B. einer Gewebsläsion und der dadurch entstehenden diagnostisch erfassbaren Funktionseinschränkung. Dafür sollten entsprechende basistheoretisch angereicherte Stoffpläne in der Ausbildung die nötigen Grundkenntnisse liefern. Medizinische Wissensvermittlung war im Stoffplan umfangreich vertreten, um das Niveau der fachgerechten – mehrheitlich funktionalen – Therapieanwendung im Rehabilitationsbereich genügend abzusichern.

Die medizinischen Kenntnisse sollten die Ergotherapeuten vor allem dazu befähigen, die primär defizitorientierte Diagnostik des Arztes zu verstehen und richtig interpretieren zu können, um dadurch indikationsgerecht zu den ärztlich vorgeschriebenen Therapieprogrammen beitragen zu können – entsprechend dem Prinzip *nil nocere* (‚keinen Schaden zufügen') von Hippokrates.

Obwohl dieser phasenweise recht begrenzte Behandlungsansatz eigentlich dem von jeher hohen Ganzheitlichkeitsanspruch der Ergotherapie widersprach, war es für den vergleichsweise neuen, ursprünglich noch wenig konturierten Berufszweig wichtig, die interessiert-kritischen Arbeitgeber und die zuständigen gesundheitspolitischen Behörden mit kurzfristig augenfälligen funktionalen Resultaten zu überzeugen.

Im Gegensatz dazu entwickelten sich über die letzten Jahre neue erweiterte gesundheitspolitische Konzepte (z.B. im Rahmen von ICIDH, WHO), welche bekanntlich neben den *Ursachen* heute vor allem die *Auswirkungen* von Krankheit, Trauma und Funktionsdefiziten auf die *alltägliche Lebensbewältigung* der Betroffenen ins Blickfeld rücken (Matthesius et al. 1994).

Angesichts der einschneidenden gesellschaftlichen und ökonomischen Folgen eben dieser Auswirkungen sind derzeit verbesserte alltagswirksame Versorgungsangebote gesucht! Diesbezüglich trifft Ergotherapie eine als zentral erkannte Bedarfslage mit ihrem realpraktischen Ansatz zur Rückgewinnung einer möglichst *autonomen Alltagsgestaltung.*

1.4.3 Der heutige Stellenwert und das Potential der Ergotherapie im Gesundheitswesen

Ergotherapie ist eine therapeutische Disziplin, die sich gerade durch ihren konkreten Ansatz und ihre alltagswirksamen Resultate im Gesundheitswesen vieler Länder über die Jahre hinweg einen festen Platz geschaffen hat. Mit ihren charakteristischen Behandlungs- und Beratungsangeboten ist sie in vielen medizinischen Fachbereichen ein nicht mehr wegzudenkendes Komplementärelement.

Diese vielseitig kompetente Berufsgruppe kennt zwar die medizinische pathologiebezogene Symptomanalyse und bezieht sie in ihre Befunderhebung mit ein, befasst sich dann aber vor allem mit der Gesamtbetrachtung einer *handlungseinschränkenden Problematik* und deren mehrdimensionalen Konsequenzen für das betroffene Individuum und dessen *Aufgaben und Rollen im Alltag.* Sie hat sich im letzten Jahrzehnt immer deutlicher darauf ausgerichtet, in den Bereichen der Akutmedizin, der Rehabilitation und der Prävention aus ihrem mehrdimensionalen Grundwissen zur jeweiligen *situativen Erfassung* und Bearbeitung von Problemstellungen einen *systemischen* Therapieansatz zu entwickeln (Modelle wie von Kielhofner et al., COPM etc.).

Diese charakteristische Berufsfokussierung führt erfreulicherweise dazu, dass Ergotherapeuten bei gesundheitsplanerischen Bedarfsanalysen – z.B. in Krisen- und Aufbaugebieten – in zunehmendem Maß zu Expertisen herangezogen werden. Gerade dadurch wird offensichtlich, dass es heute nicht mehr genügt, in erster Linie traditionelles medizinisches Wissen direkt auf eine funktionale Behandlung von umschriebenen physischen Defiziten einer Betroffenengruppe zu übertragen. Gefragt ist ein mehrdimensionaler Beitrag zu einem *bereichsübergreifenden realitätsnahen Versorgungskonzept,* in welchem auch Arbeitsbeschaffung und Retablierung von Sozialnetzen Berücksichtigung finden. Es spricht für sich selbst, dass die WHO – der wichtigste Trendsetter innovativer Gesundheitsplanung – den integrativen Ansatz der Ergotherapie erkannt und sich bereits mehrfach zu Nutze gemacht hat (Schwarz 1995).

Das besondere Potenzial der Ergotherapie zeigt sich nicht nur bei zukunftsträchtigen Projekten. Sie beweist auch in unserer westlichen, von Technologie geprägten Institutionsmedizin ihre Brückenfunktion zum Alltag, denn auch Budget bewusste Kostenträger und Gesundheitsplaner müssen Folgendes erkennen: Menschen, die aus ihren Handlungsbezügen gerissen werden und in Gefahr geraten, sich diesen zu entfremden, werden zwar in unserer effizienten Spitzenmedizin in der Anfangsphase intensiv betreut, erleben dann aber umso krasser nach der heute bekanntlich beschleunigten (vermeintlich kostensenkenden) Entlassung in abrupter Ungeschütztheit die traumatisiernde Konfrontation mit dem komplexen, überfordernden Alltag! Dies bewirkt oft den (eher kostensteigernden) Drehtüreffekt, d.h. die Betroffenen werden mit verfrühten Rezidiven und zusätzlichen sekundären Folgesymptomen erneut/vermehrt institutionsabhängig!

Um diese Teufelskreis-(Kosten-)Spirale zu bremsen, wird von der WHO ihren Mitgliedstaaten bezeichnenderweise dringend empfohlen, die Schwachstellen der Vor- und Nachsorge im Sinne von „Public Health“ und „Community Care“ durch gezielten Ausbau der kommunalen gemeindenahen alltagswirksamen Präventiv- und Betreuungsangebote zu sanieren (Hoffmann-Markwald 1994). Genau in diesem Bereich verfügen die ergotherapeutischen „Professionals“ über Schlüsselkompetenzen, die sich lohnen, gezielt auf- und ausgebaut und damit publik gemacht zu werden.

Selbst in Ärztekreisen regt sich der Widerstand gegen eine ausschließlich biomedizinisch-technologisch ausgerichtete *Apparate- und Rezepte-Medizin* (Schipperges 1982), und Forderungen nach einer ganzheitlichen interdiziplinär getragenen Gesundheitsversorgung werden laut. Schipperges spricht von einer eigentlichen Versorgungskrise. Er geht so weit zu konstatieren: „... von Gesundheit verstehen die Ärzte fast nichts mehr. Sie kennen bald nur noch ihre 40000 Krankheiten und bald werden es 60000 sein ...“ (Schipperges 1982, S. 65). Er zeigt auf, dass die heiltechnisch orientierte Interventionspolitik in eine Sackgasse führt und propagiert eine *patientenorientierte Heilkunst,* welche mehr auf die Resozialisierung des ganzen Menschen als auf die Rehabilitation einzelner Funktionen zielt. Gleichzeitig plädiert er für eine Humanisierung der Umwelt, Arbeitswelt und Mitwelt, damit der Arbeitsprozess seine schöpferische Dimension wiedergewinnt. Damit sind zentrale Elemente des ergotherapeutischen Grundkredos angesprochen. Angesichts dieser Umwandlungen ergeben sich erweiterte Anforderungen an die vielfältige ergotherapeutische Fachkompetenz, die vernetztes medizinisches Grundwissen als unerlässlich einschließt.

1.4.4 Aktuelle berufsspezifische Ausprägung der Ergotherapie

Diesen neueren Schwerpunktverschiebungen entsprechend hat sich im letzten Jahrzehnt auch die ergotherapeutische Interventionspalette enorm entwickelt und diversifiziert. In vielen Anwendungsbereichen haben sich Definitionen, Aufgabenprofile, Behandlungsansätze und konzeptionelle Fundierungen der Ergotherapie erweitert und stützen sich heute auf *unterschiedliche bezugswissenschaftliche Denkrichtungen.* Diese reichen von humanistischen über funktional-reduktionistische bis zu systemtheoretischen Anschauungsweisen (Hagedorn 1997).

In der Anwendungspraxis der Ergotherapie findet man weltweit einen evidenten Konsens in Bezug auf das berufliche Selbstverständnis und die seit Anbeginn bestehende Kernthese: *Tätigsein erzeugt Wirkungen, die therapeutisch zur direkten Befähigung des Betroffenen genutzt werden können, seine Alltagsanforderungen stufenweise wieder bewältigen zu lernen.*
Dieses universelle (in den unterschiedlichsten Kulturen praktizierte) Berufskredo basiert auf der menschlichen (und auch medizinisch fundierten) Grunderfahrung, dass Tätigsein eine Vielzahl von Reizen auf den Organismus ausübt und darin Energie- und Steuerprozesse

auslöst die gleichzeitig entsprechende Wahrnehmungs- und Anpassungsmechanismen auf allen Ebenen in Gang setzen. Dies lässt sich als ordnender und integrierender Mechanismus mit Wirkung auf den gesamten Organismus beobachten. Die gemeinsam mit dem Patienten erarbeiteten Kompetenzstufen bestimmen das Erreichen von Teilautonomien, das Ausloten von Einflussgrößen aus der täglichen Realität, das Mit-Begrenzungen-Leben-Lernen und das aktive (Wieder-)Gewinnen und Gestalten der möglichen sozialen Rollen.

> ! Patienten/Klienten sollen *handelnd (wieder) handeln lernen.*

Ergotherapie verbindet das entsprechende fachliche – klinisch erprobte und vertiefte – Grundwissen mit einem individualpädagogischen Ansatz. So gesehen bedeutet Therapie gleichzeitig Behandlung, Beratung und Präventionsschulung der Betroffenen unter Nutzung aller (gesunden) Potenziale und Ressourcen.

Damit hat die Ergotherapie in der aktuellen Landschaft der Gesundheitswissenschaften einen evidenten Beitrag mit deutlichen Präventivelementen zu bieten. Im 20. Jahrhundert, in dem zunehmend Gesundheit nicht nur als *Produkt*, sondern auch als *Prozess* erforscht wird, gewinnt man höchst relevante Erkenntnisse, in welcher Weise dieses „höchste Gut" einerseits von Risiken, andererseits aber auch von verschiedenen *personalen und Verhaltensressourcen* des Menschen beeinflusst wird (Waller 1996).

In der Ergotherapie wird nicht nur ein funktions- und handlungs-, sondern deutlich auch ein ressourcenbezogener Therapieansatz gepflegt. Dies bedingt neben vielem anderen auch entsprechendes *medizinisches Rüstzeug* zur professionellen klinisch abgesicherten Berufsausübung.

Im Hinblick auf die komplexen Praxisanforderungen ist ebenso zu beachten, dass der traditionelle medizinische Fächerkatalog heute nicht mehr nur linear und additiv doziert werden sollte. Bereits im selektiven Vermitteln von Basiswissen kann – an Stelle von kumulativem Speichern und Wiedergeben von Stoffinhalten – ein *vernetztes problembezogenes Denken* gefördert werden.

Beispiel aus der Anatomie: Es bringt wenig, nur die Bezeichnung und Einordnung der Knochenkonturen und Muskeleinheiten zu lernen, wenn nicht gleichzeitig biomechanische Funktionszusammenhänge und neuronale Regelmechanismen begreifbar und in vivo übertragbar gemacht werden. Die Strukturen und funktionalen Gesetzmäßigkeiten müssen erfasst und in ihrer komplexen Reaktion auf Traumata verstanden, antizipierbare psychosomatische Wechselwirkungen organischer Prozesse begriffen und richtig eingeschätzt werden können.

Dies alles trägt mit dazu bei, die Absolventen in die Lage zu versetzen, später an der Nahtstelle zum Alltag die Auswirkungen von Funktionsdefiziten globaler zu überblicken, fachgerecht zu verringern und gleichzeitig auch das somatische Kompensationspotenzial des betroffenen Klienten strukturgerecht fordern und damit fördern zu können.

1.4.5 Unterschiedlicher medizinischer Wissensbedarf je nach Schwerpunkt des ergotherapeutischen Settings

Das traditionelle medizinische Grundwissen in der Ergotherapie-Berufsausbildung umfasst drei Niveaus:

1. *Medizinische Grundlagen (basic medical sciences)*, wie z.B. Biologie, Anatomie, Physiologie, Neurophysiologie, etc.
2. *Allgemeine und spezielle Krankheitslehre*, wie z.B. Pathologie, Neurologie, Orthopädie, Traumatologie, Rheumatologie, etc.
3. *(Adaptiertes) medizinisch-technisches Fachwissen in den Anwendungsbereichen*, wie z.B. motorisch-funktionelles, Sensibilitäts- und Prothesentraining, Schienenbau, Rollstuhlversorgung und ergonomische Arbeitsplatzanalyse.

Das Beherrschen und Umsetzen einschlägiger medizinischer Kenntnisse und Kompetenzen auf jedem der drei Niveaus ist von elementarer Bedeutung, um der anspruchsvollen weitgesteckten Berufsarbeit gerecht zu werden. Der medizinische Unterrichtsstoff wird in Deutschland in den Grundzügen durch die staatlich erlassene *Ausbildungs- u. Prüfungsverordnung (APrV)* vorgegeben (Raps 2000). Zu diesem Fächerkatalog gesellt sich das ständig wachsende klinische Fachwissen für die Anwendungsbereiche. Auch der *Indikationskatalog* (DVE 1999) bietet eine reichhaltige Informationsquelle. Solche Dokumente umfassen ein breites allgemeines Wissensspektrum. Im besten Fall orientieren sie sich an den aktuellen Gegebenheiten und Forderungen der Berufspraxis und sollten regelmäßig überprüft und – wenn nötig – überarbeitet werden.

Allerdings wird das gegenwärtige Dilemma offensichtlich, wenn der Indikationskatalog – eine systematisch fachspezifisch geordnete Übersicht – von seinen eigenen Verfassern als „notwendige Orientierungshilfe angesichts kaum noch überschaubarer therapeutischer Möglichkeiten" (DVE, Indikationskatalog 1999, S. 8) bezeichnet wird. Für Fachdozenten und Praxisanleiter in der Ergotherapie stellt sich heute mehr denn je das Problem der curricularen Grenzziehung und Priorisierung (Beyermann 1993). Die berufstypische Not der selektiven Beschränkung prägte bereits die Pionierzeit: Beim ersten internationalen Kongress des Weltverbandes der Ergotherapeuten betonte ein Regierungssprecher in der Eröffnungsrede die Bedeutung des selektiven Prinzips für das weitgefasste Berufsbild und dessen Ausbildungsziele (Galbraith 1954).

Heute müssen die Grundvoraussetzungen für ein breites Spektrum an Diagnosen und Funktionsstörungen sowie den entsprechenden ergotherapeutischen Abklärungs- und Behandlungsmöglichkeiten gewährleistet sein.

Zusammenfassend kann festgehalten werden, dass sich der Wissensbedarf bezüglich der medizinischen Grundlagen vervielfacht und diversifiziert hat. Musste man früher geradlinig traditionelles Basiswissen, wie etwa Bau und Funktion des Bewegungsapparates und der Organsysteme erarbeiten, gilt es heute, ein breites Spektrum an Kenntnissen zu absorbieren, wie z.B. Zusammenhänge des Reizleitungssystem mit seinen multifunktionalen Rezeptoren, seinen neuronalen Bahnen und spinalen und zentralen Verschaltungseinheiten sowie den neu erschlossenen Phänomenen der neurophysiologischen und neuropsychologischen Plastizität des Nervensystems. Optimierte Diagnoseverfahren und damit neue Forschungsresultate erweitern und relativieren frühere Kenntnisse. Angesichts der anspruchsvollen Anforderungen an das Qualitätsmanagement ist eine vielfältige medizinische Sachkenntnis nötig, um bestehende Behandlungsverfahren nicht nur zu übernehmen, sondern fundiert zu überprüfen, entsprechend zu aktualisieren, weiterzuentwickeln und aussagekräftig zu belegen.

Zusätzlich haben sich nach der Anschauung der Verfasserin in der Berufspraxis konzeptionsbedingt über die Jahre hinweg unterschiedliche Stufen der Therapieansätze herausgebildet, die sich im weitesten Sinne den drei Behinderungsgraden der ICIDH-Klassifikation der WHO von 1980 (Matthesius et al. 1995) erstmals zuordnen lassen (Abb. 1.**5**).

Es versteht sich von selbst, dass je nach Institution alle drei hier skizzierten Therapieformen gleichzeitig vorkommen können. Gemäß der jeweiligen Indikationsstellung ist eher die eine oder andere Ausrichtung angezeigt. Es lässt sich leicht ersehen, dass gemäß der jeweils vorherrschenden Zielausrichtung unterschiedliche Anforderungen an Niveau und Bewältigungsgrad des medizinischen Fachwissens gestellt werden.

1.4.6 Konsequenzen für die Ausbildung

Im Rahmen einer kompetenzbezogenen neuzeitlichen Erwachsenenbildung lassen sich im Wesentlichen die folgenden Forderungen formulieren:

1. Der Lehrplan muss eine breit gefächerte stoffliche Vielfalt, klare Abgrenzung und selektive niveaugerechte Vertiefung bieten.

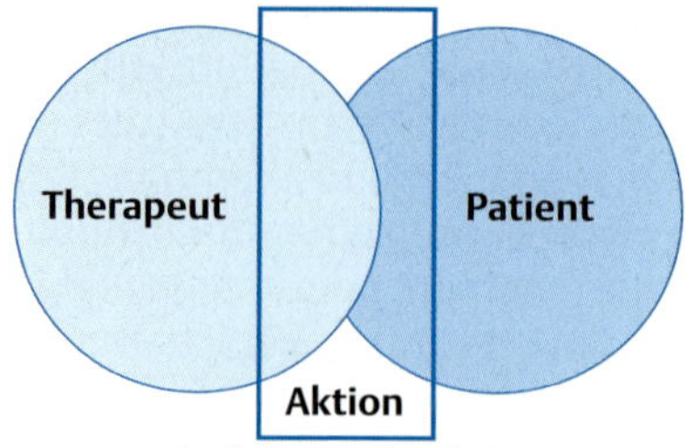

Funktionsorientiert:
A Beeinflussen der Läsion (=Impairment)

A. Diese Therapie ist **funktionsorientiert:**
Sie konzentriert sich vor allem auf die Bearbeitung und Beeinflussung einer lokalen organisch manifesten (traumatisch oder pathologisch bedingten) Schädigung oder Normabweichung (gemäß **Impairment-**code). Therapeutin und Patientin sind durch eine Aktion interaktiv verbunden, welche gemäß umschriebener Problemstellung und nach festgelegten Kriterien heilungsfördernd und funktionsbahnend wirken soll. Die Zielsetzung richtet sich nach allgemeinen biomechanischen und neurophysiologischen Interventionsprinzipien (z. B. Gelenkmobilisation, Muskelkräftigung, Sensibilitätstraining).

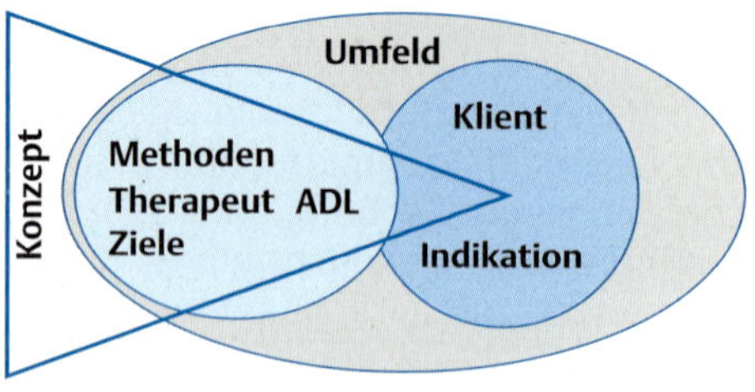

Kompetenzorientiert:
B Bearbeiten der Einschränkung (=Disability)

B. Dieser Ansatz ist **kompetenzorientiert:**
Die durch Defizit(e) bedingten Fähigkeits-Einschränkungen (gemäß **Disability-**code) werden mehrdimensional angegangen. Ziele und methodische Schritte werden nach einem anerkannten Konzept geplant und alltagsbezogen umgesetzt. Individuelle neue und kompensatorische Kompetenzen werden handelnd aufgebaut und erprobt, gemäß den Möglichkeiten und Umfeldanforderungen des Klienten. Zielsetzungen orientieren sich an handlungsbezogenen Rehabilitationskonzepten (z. B. Bobath, Jean Ayres etc).

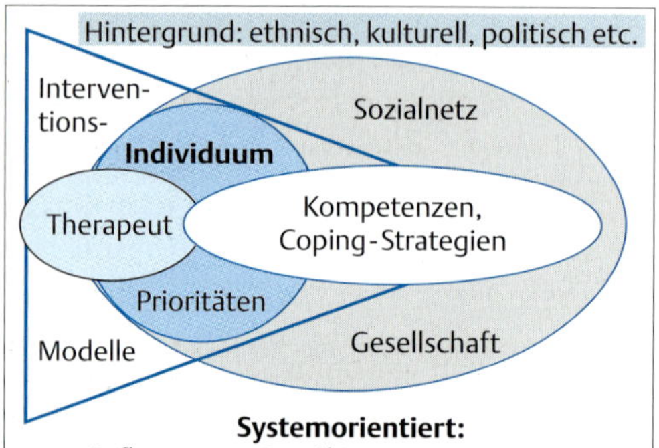

Systemorientiert:
Aufbauen von Bewältigungsstrategien trotz
C Behinderung (=Handicap) im Alltagsumfeld

C. Dieser Therapieansatz ist **systemorientiert:**
Der/die Betroffene setzt selbst Prioritäten im Entwickeln von Bewältigungsstrategien - trotz Behinderung - (gemäß **Handicap-**code) für die Wiedergewinnung von Teilautonomien. Er/sie erfährt therapeutische Begleitung in der Mobilisierung von personalen Ressourcen, in der Nutzung von Umfeld-Chancen und in der Wahl und Eigenprägung von sozialen Rollen. Erarbeitet wird vor allem das 'coping' - das heißt die prozeßhafte Bewältigung eigenverantwortlicher Lebensgestaltung. Zielsetzungen orientieren sich an integrativen gesundheitswissenschaftlichen Konzepten.

Abb. 1.**5** Therapieansätze gemäß der Behinderungsgrade der ICIDH-Klassifikation von 1980.

2. Die vorgeschriebenen berufsrelevanten basistheoretischen Fundamente des medizinischen Grundwissens sind nicht nur zu dozieren, sondern auch visuell und taktil zu erarbeiten und exemplarisch praxisbezogen mit andern Bezugswissenschaften und den wichtigsten ergotherapeutischen Behandlungsverfahren zu vernetzen.
3. Aktuelle Grundkenntnisse aus der medizinischen Informationstechnologie und Forschungsmethodik sind anschaulich und anwendungsrelevant einzuführen.
4. Innovative Unterrichtsformen mit explorativem Erlebniswert und eigenverantwortlichen Beiträgen sind zu unterstützen.
5. Die Systematik ressourcenbewusster Lösungsfindung ist auch in medizinischen Inhaltsbereichen an Fallbeispielen zu üben.
6. Die Kompetenzen der verbalen und schriftlichen Präsentation sind von Anfang an niveaugerecht, besonders auch in medizinischen Lern- und Prüfungssituationen zu üben.
7. Besondere Sorgfalt ist der didaktischen Ausgestaltung und dem erwachsenenge-

rechten Lernklima zu widmen. Akademischen Verdiensten von Unterrichtenden darf nicht unbesehen Vorrang gegenüber pädagogischen Qualifikationen gegeben werden.
8. Berufsfremde Fachdozenten müssen bei Bedarf in der berufsrelevanten Zielausrichtung des Unterrichtsstoffes unterstützt werden.
9. Die Qualitätsüberprüfung, wie z.B. die Lehr-/Lernprozessanalyse unter Berücksichtigung des Ausbildungsgesetzes ebenso wie im Hinblick auf das geforderte „Produkt" auf dem Arbeitsmarkt, ist als gemeinsame Herausforderung immer wieder neu anzugehen.

Grundsätzlich ist jedoch klar, dass trotz berufspolitischem ideologischem Freiheitsstreben medizinische Kenntnisse in der schulischen und klinisch-praktischen Ausbildung nicht so weit an den Rand gedrängt werden dürfen, dass sie zum unprofessionellen Halbwissen verkommen. Eine solche Entwicklung würde die Behandlungsqualität, Patientensicherheit und Berufsprofilierung untergraben.

Die gesamte Palette der Ansprüche ist in einer dreijährigen Grundausbildung zweifellos nur schwer abzudecken. Daher bleibt ein deutlicher Engpass spürbar.

1.4.7 Problemstellung für Ausbilder: Das wachsende Dilemma zwischen Vielfalt und Vertiefung

Ausbilder auf jeder Stufe und jedem Bereich werden heute akut mit dem Balanceakt konfrontiert, eine vertretbare Ausgewogenheit zwischen einem enorm angewachsenen Wissensdruck hinsichtlich Breite und Vielfalt gegenüber einem immer knapper werdenden curricularen Spielraum bezüglich Vertiefung und Integration zu schaffen.

Das Dilemma lautet: *Wie lässt sich optimale Kompetenz in Minimalzeit fördern*? Dies gelingt nur, wenn auf Kosten der linearen Wissensvielfalt der selektiven Vertiefung Vorzug gegeben wird. Als Übergangshilfen für Schulabgänger können z.B. Focusphasen eingeräumt werden, in denen sie als Berufsanfänger zu Beginn die medizinischen Grundkenntnisse eher *lernstofforientiert* erarbeiten, aber zunehmend *funktional problemzentriert* und allmählich situativ auf das *Krankheitsbild bzw. auf den Patienten bezogen* vernetzen. In diesem Sinne organisch aufgebaute Lern- bzw. Ausbildungsmodule erlauben individuelle erwachsenengerechte methodische Entwicklungsschritte.

Es ist keine überraschende Entwicklung, dass die ergotherapeutische Berufsausbildung in den angelsächsischen Herkunftsländern verlängert und bereits auf universitärem Niveau angesiedelt wurde (Jerosch-Herold 1996). Dies kommt dem allgemeinen Wunsch entgegen, neben einer druckentlastenden zeitlichen Erweiterung der Ausbildungsdauer auch mehr Freiraum zu gewinnen, um die klinischen Anwendungen mit entsprechenden basistheoretischen Forschungsstudien zu verknüpfen und – aus den eigenen Reihen – systematisch wissenschaftlich überprüfen zu können. Berufsspezifische Theoriebildung und die Ausprägung eines ethischen Kodexes kann fundiert gefördert werden –, beides Merkmale der eigentlichen Professionalisierung (Jehn 1996).

Damit wird der Grundstein gelegt, um später die Qualität und Wirksamkeit unserer Therapieanwendungen selbst überprüfen und fundiert dokumentieren zu können, was entscheidend zur individuellen sowie zur gesamten Berufsprofilierung beiträgt.

Die frühe Erfahrung, in welcher Weise durch medizinische Grundkenntnisse stufenweise fachliche Teilkompetenzen zu erreichen sind, verhütet Zeit- und Kraftverschleiß, da die meist hohe Erwartungshaltung gegenüber den Ausbildern rechtzeitig realitätsgerecht kanalisiert wird. Ausgetragene Konflikte und ausgehandelte Kompromisse hinsichtlich Selektion und Praxisrelevanz des vermittelten medizinischen Lernstoffes wecken das frühe Interesse am kritischen Mitdenken. Dies wiederum wirkt als Katalysator für engagiertes eigenverantwortliches Lernverhalten und Interesse am Mitgestalten persönlicher Lernherausforderungen – beides wichtige Elemente zum positiven Wachstum langfristiger Lernfreude und beruflicher Forscherneugierde.

Ein systemischer Gedankenprozess wird am ehesten den vielfältigen komplexen bildungsplanerischen Ansprüchen gerecht. Im Folgenden sei hierzu ein kreatives Arbeitsinstrument vorgestellt.

1.4.8 Systemischer Ansatz zur selektiven Ausgestaltung oder Aktualisierung von Kursmodulen in Aus- und Weiterbildung

In der innovativen ressourcenbewussten Ausbildungs- und Unterrichtsplanung findet man sich wiederholt in der dynamischen Oszillation zwischen den methodischen Fragestellungen: *Was genau* vermittle ich *wann und wie* am besten *mit welchen didaktischen Mitteln, in welcher personellen Besetzung und zu welcher Zielsetzung?*

Die neuesten in Ergotherapieschulen angewandten Ausbildungsformen für Erwachsene, wie *Problem-based-learning (PBL)* oder *Clinical reasoning* (Hagedorn 1999, S. 32ff.) können die Ausbildungsverantwortlichen zwar entlasten, nicht jedoch aus der immer wiederkehrenden Aufgabe der Entscheidungsfindung im konkreten Ausgestalten von Kursmodulen entlassen.

Die Erfahrung zeigt, dass der Wunsch nach Anregung und das Bedürfnis nach kreativer Optimierung der Unterrichtsgestaltung gerade in medizinischen Grundfächern allgemein vorhanden ist. Oft werden Forderungen nach umfangreicher Eliminierung medizinischen Wissensstoffs vor allem damit begründet, dass diese „trockene" Materie auch aus Büchern erarbeitet werden könne. Damit vergibt man nach Auffassung der Verfasserin (oft auf Grund wenig inspirierender Erinnerungen auf diesem Gebiet) vorschnell eine ganze Palette an fassettenreichen berufsrelevanten Gestaltungselementen.

Fachkapazitäten sind nicht unbedingt gleichzeitig versierte Ausbilder (Schneider 1980). Die meisten schätzen didaktische Anregung und pädagogische Zusammenarbeit. Aus diesem Grund wird als Workshop-Gedankenmodell der in Abbildung 1.**6** dargestellte methodische Regelkreis empfohlen. Er wurde von der Verfasserin während ihrer langjährigen Unterrichtstätigkeit in Anatomie und Bewegungsanalyse zur spielerischen didaktischen Selbstprüfung entwickelt und lässt sich für jede Art beruflicher Lehr- oder Vortragstätigkeit nutzen. Ein systemischer Zugang im Sinne eines „Brainstormings" ermöglicht es, bei einem beliebigen der folgenden sechs Checkpoints (A-F) gedanklich einzusteigen. Dabei können jeweils alle denkbaren Gesichtspunkte, Einflussgrößen, Ressourcen, Möglichkeiten und Konsequenzen fantasiert, notiert, ausgelotet und in ihren wechselseitigen Bezügen zu andern Checkpoints des Regelkreises durchdacht werden.

Der systemische Kreislauf ermöglicht zum einen, sich von der herkömmlichen curricularen Seite ausgehend im Gegenuhrzeigersinn durch den Prozess durchzuarbeiten. Zum anderen besteht die Möglichkeit, vom Arbeitsmarkt ausgehend Fragestellungen aufzuwerfen oder einem Einzelimpuls folgend – z.B. eine neue didaktische Idee oder die Entdeckung eines illustrativen Medienproduktes – nicht zufällig, sondern sinnvoll methodisch einzubauen.

Die sechs Checkpoints (Merkpositionen) des Regelkreises

Zu Beginn der Konzipierung eines Lehrplanes oder einer Unterrichtseinheit, aber auch bei der Überarbeitung bestehender beruflicher Bildungsangebote ist es prozessfördernd, sich von verschiedenen Gesichtspunkten her gedanklich in die Materie hineinzubewegen. Der routinierte Ausbilder mag seine eigenen auf den Lernstoff bezogenen Checklisten entwickelt haben (Becker 1991), doch die Erfahrung zeigt, dass oft erst durch plötzliche Umstellungen, damit verbundene Improvisationseinfälle, Ressourcenveränderungen, Medienentdeckungen oder personelle Wechsel kreative Impulse entstehen, die den Lehr-/Lernprozess bereichern und optimieren können. Insofern symbolisiert das mehrkantige

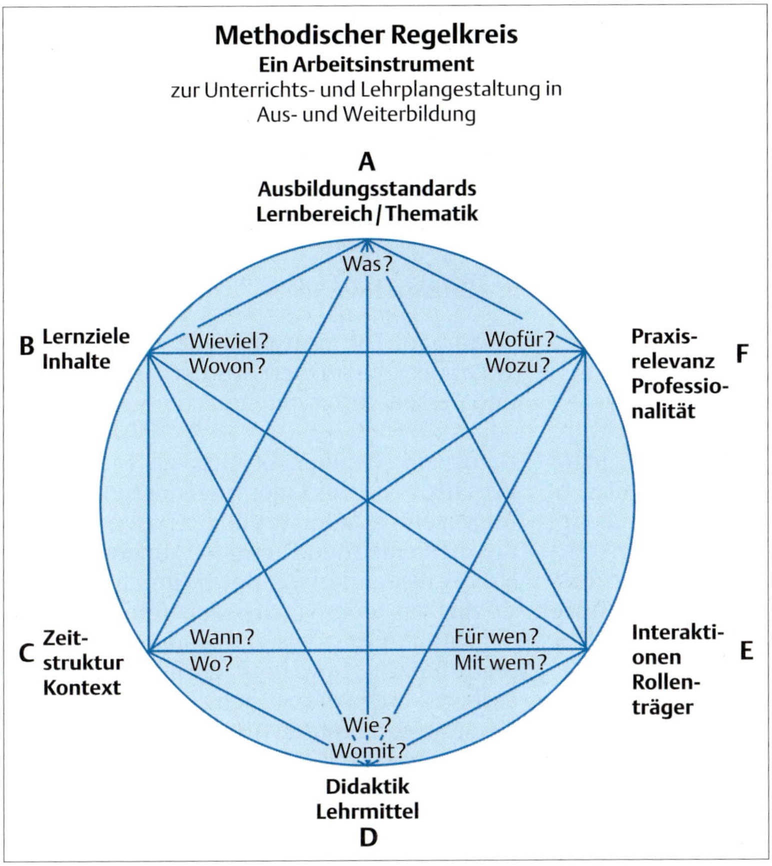

Abb. 1.6 Methodischer Regelkreis.

visuelle Kreismodell ein Spielfeld der Optionen, in welchem die gedanklichen Billardkugeln des Betrachters zwischen den mit Stichworten markierten Eckposten mehrmals die Richtung wechseln, einige Verbindungsbahnen ziehen und dabei die persönlichen Assoziationen treffen können.

A – Ausbildungsstandards

Stichfrage: Was gehört in diese Unterrichtseinheit bzw. Ausbildungsstufe? (= Vorgabenanalyse)

Oft sind in einer festgelegten Verordnung Fachinhalte nur grob umrissen und prozentual zur Gesamtausbildung in Bezug gesetzt. Für das medizinische Grundwissen sind aus der deutschen Ausbildungs- und Prüfungsordnung (APrO) nur die allgemeinen Themenbereiche ersichtlich.

B – Bildungsbausteine

Stichfrage: Wie viel soll wovon vermittelt werden? (= fachspezifische Detail- und Lernzielanalyse)

Eine sorgfältige Selektion, Begrenzung und Gewichtung sinnvoller Inhalte kreist das Niveau ein, und operationalisierte Lernziele zeichnen die Stufen für das Erreichen der gewünschten Kompetenzen vor. Dabei sind folgende Fragen richtungweisend:

- Welche Themen sind besonders berufsrelevant?
- Welche Inhalte eignen sich besonders zur modellhaften Vermittlung, zur fachübergreifenden Vernetzung und zum Aufzeigen charakteristischer Gesamtzusammenhänge?

Beispiel: Das Schultergelenk (= Articulatio humeri) drängt sich für ein exemplarisches Studium auf, da sich an ihm eine Fülle anatomischer Strukturen ebenso wie biomechanische und physiologische Gesetzmäßigkeiten veranschaulichen lassen. Zudem können Parallelen und Unterschiede zu anderen Gelenken herausgearbeitet werden.

C – Chronologische Strukturierung

Stichfrage: Wann und wo ist die Thematik zu platzieren? (= curriculare Kontextanalyse)?

Geschickt gewählte zeitliche Rahmenbedingungen bieten eine oft zu wenig beachtete Gelegenheit, den Lerneffekt zu optimieren. Sowohl die zeitliche Abfolge (regelmäßig wiederkehrende Einzelstunden oder Blockmodule) als auch die Einbettung ins Curriculum (synchron zu anderen Bezugsinhalten) sowie der zeitliche Detailplan, Rhythmus der Abfolge und Tempovariationen – alles kann effektiv genutzt werden.

Beispiel: Wird der extrinsische und der intrinsische Fingersehnenapparat in curricularer Nachbarschaft zur Schienenherstellung und Themen aus der Handchirurgie (Sehnenadaptionen) und/oder Rheumatologie (z.B. Rupturen) erarbeitet, lässt sich der Lerneffekt durch Fokussierung vervielfachen.

D – Didaktische Aufbereitung

Stichfrage: Wie und womit kann die Thematik am einprägsamsten präsentiert werden (= Lehr-/Lernprozess- und Medienressourcenanalyse)?

Um den herkömmlichen medizinischen Lehrstoff attraktiver und damit lerneffektiver zu gestalten, ist es wichtig, die Inhalte in „leicht verdauliche" Portionen aufzugliedern und ein Lernangebot auszuarbeiten, das mehrere Wahrnehmungskanäle anspricht und Sequenzen mit Erlebnisdimensionen einbaut.

Beispiel: Anstatt über das Thema Wirbelsäule ausschließlich zu dozieren, können der gemeinsame Bauplan der Wirbel und die charakteristischen Abweichungen pro Abschnitt verbal, visuell, zeichnerisch, taktil etc. erarbeitet und dabei Formelemente systematisch mit ihrer Funktionsweise verknüpft und anhand von Fallanalysen vertieft werden.

E – Energiefluss

Stichfrage: Für wen und mit wem kann die Thematik dynamisiert werden? (Adressaten- und personale Ressourcenanalyse)

Damit ein *Lehr*angebot nicht als *Leer*angebot verhallt, bedarf es eines motivierenden Beziehungsgefüges aller Beteiligten. Herrscht eine die medizinischen Fächer oft umgebende exklusiv-akademische Aura vor und handelt zusätzlich ein womöglich berufsfremder Dozent den Stoff monologisierend ab, wird die latente Bewältigungsangst noch verstärkt. Das Lernverhalten verengt sich zu einem eher asozialen stressbetonten Absolvieren und der somit (un)verdaute Stoff wird schnell wieder ausgeblendet. Werden jedoch ein konstruktiver Spannungsbogen, Humor, Spontaneität und fachliche Neugier erhalten, entsteht eine lustvolles Lernklima, das nicht nur die kognitive Verarbeitung beschleunigt, sondern auch das emotionale Begreifen und situative Innewerden ermöglicht, wodurch wiederum der langfristige Wissensdrang gefördert wird.

F – Fachrelevanz

Stichfrage: Wofür ist die Thematik zu aktualisieren? (berufliche Produkt- und Marktanalyse)

Dabei ist der sich wandelnden Berufsrealität ebenso wie der konzeptionellen Weiterentwicklung des ergotherapeutischen Berufsprofils Rechnung zu tragen.

Es liegt auf der Hand, dass sich – wie die Grafik zeigt – alle Checkpoints aufeinander beziehen und wechselseitig beeinflussen können. Es ist wichtig, immer wieder eine didaktische Zusammenschau anzuregen.

1.4.9 Schlussbemerkung

Der grundsätzliche Wert des medizinischen Wissens für die Ergotherapie ist unumstritten und im vorangegangenen auf verschiedenste Weise belegt.

Zukünftige nationale berufs- und bildungsrelevante Einflussgrößen ebenso wie internationale Entwicklungstrends (Stichwort: Akademisierung) müssen genau beobachtet und ihre Vor- und Nachteile vor einer möglichen Angleichung des bestehenden Curriculums objektiv beurteilt werden.

Die markante Neuausrichtung im Vergleich zum historischen Selbstverständnis dieser Berufsgruppe zeichnet sich gegenwärtig vor allem im grundsätzlichen Konzeptwandel ab (Nelson 1996). Die generelle ideologische Triebfeder für eine fachlich anspruchsvolle Berufsausbildung besteht nicht mehr in der Absicht, mit minimalsten Ressourcen besonders vielseitig nutzbare Befehlsempfänger für das traditionelle arztzentrierte System heranbilden zu wollen. Vielmehr setzt sich die Überzeugung durch, mit einem niveauvollen und fachlich fundierten Aus- und Weiterbildungsangebot eine innovative eigenverantwortliche Berufsgruppe zu formen, die kompetent zur Optimierung einer ressourcenbewussten, alltagswirksamen und präventiv ausgerichteten Gesundheitsversorgung beitragen kann. Dies wäre langfristig ein lohnenderes Ziel und für die unmittelbar Betroffenen – und damit letztlich für uns alle – ein größerer Gewinn.

1.5 Bedeutung der Sozialwissenschaften für die Ergotherapie

K. Götsch

1.5.1 Einführung

Warum stellt sich die Frage nach der Bedeutung der Sozialwissenschaften in der Ergotherapie überhaupt?

Sie stellt sich vor allem im Kontext von Überlegungen im Hinblick auf unsere Bezugswissenschaften. Es gilt zu klären, in welchem Verhältnis der Beruf zu den Sozialwissenschaften steht, welche Beziehungen zwischen den Sozialwissenschaften und der Ergotherapie vorhanden sind und welche Rolle die Sozialwissenschaften in unserem Berufsfeld sowohl für den Prozess der Therapie als auch für das berufliche Selbstverständnis spielen.

Diesen Fragen wird im Folgenden nachgegangen. Dazu wird in einem ersten Teil auf die Entwicklung bzw. den Wandel des Verständnisses von Ergotherapie eingegangen, in einem zweiten Teil wird am Beispiel des Berufskonzepts von Anne Mosey dargelegt, welche Inhalte der Sozialwissenschaften Bezugspunkte zur Ergotherapie darstellen. Abschließend wird auf die Konsequenzen für die Ausbildung hingewiesen.

1.5.2 Der Wandlungsprozess im Verständnis von Ergotherapie

In der Vergangenheit galt die Ergotherapie als ein Beruf, der voll und ganz dem medizinischen Bereich zugeschrieben wurde. Im Kommentar über den Beruf des Ergotherapeuten wird er als eine wichtige Heilmaßnahme unter ärztlicher Überwachung beschrieben (Dohm u. Raps 1977, Raps 2000). Diese Zuordnung wird auch durch die Klassifikation als *Medizinalfachberuf* unterstrichen. Man kann feststellen, dass die Ergotherapie, obwohl sie immer eine „Ganzheitlichkeit" für sich in Anspruch nimmt, tendenziell stets sehr eng an die medizinische, biologische und linear/kausale Sichtweise von Krankheit angebunden war.

Es ist daher nicht verwunderlich, dass in den von den Bundesländern erlassenen Ausbildungsordnungen und schulischen Lehrplänen für die Ausbildung von Ergotherapeuten auch bis 1976/1977 (Bis dahin war die Berufsbezeichnung ausschließlich Beschäftigungstherapeut. Am 25. Mai 1976 trat das bundeseinheitliche Gesetz über den Beruf des Beschäftigungstherapeuten in Kraft; zuvor gab es lediglich gesetzliche Regelungen auf

Länderebene. Zum 1. 4. 1977 trat eine neue Ausbildungs- und Prüfungsordnung in Kraft) sozialwissenschaftliche Fächer nicht vertreten waren. Erst mit Einführung des bundeseinheitlichen Gesetzes wurden Psychologie, Soziologie und Pädagogik sowie als gänzlich neuer Bereich die Arbeitstherapie in den Inhaltskanon aufgenommen.

Das Grundverständnis, dass Therapie nur dann sinnvoll ist, wenn sie das gesamte Spektrum der Persönlichkeit und ihr soziales Umfeld beachtet, ist oft nicht ohne weiteres mit dem naturwissenschaftlich-funktionalistisch ausgerichteten medizinischen Ansatz in Einklang zu bringen und führte deshalb immer wieder zu Problemen im beruflichen Selbstverständnis.

Im Zuge der in jüngster Zeit vermehrt geführten Diskussionen um eine weitere Professionalisierung des Berufs im Kontext der Fragestellung, was konstituierender Gegenstand der Ergotherapie ist und welche die „Bezugswissenschaften" der Ergotherapie darstellen, hat sich eine Art Paradigmenwechsel vollzogen. Mit der Frage „Was ist die zentrale Aufgabenstellung der Ergotherapie?" rückte eine neue Sichtweise in den Vordergrund, nämlich dass die Ergotherapie zuständig dafür sei, die *Handlungsfähigkeit* eines durch Krankheit oder Behinderung bedrohten oder beeinträchtigten Menschen zu erhalten bzw. wiederherzustellen (Scheepers 1997, Scholz-Zeemann 1996, Arbeitsgemeinschaft Ergotherapeutischer Schulen 1995).

Die Entwicklung, die zu dieser Interpretation der ergotherapeutischen Tätigkeit führte, wurde in starkem Maße durch die Entwicklung der Ergotherapie in den Vereinigten Staaten beeinflusst. Lange Zeit hat hier auch nur englische Literatur zur Verfügung gestanden Erst in jüngster Zeit finden sich erste Buchveröffentlichungen in deutscher Sprache (Jerosch-Herold et al. 1999, Hagedorn 2000). In Deutschland werden zurzeit vor allem das *Modell of Human Occupation* (MOHO) von Gary Kielhofner (Dehnhardt 1993, Götsch 1993, Mentrup 1996) und das *Canadian Model of Occupational Performance* (Jerosch-Herold et al. 1999, Dehnhardt et al. 1998) diskutiert.

In der angloamerikanischen Literatur gibt es vielfältige Quellen, die auf einen Paradigmenwechsel hinweisen. Dies wird im Folgenden kurz skizziert.

Ende der Sechzigerjahre forderte Mary Reilly (Leiterin des Fachbereichs „Occupational Therapy" der University of Southern California), dass die Leistungsfähigkeit bzw. Handlungsfähigkeit des Menschen Gegenstand von Ergotherapie sein sollen. Reilly betonte die Notwendigkeit von Tätigkeit (occupation) für den Menschen und den Einfluss von Tätigsein auf das menschliche Verhalten. Die Notwendigkeit von Tätigkeit sah sie in einem Kontinuum, ausgehend vom kindlichen Spiel bis hin zur Arbeit. Sie war der Meinung, es sei Aufgabe der Ergotherapie, einen Fokus darauf zu richten, wie die verschiedenen Rollen gestaltet sind, die ein Individuum in der menschlichen Gesellschaft einnehmen muss. Ergotherapeuten sollten darüber hinaus erkennen können, welche Fähigkeiten notwendig sind, um diese Rollen einnehmen zu können. Aufgabe der Ergotherapeuten sei es außerdem, die Umgebung betroffener Menschen so zu gestalten, dass sie das für die Erfüllung der Rollen benötigte Verhalten entwickeln und praktizieren können.

Aus dieser Sicht geht es in der Ergotherapie darum, den Klienten beim Erwerb von Leistungskompetenzen zu unterstützen, die ihn dazu befähigen, am gesellschaftlichen Leben im vollem Umfang teilzunehmen. Die Betonung liegt dabei nicht auf der Herstellung isolierter Funktionen, sondern es geht vielmehr darum, dem Menschen Möglichkeiten aufzuzeigen, wie er in der Gesellschaft die von ihm angestrebten Rollen ausfüllen, die von ihm gewünschten Tätigkeiten wieder ausführen oder sich an veränderte Lebenssituationen anpassen kann (Hopkins 1988, Reilly 1969).

Wilma West (1968) wies ebenfalls in den Sechzigerjahren darauf hin, dass sich der Beruf auf neue Gegebenheiten einstellen müsse. Es käme mehr darauf an, auf Dauer ein Optimum an Handlungsfähigkeit zu erreichen, als nur auf akute Krankheiten oder Behinderungen zu reagieren. Das Gesundheitssystem der

Zukunft müsse Behandlungsprogramme entwickeln, die dem beeinträchtigten Menschen eine bessere Adaption an die Umwelt ermöglichen und nicht technologisch orientierte Programme, die nur spezifische Lösungen für spezifische Probleme offerierten. Diese Aussage ist vor allem vor dem Hintergrund stetig zunehmender chronischer Krankheiten von wachsender Bedeutung. West sah Ergotherapeuten in vier „Aufgabenrollen" (Hopkins 1988, West 1967):

- Bewerter/Beurteiler (evaluator);
- Berater (consultant);
- Anleiter (supervisor);
- Forscher (researcher).

Diese Einteilung stellt auch heute noch eine moderne Konzeption dar, die die jeweiligen Aufgaben der Ergotherapeuten deutlich hervorhebt:

- Bei der *Bewertung*: Analyse und Erfassung der jeweiligen Ausgangssituation des Patienten, welche Handlungs- und Steuerungsmöglichkeiten er besitzt bzw. welche er zur Erfüllung seiner Rollen mit welchen Mitteln entwickeln könnte.
- Bei der *Beratung*: Beratung des Patienten bei Zielsetzungen und Möglichkeiten der Handlungsausführung und das Aufzeigen von Lösungswegen zur Rückgewinnung von Handlungsfähigkeiten.
- Bei der *Anleitung*: Schaffung von Strukturen und Umwelten für den Patienten, in denen er handeln kann. Durch methodische und didaktische Hilfestellungen sollte der Ergotherapeut die individuellen Entwicklungsmöglichkeiten des Patienten fördern.
- Mit der *Forschung* ist nicht nur explizit die wissenschaftliche Forschung gemeint. Vielmehr weist diese Aufgabenrolle darauf hin, dass in der Therapie auch stets die Wirksamkeit einer Intervention zu überprüfen und nach den Hintergründen von Handlungsdysfunktionen im theoretischen Kontext zu suchen ist.

In den Siebzigerjahren wurde der Ruf nach theoretischer Untermauerung von Ergotherapie in den Vereinigten Staaten immer lauter. Dr. Anne Cronin Mosey forderte einen bewussteren Gebrauch theoretischer Bezüge als Basis für die Behandlung von Dysfunktionen (Mosey 1970) und kategorisierte drei Theoriebezüge:

1. Die analytische Ebene
Der Mensch wird im Spannungsfeld zwischen Bedürfnisbefriedigung, Triebimpuls und Triebkontrolle gesehen. In diesem Verständnis führen „symptomproduzierende unbewusste Inhalte" zur Handlungsdysfunktion.

Therapie bedeutet nach Mosey, dass diese unbewussten in bewusste Inhalte integriert werden müssen.

2. Die Kompetenzebene (Acquisition)
Sie bezieht sich auf die vielseitigen Fähigkeiten und Fertigkeiten, die ein Mensch für eine befriedigende und adäquate Interaktion mit seiner Umwelt erlernen muss. Es wird davon ausgegangen, dass Verhalten in erster Linie durch die Interaktion mit der herrschenden Umwelt beeinflusst und gelernt wird.

Therapie bedeutet deshalb, die für das Individuum bestmöglichen Bedingungen zu finden unter denen er in eine solche Interaktion treten kann.

3. Die entwicklungsbezogene Ebene
Sie bezieht sich darauf, dass der Mensch im Laufe seiner Entwicklung Fähigkeiten und Fertigkeiten in verschiedenen Stadien erwerben muss, um zu einer ausgereiften Interaktion mit der Umwelt gelangen zu können. Es wird davon ausgegangen, dass einzelne Systeme in Interdependenz zueinander stehen und bestimmte Entwicklungsschritte Voraussetzung für die Integration weiterer Entwicklungsschritte sind.

Therapie bedeutet hier, Bedingungen herzustellen, dass Menschen entsprechend ihrem Entwicklungsstand die Umwelt lernend in ihr System integrieren können.

Moseys Sichtweise verweist auf die Notwendigkeit, dass Ergotherapeuten sich zum einen mit psychologischen Erkenntnissen vertraut machen, Erklärungsmuster verschiedener theoretischer Ansätze verstehen und in der Lage sein müssen, diese Theorieansätze in die jeweils relevanten Bereiche ihrer Arbeit zu integrieren.

Zum anderen müssen Ergotherapeuten Kenntnisse über die einzelnen Leistungsbereiche des Menschen in motorischer, kognitiver und psychosozialer Hinsicht besitzen und Verständnis für die Phänomene sozialer und ökologischer Interaktion aufweisen.

Zum Dritten setzt dieses Verständnis voraus, dass Ergotherapeuten umfassendes Wissen über die menschliche Entwicklung über die gesamte Lebensspanne besitzen müssen und außerdem in der Lage sein sollten, zu erkennen, wodurch die Entwicklung zur Integration in das menschliche Lebenssystem beiträgt.

Die Forderung der Ergotherapie, durch die Analyse der Theoriesysteme verschiedenen Wissenschaften mehr Profil zu geben, ist heute so aktuell wie damals. Die Ergotherapie kann nicht auf nur *eine* Bezugswissenschaft referieren, wenn sie die Handlungsfähigkeit des Menschen für eine qualitativ angemessene Lebensbewältigung ins Zentrum ihrer beruflichen Aufgabenstellung rückt.

Das Spezifische der Ergotherapie liegt gerade darin begründet, dass sie durch die Integration medizinischen Wissens und sozialwissenschaftlicher Erkenntnisse auf der konkreten Ebene des Lebensalltags von Menschen tätig wird. Die naturwissenschaftlich ausgerichtete Medizin kümmert sich in erster Linie um die Herstellung von Funktionen und die Beseitigung von Krankheitssymptomen. Die Psychologie betrachtet vorrangig Phänomene des individuellen Verhaltens und der Soziologie geht es um gesellschaftliche Systemzusammenhänge. Für die Ergotherapie sind alle genannten Bereiche in spezifischer Weise von Bedeutung, sodass sie mehrere Wissenschaftsbereiche in ihrem Berufsbild integriert.

Durch Moseys Vorstellungen über Ergotherapie erschließt sich ganz besonders die Bedeutung der Sozialwissenschaften für die Ergotherapie, weil sie ihren psychosozialen Aspekt besonders hervorhebt und sie als einen Prozess der Anpassung an und mit den Objekten der Umwelt unter der Einbeziehung von Entwicklung sieht.

Aus diesem Grund werden nachfolgend ihre Denkansätze dargelegt, um aufzuzeigen, wo die Ergotherapie Berührungspunkte mit den Sozialwissenschaften hat und welche Theoriekenntnisse aus diesen Bereichen für sie bedeutsam sind.

1.5.3 Anne Moseys Konzept der Ergotherapie

An dieser Stelle wird der Begriff *Konzept* als ein Terminus benutzt, der ein Denkmodell mit mehreren Aspekten und Ebenen beschreiben soll. Zur besseren Einordnung von Moseys Ausführungen ist anzumerken, dass in der englischen Literatur in Bezug auf Konzepte der Ergotherapie unterschiedliche Begriffsdefinitionen verwendet werden. Moseys Bezeichnung für „model" entspricht bei Kielhofner (1992) dem Begriff „paradigm"; ihr „frame of reference" entspricht „model" bei Kielhofner.

In diesem Rahmen kann nicht das gesamte Konzept umfassend dargestellt werden, vielmehr sind die wichtigsten Inhalte herausgegriffen, um daran exemplarisch den Bedeutungsgehalt der Sozialwissenschaften für die Ergotherapie herauszuarbeiten.

Grundsätzliche Vorstellung

Mosey sieht in der Ergotherapie eine Alternative zu medizinischen Modellen und nennt sie ein *biopsychosoziales Modell.* Sie behauptet, dieses Modell richte seine Aufmerksamkeit gleichermaßen auf Körper, Geist/Seele und Umwelt des Menschen (Hopkins 1988, Mosey 1974 u. 1970). Sie definiert Ergotherapie folgendermaßen:

Definition

„The art and sience of using selected theories as a guide for collaborating with the client to assess that individual's ability to engage in the performance of life tasks and, if necessary, to assist the individual in acquiring the knowlegde, skills and attitudes necessary for the performance of required life tasks" (Mosey 1986, S. 3. „Die Kunst und Wissenschaft, ausgewählte Theorien als Richtlinien für die Zusammenarbeit mir dem Patienten zu verwenden, um die Fähigkeiten des Individuums einzuschätzen, sich für die Erfüllung der Lebensaufgaben einzusetzen und – wenn nötig – dem Einzelnen dabei zu helfen, das Wissen, die Fertigkeiten und die Einstellungen zu erlernen, die für die Erfüllung der erforderlichen Lebensaufgaben nötig sind.").

Unter „art" versteht Mosey die Bereitstellung äußerer oder interpersoneller Erfahrungen, die die Isolation des Menschen verhindert, seine körperlichen, geistigen oder seelischen Kräfte wiederherstellt und ihn dabei unterstützt, ein sinnvolles Leben zu entwickeln. Im übertragenen Sinne könnte man dies auch als die *Kunst des Berufs* oder die *berufsspezifischen Kompetenzen* beschreiben.

Mosey bezeichnet die Ergotherapie als „science" (Wissenschaft) und begründet dies damit, dass sie auf einer Reihe theoretischer Systeme basiert, die für ihren spezifischen Gebrauch ausgesucht und in eine eigene Systematik gebracht werden. Forschung und die Nutzung wissenschaftlicher Verfahren ist für sie selbstverständliche Voraussetzung zur Unterstützung der Praxis durch die Theorie.

Menschen, deren Möglichkeiten und Fähigkeiten mit Lebensaufgaben fertig zu werden durch physiologische, psychologische oder soziale Störungen eingeschränkt sind, stellen das Klientel der Ergotherapeuten dar. Ergotherapie beschäftigt sich nach Mosey mit den Möglichkeiten dieser Menschen, ihre Lebensaufgaben zu bewältigen. Lebensaufgaben beziehen sich sowohl auf alle Aktivitäten, die jemand ausführen können muss, um die eignen Bedürfnisse zu stillen, als auch auf die Rollen, die jemand ausfüllen muss, um ein vollwertiges Mitglied der Gemeinschaft zu sein. Dies bedeutet: Ergotherapeuten helfen ihren Klienten, ihre sozialen Rollen einzunehmen, für ihre persönlichen Bedürfnisse Sorge zu tragen (z.B. einkaufen, kochen), zufrieden stellende interpersonale Beziehungen aufzubauen, an der Arbeitswelt teilzunehmen und ihre Freizeit sinnvoll zu gestalten (Mosey 1986, S. 3).

Moseys Verständnis der Ergotherapie geht weit über das hinaus, was der Beruf in Deutschland derzeit leisten kann. So gibt es hier keine ergotherapeutische Forschung. Dadurch wird deutlich, welchen weiten Weg der Berufsstand noch zu gehen hat, wenn er auf Dauer mit den Qualitätsstandards mithalten will.

Objektwelt

Für die Praxis der Ergotherapie von fundamentaler Bedeutung ist für Mosey die Einbeziehung des „non-human environment" (Objektwelt). Die Objektwelt umfasst alle Dinge, die Teil der menschlichen Erfahrung sind, wie z.B. Werkzeug, Spielzeug, Tiere, Pflanzen, Kunst oder Lebensräume (Wohnung, Verkehr oder andere Öffentlichkeit). Die Objektwelt wird durch Farben, Temperatur, Gerüche, Bewegung/Ruhe, Beschaffenheiten und physikalische Dimensionen charakterisiert (Searles 1960).

Diese nichtmenschliche Umgebung wird als eine Einheit betrachtet, die „gemeistert" werden muss. Sie stellt einerseits eine Hilfe dar, um die Entwicklung von Fähigkeiten zur Bewältigung von Lebensaufgaben anzuregen, andererseits ist sie die Voraussetzung für die Entwicklung. Sie ist ein Vehikel, um sensorische, perzeptive und motorische Entwicklung zu unterstützen und intra- und interpersonelle Beziehungen aufzubauen. Die Objektwelt dient somit zur Stimulation von Aktivitäten und zur Differenzierung zwischen dem Selbst und der Welt. Die Objektwelt gibt durch ihre relative Konstanz Sicherheit und Vorhersehbarkeit. Über die Objektwelt erschließt sich dem Menschen das Symbolverständnis, das ihn letztlich zu abstraktem Denken befähigt und von Zeit und Raum unabhängiger macht.

Sie erlaubt dem Individuum darüber hinaus, indirekt Gefühle auszudrücken und auszuleben, die im direkten persönlichen Kontakt noch nicht gewagt werden und stellt somit ein Praxisfeld für die menschliche Interaktion dar. Die Objektwelt verhilft dem Menschen, sich zu entwickeln, mit seinen Kompetenzen zu experimentieren sowie seine Wirksamkeit und Grenzen zu erfahren (Hopkins u. Tiffany 1988).

In der Praxis der Ergotherapie geht es darum, durch die Auseinandersetzung mit der Objektwelt Wachstum zu fördern, Funktionen zu verbessern und im Lebensalltag benötigte Fähigkeiten zu erweitern (Mosey 1986, S. 4).

Auf die Bedeutung der Objektbeziehung für die Ergotherapie wird in der deutschen Literatur auch durch Kayser et al. (1994) hingewiesen.

Das Konzept der Objektbeziehung bzw. die theoretische Auseinandersetzung mit dieser Thematik ist ein Bestandteil sozialwissenschaftlicher Forschungserkenntnisse, dem bisher bei der ergotherapeutischen Diskussion in Deutschland noch kaum Beachtung geschenkt wurde. Die theoretische Auseinandersetzung über die Frage, welche Bedeutung der Umgang mit belebten und unbelebten Objekten für den Menschen hat, muss jedoch mehr in den Mittelpunkt des Interesses rücken.

Es wird Auftrag der Berufsgruppe sein, mehr als bisher die jeweiligen theoretischen Erkenntnisse auf ergotherapeutische Handlungsfelder zu transferieren und deren Bedeutung im Kontext ergotherapeutischer Intervention zu verdeutlichen.

Ebenen des Konzepts

Für Mosey besteht die Ergotherapie aus den sechs Elementen (Abb. 1.**7**):

- Philosophische Basis;
- Berufsmodell;
- Theoretischer Bezugsrahmen der Berufspraxis;
- Praxis;
- Datenerhebung;
- Forschung.

An dieser Stelle wird nur auf die philosophische Basis und auf das Berufsmodell eingegangen, weil sich hieraus die sozialwissenschaftlichen Aspekte des Berufs am deutlichsten ergeben.

Philosophische Grundannahmen

Die philosophischen Annahmen werden von den Mitgliedern eines Berufs (Profession) als *wahr* anerkannt und nicht infrage gestellt (Wisenöcker 1996).

Mosey nennt dazu fünf Grundannahmen (assumptions):

1. *Jedes Individuum hat das Recht zu einer sinngebenden Existenz, die es ihm erlaubt, produktiv zu sein, Freude zu erfahren, zu lieben und geliebt zu werden und in sicherer, unterstützender und angenehmer Umgebung zu leben.*
   Mosey grenzt sich hier von der Medizin ab, die als philosophische Grundannahme das Recht auf Leben postuliert. Während die Medizin den Auftrag hat, Leben zu erhalten, ist es die Aufgabe der Ergotherapie *die Qualität* des Lebens zu beachten.
2. *Jedes Individuum wird durch eine stadienspezifische Reifung, die soziale Natur und kognitive Struktur der Spezies beeinflusst.*
   Stadienspezifische Reifung bezieht sich auf die menschlichen Entwicklungsprozesse, soziale Natur meint die menschliche Interaktion und kognitive Struktur die Art und Weise, wie Menschen ihre Denkfähigkeit zur Lebensbewältigung nutzen können. Für alle Bereiche zeigt die Ergotherapie in holistischer Weise Interesse.
3. *Jedes Individuum hat das Recht, seine Entwicklungsmöglichkeiten im Rahmen der sozialen Grenzen, nach persönlicher Wahl zu suchen.*
   Damit wird betont, dass jedes Individuum ein Recht hat zu entscheiden, in welcher

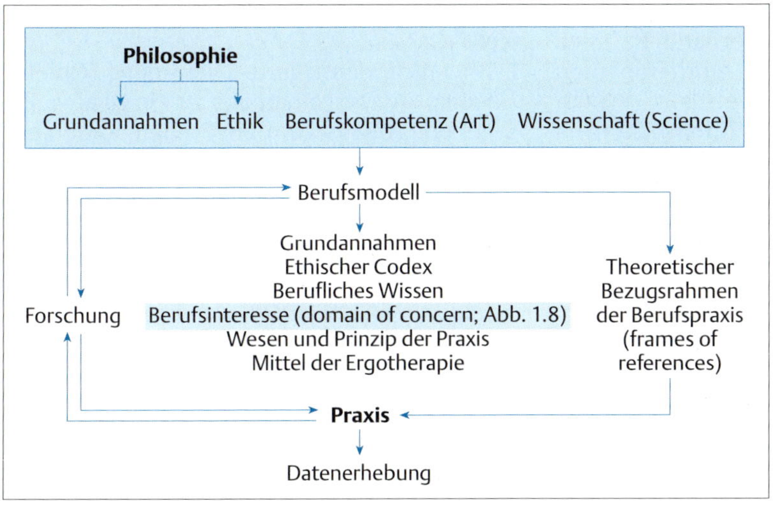

Abb. 1.7 Berufsmodell Mosey (nach Mosey).

Weise es sein Leben gestalten will. Betont wird auch die Eingebundenheit des Menschen in ein soziales System, verbunden mit der Notwendigkeit bedingter Anpassung. Diese Annahme weist darauf hin, dass in erster Linie der Klient und nicht der Therapeut die Therapieziele bestimmt.

4. *Ein Individuum ist nur durch sinnvolle Interaktion mit menschlicher und nichtmenschlicher Umwelt in der Lage, seine Entwicklungsmöglichkeiten zu entfalten.* Darin spiegelt sich der Glaube wider, dass Lernen nur durch das tatsächliche Tun bzw. die konkrete Handlung ermöglicht wird. Wissenschaftlich bzw. theoretisch untermauerte Hinweise für diese Annahme finden sich z.B. in der Entwicklungstheorie von Piaget (1975) und in der Tätigkeitstheorie von Leontjew (1977).
5. *Jedes Individuum hat angeborene Bedürfnisse nach Tätigsein, Spiel und Ruhe, die in einer relativ gleichmäßigen Balance befriedigt werden müssen.*
   Die Herstellung dieses Gleichgewichts sieht Mosey ebenfalls als Aufgabe der Ergotherapie.

Das Berufsmodell

Als „model“ oder Berufsmodell bezeichnet Mosey die typische Art und Weise, wie die Berufsgruppe sich selbst bzw. in welcher Beziehung sie den Beruf im Verhältnis zu anderen Berufen sieht und wie sich der Beruf in der Gesellschaft eingebunden fühlt. Nach Mosey sind dabei sechs Elemente maßgebend:

- Philosophische Grundannahmen;
- Ethischer Kodex;
- Berufliches Wissen;
- Berufliche Handlungsfelder (domain of concern);
- Wesen und Prinzipien der ergotherapeutischen Praxis;
- Mittel der Ergotherapie.

Auf die philosophische Dimension wurde bereits eingegangen. Der Schwerpunkt der Ausführungen wird in der Folge auf die *beruflichen Handlungsfelder* (domain of concern) gelegt, weil hier die zentralen Wissensbestände aus dem sozialwissenschaftlichen Feld thematisiert werden. Zum Einblick werden zunächst die weiteren Bereiche kurz dargelegt.

Der *ethische Codex* stellt einen Wegweiser dar, der bestimmt, wie das moralische Verhalten von Ergotherapeuten gegenüber Patienten und Kollegen gestaltet sein soll. In ihm erschließt sich auch ein „Vertrag“ mit der Gesellschaft, gegenüber der Ergotherapeuten verantwortlich sind. Mit der Formulierung ethischer Grundsätze und deren Verbindlichkeit erfüllt die Ergotherapie einen Grundsatz der Professionalisierung im funktionalistischen Sinn. Der deutsche Verband hat sich den vom Weltverband der Ergotherapeuten (WFOT) vorgeschlagenen ethischen Prinzipien verpflichtet. Eine echte öffentliche Diskussion und eine differenzierte Auseinandersetzung zu und diesen Grundsätzen hat jedoch bislang nicht stattgefunden.

Das *berufliche Wissen* oder *die theoretischen Grundlagen des Berufs* stellen nach Mosey ein geordnetes System dar, das die wissenschaftliche Basis für die Praxis liefern soll. Dieses theoretische Wissen besteht aus ausgewählten Theorien der Disziplinen biologische Wissenschaften, Psychologie, Soziologie, Medizin sowie Theorien, die sich aus der ergotherapeutischen Praxis heraus entwickelt haben. In Deutschland sind nur einige dieser „ergotherapeutischen Theorien" bekannt, wie z.B. die sensorische Integrationstherapie. Ansonsten ist unser Praxiswissen empirischer (erfahrungsmäßiger) Natur, und eine wissenschaftliche Evaluation findet bis heute so gut wie überhaupt nicht statt. Als Zentrum des Wissens der Ergotherapie sieht Mosey die Objektwelt als Einflussfaktor von Entwicklung und Veränderung bei Dysfunktionen, das Wesen und der Gebrauch zweckdienlicher Aktivitäten zur Entwicklung, Erhaltung und Förderung von Funktionen, das Wissen um die Dynamik und Gruppenprozesse, den Entwurf und die Herstellung funktioneller Hilfen und Adaptionen sowie die Anwendung dieser Hilfsmittel in auf den Patienten angepassten Lebenssituationen. Weiter zählen dazu die Fähigkeit, Funktionen und Dysfunktionen zu identifizieren und zu wissen, wie Dysfunktionen vermieden, minimiert oder behoben werden können (Mosey 1986, S. 7).

Wesen und Prinzipien der ergotherapeutischen Praxis sieht Mosey als kontinuierlichen Prozess, in dessen Abfolge die Feststellung von Dysfunktionen bzw. Funktionen und die Entscheidung über die Art und Durchführung der Intervention sowie die ständige Anpassung in zirkulärer Weise steht, d.h. als Prozess der Intervention, der durch das gemeinsame Bemühen von Klient und Therapeut zustandekommt.

Zu den *Mitteln der Ergotherapie* nennt Mosey sechs Klassen:

1. Die *„nichtmenschliche" Umgebung* (Objektwelt): Sie wird einerseits als ein zu bewältigender Lebensraum angesehen, anderseits stellt sie eine Hilfe bei der Durchführung alltäglicher Aufgaben dar, fördert sensorische, motorische und kognitive Fähigkeiten und übt zwischenmenschliche Fähigkeiten ein.
2. *Den bewussten Einsatz des Ich* bezieht Mosey auf den Therapeuten. Man könnte auch von therapeutischer Haltung sprechen, die sowohl die gezielte Unterstützung des Patienten auf der Basis seiner Möglichkeiten als auch die Reflexionsfähigkeit umfasst.
3. *Der Prozess des Lehrens und Lernens* zeigt die Aspekte pädagogischer Aufgaben in der Ergotherapie. Lehren und Lernen ist für Mosey immer dann notwendig, wenn ein Individuum nicht in der Lage ist, die notwendigen Fähigkeiten alleine zu erwerben. Deshalb müssen Ergotherapeuten auch über Kenntnisse der Lerntheorien und der Vermittlungsmethodik verfügen, um dem Patienten die notwendige Unterstützung geben zu können.
4. Für Mosey sind *Aktivitäten* nur dann *zielgerichtet*, wenn sie mit den entwicklungsmäßigen Bedürfnissen und Fähigkeiten eines Individuum übereinstimmen und mit seinen kulturellen und gesellschaftlichen Werten und Notwendigkeiten kongruent sind. Das bedeutet, Tätigkeiten werden so eingesetzt, dass sie nicht nur fragmentarisch zielgerichtet, sondern für den Patienten auch sinnvoll sind.
5. Die Ergotherapie nutzt *Gruppenaktivitäten*, damit Personen eine vertrauensvolle Beziehung aufbauen und auf gemeinsame Ziele hinarbeiten können. Gruppenaktivitäten ähneln dem normalen Entwicklungsprozess in den Primärgruppen und ermöglichen so das Lernen durch Erfahrung. Sie bieten das nötige Maß an Struktur und Organisation, das manche Menschen zur erfolgreichen Durchführung von Handlungsprozessen benötigen (Wisenöcker 1996).

Diese Klassifikation von Mitteln der Ergotherapie bezieht verschiedene Ebenen ein, näm-

lich das Interventionsspektrum mit den Objekten der Umwelt, durch die Haltung des Therapeuten, durch die Art der Vermittlung und Schaffung des Lernfeldes, durch die Art der Aktivität und durch die Sozialform.
Eine solche Sichtweise war in Deutschland bisher nicht üblich. Mittel der Ergotherapie wurden bisher eher nach der Form der Aktivität eingeteilt (Handwerk, Gestaltung, Spiel, Gegenstände des täglichen Lebens). Die von Mosey vorgeschlagene Klassifikation erweitert das Blickfeld für den Gestaltungsrahmen in der Therapie und löst den engen Therapiemedienbegriff auf.

Domain of concern (berufliche Handlungsfelder)

Mit *domain of concern* beschreibt Mosey die folgenden spezifischen Felder, die für die Berufszugehörigen von besonderer Bedeutung sind und sich jeweils gegenseitig beeinflussen (Abb. 1.**8**).

a) Handlungsfelder
Unter *Handlungsfeldern* versteht Mosey eine große Zahl von Verhaltensmustern, durch die das Individuum mit seiner Umgebung interagiert. Dazu zählt sie Rollenmuster in der sozialen Interaktion, Aktivitäten des täglichen Lebens, Schule und Arbeit, Spiel/Freizeit und Erholung.

Soziale Rollen als ein soziologisches Konzept wird benutzt, um Verhaltensmuster zu identifizieren und zu organisieren, die von der Gesellschaft akzeptiert und erwartet werden. Jeder Mensch nimmt im Lauf seines Lebens verschiedene Rollen bzw. mehrere zur gleichen Zeit ein. Auch das spezifische Rollenverhalten unterliegt situativen Veränderungen. Die Etablierung von Rollen ist das Ergebnis eines Sozialisationsprozesses und der sozialen Interaktion. Die Ausfüllung sozialer Rollen und das Vermeiden größerer Rollendiffusion ist von großer Bedeutung für die Identität und Stabilität eines Menschen (Siegrist 1988, Baltes u. Schaie 1973).

Aktivitäten des täglichen Lebens werden als jene definiert, die eine Person erbringen muss, um in den Bereichen Arbeit, Erholung und Familie erfolgreich zu sein. Die Liste der Aktivitäten ist endlos. Im Arbeitsbereich hängen sie von den individuellen Arbeitsstrukturen und Arbeitsanforderungen ab. Im familiären Bereich sind es im Wesentlichen persönliche Hygiene, Haushaltsführung, Einkauf, Essenszubereitung, Wirtschaftsmanagment, Gesundheitsfürsorge in der Familie und Kommuni-

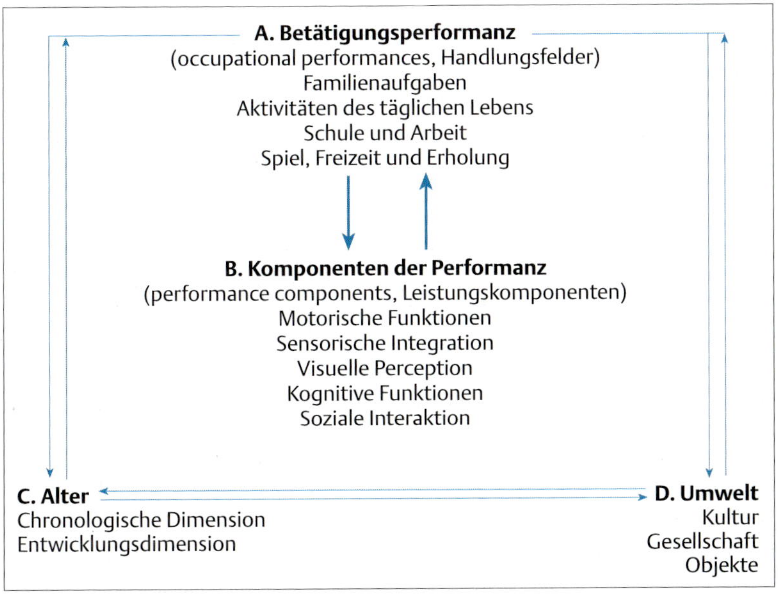

Abb. 1.**8** Berufliche Handlungsfelder (bei den deutschen Begriffen wurden jeweils freie, sinngemäße Übersetzungen gewählt).

kation (schreiben, telefonieren, Computer bedienen etc.). Im Freizeitbereich sind es die Anforderungen, die sich aus den jeweiligen Interessen und Hobbys ergeben sowie die Fähigkeiten, die sich aus dem Mobilitätsbedürfnis und dem Bedürfnis nach Reisen stellen.

Freizeit und Spiel ist der Bereich, in dem der Mensch Erfahrungen zu Erholung, Unterhaltung und Selbstverwirklichung sammeln kann. Die Formierung und der Erhalt von Freundschaften ist ein wichtiger Teil des menschlichen Lebens ebenso wie Spiel, Sport, Hobby, Kunst, Besinnung, Konversation und Teilnahme am öffentlichen Leben. Auch hier muss man sich mit der Frage auseinander setzen, welche Bedeutung dieser Teil des menschlichen Lebens für die psychosoziale Entwicklung und Entfaltung besitzt und welche Konsequenzen es für den Menschen hat, wenn seine diesbezüglichen Bedürfnisse nicht mehr erfüllt werden können.

Obwohl es sich hier um einen großen und umfassenden Aufgaben- und Lebensbereich des Menschen handelt, hat man sich bislang mit der psychologischen und soziologischen Dimension dieses Feldes kaum beschäftigt. Das bedeutet, es gibt wenige wissenschaftliche Forschungsergebnisse und -aussagen darüber, welche Auswirkungen es in sozialer und psychologischer Hinsicht hat, wenn ein Mensch den im Alltag an ihn gestellten Anforderungen nicht oder nicht mehr nachkommen kann. Mosey stellt die These auf, die Ursache dafür könnte sein, dass diese Tätigkeiten traditionell eher den Frauen zugeordnet werden und ihnen deshalb in einer männlich dominierten Gesellschaft nicht die erforderliche Bedeutung zugemessen wird.

Die Ergotherapie habe diese Aktivitäten jedoch von jeher als wesentlichen Teil der menschlichen Existenz betrachtet. Können Aktivitäten des täglichen Lebens nicht mehr ausgeführt werden, hat dies Auswirkungen auf das psychische und soziale System. Aus diesem Grund muss auch in der Theorie stärker untersucht werden, welche Funktion die Erfüllung dieser Tätigkeiten für den Menschen hat und welche Auswirkungen der Verlust solcher Fertigkeitsbereiche im psychosozialen Sinne bedeutet.

Die Felder *Schule und Arbeit* sind wissenschaftlich mehr erschlossen. Sie stellen einen wichtigen und komplexen Bereich menschlicher Erfahrungen dar. Für viele Menschen sind sie eine herausragende Komponente der Identität und beeinflussen als solche alle Bereiche des menschlichen Seins. Im Kontext der zentralen Bedeutung von Schule und Arbeit müssen sich Ergotherapeuten mit verschiedenen Aspekten auseinander setzen, z.B. mit Fragen wie:

- Was bedeutet Arbeit für das Individuum?
- Welchen Wert hat Arbeit in der Gesellschaft?
- Wie sind die Strukturen und Charakteristika von Arbeitsplätzen und -umgebungen?
- Welche Wirkungen haben sie auf den Menschen?
- Welche Bedeutung hat Arbeit im biografischen Entwicklungsprozess eines Menschen?
- Welche Probleme können zu Defiziten in der Arbeitshaltung führen?
- Welche Bedeutung hat das Geschlecht oder die Kultur für die Einstellung zur Arbeit?

Die Beschäftigung mit der Thematik Arbeit ist für die Ergotherapie von Bedeutung, weil sie im Leben der meisten Menschen ein herausragendes Handlungsfeld darstellt, das der Mensch benötigt, um Lebensqualität – materiell oder ideell – zu erreichen. Gleichzeitig ist jedoch zu beachten, dass vor dem Hintergrund gesellschaftlicher und wirtschaftlicher Wandlungsprozesse erwerbstätige Arbeit in Zukunft nicht mehr in erforderlichem Umfang zur Verfügung steht und ein großer Teil der Bevölkerung älter als 60 Jahre sein wird. Dies bedeutet, dass Arbeit dann möglicherweise nicht mehr im bisherigen Ausmaß zur Definition von Identität und Werten herangezogen werden kann, sodass sinnvolle Betätigungen zunehmend auch in anderen Bereichen gesucht und gefunden werden müssen.

b) Leistungskomponenten
Zu den *Leistungskomponenten* zählen sensorische Integration, visuelle Perzeption, motorische, kognitive und psychologische Funktionen sowie soziale Interaktion. Sie sind dabei immer im Hinblick auf die Interaktionsmöglichkeit mit der Umwelt zu sehen. So wird z.B. die motorische Funktion unter dem Blickwinkel betrachtet, wie der Körper zur effektiven Handlung in der Umwelt eingesetzt werden kann. Es geht also nicht darum, isolierte Funktionen zu therapieren, sondern dem Menschen vielmehr Hilfestellung zu geben, mit den alltäglichen Aktivitäten zurechtzukommen. Es geht um Leistungskomponenten, die immer in Bezug auf das psychosoziale Erleben des Menschen betrachtet werden.

Die Basis der so beschriebenen Leistungskomponenten bildet die Fähigkeit zur *sensorischen Integration.* In diesem Zusammenhang ist das zentrale Nervensystem Ausgangspunkt für sensorische Informationen, die dem Individuum ermöglichen, sich effektiv mit der Verarbeitung seiner Umwelt auseinander zu setzen. Für Mosey ist dabei wesentlich, dass sensorische Integration nicht ein ausschließlich biologischer Prozess ist, sondern ein Geschehen darstellt, bei dem der Mensch durch individuelle Interpretation, Selektion, Kombination und eigene Klassifikationen seine Umwelt identifiziert und in seine Handlungen integriert. Sie grenzt daher sensorische Integration von motorischen Funktionen und visueller Perzeption ab.

Unter *motorischen Funktionen* versteht sie die Fähigkeit, den Körper effektiv in der Umwelt benutzen zu können. Subkategorien sind dabei Bewegungsausmaß, Kraft, Ausdauer Koordination und Muskeltonus.

Mit *visueller Perzeption* beschreibt Mosey den primär kortikalen Prozess, visuelle Stimuli wahrzunehmen und zu diskriminieren. Subkategorien sind die Figur-Grundwahrnehmung (Fähigkeit, einen Aspekt im visuellen Feld hervorzuheben und das übrige Feld zu vernachlässigen), die visuelle Diskrimination (Fähigkeit, Objekte der Umgebung durch ihre jeweiligen Charakteristika voneinander zu unterscheiden), die Wahrnehmungskonstanz (Fähigkeit, die invarianten Eigenschaften von Objekten auch dann zu erkennen, wenn sie in unterschiedlichen Positionen oder Verkleidungen erscheinen), das visuelle Gedächtnis (Fähigkeit zu behalten und wieder zu erkennen), die Wahrnehmung der Raumlage und der räumlichen Beziehungen sowie die visuomotorische Koordination (Kap. 3, *Motorisch-funktionelle Behandlungsverfahren*).

Weitere Leistungskomponenten, die Bedeutung für die Ergotherapie haben und aus Wissensfeldern der Sozialwissenschaften zu transferieren sind, nennt Mosey *kognitive Funktionen.* Darunter versteht sie kortikale Prozesse, die für die Informationsaufnahme, für Denkvorgänge und Problemlösungsstrategien notwendig sind. Damit sind Aufnahme-, Verarbeitungs- und Organisationsprozesse von Stimuli gemeint, die dem Menschen erlauben, sich durch Denken in seiner Umwelt zu orientieren. Hierzu zählen Fähigkeiten wie Aufmerksamkeit, Gedächtnis, Orientierung zur Person, Zeit und Raum, abstraktes Denken, Problemlösungsdenken, Entscheidungsfindung, Planung, Organisation und gedankliche Umsetzung von Handlungen. Kognitive Funktionen erschließen sich in erster Linie durch den aktiven Umgang mit der Objektwelt, wie Piaget verdeutlicht hat (Kap. 5, *Psychosoziale Behandlungsverfahren*).

Als *psychologische Funktionen* bezeichnet Mosey die Fähigkeit, gesammelte Erfahrungen und gegenwärtige Wahrnehmungen der Umwelt aus eigener Sicht oder in Perspektive auf andere bzw. auf die realistische Lebenssituation zu verarbeiten. Psychologische Funktionen sind immer auch von Emotionen, Motivation und Erwartungen aus zuvor gemachten Erfahrungen beeinflusst. Mosey unterscheidet hier unterschiedliche Kategorien:

- *Dynamische Zustände:* Bedürfnisse, Werte, Emotionen, Interessen und Motivation. Sie nennt diese Zustände dynamisch, weil sie sich in Interaktion mit der Umwelt verändern können, obwohl sie oft einen gewissen Grad von Stabilität besitzen.
- *Intrapsychische Dynamik:* Bezieht sich auf

Phänomene des Bewussten und Unbewussten, psychodynamische und Abwehrmechanismen. Mit dem Begriff intrapsychisch wird deutlich, dass es sich um Prozesse handelt, die sich zwar im Individuum selbst abspielen, aber durch andere Menschen oder Ereignisse in sehr starkem Maße beeinflusst werden können.

- *Bewusstheit:* Statischer Zustand oder Prozess. Als Zustand meint es das Verstehen und die Bewertung der eigenen Denkprozesse, Reaktionen sowie des eigenen Vermögens. Es ist das bewusste Verstehen von Sinn und Zweck des Verhaltens. In klinischen Situationen wird der Begriff oft im Zusammenhang mit der Einsicht in die eigene Krankheit und deren Auswirkungen als „realistische Selbsteinschätzung" benutzt.
  Als ein Prozess beinhaltet Bewusstheit die Entwicklung der bewussten Sinneswahrnehmung und Bedeutung von Interaktionsmustern mit anderen Menschen, Sachen oder Situationen. Außerdem geht es darum, wie der Mensch Motive oder Erwartungen, die hinter seinem Verhalten stehen, entdecken und sie in Beziehung zu sich und seinem Lebenslauf stellen kann. Dieser Prozess beinhaltet einerseits die Fähigkeit zur Selbstwahrnehmung und Reflexionsfähigkeit, anderseits ist er auf das Feedback aus der Umwelt angewiesen. Inhaltlich geht es hier also um Themen der Selbst- und Fremdwahrnehmung in sozialen Situationen.
  Mosey zeigt auf, dass ergotherapeutische Behandlung sowohl auf seiten des Therapeuten als auch des Patienten einen reflektierten Prozess einleiten soll. Der Therapeut muss auf der Grundlage seines Wissens und seiner psychosozialen Kompetenzen die Ausgangslage und künftigen Möglichkeiten des Patienten reflektieren und dem Patienten helfen, eigene Wünsche, Bedürfnisse und Ziele zu erkennen, um die Umwelt diesen Bedürfnissen anzupassen oder sich selbst den notwendigen Bedingungen der Umwelt anzupassen.
- *Objektbeziehung:* Als einem weiteren Aspekt der Objektbeziehung stellt Mosey hier die Frage in den Vordergrund, welche Funktion Objekte für den psychischen Antrieb des Menschen und die Befriedigung seiner Bedürfnisse haben. Der Begriff Objektbeziehung verweist auf die Menge der investierten Gefühle und psychischen Energie, die in Bezug auf Objekte eingesetzt werden, um die Bedürfnisse zu stillen.
- *Selbstkonzept:* Es umfasst Identität und Identitätsentwicklung, Köperimage, Selbstwertgefühl, Selbstkontrolle, Willen, Umgang mit Stress, Erfolg/Misserfolg, Frustrationen und Ängsten (Gordon u. Gergen 1968, Wylie 1974). Die letzte psychische Komponente ist das *Konzept über andere,* das die Entstehung und Funktion von individuellen Einstellungen, implizite Persönlichkeitstheorien, Vorurteile oder Stereotype, die jemand über andere Menschen oder gegebene Situation besitzt und die wesentlichen Einfluss auf das Handeln von Menschen haben, umfasst (Bierhoff 1986, Schiefle 1990).
- *Soziale Interaktionsfähigkeit:* Darunter fasst Mosey die Fähigkeit zusammen, mit einzelnen Menschen oder kleinen Gruppen eine vorübergehende oder dauerhafte Beziehung einzugehen. Dieses Vermögen, sich in sozialer Interaktion einzubringen, ist eine elementare Erfahrung und Notwendigkeit im menschlichen Leben. Soziale Interaktionen sind unverzichtbare Komponenten, um sich an seine Umwelt zu adaptieren und letztendlich zu überleben.
  Für die Betrachtung sozialer Interaktion können drei Bereiche unterschieden werden:

  1. Die *Interpretation von Situationen* bezieht sich auf die individuelle Fähigkeit, ein aufmerksamer Beobachter sozialer Vorgänge zu sein, d.h. die Bedürfnisse, Werte, Motive und Gefühle anderer wahrzunehmen und den reziproken Prozess sozialer Interaktion zu erkennen. Sozial bedeutet außerdem, dass das Individuum ein eigenes Verhalten entsprechend einstellen kann.

  2. Eine weitere Komponente sind *soziale Fertigkeiten.* Sie beziehen sich auf die Fähigkeit, andere Menschen um Hilfe zu bitten und für die Erfüllung von Bedürfnissen

in Anspruch zu nehmen sowie Freude am Zusammensein mit anderen zu empfinden. Außerdem gehört dazu das Vermögen, die Initiative zu ergreifen, Kontakt mit anderen aufzunehmen bzw. zu halten, Kommunikations- und Integrationsfähigkeit.
3. Dabei geht es um das *strukturierte soziale Zusammenspiel*, d.h. Kooperations-, Kompromiss-, Durchsetzungs- und Konkurrenzfähigkeit sowie und die Einhaltung von Vereinbarungen.

c) Alter
Nach Mosey wird dem *Alter* in der Ergotherapie erhöhte Aufmerksamkeit geschenkt. In der Meinung, dass der Mensch während seines Lebens zur Entfaltung seiner Handlungsfähigkeit bestimmte Entwicklungsstufen durchlaufen muss, stellt sie diese Entwicklungsdimension stark in den Vordergrund. An den Entwicklungsstufen lassen sich ihrer Auffassung nach sowohl Diagnostik als auch therapeutische Interventionen bemessen. Als Entwicklung betrachtet sie jedoch nicht nur grundlegende biopsychosoziale Prozesse, sondern auch Entwicklungsaufgaben des Menschen, die an seine unterschiedlichen Rollen im Leben gebunden sind. Des weiteren weist sie darauf hin, dass der biographische Lebenshintergrund von Menschen einen wesentlichen Gesichtspunkt in der Therapie darstellt. Schließt man sich dieser Vorstellung an, setzt der Erwerb von Kenntnissen eine lebenslange Entwicklung und Auseinandersetzung mit Teilen der Biografieforschung voraus.

d) Umwelt
Die *Umwelt* mit ihren kulturellen, sozialen und physikalischen Bedingungen bildet den Rahmen, in dem das Individuum interagiert und sein Leben organisieren muss. Mosey beleuchtet unter anderem auch Aspekte kulturell unterschiedlicher Erfahrungs- und Handlungswelten und verweist auf die Bedeutung politischer Entscheidungen und Bedingungen im Gesundheitssystem (Mosey 1986, S. 171–189).

Für Ergotherapeuten spielt die Anpassung an die Umweltbedingungen eine wesentliche Rolle. Daher sind für sie aus dem sozialwissenschaftlichen Bereich theoretische Konzepte wesentlich, die sich mit der Frage der Beziehung Mensch–Umwelt (Oerter 1987 u. 1995) oder mit politischen und gesellschaftlichen Einflüssen auf den Menschen befassen. In diesem Zusammenhang gilt es vor allem auch, die Bedeutung von Krankheit und Gesundheit im gesellschaftlichen System zu beleuchten.

1.5.4 Kritische Aspekte des Konzepts

Mosey wird von einigen Kritikern vorgeworfen, ihr Konzept sei inkonsequent, da es lerntheoretische, analytische, Entwicklungs- und humanistische Theorien verbindet. Gerade dadurch wird jedoch deutlich, dass sie sich nicht an einer bestimmten „Schule“ ausrichtet, sondern versucht, die vorhandenen Wissensbestände für das spezifische Feld der Ergotherapie nutzbar zu machen.

Kritisiert wird zudem, dass Moseys Ansatz zu stark an einem stadienspezifischen Entwicklungsmodell festhält. Dies bedeutet, sie ist der Meinung, eine Entwicklung kann nur erfolgreich sein, wenn die vorangegangenen Entwicklungsschritte bewältigt wurden. Nach neueren Forschungsergebnissen der Entwicklungspsychologie ist diese These in der Tat kritisch zu betrachten (Oerter u. Montada 1995).

Ein weiterer Kritikpunkt ist die zu starke Ausrichtung des Konzepts auf den psychosozialen Bereich, sodass eine Anwendung auf physikalische Behandlung nur begrenzt möglich sei. Diese Meinung kann nicht geteilt werden. Vielmehr ist Kritik an der Tatsache zu üben, dass die ergotherapeutische Behandlung vor allem im motorisch-funktionellen Bereich oft nur rein funktional ausgerichtet ist. Häufig geht es dabei nur um die Wiederherstellung einzelner Teilfunktionen durch Übungssequenzen, die keinerlei Bezug mehr zur den für den Patienten wichtigen Alltagshandlungen haben. Die Objekte in der Therapie werden häufig nicht danach ausgewählt, was sich durch den Umgang mit ihnen erfahren lässt, sondern sie dienen als Mittel zum Zweck, eine bestimmte isolierte Funktion wiederherzustellen und haben darüber hinaus vor allem für die Patienten keine sinnvolle Bedeutung. Im Hinblick auf die reine Wiederherstellung von Funktionen sind jedoch Physiotherapeuten oft besser ausgebildet als Ergotherapeuten, die das ihnen eigene Berufsprofil in *allen* Bereichen vertreten und mit glaubhaften Handlungen füllen müssen.

Die bislang ausgeführten Sichtweisen machen deutlich, dass es in der Ergotherapie nicht um die Herstellung einzelner Funktionen des Menschen geht, sondern darum, den Menschen in der Einbindung in sein soziales System zu unterstützen und ihm entsprechend seiner Bedürfnisse zu einer selbstbestimmten Handlungsfähigkeit und Lebensführung zu verhelfen. Dabei spielt in der Ergotherapie die Hinführung zum „Tätigsein-Können" eine zentrale Bedeutung (Kielhofner 1992, Clark 1990, Gilfoyle 1984).

Nach Kielhofner (1992) befasst sich die Ergotherapie mit der „Natur der menschlichen Tätigkeit". Deshalb fokussieren Problemlösungen in der Ergotherapie Dysfunktionen der Handlungsfähigkeit. Diese Fokussierung stellt nach Kielhofner das Spezifische der Ergotherapie dar. Die Ergotherapie unterscheidet sich von medizinischen Modellen, indem sie nicht primär auf Krankheitssymptome oder Funktionsstörungen blickt. Sie interessiert sich vielmehr dafür, in welcher Form die Handlungsfähigkeit des Menschen durch Krankheit, Verletzung oder Behinderung eingeschränkt ist, und wie diese Beeinträchtigung sich auf die Bedürfniserfüllung und auf das soziale System auswirkt, in dem der Mensch seine Rollen ausfüllen will.

Eine solche Sichtweise impliziert, dass die sozialwissenschaftliche Komponente in der Ergotherapie wachsen muss, da sich in den Sozialwissenschaften – der Psychologie, Soziologie und Pädagogik – Teile von Theorieansätzen finden, die diese Ansicht unterstützen. Man kann sogar so weit gehen zu sagen, dass die Sozialwissenschaften eine konstituierende Funktion für die Ergotherapie besitzen. Dieser Tatsache muss auch in der Ausbildung Rechnung getragen werden.

1.5.5 Konsequenzen für die Ausbildung

Am Beispiel von Anne Moseys Vorstellungen der Ergotherapie wurde aufgezeigt, welche Aufgaben die Berufsangehörigen erfüllen sollten. Dabei wurde deutlich, dass die Sozialwissenschaften einen bedeutenden Einfluss auf die Ergotherapie haben. Im Kontext der Handlungsfähigkeit stehen psychisch-emotionale, kognitiv-perzeptive und sensomotorische Fähigkeiten und Fertigkeiten in enger Wechselwirkung zueinander. Es besteht eine Dualität zwischen der Anpassung des Individuums an die Umwelt und der Anpassung der Umwelt an das Individuum.

Mosey stellt die psychosoziale Komponente dieses Anpassungsprozesses in den Vordergrund und macht damit deutlich, wie wesentlich die Verarbeitung der Erkenntnisse aus den Sozialwissenschaften für die Ergotherapie sind.

Wenn die Ergotherapie ihren zentralen Berufsinhalt nun in der Herstellung einer umfassenden Handlungsfähigkeit des Menschen sieht, diese Handlungsfähigkeit in der Ergotherapie in erster Linie durch den Kontakt mit der Umwelt und der Objektwelt hergestellt werden soll und wenn die Fähigkeit, Rollen zur Erfüllung von Lebensaufgaben in einem komplexen System einzunehmen, oberstes Therapieziel der Ergotherapeuten ist, ist es mehr als bisher nötig, sich den theoretischen Inhalten des Berufsverständnisses zu widmen.

Damit wächst die Bedeutung der Sozialwissenschaften für die Ergotherapie. Dieser Bedeutungszuwachs schlägt sich auch in der novellierten Ausbildungs- und Prüfungsverordnung nieder, in welcher der inhaltliche Rahmen erweitert und ausdifferenziert und die Stundenanzahl deutlich erhöht wurden (Raps 2000). Als neue Themenbereiche finden sich z.B. *systemische Psychologie, Arbeits-, Betriebs- und Organisationspsychologie, Medizinsoziologie* und *Gerontologie*.

Besonders hervorzuheben ist jedoch das neue Fach *Grundlagen der Ergotherapie*, durch dessen Inhalte gesichert werden soll, dass die

Studenten zurzeit bestehende Modelle in der Ergotherapie reflektieren und damit auch sozialwissenschaftliche Theoriebezüge in ihrem Berufsverständnis integrieren. Die *Arbeitsgemeinschaft Ergotherapeutischer Schulen* ist derzeit damit beschäftigt, ein Curriculum zu diesem Fach zu erarbeiten.

Betrachtet man die bisherigen Ausführungen genauer, ergibt sich ein deutliches Bezugsfeld der Sozialwissenschaften zur Ergotherapie:

Von seiten der Soziologie rekrutiert sich das Wissen über den Menschen als einem Angehörigen einer bestimmten Kultur und eines Gesellschaftssystems mit dem damit verbundenen Rollen- und Normenverständnis. Von seiten der Pädagogik rekrutiert sich das Wissen über Vermittlung und Lernen und von seiten der Psychologie über Persönlichkeits- und Entwicklungsmodelle, soziale Wahrnehmung, Denken und Willenssystem, Motivations- und Emotionstheorien, Gruppendynamik sowie Selbstkonzeptforschung.

Im Bereich der Forschung ist die Ergotherapie in Deutschland zurzeit noch als Entwicklungsland zu bezeichnen. In der Ausbildung werden selbst einfache Grundlagen wissenschaftlichen Arbeitens bisher noch nicht vermittelt. Einige Forschungsmethoden der Sozialwissenschaften (Bortz u. Döring 1995, Friedrichs 1990) könnten der Ergotherapie helfen, mehr berufseigene Projekte zu verwirklichen. Das Verständnis für wissenschaftliches Arbeiten anhand ausgewählter Methoden der Sozialwissenschaften könnte außerdem dazu beitragen, eine höhere Kompetenz bei der Durchführung und Bewertung von Assessment- und Evaluationsverfahren zu erwerben und wissenschaftliche Untersuchungen aus benachbarten Disziplinen kritisch zu beurteilen.

Will die Ergotherapie den Ansprüchen Moseys genügen, muss sie über ein breites Wissensspektrum verfügen, das sich in hohem Maße auf theoretische Ansätze, Perspektiven und wissenschaftliche Aussagen der Sozialwissenschaften stützt. Die Bedeutung der Sozialwissenschaften für die Ergotherapie liegt besonders darin begründet, dass sie den Berufsstand darin unterstützt, den Menschen auf der Grundlage seiner biologischen Disposition als ein biologisch-psychosoziales Wesen zu begreifen, das die Entwicklung seiner Fähigkeiten und Fertigkeiten sowie sein persönliches Wachstum aus der Auseinandersetzung mit der Objektwelt und der Interaktion mit seiner sozialen Umwelt bezieht.

Um die Bedeutung der Sozialwissenschaften für die Ergotherapie zu definieren, müssen wir uns jedoch vor allem vor Augen führen, für welchen Zweck Ergotherapeuten dieses Wissen benötigen. Das bedeutet, dass es nicht darum geht, über sozialwissenschaftliches Wissen an sich zu verfügen, sondern vielmehr, sich immer wieder zu fragen, in welcher Beziehung dieses Wissen zur Ergotherapie steht und wie es in ergotherapeutisches Handeln integrieren lässt.

Daher genügt es nicht, wenn Sozialwissenschaftler ohne Kenntnisse der Ergotherapie ihr Wissen an die Studenten vermitteln, sondern sie müssen auch Sinnbezüge zur Ergotherapie herstellen. Die Studenten müssen erkennen können, warum sie etwas lernen und wo Verknüpfungen oder Modifikationen hergestellt werden können.

Die Handlungsfähigkeit des Menschen als einem wesentlichen Gesichtspunkt in der Ergotherapie erfordert es, sich z.B. mit den Handlungstheorien auseinanderzusetzen. Die Kenntnisse müssen sich darauf beziehen, aus welchen Gründen es zu Handlungen kommt bzw. bestimmte Handlungen gewählt werden und andere nicht, wie sie sich in ihrem Ablauf darstellen und regulieren und welche Bedeutung sie für den Menschen selbst und seine sozialen Welt hat.

Dabei ist jedoch zu beachten, dass Ergotherapeuten verstärkt in die Lage versetzt werden müssen, auf der Grundlage ihres Wissens über menschliches Handeln das ihrer Patienten zu analysieren, um die Behandlungssituation so zu gestalten, dass sie den Anforderungen und den Bedürfnissen ihrer Patienten für eine sinnvolle Lebensbewältigung entspricht.

Ergotherapeuten sind Vermittler, d.h. sie müssen in gleichem Maße über didaktisches Wissen wie methodische Fertigkeiten verfügen, um Handlungen zu initiieren und zu strukturieren. Diese Fähigkeiten bedürfen ebenso der theoretischen Reflexion wie der praktischen Einübung. Das bedeutet, dass sich Ergotherapeuten nicht nur differenziert mit pädagogischen Fragestellungen und Problemstellungen beschäftigen, sondern auch in der Lage sein müssen, diese Kenntnisse und Fertigkeiten auf das spezifische ergotherapeutische Tätigkeitsfeld anzupassen.

Eine klare Analyse der sozialwissenschaftlichen Erkenntnisse und ihrer Modifikation für die Ergotherapie ist in allen Bereichen notwendig. Es wird Auftrag der Berufsgruppe sein, mehr als bisher die jeweiligen theoretischen Erkenntnisse auf ergotherapeutische Handlungsfelder zu transferieren und deren Bedeutung im Kontext ergotherapeutischer Intervention zu verdeutlichen. Diese Aufgabe hat in erster Linie die Ausbildung zu leisten. Daher wird es vor allem an der Initiative der hauptberuflich an Ergotherapieschulen Lehrenden liegen, diese Arbeit zu leisten. In Anbetracht der zur Verfügung stehenden Zeitressourcen und der Notwendigkeit, sich diese Kompetenzen eventuell erst selbst aneignen zu müssen, ist dies ein schwieriger Auftrag. Daher wird gefordert, dass diese anspruchsvolle Aufgabe auch von den Trägern der Ergotherapieschulen als wichtiges Arbeitsfeld wahrgenommen wird. Dies bedeutet, den Mitarbeitern an Schulen die Möglichkeit zur Fortbildung und zeitlichen Freiraum für konzeptuelle Arbeit zu bieten.

Dabei handelt es sich gleichermaßen um eine reizvolle Aufgabe, bei der die Ergotherapeuten in den Schulen gestaltend und kreativ beim Prozess der Ausformung des Berufsbildes mitwirken können. Dies wäre sicher im lebendigen Austausch der Verantwortlichen untereinander am sinnvollsten zu verwirklichen.

In der Vergangenheit haben in Deutschland zwar psychologische, soziologische und pädagogische Fragestellungen mehr und mehr Raum in der ergotherapeutischen Ausbildung eingenommen und dadurch teilweise auch zu einer anderen Identitätsempfindung beigetragen. Dennoch wurden diese Inhalte in der Praxis bislang nur wenig in ein gesamtberufliches Modell und Handlungsfeld integriert. Aus diesem Grund müssen die für die Ergotherapie relevanten sozialwissenschaftlichen Inhalte stärker in das fachspezifische Wissen eingebaut und für die Aufgabenfelder der Ergotherapie modifiziert werden. Der Berufsstand wird sich in Zukunft vermehrt damit auseinandersetzen müssen, wie bestehende sozialwissenschaftliche Erkenntnisse zum Bestandteil ergotherapeutischer Kompetenz werden können.

1.6 Praxismodelle in der Ergotherapie

U. Marotzki

1.6.1 Einführung

Dieser Beitrag soll nicht dazu dienen, einen Überblick über die derzeit diskutierten fünf bis acht Praxismodelle zu vermitteln. Hierfür sei auf Hagedorn (1997) und Kielhofner (1997) verwiesen. Vielmehr wird im Folgenden ein Einblick in Aufbau und Funktion von ergotherapeutischen Praxismodellen gegeben (Kap. 1.6.2) und ein exemplarisches Beispiel, das *Modell menschlicher Betätigung* (Kielhofner 1995) vorgestellt (Kap. 1.6.3).

Was sind Modelle?

Die Arbeit mit Modellen ist nicht nur in wissenschaftlichen Zusammenhängen, sondern auch im Alltag sehr verbreitet. Wird im Alltag ein Sachverhalt erklärt, helfen oft Papier und Bleistift bei der modellhaften Darstellung eines Zusammenhangs. Aus der Psychoanalyse sind die Begriffe *Ich*, *Es* und *Über-Ich* aus dem zweiten topischen Modell bekannt, aus der Chemie kennen wir den tanzenden Ring des Benzolmoleküls. Creek und Feaver (1993) weisen auf drei Darstellungsformen hin, die auch in ergotherapeutischen Modellen Anwendung finden:

1. Die visuelle Darstellung eines Zusammenhanges (z.B. in Form eines Diagramms);
2. Die Analogiebildung (z.B. Heranziehen eines vergleichbaren Beispiels/Vorgangs mit Erklärungswert: die Gedächtnisleistung wird mithilfe der Speicherfunktion eines Computers erklärt);
3. Die symbolische Darstellung (z.B. Verwendung eines Zeichens als Stellvertreter für einen Sachverhalt bzw. Zusammenhang).

Den Darstellungsformen ist die Verdeutlichung eines komplexen Zusammenhanges durch Vereinfachung gemeinsam. Bei der Auseinandersetzung mit ergotherapeutischen Praxismodellen ist zu beachten, dass sie Vorstellungshilfen für ein komplexes ergotherapeutisches Praxisproblem bilden und keine Abbildungen der Realität sind.

1.6.2 Aufbau und Funktion ergotherapeutischer Praxismodelle

Im Folgenden wird eine Definition von Kielhofner (1997) für Praxismodelle vorgestellt. Ausgehend von dieser Definition werden die Bestandteile eines Praxismodells erläutert. Dabei handelt es sich um:

1. Das *ergotherapeutische Grundverständnis* bzw. *Paradigma*.
2. Die *interdisziplinäre Basis* und
3. Den *inneren Aufbau* eines ergotherapeutischen Praxismodells, welcher am Beispiel des *Modells menschlicher Betätigung* (MOHO; Kielhofner 1995) kurz dargestellt wird.

Bei der Anwendung bzw. Umsetzung von Praxismodellen spielen auf seiten des Therapeuten *Prozesse therapeutischer Entscheidungen* (Clinical Reasoning) und auf seiten des Patienten *Prozesse der Veränderung* (Processes of Change) eine wichtige Rolle. Sie werden ebenfalls kurz erwähnt. Für eine weitergehende Beschäftigung mit diesen Themen werden Hagedorn (1995, 1997) und Kielhofner (1997) empfohlen.

Definition

Kielhofner (1997) benennt vier Charakteristika für entwickelte Praxismodelle:

1. „Jedes Modell baut auf eine interdisziplinäre Wissensbasis auf.
2. Jedes Modell bezieht sich auf eine bestimmte Gruppe von Phänomenen, indem es Aussagen zu deren Ordnung (z.B. Organisation und Funktion) Fehlordnung (z.B. Dysfunktion) und dem Prozess therapeutischer Interventionen (Veränderungsprozess, Zustandserhaltung) macht.
3. Weil Modelle in der Praxis benutzt werden, bringen sie auch Technologien (z.B. Prozeduren, Materialien) zur therapeutischen Anwendung hervor.
4. Modelle sind der Forschung unterworfen, die Nachweise über die theoretische Stichhaltigkeit und therapeutische Wirksamkeit erarbeitet." (Kielhofner 1997, S. 98).

Praxismodelle organisieren und strukturieren Wissen, welches für die konkrete ergotherapeutische Arbeit mit den Klienten Bedeutung hat. Dabei werden einerseits theoretische Anleihen bei unterschiedlichen geistes- und naturwissenschaftlichen Disziplinen gemacht (siehe 1.), andererseits werden theoretische Konzeptionen für die Klientenarbeit in konkrete Vorgehensweisen, Befunderhebungsverfahren und Therapiemittel (Fragebögen, Materialien) verwandelt (siehe 3.).

Die Auswahl der Perspektiven auf die interdisziplinäre Wissensbasis, die Beschreibung praxisrelevanter Fragen und die Formulierung von Annahmen für das Feld wird von dieser Ebene des Praxismodells aus gesteuert. Die Organisation dieser Ebene steht in engster Beziehung zu einem für die ergotherapeutische Theoriebildung explizit formulierten ergotherapeutischen Grundverständnis (siehe 2.). Dieses Grundverständnis wird auch Paradigma oder Leitbild genannt.

Praxismodelle sind einer ständigen Entwicklung unterworfen. Theorieentwicklungen wissenschaftlicher Disziplinen werden verfolgt und in die Praxismodelle aufgenommen, Assessments und Fragebögen für die Klienten-

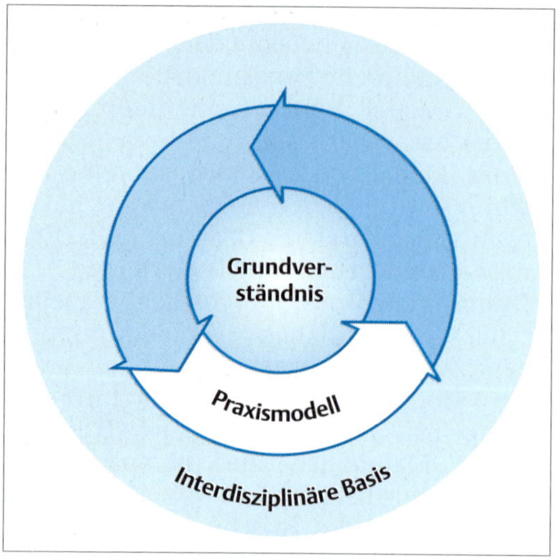

Abb. 1.**9** Aufbau eines Praxismodells (nach Kielhofner 1997).

arbeit werden wissenschaftlich überprüft und verändert (siehe 4.).

Zusammenfassend stellen Praxismodelle also eine Verbindung zwischen Theorie und konkreter Patientenarbeit her (Abb. 1.**9**). Sie begleiten die verschiedenen Phasen des therapeutischen Prozesses (von der Aufnahme bis zur Entlassung), indem sie sowohl theoretisches Wissen als auch praktische Hilfen ablaufbezogen bereitstellen.

Ergotherapeutisches Grundverständnis – Leitbild – Paradigma

Das meist unausgesprochene Grundverständnis einer Profession hängt eng mit der Entstehungsgeschichte des Berufs, der Ausbildung, den wissenschaftlichen Aktivitäten und dem Austausch der Berufsmitglieder über ihre berufliche Identität zusammen. Es beinhaltet ein Set aus Prinzipien, Annahmen, Überzeugungen, Maßstäben – den gemeinsamen Nenner –, mit dem jeder Berufsangehörige lebt und handelt. Es umfasst das Selbst- und Weltbild der Profession, d.h. Berufsangehörige können sich an diesen Gemeinsamkeiten gegenseitig erkennen und sind für andere Professionen und Klienten daran identifizierbar.

Das Grundverständnis schließt das spezifische Verhältnis der Profession zu ihrem Auftrag innerhalb der Gesellschaft ein. Es unterliegt der kulturellen Prägung und stellt Orientierungspunkte für eine innerprofessionelle Denk- und Handlungskultur zur Verfügung.

Im Rahmen der Qualitätssicherung spricht man hier auch von einem *Leitbild*. Kielhofner (1997) greift das Pendant zum Leitbildbegriff im wissenschaftlichen Diskurs auf. Er spricht in Anlehnung an die wissenschaftstheoretische Debatte um Th. Kuhn von *Paradigma* und sieht hierin „die geteilte Vision der Mitglieder einer Profession" (Kielhofner 1997, S. 16), die neben den Orientierungen in der Praxis gleichzeitig das Interesse für die theoretische und praktische Weiterentwicklung der Profession leitet und konzentriert. Das Paradigma ist somit auch für die Entwicklung von Praxismodellen konstitutiv.

Im Vergleich zu anderen Wissensbeständen der Profession stellt das Paradigma eine relativ überdauernde und gegen Veränderungen widerstandsfähige Struktur dar, die in Kielhofners Formulierung drei *formale* Elemente umfasst:

1. *Kernannahmen* bezüglich der Art und Weise des ergotherapeutischen Angebotes: Bedürfnisse der Klienten, zu lösenden Probleme und zu erbringende Leistung.
2. *Grundposition*, die das ergotherapeutische Wissen organisiert und das Denken in bestimmte Richtungen, z.B. das Verstehen komplexer Beziehungen zwischen Person und Umwelt, orientiert. Die Grundposition legt spezifische Interpretationsweisen von Problemstellungen nahe.
3. *Gemeinsame Wertvorstellungen* davon, was eine gute ergotherapeutische Behandlung ausmacht (Kielhofner 1997, S. 16f.).

Hagedorn (1995) stellt vier *inhaltliche* Elemente, die es im Paradigma notwendigerweise zu beschreiben gilt, in Form eines Hockers dar: die Sitzfläche ist die *Ergotherapie*, die drei Beine des Hockers werden aus der *Person des Klienten*, dem *Therapeuten* und der

Betätigung gebildet. Der Grund, auf dem der Hocker steht, ist die *Umwelt*.

Fehlt eines der Elemente, kann der „ergotherapeutische" Hocker nicht seiner Funktion dienen. Bei der Durchsicht der englischsprachigen Literatur stellte Hagedorn Übereinstimmungen zum Aufgabenbereich der Ergotherapie zu folgenden Punkten fest (Hagedorn 1997, S. 5):

- „Ergotherapie betrifft das Individuum, die Rollen, Betätigungen, Aktivitäten und Interaktionen innerhalb seiner/ihrer persönlichen Umwelt.
- Sie befähigt und ermächtigt das Individuum, im täglichen Leben kompetent und sicher zu handeln und sein/ihr Wohlbefinden zu steigern.
- Sie setzt Aktivitäten kreativ und therapeutisch ein, um Ziele zu erreichen, die für das Individuum bedeutungsvoll sind und gleichzeitig minimiert sie negative Auswirkungen, die mit einer Dysfunktion zusammenhängen.
- Sie bedarf der aktiven Mitwirkung des Individuums und seiner/ihrer partnerschaftlichen Mitgestaltung am Therapieprozess."

Interdisziplinäre Basis

Die interdisziplinäre Basis liefert der Ergotherapie unterschiedliche Wissensbereiche. Es handelt sich um Theorien, Forschungsmethoden und Methoden bzw. Verfahren, die im ergotherapeutischen Behandlungsprozess verwendet werden. Einerseits stellt der explizite Bezug zur interdisziplinären Basis den inhaltlichen Anschluss und die Möglichkeit zum Austausch und zur Verständigung über Professionsgrenzen her. Andererseits würde es wahrscheinlich schwerfallen, zu vielen Fragestellungen etwas völlig Neues zu erfinden, das nicht in annähernder bzw. anschlussfähiger Form schon in einem anderen wissenschaftlichen Bereich beschrieben wurde. Die Profession stellt sich ins Abseits, wenn sie die Bezüge zu anderen Disziplinen nicht beachtet. Dies wird auch für die Wahl der Terminologie angemahnt (Hagedorn 1997, S. 45).

Auf der Suche nach Erklärungen für den biopsycho-sozialen Menschen als handelndes Wesen innerhalb seiner Umwelt, die bio-psycho-soziale Förderlichkeit von Betätigungen, die für das Individuum sinnvoll sind, und die vielfältigen Ursachen der Einschränkungen der Handlungsfähigkeit und ihrer Wiederherstellung bieten sich Beiträge aus einem weiten Feld wissenschaftlicher Disziplinen quer über die Grenze von Natur- und Geisteswissenschaften an. Hagedorn bemerkt hierzu, dass die Ergotherapie aufgrund der Natur ihres Gegenstandsbereichs mit einem Spagat zwischen unterschiedlichen Wissenschaftsschulen leben muss (Hagedorn 1997, S. 33). Das bedeutet, dass der Praktiker z.B. einerseits in der Lage sein muss, strukturierende Fragebögen und standardisierte Messinstrumente einzusetzen und andererseits sich selbst als reflektierendes Instrument auszubilden, um die Bedürfnisse des Klienten methodisch-kontrolliert verstehen zu können.

Als weitere Anleihen aus anderen Disziplinen, die in den ergotherapeutischen Prozess eingehen, sollen hier beispielsweise Beratung, Behandlung und Didaktik genannt werden.

Aufbau eines ergotherapeutischen Praxismodells am Beispiel des *Modells menschlicher* Beschäftigung (MOHO)

Im Folgenden wird ansatzweise erörtert, wie die Theorie-Praxis-Vermittlung beim Model of Human Occupation (MOHO) stattfindet.

Der Unterschied des *Modells menschlicher Betätigung* zu theoretischen Bezugsrahmen anderer Disziplinen, die für die Ergotherapie adaptiert wurden, besteht *zum einen* darin, dass bei der Suche nach theoretischen Quellen für MOHO von einem ergotherapeutischen Grundverständnis bzw. Paradigma ausgegangen wird. In den Brennpunkt der ergotherapeutischen Sicht legt Kielhofner konsequent die Handlungsebene des Menschen in seinen bio-psycho-sozialen Lebensbezügen. Der Wert von Handlung und Betätigung für die Verwirklichung des Menschseins in seinen personalen, sozialen und kulturellen Bezügen wird als Ausgangspunkt genommen, um die Bedeutung von Verlust, Dysfunktionen und nicht vorhandener Handlungsfähigkeit zu ermessen. Dem Handeln als therapeutischem Medium wird dabei ein gebührender Platz zugewiesen.

Zum anderen erfolgt die Strukturierung der Modellinhalte verstärkt durch Fragen, die in der ergotherapeutischen Praxis aufgeworfen werden (Kap. 1.6.3, *Leitende Fragen*). Kielhofner weist bei der Entwicklung von ergotherapeutischer Theorie der Praxis eine wichtige Funktion zu (bottom-up).

Metatheoretische Ebene
Auf dieser Ebene werden Theorien herangezogen, die Erklärungswert für die Grundannahmen und Phänomene der ergotherapeutischen Praxis haben. Zusammenhänge werden noch sehr abstrakt formuliert. Zum grundlegenden Verständnis des handelnden Menschen innerhalb eines spezifischen Kontextes bezieht sich MOHO z.B. auf verschiedene systemtheoretische Ansätze (Kap. 1.6.3, *Einfluss der Systemtheorie*). Auch der Gesamtaufbau des MOHO als eine Struktur gleichberechtigter Systeme (Heterarchie) bezieht seine Wurzel daher.

Engere ergotherapeutische Theoriebildungsebene
Die im engeren Sinne ergotherapeutische Theoriebildungsebene in MOHO ist die, in welcher die gegenseitige Durchdringung der Elemente interdisziplinäres Wissen, Paradigma und Praxisfragen am stärksten ausgebildet ist. Auf dieser Ebene werden die Subsysteme Volition, Habituation und Performanz formuliert (Kap. 1.6.2, *Die Subsysteme*). Es werden Konzeptionen der handlungsrelevanten Umwelt, der Handlungsfähigkeit und ihrer Dysfunktion entwickelt.

Auch auf dieser Ebene gehen zum Verständnis der Subsysteme Theoriebestände anderer Disziplinen, z.B. der Psychologie (Motivation, Selbstbild, Lebensgeschichte etc.) und Soziologie (Rollenverständnis, Gewohnheitsbildung etc.) mit ein; sie werden aber stark in die ergotherapierelevante Systematik eingewoben. Das Modell setzt hier folgende praxisrelevante Akzente:

1. Ergotherapeutische Phänomene werden in gebündelter und theoretisch überarbeiteter Form beschrieben, für die schon immer Aufmerksamkeit in der Praxis vorhanden war.
2. Diese Modellebene mit ihren theoretischen Überlegungen dient der Entwicklung von Hilfsmitteln für die Praxis.
3. Von dieser Ebene lassen sich Prinzipien ergotherapeutischen Handelns und Interventionsmethoden ableiten (Kap. 1.6.3, *Interventionsmethoden*).
4. Es wird eine spezifisch ergotherapeutische Begrifflichkeit entwickelt, die eine Containerfunktion für komplexe ergotherapeutische Zusammenhänge übernimmt (z.B. Volition, Habituation, Performanz, Selbstbild und Interessen).

Ansätze (approaches)
Im Mittelpunkt steht die Umsetzung der bisher theoretischen Konzepte in die Praxis. Die Bestandteile des Praxismodells (Volition, Habituation, Performanz, Umwelt, etc.) geben schon einzeln eine breite Basis zur weiteren Ausarbeitung und zur Entwicklung von Assessments, Techniken und Medien. In ihrer Aussagekraft sind sie jedoch begrenzt und verweisen immer auf den Zusammenhang mit den anderen Bestandteilen des Modells.

Es gibt beispielsweise keine ausführliche Beschäftigung mit der Performanz, ohne auch die Volition eines Menschen in den ergotherapeutischen Prozess einzubeziehen. Dies macht den ganzheitlichen Charakter des Modells aus. Hagedorn formuliert die folgenden Anforderungen an Ansätze in der Ergotherapie (Hagedorn 1997, S. 42):

- Klare Bestimmung des Anwendungsbereiches und seiner Grenzen;
- Vorgehensweisen sind in bestimmter Form vorzugeben und andere auszuschließen;
- Klare Definition des Problems;
- Definition des gewünschten Ergebnisses, d.h. den Praktiker in die Lage versetzen, den Erfolg zu überprüfen.

Befunderhebungsverfahren und Therapiemittel Der Übergang von Ansätzen zu ihrer Technologie ist fließend. Häufig werden Ansätze durch ihre Mittel und Medien repräsentiert. MOHO weist eine umfangreiche und sich ständig in Überarbeitung befindliche Sammlung an Instrumenten auf (*Fragebögen, Checklisten, Assessments*, die den einzelnen Subsystemen in der MOHO-Darstellung zugeordnet sind).

Therapeutische und individuelle Veränderungsprozesse

Praxismodelle liefern Erklärungen für die Natur eines Handlungsproblems, z.B. auch unter Beachtung des *Prozesses* der Problementstehung, und schlagen ein Set an Interventionsmöglichkeiten vor, welche wiederum Prozessvorstellungen einschließen. Auch die Diagnostik stellt einen *Prozess therapeutischer Entscheidungen* (Clinical Reasoning) dar, in dem ein Problem benannt, eingeordnet und Lösungsschritte entwickelt werden.

Entwicklung, Ausbildung, Rehabilitation und *Adaptation* sind Modellvorstellungen für individuelle Veränderungsprozesse über eine Zeitspanne, die für den therapeutischen Prozess der Ergotherapie relevant sind. Ergotherapie baut auf Prozessen auf, die in ihrer Art den Bedürfnissen des Patienten entsprechen und sich förderlich bzw. stabilisierend auf Gesundheit und Wohlbefinden auswirken sollen. Zur näheren Beschäftigung mit diesem Aspekt wird auf Hagedorn (1995, 1997) verwiesen.

Funktion der Praxismodelle für die praktische Arbeit

Für den Praktiker sollen Praxismodelle theoretisches Wissen auf der Basis ergotherapeutischer Grundannahmen praxisrelevant organisieren und so aufbereiten, dass sie als systematisierende Hilfestellung beim Erklären und Lösen eines Typs von Praxisproblemen bestimmte Wege aufzeigen. Dabei sind konkrete Materialien bereitzustellen und unkompliziert einzusetzen. Die Praxismodelle sollen den Praktiker in seinem beruflichen Grundverständnis und seiner Professionalität bestärken und emanzipieren und ihm die Darstellung seiner ergotherapeutischen Tätigkeit nach außen erleichtern (Steward 1995). Das Nutzen von Praxismodellen wird als erster wichtiger Schritt in Richtung wissenschaftliches Arbeiten gewertet (Atkinson 1995).

Funktion der Praxismodelle für die Profession

Wenn hier Überlegungen über die Funktion von Praxismodellen für die Ergotherapie angestellt werden, kann dies für den deutschen Kontext nur in der Möglichkeitsform geschehen. Das bedeutet, dass jeder Überlegung der Halbsatz *Wenn wir die Möglichkeit hätten, Praxismodelle zu entwickeln, könnten Modelle folgende Funktionen übernehmen ...* vorausgehen müßte. Die folgenden Ausführungen basieren also auf Erfahrungen mit Modellen überwiegend im angelsächsischen Raum. Deren Übertragen auf die deutsche Ergotherapie ist demnach hypothetisch.

Feaver und Creek (1993) liefern eine ausführliche Analyse der Grenzen und Möglichkeiten der Modelle. Viele der folgenden Punkte sind an ihre Analyse angelehnt. Die Autorinnen beschreiben drei Funktionen von Praxismodellen:

1. Praxismodelle machen den *einzigartigen Beitrag der Profession* im Vergleich zu anderen Gesundheitsberufen kenntlich und klären über die Natur der ergotherapeutischen Dienstleistung auf. Sie verleihen der Profession Autonomie in unterschiedlichsten institutionellen Rahmenbedingungen (Großinstitution, Ergotherapeut im multiprofessionellen Team). Indem sie konzeptionelle Sicherheit und einen stimmigen Erklärungsrahmen bereitstellen, können sie Schutz vor Vereinnahmungstendenzen anderer Abteilungen und Berufe bieten. Mit diesem Punkt sprechen die Autorinnen die Darstellungsfunktion von Praxismodellen vor allem nach außen an.
2. Das Zur-Verfügung-Stellen einer *einheitlichen Sprache*, die für Berufsangehörige ei-

nen einheitlichen Orientierungsrahmen bildet. Diese Sprache bringt den professionseigenen Blick zum Ausdruck, indem Grundverständnis und komplexe Sachverhalte in ihrer Begrifflichkeit integriert und komprimiert werden.
3. Praxismodelle sind *Prüfsteine* für die Profession, die ihren Mitgliedern bei aller Verschiedenheit Zusammenhalt ermöglichen. Die Autorinnen vertreten die Position, dass es nicht darum geht, eine einheitliche übergreifende Theorie der Ergotherapie zu entwickeln, sondern mit ausgewählten Praxismodellen zu arbeiten, die mit einem ergotherapeutischen Grundverständnis übereinstimmen. Praxismodelle sind somit Tests für konsistente ergotherapeutische Vorgehensweisen.

Eine weitere Funktion von Praxismodellen besteht darin, dass sie stellvertretend für die Profession eine Entwicklung des Berufes deutlich machen. Mit ihrer Ausarbeitung gehen in vielen Ländern Forschungsprogramme einher, an denen Berufsangehörige aus Praxis und Ausbildung bzw. Wissenschaft beteiligt sind. Es werden Fragen aufgeworfen, die in einer größeren Fachöffentlichkeit kontrovers diskutiert werden und eng mit dem eigenen beruflichen Selbstverständnis verbunden sind. Schließlich haben Praxismodelle die Funktion, ergotherapeutisches Wissen zu entwickeln und zu vertiefen. Die zunehmende Komplexität der Wissensressourcen lässt den Prozess der Entwicklung nicht zum Abschluss kommen. Komplexität und Entwicklungsprozess haben einen nachhaltigen und langfristigen Einfluss auf die Praxis, sodass neue Techniken und Methoden, die zusammenhanglos auf den ergotherapeutischen Markt kommen, vielleicht ein kurzes Strohfeuer der Neugierde entzünden aber nur eine geringe Überlebenschance haben.

Grenzen, Paradoxien und Gefahren der Modelle

1. Grenzen

Begrenzte Anwendbarkeit
Praxismodelle können nur einen Teil der Praxisprobleme und -phänomene abdecken. Deshalb müssen für ein konkretes ergotherapeutisches Arbeitsfeld zur adäquaten Ergänzung weitere Modelle, Bezugsrahmen oder Methoden hinzugezogen werden. Die Vereinfachung komplexer Sachverhalte durch Praxismodelle verlangt auch beim Nachdenken über den Fall – d.h. beim Überprüfen möglicher Ursachen für das Handlungsproblem, beim Entwickeln möglicher Lösungen und beim Entwerfen konkreter Pläne – nach Ergänzung und Vervollständigung. Schließlich verfügt jeder Praktiker auch über ein ganz persönliches Modell, welches aus Lern- und Arbeitserfahrungen entstanden ist und als entscheidendes Korrektiv für Praxismodelle fungieren kann (Hagedorn 1997, S. 54f).

Grenzen der Erleichterung
Die Praxismodelle können dem Ergotherapeuten das kritische Überprüfen und Umsetzen des Modells nicht abnehmen. Das Praxismodell muss in einen Kontext integriert, d.h. in einem Konzept verankert werden. Auch wenn Praxismodelle über bestimmte Vorstellungshilfen, Ablaufvorgaben und Befunderhebungsverfahren Problemlösungsprozesse vorgeben, muss der Ergotherapeut selbstständig Entscheidungen treffen, Prozesse wiederholen, abbrechen oder individuell umgestalten, wenn es das Problem des Klienten oder die Situation erfordern.

2. Paradoxien

Sicherheit als Falle
Praxismodelle sind Prototypen therapeutischer Abwägungs- und Entscheidungsprozesse, die dem Ergotherapeuten Sicherheit und Komfort bei seiner Arbeit bieten. Durch ihren integrierten Ablaufplan vermitteln sie die Illusion, eine Veränderung zum Besseren sei auf dem Weg. Praxismodelle haben das

Ziel, Ergotherapeuten für bestimmte Erscheinungen in der Arbeit zu sensibilisieren und achtsam damit umzugehen. Sie täuschen ein in ihrem Ablauf enthaltenes Wissen über den Fall vor und reduzieren damit planmäßig die heilsame Unsicherheit eines Praktikers über sein Vorgehen und seine Skepsis, ob er die Bedürfnisse des Klienten wirklich trifft.

Klienten- versus Modellorientierung
Praxismodelle haben die Klientenorientierung zum Ziel. Durch sorgsames Abwägen verschiedener vom Modell angebotener Möglichkeiten folgt der Praktiker einem formalen Ablauf. Die Orientierung an der Einhaltung bestimmter vorgegebener Schritte bewirkt gleichzeitig eine Modellorientierung, die mit der Gefahr verbunden ist, die wirklichen Bedürfnisse des Klienten zu übergehen.

Anreicherung von Komplexität versus Fragmentierung des Feldes
Mit der Vertiefung des Wissens, die mit der Ausarbeitung einhergeht, soll eine Vervollständigung und größere Aussagekraft eines Praxismodells erreicht werden. Dies macht das Ausarbeiten stimmiger Perspektiven auf das Praxisfeld erforderlich, welches von jedem Praxismodell angestrebt wird. Je höher der Ausarbeitungsgrad der einzelnen Modelle, desto stärker treten auch deren Differenzen zutage, was zur Einrichtung von Schulen führen und zur Fragmentierung des Feldes der Ergotherapie auf andere Weise als der durch medizinische Fachbereiche beitragen kann. Zukünftig wird der einzelne deutsche Ergotherapeut möglicherweise eine höhere Orientierungsleistung zwischen konkurrierenden Sichtweisen erbringen müssen, die sich alle genuin als ergotherapeutisch bezeichnen werden.

Gefahren

Monistischer Anspruch
Praxismodelle vermitteln durch die Integration eines ergotherapeutischen Grundverständnisses die Vision der Gültigkeit für das gesamte Berufsfeld. Per Definition beziehen sie sich aber nur auf einen begrenzten Phänomenbereich. Der Anwender eines Praxismodells muss sich daher dieser Doppeldeutigkeit von Praxismodellen bewusst sein (Feaver u. Creek 1993)

Ausschnittwissen
Bei der auszugsweisen Anwendung von Befunderhebungsverfahren, die im Rahmen von Praxismodellen entwickelt wurden, besteht die Gefahr der beliebigen Auswahl, wenn keine Kenntnisse des Modells vorliegen. Die flexible Anwendung von Assessments ohne Bezug auf das Modell ist nur Experten möglich, die über ein vielfältiges Wissen über die Praxismodelle verfügen.

Kulturrelevanz
Mocellin (1992) weist bei der Auseinandersetzung mit ergotherapeutischen Modellen darauf hin, dass ihre Entwicklung innerhalb eines spezifischen kulturellen Rahmens beachtet werden muss. Vor der Anwendung auch nur von Teilen (z.B. Fragebögen oder Assessments) sind Kenntnisse über das gesamte Modell notwendig, da besonders in den Grundannahmen eines Modells die kulturelle Prägung zum Ausdruck komme, die aus den Assessments und Fragebögen nur sehr bedingt ersichtlich sei.

Problematische Ganzheitlichkeit der Modelle
Hagedorn (1995) spricht von der *Korbfunktion* der Praxismodelle, was nicht unbedingt ein schmeichelhaftes Bild darstellt. Der Vergleich legt nahe, dass Ideen aus unterschiedlichen Bereichen – die mit der Person und ihren Betätigungen zu tun haben – wie Gemüse auf dem Markt zusammengetragen und im Korb – dem Praxismodell – festgehalten werden. Es kann passieren, dass in dem Korb Ideen aus unterschiedlichen wissenschaftlichen Schulen, denen z.B. unterschiedliche Menschenbilder unterliegen, im Dienste der Ganzheitlichkeit vermengt werden. Ganzheitliche Konzepte unterliegen immer der Gefahr, innere Widersprüche zu transportieren. Dies ist zwar kein Grund, sie zu verwerfen, jedoch kritisch mit ihnen umzugehen und sie weiterzuentwickeln.

1.6.3 Model of Human Occupation (MOHO)

Ch. Mentrup

Einführung

Im Folgenden wird das *Model of Human Occupation* (Modell menschlicher Betätigung) – ein in den USA entwickeltes, ergotherapeutisches Praxismodell – vorgestellt, das exemplarisch aus einer Reihe weiterer Praxismodelle ausgewählt wurde (Kap. 1.6.1). Die aufgeführten Basisinformationen zum Modell von Gary Kielhofner können durch Heranziehen weiterer Originaltexte vertieft werden (*Literatur*).

Mary Reilly, die Leiterin der ergotherapeutischen Abteilung an der University of Southern California (USA), hatte in den sechziger und siebziger Jahren ein Modell konzipiert, das sie *Human Behavior* (Menschliches Verhalten) nannte. Zu dessen zentralen Grundannahmen zählte die These, dass der Zweck der Ergotherapie sei, die mithilfe der durch Physiotherapie erzielten motorischen Voraussetzungen eines Klienten in Handlung zu integrieren und damit weiterzuentwickeln. Sehr berühmt wurde eine Aussage, die sie 1961 während eines Vortrages auf dem Kongreß des Amerikanischen Verbandes der Ergotherapeuten formulierte: „Der Mensch kann den Zustand seiner eigenen Gesundheit durch den Einsatz seiner Hände, angetrieben durch seinen Geist und Willen, beeinflussen“ (Miller 1993, S. 159).

Einige ihrer damaligen Schüler befassten sich mit der Weiterentwicklung dieser Theorien. Zu ihnen gehörte auch Gary Kielhofner, ein deutschstämmiger Student der Ergotherapie. Beeindruckt durch die Beobachtung ergotherapeutischer Arbeit während seiner Zivildienstzeit, hatte er sich zum Studium der Ergotherapie entschlossen, nachdem er an der Universität bereits umfangreiche Einblicke in die Bereiche Theologie und Ethnologie gewonnen und einen Bachelor's Degree im Fach Psychologie erworben hatte. Diese Vorerfahrungen, zusammen mit dem empfundenen Mangel an ergotherapiespezifischen Modellen, dem Wunsch nach der Festigung einer beruflichen Identität und dem Aufbau einer angemessenen Fachterminologie führten ihn zur Entwicklung des *Model of Human Occupation*, im Folgenden mit *MOHO* bzw. *Modell menschlicher Betätigung* bezeichnet.

Dieses Praxismodell wurde gemeinsam von ihm und Janice Burke 1980 zum ersten Mal im *American Journal of Occupational Therapy* veröffentlicht und 1985 in dem Buch *A Model of Human Occupation: Theory and Application* in erweiterter Form vorgestellt. Mittlerweile liegt die überarbeitete Ausgabe des Buches (1995) vor, in dem sich die umfangreichen neuen Entwicklungen innerhalb des Modells widerspiegeln. Dazu gehören Einflüsse interdisziplinärer Theorien, aus der Praxis gewonnene Einsichten und Forschungsergebnisse, vor allem im Bereich der Entwicklung und Validierung von Befunderhebungsinstrumenten.

Als Professor im Fachbereich Ergotherapie an der University of Illinois, Chicago (USA) ist Gary Kielhofner mittlerweile Koordinator einer umfangreichen Gruppe von Kollegen aus Nordamerika und Übersee, die das Modell gemeinsam weiterentwickeln. Fachliche Präsentationen auf fast allen Kontinenten führten dazu, dass Ergotherapeuten gewonnen werden konnten, die Übersetzungen anfertigen und an einer jeweils kulturspezifischen Weiterentwicklung der bestehenden Theorien arbeiten. Die im vorliegenden Text verwandte Terminologie zum Modell of Human Occupation befindet sich im deutschen Sprachraum noch in der Entwicklung.

Bei der ursprünglichen Konzeptionalisierung des Modells hatten folgende Fragen eine leitende Funktion:

- Was motiviert einen Menschen, eine Handlung durchzuführen?
- Wie schematisieren Menschen Handlungen zu Routine und Lebensstil?
- Welche Elemente weist eine kompetente Handlung auf?
- Welchen Einfluss hat die Umwelt auf menschliches Handeln?

Vor diesem Hintergrund versucht das Modell einen Theorie-Praxis-Bezug herzustellen, indem es Theoriebestände anderer Fachgebiete nach ihrer Verwendbarkeit für ergotherapeutische Fragestellungen auswertet und in einer eigenen, ergotherapierelevanten Systematik aufzeigt, wie menschliches Betätigungsverhalten und dessen Störungen verstanden werden können. Das Modell bildet gleichzeitig die theoretische Grundlage für eine umfangreiche Sammlung an Befunderhebungsinstrumenten (Assessments), wie Checklisten, Beobachtungsbögen und Interviews. Einige von ihnen werden nachfolgend im Zusammenhang mit den zugehörigen Aspekten des Modells vorgestellt.

Das Modell menschlicher Betätigung ist fachbereichübergreifend konzipiert und bei Klienten aller Altersstufen anwendbar. Entsprechend stehen Assessments für die unterschiedlichen Arbeitsbereiche und Klientengruppen zur Verfügung. MOHO lässt sich in der beruflichen Praxis gewinnbringend mit anderen Modellen (z.B. sensorische Integration) in theoretischer Konzeption und Befunderhebungsinstrumentarium kombinieren. Dies ermöglicht einen breiten und differenzierten Zugang zum Problemverständnis des Klienten.

Einfluss der Systemtheorie

Die Auseinandersetzung mit verschiedenen Ansätzen der Systemtheorie führte bei Kielhofner zu einem vertieften Verständnis menschlichen Betätigungsverhaltens, nach welchem dieses nicht nur durch intrinsische Faktoren beim Menschen beeinflusst wird, sondern als Resultat des Zusammenspiels des offenen menschlichen Systems mit der Aufgabe und der Umwelt gesehen wird. Aus dieser Sicht erklärt sich der fließende, durch Spontaneität und Improvisation geprägte Charakter des Verhaltens und die für Ergotherapeuten bestehende Notwendigkeit, bei der Analyse menschlicher Handlung in hohem Maße den Kontext zu berücksichtigen. In gleichem Maße ergibt sich daraus die Relevanz der Aufgabe, mit der ein Mensch konfrontiert ist. In der Ergotherapie wird eine Aktivität nicht nur eingesetzt, um Menschen vor Untätigkeit zu bewahren, sondern um latente, nicht erkannte Fähigkeiten zu provozieren und darüber hinaus Gesundheit zu erhalten oder wiederherzustellen. Diese alte Erkenntnis des Berufes wird durch die dynamische Systemtheorie gestützt und für Ergotherapeuten mit neuen Theorien verknüpft.

In ähnlicher Weise wird aus dem systemtheoretischen Bezugsrahmen durch MOHO die Erkenntnis neu abgeleitet und begründet, dass Handeln maßgeblich zur Gesundheit, zum Wohlbefinden und zur Entwicklung des Menschen beiträgt. Der Mensch ist keine statische Maschine, sondern ein dynamisches und lebendes System, das eine ständige Erhaltung und Neuorganisation benötigt:

„... körperliche Arbeit notwendig ist, um Muskelkraft zu erhalten, das Nervensystem muss sensorische Informationen verarbeiten, um sich selbst zu organisieren, und kognitive Prozesse entwickeln und erhalten sich durch Interaktionen mit der externen Welt“ (Kielhofner u. Forsyth 1997, S. 104). Daraus zieht Kielhofner den Schluss, dass Betätigungsverhalten maßgeblich zur Selbstorganisation des menschlichen Systems auf unterschiedlichen Ebenen beiträgt. Somit konstituieren sich Menschen durch das, was sie tun.

Die Subsysteme

Wie bereits beschrieben, konzeptionalisiert MOHO auf der Basis der Systemtheorie aus ergotherapeutischer Sicht die Grundlagen für menschliches Verhalten. Daraus entstand in Anlehnung an die oben aufgeführten Leitfragen bei der Entwicklung des Modells die Schematisierung des Systems Mensch in drei Subsysteme.

Damit wird ein Modell bereitgestellt, das erklärt, wie Menschen Betätigung wählen, strukturieren und durchführen. Ein Subsystem nach MOHO bildet dabei „... eine organisierte und aufeinander bezogene Zusammenstellung von Mustern und Prozessen, die einen gemeinsamen Zweck haben“ (Kielhofner 1995, S. 28). Die Subsysteme stehen in einem heterarchischen Verhältnis, d.h. sie sind gleichwertig an der Entstehung von Handlungen beteiligt und bilden keine Hierarchie. Für jedes Subsystem beschreibt Kielhofner charakteristische Elemente und Einflussgrößen (Abb. 1.**10**).

Subsystem: Volition (Wille)

Gary Kielhofner argumentiert, dass Menschen bereits in einem sehr frühen Lebensalter aus dem Bedürfnis heraus handeln, mit der räumlichen und sozialen Umwelt in Kontakt zu treten. Diese Interaktionen vermitteln ein intrinsisches wie auch ein extrinsisches Feedback. Der Mensch erkennt, inwieweit Aktivitäten sein Wohlbefinden beeinflussen und fühlt sich gegenüber gewissen Handlungen zunehmend verpflichtet. Daraus ergibt sich sowohl ein Selbst- als auch ein Weltbild. Dieser fortlaufende, lebensbegleitende Prozess wird innerhalb des Subsystems *Volition* beschrieben.

Definition

„Volition umfasst ein System von Disposition und Selbsterkenntnis, das Menschen dazu führt und befähigt, Betätigungsverhalten zu antizipieren, zu wählen, zu erleben und zu interpretieren.
Disposition beinhaltet in diesem Zusammenhang die kognitive und emotionale Ausrichtung gegenüber Handlungen, wie Freude, Wertschätzung und ein Gefühl der Kompetenz bei der Durchführung." (Kielhofner u. Forsyth 1997, S. 104)

MOHO beschreibt unter dem Begriff Volition die Bereiche:
a) Interessen;
b) Selbstbild;
c) Werte.

Diese drei Aspekte bestimmen gemeinsam unsere Gefühle, Gedanken und Entscheidungen im Hinblick auf unsere Handlungen. Das prozesshafte Zusammenspiel dieser Einflussgrößen (*Volitionsprozess*) bestimmt über die Entscheidungsmuster innerhalb unseres Beschäftigungsverhaltens.

a) Interessen – erster Aspekt des Subsystems Volition

„Interessen ergeben sich aus der Erfahrung von Freude und Zufriedenheit innerhalb von Betätigungsverhalten" (Matsuyuyu 1969, zit. n. Kielhofner 1995, S. 47). Darauf aufbauend bietet Kielhofner folgende Definition des Begriffes an:

Definition

„Die Disposition Freude und Zufriedenheit innerhalb von Betätigung zu finden und das Bewusstsein unseres Vergnügens an Betätigungen" (Kielhofner 1995, S. 47).

Diese Disposition wird auch als von der Tätigkeit ausgehende Anziehung bezeichnet und führt bei der Handlungsausführung zu positiven Gefühlen, wie Freude, Faszination oder Gemeinschaftsgefühl. Um die Anziehungskraft der Tätigkeiten auf ein Individuum zu ermitteln, wurde auf der Grundlage von

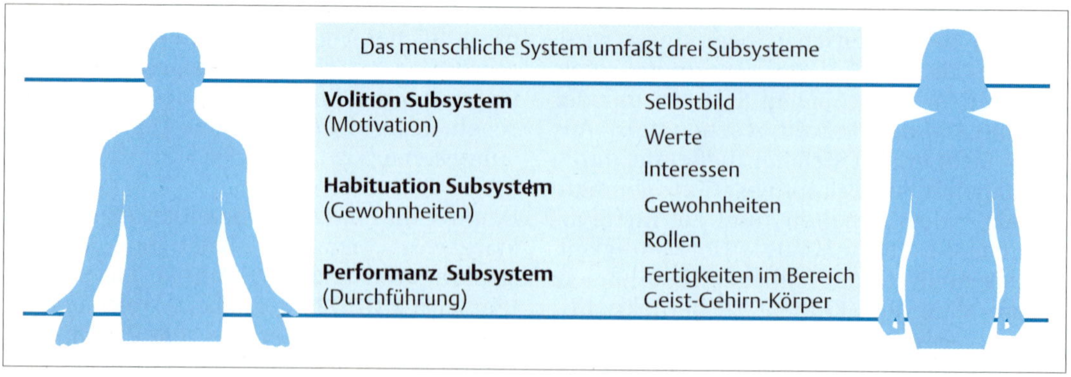

Abb. 1.**10** Drei Subsysteme.

MOHO eine Interessen-Checkliste modifiziert (Abb. 1.**11**), die 1969 ursprünglich von J. Matsutsuyu entworfen wurde (Matsutsuyu 1969).

Interessen-Checkliste
Auf zwei Seiten verteilt werden in tabellarischer Form 69 verschiedene Interessen genannt. Der Klient wird aufgefordert, durch Ankreuzen zu kennzeichnen, wie ausgeprägt jedes Interesse in Vergangenheit und Gegenwart vorhanden war/ist und inwieweit zukünftig Interesse daran besteht. Die Auswertung, die gemeinsam von Therapeut und Klient vorgenommen werden kann, gibt einen Überblick über die Interessensbereiche eines Menschen, die Häufigkeit der Ausübung und die Veränderungen innerhalb des Interessenmusters. Dies kann die weitere ergotherapeutische Planung unterstützen und eine Motivationsgrundlage für den Klienten schaffen. Es erweist sich als sinnvoll, die MOHO Liste als Grundlage zu nehmen und inhaltlich (z.B. in der Geriatrie und Pädiatrie) und formal (in Bezug auf Schriftgröße, Spaltenanzahl etc.) an das jeweilige Klientel anzupassen. Eine Kulturrelevanz lässt sich schaffen, indem die in dem Umfeld jeweils aktuellen Aktivitäten aufgegriffen und irrelevante eliminiert werden.

Die von einer Aktivität ausgehende Anziehung auf ein Individuum hängt nicht nur mit der Aufgabe selbst zusammen, sondern ist häufig an die Begleitumstände gekoppelt. So ist es möglicherweise nicht die Sportart selbst, die einen Menschen anzieht, sondern eher das damit verbundene Gefühl von Kameradschaft und das gesellige Beisammensein. Dies ist ein entscheidender Faktor, der beim Angebot von Aktivitäten in der Ergotherapie berücksichtigt werden sollte.

b) Selbstbild – zweiter Aspekt des Subsystems Volition

Definition
„Sammlung von Dispositionen und Selbsterkenntnis bezogen auf die eigenen Kapazitäten und die Wirksamkeit innerhalb von Betätigungen" (Kielhofner 1995, S. 43).

Kielhofner argumentiert, dass der Mensch mit zunehmender Erfahrung ein immer umfassenderes Bild seiner Stärken und Schwächen im körperlichen, intellektuellen und zwischenmenschlichen Bereich erhält. Die sich daraus entwickelnde Haltung sich selbst gegenüber ist an ein Erleben von Wirksamkeit gekoppelt und führt zu einem Gefühl der vorhandenen oder auch mangelnden Kontrolle über das eigene Verhalten und erwünschte Handlungsergebnisse.

Somit setzt sich MOHO im Bereich Selbstbild mit der Kontrollüberzeugung eines Menschen auseinander, in Bezug zur individuellen Lebenssituation, dem Glauben an eigene Fähigkeiten und Erfolgschancen und den Grad an Überzeugung, Einfluss auf die Umwelt nehmen zu können.

c) Werte – dritter Aspekt des Subsystems Volition

Definition
„Eine zusammenhängende Sammlung von Überzeugungen, die einer Betätigung Bedeutung oder Standards zuschreiben und eine starke Disposition auslösen, entsprechend zu handeln.
Der Begriff Bedeutung bezieht sich auf die These, dass Werte nicht nur einer Handlung Bedeutung verleihen, sondern uns zudem auch innerhalb einer Welt lokalisieren, die für uns Sinn macht." (Kielhofner 1995, S. 46)

Dabei kann es sich um zentrale Themen, wie *Ehre, Rechtschaffenheit* und *Verantwortung* handeln, die in den unterschiedlichen Kulturen und Subkulturen häufig mit völlig verschiedenen Inhalten gefüllt sind und dadurch zu konträren Moralvorstellungen und Handlungsweisen führen können.

Was wir als wichtige und richtige Handlungen erachten und die Ziele, die wir verfolgen, sind nach MOHO Ausdruck unseres persönlichen Wertesystems. Diese ethischen Grundsätze werden uns schon sehr früh von unserem sozialen Umfeld und der Kultur, in der wir aufwachsen, vermittelt. Ein Verstoß gegenüber

Der Grad des Interesses an bestimmten Aktivitäten

Anleitung: Markieren Sie für jede aufgeführte Aktivität alle Spalten, welche Ihren Interessensgrad beschreiben.

Aktivität	Was war bisher das Ausmaß Ihres Interesses?						Nehmen Sie z. Zt. an der Aktivität teil?		Würden Sie ihr gerne nachkommen?	
	in den letzten 10 Jahren			im letzten Jahr						
	stark	etwas	kein	stark	etwas	kein	ja	nein	ja	nein
Gartenarbeit										
Nähen, Sticken										
Karten spielen										
Fremdsprachen										
Kirchengemeindearbeit										
Radio hören										
Spazieren gehen										
Autoreparaturen										
Schreiben										
Tanzen										
Golf										
Fußball										
Popmusik hören										
Puzzles										
Computer										
Haustiere, Vieh										
Filme, Kino										
Klassische Musik hören										
Ansprachen, Reden halten										
Schwimmen										
Kegeln										
Besuche abstatten										
Museen, Ausstellungen										
Schach, Dame										
Grillen										
Lesen										
Reisen										
Partys										
Kampfsportarten										
Putzen										
Modellbau										
Fernsehen										
Konzerte										
Töpfern										

Abb. 1.**11** Interessen-Checkliste, Teil I.

diesen Werten führt beim Menschen zum subjektiven Erleben von Unzulänglichkeit, Versagen und Schuld, während die Einhaltung der ethischen Standards ein Gefühl von emotionaler Stabilität, Integrität und Sicherheit fördert.

Für einen Ergotherapeuten ist es sehr wesentlich, sich mit dem Wertesystem seiner Klienten auseinander zu setzen, um ihre Motivation zu verstehen und zu begreifen, welchen Einfluss die Standards auf das Leben und das Handlungsverhalten des Individuums haben.

Volition gestaltet sich als Prozess. Dadurch erleben wir sowohl uns selbst als auch unsere Umwelt auf eine sehr subjektive Weise. Die täglichen neuen Erfahrungen verstärken oder hinterfragen eine bereits bestehende Disposition und Selbsterkenntnis. Die Entscheidungen, die wir auf unsere Handlungen bezogen stets erneut treffen, sind Teil des Prozesses.

Innerhalb des Volitionsprozesses beschreibt Kielhofner verschiedene Wahlmöglichkeiten. MOHO unterscheidet zwischen Aktivitäts- und Betätigungswahlen.

Definition

„Aktivitätswahl ist eine kurzfristige Entscheidung, eine Beschäftigungsaktivität einzugehen oder diese zu verlassen" (Kielhofner u. Forsyth 1997, S. 105).

Menschen treffen jeden Tag unzählige Aktivitätswahlen. Sie beziehen sich auf die nächste Zukunft (Minuten bis Tage). Dazu gehören Entscheidungen, wie mit einem Freund essen zu gehen, einen Spaziergang zu machen, die Küche zu putzen oder ein Buch zu lesen.

Definition

„Betätigungswahl ist eine Verpflichtung, eine Beschäftigungsrolle einzugehen, eine neue Gewohnheit zu etablieren oder ein persönliches Projekt zu übernehmen" (Kielhofner u. Forsyth 1997, S. 105).

Diese Verpflichtungen führen zu einer gewissen Regelmäßigkeit und Beständigkeit im Leben des Menschen. Eingeschlossen sind Entscheidungen, wie die Wahl einer Ausbildung, eines Hobbys oder eines Partners, die Realisierung des Kinderwunsches oder eines größeren Projektes, wie z.B. das Schreiben eines Buches.

Entscheidet sich der Mensch, ein Haus zu bauen, handelt es sich um eine Betätigungswahl. Die einzelnen täglich zu erfüllenden Aufgaben, wie das Ausschachten des Kellers, das Legen eines Fundaments, der Einbau einer Küche, die Absprachen mit Handwerkern und Lieferanten, stellen dagegen Aktivitätswahlen dar.

Einen neuen Schwerpunkt im Model of Human Occupation bildet die persönliche Erzählung. Dabei handelt es sich um ein Konzept, das ursprünglich in der Psychologie entwickelt und erst vor wenigen Jahren in das Modell menschlicher Betätigung integriert wurde. Persönliche Betätigungswahlen ergeben sich stets vor dem Hintergrund einer Lebenssituation und berücksichtigen sowohl Erinnerungen an frühere Erfahrungen, gegenwärtiges Erleben als auch mögliche Zukunftsvisionen. Die lebensgeschichtliche Erzählung als Prozess der Integration des Selbst im Kontext von Vergangenheit, Gegenwart und Zukunft wird als *Narrativ* bezeichnet.

Wann immer wir Teile unseres Lebens erzählen und uns selbst als zentralen Charakter einer sich entfaltenden Geschichte darstellen, haben wir Gelegenheit, unsere Biografie als Sinnzusammenhang zu erleben. Das sich aus dieser Geschichte entwickelnde Handeln wird als Fortsetzung des Narrativs erlebt.

Metaphern wie „sich eingeschlossen fühlen" oder „einen Krieg führen" sind ein häufig wiederkehrendes Thema in den Narrativen von Menschen, deren Handlungsfähigkeit aufgrund von Erkrankung oder Behinderung eingeschränkt ist. Menschliches Handeln erklärt sich oft erst vor dem Hintergrund persönlicher Narrative. Daher ist es für den Ergotherapeuten wichtig, ein grundlegendes Verständnis für dieses Konzept zu entwickeln und die individuellen lebensgeschichtlichen Erzählungen der Klienten aufzuspüren, um somit ihre Volition und Betätigungswahlen zu begreifen.

Die vom Klienten genutzten Metaphern sollten in der Therapie später wieder aufgegriffen werden und ein gemeinsames Vokabular zwischen Therapeut und Klient bilden.

Das Konzept des Narrativs bildet einen zentralen Schwerpunkt in der überarbeiteten Fassung eines MOHO-Assessments, das sich *Occupational Performance History Interview II* (OPHI-II, Interview zur Geschichte eigenen Handelns; Kielhofner et al. 1997).

Subsystem Habituation (Gewohnheiten)

MOHO benutzt den Begriff *Habituation* zur Beschreibung von Aktivitäten, die vom Individuum so regelmäßig durchgeführt werden, dass sie sich zu einem Muster bzw. einer Routine entwickeln. Jeder Mensch hat bei näherer Betrachtung ein mehr oder weniger stark ausgeprägtes Gewohnheitssystem. Diese Muster stehen häufig in engem Zusammenhang mit den sozialen Rollen, die eine Person ausfüllt. Wir lernen schon früh, welche Erwartungen an die jeweiligen Rollen geknüpft sind. Gewohnheiten und Rollen zusammen bilden ein Gerüst, das es uns ermöglicht, uns in der Umwelt effektiv und automatisch zurechtzufinden.

a) Gewohnheiten – erster Aspekt des Subsystems Habituation

Definition

„Gewohnheiten sind latente Tendenzen, die sich aus früheren Wiederholungen ergeben, sich überwiegend auf einer unterbewussten Ebene abspielen und eine große Bandbreite an Verhaltensmustern beeinflussen" (Kielhofner u. Forsyth 1997, S. 106).

Es handelt sich dabei nicht um strikte Verhaltensvorschriften, sondern um Neigungen, eine Handlung auf stets ähnliche Weise durchzuführen, wobei diese teilweise keine willkürliche Entscheidung darstellt, sondern automatisiert abläuft. Gewohnheiten bestimmen, wie der einzelne seine Zeit nutzt und führen zu einem gewissen Verhaltens- und Lebensstil.

Ergotherapeuten identifizieren folgende drei Handlungsbereiche, auf die sich die Berufsgruppe konzentriert:

- Arbeit;
- Freizeit;
- Selbstversorgung.

Eine Möglichkeit, die Gewohnheiten eines Menschen zu betrachten ist, die Ausgewogenheit dieser drei Anteile in seinem Leben zu untersuchen. Fehlt oder dominiert einer der Bereiche, liegt häufig eine Betätigungsfehlfunktion vor. Es erscheint außerdem sinnvoll, den Grad an Flexibilität/Rigidität bezogen auf das Gewohnheitssystem eines Menschen zu erfragen. So neigen Klienten, die z.B. eine Zwangssymptomatik oder autistische Züge aufweisen, bei ihren Gewohnheiten zu einem hohen Grad an Rigidität. Personen mit schizophrenen oder manischen Symptomen dagegen fehlt es oft an Struktur und somit an unterstützenden Gewohnheitsmustern.

Occupational Questionnaire

Auch hier soll an einem Beispiel die konkrete Umsetzung des theoretischen Konzeptes aufgezeigt werden. Eine Möglichkeit, sich einen Überblick über die Gewohnheiten eines Klienten zu verschaffen, bietet der *Occupational Questionnaire* (Betätigungsfragebogen; Abb. 1.**12**; Smith et al. 1986). In diesem werden vom Klienten die Aktivitäten seines typischen Tagesablaufes in halbstündigem Rhythmus auf einem tabellarischen Formblatt dokumentiert und anschließend die einzelnen Einheiten als Arbeit, Freizeit, Selbstversorgungs- oder Erholungsaktivität identifiziert. Seine jeweilige Kompetenz und Wertschätzung bestimmt der Klient anhand einer Fünf-Punkte-Skala.

Die Landkarte seiner Gewohnheiten leitet das Individuum laut Kielhofner durch vertraute zeitliche, räumliche und/oder soziale Umwelten. Aus früheren Erfahrungen ergeben sich für einen Menschen Regeln, die als eine Art Landkarte die Auseinandersetzung mit dem Umfeld unterstützen. Dadurch kann er vertraute Situationen in einer Form „geregelter Improvisation" (Kielhofner 1995) relativ mühelos bewältigen.

Occupational Questionnaire

Fragebogen zur Betätigung

Typische Aktivitäten Für jede halbe Stunde beginnend mit:	**Frage 1** Ich betrachte diese Aktivität als: 1 – Arbeit 2 – Selbstversorgung 3 – Freizeit 4 – Erholung	**Frage 2** Ich glaube ich kann es: 1 – sehr gut 2 – gut 3 – durchschnittlich 4 – schlecht 5 – sehr schlecht	**Frage 3** Für mich ist diese Aktivität: 1 – sehr wichtig 2 – wichtig 3 – egal 4 – ungeliebt 5 – Zeitverschwendung	**Frage 4** Wie sehr genießen Sie die Aktivität: 1 – mag es sehr gern 2 – mag es 3 – keine besondere Vorliebe 4 – mag es nicht 5 – mag es gar nicht
1:00 Uhr	1 2 3 4	1 2 3 4 5	1 2 3 4 5	1 2 3 4 5
1:30 Uhr	1 2 3 4	1 2 3 4 5	1 2 3 4 5	1 2 3 4 5
2:00 Uhr	1 2 3 4	1 2 3 4 5	1 2 3 4 5	1 2 3 4 5
2:30 Uhr	1 2 3 4	1 2 3 4 5	1 2 3 4 5	1 2 3 4 5
3:00 Uhr	1 2 3 4	1 2 3 4 5	1 2 3 4 5	1 2 3 4 5
3:30 Uhr	1 2 3 4	1 2 3 4 5	1 2 3 4 5	1 2 3 4 5
4:00 Uhr	1 2 3 4	1 2 3 4 5	1 2 3 4 5	1 2 3 4 5
4:30 Uhr	1 2 3 4	1 2 3 4 5	1 2 3 4 5	1 2 3 4 5
5:00 Uhr	1 2 3 4	1 2 3 4 5	1 2 3 4 5	1 2 3 4 5
5:30 Uhr	1 2 3 4	1 2 3 4 5	1 2 3 4 5	1 2 3 4 5
6:00 Uhr	1 2 3 4	1 2 3 4 5	1 2 3 4 5	1 2 3 4 5
6:30 Uhr	1 2 3 4	1 2 3 4 5	1 2 3 4 5	1 2 3 4 5
7:00 Uhr	1 2 3 4	1 2 3 4 5	1 2 3 4 5	1 2 3 4 5
7:30 Uhr	1 2 3 4	1 2 3 4 5	1 2 3 4 5	1 2 3 4 5
8:00 Uhr	1 2 3 4	1 2 3 4 5	1 2 3 4 5	1 2 3 4 5
8:30 Uhr	1 2 3 4	1 2 3 4 5	1 2 3 4 5	1 2 3 4 5
9:00 Uhr	1 2 3 4	1 2 3 4 5	1 2 3 4 5	1 2 3 4 5
9:30 Uhr	1 2 3 4	1 2 3 4 5	1 2 3 4 5	1 2 3 4 5
10:00 Uhr	1 2 3 4	1 2 3 4 5	1 2 3 4 5	1 2 3 4 5
10:30 Uhr	1 2 3 4	1 2 3 4 5	1 2 3 4 5	1 2 3 4 5
11:00 Uhr	1 2 3 4	1 2 3 4 5	1 2 3 4 5	1 2 3 4 5
11:30 Uhr	1 2 3 4	1 2 3 4 5	1 2 3 4 5	1 2 3 4 5
12:00 Uhr	1 2 3 4	1 2 3 4 5	1 2 3 4 5	1 2 3 4 5

Abb. 1.**12** Occupational Questionnaire, Teil I.

b) Rollen – zweiter Aspekt des Subsystems Habituation

Der Mensch erlebt sein Handeln zu einem Großteil in sozialen Rollen, wie z. B. Arbeitender, Partner, Freund oder Hobbyist. Die Präsenz dieser und anderer Rollen schafft in unserem Leben ein gewisses Ausmaß an Struktur und Regelmäßigkeit. Gleichzeitig erfahren wir über eine Vielzahl von Rollen auch eine große Bandbreite an Betätigungsmöglichkeiten und Wechsel an Aktivitäten. Außerdem verschaffen uns Rollen eine gesellschaftliche Identität, verbunden mit damit einhergehenden Rechten und Pflichten. Nur wenn Menschen ihre Rollen entsprechend der kulturellen Erwartungen ausfüllen und in ihrem Handeln berechenbar bleiben, können soziale Systeme aufrechterhalten werden. Dennoch füllt jeder Mensch seine Rollen mit sehr individuellen Inhalten aus, d. h. er erwirbt eine persönliche Rollenidentität.

Ein Rollenwechsel bedeutet eine Veränderung bestehender Gewohnheiten, Anforderungen, Privilegien und Fähigkeiten. So muss sich z. B. ein Student, der neu in einen Beruf eintritt, auf die veränderten Arbeitszeiten einstellen und aus der zum Teil passiven Studentenrolle heraus zum aktiven Mitglied eines Arbeitsteams werden. Die möglicherweise während des Studiums genossenen Freiheiten werden nun durch eine enge Einbindung in die neue Position ersetzt, die mit dem Bonus einer finanziellen Honorierung einhergeht. Wo bisher die Reproduktion von Fakten eine große Rolle spielte, ist nun eine flexible Transferleistung in den Berufsalltag gefordert.

Ein derartiger Rollenwechsel löst beim Menschen nicht selten eine Krise aus und kann maßgeblich zu einer psychischen Erkrankung beitragen (z. B. eine Wochenbett-Depression als Reaktion auf die neue Mutterrolle).

Jede Rolle ist an ein Rollenskript gekoppelt. Dieses schafft aus der Sicht Kielhofners intuitive Grundlagen für angemessenes Rollenverhalten, für die an die Rolle geknüpften Erwartungen und eine Vorstellung, mit welchem sozialen Umfeld der Rollenträger interagieren sollte. Genau wie die Landkarte der Gewohnheiten gibt es keine detaillierten Handlungsweisen vor, sondern bietet Anhaltspunkte, innerhalb welcher die Person das eigene Vorgehen improvisiert.

Soziale Rollen sind für Ergotherapeuten immer dann von Relevanz, wenn sie einen Bezug zu den ergotherapeutischen Handlungsfeldern Arbeit, Selbstversorgung und Freizeit haben und aktiv wahrgenommen werden.

Rollen-Checkliste

Als Beispiel für ein Befunderhebungsinstrument, das auf die Rollen eines Klienten abzielt, wird die Rollen-Checkliste vorgestellt, die zehn verschiedene Rollen des Erwachsenenlebens beinhaltet (Abb. 1.**13**; Oakley et al. 1986). Jede einzelne Rolle wird kurz definiert und mit einem zeitlichen Handlungsrahmen versehen. So nimmt der Klient nach MOHO erst dann die Rolle des Freundes ein, wenn er mindestens einmal pro Woche Zeit mit der betreffenden Person verbringt.

Die Rollen-Checkliste wird ausgefüllt, indem der Klient zu jeder Rolle vermerkt, ob er diese in der Vergangenheit, Gegenwart oder Zukunft eingenommen hat/einnimmt/einnehmen möchte und welchen Wert er dieser Rolle beimisst. Das Ausfüllen dauert nur etwa 15 Minuten und kann vom Klienten selbst durchgeführt werden, um die Ergebnisse anschließend gemeinsam mit dem Ergotherapeuten zu erörtern. Es bietet sich aber auch an, die Liste als Grundlage für ein halbstrukturiertes Interview oder für eine gruppentherapeutische Intervention zu nutzen. Dabei ergibt sich die Möglichkeit, im Gespräch genauer auf die jeweiligen individuellen Rollenskripte einzugehen.

Bei der Auswertung der Ergebnisse kann der Ergotherapeut besonders die Anzahl der Rollen, eine möglicherweise damit verbundene Reduzierung oder ein Übermaß an Aktivitätenwechsel feststellen. Auch die Frage nach dem Bewusstsein der an die Rolle geknüpften Rechte und Pflichten und nach Rollenkonflikten kann sich als sehr ergiebig erweisen.

ROLLEN-CHECKLISTE

NAME ______________		ALTER ________	DATUM ______________		
GESCHLECHT:	MÄNNLICH	WEIBLICH	RENTNER	JA	NEIN
FAMILIENSTAND:	SINGLE	VERHEIRATET	GETRENNT	GESCHIEDEN	VERWITWET

Der Zweck dieser Checkliste ist es, die wichtigsten Rollen in Ihrem Leben zu bestimmen.
Diese Checkliste, die in zwei Abschnitte unterteilt ist, stellt zehn Rollen vor, welche jeweils definiert sind.

TEIL 1
Indem Sie das entsprechende Feld ankreuzen, kennzeichnen Sie neben jeder Rolle, ob Sie diese in der Vergangenheit ausgefüllt haben, es zurzeit tun und/oder für die Zukunft planen. Pro Rolle kann mehr als nur ein Feld angekreuzt werden. Wenn Sie z. B. in der Vergangenheit eine ehrenamtliche Tätigkeit ausgeübt haben, diese zurzeit nicht wahrnehmen, es aber für die Zukunft planen, markieren Sie bitte die Spalten Vergangenheit und Zukunft.

Rolle	Vergangenheit	Gegenwart	Zukunft
STUDENT/IN, SCHÜLER/IN: Teilnahme am Unterricht auf Vollzeit- oder Teilzeitbasis			
ARBEITNEHMER/IN: Bezahlte Vollzeit- oder Teilzeitstellung			
EHRENAMTLICHE/R: Anbieten von Dienstleistungen mindestens einmal pro Woche innerhalb eines Krankenhauses. Gemeinde, politischen Rahmens usw.			
BETREUER/IN: Mindestens einmal pro Woche jemanden wie ein Kind, Ehepartner, Verwandten oder Freund betreuen			
HAUSMANN/HAUSFRAU: Mindestens einmal pro Woche Versorgung des Haushalts mit Putzen, Gartenarbeit etc.			
FREUND/IN: Mindestens einmal pro Woche mit einem Freund/in Zeit verbringen oder gemeinsam etwas unternehmen			
FAMILIENMITGLIED: Mindestens einmal pro Woche mit einem Familienmitglied wie Kind, Ehepartner, Elternteil oder anderem Verwandten Zeit verbringen oder etwas gemeinsam unternehmen			
RELIGIÖSE/R TEILNEHMER/IN: Mindestens einmal pro Woche Teilnahme an Gruppen oder Aktivitäten, welche mit der eigenen Religion in Verbindung stehen (außer beten)			
HOBBYIST: Mindestens einmal pro Woche Ausübung eines Hobbys oder einer Amateuraktivität wie Nähen, Spielen eines Instrumentes, Basteln, Sport treiben, Theater besuchen oder Teilnahme in einem Klub oder Team			
ORGANISATIONSMITGLIED: Mindestens einmal pro Woche Teilnahme in einer Organisation wie einer Frauen-/ Männergruppe, Weight Watchers, Alleinerziehendengruppe usw.			
ANDERE: Eine nicht aufgeführte Rolle, welche zurzeit, in der Verangenheit oder in Zukunft ausgefüllt wird.			

Abb. 1.**13** Rollen-Checkliste, Teil I.

Häufig zeigt sich, dass die Checkliste nicht nur ein wertvolles Befunderhebungsinstrument darstellt, sondern auch bereits als Form der Intervention dienen kann, da sie den Klienten zur Reflexion seiner eigenen Rollensituation anregt.

Das Modell menschlicher Betätigung weist darauf hin, dass uns unsere Gewohnheiten ermöglichen, bereits auf geringfügige Reize hin eine Situation adäquat einzuschätzen und darauf zu reagieren. So verfügen wir über eine riesige Bandbreite an Verhaltensvarianten, um eine Situation adäquat und spontan zu meistern.

Abgesehen von den eingenommenen Rollen und Gewohnheiten nehmen externe Faktoren, wie das soziale und räumliche Umfeld, maßgeblich Einfluss auf unser Verhalten. Habituation ermöglicht dem Menschen ein Durchschreiten zeitlicher Abläufe mit einem relativ geringen Einsatz an mentaler Energie.

Für Klienten, die ihre bisherige Habituation auf Grund ihrer Erkrankung oder Behinderung nicht mehr einhalten können, ist ein wesentlich höherer Energieaufwand notwendig, da alle Abläufe bewusst geplant und durchgeführt werden müssen, solange sich keine neuen Strukturen entwickelt haben.

Subsystem Geist-Hirn-Körper-Performanz (Durchführung)

Definition

„Performanz ist der spontane Aufbau von Handlung, die notwendig ist, um eine Beschäftigung durchzuführen" (Kielhofner u. Forsyth 1997, S. 107).

Das dritte Subsystem, die *Performanz*, befasst sich mit der Ausführung einer Betätigung. Dabei kann es sich sowohl um relativ einfache Handlungen, wie z.B. das Streichen einer Scheibe Brot, als auch um komplexe Betätigungen wie den Bau einer Maschine handeln.

Um eine Handlung ausführen zu können, ist ein sehr komplexes und enges Zusammenspiel unterschiedlicher Komponenten im biomechanischen, neurologischen, perzeptiven und kognitiven Bereich notwendig. MOHO differenziert drei Arten von Fertigkeiten:

- motorische;
- prozesshafte;
- Kommunikations- und Interaktionsfertigkeiten.

Kielhofner stellt die These auf, dass es keine exakten Handlungsvorgaben gibt, sondern der Mensch vielmehr – ähnlich wie bereits im Zusammenhang mit der Landkarte der Gewohnheiten und dem Rollenskript beschrieben – über gewisse intuitive Eingaben verfügt („es fühlt sich richtig an"), die eine Betätigung leiten. Dies ermöglicht die Planung und Durchführung von Handlungen.

Assessment of Communication and Interaction Skills

Eine Möglichkeit zur ergotherapeutischen Befunderhebung des Subsystems Performanz bietet das *Assessment of Communication and Interaction Skills* (ACIS, Einschätzung der Kommunikations- und Interaktionsfertigkeiten; Abb. 1.**14**).

Dieses Beobachtungsinstrument wurde 1993 von Kirsty Forsyth, Gary Kielhofner et al. entwickelt, um Daten zum Kommunikationsverhalten eines Menschen zu sammeln, während er in einer Handlung eingebunden ist (Forsyth et al. 1995). Der Ergotherapeut befragt den Klienten im Vorfeld, um sicherzustellen, dass er eine Befunderhebungssituation wählt, welche die Volition des Klienten anspricht und ihm ausreichend vertraut ist.

Die Beobachtungen werden auf einem drei Seiten umfassenden Formblatt dokumentiert, indem einzelne Items in den Bereichen *Körper, Beziehungen* und *Informationsaustausch* anhand einer Vier-Punkte-Skala bewertet und kommentiert werden.

Das *Assessment of Motor and Process Skills* (AMPS), das 1994 von Anne Fisher und Gary

ACIS Forschungsausgabe 4.0
Übersetzung: Ch. Mentrup 1997
ACIS Auswertungsblatt

Klient: ______________________ Untersucher: ______________________

Beobachtungssituation: ______________________

Alter: ______ Geschlecht: ______ Diagnose: ______________________

Adaptionen: __________ stationär: _____ ambulant: ____

Kulturelle Besonderheiten (Nationalität, Kulturkreis) ______________________

KOMPETENT (4)	FRAGWÜRDIG (3)	UNEFFEKTIV (2)	DEFIZITÄR (1)
Kompetente Performanz, die Kommunikation und Interaktion unterstützt und gute interpersonelle / Gruppenergebnisse hervorbringt. Untersucher beobachtet keine Defizite.	Fragwürdige Performanz, die Kommunikation und Interaktion gefährdet und ungewisse interpersonelle / Gruppenergebnisse hervorbringt. Untersucher hält Defizite für möglich.	Uneffektive Performanz, die Kommunikation und Interaktion behindert und unerwünschte interpersonelle / Gruppenergebnisse erzielt. Untersucher beobachtet leichte bis mitttlere Defizite.	Defizitäre Performanz, die Kommunikation/Interaktion behindert und unannehmbare Gruppenergebnisse hervorbringt. Untersucher beobachtet schwere Defizite (Gefahr von Schädigung oder Zusammenbruch interpersoneller / Gruppenbeziehungen).

KÖRPER		Bemerkungen
Körperkontakt	1 2 3 4	
Blickkontakt	1 2 3 4	
Gestik	1 2 3 4	
Manövrieren	1 2 3 4	
Ausrichtung	1 2 3 4	
Körperhaltung	1 2 3 4	

Abb. 1.**14** ACIS-Auswertungsbogen, Teil I.

Kielhofner entwickelt wurde, ist ein Beispiel für eine detaillierte und standardisierte Befunderhebung der motorischen und prozesshaften Fertigkeiten des Menschen (Fisher 1994). Aus einer Reihe von Vorschlägen wählt der Klient eine Aktivität und führt diese unter der Beobachtung des Ergotherapeuten aus. Die Anwendung und Auswertung des Assessments erfordert eine umfangreiche Vorbereitung des Ergotherapeuten, die in entsprechenden einwöchigen, standardisierten Kursen erworben werden kann.

Umwelt

Definition

- *Räumliche* Umwelt umfasst das materielle Umfeld, welches natürliche und geschaffene Räume und Objekte enthält.
- *Soziale* Umwelt ist die umgebende Welt der interagierenden Menschen und der Dinge, die sie tun.“ (Kielhofner 1995, S. 95)

Dazu zählen sowohl Einzelne als auch Gruppen von Menschen, die uns in unseren unterschiedlichen Handlungsfeldern umgeben.

Bei der Erklärung von Betätigungsfunktion und -dysfunktion berücksichtigt MOHO in hohem Maße auch die Umwelt. Wie bereits in der Einführung und unter *Habituation* vermerkt, gibt es laut MOHO keine festen intrinsischen Instruktionen für menschliches Handeln. Es entsteht vielmehr flexibel in Abhängigkeit von der bestehenden Aufgabe und dem Umfeld.

MOHO geht von der These aus, dass uns unsere Umwelt einerseits das Handlungsverhalten ermöglicht, es andererseits jedoch auch erfordert.

Beispiel: Das Umfeld Klassenraum ermöglicht und erfordert von Dozenten und Teilnehmern ein völlig anderes Verhalten, als sie es im Supermarkt oder zu Hause zeigen würden.

Die Umweltfaktoren beeinflussen oder diktieren sogar unser Verhalten. Bewegt sich das von der Umwelt eingeforderte Verhalten an der oberen Leistungsgrenze des einzelnen, führt dies zu einem hohen Grad an Aufmerksamkeit und Beteiligung. Ist die Anforderung dagegen im unteren Leistungsbereich angesiedelt, können Desinteresse und mangelnde Aufmerksamkeit die Folge sein.

Menschen nutzen ihre Umwelt jeweils unterschiedlich, d.h. sie nehmen in einem identischen Setting unter Umständen sehr verschiedene Betätigungsmöglichkeiten wahr.

Therapeutische Intervention als auf der Befunderhebung nach MOHO basierende Vorgehensweise

Als Basis für die therapeutische Intervention beschreiben Christine Helfrich und Gary Kielhofner gemeinsam ein grundlegendes Prinzip des Modells menschlicher Betätigung: „Der Ergotherapeut betritt das Leben eines Menschen, das eine Vergangenheit und/oder Zukunft über den therapeutischen Prozess hinaus aufweist. Therapie ist ein einmaliges und begrenztes Ereignis, dessen Ziel es ist, positiv zum Verlauf des individuellen Lebens beizutragen." (Helfrich u. Kielnhofer 1994)

Die zahlreichen Befunderhebungsinstrumente, die auf der Grundlage von MOHO entwickelt wurden, ermöglichen dem Ergotherapeuten die zielgerichtete Sammlung und Interpretation von Daten. Die theoretischen Grundlagen des Modells liefern die Basis, um die individuelle Situation der Klienten zu explorieren und mit ihnen gemeinsam therapeutische Interventionen festzulegen.

Kielhofner beschreibt für jeden Theorieaspekt therapeutische Grundprinzipien, die die Leitlinien für die Haltung des Ergotherapeuten gegenüber dem Klienten darstellen. Sie beziehen sich sowohl auf allgemeine therapeutische Regeln als auch auf Veränderungen innerhalb der verschiedenen Subsysteme. Es handelt sich um Vorschläge für Betrachtungsweisen und Denkansätze, aber keineswegs um Handlungsvorgaben.

Die therapeutische Intervention ist niemals ein geradliniger, sondern stets ein interaktiver Prozess, geprägt durch das Sammeln und die Auswertung von Daten, die Festsetzung von Zielen und durch eine Intervention, die wiederum mit weiterer Datensammlung und Anpassung der Zielsetzung einhergeht. Den Ablauf sollte der Klient selbst zentral mitbestimmen und gestalten.

Vor diesem Hintergrund ist es möglich, den Menschen individuell in seiner bisherigen und der Antizipation seiner zukünftigen Lebenssituation wahrzunehmen und Therapie als ein begrenztes Ereignis zu bewerten, das positiv auf den weiteren Lebensverlauf des Menschen einwirken kann: „Somit schlägt Ergotherapie eine Brücke zwischen dem Vorher und Nachher im Leben eines Klienten." (Kielhofner u. Forsyth 1997, S. 110)

Schlussbemerkung

Mit dem Model of Human Occuaption wurde eines der derzeit wichtigsten ergotherapeutischen Praxismodelle exemplarisch vorgestellt. MOHO ist inzwischen weltweit in die Berufspraxis eingedrungen und hat sie beeinflusst. Es hat die Grundgedanken der Ergotherapie aufgegriffen und systematisch und praxisrelevant weiterentwickelt.

Es versteht sich von selbst, dass Praxismodelle und theoretische Konzepte in stetem Wandel begriffen sind. Sie schaffen jedoch wichtige gedankliche Orientierungssysteme zur Fundierung therapeutischer Praxis und der Förderung der Professionalisierung.

1.7 Wissenschaftlichkeit in der Ergotherapie

U. Steding-Albrecht

1.7.1 Wissenschaft und ihre Kriterien

Der Begriff *Wissenschaft* oder *wissenschaftlich* ist im Sprachalltag mit positiven Assoziationen besetzt. Wissenschaft wird mit der Vorstellung von „nachgewiesen", „unangreifbar" oder „unwiderlegbar" gleichgesetzt. Die Vielzahl „wissenschaftlicher Erkenntnisse", die z.B. in der Werbung verwendet werden, zeigen jedoch, dass die Verwendung des Begriffs häufig gar nicht dafür steht, wofür sie herhalten soll. Ohne genaue Angaben, wie es zu diesen Erkenntnissen kommt, wie viele Menschen untersucht wurden, wie das Untersuchungsdesign definiert wurde, etc. entbehrt eine solche Aussage jeglicher Wissenschaftlichkeit.

Wissenschaft definiert Aussagen bzw. Regeln zu folgenden Punkten (Jaster 1997):

- Zu untersuchender Gegenstand, Verhalten, Therapie, Ereignis etc.;
- Erkenntnisgewinnung (Wie werden die Daten erhoben und nach welchen Verfahren ausgewertet?);
- Verhältnis zwischen dem Untersucher (Ergotherapeut) und dem Objekt der Untersuchung (Patient);
- Erkenntnisfalsifizierung oder -verifizierung.

Eine wissenschaftliche Vorgehensweise ist:

- Von Hypothesen geleitet;
- Widerspruchsfrei gegenüber anerkannten Beschreibungs- und Erklärungsaussagen (Theorien);
- Objektiv überprüfbar;
- Durch systematisches Vorgehen gekennzeichnet.

Die Definition von Wissenschaft setzt eine Einigung darüber voraus, was unter wissenschaftlich zu verstehen ist. Allgemein lässt sich Wissenschaft folgendermaßen definieren:

Definition
Wissenschaft sind die systematisch geordneten Erkenntnisse über ein Merkmal, Verhalten oder Problem. Sie beschreibt Gesetzmäßigkeiten und stellt in der Regel einen Zusammenhang von Theorien dar. Als Theorie wird ein System von Beschreibungs- und Erklärungsaussagen bezeichnet.

Die Beschreibung von Tatsachen und deren Zusammenhängen ist die erste und grundlegende Leistung einer Wissenschaft und der erste Schritt im Gefüge wissenschaftlicher Aussagen. Das Problem oder die Ausgangsstellung und die Form der Dokumentation wird festgelegt. Durch Auswertung der möglichst wertfreien Dokumentation der Beobachtungen können Rückschlüsse auf die vorhandenen Hypothesen und/oder Theorien gezogen werden.

„Wissenschaft entsteht aus einem konkreten Anlass, existiert jedoch als Theoriensystem: die Theorie ist das Netz, das wir auswerfen, um die ‚Welt' einzufangen, zu rationalisieren, zu erklären und zu beherrschen. Wir arbeiten daran, die Maschen dieses Netzes immer enger zu machen." (Popper 1966)

Die Interpretation der vorhandenen Daten führt zu einer *Hypothese*. Wird die Hypothese durch weitere Beobachtungen gestützt, kann sie zur Theorie entwickelt werden. Forschung und die Beantwortung von Fragen nach dem Warum nennt die Wissenschaft *Erklärung*.

1.7.2 Gemeinsamkeiten und Unterschiede der jeweiligen Wissenschaften und ihrer Verfahren

Die Wissenschaften lassen sich unter anderem nach dem Untersuchungsgegenstand in die verschiedene Wissenschaftsbereiche der Naturwissenschaften und der Geisteswissenschaften unterteilen. Zu den Naturwissenschaften zählen z.B. die Medizin, Biologie, Physik, Chemie oder Mathematik, zu den Geisteswissenschaften die Pädagogik, Psychologie, Philosophie, Geschichte oder Soziologie.

Die Naturwissenschaft stützt ihre Theorien auf Beobachtungen und kann zur Erhärtung von Hypothesen Experimente durchführen. Die Untersuchung soll dabei immer unter den gleichen Bedingungen stattfinden. Die Naturwissenschaft geht davon aus, dass alles Beobachtbare eine Ursache und Wirkung haben muss, die unter den gleichen Bedingungen identisch bleiben sollen.

Die Geisteswissenschaft dagegen stellt nicht nur ein bestimmtes Verhalten von Menschen fest, sondern erfasst Beweggründe, warum sich diese so und nicht anders verhalten.

Die Geistes- oder Sozialwissenschaften erforschen die Phänomene und das Verhalten im täglichen Leben, Zusammenhänge der Entwicklungsprozesse des Menschen und der Gesellschaft. Der Mensch mit seinen Wünschen, Gefühlen, Bedürfnissen, Fähigkeiten, Erfahrungen, Erlebnissen und Handlungen steht im Mittelpunkt.

Die Vorgehensweise der Natur- ebenso wie der Geistes- und Sozialwissenschaften ist empirisch-analytisch. *Empirisch* bedeutet, auf Erfahrung begründet. Beobachtungen und Aussagen, die sich auf Erfahrungen beziehen, werden als empirisch bezeichnet. Empirisches Vorgehen ist durch systematische Beobachtungen oder Experimente gekennzeichnet. *Analytisches* Vorgehen besteht in der Zerlegung einer Einheit in alle Teile, wie z.B. das Zerlegen einer Bewegung in ihre Teilbewegungen.

Empirisch-analytisches Vorgehen wird nach der Skalierung der Erfahrung auch als *quantitatives Verfahren* bezeichnet. Skalierung bezeichnet ganz allgemein das Erstellen einer Skala für die Erfassung empirischer Daten. Eine Skala ist die statistische Bezeichnung für das dem Messen zu Grunde liegende Bezugssystem. Damit lassen sich Eigenschaften, Größen, Intensitäten, Zeitdauer etc. in Zahlen ausdrücken. Quantitative Verfahren setzen eine Ordinal- oder Rangskala voraus.

Die Ordinal- oder Rangskala ordnet den Untersuchungsgegenständen oder Ereignissen einen entsprechenden Rang zu, z.B. den besten den Rangplatz 1, den zweitbesten den Rangplatz 2, usw.

Im Unterschied dazu versteht man unter *qualitativen Verfahren* eine Kategorisierung oder Klasseneinteilung der erhobenen Daten. Qualitative Verfahren setzen eine Nominalskala voraus. Die Nomikalskala kategorisiert z.B. nach Geschlecht, Augenfarbe oder Existenz bzw. Nichtexistenz eines Merkmals. Ein Merkmal, wie z.B. weiblich schließt das andere Merkmal männlich aus.

Es ist Aufgabe jeder Wissenschaft, nach nomothetischen Hypothesen zu suchen. „Nomos“ kommt aus dem Griechischen und bedeutet Gesetz. *Nomothetisches Vorgehen* bezeichnet die Bestätigung von Annahmen (Hypothesen) durch Untersuchungen, mit dem Ziel, durch die Entdeckung von Gesetzmäßigkeiten das Verhalten oder die Wirkungsweise von Zusammenhängen zu erklären.

Im Unterschied zum nomothetischen Ansatz versucht der *hermeneutische* – der „verstehende“ – Ansatz der Geisteswissenschaften, den Sinn von Sprache, Verhalten, Handlungen etc. zu erklären und auszulegen. Hermeneutik kommt aus dem Griechischen und bedeutet übersetzt „die Kunst der Auslegung und Deutung“. Gerade in der Ergotherapie kommt dem hermeneutischen Ansatz eine große Bedeutung zu. Besonders bei Patienten mit verändertem Verhalten ist ein Teil der Behandlung, den Sinn des „Andersseins“ zu ergründen und zu erklären.

Grundsätzlich bedeuten nomothetischer und hermeneutischer Ansatz keine Gegensätzlichkeit, da auch die Hermeneutik Gesetzmäßigkeiten aufzeigen kann.

Nach der Methode der Erkenntnisgewinnung kann Wissenschaft in zwei Bereiche aufgeteilt werden: in einen induktiven und einen deduktiven. *Deduktiv* bedeutet ableitend. Vom Allgemeinen ausgehend wird auf das Einzelne geschlossen. So gehen z.B. die Mathematik und die formelle Logik deduktiv vor.

Die *induktive* Methode geht vom einzelnen aus und versucht allgemein gültige Gesetze zu finden. Dazu gehören die übrigen Naturwissenschaften, die Geistes- und die Sozialwissenschaften. Die Ableitung aller Aussagen empirischer Untersuchungen stellt immer ein induktives Vorgehen dar.

Eine weitere Differenzierung ist die Aufteilung in grundlegende und angewandte Wissenschaften. *Grundlegende* Wissenschaften definieren Gesetze, die für das Zusammenwirken der Natur und allen damit verbundenen Strukturen gelten, wie z.B. die Mathematik, Biologie oder Physik.

Angewandte Wissenschaft bezeichnet die praktische oder technisch-wissenschaftliche Anwendung der wissenschaftlichen Untersuchungsergebnisse. Die Medizin als Wissenschaft steht in enger Verbindung zu den grundlegenden Wissenschaften, wie z.B. der Biologie, Chemie, Anatomie, Biochemie etc. Gleichzeitig wird der Mensch mit seiner Krankheit in den Mittelpunkt des ärztlichen Handelns gestellt. Gerade die Medizin stellt die praktische Anwendung in den Mittelpunkt des Handels, um eben Krankheiten zu verhindern, zu lindern oder zu heilen. Somit schafft die Medizin eine Verbindung zwischen der grundlegenden und der angewandten Wissenschaft.

Dies könnte auch auf die Ergotherapie zutreffen (Abb. 1.**15**). Kenntnisse der grundlegenden Wissenschaften, wie z.B. der Anatomie über den Aufbau des Skelettsystems sind die Voraussetzung für die Umsetzung und Anwendung, wie z.B. bei der ergotherapeutischen Behandlung mit den motorisch-funktionellen Verfahren bei Morbus Bechterew.

1.7.3 Ergotherapie im Kontext der angewandten Wissenschaft

Wissenschaftliche Kriterien können sich auf die Ergotherapie beziehen oder innerhalb der Ergotherapie verwandt werden. Voraussetzung dafür ist die Anwendung der schon beschriebenen systematischen wissenschaftlichen Regeln und Methoden.

Wissenschaftliches Arbeiten in der Ergotherapie setzt das systematische Sammeln, Analysieren und Interpretieren von Daten in einem vorher definierten Bezugsrahmen voraus. Grundlage dafür ist eine vorliegende Theorie oder Teiltheorie, wie z.B. die Neurophysiologie des Menschen. Das systematische Erfassen von Daten beginnt bereits mit dem Erstkontakt eines Patienten und umfasst seinen Namen und Adresse, Geburtsdatum, Datum der Behandlung, überweisender Arzt, Krankenkasse etc. Die Kostenträger schreiben ohnehin eine Dokumentation der Therapie vor. Damit ist der Rahmen für eine systematische, wissenschaftliche Vorgehensweise gegeben. Grundlagen wissenschaftlicher Vorgehensweise in der Ergotherapie könnten z.B. systematische Beobachtungen bei der Befunderhebung, Fragebögen, Interviews, Tests, Videoaufnahmen, Zeitreihenanalysen, Vergleichsuntersuchungen, Einzelfallanalysen etc. sein.

Der Gewinn einer systematischen Dokumentation bedeutet einen Erkenntnisgewinn über den Behandlungsverlauf, der neue Perspektiven eröffnet oder theoretisch gewonnene Hypothesen z.B. über sensomotorische Defizite und deren Therapie bestätigen kann. Veränderungsprozesse im Alltag des Patienten können fixiert, kontrolliert, verglichen und überprüft werden.

Die ausführliche ergotherapeutische Diagnostik kann mit einer systematischen Beobachtung beginnen und sollte durch standardisierte Test- und Diagnostikverfahren ergänzt werden. Standardisierte Tests vergleichen

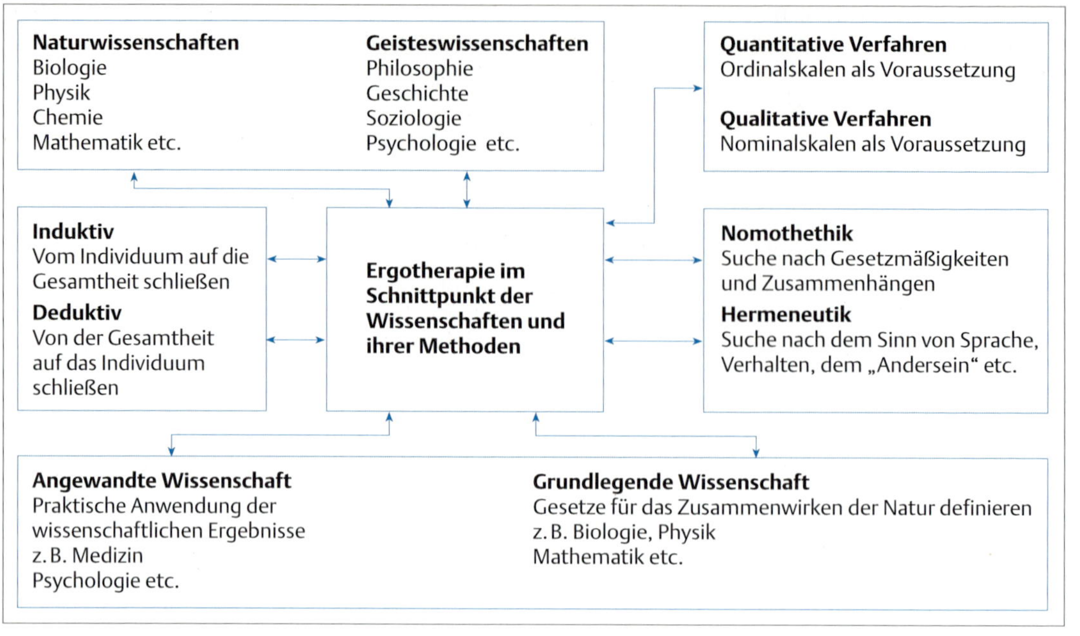

Abb. 1.**15** Ergotherapie im Schnittpunkt der Wissenschaften und ihrer Methoden.

die erhobenen Werte (z.B. Sekunden, Punkte, Zentimeter etc.) mit einer als repräsentativ angesehenen gebildeten Norm von Bewegung, Leistung, Verhalten, Größe, Länge, Gewicht etc. (Kap. 2, *Systematik der Ergotherapie*). Mithilfe der Mathematik bei der Umrechnung verschiedener Testwerte ist es möglich, erhobene Daten zu vergleichen und sich so auch interdisziplinär auszutauschen.

Die ergotherapeutische Befunderhebung entspricht in einer wissenschaftstheoretischen Definition einem Entdeckungs- und Begründungszusammenhang. Im Rahmen von systematischen Beobachtungen wird z.B. eine Bewegungs- und Handlungsstörung im Alltag dokumentiert, analysiert und interpretiert. Die Befunderhebung stellt daher erst den Beginn der vorgeschriebenen Systematik (Abb. 1.**16**) innerhalb des wissenschaftlichen Vorgehens dar.

Ein bekanntes Beispiel von Karl Popper zeigt den wissenschaftlichen Umgang mit Hypothesen auf. Popper, ein britischer Nobelpreisträger und Philosoph, gilt als der Begründer des *kritischen Rationalismus*.

Nach Popper ist Wissenschaft als Fortschritt durch vorläufige Hypothesen und deren Falsifikation oder Widerlegung definiert. So wird ein langsamer, empirisch geleiteter Lernprozess möglich. Anders ausgedrückt, ist Wissenschaft ein „empirisch kontrollierter Versuch der Irrtumsvermeidung".

Nehmen wir die Behauptung „alle Schwäne sind weiß". Um diese Hypothese zu verifizieren, müssten bei allen Schwänen der Welt die Farbe des Gefieders untersucht werden. Das wäre unmöglich, teuer und schlichtweg unsinnig. Popper geht davon aus, dass die Behauptung „alle Schwäne sind weiß" so lange gelten kann, bis ein schwarzer oder andersfarbiger Schwan gefunden, d.h. die Hypothese widerlegt ist. Diese Schlussfolgerung wird als *Falsifikationsprinzip* bezeichnet. Anders ausgedrückt: Hypothesen sind so lange gültig wie sie nicht widerlegt sind. Dabei unterstützen ökonomische Überlegungen das Falsifikationsprinzip.

Das Beispiel der weißen Schwäne verdeutlicht die induktive Vorgehensweise, die unter 1.7.2 genannt wurde. Von *einem* weißen Schwan wird auf die Allgemeinheit geschlossen.

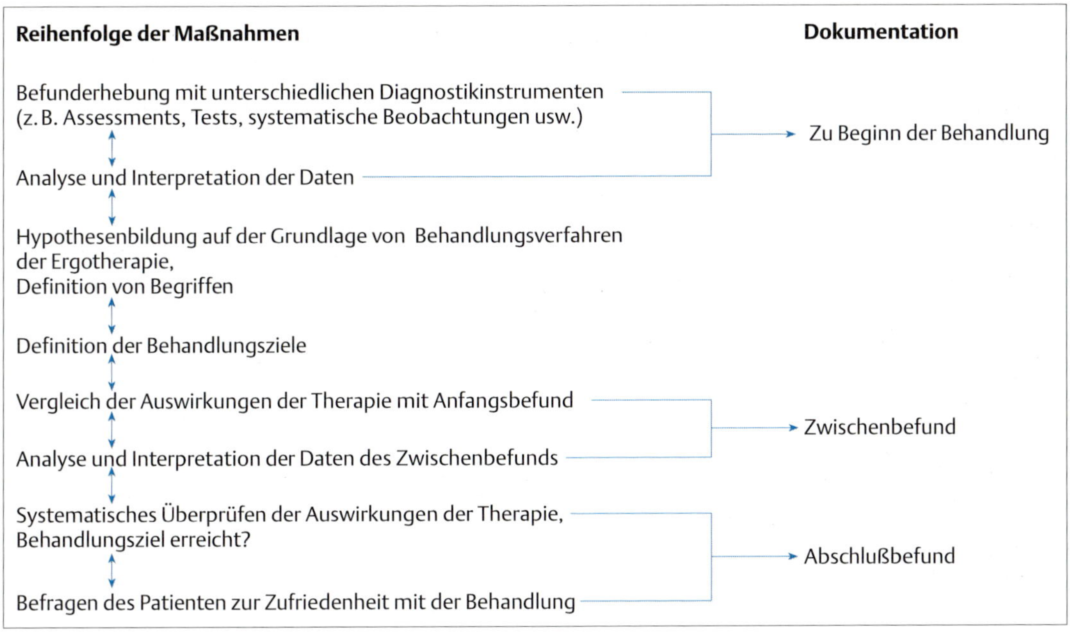

Abb. 1.**16** Systematik der ergotherapeutischen Behandlung.

Auch die Ergotherapie arbeitet nach dem Falsifikationsprinzip. Annahmen über Zusammenhänge gelten so lange als gesichert und anwendbar, bis sich herausstellt, dass es andere Wege gibt, um den Patienten z.B. mehr Selbstständigkeit zu ermöglichen. Dies lässt sich an einem Beispiel der Hilfsmittelversorgung innerhalb des Bobath-Konzeptes bei der Behandlung zerebralparetischer Kinder verdeutlichen:

Beispiel: Um eine Spitzfußdeformität zu vermeiden, wurden die Füße der Kinder in Fußschalen in korrigierter Stellung mit einem Klettverschluss in der Fußschale befestigt. Die Erfahrung zeigte, dass Fixierung in Fußschalen den Spitzfuß nicht verhindern kann.
Die Hypothese galt damit als falsifiziert, und es wurden mit neuen Hypothesen andere Strategien zur Hilfsmittelversorgung angewendet. Diese Hypothesen werden so lange Bestand haben, bis sie durch erneute Überprüfung ganz oder teilweise falsifiziert werden.

Ergotherapie könnte somit unter der Berücksichtigung des Falsifikationsprinzips, der Anwendung der erforderlichen Gütekriterien (*Grenzen der Wissenschaftlichkeit in der Ergotherapie*) und der Beachtung von Systematik und Überprüfbarkeit auch in die Reihe der angewandten Wissenschaften eingeordnet werden.

Erste Anfänge bei der Anwendung von wissenschaftlichen Kriterien innerhalb der Ergotherapie sind bereits gemacht. Es gibt bereits Untersuchungen über die Wirksamkeit von Ergotherapie aus der Handchirurgie, der Neurologie und dem motorisch-funktionellen Bereich. Die gezielten Beobachtungen, die zur Diagnostik sensorischer Integrationsstörungen eingesetzt werden, werden beispielsweise derzeit in Deutschland standardisiert und Testverfahren, die statistischen Gütekriterien entsprechen, sind in der Entwicklung.

Ein weiteres Beispiel soll verdeutlichen, dass gerade die Hypothesenbildung ein zentraler Auftrag wissenschaftlichen Handelns ist:

Beispiel: Ein fünfjähriges Kind ist nicht in der Lage, drei Sekunden lang auf einem Bein zu stehen. Eine Hypothese dieser Beobachtung könnte darin bestehen, dass das Kind Probleme bei der Gleichgewichtsverarbeitung in Verbindung mit der Haltungs- und Bewegungskontrolle hat. Die ergotherapeutischen Behandlungen nach dem Konzept der sensorischen Integrationstherapie (Kap. 4, *Neurophysiologische und neuropsychologische Behandlungsverfahren*) haben gezeigt, dass diese Hypothese in vielen Fällen zutraf. Trotzdem beinhaltet sie keine Endgültigkeit und es ist denkbar, dass sie sich nicht bestätigt. Es wäre z.B. möglich, dass das Kind die Absicht hatte, so zu tun, als könnte es nicht auf einem Bein stehen.

Wie lässt sich der Zusammenhang Einbeinstand und Gleichgewicht erklären und begründen? Wie lässt sich die Hypothese bestätigen, trifft sie überhaupt nicht zu oder ist sie zufällig entstanden? Hier setzt die wissenschaftliche Methodik ein, den Einbeinstand in Zusammenhang mit der gestörten Gleichgewichtsreaktion wissenschaftlich abzusichern. Es muss nun untersucht werden, ob ein nomologischer, d.h. gesetzmäßiger Zusammenhang hergestellt werden kann.

Die Überprüfung aufgestellter Hypothesen ist das zentrale Problem aller Wissenschaftsrichtungen. Je häufiger sich in der Therapie herausstellt, dass die Gleichgewichtsreaktion in Verbindung mit der Haltungskontrolle ein entscheidender Faktor für den Einbeinstand ist und je häufiger sie Widerlegungsversuchen standhält (die z.B. davon ausgehen, die Ursache läge an den Schuhen, die das Kind trägt, oder an Außenfaktoren wie der Fußboden, auf dem das Kind steht etc.), umso eher wird angenommen, dass sich die Hypothese bewährt hat.

Wissenschaftliche Vorgehensweise innerhalb der Ergotherapie bedeutet, Kriterien anzuwenden, und auf Grund von Tatsachenbeschreibungen und deren Zusammenhängen zu möglichst gesicherten Erklärungen, d.h. zu einer Wenn-dann-Schlussfolgerung zu kommen. Die ergotherapeutische Befunderhebung und schließlich die Behandlungsplanung ist eine solche Schlussfolgerung, wenn es um die Definition von Therapiezielen geht.

Das Therapieziel wird gemeinsam mit dem Patienten auch auf einer sprachlichen Ebene vermittelt. Die ergotherapeutische Behandlung wird in der Regel sprachlich begleitet und beinhaltet dadurch Kommunikation bzw. Interaktion und Handlung. Zur Auswertung des Therapieerfolgs kann diese Komplexität nur in der Kombination empirisch-analytischer und interpretierender Verfahren berücksichtigt werden.

Ergotherapie zu evaluieren bedeutet, eine Bewertung der Indikation, der Behandlungsdurchführung und schließlich des Behandlungsergebnisses vorzunehmen (Tab. 1.**1**). Evaluation ist für die Ergotherapie zunächst ein Weg, durch eine systematische Analyse Möglichkeiten und Grenzen der ergotherapeutischen Behandlung zu erkennen. Diese Erkenntnisse kommen auf direktem Weg den Patienten zugute, dienen im Gesundheitssystem aber auch der Bewertung und Berücksichtigung aller ergotherapeutischen Verfahren. Nach möglichst objektiv überprüfbaren Kriterien soll von neutral und sachlich erhoben Daten ausgegangen werden.

Keine Wissenschaft kann sich alleine auf die Ergebnisse einer Untersuchung verlassen. Mit Verfahren der Wahrscheinlichkeitsrechnung wird daher überprüft, inwieweit der Zufall bestimmte Ergebnisse herbeigeführt hat, oder ob die Ergebnisse der Hypothese zuzuordnen sind. Testtheoretische Verfahren lassen sich auch auf ergotherapeutische Untersuchungen anwenden. Unter Berücksichtigung der geforderten wissenschaftlichen Kriterien ist die Zuordnung der Ergotherapie zur angewandten Wissenschaft nicht unumstritten. Gerade in den USA wird seit Jahren eine Kontroverse geführt, inwieweit Ergotherapie als eigene Wissenschaft bezeichnet werden kann (Kap. 1.6, *Praxismodelle in der Ergotherapie*).

Tabelle 1.1 Modell für einen systematischen Behandlungsaufbau in der Ergotherapie

Systematik der ergotherapeutischen Behandlungsplanung	Ergotherapeutische Vorgehensweisen im Einzelnen	Aspekte des wissenschaftlichen Vorgehens
Befunderhebung auf der Grundlage einer ärztlichen Diagnostik	– Definition der Fähigkeiten und Handlungsdefizite des Patienten durch Anamnese, Erstgespräch, Befragung des Patienten, vorliegende Berichte, freie und systematische Beobachtungen, Screeningverfahren, Tests, Interviews, Arbeitsproben, etc. – Vergleich der Fähigkeiten des Patienten mit anderen gleichaltrigen Patienten oder der definierten Norm. – Vergleich und Transformation der einzelnen erhobenen Testwerte. – Beurteilung der Qualität der Handlungskompetenz im Alltag.	– Definition der Ausgangsstellung. – Systematische Informations- bzw. Datenerfassung und Auswertung.
Definition der Behandlungsziele durch Analyse und Interpretation der Befunderhebung	– Gemeinsame Therapiezielformulierung mit dem Patienten (z. B. mit COPM oder Goal-attainment-scale). – Bedeutung der sensomotorischen/psychosozialen oder motorisch-funktionellen Probleme für das Handeln im Alltag. – Nach vorhandenen Theorien Konstruktion des Zusammenhangs zwischen Ursache und Wirkung. – Interpretationen mit vorhandenen Theorien und Behandlungskonzepten. – Orientierung an Modellen der Ergotherapie (z. B. MOHO). – Nach den Ergebnisssen der Handlungs- und Bewegungsanalyse Formulierung von Hauptproblemen mit Therapiezielen. – Unterteilung in Fern- und Nahziele.	– Hypothesenbildung im Vergleich zu vorhandenen Theorien. – Zieldefinition. – Definition von Detailzielen.
Auswahl der Behandlungsmethoden und -konzepte	– Auswahl von Techniken, Interventionen, Situationen, Zeit, Dauer, Ort, Häufigkeit, Hilfsmittel, etc. in Orientierung am alltagsbezogenen Handeln. – Abstimmung mit dem sozialen Umfeld des Patienten. – Kooperation aller Beteiligten.	– Definition der Methoden und Vorgehensweise.
Überprüfung und Dokumentation von Veränderungen	– Ständige Überprüfung der Therapieziele durch Analyse und Anpassung von Befund und Behandlung in Abstimmung mit dem sozialen Umfeld. – Schriftliche Auswertung der gesamten Befunderhebung. – Bestätigung oder Ablehnung der aufgestellten Hypothese.	– Dokumentation nachweisbarer Effekte. – Interne Evaluation. – Bestätigung oder Ablehnung der Hypothese. – Theoretischer Erkenntnisgewinn.
Beendigung/Fortsetzung	– Effizienzanalyse durch Auswertung der fortlaufenden Dokumentation. – Therapiezufriedenheit des Patienten überprüfen (z. B. anhand von COPM).	– Interne und externe Evaluation.

Grenzen der Wissenschaftlichkeit in der Ergotherapie

Setzt die Ergotherapie den Anspruch auf Wissenschaftlichkeit konsequent um, müssen die klassischen methodischen Gütekriterien (Tab. 1.**2**), denen alle psychologischen Testverfahren unterliegen (Kap. 2, Systematik der Ergotherapie) auch für Untersuchungen zur Wirksamkeit der Ergotherapie berücksichtigt werden. Die ergotherapeutische Forschung muss sich der Gütekriterien bedienen, die in Tabelle 1.**3** in Bezug auf die Ergotherapie definiert werden.

Die Auswirkungen einer ergotherapeutischen Behandlung sind mehrdimensional. Die Kontrolle aller Einflussfaktoren auf das Behandlungsergebnis ist messtheoretisch nicht möglich. Dies muss jedoch keine Verneinung jeder Form der Objektivität in der Ergotherapie bedeuten. Alle Sozial- und Geisteswissenschaften sind sich der Subjektivität jeder Veränderungsmessung in Sensomotorik, Kognition, Handlungskompetenz, Sozialkompetenz, Verhalten, etc. bewusst. Der *messbare* Erfolg unterschiedlicher psychotherapeutischer Verfahren ist trotz aller Bemühungen der Medizin und Psychologie noch immer umstritten. Dennoch wird Psychotherapie als Verfahren zur Heilung und Veränderung psychischer Krankheitssymptomen eingesetzt. Allein die Bewertung der objektiv messbaren Ergebnisse kann daher nicht der Maßstab für eine Veränderungsmessung sein, sondern muss mit der Bewertung des Therapieerfolgs durch den Patienten ergänzt werden.

Die Naturwissenschaft fordert, dass Untersuchungen objektiv durchgeführt werden. Zwischen Patient und Therapeut besteht jedoch eine Beziehungsebene, die nicht objektiv sein kann, sondern durch therapeutische Kommunikation und Interaktion definiert ist.

Die Naturwissenschaft verlangt außerdem, dass alle Faktoren und Variablen, die eine Untersuchung beeinflussen können, konstant ausgeschlossen oder konstant berücksichtigt werden, umso das Ergebnis zuverlässig zu deuten.

Die Verflechtung aller Faktoren soll am Beispiel einer erfolgreich verlaufenen ergotherapeutischen pädiatrischen Behandlung auf der Grundlage der sensorischen Integrationstherapie verdeutlicht werden.

Mögliche Ursachen für verbessertes Arbeitsverhalten und Konzentrationsfähigkeit bei einem siebenjährigen Schulkind:

Tabelle 1.**2** Ausgewählte Gütekriterien für wissenschaftliche ergotherapeutische Studien

Objektivität	Die Messergebnisse der Studie sind von den Durchführenden unabhängig. Verschiedene Untersucher kommen zu gleichen Ergebnissen. Die Ergebnisse können verallgemeinert und nachgeprüft werden.
Reliabilität	Reliabilität bezeichnet die formale Zuverlässigkeit der Messergebnisse.
Validität	Dies ist die Gültigkeit, mit der die Untersuchung misst, was sie zu messen vorgibt.

Tabelle 1.**3** Ausgewählte Kriterien für das Design einer wissenschaftlichen Studie innerhalb der Ergotherapie

Zufallsverteilung	Alle in die Untersuc hung einbezogenen Patienten werden nach dem Zufallsprinzip ausgewählt.
Kontrollgruppe	Es gibt eine Gruppe von Patienten, die – soweit ethisch vertretbar – keine oder eine andere Behandlung erhält.
Ein- und Ausschlusskriterien	Definierte Faktoren, die Einfluss auf die Ergebnisse haben können.
Blinde Messung	Therapieeffekte werden von Personen nachgewiesen, die die Therapie nicht durchführten und die behandelten Patienten nicht kennen.
Statistische Absicherung	Messverfahren, die die Signifikanz der Ergebnisse absichern.

- Ergotherapeutische Behandlung nach dem Konzept der sensomotorischen Integration, die dem Kind zu entsprechenden Nachreifungsprozessen verhalfen;
- Vermehrte Zuwendung, die das Kind durch die Therapiebesuche seiner Eltern erhält;
- Beratung der Eltern mit Hinweisen zur Veränderung des Erziehungsverhaltens;
- Änderung des Lehrerverhaltens;
- Zwischenzeitlich veränderte äußere Einflüsse, wie Umzug, Sitzplatzwechsel in der Schule, Klassenwechsel etc.;
- Änderung der familiären Kommunikation und Interaktion;
- Persönliche Ausstrahlung des Therapeuten;
- Zufall;
- Sonstiges.

Die Definition der erfolgreichen Impulse zur Verbesserung des kindlichen Lernverhaltens ist daher nur theoretisch als Hypothesenbildung mithilfe von messtheoretischen Verfahren der Wahrscheinlichkeitsrechnung möglich. Trotzdem kann auch ein errechneter statistischer Wert keine Festlegung auf eine Ursache zur Veränderung bedeuten. Auf dem Weg der Beobachtungen und der eingetretenen Veränderungen werden jedoch das Kind, die Eltern, der Arzt oder die Lehrerin die Veränderungen registrieren und bewerten können. Entwicklungsstörungen sind multidimensional. Je komplexer der Therapieansatz der Ergotherapie und je umfassender die Therapieziele sind, desto schwieriger gestaltet sich der Nachweis des Therapieeffekts.

Ergotherapeutische Behandlung orientiert sich immer an der entwicklungs- und altersbezogenen Norm von Bewegung, Entwicklung, Anpassung etc. Sicherlich ist dabei die Frage zu stellen, ob es überhaupt möglich ist, Menschen miteinander zu vergleichen oder ob sie in ihrer eigenen Ausprägung viel zu sehr Individuen sind, als dass sie miteinander zu vergleichen wären.

Auch die Naturwissenschaften gehen davon aus, dass ein *absolut richtiger* Wert bzw. ein *unbeeinflussbares, objektives Ergebnis* unwahrscheinlich ist. Konkrete Aussagen lassen sich daher nur mit Unterstützung der Wahrscheinlichkeitsrechnung treffen. Auch eine systematisch vorgenommene Beobachtung bleibt trotz aller Bemühungen um Objektivierbarkeit und natürlicher Replizierbarkeit immer subjektiv. Krankheit oder eine Entwicklungsstörung ist nicht als rein naturwissenschaftlicher Zustand erklärbar, sondern entsteht im Kontext mit genetischen Dispositionen, familiären Bedingungen und individueller Ausprägung.

Somit wird deutlich, dass die Ergotherapie auch sozialwissenschaftliche Begründungen benötigt, um Behandlungserfolge nachzuweisen. Allein die Verwendung qualitativer Verfahren mit der Nominalskala (Kap. 1.7.2, *Gemeinsamkeiten und Unterschiede der jeweiligen Wissenschaften und ihrer Verfahren*) ist als Instrument allein nicht geeignet. Die Nominalskala lässt nur jeweils zwei Ausprägungen zu: innerhalb der Ergotherapie z.B. behandelt oder nicht, erfolgreich behandelt oder nicht. Diese beiden Klassifikationen lassen jedoch nicht genügend Raum für alle denkbaren Therapieerfolge, die eintreten können, durch die Nominalskala aber nicht erfasst werden. Dennoch könnte alleine die Häufigkeit erfolgreicher ergotherapeutischer Behandlung erfasst werden. Ebenso wie die Sozialwissenschaften muss sich die Ergotherapie daher besonders die quantitativen Verfahren zu Eigen machen (Kap. 1.5, *Bedeutung der Sozialwissenschaften in der Ergotherapie*). Das bedeutet, es müssen Abstufungen für die Bewegungsqualität, Handlungskompetenz oder Sozialkompetenz gefunden werden, um Veränderungen und Erfolg mithilfe der Ordinalskala in Zahlen ausdrücken zu können.

Im Mittelpunkt der ergotherapeutischen Behandlung steht der Patient, der aus der Therapie einen definierten Nutzen für sich ziehen muss. Er ist der Maßstab für den Behandlungserfolg.

> **!** Effizienz bedeutet, mit einem Minimum an Aufwand und Zeit zu einem Maximum an Behandlungsergebnissen zu kommen.

Effizienz und Behandlungserfolg kann, muss aber nicht gleichwertig definiert werden.

Die Messung der Patientenzufriedenheit sollte daher immer am Schluss einer ergotherapeutischen Behandlung stehen. Diese Befragung kann methodisch einwandfrei mit einer *Zielerreichungsskala* (engl. Goal-attainment-scale) überprüft werden. Dabei wird mit dem Patienten zu Beginn der Therapie eine Therapiezielvereinbarung getroffen und die Bedeutung des Ziels für den Patienten anhand einer Punkteskala bestimmt. Am Ende der Therapie wird das erreichte Therapieziel vom Patienten erneut bewertet. Mit diesem Verfahren ist es möglich, für jedes Gebiet der Ergotherapie eine Zielüberprüfung durchzuführen und so mit dem Patienten systematisch das Therapieende zu bewerten.

Zur Überprüfung der Patientenzufriedenheit gut geeignet ist auch das Canadian Occupational Performance Measure, das sich in deutscher Übersetzung in Form eines strukturierten Interviews in Verbindung mit einer Zielerreichungsskala als Instrument anbietet (Dehnhardt et al. 1998).

Der Therapeut kann dem Patienten für ihn sichtbare Erfolge der Behandlung aufzeigen und verdeutlichen. Ob die vom Therapeuten eingeschätzten Behandlungserfolge jedoch auch für den Patienten ein Erfolg sind, kann nur er selbst bestimmen. Die erfolgreiche ergotherapeutische Behandlung umfasst daher mehr als nur die optimale Ausführung einer Behandlungstechnik oder -methode.

Erfolge in der Ergotherapie wurden bisher empirisch-analytisch, d.h. durch systematische oder freie Beobachtungen definiert. Die Zuordnung zur angewandten Wissenschaft erfordert jedoch, das Ausmaß, die Intensität und Dauer des Therapieerfolgs mit statistischen und messtheoretischen Verfahren nachzuweisen.

In der ergotherapeutischen Berufsausbildung sollten wissenschaftliche Kriterien ebenso wie alle anderen Unterrichtsinhalte fest verankert sein. Ihre Anwendung in der Ergotherapie bei der Arbeit mit Patienten ist der einzige Weg zum Nachweis der Wirksamkeit der Ergotherapie, zum Erkenntnisgewinn in den unterschiedlichen Behandlungsverfahren und schließlich zur ständigen Verbesserung der Behandlung für jeden einzelnen Patienten.

Literatur

Geschichte der Ergotherapie

Bundesanstalt für Arbeit, Hrsg. Blätter zur Berufskunde: Ergotherapeut/Ergotherapeutin, Diplom-Ergotherapeut/Diplom-Ergotherapeutin (FH); 2-II A 23. 1. Aufl. Bielefeld: Bertelsmann; 2000.

Bundesministerium für Gesundheit. Entwurf zur Ausbildungs- und Prüfungsverordnung für Ergotherapeuten (Stand März 1998). Bonn. [unveröffentlicht].

Deutscher Verband der Ergotherapeuten (DVE). Indikationskatalog Ergotherapie. 6. Aufl. Idstein: Schulz-Kirchner; 1999.

Deutscher Verband wird 40 Jahre. Ergotherapie und Rehabilitation. 1994;1:92–93.

Dohm K, Raps W. Gesetz über den Beruf des Beschäftigungs- und Arbeitstherapeuten und Ausbildungs- und Prüfungsordnung für Beschäftigungs- und Arbeitstherapeuten. 9. Aufl. Bonn: Rehabilitationsverlag; 2000.

Günter M. Gestaltungstherapie: Zur Geschichte der Mal-Ateliers in psychiatrischen Kliniken. Bern: Huber; 1989.

Hohm H. Berufliche Rehabilitation von psychisch Kranken: Kritische Bestandsaufnahme, neue Konzepte und Praxisversuche. Weinheim: Beltz; 1977.

John P. Professionalisierung. Ergotherapie und Rehabilitation. 1994;2:125.

Jentschura G. Beschäftigungstherapie – Einführung und Grundlagen. Stuttgart: Thieme; 1959.

Kayser H, Krüger H, Damaschke K, et al. Gruppenarbeit in der Psychiatrie. 2. überarb. u. erw. Aufl. Stuttgart: Thieme; 1980.

Kielhofner G. Model of Human Occupation: Theory and Application. 2nd ed. Baltimore: Williams & Wilkins; 1995.

Linke-Vieten E. Theoretischer Bezugsrahmen ergotherapeutischer Methoden in der Psychiatrie. Neue Reihe Ergotherapie. Reihe 1: Fachbereich Psychiatrie, Bd. 3. Idstein: Schulz-Kirchner; 1996.

Marquardt M. Geschichte und Aufgaben des Verbandes der Beschäftgungs- und Arbeitstherapeuten (Ergotherapeuten) e.V.: Entwicklung der Ausbildung und des Berufes. Wiesbaden: Wirtschaftsverlag; 1988.

Raps W. Gesetz über den Beruf der Ergotherapeutin und des Ergotherapeuten und Ausbildungs- und Prüfungsverordnung. Neu überarb. Aufl. Remagen: Reha-Verlag; 2000.

Schaal M. Ein Beitrag zur Geschichte der psychiatrischen Beschäftigungs- und Arbeitstherapie. Beschäftigungstherapie und Rehabilitation. 1986;5:267–269.

Scheiber I. Ergotherapie im Spannungsfeld zwischen Sozialpsychiatrie, Gesundheitsreform und Professionalisierungswünschen. Sozialpsychiatrische Information. Sonderdr. 1994;24:2–4.

Zentralstelle für ausländisches Bildungswesen im Sekretariat der Kultusministerkonferenz, Hrsg. Richtlinie 92/51/EWG des Rates vom 18. Juni 1992 über eine zweite, allgemeine Regelung zur Anerkennung beruflicher Befähigungsnachweise in Ergänzung zur Richtlinie 89/48/EWG. Merkblatt (Stand 14. 10. 1997). Bonn; 1997.

Zerchin S. Auf der Spur des Morgensterns: Psychose als Selbstfindung. München: List; 1990.

Berufsausbildung

Arbeitsgemeinschaft der Spitzenverbände der Krankenkassen: Gemeinsame Empfehlungen der Spitzenverbände der Krankenkassen gemäß § 124 Abs. 4 SGB V zur einheitlichen Anwendung der Zulassungsbedingungen nach § 124 Abs. 2 SGB V für Leistungserbringer von Heilmitteln. Bonn-Bad Godesberg-Essen; 1997; (vervielfältigt).

Arbeitsgemeinschaft Medizinalfachberufe in der Therapie und Geburtshilfe (AG MTG). Medizinalfachberufe im Gesundheitswesen. Wege zur Professionalisierung. Positionspaier der AG MTG. Köln; 2000; (vervielfältigt).

Arbeitsgemeinschaft Medizinalfachberufe in der Therapie und Geburtshilfe (AG MTG). Studiengang für Lehrkräfte der Medizinalfachberufe. Konzeptionspapier der AG MTG. Köln; 2000; (vervielfältigt).

Bals T. Berufsbildung der Gesundheitsfachberufe. Einordnung – Strukturwandel – Reformansätze. Hochschule & Berufliche Bildung. Bd. 32. Alsbach: Leuchtturm; 1993.

Bayerisches Staatsministerium für Unterricht und Kultus, Hrsg. Lehrpläne für die Berufsfachschule für Beschäftigungs- und Arbeitstherapie. München: Hintermaier; 1989.

Becker W, Meifort B. Zur Qualität der Berufsausbildung bei gesundheits- und sozialpflegerischen Berufen. Überlegungen aus der Perspektive des Systems beruflicher Bildung. In: Becker W, Meifort B, Hrsg. Professionalisierung gesundheits- und sozialpflegerischer Berufe in Europa als Impuls? Zur Qualifikationsentwicklung in der Human-Dienstleistung. Berichte zur beruflichen Bildung. Berlin-Bonn: Bundesinstitut für Berufsbildung; 1993;159.

Bundesanstalt für Arbeit. Informationen für die Beratungs- und Vermittlungsdienste (ibv) Nr. 33 v. 18. 8. 1999, S. 2779–2788: Gibt es eine Akademisierung der Medizinalfachberufe?

Deutscher Verband der Ergotherapeuten (DVE). Website: http://www.ergotherapie-dve.de.

Deutscher Verband der Ergotherapeuten (DVE). Bildungsplan. Rundbrief. 1999;2:18–24.

Deutscher Verband der Ergotherapeuten (DVE). Indikationskatalog Ergotherapie. 6. Aufl. Idstein: Schulz-Kirchner; 1999.

Deutscher Verband der Ergotherapeuten (DVE), Ausbildungsausschuss. Unterlagen für die WFOT-Anerkennung deutscher Ergotherapieschulen. Karlsbad; 2000; (vervielfältigt).

Deutscher Verband der Ergotherapeuten (DVE), Hrsg. Ausbildungsstandards des DVE. Ergotherapie & Rehabilitation. 2000;5:33–36.

Deutscher Verband der Ergotherapeuten (DVE). Berufsinformation Ergotherapie. Karlsbad; 2000 (vervielfältigt).

Deutscher Verband der Ergotherapeuten (DVE), Referat Aus- und Weiterbildung, Hrsg. Schullisten (Stand Mai 2000). Karlsbad; 2000; (vervielfältigt).

Dirrigl M, von Knesebeck T, Zöller A. Abschlussbericht zum Modellversuch „Erarbeitung von Lehrplänen für nichtärztliche Heil- und Hilfsberufe des Gesundheitswesens". Arbeitsbericht Nr. 177. Staatsinstitut für Schulpädagogik und Bildungsforschung, Hrsg. München: Hintermaier; 1987.

Dohm K, Raps W. Gesetz über den Beruf des Beschäftigungs- und Arbeitstherapeuten und Ausbildungs- und Prüfungsordnung für Beschäftigungs- und Arbeitstherapeuten. 9. Aufl. Bonn: Rehabilitationsverlag; 1997.

Dohm K, Raps W. Gesetz über den Beruf des Beschäftigungs- und Arbeitstherapeuten und Ausbildungs- und Prüfungsordnung für Beschäftigungs- und Arbeitstherapeuten. 4. Aufl. Bonn: Rehabilitationsverlag; 1985.

ENOTHE. Website: http://www.hva.nl/enothe.

Gemeinsame Kommission (Schulkommission) der Ständigen Konferenz der Schul- und Ausbildungsleiter der Schulen für Beschäftigungs- und Arbeitstherapie sowie des Verbandes der Beschäftigungs- und Arbeitstherapeuten (Ergotherapeuten) e.V., Hrsg. Wege zur Qualitätssicherung in der Ausbildung zum Beschäftigungs- und Arbeitstherapeuten (ohne Ort u. Verlag); 1988.

Gemeinsame Kommission der Ständigen Konferenz der Schul- und Ausbildungsleiter der Schulen für Beschäftigungs- und Arbeitstherapie sowie des Verbandes der Beschäftigungs- und Arbeitstherapeuten (Ergotherapeuten) e.V., Hrsg. Bericht zur Lage der Beschäftigungs- und Arbeitstherapeutischen Schulen in der BRD und West-Berlin. (ohne Ort); 1983; (vervielfältigt).

Göpel E, Hölling G, Schmithals F. Kultureller Wandel und Veränderungen gesundheitsbezogener Berufsbilder. Ein Memorandum zur Ausbildung in den Gesundheitsberufen. Bielefeld: (ohne Verlag); 1996. Wiederabdr. in: Kälble K, von Troschke J, Hrsg. Aus- und Weiterbildung in den Gesundheitswissenschaften/ Public Health. Schriftenreihe der Deutschen Koordinierungsstelle für Gesundheitswissenschaften in der Abteilung für Medizinische Soziologie der Universität Freiburg. Freiburg: Eigenverlag; 1997, S. 190–208.

Kultusministerkonferenz (KMK, Ständige Konferenz der Kultusminister der Länder). Bezeichnungen zur Gliederung des beruflichen Schulwesens (Beschluss der KMK vom 8. 12. 1975). In: Sammlung der Beschlüsse der Ständigen Konferenz der Kultusminister der Länder in der Bundesrepublik Deutschland. 5 Bände, Loseblattsammlung, Beschlussnummer 319. 3. Aufl. Neuwied: Luchterhand; 1975, S. 1982ff.

Kultusministerkonferenz (KMK, Ständige Konferenz der Kultusminister der Länder). Rahmenvereinbarung über die Ausbildung und Prüfung für ein Lehramt für die beruflichen Fächer der Sekundarstufe II oder für die beruflichen Schulen (Beschluss der KMK vom 12. 5. 1995). In: Sammlung der Beschlüsse der Ständigen Konferenz der Kultusminister der Länder in der Bundesrepublik Deutschland. 5 Bände, Loseblattsammlung, Beschlussnummer 781. 3. Aufl. Neuwied: Luchterhand; 1995, S. 1982ff.

Marquardt M. Geschichte und Aufgaben des Verbandes der Beschäftgungs- und Arbeitstherapeuten (Ergotherapeuten) e.V.: Entwicklung der Ausbildung und des Berufes. Wiesbaden: Wirtschaftsverlag; 1988.

Niedersächsisches Kultusministerium, Hrsg. Richtlinien für berufsbildende Schulen. Rahmenrichtlinien für die Berufsfachschule – Beschäftigungs- und Arbeitstherapie. (Stand April 1990). Hannover: (ohne Verlag); 1990.

Presber W, de Nève W, Hrsg. Ergotherapie – Grundlagen und Techniken. 1. Aufl. Berlin: Verlag Gesundheit; 1990.

Projektvorhaben Bundesministerium Jugend, Frauen, Familie und Gesundheit: Lamprecht (Projektleiter), Beyermann, Drees, Götsch., Kiesinger, Vollmers. Überlegungen zur Anpassung der Ausbildungs- und Prüfungsordnung für Beschäftigungs- und Arbeitstherapeuten vom März 1977 an die Weiterentwicklung der Medizin und therapeutischer Verfahren in den vergangenen Jahren. (ohne Ort u. Verlag); 1990.

Scheepers C. Qualitätssichernde Maßnahmen in der Ergotherapie. Im Spannungsfeld von Chancen und Grenzen. Ergotherapie & Rehabilitation. 1994;6: 569–573.

Seelos HJ. Definitionen zur Qualitätssicherung in der Krankenhausmedizin. Das Krankenhaus. 1988;11: 529f.

Sekretariat der Ständigen Konferenz der Kultusminister der Länder in der Bundesrepublik Deutschland, Hrsg. Bericht der gemeinsamen Arbeitsgruppe KMK/GMK/ASMK „Studiengänge im Tätigkeitsfeld Gesundheitswesen". Beschluss der KMK vom 5. 12. 1997.

Sekretariat der Ständigen Konferenz der Kultusminister der Länder in der Bundesrepublik Deutschland, Zentralstelle für ausländisches Bildungswesen. Hrsg. Die Anerkennung von Qualifikationen in den Medizinalfachberufen in der EU und im EWR (Stand Mai 1998; vervielfältigt).

The World Federation of Occupational Therapists. Minimum Standards for the Education of Occupational Therapists. Rev. ed. Council of WFOT; 1993.

Verband der Beschäftigungs- und Arbeitstherapeuten (Ergotherapeuten) e.V., Hrsg. Empfehlungen zur Durchführung der Praktischen Ausbildung an Schulen für Beschäftigungs- und Arbeitstherapie, Teil 1. Idstein: Schulz-Kirchner; 1989.

Verband der Beschäftigungs- und Arbeitstherapeuten (Ergotherapeuten) e.V., Hrsg. Empfehlungen zur Durchführung der Staatlichen Prüfung an Schulen für Beschäftigungs- und Arbeitstherapie. (ohne Ort); Eigenveröffentlichung des Verbandes; (ohne Jahr).

Verband deutscher Ergotherapieschulen (VDES). Satzung. (ohne Ort): 1993.

Vorläufige Begründung des Entwurfs für ein Gesetz über den Beruf des Beschäftigungs- und Arbeitstherapeuten vom 25. 5. 1973 des BMJFG.

Weber R. Berufsbildungsgesetz (BBiG) und Berufsbildungsförderungsgesetz mit Erläuterungen. Bergisch-Gladbach: Heider; 1996.

Wissenschaftsrat, Hrsg. Empfehlungen zur Entwicklung der Fachhochschulen in den 90er-Jahren. Köln: Selbstverlag; 1991.

Zentralstelle für ausländisches Bildungswesen im Sekretariat der Kultusministerkonferenz, Hrsg. Richtlinie des Rates vom 21. 12. 1988 über eine allgemeine Regelung zur Anerkennung der Hochschuldiplome, die eine mindestens dreijährige Berufsausbildung abschließen – 89/48/EWG. Merkblatt (Stand 14. 10. 1997). Bonn; 1997.

Zentralstelle für ausländisches Bildungswesen im Sekretariat der Kultusministerkonferenz, Hrsg. Richtlinie 92/51/EWG des Rates vom 18. Juni 1992 über eine zweite, allgemeine Regelung zur Anerkennung beruflicher Befähigungsnachweise in Ergänzung zur Richtlinie 89/48/EWG. Merkblatt (Stand 14. 10. 1997). Bonn; 1997.

Ergotherapie heute

Ergotherapeutische Arbeitsstätten im Jahr 2010. Ergotherapie und Rehabilitation. 1996;4.

Arbeitsgemeinschaft der Spitzenverbände der Krankenkassen: Gemeinsame Empfehlungen der Spitzenverbände der Krankenkassen gemäß § 124 Abs. 4 SGB V zur einheitlichen Anwendung der Zulassungsbedingungen nach § 124 Abs. 2 SGB V für Leistungserbringer von Heilmitteln. Bonn-Bad Godesberg-Essen; 1997; (vervielfältigt).

Arnold M, Paffrath D. Krankenhausreport 93. Stuttgart: G. Fischer; 1993.

Arnold M. Solidarität 2000. Stuttgart: Enke; 1993.

Bundesarbeitsgemeinschaft für Rehabilitation (BAR). Empfehlungen zur neurologischen Rehabilitation; 1996.

Deutscher Verband der Ergotherapeuten (DVE). Ergotherapie 2005 – Medizinsoziologische und berufspolitische Expertise; 1998.

Deutscher Verband der Ergotherapeuten (DVE). Indikationskatalog Ergotherapie. 6. Aufl. Idstein: Schulz-Kirchner; 1999.

Deutscher Verband der Ergotherapeuten (DVE). Schriftenreihe: a) Tätigkeitsbeschreibungen für Psychiatrie, Neurologie, Geriatrie, Frühförderung und geistige Behinderung; b) Satzung und Ethik des DVE; c) Berufsinformation.

Handbuch Krankenversicherung. Sozialgesetzbuch V (SGB V). 7. Aufl. KKF; 1997.

Meier-Baumgartner HP, Hrsg. Empfehlungen für die geriatrische Rehabilitation. Stuttgart: G. Fischer; 1996.

Scheepers C. Qualitätssichernde Maßnahmen in der Ergotherapie. Im Spannungsfeld von Chancen und Grenzen. Ergotherapie & Rehabilitation. 1994;6: 569–573.

Scheepers C. Grundlegende Gedanken zum Indikationsmodell Ergotherapie. Ergotherapie & Rehabilitation. 1997;6.

Sozialgesetzbuch V (SGB V). Handbuch Krankenversicherung. 7. Aufl. KKF; 1997.

Bedeutung des medizinischen Grundwissens

Becker GE. Planungsmodelle für Unterricht. Krankengymnastik (KG). 1991;1.

Beyermann G. Curriculumentwicklung und Professionalisierung. Ergotherapie & Rehabilitation. 1993;2.

Deutscher Verband der Ergotherapeuten (DVE). Indikationskatalog Ergotherapie. 6. Aufl. Idstein: Schulz-Kirchner; 1999.
Dohm K, Raps W. Gesetz über den Beruf des Beschäftigungs- und Arbeitstherapeuten und Ausbildungs- und Prüfungsordnung für Beschäftigungs- und Arbeitstherapeuten. 1. Aufl. Bonn: Rehabilitationsverlag; 1977.
Dohm K, Raps W. Gesetz über den Beruf des Beschäftigungs- und Arbeitstherapeuten und Ausbildungs- und Prüfungsordnung für Beschäftigungs- und Arbeitstherapeuten. 9. Aufl. Bonn: Rehabilitationsverlag; 1997.
Galbraith TD. Opening Speech – Proceeding of the First International WFOT Congress. Edingburgh: C.J. Cousland & Sons; 1954.
Hagedorn R. Foundations for Practice in Occupational Therapy. 2nd ed. Edinburgh: Churchill Livingstone; 1997.
Hagedorn R. Umsetzung von Modellen in die Praxis. In: Jerosch-Herold C, Marotzki U, Hack BM, Weber P, Hrsg. Konzeptionelle Modelle für die ergotherapeutische Praxis. Berlin–Heidelberg: Springer; 1999, S. 32–48.
Hoffmann-Markwald A, Jehn P. „Public Health" – Perspektiven der Prävention. Ergotherapie & Rehabilitation. 1994;3:290–292.
Jehn P. Professionalisierung. Ergotherapie und Rehabilitation. 1996;2:125.
Jerosch-Herold C. Ergotherapeutische Berufsausbildung an Hochschulen in Großbritannien – Entwicklung und Zukunft. Ergotherapie & Rehabilitation: 1996; 6.
Matthesius RG, Jochheim K, Barolin G, Heinz C. ICIDH – International Classification of Impairments, Disabilities and Handikaps. Wiesbaden: Ullstein Mosby; 1995.
Nelson DL. Why the Profession of Occupational Therapy Will Flourish in the 21st Century. American Journal of of Occupational Therapy. 1996;1.
Raps W. Gesetz über den Beruf der Ergotherapeutin und des Ergotherapeuten und Ausbildungs- und Prüfungsverordnung. Neu überarb. Aufl. Remagen: Reha-Verlag; 2000.
Schipperges H. Der Arzt von morgen: von der Heiltechnik zur Heilkunde. Berlin: Severin und Siedler; 1982.
Schneider W. Der Arztunterricht an der Krankenpflegeschule – Eine Situationsanalyse und ein Vorschlag. ROCOM Monitor. 1980;4.
Schwarz M. Behandeln lernen heißt Handeln lernen – Gedanken zur Qualitätssicherung therapeutischer Kompetenzen. Physiotherapie. 1995;1.
Waller H. Gesundheitswissenschaft: eine Einführung in Grundlagen und Praxis. Stuttgart: Kohlhammer; 1996.

Bedeutung der Sozialwissenschaften

Arbeitsgemeinschaft Ergotherapeutischer Schulen. Psychosoziale Behandlungsverfahren. Idstein: Schultz-Kirchner; 1995.
Baltes M. Life Span Developmental Psychology. New York: Academic Press; 1975.
Bandura A. Sozial-kognitve Lerntheorie. Stuttgart: Klett; 1979.
Clark F. Occupation science: Academic innovation in the service of O.T. American Journal of O.T. 1990;45:300.
Clark P. Human development through occupation. American Journal of O.T. 1979;33:505.
Dehnhardt B, Hardt A, Meyer A. Canadian Occupational Performance Measure. Lizens. dt. Ausg. Karlsbad: DVE; 1998.
Gilfoyle E. Transformation of a Profession. American Journal of O.T. 1984;33:575.
Götsch K. Entwicklung der Ergotherapie in den USA. Therapie und Rehabilitation. 1993:5.
Hagedorn R. Occupational Therapy – Perspectives and Processes. Edinburgh: Churchill Livingstone; 1995.
Hagedorn R. Ergotherapie – Theorien und Modelle. Die Praxis begründen. Stuttgart: Thieme; 2000.
Jerosch-Herold C, Marotzki U, Hack BM, Weber P, Hrsg. Konzeptionelle Modelle für die ergotherapeutische Praxis. Berlin–Heidelberg: Springer; 1999.
Kayser E, Schanz V, von Rotberg A. Objektbeziehung und Ergotherapie. Idstein: Schulz-Kirchner; 1994.
Kielhofner G. Occupational Therapy – Base in Occupation. In: Spackman W. Occupational Therapy. Philadelphia: J.B. Lippincott; 1988.
Kielhofner G. Conceptual Foundations of Occupational Therapy. 2nd ed. Philadelphia: F.A. Davis Company; 1997.
Leontjew AN. Tätigkeit, Bewusstsein, Persönlichkeit. Stuttgart: Klett; 1977.
Mentrup C. Gary Kielhofner: Ein Schritt vorwärts in der ET. Ergotherapie & Rehabilitation. 1996:1.
Mielke R. Lernen und Erwartung – Zur Selbstwirksamkeitstheorie. Bern: Huber; 1974.
Mosey A. Psychosocial components of Occupational Therapy. New York: Raven Press; 1960.
Mosey A. Three frames of reference for mental health. Thorfare N.J. 1970, Charles B. Slack.
Mosey A. Configuration of a Profession. New York: Raven Press; 1981.
Mosey A. Psychosocial Components of Occupational Therapy. New York: Raven Press; 1986.
Oerter R, Montada L. Entwicklungspsychologie. 4. Aufl. Weinheim: Beltz; 1988.
Piaget J. Das Erwachen der Intelligenz beim Kind. Stuttgart: Klett; 1975.
Raps W. Gesetz über den Beruf der Ergotherapeutin und des Ergotherapeuten und Ausbildungs- und Prüfungsverordnung. Neu überarb. Aufl. Remagen: Reha-Verlag; 2000.
Reilly M. The educational process. American Journal of O.T. 1969; 23:303.
Scheepers C. Wer nichts tut, der kostet. Ergotherapie & Rehabilitation. 1994;4.
Scheepers C. Ergotherapeutische Wahrnehmungsbehandlung schizophrener Ich-Störungen. Ergotherapie & Rehabilitation. 1997;4.
Scheepers C. Grundlegende Gedanken zum Indikationsmodell Ergotherapie. Ergotherapie & Rehabilitation. 1997;6.
Scholz-Zeemann M. Handlungsorientierte Ergotherapie. Ergotherapie & Rehabilitation. 1996;4.
Searles H. The nonhuman environment. New York: International University Press; 1960.
Siegrist J. Medizinische Soziologie. München: Urban & Schwarzenberg; 1988.

Spackman W. Occupational Therapy. Philadelphia: J.B. Lippincott; 1988.
West W. Professional responsibility in times of change. American Journal of O.T. 1968;22:4.
Wisenöcker E. Configuration of a Profession. Ergotherapie. 1996;3.

Praxismodelle

Atkinson K. Do we need to use models in occupational therapy? BJOT. 1995;7:370.
Creek J, Feaver S. Models for Practice in Occupational Therapy. Part 1: Defining Terms. BJOT. 1993; 2:4–6.
Feaver S, Creek J. Models for Practice in Occupational Therapy. Part 2: What Use are they? BJOT. 1993; 2:59–62.
Hagedorn R. Occupational Therapy – Perspectives and Processes. Edinburgh: Churchill Livingstone; 1995.
Hagedorn R. Foundations for Practice in Occupational Therapy. 2nd ed. Edinburgh: Churchill Livingstone; 1997.
Kielhofner G. Model of Human Occupation: Theory and Application. 2nd ed. Baltimore: Williams & Wilkins; 1995.
Kielhofner G. Conceptual Foundations of Occupational Therapy. 2nd ed. Philadelphia: F.A. Davis Company; 1997.
Mocellin G. An Overview of Occupational Therapy in the Context of American Influence on the Profession, Part 2. BJOT. 1992;2:55–60.
Steward B. Maps and Models. BJOT. 1995;7:359–363.

Wissenschaftlichkeit

Bailey DM. Research for the Health Professional. A Practical Guide. 2nd ed. Philadelphia: F.A. Davis; 1997.
Bundesarbeitsgemeinschaft Hilfe für Behinderte. Wissenschaftliche Aspekte der Behindertenarbeit. Schriftenreihe. Bd. 200. Düsseldorf; 1993.
Dehnhardt B, Hardt A, Meyer A. Canadian Occupational Performance Measure. Lizens. dt. Ausg. Karlsbad: DVE; 1998.
Friedrichs J. Methoden empirischer Sozialforschung. Opladen: Westdeutscher Verlag; 1995.
Hagedorn R. Ergotherapie – Theorien und Modelle. Stuttgart: Thieme; 2000.
Jaster HJ, Hrsg. Qualitätssicherung im Gesundheitswesen. Stuttgart: Thieme; 1997.
Krämer W. Wie schreibe ich eine Seminar-, Examens- und Diplomarbeit? Stuttgart: G. Fischer; 1995.
Popper K. Logik der Forschung. Die Einheit der Gesellschaftswissenschaften. Bd. 4. 10. verb. u. erw. Aufl. Tübingen: Mohr; 1966.
Presber W, de Nève W, Hrsg. Ergotherapie – Grundlagen und Techniken. 1. Aufl. Berlin: Verlag Gesundheit; 1990.
Schlack HG, Hrsg. Welche Behandlung nützt behinderten Kindern? Mainz: Kirchheim; 1998.

MOHO

Fisher A. Assessment of Motor and Process Skills [Unpublished Test Manual]. Colorado: Colorado State University, Department of Occupational Therapy; 1994.
Forsyth K et al. The Assessment of Communication and Interaction Skills (ACIS). Illinois: University of Illinois, Chicago; 1995.
Hagedorn R. Occupational Therapy – Perspectives and Processes. Edinburgh: Churchill Livingstone; 1995.
Hagedorn R. Foundations for Practice in Occupational Therapy. 2nd ed. Edinburgh: Churchill Livingstone; 1997.
Helfrich C, Kielhofner G. Volitional – Narratives and the Meaning of Occupational Therapy. American Journal of Occupational Therapy. 1994;48:319–326.
Kielhofner G, Burke J. A Model of Human Occupation, Part 1. American Journal of Occupational Therapy. 1980;34:572–582.
Kielhofner G, Barris R. Organisation of knowledge in occupational therapy: A proposal and survey of the literature. Occupational Therapy Journal of Research. 1986;6:67–74.
Kielhofner G. Model of Human Occupation: Theory and Application. 2nd ed. Baltimore: Williams & Wilkins; 1995.
Kielhofner G. Occupational Therapy – Base in Occupation. In: Spackman W. Occupational Therapy. Philadelphia: J.B. Lippincott; 1988.
Kielhofner G, Forsyth K. The Model of Human Occupation: an Overview of Current Concepts. British Journal of Occupational Therapy. 1997.
Kielhofner G. Conceptual Foundations of Occupational Therapy. 2nd ed. Philadelphia: F.A. Davis Company; 1997.
Kielhofner G, Mallinson T, Crawford C, et al. A User's Manual for the OPHI-II. Model of Human Occupation. 2nd rev. ed. Clearinghouse; 1997.
Matsuyuyu J. The Interest Checklist. American Journal of Occupational Therapy. 1969;23: 323–328.
Miller R. Perspectives on Theory for the Practice of Occupational Therapy. Aspen Publication; 1993.
Oakley F, Kielhofner G, Barris R. The Role Checklist. Occupational Therapy Journal of Research. 1986.

Weiterführende Literatur

Qualitätsstandards in der Geriatrie. Blickpunkt Geriatrie. 1996;7.
Arbeitsgruppe Bildungsbericht am Max-Planck-Institut für Bildungsforschung. Das Bildungswesen in der Bundesrepublik Deutschland. Strukturen und Entwicklungen im Überblick. Reinbek: Rowohlt; 1994.
Böttcher R. Entwicklung des Berufsbildes Arbeitstherapeut. Zentrale Fortbildungstagung 1985 in Karl-Marx-Stadt. [unveröffentlicht].
Bortz J, Döring N. Forschungsmethoden und Evaluation. Opladen: Westdeutscher Verlag; 1995.
Brenner R. Krankenpflegeausbildung – Berufsausbildung im Abseits. Frankfurt: Mabuse; 1994.
Dehnhardt B. Conceptual Foundations of O.T. – Der neue Grundgedanke in Kielhofners Theorie. Ergotherapie und Rehabilitation. Karlsbad: 1993:5.
Deutscher Verband der Ergotherapeuten (DVE). Ergotherapie 2005 – Medizinsoziologische und berufspolitische Expertise; Karlsbad: 1998.
Gordon C. The self in the social interaction. New York: Plenum; 1968.
Heinz C. Rehabilitationsmedizin im Spannungsfeld von Schulmedizin und Alternativmedizin. Mosaik (Schweizerische Ärztezeitung). 1992;39.

Hopkins H. An historical perspective on occupational therapy. In: Spackman W. Occupational Therapy. Philadelphia: J.B. Lippincott; 1988.
Hopkins H. An Introduction to Occupational Therapy. In: Spackman W. Occupational Therapy. Philadelphia: J.B. Lippincott; 1988.
Jentschura G, Janz HW. Beschäftigungstherapie: Grundlagen und Praxis in zwei Bänden, 3. erw. u. neubearb. Aufl. Stuttgart: Thieme; 1979.
Klie T. Pflegeversicherung. Hannover: Vincentz; 1995.
Kunze H, Kaltenbach L, Hrsg. Psychiatrie-Personalverordnung. Stuttgart: Kohlhammer; 1994.
Kurtenbach H, Horschitz H. Hebammengesetz. Hannover: Staude; 1986.
Mosey AC. A monistic or pluralistic approach to professional identity. AJOT. 1985;39:504–509.
Schewior-Popp S. Krankengymnastik und Ergotherapie. Eine exemplarische Studie zur Entwicklung von Professionalisierungsprozessen und Ausbildung in den Berufen des Gesundheitwesens. Idstein: Schulz-Kirchner; 1994.
Schücking B, Huchthausen G. Leitfaden der Beschäftigungs- und Arbeitstherapie. Darmstadt: Steinkopff; 1961.
Seidler E. Geschichte der Medizin und der Krankenpflege. Stuttgart: Kohlhammer; 1993.
Sozialgesetzbuch V. Handbuch Krankenversicherung. KKF-Verlag; 1997.
von Uexküll T, Wesiack W. Theorie der Humanmedizin: Grundlagen ärztlichen Denkens und Handelns. München: Urban & Schwarzenberg; 1998.
Verband der Beschäftigungs- und Arbeitstherapeuten. Merkblatt: „Information über Beruf und Ausbildung; 1985.
Wylie. The self-concept. Lincoln: University of Nebrasca Press; 1984.

2 Systematik der Ergotherapie

2.1 Einleitung

F. Kolster

Ergotherapeuten sind in den verschiedensten Bereichen und Fachrichtungen tätig. Sie arbeiten als Selbstständige in einer Praxis oder als Angestellte in ambulanten oder stationären Einrichtungen, z.B. Schulen für Körperbehinderte, Kliniken, Pflegeeinrichtungen, aber auch in Sanitätshäusern, Werkstätten und vielen anderen Arbeitsfeldern. Viele Ergotherapeuten sind alleine in einem interdisziplinären Team tätig, es gibt aber auch Abteilungen mit bis zu vierzig Mitarbeitern.

Ergotherapeuten gehören zur Gruppe der Heilmittelerbringer, die selbstständig und eigenverantwortlich nach ärztlicher Verordnung arbeiten. Während in Institutionen der Verordnungsweg intern geregelt wird, können im ambulanten Bereich niedergelassene Ergotherapeuten nur mit einem Rezept vom Arzt tätig werden.

Neben fachlichen Spezialisierungen gibt es gemeinsame Grundprinzipien der ergotherapeutischen Arbeitsweise. Doch was haben eine Ergotherapeutin, die in einer Rehaklinik auf einer Bobath-Liege funktionelle Armbehandlung durchführt, ein Ergotherapeut, der in einem Integrationskindergarten mit den Kindern Kastanien sucht und eine Ergotherapeutin, die eine Textilwerkstatt für psychisch kranke Mitarbeiter leitet, gemeinsam?

Im Folgenden werden zunächst die zugrunde liegenden gemeinsamen Prinzipien ergotherapeutischer Befunderhebung und Behandlung und anschließend die fachspezifischen Behandlungs- und Befundverfahren erläutert.

2.2 Ergotherapeutische Befunderhebung

F. Kolster, C. Habermann

2.2.1 Prinzipien der Befunderhebung

Ergotherapie als handlungsorientierte Methode bietet gute Möglichkeiten zur Beeinflussung von Störungen bei der Bewältigung des Alltags. Voraussetzung hierfür ist eine differenzierte Beobachtung und Auswertung der Alltagsfähigkeiten und der daraus resultierende Befund. Beim ergotherapeutischen Befund handelt es sich um ein diagnostisches Verfahren.

> **!** Der wichtigste Aspekt der Befunderhebung ist die Informationsgewinnung und deren Interpretation.
> Die tägliche Arbeit baut darauf auf.

Befunderhebung heißt:

- Den Einfluss und die Einflussgröße der Störung auf das Handeln und Verhalten zu verstehen.
- Die Beeinflussbarkeit der Störung zu erkennen.
- Die Fähigkeiten und Fertigkeiten des Patienten und seine Ressourcen kennen zu lernen.
- Weitere medizinische, therapeutische und pharmakologische Maßnahmen und ihren Einfluss auf den Krankheitsprozess zu ermitteln bzw. zu verstehen.

In der Regel entsteht dadurch sowohl ein formeller Befund, der schriftlich festgehalten wird, sowie im Verlauf der Arbeit ein informeller Befund. Der informelle Befund hat einen erheblichen Anteil an der Befunderhebung, da er unter anderem die täglichen Handlungsmöglichkeiten des Patienten festhält.

2.2.2 Zeitpunkt der Befunderhebung

> **!** Die Befunderhebung verläuft durchgehend in jeder Therapieeinheit und jeder beobachteten Alltagssituation und ist damit nie abgeschlossen.

Ein datierter Status mit den gewünschten *Zielen* (*Ziele der Befunde*) wird zu folgenden Zeitpunkten erhoben:

1. zu Beginn der Therapie;
2. als Zwischenbefund (bei Bedarf auch mehrmals);
3. am Ende der Therapie.

2.2.3 Ziele der Befunde

> **!** Die ergotherapeutische Befunderhebung erfasst nicht nur die Größe einer objektivierbaren Störung, sondern um die Art und den Einfluss der Störung auf das Handeln und Verhalten.

Erfassung des momentanen Status des Patienten

Der Therapeut sollte sich über folgende Punkte im psychosozialen, sensomotorischen, neuropsychologischen und funktionalen Lebensbereich des Patienten einen Eindruck verschaffen:

- Fähigkeiten (Anlagen) und Fertigkeiten (Geschick);
- Psychosoziale Kompetenz;
- Defizite/Schwierigkeiten/Probleme;
- Problemeinsicht;
- Problemlösungsversuche, -strategien und Kompensationsmechanismen.

Einblick in die Beeinflussbarkeit des Verhaltens und der Störungen des Patienten, einschließlich der Beeinflussbarkeit des biosozialen Hintergrundes

Hierzu gehören:

- Grundsätzliche Beeinflussbarkeit bzw. Adaptions- und Lernfähigkeit;
- Beeinflussung durch Einwirkung anderer (Patient selbst, Therapeut und/oder andere);
- Qualität der Beeinflussung (Art und Weise: wie reagiert der Patient auf welche Interventionen?).

Anhand einer solchen Befunderhebung lässt sich die ergotherapeutische Behandlung immer wieder überprüfen und neu definieren. Damit werden die Veränderungen der Handlungsmöglichkeiten des Patienten, die die ergotherapeutische Intervention beeinflusst haben, täglich festgehalten.

Gezielte Informationsweitergabe an Dritte

Die gezielte Informationsweitergabe ist für folgende Personengruppen von Bedeutung:

- Ärzte (zur Erweiterung des Befundes);
- Fachkollegen
  - in Kliniken, Rehazentren, Praxen, etc. (bei Verlegung, Entlassung);
  - zur Übergabe in Urlaubs- und anderen Ausfallzeiten im eigenen Team;
- interdisziplinäres Team zur Besprechung von Rehabilitationszielen;
- Kostenträger zur Effizienzanalyse (Kap. 2.4, *Möglichkeiten des Qualitätsmanagements*);
- Angehörige und Patienten.

2.2.4 Befundarten

Die Auswahl wird von verschiedenen Fragestellungen bestimmt:

- Wie wird beobachtet?
- Was weist auf Störungen und Einschränkungen hin?
- Welche Analysetechnik ist im Hinblick auf die unter *Ziele der Befunde* genannten Kriterien nötig?

Unspezifische oder freie Befragung

Der Therapeut befragt den Patienten, Angehörige, Freunde und die Mitarbeiter des interdisziplinären Teams entsprechend der unten genannten Kriterien und macht sich während oder nach dem Gespräch Notizen.

Kriterien und Inhalte der Fragen

- Subjektiv erlebte Einschränkungen des Patienten;
- Probleme im Alltag und Lösungen des Patienten und/oder seiner Umwelt;
- Situationen, in denen die Probleme auftreten oder auffallen;
- Reaktionen der Umwelt.

Spezifische Befragung

Die spezifische Befragung wird mithilfe von Interviews und Fragebögen durchgeführt.

Das Interview wird als strukturiertes oder gelenktes Gespräch durchgeführt, d.h. es ist zwar der Verlauf festgelegt, die Fragen bleiben jedoch offen.

1. Nicht standardisiertes Interview
Hierbei handelt es sich meist um die in den ergotherapeutischen Abteilungen oder Praxen selbst entwickelten Gesprächsleitlinien. Diese erfassen in einer gewissen Struktur jeweils die fachspezifischen Besonderheiten der möglichen Störungen und Ressourcen des Patienten.

2. Standardisierter Fragebogen
Der Fragebogen stellt ein schriftliches, mit festen Anweisungen versehenes Programm dar. Standardisierte Befragungen müssen in einer Studie an ausgewählten Patienten validiert worden sein und unterliegen in ihrer Entwicklung den Testgütekriterien (*Testverfahren*).

Beobachtende Verfahren

Die beobachtenden Verfahren unterstützen qualitative Bewertungskriterien in der Befunderhebung der

- Sozial-kommunikativen Kompetenzen;
- Handlungskompetenzen;
- Erstellung von Bewegungsanalysen bei Alltagsanforderungen.

Dabei werden nicht nur die Funktionalität an sich, sondern auch das Erleben, die Motivation, psychosoziale Kompetenzen und auch die qualitativen Faktoren von Handlung des Patienten beobachtet.

Die Befunderhebung kann mit den folgenden Variationen durchgeführt werden:

1. Freie Beobachtung
Was tut der Patient, geleitet vom Verlauf der Tätigkeit und der spontanen Reaktion auf die Situation?

2. Systematische Beobachtung
Was tut der Patient in einer für ihn arrangierten, gezielten und geplanten Situation (im Alltag, in der Therapie u.Ä.)?

3. Standardisierte Beobachtung
Was tut der Patient in einer gezielten und geplanten Situation, die zuvor mit anderen Patienten normiert wurde?

In einigen ergotherapeutischen Fachgebieten gibt es zu spezifischen Themen standardisierte Beobachtungen, so z.B. in der Pädiatrie die gezielte Beobachtung zur sensorischen Integration.

Der Vorteil der freien Beobachtung ist, dass der Patient in einer für ihn scheinbar „normalen" Situation sich und seine Fähigkeiten zeigen kann.

Der Vorteil der systematischen und der standardisierten Beobachtung liegt darin, dass die Wiederholbarkeit genau derselben Situation einen objektiveren Vergleich von Veränderungen im Handeln und Verhalten des Patienten ermöglicht.

Screeningverfahren

Diese Befundsysteme verhelfen zu Informationen über die Fähigkeiten des Patienten.

Das „Screening" (= Durchsieben) ermöglicht, dass bestimmte Leistungen des Patienten als eine Art „Vortest" beobachtet werden. Durch Ausschluss verschiedener Möglichkeiten werden Störungen deutlich und liefern Hinweise auf die weiterführende Diagnostik.

Testverfahren

Bei den Testverfahren werden bestimmte Merkmale quantitativ erfasst und mit dem Durchschnitt einer Vergleichsgruppe verglichen. Die Tests müssen folgende Hauptgütekriterien erfüllen:

- *Objektivität* (Unabhängigkeit des Ergebnisses vom Untersucher);
- *Reliabilität* (Zuverlässigkeit in der Messung dessen, was der Test zu messen vorgibt);
- *Validität* (Gültigkeit in der Erfassung dessen, was der Test zu erfassen vorgibt).

Vorteile der Tests
- Die Definitionen und die Sprache zur Beschreibung des Befunds sind zur besseren Kommunikation vereinheitlicht.
- Die Ergebnisse können individuell mit denen der Normgruppe verglichen werden.

Nachteile der Tests
- Sie fragen isoliert einige Items von Teilleistungsbereichen ab.
- Sie lassen zum Teil persönliche, psychosoziale Hintergründe des Patienten unberücksichtigt.
- Sie geben unter Umständen keinen Hinweis darauf, warum ein Patient eine Aufgabe nicht ausführen kann.

Assessment

Definition

Assessment bezeichnet den diagnostischen Prozess in der Rehabilitation. Dabei handelt es sich um eine multidimensionale Gesamterfassung und Bewertung der gesundheitlichen Situation eines Patienten, bei der körperliche, psychische und soziale Komponenten sowie Daten zu seinem Umfeld erfasst, gegliedert und bewertet werden (Runge u. Rehfeld 1995).

Die *Konsensus-Kommisson des National Institute of Aging* definierte 1988 funktionelles Assessment als „Beurteilung der Fähigkeit eines Patienten, in der Arena Alltag zu funktionieren".

Aus dieser Definition lässt sich ableiten, dass das Assessmentverfahren ein geeignetes Instrument für die ergotherapeutische Befunderhebung darstellt. Hier gelten durch das Benutzen standardisierter Erfassungsmethoden die Vorteile der Testgütekriterien, während gleichzeitig die Nachteile der Tests, besonders „dem Patienten nicht in seiner Ganzheit gerecht zu werden", deutlich eingeschränkt sind.

2.2.5 Setting

> **!** Das Setting ist angemessen, wenn sich der Patient in seiner Gesamtpersönlichkeit akzeptiert fühlt.
> Es beeinflusst die Ergebnisse der Befunderhebung.

Befunderhebung mit unterschiedlichem situativen Setting

Zur Befunderhebung befinden sich Therapeut und Patient in den unterschiedlichsten Situationen. Diese können sich innerhalb der Therapie, im therapeutischen, stationären und/ oder häuslichen Alltag oder in „künstlichen" Alltagssituationen abspielen.

Das therapeutische und alltägliche Umfeld beeinflusst unter Umständen die Überlegung, welche Ausgangssituation dem Patienten angemessen ist.

Befunderhebung mit unterschiedlichem personellen Setting

In der Regel findet die Erhebung des Erstbefundes in einer Einzelsituation statt. Die Situation mit mehreren Personen kann neue und/oder andere „Störfaktoren", aber auch Vorteile mit sich bringen (Tab. 2.**1**).

Tabelle 2.1 Vorteile der Einzelsituation und der Gruppe

Vorteile der Einzelsituation	Vorteile der Gruppe/mehrere Personen/ Alltagssituationen
Ausschalten von Störfaktoren, Reizarmut.	Mögliche Beobachtung unter Belastung.
Bessere Kontrolle/Übersicht durch den Therapeuten.	Fühlt sich nicht alleine der Beobachtung durch den Therapeuten ausgesetzt.
Keine Beobachtung durch andere Personen.	Schutz und Geborgenheit in einer vertrauten Gruppe.
Bessere Steuerungsmöglichkeit/Veränderbarkeit der Ausgangsposition durch den Therapeuten.	Freie Wählbarkeit der Ausgangsposition durch den Patienten.

2.2.6 Gesamtbewertung der Befunde

! Der Patient selbst – und nicht die Grund- und Erwartungshaltung seiner Umwelt oder des Therapeuten – ist der Maßstab für seine Leistungen.

In der Befundbewertung werden alle erhobenen Defizite und Fähigkeiten zueinander in Beziehung gesetzt.

Die ergotherapeutische Befundbewertung dient der sicheren Analyse anstehender Probleme des Patienten bei der Bewältigung seines Alltags. Sie ermöglicht die Festlegung der Prioritäten, Stellung einer ersten Prognose und gibt Hinweise auf präventive Faktoren zur Vermeidung von Folgeschäden.

2.3 Ergotherapeutische Behandlungsprinzipien

F. Kolster, C. Habermann

Definition

Ergotherapie ist eine handlungsorientierte Methode. Sie dient dem therapeutischen Ziel, Störungen in der Bewältigung des handlungsorientierten Alltags eines Patienten zu beeinflussen.

Sie kommt bei Menschen jeden Alters mit motorisch-funktionellen, sensomotorisch-perzeptiven, neuropsychologischen und/oder psychosozialen Störungen zum Einsatz (Arbeitsgruppe Qualitätssicherung im DVE 1998).

2.3.1 Übergeordnete ergotherapeutische Zielformulierung

Bei der Entwicklung eines Behandlungszieles geht es nicht um die Größe der Störung, sondern um deren Auswirkungen auf die Handlungsfähigkeit des Patienten im Alltag. Der Therapeut entwickelt seinen Behandlungsplan gezielt nach der Art der Störung und versucht, mit dem Patienten zusammen den Einfluss der Störung auf sein Handeln und Verhalten therapeutisch zu verändern.

Definition

Ziel der Ergotherapie ist es, individuelle Handlungskompetenzen im täglichen Leben und Beruf zu entwickeln, wiederzuerlangen und/oder zu erhalten (Arbeitsgruppe Qualitätssicherung im DVE 1998, S. 106).

2.3.2 Voraussetzung für die Behandlung/ prognostische Faktoren

Die Prognose des Patienten hängt von folgenden Faktoren ab:

- Fähigkeiten und Fertigkeiten des Patienten;
- Art und Ursache der Krankheit;
- Alter und Gesundheitszustand des Patienten (Begleiterkrankungen etc.);
- Zeitpunkt des Auftretens der Störungen/Erkrankungszeitraum;
- Krankheitseinsicht/Störungsbewusstsein;
- Faktoren, die den Behandlungsverlauf beeinflussen:
  - Defizite/Schwierigkeiten/Probleme;

- Problemeinsicht;
- Problemlösungsversuche, Strategien und Kompensationsmechanismen;
- Anforderungen in Alltag, Beruf und betreuendem Umfeld.

Alle genannten Punkte sind ausschlaggebend für die Entwicklung, Hierarchisierung und Selektion der Ziele und richtungsweisend für den Schwerpunkt der Behandlung.

Daneben hängt die Gewichtung der Schwerpunkte vom Patienten und dessen Wünschen, Zielen und seinem sozialen Umfeld ab.

2.3.3 Entwicklung der ergotherapeutischen Zielsetzung

Aus dem aktuellen Befund entwickelt der Therapeut in Zusammenarbeit mit dem Patienten und in Absprache mit den Mitarbeitern des interdisziplinären Teams die Therapieziele. Die Ziele müssen der Prognose angepasst und realistisch, d.h. erreichbar und überprüfbar sein und sowohl kurzfristige als auch langfristige Entwicklungsmöglichkeiten aufzeigen. Die ergotherapeutische Zielsetzung bezieht die vorhandenen Kompetenzen des Patienten mit ein.

Die Ziele können nach verschiedenen Kategorien entwickelt werden.

Kategorien der Zielentwicklung

1. Einteilung nach dem Zeitpunkt der Erreichbarkeit

- *Fernziele*, z.B. selbstständige Haushaltsführung;
- *Mittelfristige Ziele*, z.B. weitgehend selbstständige Haushaltsführung mit Unterstützung einer Betreuungsperson bei schweren Arbeiten;
- *Nahziele*, z.B. Mithilfe bei der Haushaltsführung mit Anleitung einer Betreuungsperson.

2. Einteilung nach dem Grad der Konkretheit der Formulierung

- *Richtziele*, z.B. selbstständige Haushaltsführung;
- *Grobziele*, z.B. selbstständiges Geschirrspülen;
- *Feinziele*, z.B. Halten der Teller mit der rechten Hand.

Die Ziele werden anschließend hierarchisiert und selektiert. Dabei ist die geplante Behandlungsintensität und -dauer zu berücksichtigen. Wird der Patient in absehbarer Zeit entlassen, stehen andere Ziele im Vordergrund als bei einem über mehrere Wochen geplanten Klinikaufenthalt.

Bei manchen Störungen muss zuerst ein Teilziel erreicht werden, wie z.B. die Verminderung der Schmerzen, um anschließend weitere Ziele, wie den Einsatz der betroffenen Hand bei Alltagsverrichtungen, erreichen zu können.

Alle Ziele müssen von Zeit zu Zeit neu überprüft und dem aktuellen Stand angepasst werden (Kap. 5.3.5. *Therapieziele*).

> **!** Sorgfältig erstellte, hierarchisierte und ausgewählte Therapieziele sind Voraussetzung für eine erfolgreiche Behandlung.
> Die Therapieziele sind nicht auf Dauer festgelegt, sondern hängen von den Veränderungen des Befundes und der persönlicher Situation des Patienten ab.

2.3.4 Behandlungsplanung

In der Behandlungsplanung wird festgelegt, wie die ergotherapeutische Behandlung für den jeweiligen Patienten vorgesehen ist. Sie ergibt sich aus den hierarchisierten und selektierten Therapiezielen. Zur Behandlungsplanung gehören:

- Zeitplanung;
- Wahl der Methoden;

- Therapeutisches Verhalten und Vorgehen;
- Setting;
- Arbeitsplatzgestaltung und Ausgangsposition des Patienten;
- Auswahl und Einsatz von Medien.

Die langfristige Planung erstreckt sich über den gesamten voraussichtlichen Behandlungszeitraum. Zusätzlich werden die einzelnen Therapieabschnitte oder -einheiten ausgearbeitet.

Auf einige der genannten Bereiche wird im Folgenden näher eingegangen.

2.3.5 Setting

Der Erfolg einer Behandlung hängt davon ab, ob das Setting adäquat ist (Kap. 2.2.5, *Setting*).

Personenbezogenes Setting

Die Entscheidung, ob der Patient in Einzel- oder Gruppentherapie behandelt wird, richtet sich nach den speziellen Zielen, Bedürfnissen, der Belastbarkeit sowie anderen Faktoren (z.B. Behandlungskonzept oder Raumangebot).

In der *Einzeltherapie* wird im psychosozialen Bereich der therapeutischen Beziehung besondere Beachtung geschenkt. Andererseits könnte es sein, dass zum Erlangen der Therapieziele gruppendynamische Prozesse notwendig sind (Kap. 5, *Psychosoziale Behandlungsverfahren*, S. 271 ff).

Örtlich-situativ bezogenes Setting

Die Therapie kann in einem Raum stattfinden, in dem sich der Patient entweder alleine mit dem Therapeuten oder zusammen mit mehreren Personen aufhält. Dieser Raum kann sich in einer Klinik/Institution oder im häuslichen Umfeld des Patienten befinden. Die Behandlung kann jedoch auch im Freien, auf der Straße oder im sozialen Umfeld durchgeführt werden.

2.3.6 Der Einsatz von Medien in der ergotherapeutischen Behandlung

Medien dienen dazu, handlungsorientierte Aktivitäten abzurufen. In der Ergotherapie werden ausgewählte Aktivitäten eingesetzt, um Auswirkungen von Krankheit und Behinderung zu analysieren und zu behandeln.

Der Einsatz von Medien bietet folgende Möglichkeiten:

- Der Patient kann Kompetenzen und Selbstverständnis, Ausdruck und Interaktion sowie Anpassungsstrategien entwickeln bzw. erweitern.
- Patient und Therapeut erreichen verschiedene Dimensionen der Objektbeziehung.
- In begleitenden Gesprächen reflektieren Therapeut und Patient gemeinsam über verschiedene Anforderungsvarianten und Ausdrucksmöglichkeiten. Die Reflexion liefert Hinweise zum besseren Selbstverständnis und zur Ergebnisbeurteilung.

Einsatz von Medien zur Beeinflussung von Störungen

Bei der Auswahl der Medien ist der Einfluss des Mediums auf die Störung entscheidend, weshalb seine Wirkungsweise erkannt und analysiert werden muss. Die durch das Medium veränderten Handlungsmöglichkeiten sowie die erweiterte Handlungskompetenz des Patienten geben Auskunft über das Behandlungsergebnis. Die Medien werden entsprechend diesen Erkenntnissen eingesetzt.

Medienanalyse

Für eine Erfolg versprechende Therapie müssen alle vom Ergotherapeuten verwendeten Medien entsprechend bestimmter Gesichtspunkte analysiert werden. Dabei gilt es, folgende Gesichtspunkte zu beachten:

- Kompetenzen für eine erfolgreiche Ausführung der Aktivität;
- Alters- bzw. Entwicklungsstufe;
- Persönliche Interessen des Patienten;

- Therapierelevanz für die zu erwerbenden bzw. zu übenden Fähigkeiten und Fertigkeiten;
- Einfluss der ausgewählten Medien auf die Motivation;
- Psychosoziale und affektive Anforderungen, wie z.B.:
  - Kommunikative und interaktive Fähigkeiten;
  - Selbstvertrauen und Selbsteinschätzung;
  - Rollenverständnis (Lernender/Lehrender);
  - Zielvorstellung;
  - Einstellung zu Fähigkeiten und Grenzen;
  - Kompetenz- bzw. ausdruckszentriertes und/oder interaktionelles Verhalten;
  - spezifische Wirkfaktoren (strukturierend, Kreativität erfordernd oder beruhigend);
- Sensorische Anforderungen (taktil, propriorezeptiv, auditiv, visuell, olfaktorisch);
- Motorische Anforderungen:
  - Grob, fein, koordinativ;
  - Funktionen bei verschiedenen Ausgangsstellungen und Körperhaltungen;
  - Bewegungs- und Haltemöglichkeiten der oberen und unteren Extremitäten sowie des Rumpfes;
  - Kraftaufwand (gering, leicht, mittel, hoch);
- Neuropsychologische Anforderungen:
  - Räumliche bzw. raumanalytische Fähigkeiten;
  - Wahrnehmungsverarbeitung;
  - Aufmerksamkeit, Problemlösungsvermögen, Denkprozesse;
  - Gedächtnisleistungen;
  - Orientierungsfähigkeit;
  - Sprach- und Sprechleistungen;
  - Ausmaß der Handlungsplanung und Handlungsdurchführung (Praxie);
- Mögliche Hilfsmittel und/oder Kompensationen.

Typische ergotherapeutische Medien

Da es sich bei der Ergotherapie um eine handlungsorientierte Therapiemethode handelt, eignen sich hierfür alle Medien, die ebenfalls aktivitätsorientiert sind und letztlich eine größtmögliche Selbstständigkeit in den individuellen Lebensbezügen unterstützen. Dazu zählen Medien für handwerkliche und gestalterische Tätigkeiten, Kulturtechniken (Lesen, Schreiben, Rechnen) sowie für alltags- und berufsorientierte Tätigkeiten.

2.3.7 Verlauf der ergotherapeutischen Behandlung

In jeder Therapieeinheit wird die Befunderhebung aktualisiert und der Behandlungsverlauf, der die weitere Vorgehensweise bestimmt, entsprechend der folgenden Kriterien angepasst:

1. Entwicklung des Patienten

Die Therapieziele werden gemeinsam mit dem Patienten erstellt und verfolgt. Die kontinuierliche Behandlung variiert entsprechend der aktuellen Situation und den Bedürfnisse des Patienten.

Schnellere Fortschritte, Rückschritte und Veränderungen in der Tagesverfassung und andere Ursachen erfordern eine dosierte und dem jeweiligen Zustand des Patienten angepasste Behandlung. Gleichzeitig gilt es, die ausgewählten Ziele kontinuierlich zu verfolgen und sich nicht von der Vielzahl der Einschränkungen und Behandlungsideen verwirren zu lassen.

2. Veränderte äußere Verhältnisse/ Lebensbedingungen

Im Behandlungsverlauf entscheidet sich, ob der Patient z.B. in ein Heim zieht oder in sein häusliches Umfeld zurückkehren kann. Dies führt zu entscheidenden Änderungen der Behandlungsziele und des Behandlungsplans.

3. Anpassung der ergotherapeutischen Behandlung

Ergotherapeutische Behandlung ist – wie alles Lernen – eine Gratwanderung zwischen Über- und Unterforderung, denn ein Lernprozess findet statt, wenn ein Mensch an die Grenzen seiner Fähigkeiten stößt. Jenseits dieser Grenze arbeitet er mit bekannten Inhalten und nimmt keine neuen auf.

Die Forderung nach grenznahem Arbeiten birgt jedoch das Risiko einer Überforderung in sich. Eine Unterforderung bringt keinen Fortschritt, d.h. sie verändert nichts und erhält höchstens den alten Zustand. Daher gilt es herauszufinden, welche Anforderung der Patient braucht, um gezielt und effektiv lernen zu können.

> **!** Der Mensch kann nicht ständig nur Neues lernen, sondern er muss dieses Wissen auch verinnerlichen. Daher ist in der Therapie genügend Zeit zum Automatisieren des Gelernten notwendig.

4. Abstimmung im interdisziplinären Team

Im Verlauf der ergotherapeutischen Behandlung ist die Abstimmung im interdisziplinären Team unbedingt erforderlich, da es unterschiedliche Schwerpunkte festzulegen und ständig neu zu definieren gilt. Die Wahl der Schwerpunkte richtet sich nach den Bedürfnissen und realistischen Zielen des Patienten.

2.4 Qualitätsmanagement (QM)

A. Harth, I. Wolf

2.4.1 Geschichtliche Entwicklung des Qualitätsmangements

Die Wurzeln des heutigen Qualitätsmanagements gründen in den USA der späten zwanziger und Dreißigerjahre. Damals hatte man in einigen Unternehmen erkannt, dass es erheblich billiger war, von vornherein Qualität und Zuverlässigkeit in ein Produkt einzubauen, als sich später mit Defekten und Reparaturen auseinander zu setzen.

Als Pionier der statistischen Qualitätssicherung ist W. Edwards Deming zu nennen. Für ihn stellt die Statistik das Herz einer jeden Qualitätskontrolle dar, mit deren Hilfe sich Abweichungen von der idealen Vorstellung messen lassen.

Der zweite große Pionier des Qualitätsgedankens, Joseph M. Juran, stellt nicht die Statistik, sondern interne und externe Kunden sowie die hundertprozentige Erfüllung ihrer Erwartungen in den Mittelpunkt. Dazu ist die vorbehaltlose Verpflichtung aller Mitarbeiter gegenüber dem Qualitätsgedanken unerlässlich. Juran ist der Vater und Botschafter des *„Continuous Improvement"* und des *Total Quality Management Konzeptes (TQM).*

Die Theorien der Qualitätssicherung und des TQM-Gedankens erreichten bald auch Europa.

Die europäische Industrie tut sich bei der Akzeptanz der TQM-Konzepte um einiges schwerer als die USA, da Europa – und ganz besonders Deutschland (*Made in Germany*) – auf eine lange Qualitätstradition zurückblickt.

Das *International Office of Standardisation (ISO)* in Genf gab 1987 die ISO-9000-Serie heraus. Im Gesundheitswesen definierte die WHO 1988 die Ziele der Qualitätssicherung als Verbesserung des „outcome of all health care in terms of health, functional ability, patient well-being and customer satisfaction" –, d.h. als Verbesserung der Ergebnisse aller Bemühungen hinsichtlich der Gesundheit, der funktionellen Fähigkeiten, des Wohlbefindens der Patienten sowie der Kundenzufriedenheit.

Zu Beginn der Neunzigerjahre hielt in Europa das Qualitätsmanagement Einzug in den Dienstleistungssektor.

2.4.2 Qualitätsmanagement im Gesundheitswesen

Die heutige Situation im Gesundheitswesen

Die Systeme des Gesundheitswesens stehen international im Schatten finanzieller Reformen. Unabhängig davon, ob im Krankenhaus, in der Praxis oder Institution, ist der Ergotherapeut in zunehmendem Maße gezwungen, die Effektivität seiner therapeutischen Maßnahmen nachzuweisen. Immer häufiger verlangen die Kostenträger Qualität in der Behandlung unter Berücksichtigung der Kosten, den Nachweis der Patientenzufriedenheit sowie schnellstmögliche soziale und berufliche Wiedereingliederung.

Notwendigkeit von Einsparungen

Der Deutsche Bundestag hat 1996 für das Gesundheitswesen Neuordnungsgesetze beschlossen, die erhebliche Kosteneinsparungen zur Folge haben. Die verabschiedeten Maßnahmen werden auch die weitere Entwicklung der Ergotherapie stark beeinflussen. Die zukünftige Sicherstellung notwendiger ergotherapeutischer Leistungen in diversen Fachbereichen wird zum größten Teil davon abhängen, inwieweit die Ergotherapeuten in der Lage sind, effiziente und marktorientierte Angebotssysteme zu entwickeln. Hier ist nicht nur Flexibilität gefragt, sondern ebenso die Fähigkeit, sich über die rein klinischen Szenarien hinaus auch mit Management-, Service- und Administrationsabläufen auseinander zu setzen. Limitierte Ressourcen sollen optimal eingesetzt werden, um bestmögliche Behandlungserfolge bei größtmöglichem wirtschaftlichen Nutzen zu erzielen. Hierzu sind unter anderem Langzeitanalysen der Kosteneffizienz unterschiedlicher Verfahren bei gleichen Eingangskriterien durchzuführen (Schliehe 1997).

Qualitätsmanagement als Mittel zur Kostenreduzierung durch Vermeidung von Fehlern

Seit geraumer Zeit erkennen auch die Dienstleistungsstellen im Gesundheitswesen in zunehmendem Maße die Notwendigkeit, sich zur Bewältigung dieser Herausforderungen an Konzepten des *Total Quality Managements* zu orientieren. Im modernen Qualitätsmanagement ist Kundenorientierung ein zentrales Prinzip. Durch systematisches Erkennen und Erfüllen der Kundenerwartungen und durch innovative Problemlösungen werden größere Effektivität und Kundenzufriedenheit erreicht. Um im Wettbewerb mit anderen Anbietern zu bestehen, müssen die Leistungen gleichzeitig umfassend, gut und kostengünstig sein. Dies heißt, eine hohe Verfügbarkeit an Ressourcen mit einem optimalen Preis-Leistungs-Verhältnis sowie schnellen und unkomplizierten Zugang zu den Dienstleistungen der Ergotherapeuten und minimalen Wartezeiten zu verbinden.

2.4.3 Grundprinzipien des Qualitätsmanagements

Zur Implementierung einer kundenorientierten Unternehmenskultur stellt TQM mit den folgenden Prinzipien eine ideale Methode zur Erfüllung komplexer Anforderungen dar (Graf 1996, S. 2):

- Patientenorientierung;
- Mitarbeiterorientierung und Partizipation;
- Dezentralisierung von Verantwortung und Entscheidung;
- Orientierung an der Gesamtheit der Klinik;
- Qualitätsentwicklung statt Qualitätskontrolle;
- Kontinuierliche Prozessverbesserung.

Hierbei ist in gleichem Maße auf klinische wie administrative Abläufe zu achten. Das heißt, es werden diverse Mittel und Methoden eingesetzt, um einen bestimmten Zustand – *das Soll* – zu erreichen. Damit diese Bemühungen überhaupt Chancen auf Erfolg haben können, ist es jedoch unerlässlich, zunächst einmal den Status quo – *das Ist* – zu kennen.

Vom Ist zum Soll

Die folgenden vier Schritte beschreiben in groben Zügen den Weg von der Analyse des aktuellen bis zum Erreichen eines gewünschten (verbesserten) Zustands (Abb. 2.**1**; Müller 1986, S. 67):

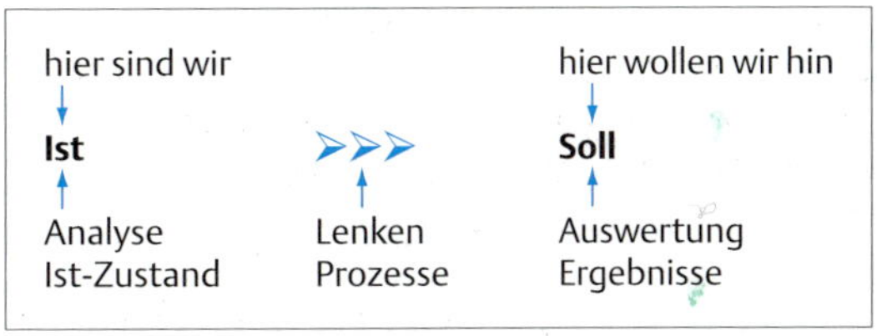

Abb. 2.**1** Vom Ist zum Soll (aus: Müller U. Der Krankenpflegeprozess. Basel: Reinhardt Communications; 1986, S. 67).

1. Bestandsaufnahme

Zu Beginn aller Bemühungen um Verbesserung muss zunächst eine gründliche Analyse der aktuellen Situation, d.h. des Ist-Zustandes, stehen.

2. Problemidentifikation

Um herauszufinden, ob tatsächlich ein Problem besteht (und welchen Umfang es hat), gilt es festzustellen, ob eine Diskrepanz zwischen den Ergebnissen der Bestandsaufnahme und der gewünschten Situation besteht. Außerdem muss das Problem analysiert werden.

3. Entwicklung von Lösungsalternativen

Ist das Problem eingegrenzt und analysiert, sind meist mehrere Lösungen möglich. Diese müssen herausgearbeitet und zur Entscheidung vorgelegt werden.

4. Entscheidung

Im Sinne einer optimalen Lösung des Problems sollte die Entscheidung für eine der möglichen Alternativen unter dem Kosten-Nutzen-Aspekt getroffen werden.

Qualitätsdimensionen

Betrachtet man die einzelnen Wirkungsbereiche im Qualitätsmanagement genauer, lassen sich drei große Dimensionen erkennen, die man auch als *Grundsäulen* bezeichnen kann (Abb. 2.**2**).

Auf einer holistischen (ganzheitlichen) Einstellung basierend, ergibt sich ein „biopsychosoziales" Behandlungsmodell der Ergotherapie mit einer patientenzentrierten handlungstheoretischen Grundlage. Die Behandlungsform hängt von den individuell spezifischen Erfordernissen ab. Diese Grundlage zeichnet sich nicht nur durch die Zielsetzung, Planung und Durchführung der Therapie aus, sondern auch durch die Einstellung und das Verhalten des Therapeuten.

Schritte im Prozessablauf

Bei dem ergotherapeutischen Behandlungsprozess handelt es sich um eine systematische, zielgerichtete und methodische Vorgehensweise. Er lässt sich in sechs wichtige Schritte unterteilen:

Schritt 1 = Prüfung des Prozessinputs

Als eine der wichtigsten Eingangsbedingungen muss geprüft werden, ob eine konkrete Verordnung tatsächlich in der Kernkompetenz der Ergotherapie liegt.

Schritt 2 = Informationssammlung

Die Sammlung relevanter Informationen zu Behandlungsbeginn dient zu einer Bestandsaufnahme im Sinne eines „Ist/Soll-Vergleich". Subjektive und objektive Daten aus direkten und indirekten Quellen werden zusammengetragen und methodisch dokumentiert. Die schriftliche Ausarbeitung dieser Daten stellt die wichtigste Grundlage für die Formulie-

Strukturen	Klinische Qualität • Fachliches Know-how und Mitarbeiterqualifikation • Servicequalität • Adäquate Räumlichkeiten • Preis-Leistungs-Qualität • Wirtschaftlich optimal eingesetzte Ausstattung
Prozesse	Klinische Qualität • Standardisierung in den klinischen Abläufen • Servicequalität • Optimale Patientenbetreuung in allen Bereichen • Preis-Leistungs-Qualität • Investitionen in wertschöpfende Prozesse
Ergebnisse	Klinische Qualität • Verwertbare Daten zur Analyse • Servicequalität • Meßbare Faktoren der Patientenzufriedenheit • Preis-Leistungs-Qualität • Bestmögliche Patientenversorgung zu geringsten Kosten

Abb. 2.**2** Der ET-Behandlungsprozess unter QM-Aspekt

rung von Behandlungszielen dar. Dabei sei nochmals auf die Validität (Gültigkeit) der Messinstrumente und damit auf die Zuverlässigkeit der Daten und Informationen hingewiesen.

Im Falle eines Vergleichs mit anderen Unternehmen (Benchmarking) ist von eminenter Bedeutung, dass eine einheitliche Vorgehensweise bei der Erhebung der Daten und Informationen gewährleistet ist.

Schritt 3 = Zielsetzung

Für den Erfolg eines Qualitätsmanagements in der Ergotherapie ist das Definieren, Verfolgen, Messen und Erreichen von klar formulierten Zielen von größter Bedeutung. Um einen späteren Effektivitätsnachweis zu ermöglichen, müssen diese Ziele überprüfbar sein, da sich nur anhand der Messungen des Zielerreichungsgrades konkrete Aussagen über die Erfolge der Bemühungen um Qualität machen lassen.

In jedem einzelnen Fall ist es unbedingt erforderlich, dass die Erwartungen des Patienten direkt in die Zielsetzung des Behandlungsprozesses mit einfließen. Daher werden in der modernen Rehabilitation interdisziplinäre Organisationsmodelle eingesetzt. Die Struktur des Teams hat Einfluss auf die Ausrichtung der Arbeit, was die gemeinsame Absprache von Behandlungszielen und die Behandlungsplanung betrifft.

Schritt 4 = Planung

Die Überlegungen, mit welchen Maßnahmen die formulierten Ziele am besten und kostengünstigsten erreicht werden können, gehören zur Phase der Ergotherapieplanung. Kreative und flexible Ansätze lassen hier ein breites Spektrum von Lösungsmöglichkeiten entstehen („Ask a rich question and you'll get a rich answer").

Auf die definitive Entscheidung für eine bestimmte Vorgehensweise folgt die Ausarbeitung und Dokumentation konkreter Konzepte als Grundlage für die spätere Durchführung.

Ebenso ist hierbei die Abstimmung mit anderen Berufsgruppen zur Beantwortung der folgenden Grundsatzfragen wichtig (Arets et al. 1996, S. 330):

- **Was** ist zu tun?
- **Wie** ist es zu tun?
- **Wer** tut es?
- **Wann** bzw. wie oft wird es getan?
- **Wie lange** wird es getan?
- **Wo** wird es getan?

Planung

Schritt 5 = Durchführung

Um die Ziele optimal verwirklichen zu können, ist eine Vielfalt an Behandlungsmöglichkeiten nötig. Sie umfassen die folgenden Bereiche:

- Funktionelle Wiederherstellung und Prophylaxe;
- Soziale und berufliche Integration;
- Unterstützung und Beratung der Familie;
- Informationsvermittlung;
- Psychische Stabilisierung.

Bei der Durchführung der ergotherapeutischen Maßnahmen ist ein kontinuierlicher „Ist-Soll-Vergleich" erforderlich. Durch regelmäßige Wiederholung der Assessments (oder geeignete Elemente des Verfahrens) wird festgestellt, ob die ausgewählten Maßnahmen im Hinblick auf die Zielerreichung tatsächlich wirksam sind.

Schritt 6 = Ergebnisevaluation

Die statistische Analyse und ihre Interpretation liefern die notwendigen Informationen zur Einschätzung der Zielerreichung. Wurden Ziele verfehlt, müssen Korrekturmaßnahmen eingeleitet und eine neue Prioritätenliste aufgestellt werden.

Aus der Praxis bekannte Ursachen der Zielverfehlung können z.B. sein (Müller 1985, S. 35):

- Die Informations- bzw. Datensammlung ist lückenhaft.
- Probleme wurden nicht richtig erkannt.
- Ressourcen wurden falsch eingeschätzt.

- Die Ziele waren zu hoch gesteckt (unerreichbar).
- Die ausgewählten Maßnahmen waren nicht am Ziel orientiert.
- Die gewählten Maßnahmen wurden unsachgemäß durchgeführt.

Die Ergebnisevaluation ist ein wichtiger Indikator für die Entscheidung, ob das Behandlungsziel erreicht oder verfehlt wurde. Je nach Ergebnis werden die nächsten notwendigen Schritte des weiteren Behandlungsablaufs festgelegt (Abb. 2.**3**).

Ausrichtung der ergotherapeutischen Prozesse an Zielen

Die Entscheidungen für die jeweils durchzuführenden ergotherapeutischen Prozesse werden nicht nur von den ergotherapeutischen Zielen, sondern auch von den Unternehmenszielen bestimmt (Abb. 2.**4**).

2.4.4 Die Notwendigkeit und Bedeutung von Standards

Definition

Unter *Standards* versteht man die Vereinheitlichung bestimmter Vorgehensweisen in der ergotherapeutischen Praxis. Dies umfasst die Konzeption, Dokumentation und Anwendung von Verfahrensanweisungen und gegebenenfalls erläuternden Leitfäden. Standards einzuhalten bedeutet vereinfacht gesagt, dass alle Mitarbeiter die gleichen Arbeitsschritte auch auf gleiche Art und Weise abhandeln.

Standards können entweder extern vorgegeben sein (z.B. von Berufsverbänden) oder im Haus unternehmens- bzw. abteilungsintern festgelegt werden. Der Erfolg bei der Entwicklung eigener Standards als Mittel zur Qualitätsverbesserung hängt unter anderem wesentlich von der aktiven Einbeziehung aller involvierten Mitarbeiter ab.

Systeme des Qualitätsmanagements benötigen Standards als Fixpunkt, um Diskrepanzen in den unterschiedlichsten Dienstleistungsbereichen festzustellen. Ein Standard kann die folgenden unterschiedlichen Dimensionen haben:

1. Er fixiert bestimmte Arbeitsschritte für bestimmte Diagnosen.
2. Er legt das Vorhandensein konkreter Unterlagen zu bestimmten Behandlungszeiten fest.
3. Er gibt für einzelne Behandlungsprozesse die Mindestanzahl der Assessments vor.

Ein zentrales Mittel zur Verifizierung von Standards sind Audits (Überprüfungen), mit deren Hilfe geprüft werden, ob die vorgegebenen Verfahren auch eingehalten werden (Hagedorn 1995, S. 276).

2.4.5 Zusammenfassung

„Viele Wege führen nach Rom". – Ein modernes Qualitätsmanagement kann mit Sicherheit als ein praktikabler Ausweg aus dem heutigen Dilemma im Gesundheitswesen betrachtet werden. Kostenträger fordern vehement konkrete Effektivitätsnachweise bei gleichzeitiger Kostenreduzierung. Dies erfordert ganzheitliche Ansätze bei der Betrachtung der gesamten Institution anstelle einzelner Bereiche. Dabei bietet das Qualitätsmanagement aufgrund seiner umfassenden Betrachtungsweise gute Ansatzpunkte.

Die hier beschriebene Einführung in die Schwerpunkte des Qualitätsmanagements zeigt eines sehr deutlich: So notwendig Refor-

Behandlungsziele erreicht	Auswahl weiterführender Ziele Erfolgreiche Beendigung der Therapie
Behandlungsziele verfehlt	Einleitung von Korrekturmaßnahmen Änderung/Anpassung der Behandlungsziele

Abb. 2.**3** Ergebnisevaluation.

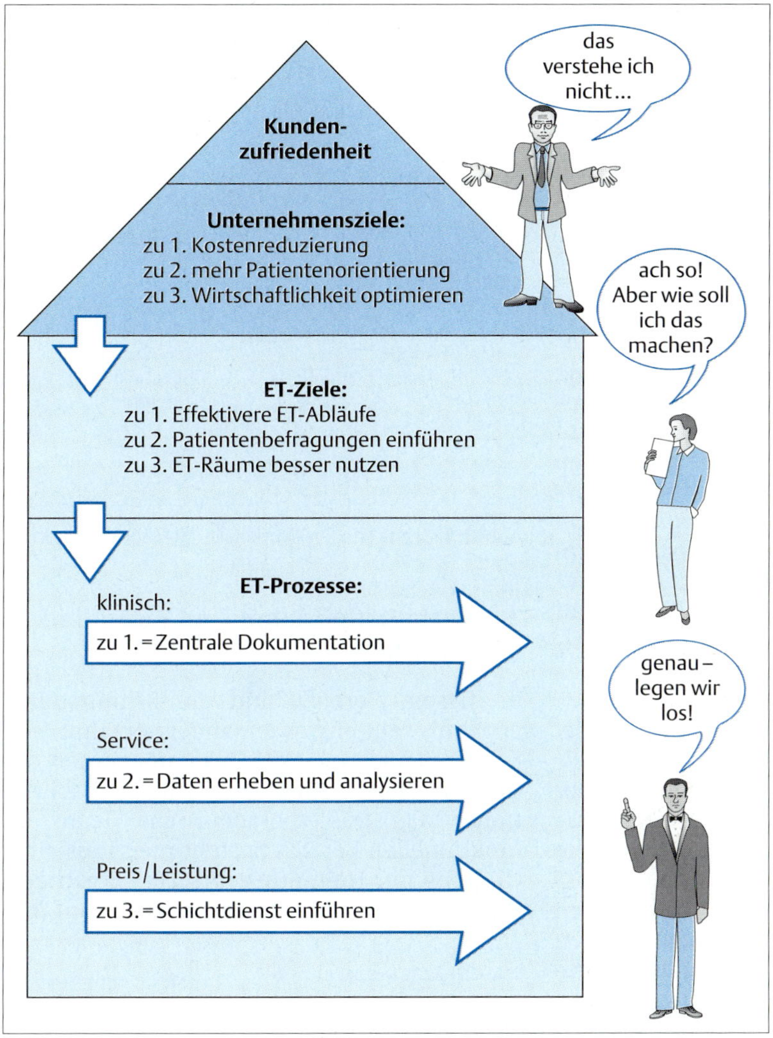

Abb. 2.**4** Ergotherapeutische und Unternehmensziele.

mierungen in den traditionellen ergotherapeutischen Abläufen sind, dies ist ohne eine unternehmensweite Qualitätsmanagementkultur nicht möglich. Die Kommunikation mit den anderen Berufsgruppen und Bereichen, das Überbrücken von Gräben zwischen klinischen und administrativen Prozessen sowie eine gemeinsame Zielfindung tragen nicht nur zum Erfolg bei den Bemühungen um Total Quality Management bei, sondern sie machen diese überhaupt erst möglich.

2.5 Schnittstellen

C. Habermann

Jeder Ergotherapeut arbeitet eng mit anderen Berufsgruppen zusammen, wobei sich die einzelnen Tätigkeiten überschneiden können. Die Professionalisierung der eigenen beruflichen Aufgabe ist daher wichtig, damit der ergotherapeutische Standpunkt fachlich und sachlich richtig vertreten werden kann. Für die Zusammenarbeit sind jedoch auch Kenntnisse über sowie Verständnis für die anderen Berufsgruppen erforderlich, um die Bedeutung der

Informationen aus dem ergotherapeutischen Bereich für die anderen Berufsgruppen zu erkennen und die Kommunikation untereinander zu erleichtern.

Häufig arbeiten verschiedene Berufsgruppen fachübergreifend mit gemeinsamen Konzepten. Voraussetzung für eine erfolgreiche Behandlung ist die Abstimmung hinsichtlich des Rehabilitationszieles und des Behandlungsverlaufs. Daher ist eine enge Verzahnung der Schnittstellen zwischen allen Bereichen der Versorgung, Rehabilitation, Frühförderung und Behindertenwerkstätten für alle Fachbereiche notwendig, denn kein Bereich kann auf sich alleine gestellt arbeiten. Die geregelten Abläufe innerhalb der Institutionen verkörpern das Merkmal der *Strukturqualität im Qualitätsmanagement*. Die Schnittstelle zum „Kostenträger" gewinnt zunehmend an Bedeutung, da diese immer größeren Einfluss auf Rehabilitationsmaßnahmen und therapeutische und versorgende Leistungen nehmen.

Eine übergreifende Schnittstelle ergibt sich bei der Entwicklung von Lösungen zur Hilfsmittelversorgung und Wohnraumanpassung. Bei der Hilfsmittelversorgung sind die Krankenkassen die Kostenträger und die Sanitätshäuser die Leistungsanbieter. Bei der Wohnraumanpassung kommen bei größeren Maßnahmen Architekten und Baufirmen als Schnittstellen hinzu. In diesen Fällen sind häufig die Pflegeversicherung oder Unfallversicherung der Kostenträger.

1. Akutklinik und Frührehabilitation (Abb. 2.5)

Im Bereich der Akutklinik verzahnen sich die Schnittstellen dicht um den Patienten. Die engste Berührung besteht zwischen den Ärzten und Pflegenden sowie den Angehörigen. Je nach Ausstattung und Zielsetzung (z.B. Akutgeriatrie, Akutpsychiatrie) des Hauses kommen weitere Berufsgruppen hinzu. Die jeweilige Klinikverwaltung muss in den Pflegesatzverhandlungen dafür sorgen, dass bestimmte therapeutische Leistungen möglich sind.

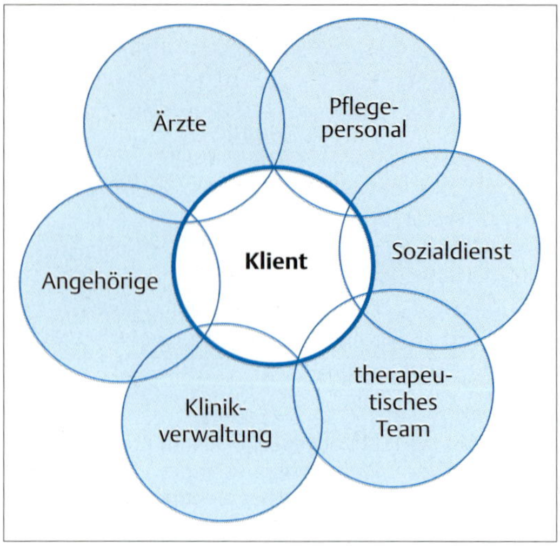

Abb. 2.**5** Schnittstellen Akutklinik und Frührehabilitation.

2. Rehabilitationsklinik und Tagesklinik (Abb. 2.6)

In diesem Bereich sind die Schnittstellen ebenfalls sehr eng miteinander verzahnt, und je besser und enger die Zusammenarbeit der Gruppen, desto effektiver ist der Rehabilitationserfolg. Das therapeutische Team im funktionellen Bereich besteht meist aus allen Gruppen der Heilmittelerbringer (Ergotherapie, Physiotherapie und Logopädie). Zum the-

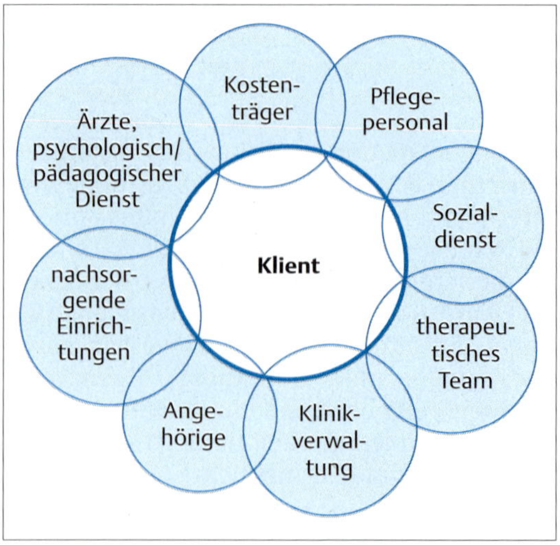

Abb. 2.**6** Schnittstellen Rehabilitations- und Tagesklinik.

rapeutischen Team des psychiatrischen/psychosomatischen Bereichs gehören weitere psychotherapeutisch orientierte Berufsgruppen. Im psychologischen Dienst einiger Institutionen mit überwiegend neurologischem Klientel arbeiten auch Neuropsychologen.

Bei geplanter Rückkehr in den Beruf, Beginn einer Ausbildung oder Umschulung ergeben sich noch weitere Schnittstellen mit den ambulanten Einrichtungen und den entsprechend zuständigen Berufsgruppen.

3. **Ambulante Rehabilitation** (Abb. 2.7)

Die Qualität der Schnittstellenarbeit hängt hier von der Organisationsform der ambulanten Rehabilitation ab. Handelt es sich um eine multiprofessionelle, und unter Umständen sogar einem Pflegedienst angeschlosse Ambulanz, dürfte diese direkte Verzahnung besonders effizient sein.

Bei einer ambulanten Versorgung über einzelne therapeutische und pflegerische Dienste, hängt die positive Verzahnung und damit die gesicherte Qualität vom jeweiligen Engagement der ausführenden Berufsgruppen ab.

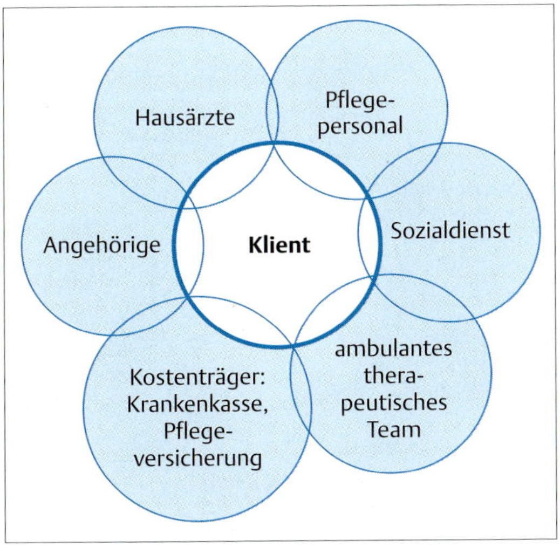

Abb. 2.**7** Schnittstellen ambulante Rehabilitation.

In diesen Fällen spielen die Kostenträger eine wichtige Rolle, da die Leistungsgenehmigung das Ausmaß der therapeutischen und pflegerischen Angebote beeinflusst.

4. **Ergotherapeutische Praxen** (Abb. 2.8)

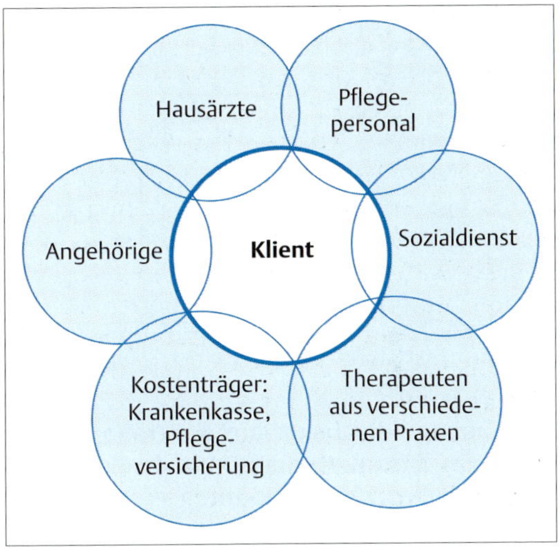

Abb. 2.**8** Schnittstellen ergotherapeutische Praxen.

Für die Arbeit in den Praxen gelten die gleichen Bedingungen wie in der ambulanten Versorgung. Die engste Zusammenarbeit erfolgt zwischen dem Therapeuten und den Angehörigen, da Letztere das Bindeglied zwischen Kostenträgern und Ärzten darstellen. Die Therapeuten erreichen durch die Berichterstattung an Ärzte und Kostenträger ein Mindestmaß an Schnittstellen (Qualitätssicherung, Kap. 4.3.2 und 3.3).

5. **Werkstätten für Behinderte** (Abb. 2.9)

Normalerweise befinden sich alle Dienste unter einem Dach, wodurch eine enge Verzahnung möglich wird. Übernimmt eine Person aus den weiteren Berufsgruppen den Kontakt mit den Angehörigen und Hausärzten, ist dadurch ebenfalls eine entsprechend enge Verzahnung gewährleistet.

Die Bedeutung der Auftraggeber für eine Werkstätte für Behinderte nimmt zu, da die sinnvolle Arbeitsmöglichkeit der Klienten da-

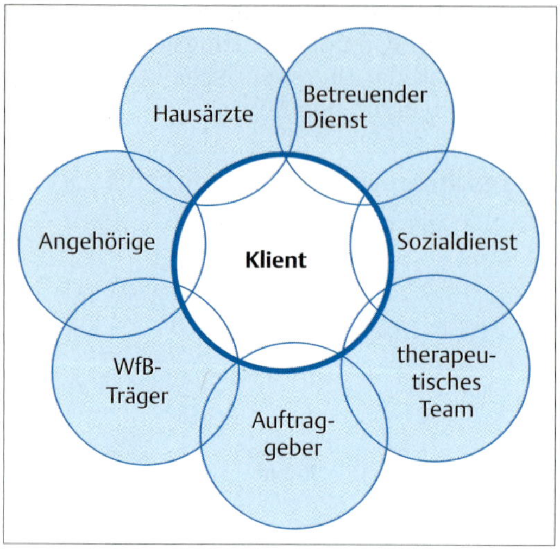

Abb. 2.**9** Schnittstellen Behindertenwerkstätten.

von abhängt. Realisierbare Aufträge stehen immer im Zusammenhang mit der konjunkturellen Entwicklung, wodurch eine Schnittstelle zur Politik entsteht.

6. Pädiatrie, Frühförderung, Sonderkindergarten/-schulen (Abb. 2.**10**)

Geht man hierbei von Teamarbeit aus, führt eine gute Zusammenarbeit zu einer positiven Unterstützung des betroffenen Kindes. Zu den Mitarbeitern des therapeutischen Teams

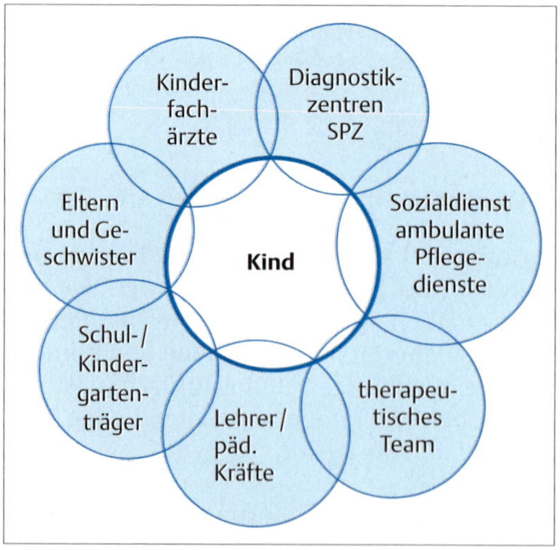

Abb. 2.**10** Schnittstellen Pädiatrie.

kommen dabei je nach Institution z.B. Sozialpädiatrische Zentren (SPZ) noch Schulpsychologen, Motopäden und andere therapeutische Berufszweige hinzu.

7. Pflegeheim (Abb. 2.**11**)

Die möglichen Schnittstellen stehen in direkten Abhängigkeit vom Kostenträger, da sich die Angebote im Pflegeheim nur im Rahmen eines bestimmten Budgets verwirklichen lassen. Die therapeutischen Dienste werden daher häufig von externen Praxen abgedeckt, die als Außenstehende eine besondere Stellung bei der Arbeit zwischen den Schnittstellen einnehmen. Trotzdem ist Effizienz auch hier nur möglich, wenn eine Absprache der Bereiche untereinander stattfindet.

Alle genannten Bereiche haben die Angehörigen als gemeinsame Schnittstelle. Die Zusammenarbeit mit ihnen wird von Wünschen, Hoffnungen, Übertragung, Gegenübertragung, Euphorie und Resignation sowie allen dazwischenliegenden Nuancen geprägt. Eine gut durchgeführte Zusammenarbeit mit den Angehörigen ist für den Klienten äußerst wichtig, da sie den Therapieerfolg unterstützen bzw. sichern und Misserfolge mittragen und auffangen.

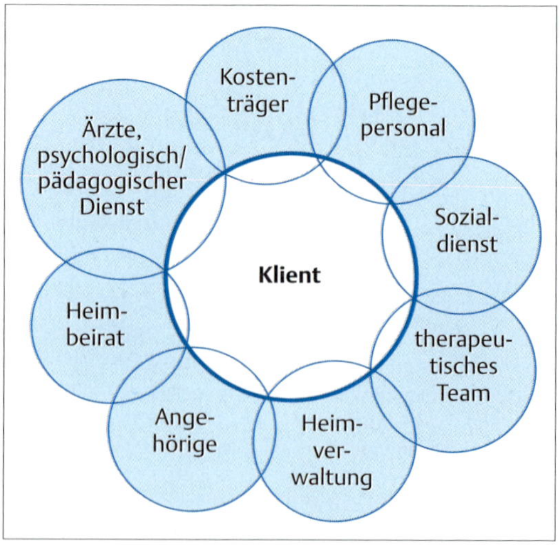

Abb. 2.**11** Schnittstellen Pflegeheim.

Literatur

Arets J, Obex F, Vaessen J, Wagner F. Professionelle Pflege, theoretische und praktische Grundlagen, Bd. 1. Bocholt: Eicanos; 1996.

Graf V. Zwei Jahre TQM-Erfahrung aus der Sicht des Krankenhaus-Managements. TQM im Krankenhaus. 1996; Arbeitsgruppe QS im DVE Ergotherapie & Rehabilitation Heft 2/98 3. Jahrg. Schulz-Kirchner Verlag:1–10.

Hagedorn R. Occupational Therapy – Perspectives and Processes. New York: Churchill Livingstone; 1995.

Müller U. Der Krankenpflegeprozess. Basel: Reinhardt Communications; 1986.

Runge M., Rehfeld G. Geriatrische Rehabilitation im therapeutischen Team. Stuttgart: Thieme; 1995.

Schliehe F. Auswirkungen des Sparzwangs in der Rehabilitation. Rehabilitation. 1997;36:1–6.

3

Motorisch-funktionelle Behandlungsverfahren

3.1 Einleitung

A. Harth, C. Scheepers

Veränderungen der medizinischen Versorgungsformen und des Behandlungsspektrums entwickeln sich im Kontext sozialpolitischer Faktoren und dem sich daraus ergebenden Versorgungsbedarf. Die ersten Berichte über motorisch-funktionelle Behandlungsverfahren finden sich in den USA und England nach dem Zweiten Weltkrieg. Viele Soldaten kehrten mit klinischen Diagnosen, wie z.B. Verbrennungen, Amputationen, Schädelhirntraumen oder Inhalationstraumen, aus dem Krieg zurück. Um den Bedürfnissen dieser Veteranen gerecht werden zu können, reagierte die Sozialversicherung in England sehr schnell mit Versorgungsstrukturen, sodass innerhalb von drei Jahren ausreichende Maßnahmen zur beruflichen und sozialen Reintegration entwickelt wurden. Sie eröffneten erste Rehabilitationszentren für das Militär.

Sehr bald entsandte das englische Rote Kreuz Beschäftigungstherapeuten in die eigene Besatzungszone nach Deutschland, um dort grundlegende motorisch-funktionelle Verfahren zur Rehabilitation der Kriegsverletzten zu demonstrieren und anzuwenden. Aus dieser Zeit liegen erste Anweisungen über ambulante Sprechstunden vor, die vom legendären Pionier der Handchirurgie, C. Wynne Parry, verfasst wurden. Sie werden von Arzt und Patient gemeinsam mit Ergotherapeuten, Sozialarbeitern und Berufshelfern durchgeführt.

Ähnliche Entwicklungen waren auch in den USA zu beobachten. Amerikanische Ergotherapeuten widmeten ihre Aufmerksamkeit zunächst den chronischen Erkrankungen, später wandten sie sich auch der Akutversorgung zu.

Zu Anfang war die therapeutische Einstellung der Ergotherapeuten im motorisch-funktionellen Bereich sehr mechanistisch ausgerichtet. Es wurde wenig Rücksicht auf individuelle Interessen, Wünsche und Motivation des Patienten genommen. Auch heute sind die motorisch-funktionellen Verfahren teilweise sehr pragmatisch an der „reinen Funktionalität“ orientiert. Somit besteht häufig die Gefahr, dass sich Ergotherapie und Physiotherapie sehr weit überschneiden und vom Patienten in seinen Spezifika kaum unterschieden werden können.

Werden in der Ergotherapie gezielte Bewegungsaktivitäten durchgeführt, ohne ein praktikables Ergebnis z.B. im Sinne der Alltagsbewältigung zu erreichen, reduziert dies den ergotherapeutischen Prozess auf das niedrigste Niveau. Der Ergotherapie liegt das Konzept zugrunde, dass menschliche Aktivitäten mit der optimalen Ausführung von Lebensrollen verbunden sind. Diese individuellen Rollen aus den Grundbereichen *Selbstständigkeit, Produktivität und Freizeit* sollen in einem integrativen und ausgeglichenen Verhältnis zueinander stehen. Eine zufrieden stellende Erfüllung von Rollen hängt aber vom guten Zusammenspiel physischer, psychischer, sozialer und geistiger Fähigkeiten ab.

Die berufliche und soziale Reintegration ist in der Vergangenheit häufig an der fehlenden Berücksichtigung psychosozialer Faktoren gescheitert. Die motorisch-funktionelle Behandlung muss sich demnach mit den Wechselwirkungen zwischen zu erwartenden krankheits-, bzw. unfallbedingten Einschränkungen und den individuellen Rollenerwartungen und Kompetenzen befassen.

Ergotherapeutische Aktivitäten, wie das Üben oder Wiederlernen von Zähneputzen, Straßenbahnfahren oder Holzschleifen sollen patientenspezifisch und zielorientiert hinsichtlich zukünftiger Lebensrollen Sinn und Bedeutung vermitteln.

Aktivitäten, die für die motorisch-funktionellen Verfahren genutzt werden, lassen sich unterschiedlich einteilen: Die *Canadian Occupational Performance Measure* unterscheidet sie nach den Lebensbezügen Selbstständigkeit, Produktivität und Freizeitverhalten (Dehnhardt, Harth u. Meyer 1998).

Sie lassen sich aber auch nach den Fähigkeiten gliedern, die durch sie unterstützt und verbessert werden sollen, nämlich Grob- und

Feinmotorik, Ausdauer, Kraft, Koordination und Sensibilität.

Motorisch-funktionelle Verfahren umfassen folgenden therapeutischen Segmente:

- Funktionelle Wiederherstellung und Prophylaxe,
- vorbereitende Maßnahmen wie Thermo- und Atemtherapie, Massage,
- Schienen- und Hilfsmittelversorgung,
- ADL-Training,
- berufsspezifisches Training,
- soziale Reintegrationsmaßnahmen,
- Unterstützung und Beratung, auch der Angehörigen,
- psychische Stabilisierung.

Im Rehabilitationsteam muss sich die Ergotherapie mit Ergebnissen aus Behandlungsplanung und -verlauf, den Assessmentverfahren, präsentieren. Die Validierung und der Einsatz amerikanischer und kanadischer Assessmentverfahren begründen neuerdings ergotherapiespezifische Forschungs- und Entwicklungsansätze in der Rehabilitation.

Im Folgenden wird der Schwerpunkt auf die konkreten diagnostischen und therapeutischen Maßnahmen gelegt. Das Kapitel verzichtet hier auf einen eigenen Abschnitt zur Beschreibung theoretischer Grundlagen, da diese teilweise in die jeweiligen Behandlungsmaßnahmen einfließen oder in einem nachfolgenden Band eingeflochten werden. Bestimmte physikalische Anwendungen, wie Wärme- und Kältetherapie, sind häufig als Vorbereitung für eine motorisch-funktionelle Behandlung sinnvoll, dürfen jedoch nicht als Schwerpunkt einer Behandlung gelten. Grundkenntnisse in der physikalischen Therapie, z.B. der Massagen und Lymphdrainagen, werden auch von den Ergotherapeuten erworben und angewandt, ohne jedoch den Anspruch zu erheben, die physikalische Therapie ersetzen zu wollen.

3.2 Diagnostische Verfahren

A. Harth, S. Pinkepank

It ain't what a man don't know that makes him a fool but what he thinks he knows that ain't so.

Anon

3.2.1 Einführung

Vor der Planung und Durchführung einer ergotherapeutischen Behandlung muss eine genaue Bestandsaufnahme zur Sammlung der relevanten Informationen über den Patienten stehen. Relevant sind Informationen zu den vom Patienten selbst wahrgenommenen Problembereichen und zu seinen prioritären Wünschen, welche Tätigkeiten er im Alltag wieder beherrschen will oder muss. Sie sind die Zielvorgabe für die Ergebnisse der Therapie.

Nachfolgend wird mit dem *Assessment* eine methodische Vorgehensweise vorgestellt, bei der der Ergotherapeut systematisch, standardisiert und damit wissenschaftlich fundiert diese Daten erheben kann. Damit liefert das Assessment eine Basis für eine zielgerichtetere und erfolgreichere Therapie.

3.2.2 Was ist Assessment?

Definition

Der Begriff bedeutet so viel wie „Befunderhebung" oder „Statuserhebung". Das Assessmentverfahren ist ein Prozess, in dem systematisch Daten gesammelt werden. Dieser Prozess hat für sich allein noch keine Relevanz. Erst die Interpretation der Ergebnisse liefert eine zuverlässige Basis für klinische Entscheidungen.

In den meisten Fällen werden Ergotherapeuten mehrere Messmethoden oder Testverfahren benötigen, um sich ein Gesamtbild des Patienten machen zu können. Es ist eine der ersten Anforderungen an den Therapeuten, entsprechende Messmethoden zu selektieren und anzuwenden. Anschließend werden aus den gewonnenen Daten Richtlinien und Ziele für die Behandlung erstellt. Für diese *Evaluation* der Daten ist ein hohes Maß an fachlicher

Kompetenz erforderlich. Assessment (Auswahl der Messmethoden und Datenerhebung) und Evaluation (Interpretation der Daten und Ableitung geeigneter therapeutischer Entscheidungen) gehören zusammen, sie müssen als Einheit gesehen werden.

3.2.3 Bedeutung des Assessments

In der Fachliteratur finden sich vielfältige theoretische Modelle der Ergotherapie. Ob der Beruf nun auf theoretischen Grundlagen der Naturwissenschaft, der Soziologie oder sogar der Philosophie beruht, wird in internationalen Fachkreisen immer noch heftig diskutiert. Die unterschiedlichen Sichtweisen sind jedoch an einem Punkt konform, nämlich in der Betonung der Relevanz des Assessments als Aufgabenbereich der Ergotherapie.

Das Committee of Occupational Therapists for the European Communities (COTEC) sagt hierzu: „*Occupational therapists assess and treat people using purposeful activity to prevent disability and develop independent function*". Das British College of Occupational Therapists stellt fest: „*The occupational therapist assesses the physical, psychological and social functions of the individual, identifies areas of dysfunction and involves the individual in a structured programme of activity to overcome disability. The activities selected will relate to the consumer's personal, social, cultural and economic needs and will reflect the environmental factors which govern his/her life*" (British College of Occupational Therapists 1994).

Die Praxis sieht aber oft noch anders aus: Die ärztliche Verordnung, meist zusammen mit einer Diagnose des behandelnden Arztes, setzt den ergotherapeutischen Behandlungsprozess in Gang. Für diese Verordnung stehen selbstverständlich die relevanten medizinischen Aspekte im Vordergrund. Daher richten sich auch Ergotherapeuten – vor allem im motorisch-funktionellen Bereich – auch heute noch nach einem rein medizinischen Modell der Gesundheit. Die Beurteilung der Wirksamkeit eines Behandlungsverfahrens basiert dann meist noch allein auf funktionellen Parametern. Aber diese traditionelle Ansicht, dass ein Höchstmaß an physischen Fähigkeiten auch ein Optimum an Lebensqualität garantiert, kann nicht mehr als Basis einer guten Behandlung gelten. Befriedigende Beziehungen und eine sinnvolle Interaktion mit der Umgebung hängen von weit mehr als von bloßer Funktionalität ab. Die Ansicht, den Patientenstatus unter rein funktionellen Aspekten zu betrachten, hat sich dahingehend verschoben, dass der Fokus nun auf einer adäquaten sozialen Reintegration des Patienten liegt.

Zu Beginn des Behandlungsprozesses ist es daher nötig, den Patient in seiner gesamten Situation zu erfassen. Diese umfassende Befundaufnahme identifiziert die vorhandenen Barrieren, die die persönliche Lebensqualität und erfolgreiche Erfüllung von Lebensrollen einschränken. Bei diesem mehrdimensionalen Konzept der Gesundheit arbeiten Patient als Klient und Ergotherapeut als Berater gemeinsam an einem Modell der Behandlung, das den Klienten ins Zentrum stellt. Ohne die systematische Datenerhebung und -interpretation des Assessmentverfahrens ist die Erstellung eines zielgerichteten Therapieprogrammes unmöglich. Um seine Aufgabe und Defizite – ganz gleich welcher Ursache – in ihren Auswirkungen zu beurteilen, braucht die Ergotherapie ein zweckdienliches Verfahren – das Assessment.

Die Erfassung und Analyse der individuellen Ausgangssituation ermöglicht den Einstieg in die Therapie. Konkrete Nachweise über Erfolgsschritte während der Therapie geben Auskunft über klinische Wirksamkeit sowie Zeitpunkt des Therapieendes. Der Nutzen des Assessmentverfahrens liegt damit auf der Hand: die Verwendung systematisch gesammelter Daten zur Überwachung des Behandlungsverlaufs und eine entsprechende Dokumentation der Ergebnisse führen zu statistischen Nachweisen der Wirksamkeit der klinischen Praxis. Assessment dient also auch der Erfolgskontrolle der Ergotherapie: Ein Wert für sich, zumal ohne gesicherte Grundlagen wenige Möglichkeiten bestehen, die Effizienz der Leistungen der Ergotherapie darzustellen (Harth u. Jehn 1996).

3.2.4 Das Rahmenkonzept für das Assessmentverfahren

Schon vor fünfzig Jahren definierte die Weltgesundheitsorganisation (WHO) Gesundheit nicht allein als das Fehlen von Krankheit, sondern als Zustand völligen körperlichen, geistigen und sozialen Wohlbefindens. Auch das von der WHO 1980 erstellte Konzept der *International Classification of Impairments, Disabilities and Handikaps (ICIDH)* erfasst bei jeder Gesundheitsstörung mehrere Dimensionen. Die deutsche Fassung *Internationale Klassifikation der Schädigungen, Fähigkeitsstörungen und Beeinträchtigungen* (Matthesius 1995) nennt als Dimensionen:

- Schädigung – auf der Ebene der Störung der biologischen und/oder psychischen Struktur und Funktion;
- Fähigkeitsstörung – auf der Ebene der Fähigkeiten der betroffenen Person zur Ausführung zweckgerichteter Handlungen;
- soziale Beeinträchtigung (auch Integrationsstörung) – auf der Ebene der Störung der sozialen Stellung oder Rolle der betroffenen Person und ihrer Fähigkeiten zur Teilnahme am gesellschaftlichen Leben.

In dieser Klassifikation wird verdeutlicht, dass die Beziehung zwischen einer somatischen Schädigung und ihren Folgen für den Patienten keineswegs deterministisch ist. Es wäre nicht sinnvoll, in einem Assessmentverfahren einen kausalen Zusammenhang zwischen Befund und Befinden herzustellen. Deshalb werden die Zusammenhänge zwischen einem biomedizinischen Befund, den daraus resultierenden Funktionseinschränkungen und den damit verbundenen psychosozialen Folgen für die Patienten in Fachkreisen kontrovers diskutiert.

Die Klassifikation bietet nicht nur eine Möglichkeit zur Analyse der Auswirkung von Gesundheitsstörungen, sondern auch zur Konzeption und Ordnung der geplanten Interventionen (Therapie) an. Die theoretische Grundlage der Klassifikation ist als ein geeignetes Rahmenkonzept für Assessmentverfahren auf den unterschiedlichen Stufen des Behandlungsprozesses einzusetzen. Auch die Identifikation und die Selektion von Messinstrumenten sind auf diesen drei Ebenen durchzuführen. Ein Verzicht auf die differenzierte Betrachtungsweise aller drei Dimensionen würde zu einem Verwischen der Probleme des Patienten und damit zu einer unspezifischen (Ergo-)Therapie führen. So ist für die erfolgreiche ergotherapeutische Behandlung kennzeichnend, dass sie alle drei Dimensionen mit einbezieht.

3.2.5 Ablauf des Assessmentverfahrens

Problemanalyse

Assessment befasst sich mit der Identifikation der Fähigkeiten und Fähigkeitsstörungen des einzelnen. Daher wird folgerichtig mit einer gründlichen Anamnese begonnen. Demographische Daten sowie Informationen bezüglich Beginn und Verlauf der Problematik des Patienten geben wichtige Hinweise über die Schwerpunkte des Befundes.

Das Canadian Occupational Performance Measure (COPM; Law et al. 1994) setzt beispielsweise ein halbstrukturiertes Interview zur Erhebung des Erstbefundes ein. Dabei wird davon ausgegangen, dass jeder Mensch ein integrierendes und ausgeglichenes Verhältnis der drei Aspekte Selbstständigkeit, Produktivität und Freizeitverhalten anstrebt. Leistungen und Zufriedenheit in diesen Bereichen können durch physische, psychische, geistige oder soziokulturelle Komponenten beeinflusst werden. Der Therapeut befragt den Patienten daher zu Tätigkeiten, die er erledigen will oder muss bzw. die von ihm erwartet werden. Es wird ebenso abgefragt, ob er mit der Art der Ausführung zufrieden ist. Durch eine gelungene Gesprächsführung erhält der Ergotherapeut aussagekräftige Antworten und einen umfassenden Beitrag bezüglich aller Themenbereiche, die dem Patienten wichtig sind.

Die Problemdarstellung muss kurz, klar und möglichst objektiv sein, damit im nächsten Schritt geeignete Messinstrumente ausgewählt werden können. Es muss auch die Frage gestellt werden, ob einzelne Probleme des Patienten in den ergotherapeutischen Bereich fallen oder eher eine Aufgabe für andere im Rehabilitationsteam (Psychologen oder Sozialdienste) sind.

Die Fähigkeit, aus den Problembereichen konkrete Probleme zu identifizieren und diese in einen theoretischen Kontext zu stellen, ist grundlegend für den Assessmentprozess – in der englischen Literatur wird dies *naming and framing* genannt (Opacich 1991, S. 357). Erst jetzt ist der Zeitpunkt erreicht, zu dem Therapeut und Patient gemeinsam eine Prioritätenliste der identifizierten Probleme erstellen können. Anschließend selektiert der Therapeut geeignete Methoden (Messinstrumente) zur Überprüfung der Funktionen. Diese Problemanalyse nimmt zwar einige Zeit in Anspruch, diese Zeit wird aber durch eine wirklich zielgerichtete Behandlung schnell wieder eingeholt.

Selektion des Messinstrumentes

Zur Auswahl eines Messinstrumentes nennen Stein und Cutler folgende Kriterien (Stein u. Cutler 1996, S. 322):

- Für welche Patientenpopulation ist der Test bestimmt (Verbrennungspatienten, Querschnittgelähmte)?
- Welche Bereiche werden erfasst (Schmerzen, feinmotorische Fähigkeiten, Freizeitaktivitäten)?
- Welche Methoden des Assessments werden verwendet (Befragung, Test)?
- Sind diese Methoden im klinischen Alltag praktikabel (Komplexität, Zeitaufwand, Materialien)?
- Habe ich als Ergotherapeut die erforderlichen Fähigkeiten, dieses Assessment durchzuführen?
- Liegt ein Protokoll zur standardisierten Vorgehensweise vor?
- Sind Normwerte vorhanden?
- Ist das Verfahren ausreichend erprobt, liegen Validierungsstudien vor?
- Liefert das Bewertungssystem präzise Daten?
- In welchen Studien wurde es schon sinnvoll verwendet?
- Welche Stärken und Schwächen besitzt es?

Weitere Überlegungen zu den Messinstrumenten

„*The confidence placed in any clinical decision is directly proportional to the quality of the assessment strategy used to collect the data.*" (Opacich 1991, S. 368) Das bedeutet also: Je besser das Verfahren der Datensammlung ist, desto größer ist die Verlässlichkeit auf die klinische Entscheidung. Daher ist die Qualität der Messmethoden und der Datenerhebung von entscheidender Bedeutung.

International existiert allerdings kein einziger Test oder eine einheitliche Testverfahrensweise, die alle Variablen misst, vielmehr wählt der Ergotherapeut die Assessmentmethoden und -strategien aus, die die spezifischen Zielparameter am besten erfassen. Daher enthält eine Testreihe sowohl diagnosespezifische als auch generische Messinstrumente, um die gewünschten Informationen zu liefern. Faktoren des klinischen Alltags, Räumlichkeiten, zeitlicher Aufwand, Komplexität des Tests und notwendige Geräte sollten in die Überlegungen mit einfließen. Dabei sind persönliche Variablen, wie Diagnose, Alter, kognitive Fähigkeiten und Sprachkenntnisse des Patienten zu berücksichtigen. Einige Assessmentverfahren sollten vom Ergotherapeuten nicht ohne vorheriges Training angewandt werden, um Fehlerquellen auszuschalten.

Potentielle Fehler beim Einsatz von Messinstrumenten

Stein und Cutler nennen vier Hauptursachen von Fehlern bei der Datensammlung (Stein u. Cutler 1996, S. 323):

1. Das Testinstrument (z.B. unzureichende Validität und Reliabilität, keine Normreferenzen, kulturelle Einflüsse)
2. Vorgehensweise (z.B. fehlerhafte Benutzung von Testmaterialien, Nichtbeachtung des Protokolls, mangelnde Erfahrung/Training)
3. Der Klient (z.B. mangelnde Motivation oder Konzentration, Angst, Müdigkeit, psychotische Symptome, Sprachschwierigkeiten)

4. Umwelt bzw. Räumlichkeiten (z.B. laut, zu kalt/warm, Störungen, schlechte Luft-/Lichtverhältnisse).

Methoden der Datenerhebung

1. Beobachtung

Die Daten und Informationen, die durch Beobachtung gewonnen werden, sind subjektiv, beschreibend und oft nicht systematisch gesammelt. Dennoch lassen sich zu Anfang des Behandlungsprozesses eben durch solche informellen Kontakte viele wichtige Hinweise über potenzielle Problembereiche des Patienten gewinnen. Dabei ist nicht nur der klinische Aspekt, wie die Beobachtung des Gangbildes oder einer Schonhaltung, von Bedeutung, sondern vielmehr die Tatsache, den Patienten als „Mensch" in einer Alltagssituation zu beobachten. Hier lassen sich Eindrücke von Persönlichkeitsmerkmalen gewinnen, die für weitere Assessmentverfahren und den Gesamtbehandlungsverlauf entscheidend sein können. Die Fähigkeit, gezielte klinische Beobachtungen zu machen, wird nicht nur durch theoretische Grundlagen erlernt, sondern meist durch berufliche Erfahrung erworben.

2. Interviews/Fragebogen

Dieser Methodenbereich reicht von systematisch durchgeführten Erstgesprächen bis zu strukturierten Fragebögen, bei denen die Vorgehensweise genau festgelegt ist.

3. Funktionsprüfungen

Zu den wesentlichen Funktionsprüfungen zählen wir (s. auch 3.2.9)

a) Gelenkmessung nach der Neutral-Null-Methode, Messinstrument ist der Goniometer.
Mit dieser Messung wird das aktive und passive Bewegungsausmaß, bzw. die Bewegungseinschränkung eines Gelenks dokumentiert. Besonders bei inadäquater Muskelfunktion, Lähmungserscheinungen und schmerzbedingten, funktionellen Kontrakturen ist es wichtig, das aktive und passive Bewegungsausmaß getrennt voneinander zu erfassen, da hier erhebliche Unterschiede vorliegen können.

Unerlässlich für die Bewertung einer Bewegungseinschränkung ist die Verlaufskontrolle, d.h. neben den ersten Gelenkmessungen zu Beginn der Therapie werden diese in regelmäßigen Abständen wiederholt. Für die Dokumentation bietet sich ein tabellarischer Befundbogen an.

Die Ausgangsstellung für die Messungen ist die so genannte Nullstellung (Abb. 3.**1**). Sie bezeichnet die Stellung eines aufrecht stehenden Menschen mit herabhängenden Armen (der Daumen zeigt nach vorne). Die Dokumentation der Bewegungsumfänge umfasst die drei Ebenen des Raumes: *Horizontal-, Sagittal- und Frontalebene* (Abb. 3.**2**). Das Bewegungsausmaß wird mit der Neutral-Null-Methode dokumentiert. Wird das Normbewegungsausmaß eines Gelenks nicht erreicht, lässt sich dies mit der Neutral-Null-Methode exakt beschreiben.

Die Bewegung wird durch drei *Kennzahlen* beschrieben. Die erste Kennzahl steht für die Bewegung vom Körper weg, die zweite Kennzahl (0) kennzeichnet das Durchlaufen der Nullstellung und die dritte bezeichnet die Bewegung zum Körper hin.

Beispiele: Gelenkmessung der Schulter
Das maximale Bewegungsausmaß einer gesunden Schulter beträgt in der Abduktion 180°, in der Adduktion 20°.
Die Dokumentation lautet: 180–0–20.
Ein Patient mit einer eingeschränkten Abduktion der Schulter hätte zum Beispiel folgende Kennzahlen: 50–0–20.

Gelenkmessung des Ellenbogens
Das maximale Bewegungsausmaß eines gesunden Ellenbogens beträgt in der Extension 10° (Hyperextension im Ellenbogen), in der Flexion 150°.
Die Dokumentation lautet: 10–0–150.

Umstellungen der Kennzahlen signalisieren Bewegungseinschränkungen. So hätte ein Patient mit einem Streckdefizit im Ellenbogen z.B. die Kennzahlen 0–50–150. Das bedeutet, ihm feh-

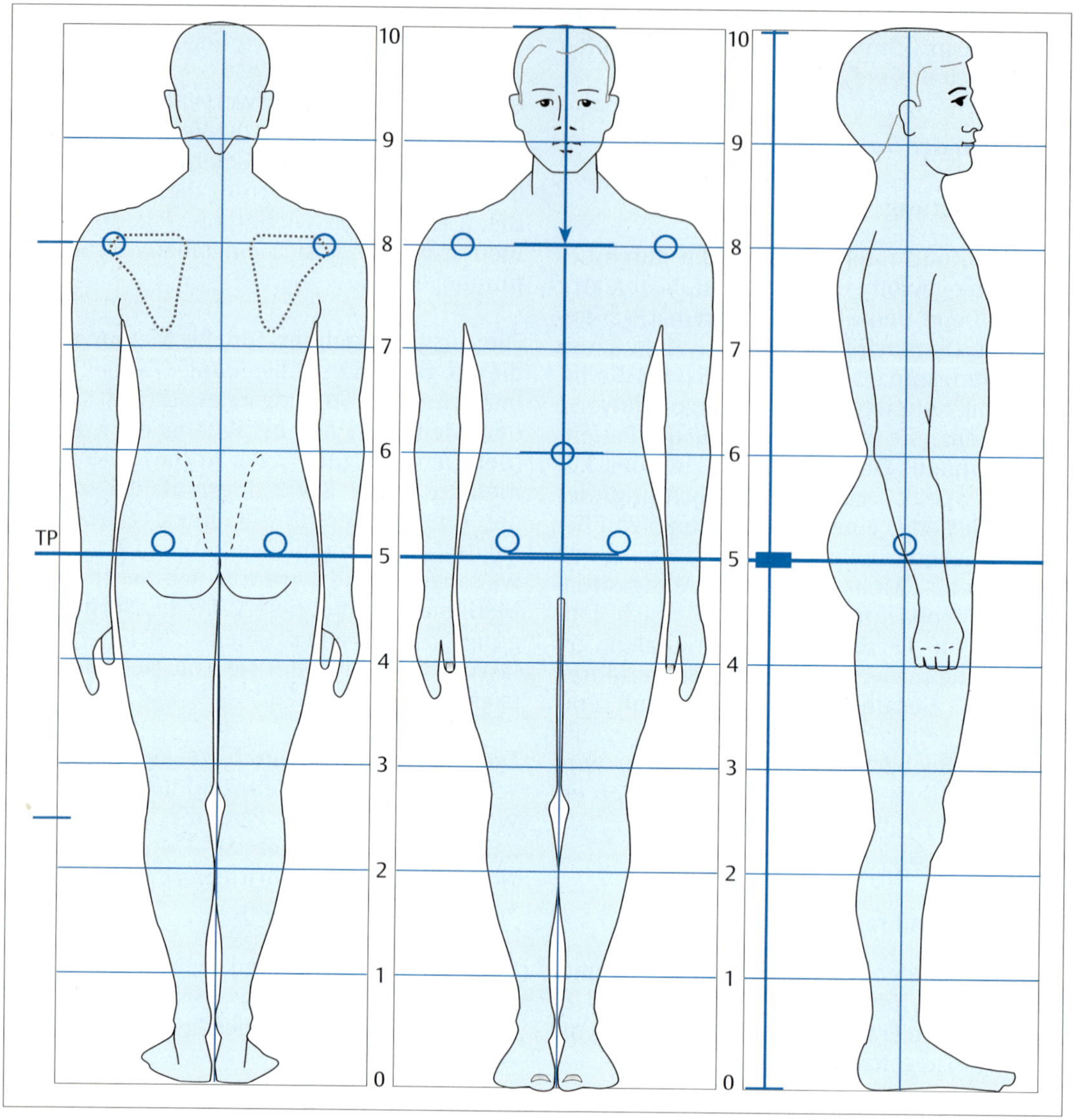

Abb. 3.1 Nullstellung der Gelenke.

len 50° zur Nullstellung (in Richtung Extension) im Gelenk (Niethard u. Pfeil 1992, S. 30–36).

b) Muskelfunktionsprüfung
Für die Muskelfunktionsprüfung ist eine genaue Kenntnis der anatomischen Strukturen (Muskulatur) und deren Wirkungsweise erforderlich. Ein Beispiel für eine Funktionsprüfung in diesem Bereich ist der Muskelfunktionstest nach Robert Lowet, der die Schwerkraft als Widerstand nutzt. Er führte 1932 das in Tabelle 3.1 dargestellte System zur Beschreibung der Muskelkraft ein (Kendall u. Kendall McCreary 1988, S. 9):

Abb. 3.2a–c Körperebenen und Bewegungseinrichtungen in den einzelnen Ebenen.
a Transversalebene.
b Frontalebene.
c Sagittalebene. ▶

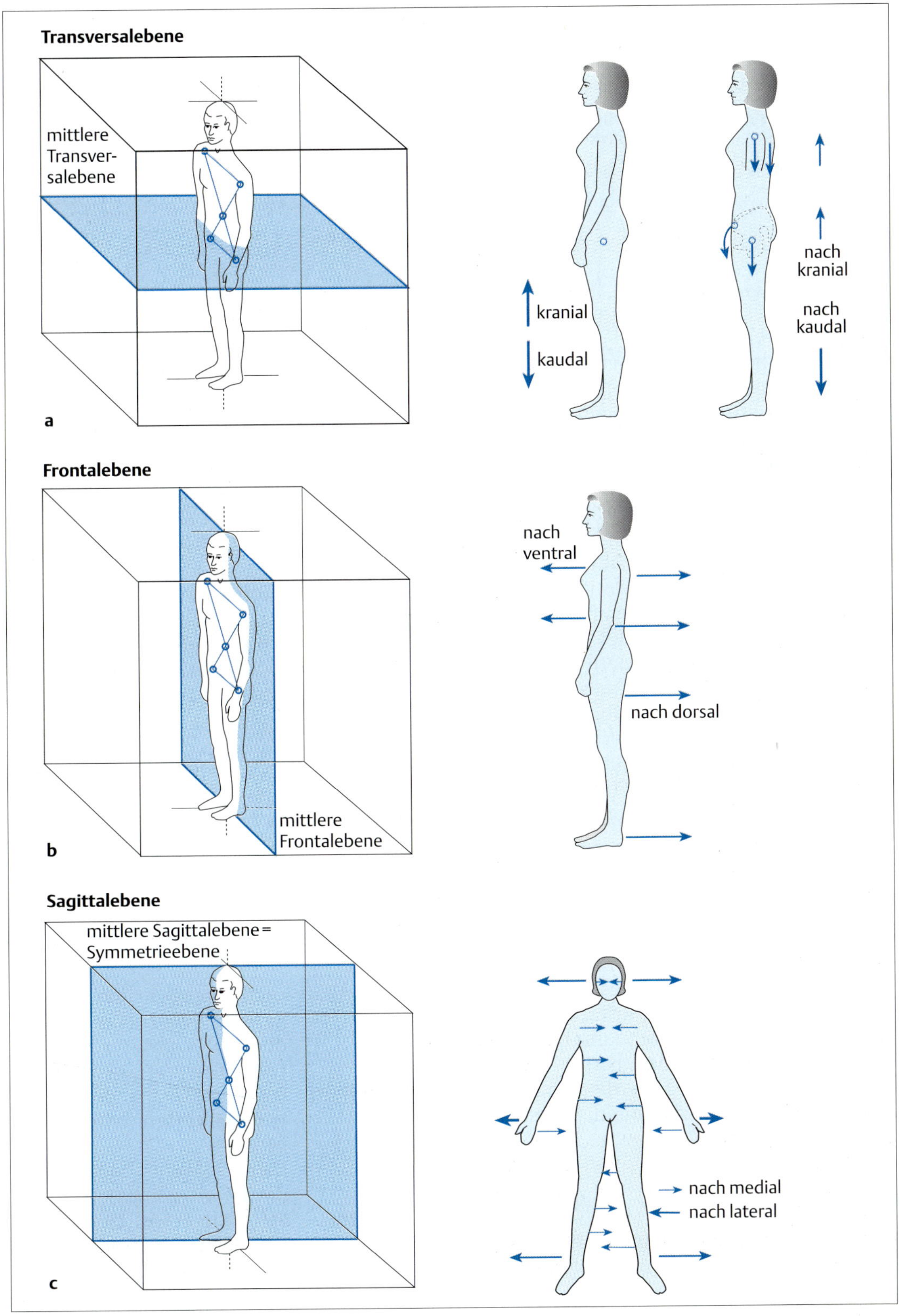
Transversalebene
mittlere Transversalebene
kranial
kaudal
nach kranial
nach kaudal
a
Frontalebene
nach ventral
nach dorsal
mittlere Frontalebene
b
Sagittalebene
mittlere Sagittalebene = Symmetrieebene
nach medial
nach lateral
c

Tabelle 3.1 Beschreibung der Muskelkraft

0	Null	keine Kontraktion zu fühlen
1	Muskelzuckung	Kontraktion zu fühlen, aber keine Bewegung möglich
2	Schwach	Bewegung unter Ausschaltung der Schwerkraft möglich, aber nicht gegen die Schwerkraft
3	Ausreichend	Bewegung gegen die Schwerkraft möglich
4	Gut	Bewegung gegen die Schwerkraft und Widerstand möglich
5	Normal	mehr Widerstand als bei einem guten Muskel möglich

4. „Self-report"

Die Eigenauskunft (self-report) erschließt Informationen, die ergänzend zu den objektiven Daten von enormer Bedeutung sind. Keiner kann wie der Betroffene selbst sein eigenes Befinden beurteilen und über seine Leistungen und seine Zufriedenheit berichten. Gegenwärtig beruht eine Reihe von neu konstruierten Messinstrumenten auf der Patientenbefragung. Einige dieser Messinstrumente sind auch in deutscher Sprache ausreichend erprobt. Ein solches Instrumentarium identifiziert Problembereiche zu Beginn der Therapie und misst, wie sich die Wahrnehmung des Patienten im Laufe der Behandlung verändert. Die gesammelten Daten sind sowohl zustandsspezifisch als auch generisch. An dieser subjektiven Beurteilung wird manchmal kritisiert, dass der Patient seine Situation nicht objektiv einschätzen kann. Dem entgegnen andere Stimmen: „... die subjektive Einschätzung der eigenen Situation ist ein Faktor, der sich auf jeden Fall massiv in objektiven Konsequenzen äußert. Jemand, der sich beispielsweise an seinem Arbeitsplatz ständig überlastet fühlt, wird hohe Fehlzeiten produzieren und früher oder später eine Frühberentung anstreben (...) und zwar unabhängig davon, wie seine Leistungsfähigkeit von Experten nach „objektiven Kriterien" eingeschätzt wird. Die subjektiven Einschätzungen sind in diesen Bereichen also „harte" Daten, da sie in enger Verbindung zu den objektiven Konsequenzen stehen." (Gerdes u. Jäckel 1992, S. 74)

5. Tests

Um präzise Daten liefern zu können, müssen Messinstrumente die testtheoretischen Gütekriterien der *Validität, Reliabilität, Objektivität* und *Sensitivität* erfüllen. Dies bedeutet, dass jeder Test oder das Messinstrument anhand einer großen Zahl von Testpersonen eine statistische Erprobung durchlaufen muss. Die Struktur der Bewertungssysteme und deren psychometrische Leistungsfähigkeit müssen geprüft werden. Bevor Testverfahren aus dem anglo-amerikanischen Raum in anderen Sprachbereichen genutzt werden, müssen sie nicht nur übersetzt, sondern außerdem in der jeweiligen Sprache nochmals psychometrisch geprüft werden. Methodisch adäquate Instrumentarien, die sowohl bestimmte Funktionsstörungen als auch eher globale Zielparameter, wie z. B. gesundheitsbezogene Lebensqualität erfassen, sind jetzt in klinischen Studien einsetzbar.

Die Standardisierung betrifft vor allem die Frage nach der Objektivität der Messung. Man versucht durch Standardisierung (Durchführungsbestimmungen) die Messung vom Tester unabhängig zu machen.

Gütekriterien (Dobrick 1998)

- Objektivität: Unabhängigkeit der Messergebnisse vom Durchführenden und Auswerter der Messungen.
- Reliabilität: Stellt die Frage: Wird das, was gemessen wird, *genau* gemessen?
  Diese Frage ist unabhängig davon, *was* gemessen wird.
- Validität: Stellt die Frage: Ist das, was ich messe, das, was ich messen wollte?

- Inhaltsvalidität: nach Augenschein, d.h. Expertenurteil gegeben;
- Kriteriumsvalidität: taugt das Instrument zur Prognose?
- Konstruktvalidität: Übereinstimmung mit anderen Maßen/Tests, die dasselbe messen sollen.
- Sensitivität: Fähigkeit, auch differenzierte Änderungen des Status zu erfassen.

3.2.6 Dateninterpretation

1. Daten

- *Rohdaten:* Werte vor dem Durchlaufen einer statistischen Analyse.
- *Querschnittdaten:* Sie liefern Informationen, die sich auf einen bestimmten Beobachtungszeitpunkt oder einen ausgewählten einzelnen Beobachtungszeitraum beziehen.
- *Längsschnittdaten:* Sie liefern Merkmalsausprägungen, die im Zeitablauf betrachtet werden. Um Veränderungen im Zeitablauf zu verfolgen, werden Daten über denselben Sachverhalt für eine Reihe von gleichen Zeitabständen erhoben.

Bei der Dateninterpretation werden statistische Kennwerte verwendet (Puhani 1989):

2. Mittelwerte

Dabei handelt es sich um eine Maßzahl für eine zentrale Tendenz der Daten. Er errechnet sich aus der Summe der Messwerte, geteilt durch die Anzahl der Messwerte.

3. Median

Der Median ist der Zentralwert, der eine Verteilung rangmäßig geordneter Daten halbiert, d.h. jeweils eine Hälfte der Beobachtungsfälle liegt oberhalb und unterhalb des Wertes.

4. Modus

Der Modus ist der häufigster Wert einer Verteilung.

5. Range

Die Spannweite bzw. Range ist als die Differenz zwischen den größten und den kleinsten Messwerten einer Verteilung definiert.

6. Standardabweichung

Die Standardabweichung ist die durchschnittliche Abweichung der Merkmalsausprägung vom arithmetischen Mittel.

3.2.7 Der Assessmentprozess im Überblick

Das Assessment ist kein statisches Ereignis, das nur einmal zu Therapiebeginn durchgeführt wird. Assessment ist vielmehr der in der Abbildung 3.**3** dargestellte dynamische Prozess, der über die gesamte Behandlungszeit andauert und bei dem kontinuierlich Daten gesammelt, ausgewertet und interpretiert werden.

3.2.8 Die holistische Betrachtungsweise im Assessmentprozess

Es ist die Aufgabe des Ergotherapeuten festzustellen, was ein Patient gerne tun würde und was er sein will, anstatt ihm vorzuschreiben, was er noch machen kann bzw. mit welcher Identität er sich abfinden muss. Die ganzheitliche – oder holistische – Betrachtungsweise, in der der Patient als Mittelpunkt des therapeutischen Prozesses steht, trägt dem ethischen Prinzip der Autonomie Rechnung und achtet das Recht des Individuums auf Selbstbestimmung.

Dem Ansatz, mit systematischer Datenerhebung und konkreten quantitativen Daten zu arbeiten, stehen oft Bedenken gegenüber: „Wenn wir uns mit ‚harten' quantitativen Daten beschäftigen, verlieren wir dann nicht das intuitiv-subjektive Element des Berufs Ergotherapie?"

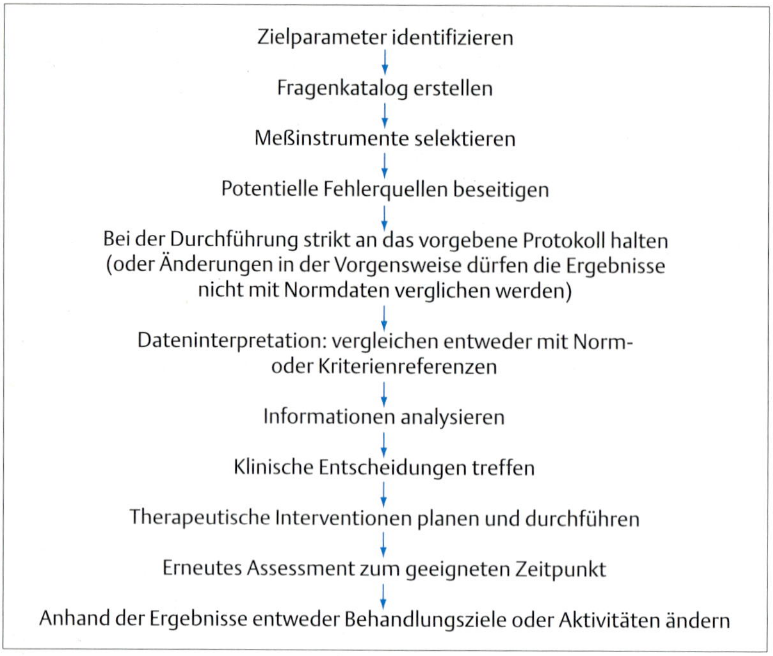

Abb. 3.**3** Der Assessmentprozess.

Schlussbemerkung

Professionelle Glaubwürdigkeit mit der Fähigkeit, beruflich relevante Entscheidungen zu treffen und nach außen zu vertreten: „Assessment provides the scientific foundation for decisions which in turn allow practitioners to demonstrate artistry in the therapeutic process." (Opacich 1991, S. 356)

Mit dem systematischen Einsatz von Assessmentverfahren kann die Ergotherapie daher sowohl inhaltliche und methodische Kompetenz als auch professionelle Glaubwürdigkeit hinzugewinnen.

3.2.9 Beispiele gebräuchlicher Messverfahren

Im Folgenden werden verschiedene Messinstrumente aufgeführt, die im klinischen Alltag ständig eingesetzt und mit deren Hilfe Gesundheitsstörungen auf unterschiedlichen Ebenen erfasst und dokumentiert werden. Die Auflistung ist an oben genannten ICIDH angelehnt. Es wird kein Anspruch auf Vollständigkeit erhoben; es soll aber ein Einblick in das Assessmentverfahren bei unfallverletzten Patienten angeboten werden.

Gelenkmessung nach der Neutral-Null-Methode

– Messinstrument

Das Messinstrument ist ein Goniometer (Winkelmesser). Er besteht aus zwei gegeneinander verdrehbaren Schenkeln. Auf den Schenkeln sind parallele Achsen aufgezeichnet, sodass auf der Messscheibe mit der vorhandenen 360°-Einteilung das Bewegungsmaß abgelesen werden kann.
Parameter: Bewegungsausmaß der Gelenke am Beispiel der Hand
Maßeinheit: Grad

– Protokoll

a) Ausgangsposition
Der Patient sitzt in physiologischer Sitzhaltung, der Unterarm liegt entspannt (bei 90° Flexion im Ellenbogen) auf dem Tisch.

b) Vorgehensweise
Der Therapeut gibt dem Patienten den Bewegungsauftrag. Bei Verständnisschwierigkeiten kann der Therapeut selbst die Bewegung demonstrieren. Es wird nur das aktive Bewe-

gungsausmaß dokumentiert, das der Patient mit eigener Muskelkraft erreichen kann. Bei Bedarf kann das passive Bewegungsausmaß ebenfalls ermittelt werden.

c) Durchführung der Messung (Abb. 3.**4**)

D1 Radialabduktion

Der Unterarm liegt in voller Pronation auf dem Tisch. Der feste Schenkel des Goniometers wird zwischen dem ersten und zweiten Fingerstrahl (MHK) dorsal auf dem Handrücken angelegt. Der Drehpunkt ist das Karpometakarpalgelenk. Der bewegliche Schenkel macht die Radialabduktion des Daumens mit. Norm-Bewegungsumfang: 90–0–0.

D1 Palmarabduktion

Der Unterarm liegt in Nullstellung auf dem Tisch (ulnarseitig aufgelegte Handkante, Langfinger in Extension). Ausgangsstellung: D1 parallel zum Langfinger. Der feste Schenkel des Goniometers wird radialseitig am ersten Fingerstrahl angelegt (MHK). Drehpunkt wie bei Radialabduktion. Der bewegliche Schenkel macht die Palmarabduktion des Daumens mit.
Norm-Bewegungsumfang: 60–0–0.

D2-D5 Extension/Flexion

Der Patient stützt den Ellenbogen auf den Tisch auf (ca. 90° Flexion). Das Handgelenk steht in Nullstellung. Der Goniometer wird dorsal auf dem Handrücken angelegt. Bei den Messungen liegt der feste Schenkel immer proximal, der bewegliche grundsätzlich distal an. Auch die Hyperextension ist zu messen.
Norm-Bewegungsumfang: MCP-Gelenk: 10–0–90; PIP-Gelenk: 10–0–100; DIP-Gelenk: 10–0–90.

> **!** Bei Messung der Bewegung im MCP-Gelenk bei der Flexion keinen Faustschluss ausführen lassen, bei der Messung im PIP-Gelenk ist das MCP-Gelenk in Nullstellung zu fixieren, bei der Messung des DIP ist das PIP-Gelenk zu fixieren.

Handgelenk Extension/Flexion

Der Unterarm liegt so auf dem Tisch, dass das Handgelenk über die Tischkante herunterhängen kann. Der Goniometer wird ulnarseitig angelegt. Der feste Schenkel liegt parallel zum Unterarm, der bewegliche läuft mit den Mittelhandknochen mit. Norm-Bewegungsumfang: 60–0–60.

Handgelenk Radial/Ulnarduktion

Der Unterarm liegt in voller Pronation auf dem Tisch. Das Handgelenk ist in Nullstellung. Der Goniometer wird dorsal angelegt. Der Drehpunkt liegt auf der Höhe des dritten Fingerstrahls.
Norm-Bewegungsumfang: 40–0–30.

d) Dokumentation

Die Dokumentation erfolgt durch die Neutral-Null-Methode. Neben einer Erst- und Abschlussmessung sollten in regelmäßigen Abständen weitere Messungen zur Verlaufskontrolle durchgeführt werden. Die Daten werden tabellarisch auf Messbögen notiert.

– Allgemeine Hinweise

Es gelten einige allgemeine Messregeln, die eingehalten werden müssen, um vergleichbare Werte zu erhalten:

- Wenn möglich, sollten die Messungen bei einem Patienten immer vom gleichen Therapeuten ausgeführt werden.
- Grundsätzlich müssen Ausweichbewegungen, wie z.B. das Hochziehen des Schulterblattes, verhindert werden. Dies kann durch aktive Aufforderung (z.B.: „Ziehen Sie Ihr Schulterblatt nach hinten-unten!") oder passiv durch gleichzeitiges Ausführen der geforderten Bewegung mit *beiden* Extremitäten erfolgen.
- Ist der Patient durch einengende oder auftragende Kleidungstücke in seinem Bewegungsausmaß behindert, muss er sie ablegen.
- Beim Erstbefund werden eine Vergleichsmessung der (unverletzten) gegenseitigen Extremität durchgeführt und die Werte mit den Normwerten verglichen.

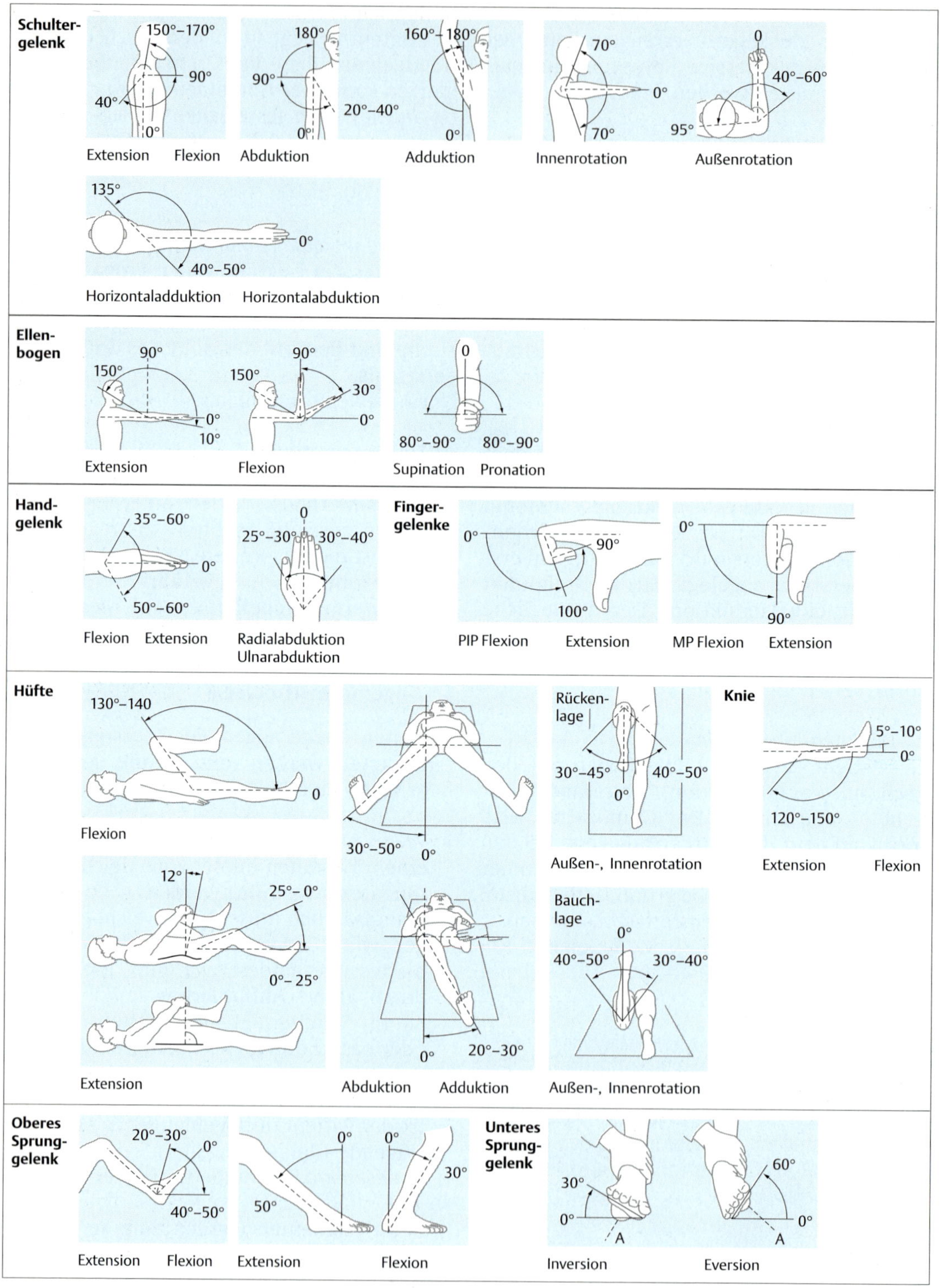

Abb. 3.**4** Beweglichkeitsmessung nach der Neutral-Null-Methode.

- Der Drehpunkt des Goniometers muss dem des Gelenks entsprechen (Zu beachten ist die Drehpunktverschiebung des Gelenks z.B. bei der Elevation des Armes). Die Schenkel des Winkelmessers laufen parallel der funktionellen Achsen der Extremitäten.

Ödemkontrolle (Abb. 3.5)

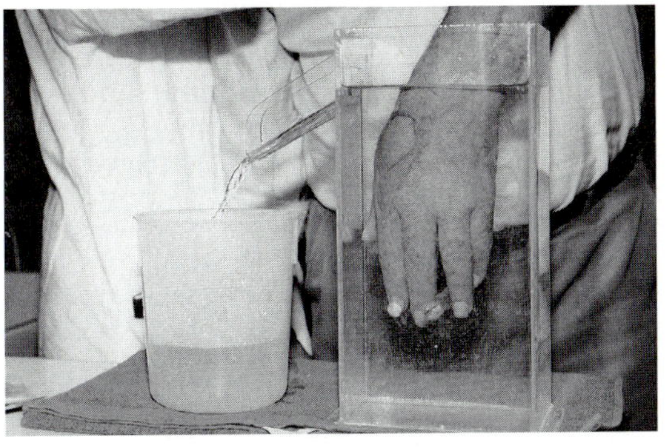

Abb. 3.**5**

- **Messinstrument**

Das Messinstrument ist ein Volumeter (nach Brand P. Fa. Smith & Nephew). Dabei handelt es sich um einen Behälter aus Plexiglas, in dessen unterem Drittel eine Plexiglasstange als Anschlag für die Hand eingelassen ist, am oberen Rand befindet sich ein Überlauf.

Der Volumeter ist mit Wasser gefüllt, welches immer Zimmertemperatur haben sollte, um eine Vergleichbarkeit der Werte zu gewährleisten.

> **!** Vor jeder Messung muss der Behälter neu geeicht werden: Dazu wird so viel Wasser eingelassen, bis es aus dem Volumeter läuft, wodurch die Oberflächenspannung wiederhergestellt wird.

Parameter: Volumen der Hand
Maßeinheit: ml

- **Protokoll**

a) Ausgangsposition
Das Instrument befindet sich auf einem Tisch. Der Patient steht im rechten Winkel zum Volumeter, Unterarm und Handgelenk sind in Nullstellung.

b) Vorgehensweise
Der Patient führt seine Hand mit leicht gespreizten Fingern langsam und gleichmäßig ins Wasser hinein (ohne dass er dabei den Rand des Behälters berührt), bis die Plexiglasstange zwischen Mittel- und Ringfinger liegt. Während die Finger auf der Plexiglasstange aufliegen und das Wasser in einen skalierten Messbecher läuft, darf der Patient weder wackeln, noch mit seinem Arm weiterer Druck ausüben. Die Menge des verdrängten Wassers wird an der vorgegebenen Skalierung abgelesen.

c) Durchführung der Messung/ Dokumentation
Gemessen wird immer zu Beginn und am Ende einer Behandlungseinheit, die Daten werden auf einem entsprechenden Formblatt vermerkt.

Bei der ersten Behandlungseinheit wird – falls möglich – zum Seitenvergleich die unverletzte Seite mit gemessen. Normdaten als solche existieren nicht, weil die Handgröße individuell spezifisch ist. Messungen der kontralateralen Seite liefern jedoch brauchbare Vergleichswerte.

Ergebnisse sind im Bereich plus/minus 10ml zuverlässig.

- **Allgemeine Hinweise**

Patienten mit noch offenen Wunden dürfen wegen der Infektionsgefahr nicht gemessen werden.

Der Volumeter ist täglich zu desinfizieren. Zusätzlich sollten sich die Patienten vor und nach der Messung ebenfalls die Hände desinfizieren.

Sensibilitätstest – Testreihe Semmes-Weinstein-Monofilamente (Abb. 3.6)

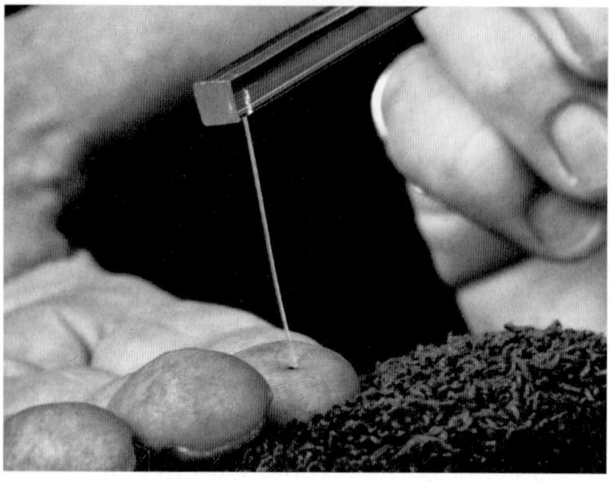

Abb. 3.**6** Sensibilitätstest – Testreihe Semmes-Weinstein-Monofilamente.

- **Messinstrument**

Das Messinstrument besteht aus zwanzig Filamenten mit unterschiedlichem Durchmesser. Diese Filamente üben Druck auf die intakte Hautoberfläche aus. Je größer der Durchmesser, desto größer ist auch der Druck. Anhand von Messungen bei gesunden Probanden wurde ein Schwellenwert identifiziert. Unterhalb dieses Wertes werden Stimuli selten, oberhalb jedoch fast immer erkannt. Die Bezeichnung auf dem Filament beschreibt nicht den Druck selbst, sondern dessen Logarithmus.

Parameter: Sensibilität der Hand; gemessen werden leichte Berührung/tiefer Druck.
Maßeinheit: Gram

- **Protokoll**

a) Ausgangsposition
Der Tester und die zu testende Person sitzen gemeinsam an einem Tisch, wobei der Tester an der Seite der zu testenden Hand sitzt. Der Proband nimmt eine bequeme und für sich angenehme Sitzhaltung ein. Dabei liegt die zu testende Hand in voller Supination locker auf dem Tisch. Die Finger sollten auf einem Handtuch gelagert und somit unterstützt werden, um andere, nichttaktile Reize auszuschließen. Zusätzliche Geräusche, wie z.B. durch Kleidung oder Schmuck verursachte, sind zu vermeiden.

b) Vorgehensweise
Identifizierung des zu testenden Bereiches
Die Diagnose und die subjektiven Aussagen des Patienten geben Hinweise auf eine Eingrenzung des zu untersuchenden Areals. Daraufhin werden z.B. mithilfe eines Wattestäbchens oder Bleistiftes diese angegebenen Bereiche folgendermaßen untersucht: Aus der Zone der intakten Sensibilität wird das Wattestäbchen langsam leicht über die Hautoberfläche bis hin zur Zone der Parästhesie geführt, und zwar

- von proximal nach distal
- von radial nach ulnar.

Dieses so genannte „*Mapping*“ ermöglicht die Abgrenzung der gestörten Sensibilität.

c) Durchführung des Tests
Um Vergleichsdaten zu gewinnen, wird immer mit der unverletzten Hand begonnen; anschließend wird die verletzte Hand untersucht.

Mithilfe eines Kugelschreibers werden im Bereich der gestörten Sensibilität die späteren Ansatzstellen der Monofilamente mit einem Punkt markiert – jedoch nicht mehr als etwa fünf Punkte. Anhand des Monofilaments 4,56 erfolgt eine Demonstration, die der Patient noch mit offenen Augen verfolgt, wobei die verbale Anweisung erhält: „Ich werde Sie jetzt leicht berühren. Ihre Aufgabe ist es, mir mit dem Wort ‚jetzt‘ oder ‚ja‘ mitzuteilen, wenn Sie die Berührung spüren, auch wenn Sie nur glauben, eine Berührung gespürt zu haben. Der Druck wird im Verlauf des Tests immer weniger und erfolgt in unregelmäßigen Abständen. Seien Sie nicht beunruhigt, wenn Sie keine Berührung mehr spüren, da wir gerade diesen Grenzwert feststellen wollen. Haben Sie noch Fragen? Wenn nicht, schließen Sie jetzt bitte die Augen.“

d) Anwendung des Monofilaments
Der Tester hält den Monofilamentfaden senkrecht zur Teststeile und lässt dabei das Filament langsam und gleichmäßig auf die Teststeile herab, *bis es sich durchbeugt*. Das Filament wird 1,5 bis 2,0 Sekunden lang in dieser Position gehalten und danach wieder langsam angehoben. Damit ein Filament als erkannt gilt, müssen sieben von acht Berührungen korrekt identifiziert werden. Nach einer korrekten Identifikation wird ein niedrigerer Druck, nach einer inkorrekten Identifikation ein stärkerer Druck ausgeübt. Der Test wird so lange fortgeführt, bis die Diskriminationsschwelle eindeutig feststellbar ist. Dies ist dann der Fall, wenn ein Monofilament noch erkannt wird, das Nächste in der Reihe jedoch nicht mehr.

Die Zuverlässigkeit der gesammelten Daten hängt vom korrekten Umgang mit diesem empfindlichen Gerät ab (Tab. 3.**2**).

– Allgemeine Hinweise

a) Terminierung
Für die Durchführung des Sensibilitätstests sollte ausreichend Zeit vorhanden sein. Er sollte außerdem in einem Raum stattfinden, der weitgehend frei von äußeren Reizen ist.

b) Vorsichtsmaßnahmen

- Die direkte Berührung der Monofilamentfäden ist zu vermeiden, da feuchte Hände die Kalibrierung beeinflussen können.
- Nur die Fadenenden dürfen unmittelbaren Kontakt mit der Hautoberfläche haben.
- Das Gerät ist von direkter Sonneneinstrahlung oder Hitze fern zu halten, da starke Wärme die Kalibrierung verändert.
- Offene Wunden, die Augen oder frisch transplantierte Haut dürfen *nicht* getestet werden.

c) Sterilisierung
Zur Sterilisierung ist Peroxidlösung zu empfehlen, Alkohol sollte nicht verwendet werden. Es dürfen nur die Kontaktenden in die Sterilisationslösung getaucht werden, der Stiel des Monofilamentfadens sollte nicht mit der Lösung in Berührung kommen, da dies die Kalibrierung verändern kann.

Kraftmessung der Hand

– Messinstrumente

- Jamar Dynamometer: Grobgriff (Fa. TEC Engineering & Co., Clifton, New Jersey)
- Pinch Gauge: 3-Punkt- und Lateralgriff (B&L Engineering & Co., Santa Fe Springs, California)

Parameter: Handkraft
Maßeinheiten: kp/inch
kg/cm

Vor Testbeginn ist darauf zu achten, dass der Zeiger auf „0“ steht; beim Jamar Dynamometer an der Mittelschraube, beim Pinch Gauge an Mittelschraube und Gehäuse.

Sollen die Testwerte mit deutschen Normdaten verglichen werden, muss der Jamar-Griff in der zweiten Einkerbung (vom Gehäuse aus gesehen) angebracht sein.

Für die Testgenauigkeit ist bei beiden Geräten regelmäßige Eichung erforderlich.

– Protokoll

a) Ausgangsposition
Der Tester und die zu testende Person sitzen sich auf zwei Stühlen ohne Armlehne gegenüber. Dabei sollte die zu testende Person eine physiologische Sitzhaltung einnehmen (90–90–0). Es ist darauf zu achten, dass sich die Schulter in Adduktion, der Ellenbogen in 90° Flexion und der Unterarm in Nullstellung befinden. Die andere Hand liegt locker auf dem Oberschenkel. Während der Durchführung ist eine Extension zwischen 0°–30° sowie eine ulnare Deviation von 0°–15° am Handgelenk erlaubt.

b) Vorgehensweise
– Jamar-Grobgriff

Zu Beginn demonstriert der Tester den Ablauf der Messung und gibt folgende verbale Anweisung: „Nehmen Sie das Gerät in den Faust-

Tabelle 3.2 Klinische Interpretationsskala

	Filamentmarkierung	Gram
Normal	23,6	0,0230
	2,44	0,0275
	2,83	0,0677
Reduzierte, leichte Berührung	3,22	0,1660
	3,61	0,4082
Reduzierte Schutzsensibilisierung	3,84	0,6958
	4,08	1,1940
	4,17	1,4940
	4,31	2,0520
Verlust der Schutzsensibilisierung	4,56	3,6320
	4,74	5,5000
	4,94	8,6500
	5,07	11,7000
	5,18	15,0000
	5,46	29,0000
	5,88	75,0000
	6,10	127,0000
Klinisch nicht testbar	6,45	281,5000
	6,65	447,0000

schluss. Wenn ich die Aufforderung ‚fest drücken' gebe, beginnen Sie langsam und gleichmäßig, aber so fest wie möglich zu drücken. Ich werde Sie dabei zweimal anfeuern, indem ich jeweils ‚fester' sage. Wenn ich Sie anschließend auffordere, locker zu lassen, lösen Sie den Faustschluss langsam wieder. Während der Durchführung müssen Sie darauf achten, Ihre Schulter nicht hochzuziehen und den Ellenbogen weder an den Körper heranzuziehen noch vom Körper wegzuführen. Der Unterarm sollte nicht gedreht werden."

Bei deutlichen Ausweichbewegungen ist der Patient zu korrigieren und die Messung zu wiederholen.

Pinch Gauge – 3-Punktgriff
Sitzposition und Vorgehensweise wie bereits beschrieben, jedoch ist das Gerät zwischen D1 und D2/D3 zur Handinnenfläche in einem Winkel von 45° und an den vorgesehenen Rillen zu halten. Die Messscheibe zeigt zum Tester.

Pinch Gauge – Lateralgriff
Sitzposition und Vorgehensweise wie bereits beschreiben, jedoch ist das Gerät zwischen D1 und der Lateralseite von D2 in Höhe des Mittelgliedes zu halten. Die Messscheibe zeigt nach oben.

> **!** Falls erforderlich, können die Geräte auch vom Tester gehalten werden, doch dies darf nicht als Hebelwirkung dienen.

– **Dokumentation**

a) Messung
Es werden sechs Werte dokumentiert: Zuerst werden drei Messungen an der rechten und anschließend an der linken durchgeführt. Jeder Wert wird sofort abgelesen und auf dem vorgesehenen Formblatt dokumentiert. Danach wird der Zeiger auf „0" zurückgestellt. Da er oft zwischen zwei Werten steht, ist darauf zu achten, dass immer der niedrigere Wert abgelesen wird. Aus den drei Messungen wird jeweils der Mittelwert errechnet.

b) Verlaufskontrolle
Die gewonnen Daten werden mit den Normdaten verglichen, je nach entsprechender Al-

In den folgenden Fragen geht es um Tätigkeiten aus dem täglichen Leben.
Bitte beantworten Sie jede Frage so, wie es für Sie im Moment (in Bezug auf die letzten sieben Tage) zutrifft.
Sie haben dreu Auswahlmöglichkeiten:
1: Ja, d.h. Sie können die Tätigkeit ohne Schwierigkeiten ausführen.
2: Ja, aber mit Mühe, d.h. Sie haben dabei Schwierigkeiten, z.B. Schmerzen, es dauert länger als früher oder Sie müssen sich dabei abstützen.
3: Nein oder nur mit fremder Hilfe, d.h. Sie können es gar nicht oder nur, wenn eine andere Person Ihnen dabei hilft.

Können Sie ein Brot streichen?	1	2	3
Können Sie aus einem normal hohen Bett aufstehen?	1	2	3
Können Sie mit der Hand schreiben (mindestens eine Postkarte)?	1	2	3
Können Sie Wasserhähne auf- und zudrehen?	1	2	3
Können Sie sich strecken, um z.B. ein Buch von einem hohen Schrank oder Regal zu holen?	1	2	3
Können Sie einen mindestens 10 kg schweren Gegenstand (z.B. einen vollen Wassereimer oder Koffer) hochheben und 10 m weit tragen?	1	2	3
Können Sie sich sich von Kopf bis Fuß waschen und abtrocknen?	1	2	3
Können Sie sich bücken und einen leichten Gegenstand (z.B. ein Geldstück oder zerknülltes Papier) vom Fußboden aufheben?	1	2	3
Können Sie sich über ein Waschbecken gebeugt die Haare waschen?	1	2	3
Können Sie 1 Stunde auf einem ungepolsterten Stuhl sitzen?	1	2	3
Können Sie 30 Min. ohne Unterbrechung stehen (z.B. in einer Warteschlange)?	1	2	3
Können Sie sich im Bett aus der Rückenlage aufsetzen?	1	2	3
Können Sie Ihre Strümpfe an- und ausziehen?	1	2	3
Können Sie im Sitzen einen heruntergefallenen kleinen Gegenstand (z.B. eine Münze) neben Ihrem Stuhl aufheben?	1	2	3
Können Sie einen schweren Gegenstand (z.B. einen vollen Kasten Mineralwasser) vom Boden auf den Tisch stellen?	1	2	3
Können Sie einen Wintermantel an- und ausziehen?	1	2	3
Können Sie 100 m schnell laufen (nicht gehen), etwa um einen Bus noch zu erreichen?	1	2	3
Können Sie öffentliche Verkehrsmittel (Bus, Bahn etc.) benutzen?	1	2	3

Abb. 3.7 Funktionsfragebogen Hannover.

ters- und Geschlechtsgruppierung. Bei bilateraler Kraftreduzierung dienen die Messungen als individuelle Verlaufsdaten.

> **!** Wenn aufgrund anatomischer Gegebenheiten oder funktioneller Einschränkungen nicht die unter Punkt 1. beschriebene Einstellung des Jamars gewählt wurde, dürfen die erreichten Werte nicht mit den Normdaten verglichen werden (Harth u. Vetter 1994). Die Kraftmessungen sind kontraindiziert, wenn die verletzten Strukturen noch nicht belastungsfähig sind.

Self-Report-Tests

- **Subjektiver Gesundheitsstatus und Befindlichkeit:**

Short Form 36 (SF 36)

Der SF 36 ist ein aus der Medical Outcome Study entwickeltes standardisiertes Instrument zur krankheitsübergreifenden Erfassung der gesundheitsbezogenen Lebensqualität (Bullinger 1996). Das multidimensionale

Konstrukt wird durch folgende acht wesentliche Komponenten operationalisiert:

- Körperliche Funktionsfähigkeit;
- Körperliche Rollenfunktion;
- Schmerz;
- Allgemeine Gesundheit;
- Vitalität;
- Mentale Gesundheit;
- Soziale Funktionsfähigkeit;
- Emotionale Rollenfunktion.

Der Fragebogen versteht sich als „self-report", d.h. die Patienten geben selbst Auskunft über ihren Gesundheitszustand. Basierend auf diesen Ergebnissen, ist es möglich, einen differenzierten Behandlungsbedarf festzustellen und den daraus folgenden therapeutischen Effekt zu messen. Hierzu liegen deutsche Normdaten vor.

- **Funktionsfragebogen Hannover** (FFbH)

Häufig haben Patienten Probleme bei ihren alltäglichen Verrichtungen. Ein wichtiges langfristiges Therapieziel ist daher die Wiederherstellung der funktionellen Kapazität. Aus diesem Grund besteht ein großes Interesse, diese Funktionskapazität gültig und zuverlässig erfassen zu können. Der Funktionsfragebogen Hannover (Abb. 3.7 [Raspe u. Kohlmann]) liegt in drei Versionen vor:

a) Version „P": 12 Items – für Patienten mit polyartikulärer Erkrankung;
b) Version „R": 12 Items – für Personen mit Rückenleiden und anderen Störungen, bei denen überwiegend Bewegungen mit Beteiligung mehrerer Strukturen des Bewegungsapparates eingeschränkt sind
c) kombinierte Version „P&R": 18 Items (Kohlmann u. Raspe 1994).

Die Anwendung und Auswertung der Fragebögen ist einfach durchführbar. Es gibt jeweils drei Antwortmöglichkeiten mit der zugehörigen Auswertung:

– ja:	2 Punkte
– ja, aber mit Mühe:	1 Punkt
– nein, nur mit fremde Hilfe:	0 Punkte

Nach der Multiplikation mit 100 ergibt sich ein Gesamtwert zwischen 0 und 100% Funktionskapazität.

3.3 Behandlungsverfahren

3.3.1 Behandlungsplan

H. Pott

Der ergotherapeutische Behandlungsplan stellt das Konzept der motorisch-funktionellen Therapie dar. Der Plan wird anhand der medizinischen Daten und der ergotherapeutischen Befunderhebung mit der Formulierung der Behandlungsziele und -maßnahmen individuell für jeden Patienten erhoben und durchgängig dokumentiert. Er ermöglicht, die Therapie sowohl während ihres Verlaufs als auch nach Beendigung der Behandlung auf ihre Effizienz zu überprüfen und gegebenenfalls zu verändern.

Inhalte des Behandlungsplanes

Zur Erstellung des Behandlungsplanes gehören die folgenden Erhebungen:

1. Allgemeines Krankheitsbild

Hierzu gehören:

- Ätiologie,
- Klinisches Bild,
- Verlauf,
- Medizinische Therapie,
- Komplikationen.

2. Individuelles Krankheitsbild

Dazu gehören:

- Personalien,
- Verordnung,
- Diagnose,
- Krankheitsanamnese,
- Anamnese,
- sozialer, beruflicher und allgemeiner psychischer Zustand,

- Medikation,
- Begleiterkrankungen,
- Kontraindikation,
- Therapeutische Maßnahmen.

Ergotherapeutische Befunderhebung

Die ergotherapeutische Befunderhebung weist im Rahmen der motorisch-funktionellen Behandlungsverfahren im Wesentlichen objektivierbare Kriterien auf. Letztlich müssen auch diese sich an den sozialen und beruflichen Integrationszielen orientieren (Abb. 3.**8**).

Behandlungsziele

Kern aller Behandlungsmaßnahmen im motorisch-funktionellen Bereich ist die Entwicklung von Behandlungszielen. Erst sie ermöglichen den gezielten Einsatz von Behandlungsmaßnahmen. Die nachfolgend aufgeführten Grobziele müssen mit dem Rehabilitationsteam abgestimmt werden. Sie erlauben nur eine erste grobe Einordnung der notwendigen anzuwendenden Maßnahmen:

- Prophylaxe,
- Funktionstraining,
- Förderung der Selbstständigkeit,
- psychische Unterstützung,
- soziale Wiedereingliederung,
- berufliche Wiedereingliederung.

Behandlungsmaßnahmen

Die Behandlungsmaßnahmen werden in Aktiv- und Passivbehandlungen unterteilt. Grundsätzlich gilt es jedoch den Patienten zum eigenaktiven Handeln und zur Bewältigung seines Alltags zu bewegen.

Aktiv- und Passivbehandlung

- Sensomotorisch-funktionell,
- Selbsthilfetraining,
- Hilfsmittel-/Schienenversorgung,
- Prothesentraining,
- Freizeitaktivitäten,
- soziale und berufliche Rehabilitationsmaßnahmen.

Rahmenbedingungen

- Arbeitsposition,
- Arbeitsebene,
- Adaption/technische Hilfen,
- Mahn- bzw. Erinnerungshilfen.

Der Therapieverlauf aller Maßnahmen bedarf der fortlaufenden Anpassung der Ziele, Mittel und Methoden an die Veränderungen in der Therapie. Die Dokumentation und Reflexion sollten erreichte Ziele festhalten und dabei mögliche Prognosen nicht aus dem Auge verlieren.

3.3.2 Muskelfunktionstraining

H. Pott

Zu den aktiven Behandlungsmaßnahmen zählt das Muskelfunktionstraining. Es umfasst den Erhalt eines Muskelstatus und/oder die Verbesserung der Muskelfunktion durch:

- Vergrößerung des Muskelquerschnitts,
- Erhöhung von Kraft und Ausdauerleistung durch angemessene Widerstände, unterschiedlichen Krafteinsatz und Zeitdauer.

subjektiv	systematisch-strukturiert	objektiv-standardisiert
Beobachtung	Umfangmessung	Volumenmessung
Inspektion	Muskelfunktionsprüfung	Kraftmessung
Palpation	Gelenkmessung	Sensibilitätsmessung
	Überprüfung der Greifformen	
	Erhebung ADL-Status	
	Ziele des Patienten	

ADL = Aktivitäten des täglichen Lebens

Abb. 3.**8** Ergotherapeutische Befunderhebung.

Ziele des Muskelfunktionstrainings

- Bewegungsanbahnung,
- Zunahme der Muskelfaserdicke,
- Kraftzunahme,
- Steigerung der physischen Belastbarkeit (Atemfrequenz, Puls, Blutdruck),
- Beeinflussung der statischen und dynamischen Ausdauer.

Arbeitsweisen des Muskelfunktionstrainings

1. Statisch-isometrisch

Hierbei erhöht sich der intramuskuläre Tonus, die Muskellänge bleibt jedoch gleich. Der Muskel arbeitet z.B. gegen einen feststehenden Widerstand (Haltearbeit).

> ! Der Mensch muss ständig isometrische Muskelarbeit leisten, um seinen Körper im Gleichgewicht zu halten.

2. Dynamisch-isoton

Die Muskellänge verändert sich, wobei der intramuskuläre Tonus gleich bleibt; die reine Form der isotonischen Muskelarbeit kommt beim Menschen jedoch nicht vor, da durch unterschiedliche Belastungsansprüche bei einer Bewegung ein stetiger Wechsel zwischen Anspannung und Entspannung auftritt.

a) dynamisch-exzentrisch-isoton
Ursprung und Ansatz entfernen sich von der Muskelmitte; Abbremsen einer Bewegung gegen die Schwerkraft, wie z.B. beim Ablegen eines Gegenstandes.

b) dynamisch-konzentrisch-isoton
Ursprung und Ansatz eines Muskels kontrahieren in Richtung Muskelmitte; z.B. Anbeugen des Unterarms bei der Ellenbogenflexion.

3. Auxoton

Mischform aus isotoner und isometrischer Muskelarbeit; Bsp.: Beim Aufheben eines Gewichtes von einer Unterlage wird in der ersten Phase der Bewegung die Spannung des Muskels isometrisch so weit erhöht, dass das Gewicht getragen werden kann. In der zweiten Phase wird das frei an der Hand hängende Gewicht isotonisch angehoben.

Der Erhalt eines Muskelstatus bedeutet im Wesentlichen das Verhindern von Inaktivitätsatrophien und Kontrakturen sowie den Erhalt von Restfunktionen.

Die Verbesserung der Muskelfunktion erfolgt durch die Modifikation der jeweiligen Behandlungstechnik in Bezug auf:

- *Reizintensität:* Stärke des Reizes (ohne/mit Schwerkraft und Widerständen),
- *Reizumfang:* Summe der Wiederholungen (in Bezug auf die Einzelübung und/oder Behandlungsanzahl),
- *Reizdauer:* Einwirkungszeit des Reizes (Steigerung der Behandlungsdauer),
- *Reizdichte:* Pausen.

Die Steuerung der Reizintensität erfolgt durch:

a) Ausschluss der Schwerkraft
  - Abnahme der Schwerkraft durch Therapeut/Tisch/Liege/Stuhl,
  - Einsatz des Help-Armes,
  - Einsatz von Kugellagerarmstützen.

b) Widerstände
  - Schwerkraft,
  - manuell gesetzte Widerstände,
  - Feder- und Seilzüge,
  - Materialwiderstände,
  - Reibungswiderstände,
  - Gewichte.

3.3.3 Koordinationstraining

H. Pott

Eine weitere aktive motorisch-funktionelle Behandlungsmaßnahme ist das Koordinationstraining. Es zielt auf das Zusammenwirken des ZNS und der Skelettmuskulatur innerhalb eines gezielten Bewegungsablaufes. Koordination befähigt zu effektiver Umsetzung von

Kraft, Ausdauer, Schnelligkeit und Beweglichkeit.

Sie ist eine unbewusste, „automatische“ Aktivität, die primär über die propriorezeptive Sensorik erfolgt (Abb. 3.**9**).

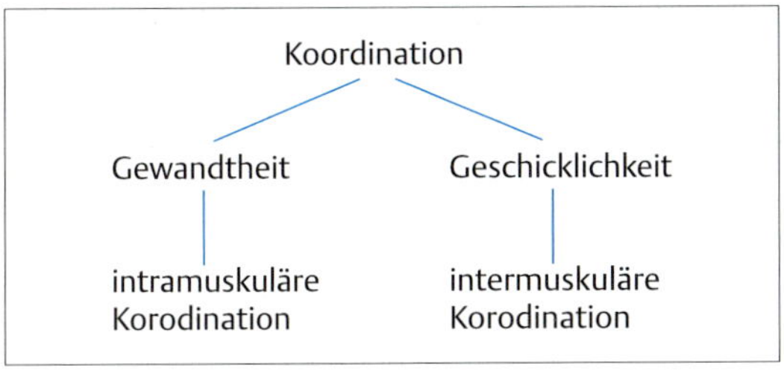

Abb. 3.**9** Koordination (nach Einsingbach et al., 1992).

Ziel des Koordinationstrainings ist die Entwicklung bzw. Verbesserung multimuskuläre motorische Bewegungsmuster und -abläufe schneller, präziser und kraftvoller ausführen zu können. Das Koordinationstraining wird im Wesentlichen von der Wiederholung eines Bewegungsmusters bestimmt. Eine gute Koordination liegt dann vor, wenn das Bewegungsmuster beim Durchführenden keine bewusste Anstrengung und Aufmerksamkeit erfordert.

Arten der Koordination
1. Grobmotorische Koordination
Sie bezeichnet die Koordination zwischen den Extremitäten.

2. Feinmotorische Koordination
Dabei handelt es sich um die Koordination der Arme, Hände und Finger mit- und untereinander sowie die von Auge und Hand.

Zu Beginn des Koordinationstrainings sollte die Bewegungsaufgabe einfach und langsam sein, um den Patienten nicht zu überfordern. Die Aufgabe wird in einzelne Teile gegliedert, um zunächst eine korrekte Bewegungsausführung zu üben; die Ausführung selbst wird dabei durch den Therapeuten verbal angeleitet und kann von ihm zusätzlich durch sensorische Stimuli (Beklopfen/Bestreichen der entsprechenden Haut-Muskel-Areale) und passive Bewegungen unterstützt werden.

Hat der Patient die einzelnen Bewegungskomponenten internalisiert, erfolgt nun ihre Übung in Kombination untereinander. Erst dann sollte die Schnelligkeit und Kraft des komplexen Bewegungsablaufs trainiert werden.

In der Ergotherapie können dabei z.B. zunächst funktionelle Spiele ohne Widerstand mit hohem Wiederholungscharakter des erwünschten Bewegungsmusters eingesetzt, später durch Widerstände gesteigert und dann auf entsprechende handwerkliche Techniken in unterschiedlichen Arbeitspositionen und auf alltagsbezogene Aktivitäten transferiert werden.

3.3.4 Gelenkmobilisation

I. Wiersbinski

Definition
Bei der Gelenkmobilisation handelt es sich um die Mobilisation bewegungseingeschränkter, teilversteifter Gelenke unterschiedlicher Genese. Sie gehört zu den Basisverfahren im motorisch-funktionellen Bereich der Ergotherapie. Diese Basisverfahren sind die Voraussetzung, um alltägliche Gebrauchsbewegungen zu erhalten bzw. wieder anzubahnen.

Bewegungseingeschränkte oder teilversteifte Gelenke (Kontraktur) können als Folge einer großen Anzahl orthopädischer Erkrankungen, aber auch nach Unfällen entstehen. Die Ursache kann hier sowohl die eigentliche Verletzung oder der Krankheitsprozess, aber auch eine dadurch bedingte Ruhigstellung bzw. Schonung sein. Eine längere Schonung kann zu einer Schrumpfung der Gelenkkapsel und zu einer fibrösen Kontraktur führen (Thomann 1989).

1. Passive Bewegungsformen

Der Patient ist passiv und entspannt, d.h. es findet keine Muskelaktivität statt. Der Therapeut führt isolierte oder komplexe Bewegungen der Gelenke am Patienten aus.

Vorteile
- Vorbereitung der aktiven Mobilisation,
- Bewegungsanbahnung,
- Kontrakturprophylaxe,
- Erreichen aktiver Ergebnisse.

Nachteile
- Schmerzgrenze wird oft überschritten,
- evtl. Reizzustände.

2. Aktive Bewegungsformen

a) assistive oder unterstützte Bewegung
Der Patient hilft bei der Bewegungsausführung mit, evtl. nur gedanklich zur Innervationsschulung. Der Therapeut führt die Bewegung mit manueller Unterstützung aus, d.h. teilweise kommt es zur Aufhebung der Schwerkraft, und es wird partielle Muskelarbeit vom Patienten gefordert. (Auch Apparate oder die Auftriebskraft des Wassers können die Bewegung unterstützen.)

b) aktive oder freie Bewegung
Der Patient führt die Bewegung ohne fremde Hilfe aus. Hierzu gehören Bewegungen gegen die Schwerkraft.

Vorteile (gegenüber der passiven Gelenkmobilisation)

- physiologische Gelenkbewegung,
- der Patient erkennt die Schmerzgrenze
- Aktivierung des Stoffwechsels,
- O2-Versorgung
- Abtransport der Stoffwechselendprodukte,
- Durchblutungssteigerung,
- Aktivierung der Muskelpumpe.

c) resistive Bewegung oder Bewegung gegen einen Widerstand
Der Patient führt die Bewegung gegen einen vom Therapeuten ausgeübten manuellen Druck- oder Zugwiderstand. Auch Geräte und Wasser können als Widerstand dienen.

Indikationen der Gelenkmobilisation

- prä- und postoperative Behandlung (Muskeln, Sehnen, Bänder, Gelenke, Haut),
- sekundär nach Weichteildefekten/Kontraktur,
- nach Ruhigstellung,
- nach entzündlichen Prozessen (Reflexdystrophie = Morbus Sudeck, Progredient-chronische Polyathritis).

Ziele der Gelenkmobilisation

- Erhaltung bzw. Erweiterung des vorhandenen aktiven, schmerzfreien Bewegungsausmaßes,
- Bewegungsanbahnung,
- Bewegungskoordination,
- Verbesserung und Automatisierung fließender physiologischer Bewegungsabläufe.

Manuelle Therapie

Definition
Unter manueller Therapie versteht an die Anwendung von Zug-, Gleit- und Komplexbewegungen auf funktionsbeeinträchtigte Gelenke bzw. die Wirbelsäule mit dem Ziel, Funktionsstörungen zu beseitigen (Thomann 1989, S. 304).

Techniken

1. Weichteiltechniken
Weichteiltechniken führen zur Entspannung der dem blockierten Gelenk zugeordneten Muskulatur durch langsame Quer- oder Längsdehnung.

2. Mobilisationstechniken

a) Passiv
Dabei handelt es sich um spezifische gelenknahe Handgriffe. Der distale Gelenkpartner wird passiv mobilisiert (Traktion, Gleiten), der proximale Gelenkpartner in der Regel fixiert, mit gleichzeitiger Entspannung der dazugehörigen Muskulatur. Es findet ein mehrfaches rhythmisches Dehnen des Kapselbandapparates und der Muskulatur statt.

Man unterscheidet drei Traktionsstufen:

- Lösen,
- Straffen,
- Dehnen → restliche Gelenkspielbewegungen → Funktionsbewegungen (Neumann 1989).

b) Aktiv
Hierzu zählt z.B. die Muskelenergietechnik (MET), die Anfang der Sechzigerjahre von L. Mitchell sen. entwickelt wurde. Sie ist eine manuelle Behandlungstechnik, bei der die Mobilisationskraft nicht vom Behandler, sondern vom Patienten erzeugt wird. Voraussetzungen für die Wirksamkeit der Methode sind die exakte Einstellung des blockierten Gelenks an seinen pathologischen Anschlag sowie die richtige Führung des Patienten in Bezug auf Richtung und Dosierung der Mobilisationskraft (Neumann 1989, S. 69).

3. Manipulationstechniken
Die gezielte Manipulation eines Gelenks – das „Einrenken" – ist ausschließlich der ärztlichen Behandlung vorbehalten.

> ! Die Manuelle Therapie ist eine spezifische Zusatzausbildung für Physiotherapeuten und Masseure. Zur Erweiterung und Vertiefung von Grundlagenkenntnissen im motorisch-funktionellen Bereich sind Fortbildungen auch für Ergotherapeuten sinnvoll und notwendig.

Dehnung

Dehnungen werden hauptsächlich an verkürzter Muskulatur sowie bei muskulären und bindegewebigen Gelenkkontrakturen angewendet. Im Ruhezustand ist ein Muskel oder eine Muskelgruppe kürzer als normal und lässt sich passiv nicht so weit dehnen, wie es dem vollen Bewegungsausmaß des zugeordneten Gelenkes normalerweise entsprechen würde.

Die Dehnung des Muskels/der Muskelgruppe soll Ursprung und Ansatz voneinander entfernen. Dafür ist Voraussetzung, dass die Gleitbewegung im Gelenk möglich ist.

1. Passive Dehnung

Das Gelenk wird vom Therapeuten passiv so weit in die Endstellung gebracht, wie es der verkürzte Muskel zulässt bzw. durch den Einsatz der eigenen Körperschwere möglich ist.

Hierbei darf niemals ruckhaft oder federnd gedehnt werden.

2. Aktive Dehnung

Die aktive Beweglichkeit hängt von der Kraft des Muskels bzw. seines Antagonisten und der Dehnbarkeit der antagonistischen Strukturen ab. Für eine aktive Dehnung muss sich der Antagonist des verkürzten Muskels dehnen, d.h. der Patient bewegt gegen Widerstand oder selbstständig in die eingeschränkte Bewegungsrichtung = Muskelenergietechnik I (*Manuelle Therapie*).

3.3.5 Behandlungsverfahren bei sensiblen Dysfunktionen

K. Blumenthal

Die Fähigkeit, motorische Leistungen in erfolgreiche Aktivitäten umzusetzen, hängt im Wesentlichen von einem intakten sensiblen System ab. Dabei adaptiert sich die motorische Aktion auf extern gesetzte Stimuli. Die funktionelle Aktionsfähigkeit organisiert sich im Zusammenspiel motorischer und sensibler Leistungen.

Beispiel: Ein Klavierspieler, der beim Anschlagen der Tastatur Berührung, Druck und propriorezeptive Rückmeldung an das zentrale Nervensystem weitergibt. Dieses wiederum befähigt ihn dazu, ohne Sichtkontakt die Fingerposition, Lage und den auszuübenden Druck zu bestimmen.

Ohne Gefühlsempfindung geht das Wahrnehmungsvermögen der peripheren sensorischen Stimuli verloren. Daraus resultieren weit reichende Folgen für das Aktionspotenzial des Betroffenen in Alltag, Beruf und Hobby. Selbst wenn es im betroffenen Körperareal zu einer adäquaten Wiederherstellung der Muskelfunktion kommt, kann ohne die Rückkopplung zum intakten sensiblen System dieser Teil dem Wesen nach als paralysiert betrachtet werden.

Funktion des sensiblen Systems

Als sensibles System werden die Teile des Nervensystems bezeichnet, die Reize von der Körperoberfläche oder vom Körperinneren aufnehmen, weiterleiten und verarbeiten. Empfinden, Erkennen und Einschätzen – dies kennzeichnet den Ablauf der Informationsverarbeitung unterschiedlicher Reize (Abb. 3.**10**).

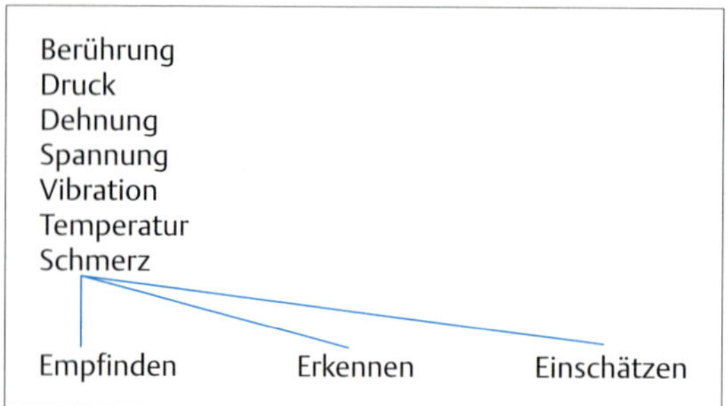

Abb. 3.**10** Informationsverarbeitung nach Reizen.

Reizaufnahme und Transformation durch das sensible System erfolgen durch spezifische Rezeptoren, die mit unterschiedlicher Aufnahmefähigkeit auf bestimmte Reize ansprechen. Die Aufgaben der verschiedenen Rezeptoren lassen sich wie in Tabelle 3.**3** dargestellt unterscheiden.

Um die Schädigungsmuster der Verletzung des Patienten zu verstehen, ist die Beschäftigung mit den anatomischen und neurophysiologischen Grundlagen des peripheren und zentralen Nervensystems unerlässlich.

Patienten mit Schäden oder Erkrankungen des zentralen Nervensystems weisen oft einen Verlust vieler sensibler Modalitäten über generalisierten Arealen auf, während Störungen oder Verletzungen des peripheren Nervensystems zum Verlust spezifischer sensorischer Modalitäten in begrenzten Gebieten führen. Die in Tabelle 3.**4** beispielhaft aufgeführten Schädigungen werden im Wesentlichen durch Druck (raumfordernde Prozesse), Trauma, Entzündungen und Toxine erzeugt.

Unterscheidung sensorischer Schäden

- **Anästhesie** = kompletter Verlust der Sensibilität
- **Parästhesie** = abnormale Gefühlsempfindung, wie „Kribbeln“ und „Ameisenlaufen“
- **Hypästhesie** = verminderte Gefühlsempfindung
- **Hyperästhesie** = vermehrte taktile Gefühlsempfindung
- **Analgesie** = kompletter Verlust der Schmerzempfindung
- **Hypalgesie** = verminderte Schmerzempfindung
- **Astereognosie** = Unfähigkeit, bekannte Objekte allein durch Berühren zu identifizieren

Allgemeine Faktoren zur Sensibilitätsschulung

Ergotherapeuten, die im motorisch-funktionellen Bereich, z.B. einer handchirurgischen Abteilung arbeiten, sehen häufig *traumatische* Verletzungen peripherer und digitaler Nerven oder deren Kompressionssyndromen. An diesen Verletzungen werden die nachfolgend beschriebenen Faktoren exemplarisch dargestellt.

1. Indikation zur Sensibilitätsschulung

Eine Sensibilitätsschulung ist bei Folgezuständen folgender Verletzungen indiziert:

- Verletzungen des Plexus brachialis;
- Nervenkompressionssyndrome konservativ/operativ dekomprimiert;
- Periphere Nervenrekonstruktionen durch primäre oder sekundäre Nervennaht, Nerventransplantation;
- Replantationen;
- Verbrennungen;

Tabelle 3.3 Aufgaben der Rezeptoren.

Rezeptorentyp	Aufgaben
Exterozeptoren	nehmen Schmerz, Temperaturen, Druck, Berühungsreize, Licht an der Körperoberfläche auf.
Enterozeptoren (Propriozeptoren in Sehnen, Muskeln, Gelenken)	geben Auskunft über die Lage des Körpers, über Bewegung, vermitteln Vibrationsempfinden und tiefen Druckschmerz.
Viszerozeptoren	nehmen Reize an eingeweiden und Blutgefäßen auf.

Tabelle 3.4 Schädigungen des Nervensystems.

Schädigungen/Erkrankungen des zentralen Nervensystems	Schädigungen/Erkrankungen des peripheren Nervensystems
Mögliche Ursachen: Druck, Trauma, Entzündungen, Toxis	
Beispiele: – Zerebaler Insult – Schädelhirntrauma – Tumore – Traumatische Rückenmarksverletzungen – Hinterstrangläsionen, z.B. Tabes dorsalis	Beispiele: – Nervenkompressionssyndrome – Plexusschäden – Traumatische Verletzungen peripherer Nerven – Polyneuropathien

Weichteilrekonstruktionen/Lappenplastiken, Transplantationen, Kreuzfingerlappen;
- Quetschverletzungen.

2. Faktoren, die die Regeneration nach einer Nervenrekonstruktion beeinflussen

- Zeitintervall zwischen Verletzung und Rekonstruktion/Dekompression;
- Zustand der Nervenstümpfe an der Nahtstelle;
- Postoperative Dehnung und Spannung der Naht;
- Individuelles Potenzial des Patienten für den Heilungsprozess (Alter, Stoffwechsel- und Ernährungsstatus);

3. Allgemeine Komplikationen

Im Rahmen der Sensibilitätsschulung müssen folgende Komplikationen beachtet werden:

- Ödem,
- Infektion,
- Neurom,
- Sekundäre Fehlstellungen,
- Schmerzen,
- Interneurale Fibrose,
- Fortbestehende Sensibilitätsverminderung,
- Fortbestehende Hypersensibilität.

Evaluation und Behandlung

Bevor die Behandlung und die Evaluation sensorischer Dysfunktion initiiert werden können, bedarf es einer exakten Befunderhebung sensorischer Einbußen und eines Status der funktionellen Gebrauchsfähigkeit des betroffenen Körperteils. Erst bei Kenntnis der exakten Diagnose, Ursache und Prognose kann aus therapeutischer Sicht festgelegt werden, ob in der Behandlungsplanung kompensatorisch zu erlernende, insistiv verbessernde oder beide Verfahren umgesetzt werden müssen.

Jeder Nerv setzt sich aus motorischen, sensiblen und sympathischen Fasern zusammen. Das Ziel der sensorischen Evaluation beinhaltet die Darstellung der sensorischen und sympathischen Integrität der Nervenfasern. Dabei existieren in der Literatur kontroverse Meinungen in Bezug auf die neurophysiologische Basis der sensorischen Evaluation, die weiterer Forschung bedürfen.

Nachfolgend werden einige empfohlene Testverfahren zur Überprüfung der Sensibilität aus der Literatur aufgelistet. Dabei soll auch an dieser Stelle auf die Kriterien *systematisch-strukturierter* und *unsystematisch-unstrukturierter Testverfahren* hingewiesen werden, deren Bedeutung im Hinblick auf Validität, Prüferabhängigkeit, etc. unter *Systematik der Ergotherapie, Assessmentverfahren* bereits ausgeführt wurden. Im Wesentlichen werden folgende Testverfahren angewandt:

1. Objektive Tests

Schweißsekretion: – Ninhydrintest
Nervenleitfähigkeit: – Nervenleituntersuchung

2. Schwellentests

Sie dienen der Festlegung des Minimalstimulus, den ein Patient empfinden kann.

- Schmerz: Nadel/stumpfer Gegenstand
- Temperatur: Temperaturteströhren
- Berührung/Druck: Semmes-Weinstein-Filamente
- Vibration: Stimmgabel

3. Funktionelle Tests

- Statische/bewegende Diskriminationsfähigkeit: Diskriminator
- Manipulationsvermögen:
  - Mobergs Auflesetest
  - Dellon modifizierter Test

Therapie

Im Hinblick auf die Fragestellung, ob das Ausmaß der funktionellen Gefühlsempfindung verbessert werden kann, zeigen zahlreiche Untersuchungen in der Literatur interessante Varianten. Als für die sensorische Schulung geeignete Patienten nach peripheren Nervenverletzungen werden angegeben:

1. Patienten, bei denen die Schutzsensibilität fehlt oder stark reduziert ist. Dies äußert sich in der Unfähigkeit, Stimuli wahrzunehmen, die potenziell oder komplett zu Gewebeschäden führen können (Nadelstich, tiefer Druck, Hitze, Kälte, wiederholte Friktion). Hier besteht ein Bedarf an *Schulung der Sensibilität.*

2. Patienten, bei denen die Diskriminationsfähigkeit fehlt (Lokalisation, Zwei-Punkte-Diskriminierung, taktile Gnosis), Nadelstiche, Berührungen und Temperatur können jedoch wahrgenommen werden. Hier besteht ein Bedarf an *Schulung der sensorischen Diskriminationsfähigkeit.*

1. Schulung der Sensibilität

Ziel dieser Schulung ist das Erlernen und Trainieren von Kompensationsfähigkeiten für den verloren gegangenen Schutzmechanismus. Diese Lernziele werden von Brand und Callahan wie folgt definiert (Brand u. Callahan 1990):

- Kontaktvermeidung der betroffenen Extremität vor Hitze, Kälte und scharfen Gegenständen.
- Vermeidung des Gebrauchs kleiner Griffe und Greifflächen zur Verbesserung der Druckauflage.
- Vermeidung von Aufgaben, die die Anwendung nur eines Werkzeugs über längere Zeit erfordern; insbesondere, wenn keine Adaptionsmöglichkeit durch Änderung der Greifform erfolgen kann.
- Empfehlung eines häufigen Werkzeugwechsels, um Weichteilareale zu schonen.
- Beobachtung von Hautveränderungen infolge übermäßigen Kraftaufwands oder Druckwiederholung, Hinweis auf notwendige Ruhepausen.
- Beim Auftreten von Blasen, Rissen oder anderen Wunden ist zur Vermeidung weiterer Schädigungen bzw. Infektionen eine sorgfältige Pflege durchzuführen.
- Routinemäßige Pflege zur Erhaltung weicher und geschmeidiger Haut.

Therapiemittel

- Geeignete ergotherapeutische Techniken oder angepasste geeignete Werkzeuge;
- Adaptionen;
- verbale Anweisungen und Tipps;
- Mahn- oder Erinnerungshilfen;
- Heimprogramm.

2. Schulung sensorischer Diskriminationsfähigkeit (Abb. 3.**11**)

Voraussetzungen

- Motivierter, konzentrationsfähiger Patient;
- allgemeine Differenzierungsfähigkeit
- fortgeschrittener Regenerationslevel der Schutzsensibilität;
- Rückkehr der Berührungsempfindung bis zu den Fingerkuppen.

In Anbetracht des möglichen Ausmaßes einer Schädigung des peripheren Nervensystems und insbesondere im Hinblick auf die Langwierigkeit des Regenerationsprozesses sensibler Anteile, muss die ergotherapeutische Behandlungsplanung ein engmaschiges Geflecht aufweisen.

Protektiv-prophylaktische Maßnahmen, kombiniert mit symptombezogenen Therapieschritten der Frühphase stehen in enger Verbindung fortzuführender Rehabilitationsaufgaben und -anforderungen, wie

- operative,
- therapeutische,
- häusliche,
- soziale,
- berufliche Rehabilitationsmaßnahmen.

Nur ein Netzwerk der Leistungen eines internen und externen Teams wird sich der Aufgabe unter Integration des Patienten stellen können, um eine Lösung für die oft vielschichtige Problemstellung zu finden.

3. Desensibilisierung

Hypersensibilität, in der Literatur als ein Zustand extremen Unwohlseins oder der Reaktion auf normalerweise nicht als unangenehm empfundene Wahrnehmung taktiler Reize beschrieben, kann zu einer Beeinträchtigung der sensorischen Handlungsfähigkeit führen. Primär besteht zunächst nicht unbedingt ein kausaler Zusammenhang zwischen dem Ausmaß des Traumas und der festzustellenden sensorischen Überreaktion. Wohl aber scheinen dahingehend Zusammenhänge zu beste-

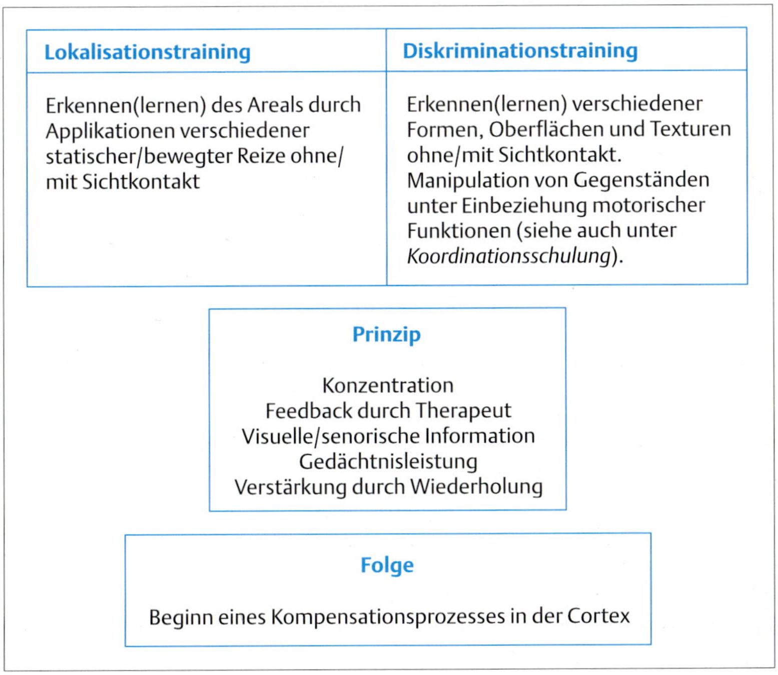

Abb. 3.**11** Schulung sensorischer Diskriminationsfähigkeit.

hen, dass die Hypersensibilität *durch* oder *bei einem* Unfall entsteht – entgegen dem eher generalisiertem Schmerz einer Kausalgie, der Reflexdystrophie oder dem Schulter-Arm-Syndrom (Abb. 3.**12**).

Quetschung, Zerrung, Zerreißung
↓
Schmerz
↓
Hypersensibilität an unterschiedlichen Strukturen

Abb. 3.**12** Schmerzbedingte Hypersensibilität.

Die tragische Folge dieser möglicherweise nicht erkannten, als glaubhaft akzeptierten und durch den Versuch beschriebener Beeinflussungsmaßnahmen behandelter Hypersensibilität bedeutet für den Betroffenen oft einen langen Leidensweg. Abgesehen von den ständig auftretenden Miss- und Überempfindungen können Sekundärproblematiken entstehen, die durch Schonung des betroffenen Areals zu Bewegungseinschränkungen oder einer Bewegungsunfähigkeit führen (Abb. 3.**13**).

Hypersensibilität
↓
Schonung
↓
Aneignen falscher Bewegungsmuster
↓
Bewegungseinschränkungen/Bewegungsverlust

Abb. 3.**13** Sekundärproblematik bei Hypersensibilität.

In der rehabilitativen und neurologischen Literatur wurden bereits – rückblickend auf viele Dekaden – die eventuell möglichen Hintergründe und die therapeutischen Ansätze bei hypersensiblen Zuständen diskutiert und veröffentlicht. Das *Downey Handrehabilitation Center* berichtete darüber (1983), dass 40% ihrer Handverletzten über diese hypersensiblen Empfindungen klagten. Grundlage eines Behandlungsvorschlages sollte deshalb die graduelle Herabsetzung der Toleranz des Patienten auf eine taktile Stimulation des hypersensiblen Areals sein.

Als ein effektiv zu beurteilendes therapeutisches Mittel hat sich ein Desensibilisierungsprogramm erwiesen, das in seiner Beschaffenheit unterschiedliche Materialien (10), Druckstäbe (10) und Vibration dreistufiger Frequenzzahl (5) einsetzt (Abb. 3.**14**–3.**16**).

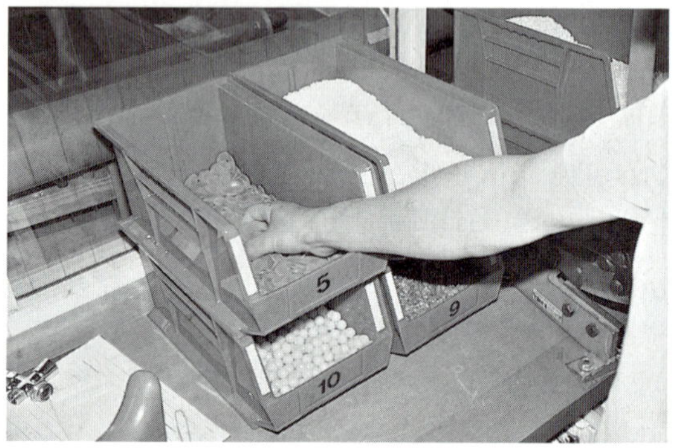

Abb. 3.**14** Unterschiedliche Materialien von weich (Fellkugeln) über scharfkantig (entsprechend geformte Steinchen) bis rund und schwer (Murmeln).

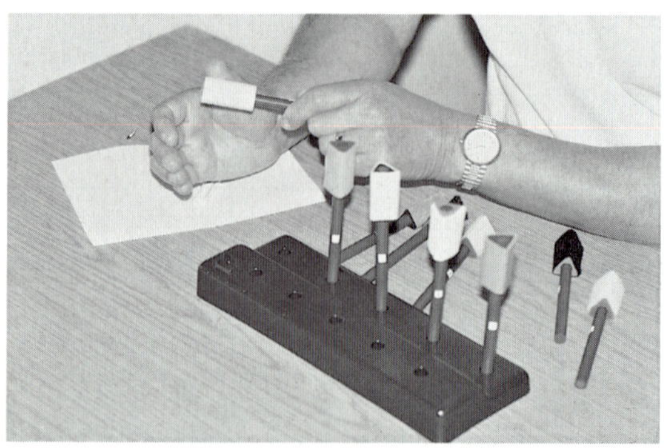

Abb. 3.**15** Trianguläre Druckstäbe mit unterschiedlicher Oberflächenbeschaffenheit (z.B. Leder, Klettband, Schmirgelpapier).

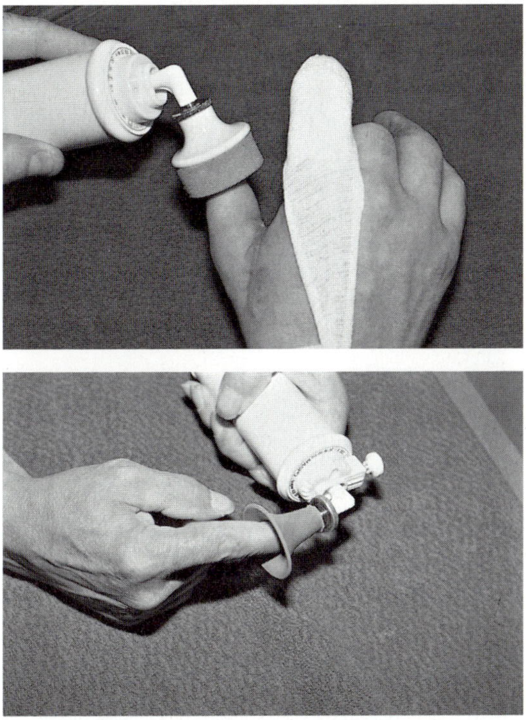

Abb. 3.**16a** u. **b** Vibrationsgerät mit dreistufiger Frequenzzahl und fünf unterschiedlichen Aufsätzen (z.B. Schaumstoff, Noppen, Kunststoffkegel).

Vorgehensweise
Begonnen wird das Trainingsprogramm mit der Selektion eines Reizes der jeweils unterschiedlichen Therapiemittel in der Folge der als unangenehm empfundenen Stimuli in der Hierarchie des Patienten. Dabei müssen die Reize mindestens zehn Minuten lang toleriert werden können. Die als nicht unangenehm empfundenen Reize können ausgelassen und falsch eingeschätzte erneut in die Auflistung eingebracht werden. Das Erhebungsblatt (Abb. 3.**17**) findet in unserer Abteilung auch zur Dokumentation Anwendung.

Alle drei Modalitäten (Material, Druckstäbe und Vibrationen) gehören zu einer Trainingseinheit (30 Minuten), die – soweit durchführbar – auch mehrmals am Tag erfolgen kann. Die Erfolgsschritte werden anhand der sich ergebenden zunehmenden Toleranz auf die zunächst unangenehmen Stimuli gemessen; das nächstfolgende Medium der erstellten Hierarchie wird dann angeboten, wenn beim derzeit benutzten keine unangenehme Reaktion mehr auftritt.

Eine Kombination dieses Programmes mit einem für den Patienten praktikablen Heimprogramm ähnlicher Materialien und einem strukturierten motorisch-funktionellen Therapieangebot führten bislang zu befriedigenden Ergebnissen. Die Notwendigkeit ergibt sich neben den erwähnten Verletzungen der oberen auch für solche der unteren Extremitäten.

Klare Indikationsstellungen sind:

- Überempfindliche Stümpfe;
- übersensible Narben und umgebende Bereiche;
- Nervenverletzungen, die mit Missempfindungen einhergehen (schmerzhafte, persistierende Empfindungen durch Berührung der Haut ausgelöst);
- diffuse neuromartige Beschwerden.

Sollte die Therapie nicht erfolgreich verlaufen, muss die Notwendigkeit einer evtl. notwendigen operativen Therapie überdacht werden. Hierbei ist an folgende Komplikationen zu denken:

- Nervenregeneration ohne intakte endoneurale Ummantelung;
- Narbenbildung regenerierender Axione mit/ohne Einschnürung;
- Ausbildung klar lokalisierbarer Neurome;
- Adherenzen des Nerven in seiner Einbettung;
- Durchblutungsverminderung, die ischämische Schmerzen verursacht.

3.3.6 Thermotherapie

I. Wiersbinski

Wärmetherapie

Wärme wird seit Jahrhunderten therapeutisch angewendet. Empirisch wird sie zwar eindeutig bestätigt, ihre Wirkungsweise ist jedoch noch sehr hypothetisch. In der Ergo-

Desensibilisierungs-Trainingsprogramm
(nach Downey Hand Center, USA)

Diagnose: ....

Beruf: ....

Beschwerden auf Grund von:

☐ Amputation ☐ Narbe ☐ Quetschung

☐ Neurom ☐ Verbrennung ☐ Sonstiges

Unfalldatum: .... OP-Datum: ....

Schmerzskala 0–10 Beginn: ....

Abschluß: ....

Zeit von Unfall bis 1. Desensibilisierungsprogramm: ....

Zeit von OP bis 1. Desensibilisierungsprogramm: ....

Zeit zwischen 1. und letztem Desensibilisierungsprogramm: ....

Gesamt-Trainings-Einheiten: ....

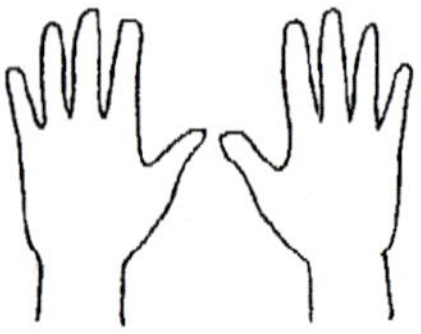

Dorsal ☐ rechts ☐ Dominanz rechts

Volar ☐ links ☐ links

		Datum:	....	....
Hat dieses Programm Ihre Empfindung geändert?	Nein	☐	☐	☐
	Ja, verbessert			
	sehr verbessert	☐	☐	☐
	etwas verbessert	☐	☐	☐
	sehr wenig verbessert	☐	☐	☐
	ja, verschlechtert			
	sehr verschlechtert	☐	☐	☐
	etwas verschlechtert	☐	☐	☐
	sehr wenig verschlechtert	☐	☐	☐
Welcher Teil des Programms hat den meisten Einfluß auf ihre Sensibilität gehabt?	Stäbchen	☐	☐	☐
	Material	☐	☐	☐
	Vibrationsgerät	☐	☐	☐

Monat:

	01	02	03	04	05	06	07	//	31
Stäbchen									
Material									
Vibrationsgerät									

Abb. 3.**17** Erhebungsblatt zur Dokumentation.

therapie wird sie meist zur Vorbereitung der aktiven Behandlungsverfahren eingesetzt.

Therapeutisch relevante Effekte der Erwärmung

1. Verbesserte Dehnbarkeit von Bindegewebe
Die Gelenkbeweglichkeit kann durch verkürzte Bindegewebsstrukturen (Gelenkkapsel, vernarbte und verdickte Synovialmembran, fibrotische Muskulatur, verkürzte Sehnen, Hautnarben) beeinträchtigt sein. Die Kollagenfasern zeigen folgendes Verhalten:

- Erhitzung in vitro auf 50°C kommt es zunächst zur Dehnung, später zur Schrumpfung, zuletzt zur Denaturierung.
- Erwärmung auf 40–45°C (therapeutischer Bereich) führt nach zunehmender Dehnung nicht zur Rückkehr auf die ursprüngliche Länge, sondern es bleibt eine Restverlängerung bestehen, auch wenn die Dehnung weggefallen ist.
- Bei normaler Gewebetemperatur zeigt das Sehnengewebe ein normal elastisches Verhalten, d.h. dieselbe Belastung zeigt keine bleibende Verlängerung nach Wegfall der Dehnung.

Für eine dauerhafte Sehnenverlängerung ist weniger Kraft erforderlich, wenn zugleich zur Dehnung oder Kontrakturbehandlung Wärme appliziert wird. Die erforderliche Dehnungszeit nimmt mit steigender Temperatur ab.

Therapeutische Konsequenz
Die verkürzten Strukturen müssen während oder sofort nach der Erwärmung gedehnt werden.

2. Abnahme der Gelenksteifigkeit
Die Gelenktemperatur beeinflusst den Bewegungswiderstand und die maximale passive Bewegungsgeschwindigkeit. Tiefe Temperaturen erhöhen den Widerstand und verringern die Geschwindigkeit, hohe Temperaturen zeigen den entgegengesetzten Effekt.

3. Muskeltonussenkung
Empirisch lässt sich unzweifelhaft feststellen, dass die sekundäre Tonuserhöhung nach muskulären, arthrogenen oder zentralen Ursachen durch Wärme günstig zu beeinflussen ist (Lange 1995, S. 173).

4. Schmerzhemmung
Wärme wirkt entweder direkt oder indirekt schmerzlindernd.

5. Durchblutungssteigerung
Wärme kann entzündliche Reaktionen verstärken. Die Erwärmung der Muskulatur führt zur Durchblutungssteigerung wie nach Muskelarbeit.

> ! Nach frischen Traumen ist Wärme kontraindiziert, da das Ödem und die Blutung verstärkt werden können.

Indikation

Die Wärmetherapie wird bei folgenden chronisch degenerativen Prozessen bevorzugt eingesetzt:

- Chronisch schmerzhafte Prozesse;
- chronisch entzündliche Prozesse;
- degenerative Prozesse;
- Arthrosen;
- Spondylosen, Spondylarthrosen;
- Hypertonus, Muskelverkürzungen;
- chronisches Überlastungssyndrom (Lumbago);
- Myalgien, Tendinosen, Myogelosen.

> ! Je akuter die Erkrankung, desto vorsichtiger muss mit Wärme umgegangen werden.

Kontraindikationen

- Akute, generalisierte oder lokale Entzündung;
- Durchblutungsstörung (Wärmestau, Verbrennung);
- Thrombose, Phlebitis;
- Vorsicht bei:
- Sensibilitätsstörungen,
- Herzinsuffizienz,
- Dermatosen.

Applikationsformen

Die häufigsten Applikationsformen der Wärmetherapie in der Ergo- und Physiotherapie sind:

- Danisandbox (Abb. 3.**18**);
- Umschläge mit Kartoffelbrei, Leinsamen und Tonerde;
- heiße Rolle, Heusack;
- feucht-heiße Kompressen; ohne oder mit Salben-Pastenunterlage;
- Peloid-Paraffin-Packungen bzw. Bäder (Moor/Schlamm, z.B. Fango);
- Infrarot, Lichtbogen.
- Sauna

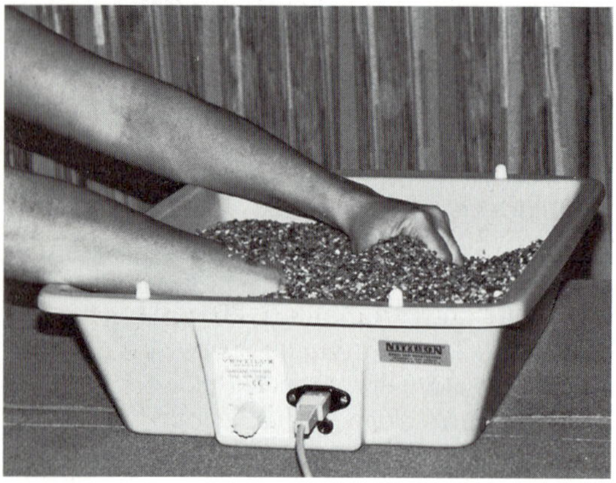

Abb. 3.**18** Die Danisandbox ist ein anerkanntes Hilfsmittel zur Behandlung von Rheumatikern und Handchirurgiepatienten (Fa. Nitzbon).

Kryotherapie

Die Wirkung einer lokalen Eistherapie muss zwischen einer Sofortreaktion und der länger anhaltenden Folgereaktion unterschieden werden. Zunächst tritt während der Eisbehandlung eine Engstellung der oberflächlichen Gefäße ein, jedoch folgt bereits wenig später eine plötzliche Erweiterung der Gefäße. Die Kryotherapie gehört zu den vorbereitenden und begleitenden Maßnahmen der aktiven motorisch-funktionellen Behandlungsverfahren.

Herabgesetzte Wirksamkeit schmerzauslösender Substanzen

Kälte setzt die Ansprechbarkeit von Rezeptoren herab, die normalerweise auf chemische Substanzen, wie z.B. Histamin, Serotonin, Prostaglandine (so genannte Entzündungsmediatoren), mit Schmerzerzeugung reagieren. Sämtliche Stoffwechselvorgänge werden durch Kälte folgendermaßen reduziert:

- *Gefäße:* Vasokonstriktion für zwei bis drei Minuten, danach Vasodilatation mit deutlicher Hyperämie, stärkster Effekt nach 20 Minuten, über ca. drei Stunden abflauend wirksam.
- *Atmung:* Ventilation erhöht –, Frequenz erhöht –, Atembreite erhöht –, bessere Lungenbelüftung.
- *Nerven:* Nervenleitgeschwindigkeit herabgesetzt –, Tonus bei spastischer Muskulatur herabgesetzt –.
- *Vegetativum:* RR erhöht –, Herzfrequenz erhöht –, Zellstoffwechsel herabgesetzt –, Stoffwechselaktivität herabgesetzt – (günstig bei entzündlich gesteigerten Prozessen).
- *Muskulatur:* kurzzeitig, mehrmals zwei bis drei Minuten eher tonisierend; langzeitig bis 30 Minuten eher detonisierend.
- *Schmerzempfindung:* örtlich deutlich herabgesetzt – nach drei bis fünf Minuten, günstig bei Gelenkbehandlungen.

Kontraindikationen (Krämer 1993, S. 560)

- Trophische Störungen, arterielle Durchblutungsstörungen, z.B. M. Raynaud;
- Kälteüberempfindlichkeit, Kälteallergie durch Histaminreaktion;
- offene Wunden;
- Nieren-/Blasenentzündungen;
- deutliche Ablehnung durch den Patienten;
- Kleinkinder bis zu sechs Jahren;
- Patient mit schlechtem Allgemeinzustand.

Applikationsformen

- Eisbeutel (Brucheis oder Eiswürfel);
- Silikatkompresse (Kryopack);
- Frottierhandtuchtechnik (in Salzwasser getauchtes Handtuch einfrieren);
- Eismassage, -abreibung;
- Eistauchbad.

3.3.7 Massagen

I. Wiersbinski

Massagen müssen der Physiotherapie zugeordnet werden. Im Idealfall wird einer ergotherapeutischen Behandlung die individuell notwendige Massage durch einen Masseur vorgeschaltet. Der Behandlungsalltag hat ergeben, dass Einzeltechniken zur Vorbereitung der aktiven Behandlung durch Ergotherapeuten oft selbst erbracht werden müssen. Einige Wirkfaktoren sowie die wichtigsten Massagetechniken werden nachfolgend kurz dargestellt.

Klassische Massage

Die Schwerpunkte der Massage liegen in der Beseitigung hypertoner Spannungszustände und der Beschleunigung des Abtransportes der Stoffwechselabbauprodukte aus der Muskulatur. Beides erfordert eine erhöhte Muskeldurchblutung.

Die Massagelehre unterscheidet fünf Griffgruppen, die in einer entspannten Ruhestellung erfolgen:

1. Streichungen

Hierbei gleitet die Hand des Behandlers großflächig und mit gleichmäßigem Druck über den zu behandelnden Körperteil.

Wirkung
- Gewöhnung an die Hand vor „stärkeren" Griffen;
- Anregung des Venenlymphstroms;
- Herabsetzung der Abwehrspannung (Entspannung).

Anwendung/Indikation
- Beginn und Ende einer Behandlung;
- weicher Griff zur Detonisierung.

2. Friktionen

Dabei handelt es sich um aggressive und anregende Massagetechniken. Friktionen, die im Verschiebebereich der Haut durchgeführt werden, haben das Ziel, tief liegende Gewebeschichten zu erreichen. Den Behandlungsdruck erzeugen nur begrenzte Flächen der Hand, wie die Fingerbeeren, die Daumenbeere, der Daumenballen oder die Handbasis. Geradlinige, kreis- oder spiralförmige Bewegungen manipulieren während des Friktionierens die Gewebeschichten (Hüter-Becker 1996, S. 10).

Wirkung
- Aktivierung der Durchblutung und des Stoffwechsels;
- Beeinflussung des Muskeltonus;
- Verbesserung der Elastizität und Eigenbeweglichkeit des Gewebes (Lösen einzelner Muskelfasern oder Narbenstränge).

Anwendung/Indikationen
- Myogelosen;
- verminderte Gewebeverschieblichkeit.

3. Knetungen

Diese Griffe verlangen vom Behandler erhebliche Muskelkraft und Koordination der Massagebewegung. Bei der Knetmassage wird der Muskel quer zum Faserverlauf erfasst und leicht von der Unterlage abgehoben. Während des Knetens wird das zu therapierende Gewebe maximal gedehnt, wobei der Zug intermittierend erfolgt.

Wirkung
- Verbesserung der Durchblutung;
- Lösung von Verspannungen;
- Steigerung des Muskelstoffwechsels;
- Beeinflussung des Muskeltonus;
- Dehnung und Lockerung der Muskulatur.

Anwendung/Indikationen
- Myalgien;
- Lumbago;
- Verklebungen des Unterhautbindegewebes.

4. Vibrationen

Dieser Griffgruppe werden die manuellen und apparativen Vibrationen, aber auch Schüttelungen und Rollungen zugeordnet. Manuelle Vibrationen sind feinste, schwingend-zitternde Exkursionen, die mit unterschiedlichen Flächen der Hand auf den Patientenkörper übertragen werden.

Eine oberflächige Wirkung entsteht, wenn die Hand flach aufgelegt wird. Eine tiefere Wirkung wird erreicht, wenn die locker geformte Faust oder die Fingerspitzen zur Vibrationsmassage eingesetzt werden (Hüter-Becker 1996, S. 14).

Wirkung
- Sekretolyse am Thorax;
- Tonisierung und Detonisierung.

Anwendung/Indikation
- Atemtherapie;
- Skoliose;
- Parese;
- Hypertonus, z.B. in Nacken und Schultergürtel.

5. Hautreizgriffe, Hackungen, Klatschungen, Klopfungen

Dabei wird der Körper durch rhythmische Schlagbewegungen behandelt.

Wirkung
- Tonisierung;
- Hauthyperämisierung;
- Lockerung und Entspannung (sanftes Beklopfen);
- Anregung der Atmung zur mechanischen Sekretolyse.

Anwendung/Indikation
- Inaktive Patienten;
- Atemtherapie;
- Skoliose;
- Parese.

Narbenmassage nach Thomson

Während bei der klassischen Massage möglichst in einer relaxierten Position behandelt wird, sollte es bei einer Narbenmassage durch eine möglichst starke Anspannung des Muskels zu einer klaren Abgrenzung zwischen kontraktilen Strukturen und dem Narbengewebe kommen.

Die einzelnen Grifftechniken der Narbenmassage wurden von Thomsen in vier Gruppen eingeteilt (s.u.):

Gruppe 1: Griffe, welche die Narbe nicht quer, sondern auf Zug beanspruchen, die so genannte Schiebetechnik (Abb. 3.**19**).
Gruppe 2: Griffe, die quer zur Längsrichtung der Narbe einen Zug ausüben.
Gruppe 3: Die quere, seitliche Verziehung (Abb. 3.**20**).
Gruppe 4: Das Abheben der Haut (Abb. 3.**21**).

Komplettiert wird die Narbenmassage durch Verbände mit fetten, gewebeerweichenden Salben (Hüter-Becker 1996, S. 45).

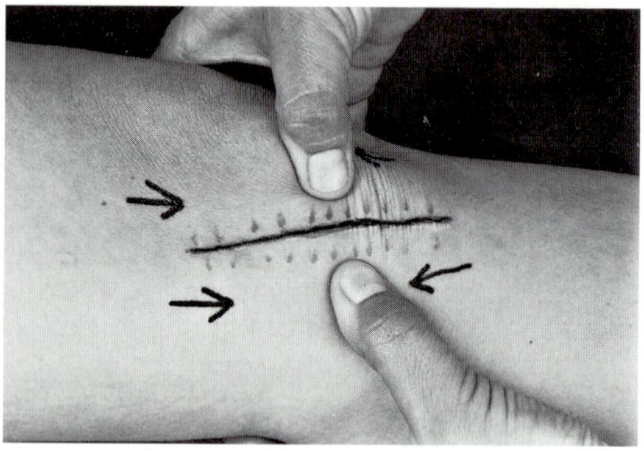

Abb. 3.**19** Schiebetechnik.

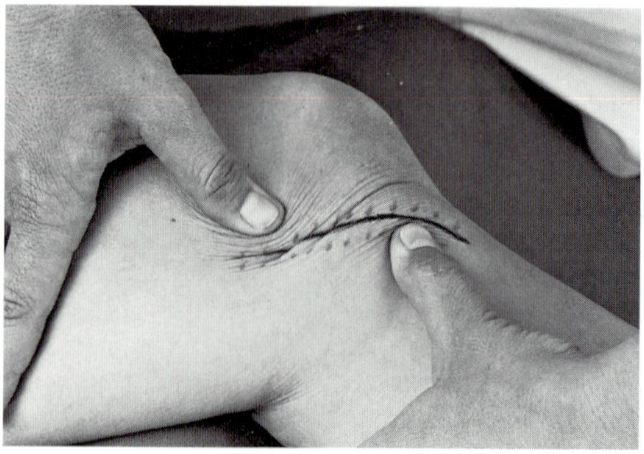

Abb. 3.**20** Quere, seitliche Verziehung.

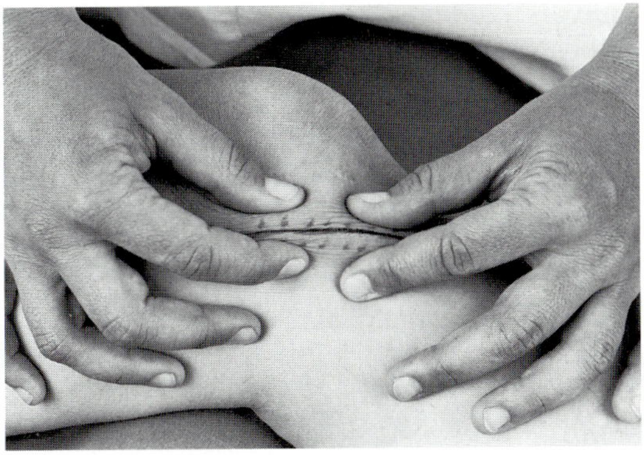

Abb. 3.**21** Abheben der Haut.

Reflexzonenmassage

Organstörungen können über einen kutiviszeralen Reflexbogen Auswirkungen auf das Gewebe des Bewegungsapparates haben. Diese Beziehung nutzt die Reflexzonenmassage zum Ziel der Verbesserung der Organstörung. Bestimmte Hautareale werden zur Diagnose herangezogen und bestimmte Muskel- und Bindegewebszonen therapeutisch genutzt (Krämer et al. 1993, S. 557).

Beispiele:
Reflexzonenmassage am Fuß;
Bindegewebsmassage nach H. Teilrich-Leube;
Periostbehandlung nach Vogler und Krauss;
Tiefenmassage korrespondierender Zonen nach Marnitz.

Manuelle Lymphdrainage nach Vodder

Dabei handelt es sich um Ausstreichungen und intermittierende Drückungen mit dem Ziel einer sowohl intra- als auch extravaskulären Flüssigkeitsverschiebung.

Neuerdings wird beschrieben, dass die ruhige, rhythmische Grifftechnik die Aktivität der Lymphangiome – also die Eigenperistaltik der Lymphgefäße – anregt.

Neben der Lymphdrainage spielen spezielle Bandagetechniken, entstauende Bewegungstherapie und eine gute Hautpflege eine bedeutende Rolle in der komplexen physikalischen Entstauungstherapie.

Ausführung

Es wird oberhalb des Lymphstaus begonnen und mit nach proximal bleibendem Druck nach distal gearbeitet.

Indikationen
- Stauungen;
- Ödeme unterschiedlicher Genese;
- sympathische Reflexdystrophie (M. Sudeck Stadium II und III).

Absolute Kontraindikationen
- Maligne Tumoren;
- maligne Lymphödeme;
- alle akuten bakteriellen und virusbedingten Entzündungen;
- Thrombose;
- tuberkulöse Prozesse.

Relative Kontraindikationen (Hüter-Becker 1996, S. 39)
- Zustände nach Venenthrombosen;
- Asthma bronchiale;
- Asthma cardiale.

> **!** Zur Verabreichung von Massagen ist die Ausbildung als Masseur/in oder Physiotherapeut/in notwendig. Fußreflexzonenmassage nach Marquardt ebenso wie Einführungskurse in die manuelle Lymphdränage werden auch für Ergotherapeuten angeboten.

3.3.8 Atemtherapie

I. Wiersbinski

Ein klinisch bedeutsames Problem bei bettlägerigen und älteren Patienten ist eine Störung der Lungenfunktion. Die altersbedingte Verminderung der Lungenelastizität verursacht eine schlechte Belüftung, vor allem der unteren Lungenabschnitte. Nach einer Operation in den großen Körperhöhlen kommt es häufig zu einer teilweise schmerzhaften weiteren Reduktion der Atemtiefe.

1. Behandlungsziele

- Lockerung und Durchblutung der Rumpf- und Atemmuskeln sowie der Gelenkverbindungen an Rumpf, Kopf und Extremitäten;
- Verbesserung der gesamten Atembewegungsfunktion in Richtung der individuellen Norm und Vergrößerung der Atemkapazität;
- Beeinflussung des vegetativen Nervensystems;
- Allgemeine psychische Entspannung (Brüne 1994, S. 2).

2. Techniken

- Ausatemschulung mittels Lippenbremse;
- Sekretolyse – Sekretdrainage – Abhustenschulung;
- Lagerungsdrainage;
- Dehnlagerung;
- Reflektorische Atemtherapie;
- Totraumvergrößerer nach Giebel (Giebel-Rohr).

> ! Die Atemtherapie gehört zum Leistungsbereich der Physiotherapie. Für diese therapeutische Atemtechnik ist eine Zusatzausbildung notwendig.

3.3.9 Gelenkschutztraining
(hier dargestellt an der großen Gruppe der Rheumakranken)

C. Koesling

Zentrale Bedeutung erhält das Gelenkschutztraining in der Versorgung rheumatischer Erkrankungen. Die Versorgung und Betreuung chronisch kranker Rheumapatienten mit z.B. einer entzündlichen Polyarthritis ist aufgrund der nach wie vor herrschenden räumlichen Trennung ambulanter, stationärer und rehabilitativer Maßnahmen immer noch nicht ausreichend aufeinander abgestimmt. Sinnvoll wäre eine rheumatologisch kompetente, wohnortnahe und kontinuierliche Behandlung. In der Kooperation von Arzt und Therapeuten sollten die verschiedenen medizinischen, funktionsverbessernden, chirurgischen, sozialen und psychologischen Maßnahmen zusammengestellt und harmonisiert werden.

Im ergotherapeutischen Aufgabenfeld, die Funktionsfähigkeiten des rheumakranken Menschen zu erhalten und ihn bei seiner Krankheitsbewältigung zu unterstützen, spielt das Gelenkschutztraining eine zentrale Rolle. Die Behandlung sollte mit dem Zeitpunkt der Diagnosenstellung beginnen und den Patienten in gewissen Abständen im Verlauf seiner Erkrankung und deren Fortschreiten mit entsprechenden Maßnahmen begleiten.

Grundprinzipien des Gelenkschutzes nach Brattström

Die Prinzipien des Gelenkschutzes, die von Dr. Merete Brattström Anfang der Achtzigerjahre aufgestellt wurden (Brattström 1984), basieren auf dem Wissen über eine gestörte Biomechanik der rheumatisch-entzündlichen Gelenke. Sie beschreibt die Symptome wie Schmerzen, Muskelspannung, verstärkte, fehlerhafte Belastung und Instabilitäten, die sich immer wieder gegenseitig bedingen, als einen *Circulus vitiosus*, den es zu durchbrechen gilt (Abb. 3.**22**).

Zum Gelenkschutz gehören so unterschiedliche Behandlungskomponenten wie z.B. lokale Steroidinjektionen, angepasste technische Hilfsmittel, eine geeignete Wohnung, ein angepasster Arbeitsplatz und die Anleitung zu Verhaltensänderungen in Alltag, Beruf und Freizeit. Es geht dabei um den Schutz vor unökonomischen Belastungen: „Gelenkschutz ist ein ökonomischer Krafteinsatz des Körpers während der Arbeit und der Ruhe, unter Berücksichtigung der physiologischen Körperhaltung und aktiver Belastungstoleranzen, mit dem Ziel, Schmerzen, Fehlbelastungen, Überbeanspruchung, Deformität, Kontraktur zu reduzieren bzw. zu vermeiden und mit der Erkrankung leben zu lernen." (Donhauser-Gruber et al. 1988, S. 232)

„Gelenkschutz gilt als ein übergeordnetes Prinzip der Behandlung chronischer Poly-

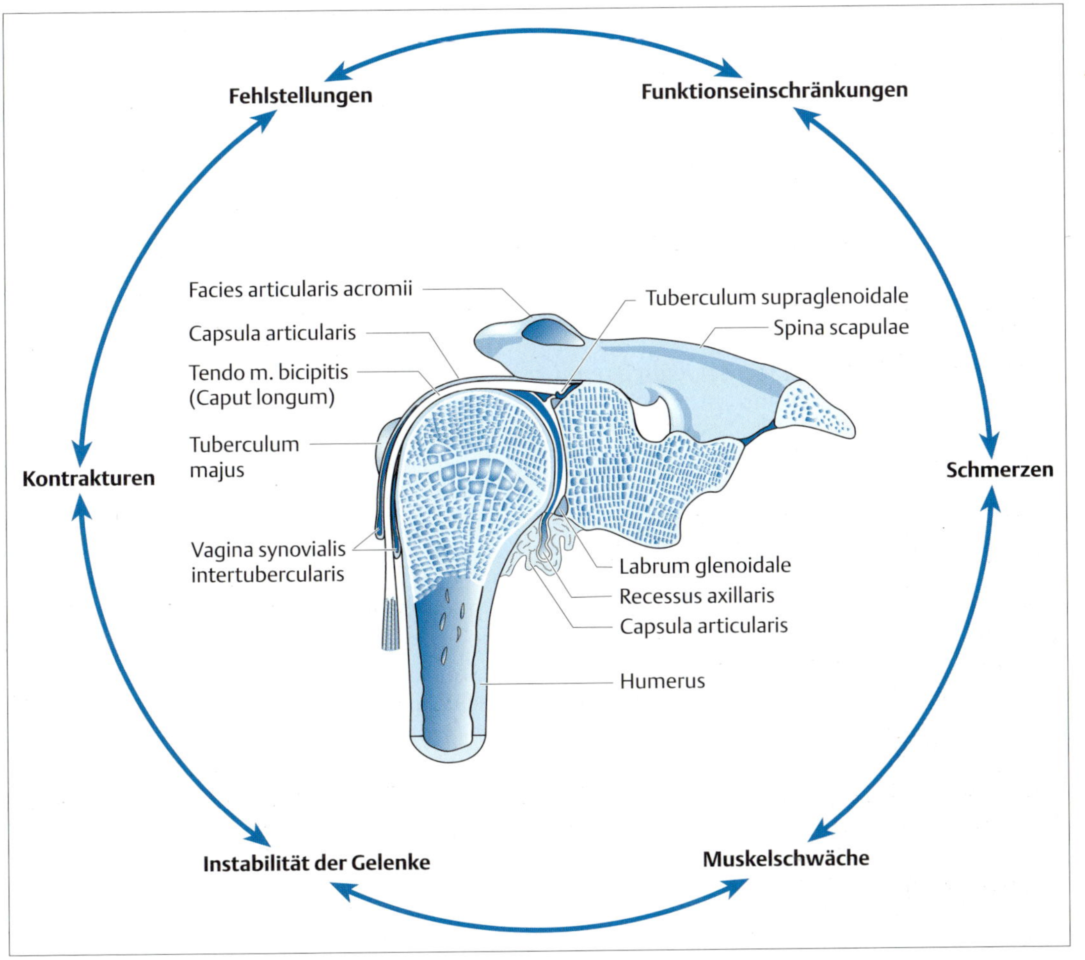

Abb. 3.**22** Circulus vitiosus der Symptome rheumatisch-entzündlicher Gelenke.

arthritis, das in alle Bereiche und Phasen der Therapie einfließt." (Borchers u. Koesling 1992).

Gelenkschonend zu leben, bedeutet für den rheumakranken Menschen Umdenken und Verhaltensänderung bezüglich einer veränderten Lebensweise. Begonnen werden sollte damit schon präventiv nach gesicherter Diagnosestellung. Auch in besseren Krankheitsperioden sowie schub- und eventuell schmerzfreien Zeiten sollen die gelernten Veränderungen beibehalten werden.

Die Prinzipien des Gelenkschutzes bilden die Grundlage für alle therapeutischen Maßnahmen. Der Ergotherapie kommt dabei allerdings ein hoher Stellenwert in der Vermittlung der Prinzipien und Regeln, beim funktionellen Training vor allem der Hände und Arme, bei der Wohnraumanpassung, dem Training im lebenspraktischen Bereich und der Hilfsmittelversorgung zu.

1. Regeln des Gelenkschutzes

Die von Merete Brattström aufgestellten Prinzipien oder Regeln gelenkschützender Maßnahmen sollen durch veränderte Verhaltensweisen, neue Bewegungsabläufe und bewusstes Handeln für den Patienten Gewohnheit und Alltag werden.

Ein allgemeines oder postoperatives Funktionstraining, die Versorgung mit lagernden, stützenden oder korrigierenden Schienen und ein Training der Alltagsaktivitäten einschließlich Hilfsmittelversorgung in der Ergotherapie müssen diesen Regeln gehorchen.

Ziele des aktiven Gelenkschutzes:

- Verminderung der Schmerzen,
- Stabilisierung der Gelenke,
- Förderung der Durchblutung,
- Erhaltung der allgemeinen Beweglichkeit,
- Vermeidung bzw. Verminderung von Fehlstellungen,
- Verbesserung der Kraftübertragung,
- Schutz aller Gelenke vor Belastungen.

Regeln für die Bewältigung des Alltags im Sinne des Gelenkschutzes:

- *Täglich kurze Gymnastik* und *warme Bäder* dienen der Kontrakturprophylaxe und dem Erhalt der Beweglichkeit.
- *Ein ökonomischer Krafteinsatz* verteilt die notwendigen Kräfte auf viele große und kleine Gelenksysteme.

Beispiele:
körpernahes Tragen vor allem großer, schwerer Gegenstände;
Benutzung beider Hände/Arme/Schultern beim Tragen;
Umfassen von Gegenständen mit der ganzen Hand anstatt nur mit zwei oder drei Fingern (z. B. Halten einer Tasse);
Verwendung verdickter, der Hand angepasster Griffen;
eine veränderte Arbeitseinteilung und Zeitplanung, die genügend Pausen berücksichtigt;
Einsatz von Hilfsmitteln und Haushaltsgeräten;

> **!** Belastungen sollten grundsätzlich weder lange andauernd noch einseitig oder schlecht koordiniert sein

- Eine *achsengerechte Gelenkstellung* bei Aktivitäten – vor allem des Handgelenks –
  - vermeidet Schmerzen
  - ergibt eine bessere Möglichkeit der Kraftausnutzung,
  - beugt der Instabilität des Handgelenks (da ein bandgeführtes Gelenk) und daraus resultierenden Fehlstellungen der distal liegenden Gelenke der Hand vor (Handskoliose).
- Besonders wichtig ist es, die eigenen Belastungstoleranzen und -grenzen kennen zu lernen und alle *Belastungen* im Rahmen der täglichen Anforderungen *auf ein Mindestmaß zu reduzieren.*

Beispiele:
eine neue Zeiteinteilung finden, die häufiger zwischen Arbeitszeit und Pausenzeit wechselt;
alle Arbeitsgeräte auf ihre gelenkschützende Verwendbarkeit hin überprüfen und eventuell leichtere Geräte benutzen;
Arbeitsabläufe verändern, z. B. beim Stehen/Sitzen, mit oder ohne Armauflage bei besonders feinmotorischen Arbeiten, der Verwendung eines Stehstuhles etc.;
die Hilfe anderer Personen gezielt und regelmäßig in Anspruch nehmen.

- Die *Gestaltung der Ruhephasen* ist genauso wichtig wie die der Arbeitszeiten, damit es wirklich zu einer angemessenen und notwendigen Entspannung der Muskulatur und Entlastung aller anderen Strukturen kommt. Es können hierzu Entspannungstechniken wie z. B. Feldenkrais, Autogenes Training oder Yoga eingesetzt werden.

Leitsätze zu den Prinzipien des Gelenkschutzes:

- Respektiere Schmerz als Warnsignal!
- Möglichst viel Bewegung zu Hause und am Arbeitsplatz!
- Vermeide oder reduziere alles, was durch „innere" Belastung Fehlstellungen fördert!
- Vermeide alles, was durch „äußere" Belastung Fehlstellungen fördert!
- Vermeide länger andauernde, einseitige, schlecht koordinierte Belastungen!
- Verteile die Belastungen über mehrere Gelenksysteme, verkürze wirksame Hebelarme.

- Verzichte auf überflüssige Aktivitäten!
- Suche nach Balance zwischen physischer Aktivität und Ruhepausen!

> **!** Bei der Umsetzung dieser Leitsätze oder Regeln in den Alltag sind immer die individuelle Situation des einzelnen, seine Bedürfnisse und sein Vermögen zur Umgestaltung seines Lebens zu berücksichtigen; sie stehen ganz wesentlich im Vordergrund.

2. Funktionelles Training

Neben dem allgemeinen Funktionstraining der oberen Extremitäten zur Erhaltung der Beweglichkeit steht das spezielle *postoperative Training* meist einzelner Gelenke.

Die Grobziele der Behandlung nach einer Operation, wie z.B. Synovektomie, Kapsel-Bandraffung oder Gelenkersatz beinhalten die Verbesserung der Beweglichkeit einzelner Gelenke, der Handkraft und der Greiffunktionen der Hand.

Bei einem solchen postoperativen Funktionstraining müssen die Gelenkschutzregeln besondere Beachtung finden. Alle anzuwendenden Maßnahmen sollten daraufhin genau überprüft werden.

> **!**
> - Achsenabweichungen vermeiden,
> - Schmerz- und Belastungsgrenzen einhalten, eher unterschreiten,
> - Muskelverspannungen vermeiden,
> - ausreichende Pausen in die Trainingszeit einplanen,
> - die Sitz- und Arbeitshaltung optimal gestalten,
> - besonders dynamischen Tätigkeiten den Vorzug geben.

3. Schienenversorgung

Auch die Schienenversorgung hat sich an den Gelenkschutzregeln zu orientieren.

Indikationen zur Schienenbehandlung:

- Vermeidung bzw. Verminderung von Deformitäten der Gelenke mit dem Ziel der Funktionsverbesserung;
- Ausschaltung pathologischer Kräfteverhältnisse durch Unterstützung physiologischer Positionen;
- Stabilisierung und Ruhigstellung schmerzhaft eingeschränkter, instabiler oder operierter Gelenke;
- Verhinderung unerwünschter Ausweichbewegungen und Fehlstellungen nach Operationen;
- Einsatz bei gezielten Bewegungsübungen unter Vermeidung von Achsenabweichungen zur Stabilisierung von Kapsel-Bandstrukturen.

Schienentypen:

- Lagerungsschienen zur partiellen Ruhigstellung, z.B. einer Sehnennaht, zur Schmerzminderung, Entlastung akut entzündlicher Gelenke oder Korrektur von Deformitäten und Achsenabweichungen.
- Funktionsverbessernde Schienen, z.B. gegen die Ulnardeviation, die Schwanenhalsdeformität oder den Schusterdaumen.
- Dynamische Schienen zur Funktionsverbesserung postoperativ unter achsengerechten Bedingungen und dynamischen, geführten Gelenkbewegungen.
- Stabilisierende, stützende (statische) Schienen zur Schmerzlinderung, Funktionsverbesserung im Alltag, effektiven Kraftübertragung, vor allem für das Handgelenk.

4. Training im lebenspraktischen Bereich (ADL = Activities of daily living)

Diese Trainingsform umfasst eine ausführliche Befunderhebung, eventuell einen Hausbesuch, spezielle Trainingseinheiten und die Versorgung mit Hilfsmitteln.

Befunderhebung:

- Bezug auf die momentane Situation im häuslichen, beruflichen Bereich und in der Freizeit;

- Erfassung aller speziellen Krankheits- und Behinderungsmerkmale, der Schmerzsituation, der allgemeinen und speziellen Mobilität, der Schwankungen im Tages-, Wochen- und Jahreszeitenverlauf;
- Aufnahme der Gewohnheiten, Notwendigkeiten und Wünsche des Patienten.

Kriterien sind, ob der Patient eine Tätigkeit immer, meistens, manchmal oder nie, alleine oder mithilfe anderer Personen und/oder Einsatz eines Hilfsmittels ausführen kann. In besonderen Trainingseinheiten zu Hause oder in der Ergotherapieabteilung sollte der Patient Gelegenheit haben zu üben und sich an neue Situationen, Arbeitshaltungen, Griffe und Abläufe zu gewöhnen. Jedes in Betracht kommende Hilfsmittel, jede Änderung im Arbeitsablauf und in der Arbeitshaltung sollten immer wieder auf Notwendigkeit und Annehmbarkeit für den Patienten mit ihm überprüft und besprochen werden.

Hilfsmittel selbst sollten klein, leicht, unauffällig, gut zu handhaben, auch von anderen, gesunden Familienmitgliedern benutzbar, gut und leicht zu reinigen und nicht zu teuer sein. Oft sind Tricks in der Handhabung, Ablaufänderungen und kleine Adaptionen zu bevorzugen.

Patientenschulung

Die Patientenschulung sollte ein integraler Bestandteil eines ganzen Therapiekonzeptes sein. Der Patient wird dabei angeleitet, die ihm vorgestellten Regeln und Prinzipien des Gelenkschutzes in seinen Alltag zu übertragen. Dabei geht es nicht so sehr darum, eine Handlung durch eine andere zu ersetzen, als vielmehr, die Art und Dynamik einer Tätigkeit zu ändern, von alten Gewohnheiten Abschied zu nehmen und neue Handlungsschemata zur Gewohnheit werden zu lassen. Der Patient soll für das Erkennen gewohnheitsmäßiger Fehlbelastungen, unökonomischer Bewegungs- und Arbeitsabläufe und die Zusammenhänge mit seinen persönlichen Schmerzen, Einschränkungen und Fehlstellungen sensibilisiert werden.

Inhalte

Die Inhalte der Patientenschulung umfassen theoretische und praktische Kenntnisse über das Krankheitsbild und die Gelenkschutzprinzipien. „Der Teilnehmer soll damit eine ihm angemessene Art und Weise finden können, seine veränderte Lebenssituation zu akzeptieren und gelenkschonendes Verhalten im persönlichen Alltag praktizieren zu können." (Mellenthin-Seemann et al.1988)

Nachfolgend ein Beispiel für eine sechsteilige Schulung, aufgebaut als Basiskursus mit der nachfolgenden Möglichkeit von Aufbau- und Spezialkursen (aus der Rheumaklinik Bad Eilsen der LVA):

- *Modul 1:* Erläuterungen zum Krankheitsbild, Krankheitsverlauf, Ursachen und Diagnostik
- *Modul 2:* Medikamentöse und operative Therapiemöglichkeiten
- *Modul 3:* Physiotherapie, Sinn und Zweck der Übungen
- *Modul 4:* Psychologische Schmerzbewältigung
- *Modul 5:* Ergotherapie, Gelenkschutz im Alltag
- *Modul 6:* Alltagsbewältigung – mit der Krankheit leben lernen

In einer solchen, interdisziplinär durchgeführten Schulung bringt die Ergotherapie ihren Teil des Gelenkschutzes im Alltag ein. Vor allem beinhaltet dieses Modul:

- die Umsetzung der Prinzipien des Gelenkschutzes in den Alltag,
- Erläuterungen zu Vorgehensweisen,
- praktische Tipps und Hinweise,
- den vorbeugenden und funktionsstützenden Einsatz von Alltagshilfen und speziellen Hilfsmitteln,
- den praktischen Umgang mit den Hilfen z. B. im Rahmen einer Übungseinheit in der Küche.

Dabei ist der Erfahrungsaustausch der Teilnehmer untereinander von besonderem Wert.

3.3.10 Prothesentraining

C. Koesling

Ergotherapeuten nehmen beim Prothesentraining eine ihrer ursprünglichsten Aufgaben wahr: Wiederherstellung der Handlungskompetenzen im Alltag. Dem Funktionstraining von Hand- und Armprothesen kommt dabei ein größerer und wichtigerer Raum zu, aber auch Patienten mit Beinprothesen hat die Ergotherapie wesentliche Therapieangebote zu machen.

Prothesen sind künstliche Körperersatzteile. In der modernen Medizin und Medizintechnik ist es möglich, Teile des menschlichen Körpers zu ersetzen, z.B. bei Funktionsausfall oder nach traumatischer Amputation. Ein Glasauge wird als kosmetischer Platzhalter und optischer Ersatz eingesetzt, ein Hörgerät ersetzt Teilfunktionen des Ohres. Vor allem aber können die Gliedmaßen des Menschen, seine Arme und Beine bzw. Teile davon, durch Prothesen ersetzt werden.

Beinprothesen sind immer Prothesen, die die für den Menschen so wesentlichen Eigenschaften des aufrechten Stehens und Gehens auf nur zwei Körpergliedmaßen ermöglichen, aber keine eigenen aktiven Funktionen haben.

Armprothesen werden in zwei verschiedene Arten unterteilt, nämlich in reine Schmuckprothesen ohne jede Funktion und in Funktionsprothesen.

Armschulung

1. Prothesentypen und Versorgungsformen

Eine *Schmuckprothese* hat keinerlei aktive Funktionen, sie dient lediglich der Erhaltung des Gleichgewichts, einer aufrechten, geraden Körperhaltung und der Optik und Kosmetik. Im kleinen Rahmen kann sie zum passiven Fixieren durch Gegenhalten von Gegenständen auf einer Unterlage, einem Tisch etc. eingesetzt werden.

Eine *Eigenkraftprothese* ist eine mechanische Prothese. Sie wird mit Bandagen am Schultergürtel und gesunden Arm befestigt. Die darin laufenden Züge nehmen eine Vergrößerung entsprechender Muskeln durch isometrische Anspannung auf; der Zug verlängert sich also und übt damit eine spezielle Funktion aus, z.B. das Öffnen der Prothesenhand oder die Ellbogenbeugung. Die jeweilige reziproke Funktion wird entweder durch Entspannung der Muskulatur oder erneute Anspannung ermöglicht (Ein- oder Zweizugsystem; Abb. 3.**23**).

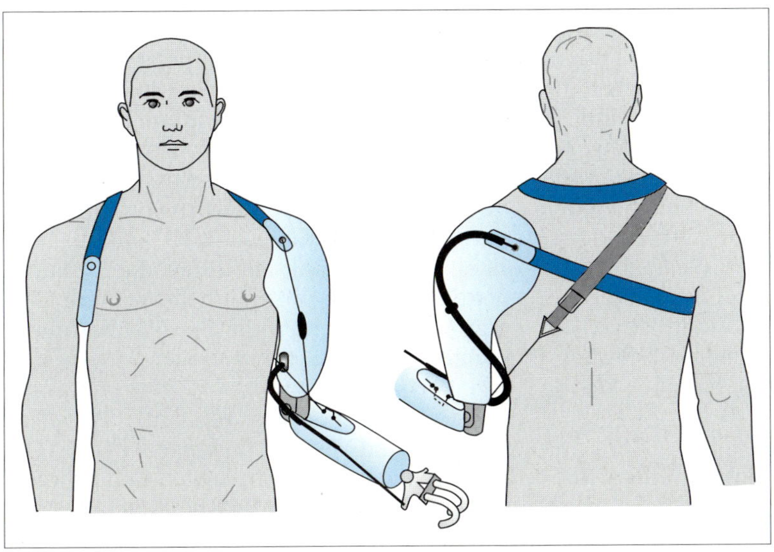

Abb. 3.**23** Kraftzugbandage beim Oberarmamputierten mit Greifzange, Beugezug und Sperrzug.

Bei der *myoelektrischen Prothese* wird Muskelspannung von einer über dem Muskel liegenden Elektrode aufgenommen und über einen Motor an das Greiforgan oder zu bewegende Gelenk weitergeleitet.

Alle aktiven Prothesen benötigen einen Antrieb (= Muskel), ein Kraftübertragungssystem (= Bandage oder Motor), ein Steuerungssystem (= Elektrik oder Eigenkraft) und ein Greiforgan. Schwachstelle in allen Systemen ist die mangelnde sensorische Rückmeldung. Daher ist im Funktionsablauf immer wieder eine Augenkontrolle notwendig.

> **!** Jede noch so unvollkommen chirurgisch rekonstruierte Hand ist noch immer besser als die beste Prothese.

Die Prothese besteht aus dem *Schaft*, der den Stumpf umschließt, einem *Unterarmteil*, *Gelenkteilen* und verschiedenen *Handersatzstücken*. Bandagen dienen der Eigenkraftübertragung oder unter Umständen der zusätzlichen Fixierung am Körper.

Mögliche Handersatzstücke

- Eine *Patschhand* ist passiv, wenig ausgeformt und wird meist bei Kleinkindern zur Erstversorgung eingesetzt.
- Eine *Funktionshand* (aus Holz, Leichtmetall, Giesharz etc., mit Lederhandschuh- oder Weichplastiküberzug) ist in der Regel in den Grundgelenken der Finger 1, 2 und 3 beweglich, also mit einer Art Dreifingergriff ohne Differenzierungsmöglichkeiten durch bewegliche Mittel- und Endgelenke.
- Der *Greifer* oder *Hook* (Abb. 3.**24**) ist dem Spitzgriff oder Pinzettengriff nachgebildet, d.h. zwei Branchen öffnen und schließen sich gegeneinander wie bei einer Zange.
- Eine reine *Schmuckhand* sieht äußerlich wie die Funktionshand aus, hat aber keine Funktionsmöglichkeiten.

Alle Handersatzteile sind vom Patienten mit einer Hand an der Prothese zu befestigen bzw. herausnehmbar, sodass verschiedene Hände, z.B. ein Greifer für grobe, schmutzige Arbeiten und eine Funktionshand gegeneinander ausgetauscht werden können.

Neben den einzelnen Handteilen gibt es verschiedene Gelenkersatzmöglichkeiten. Hand-, Ellbogen- und auch Schultergelenk können passiv und per Hand verstellbar oder aktiv sein, haben verschiedene Formen, Funktionsweisen (Rastengelenk, rastenloses Gelenk, Kugelgelenk, mit und ohne Sperrzüge) und Zusätze (z.B. Drehflexionszusatz).

2. Trainingsvorbereitende Maßnahmen

Der Amputationsstumpf muss für die Prothesenversorgung vorbereitet werden. Der Stumpf, also Haut, Narbenbereich und Stumpfende müssen desensibilisiert werden, z.B. mit Eis, Bürstenmassagen, Sand- und Kiesbädern oder durch verschiedene Materialkontakte.

Als Maßnahme gegen eine postoperative Schwellung wird der Stumpf gewickelt, damit er schnell schlank und fest wird, um eine möglichst frühzeitige Versorgung zu ermöglichen. Solange der Stumpf nicht annähernd seine endgültige Form erreicht hat, ist die Anpassung des Prothesenschaftes kaum möglich, da er ansonsten häufig wieder verändert bzw. verkleinert werden müsste.

Der Patient soll möglichst frühzeitig lernen, seinen Stumpf auch im Alltag einzusetzen, dies gilt besonders für doppelseitig Amputierte. Er schult dabei seine Sensibilität, beugt schiefer Körperhaltung, Rumpfneigungen und Überlastungen, z.B. der Wirbelsäule, vor. Er lernt, sich natürlich und selbstverständlich wie früher zu bewegen und zu verhalten und erlangt die notwendige Selbstständigkeit im Alltag. Es kann dann allerdings die Situation entstehen, dass der Patient die weitere Versorgung mit einer Prothesen als überflüssig erachtet.

Häufig auftretende so genannte *Phantomschmerzen* sind Missempfindungen, z.B. das Gefühl von Muskelverkrampfungen und Schmerzen in dem nicht mehr existierenden Teil des Armes.

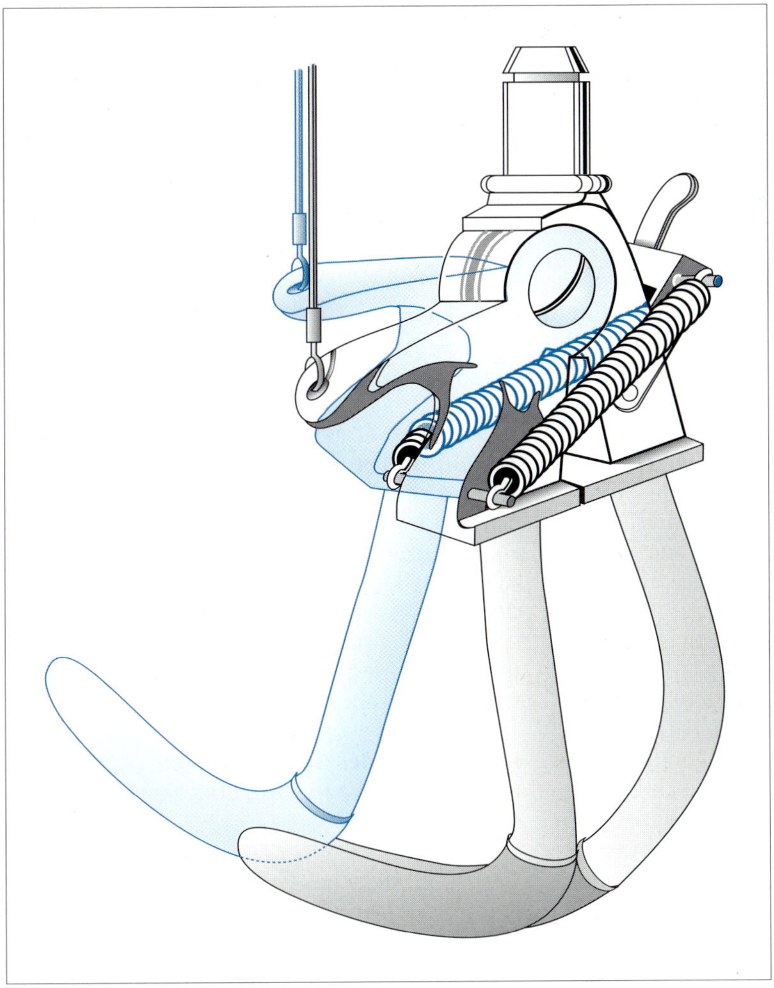

Abb. 3.**24** Greifer oder »Hook« (aus: Nigst et al. 1981).

Verschiedene Behandlungen werden mit unterschiedlichem Erfolg angewendet:

- Einwickeln des Stumpfes in nasse, kalte Tücher,
- Elektrostimulation,
- Autogenes Training oder andere Entspannungstechniken,
- Konzentration auf die Stellung des „Phantomarmes“ und gedanklich bilaterale, großräumige Bewegungsabläufe, die durch die nichtbetroffene Seite ausgeführt werden.

Bei der Versorgung mit einer myoelektrischen Prothese ist ein *Myotraining* durchzuführen. Dabei wird mit einem speziellen Testgerät ein myoelektrischer Status erhoben, um die beiden Signalmuskeln für die späteren Funktionen des Öffnens und Schließens der Hand und den genauen Ort der Elektroden zu bestimmen.

Der Patient soll lernen, die entsprechende Muskulatur willkürlich, isoliert, kräftig, auf verschiedenen Niveaus, ausdauernd und schnell anzuspannen. Mittels eines Biofeedbackgerätes lassen sich die Signale der Muskelkontraktionen hörbar und sichtbar machen. Fortschritte sind anhand des täglichen Übungsprotokolls festzustellen.

3. Training mit der Prothese

Armprothesen werden in der Regel seltener als Beinprothesen getragen, da sich die meisten Patienten nach der Amputation sehr schnell an ihre Einarmigkeit gewöhnen.

Starke Beeinträchtigungen entstehen meist durch Druck- und Scheuerstellen aufgrund ungenügender Passform. Das Verhältnis zwischen der Anstrengung bei den Funktionen und dem Nutzeffekt ist oft problematisch, wird als schlecht empfunden und trägt nicht zur Compliance des Patienten bei. Aus diesem Grund ist eine sehr schnelle Versorgung, möglichst schon wenige Tage nach der Amputation mit einer Interimsprothese an einem Gipsköcher und eine umfassende therapeutische Betreuung mit intensivem Training besonders wichtig.

Aus technischer und therapeutischer Sicht muss eine Armprothese einen guten Sitz haben, zugstabil (40–60 kg), stauchstabil (30–50 kg) und drehstabil sein. Der Patient stellt darüber hinaus die Anforderungen, dass die Prothese unauffällig und kosmetisch ansprechend, funktionell überzeugend und nicht unbequem und hinderlich ist. Der Gebrauchswert soll eindeutig über dem „Ärgerniswert" liegen.

Ablauf des Prothesentrainings

Das Training beginnt mit

a) selbstständigem An- und Ausziehen der Prothese (Abb. 3.**25**),
b) Unterweisung in der Prothesenpflege,
c) einhändigem Auswechseln der einzelnen Passteile (z.B. Hand gegen Greifer) bei angezogener Prothese.

Weiter lernt der Patient die einzelnen Funktionen der Prothese kennen und übt sie so lange einzeln, in Kombination und bei verschiedensten Körperhaltungen und Bewegungsabläufen, bis er sie beherrscht. Dieses erste *Funktionstraining* wird ohne Objekte und oft zur Kontrolle vor dem Spiegel durchgeführt.

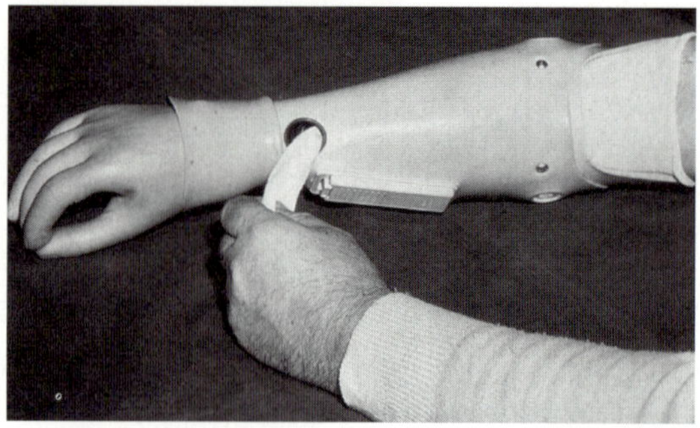

Abb. 3.**25** Anziehen einer myoelektrischen Unterarmprothese. Einziehen des Stumpfes mit einem Strumpf.

Werden die Funktionen einigermaßen sicher einzeln und in Kombination beherrscht, beginnt das *Greiftraining mit verschiedenen Gegenständen*. Diese sollen unterschiedlich in Form, Größe, Gewicht, Umfang, Konsistenz und Oberflächenbeschaffenheit sein. Es werden wieder verschiedene Bewegungskombinationen gefordert. Dabei arbeitet der Patient in unterschiedlichen Körperhaltungen, wie im Sitzen, Stehen, in Vorneigung etc.

Das Training der Geschicklichkeit, Schnelligkeit und Dosierung von Kraft und Bewegung beinhaltet

- spiegelbildliches Greifen,
- Greifen und Hantieren ohne Augenkontrolle,
- Handprothesenkoordination,
- Über-Kreuz-Greifen,
- Greifübungen mit extrem zerbrechlichen oder empfindlichen Gegenständen (feines Glas, rohes Ei, Weintrauben),
- Reaktionsschnelligkeit mit dem Prothesenarm (z.B. rollenden Ball oder fallendes Tuch auffangen, Watte mit einem Pusteball pusten).

Um den *Umgang mit Werkzeug und Geräten* zu erlernen, eignen sich besonders gut handwerkliche Techniken, wie z.B. Korbflechten, Makramee knüpfen und Arbeiten mit Perlen, Leder oder Holz (Abb. 3.**26**).

Einen hohen zeitlichen und inhaltlichen Stellenwert im Trainingsverlauf hat das *Training im lebenspraktischen Bereich*. Es betrifft die

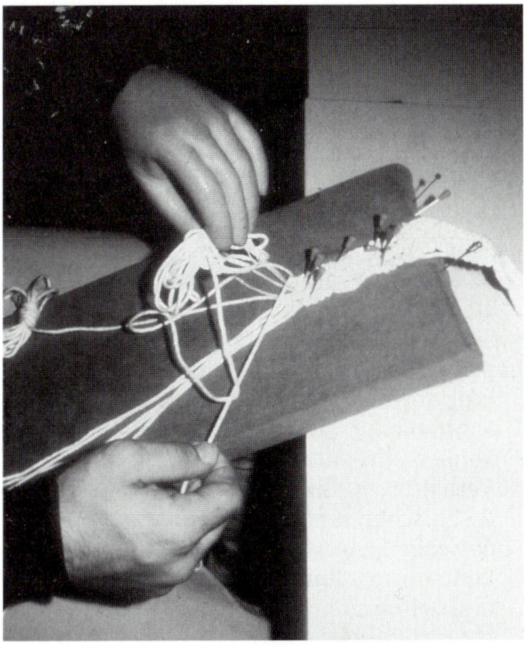

Abb. 3.**26** Training der Geschicklichkeit, Koordination und Kraft anhand einer Makramee-Arbeit.

folgenden Bereiche des Alltags und der Selbstversorgung:

- eigene Hygiene,
- das Be- und Entkleiden (Abb. 3.**27**),
- Essen und Trinken (Abb. 3.**28**),
- Zubereitung der Speisen,
- Haushaltsführung und Wohnungsreinigung,
- Einkaufen,
- Benutzung öffentlicher Verkehrsmittel oder des eigenen Autos/Verhalten in der Öffentlichkeit,

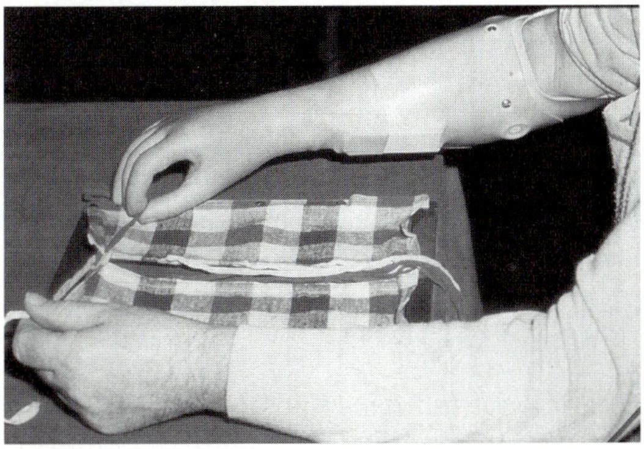

Abb. 3.**27** Schleife binden.

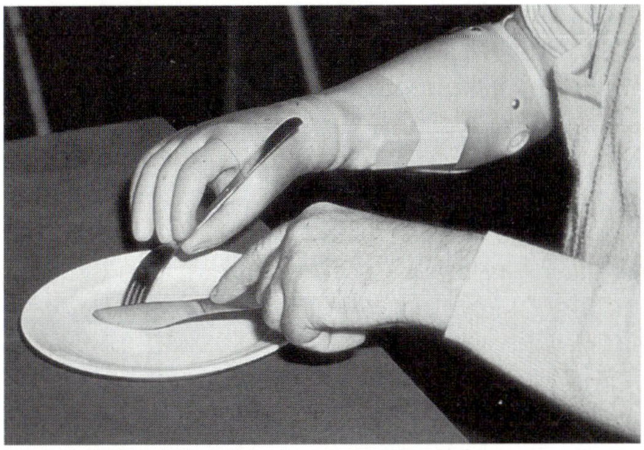

Abb. 3.**28** Essen mit Messer und Gabel.

- Schreiben mit der Hand und/oder der Schreibmaschine/Computer,
- einfache Büroarbeiten für den privaten Bedarf,
- viele kleine Handgriffe und Handfertigkeiten, wie z. B. Uhr aufziehen, Geld benutzen, ein Pflaster aufkleben, Brille putzen etc.
- Ausübung bisheriger und/oder neuer Hobbys und Sportarten.

Der Patient soll lernen, alle für ihn notwendigen und wünschenswerten Verrichtungen des Alltags auszuführen, und zwar:

- möglichst selbstständig und mit nur geringer oder gar keiner personellen und technischen Hilfe,
- in einem für ihn angemessenen Rahmen in möglichst normalem Zeitablauf.

Eventuell notwendige Hilfsmittel müssen – den Funktionsmöglichkeiten des Patienten angepasst – in ihrer Benutzung eingeübt werden.

Der *Grad der Selbstständigkeit* wird neben dem Alter und Allgemeinzustand des Patienten wesentlich von der Amputationshöhe, dem sonstigen Ausmaß der Behinderung, (z. B. einseitige oder doppelseitige Amputation) und zusätzlichen anderen Beeinträchtigungen (Sehschwäche, Funktionseinschränkungen der Beine etc.) sowie darüber hinaus von der Motivation und Compliance des Patienten abhängen. Eine wichtige Rolle spielen dabei auch die Intensität und Dauer des Trainings sowie die Frühzeitigkeit der Versorgung.

Trotz der Versorgung mit einer Armprothese muss der Patient auch ein *Einhändertraining* mit dem verbliebenen gesunden Arm absolvieren, da die Prothese einmal defekt und zur Reparatur beim Orthopädiemechaniker sein kann. Zumindest aber die Körperhygiene und den Toilettengang muss der einseitig amputierte Patient selbstständig und ohne Prothese erledigen können.

Aufgrund der funktionellen Möglichkeiten einer Prothese ist auch immer davon auszugehen, dass der verbliebene Arm/die Hand dominant wird. Bei der Amputation der bisher dominanten Seite muss daher die verbliebene Extremität die nötige Geschicklichkeit, Koordination und Kraft erlangen, die zuvor diese nondominante Seite nicht besaß.

Behandlungsziele

- Selbstständigkeit in allen Bereichen des Alltags und der Selbstversorgung;
- Adäquate Nutzung notwendiger Hilfsmittel;
- Verbesserung der Geschicklichkeit, Fingerkoordination, Muskelkraft und Ausdauer, vor allem der bisher nondominanten Seite;
- Umschulung der nondominanten Seite zum Schreiben und anderen Kommunikationstechniken.

4. Prothesenschulung/Funktionstraining bei doppelseitiger Amputation

Je nach Amputationshöhe und funktionellen Möglichkeiten wird der betroffene Patientmit einer Prothese und einem sog. Krukenberg-Stumpf (plastische Operation nach Krukenberg zur Trennung v. Elle und Speiche bei langem Unterarmstumpf) oder mit zwei Prothesen versorgt. Es gelten dabei die gleichen Grundsätze wie bei der Armschulung mit einer Prothese.

Schwerpunkte der Therapie

- Funktionstraining der Prothesen bzw. des Krukenberg-Stumpfes oder -Greifarms, zunächst einzeln, dann in Koordination. Der Krukenberg-Greifarm muss durch Physiotherapie intensiv vorbereitet werden (Muskeltraining, isolierte Bewegungsübungen unter Ausschaltung der unerwünschten Pro- und Supinationsbewegungen). In der Regel wird der Krukenberg-Greifarm die funktionelle Dominanz übernehmen.
- Sensibilitätsschulung des Krukenberg-Greifarmes.
- Training im lebenspraktischen Bereich einschließlich der Versorgung mit Hilfsmitteln. Dabei sind in besonderem Maße und sehr frühzeitig die persönlichen Lebensumstände (Angehörige etc.) und das Wohnumfeld hinsichtlich eventueller Veränderungen zu berücksichtigen. Auch ein Schreibtraining sowohl mit dem Stift als auch mit der Schreibmaschine/Computer mit dem Krukenberg-Greifarm sollte früh einsetzen.
- Verhalten in der Öffentlichkeit sowohl aus technischer, funktioneller als auch aus psychischer Sicht: Benutzen öffentlicher Verkehrsmittel, Einkaufen, Restaurantbesuch und vieles mehr.

Ergotherapeutische Maßnahmen bei Beinamputationen

Es soll hier nicht auf die verschiedenen Versorgungsformen, je nach Länge und Art des Stumpfes und der Amputationshöhe, eingegangen werden. Allerdings setzt das Training mit beinamputierten Patienten eine genauere Kenntnis der technischen Möglichkeiten und der einzelnen Gelenkpassteile, Fußkonstruktionen und Anpassungen an den Stumpf voraus.

1. Vorbereitende Maßnahmen

Der Patient muss zur Stumpfpflege, eigenständigen Desensibilisierung und zum Stumpfwickeln angeleitet werden. Der Stumpf soll in Form gebracht werden, fest sein, keine Einschnürungen zeigen und nicht mehr empfindlich reagieren. Dies sind die Voraussetzungen für einen problemlosen Sitz der Prothese, einen guten Stand und ein einwandfreies Gangbild.

2. Mobilität und Selbstständigkeit ohne Prothese

Das beginnt mit dem Aufrichten im Bett und dem Transfer in den Rollstuhl bzw. dem Laufen an zwei Gehstützen. Das wichtigste Ziel in dieser Phase ist die Selbstständigkeit bei den nötigsten Alltagsverrichtungen (Toilettengang, Hygiene), da immer Zeiten und Umstände auftreten können, die den Patienten zwingen, ohne Prothese auszukommen, wie z.B. nachts, morgens nach dem Aufstehen oder bei einem Defekt der Prothese.

Sitzt der Patient zeitweise, häufig oder immer im Rollstuhl, muss ein Rollstuhltraining durchgeführt werden. Die Behandlungsziele sind der Transfer, allgemeine Mobilität mit dem Rollstuhl, eine Wohnraumanpassung an den Rollstuhl sowie Selbstständigkeit in allen notwendigen Tätigkeiten des Alltags.

3. Training mit der Prothese

Die notwendige Gelenkmobilisation angrenzender Gelenke, Kräftigung der Stumpfmuskulatur, Gleichgewichtstraining und Gangschule werden in der Physiotherapie durchgeführt. Die Aufgabe der Ergotherapie ist der Transfer der erlernten Funktionen in den Alltag.

Therapieschwerpunkte, die je nach Amputationshöhe, einseitiger oder doppelseitiger Amputation und eventuell behindernden Begleiterkrankungen modifiziert werden müssen:

- *Training des Gleichgewichts und der Gewichtsverlagerung im Sitzen und Stehen*, z.B. bei Arbeiten in der Küche, beim An- und Ausziehen, im Büro.
- *Sicheres Laufen, Stehen, Sitzen, Aufstehen, Hinsetzen und Bücken im selbstbestimmten Handlungsablauf.* Als Trainingsangebote können spielerische Situationen, handwerkliche Tätigkeiten oder relevante Alltagsaktivitäten dienen. Das Training lässt sich in Einzel- oder auch Gruppentherapie durchführen.
- *Transport von Gegenständen*, z.B. der Weg mit dem Geschirrtablett von der Küche zum Tischdecken an den Esstsich, der Einkauf im Supermarkt und der Transport der Lebensmittel nach Hause, das Kofferpacken (Kleidung wird aus dem Schrank genommen, zum Koffer getragen und in diesen gepackt) und der Weg zum Bahnhof/in den Zug mit vollem, schwerem Koffer.
- *Training der Schnelligkeit, Belastbarkeit und Ausdauer.* Der Patient soll dabei wieder lernen, alle Tätigkeiten annähernd in dem ihm gewohnten Tempo, mit der notwendigen Ausdauer und ohne Belastungsprobleme auszuführen. Dabei kommt es besonders darauf an, dass er lernt, alle Bewegungen korrekt auszuführen. Er soll dabei seine Prothese optimal einsetzen und seinen Körper gleichmäßig, physiologisch richtig und auch unter Berücksichtigung gelenkschonender Verhaltensweisen bewegen und belasten.
- *Anpassung der Wohnverhältnisse*, z.B. Entfernung der Türschwellen als mögliche Stolperquellen, Umstellung der Möbel, um Freiraum für sicheres Gehen und Benutzen der Schränke etc. zu vergrößern oder Umgestaltung der Schrankordnung, um leichter an oft benutzte Gegenstände zu gelangen.
- *Beratung bzgl. einer notwendigen Hilfsmittelversorgung*, Erprobung und eventuelle Anpassung.

Beispiele:
- Haltegriffe an der Toilette, Badewanne oder Dusche,
- Badewannenbrett oder Wannenlifter,
- Toilettensitzerhöhung,
- Toilettenstuhl für nachts,
- Stehstuhl für Haushaltsarbeiten,
- Greifzange zum Aufheben von Gegenständen,
- Wasch- und Anziehhilfen (langer Schuhanzieher, lange Waschbürste, Strumpfanzieher etc.), wenn die Hüftgelenksflexion nicht ausreicht, um an die Füße heranzureichen.

Zusammenfassung

Eine Beinamputation bedeutet für den Patienten in erster Linie den Verlust an Mobilität und damit an Selbstständigkeit und Freiheit. In Alltag, Beruf und Freizeit stehen ihm meist viele Veränderungen bevor. Aber auch die psychische Belastung, die auf den Verlust eines Körperteils folgt, ist nicht außer Acht zu lassen.

Um dem Patienten in seiner ganzen Problematik gerecht zu werden, braucht der Ergotherapeut die entsprechenden detaillierten

Vorkenntnisse über die verschiedenen Operationstechniken, Versorgungsmöglichkeiten mit entsprechenden Prothesen in Bezug auf die jeweilige Amputationshöhe, Prothesenbau, mögliche Prothesenpassteile und deren Funktionsweisen.

Ergotherapeuten, Physiotherapeuten und Orthopädiemechaniker müssen eng zusammenarbeiten, die jeweiligen Therapieziele und den Therapiestand kennen und das Training gut aufeinander abstimmen.

3.3.11 Schienenbehandlung

C. Koesling

Definition und Ziele

Schienen sind Orthesen, also äußere Hülsen, die der Stabilisierung, Stützung, Korrektur, Lagerung und Funktionsverbesserung eines Extremitätenabschnitts und seiner Gelenke dienen. Es kann sich dabei um über einen längeren Zeitraum oder sogar ständig zu tragende Hilfsmittel handeln, die von einem Orthopädiemechaniker angefertigt werden. Hierzu gehören z.B. Wirbelsäulenkorsetts, Beinorthesen, wie der Algöver-Apparat, aber auch Behandlungsschienen besonders für die obere Extremität, die von Ergotherapeuten hergestellt werden.

Die Schienen sollen den Heilungsprozess in spezieller Weise unterstützen, indem Extremitäten achsengerecht gelagert, Gelenkstellungen entsprechend der gesunden Funktionen beibehalten oder wiederhergestellt, Muskulatur, Sehnen, Bänder und Nerven vor Überdehnung geschützt und Funktionen ermöglicht werden.

Der Übergang zu dauerhaften Versorgungen ist dann oft fließend. Vor allem Patienten mit einer chronischen Erkrankung, wie z.B. der chronischen Polyarthritis benötigen zur Stützung ihrer Handgelenke oder zur Korrektur der Ulnardeviation der Langfinger eine dauerhafte Schienenversorgung, die aber immer wieder den sich durch die Krankheit verändernden Gegebenheiten angepasst werden muss. Gerade solche Schienen sind auch nicht nur den krankheits- und behinderungsbedingten Einschränkungen, sondern speziell der jeweiligen persönlichen Alltagssituation angepasst.

Schienenarten

In der Literatur werden Schienen nach zwei verschiedenen Systematiken unterschieden:

1. Klassifikation nach *statischen* und *dynamischen* Schienen. Danach sind statische Schienen fest, starr, in sich nicht beweglich. Dynamische Schienen weisen bewegliche Teile auf, wie z.B. eine elastische Aufhängung, elastische Züge oder bestehen aus zwei oder drei gelenkig miteinander verbundenen Teilen.

2. Eine andere Einteilung unterscheidet Lagerungs-, Funktions- und redressierende Schienen.

- *Lagerungsschienen:* Sie sind immer statisch und lagern einen Extremitätenabschnitt, fixieren Gelenke, stützen und stabilisieren, mit dem Ziel der Immobilität in bestimmten Gelenken, Fixation, z.B. einer Fraktur, Lagerung in Funktionsstellung der Hand als günstiger Ausgangsposition zu späteren Greiffunktionen (Abb. 3.**29** u. 3.**30**).
- *Funktionsschienen:* Sie können dynamisch oder statisch sein. Ihr Zweck ist es, eine funktions- und greifgerechte Hand- und Fingerposition herzustellen und zu fixieren, umso ein Greifen zu ermöglichen. Die Schiene wird also in Funktion getragen (Abb. 3.**31** u. 3.**32**).
- *Redressierende Schienen:* Dabei handelt es sich meist um dynamische Schienen. Kontrakte Strukturen eines Gelenkes sollen mittels elastischer Züge aufgedehnt werden. Statische, redressierende Schienen bezwecken zwar auch die Dehnung kontrakter Gelenkstrukturen, benutzen dazu allerdings direkten Druck und Gegendruck an Stelle dynamischer Züge. Sie werden auch als redressierende (oder korrigierende) Lagerungsschienen bezeichnet (Abb. 3.**33**).

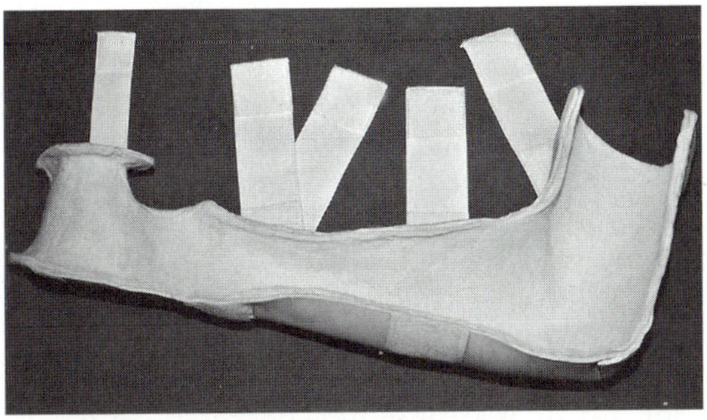

Abb. 3.**29** Oberarm-Lagerungsschiene.

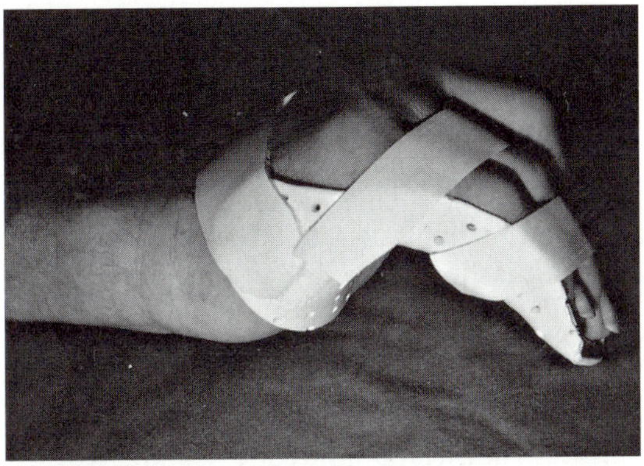

Abb. 3.**30** Lagerungsschiene für die Finger 4 und 5 in Funktionsstellung der Gelenke.

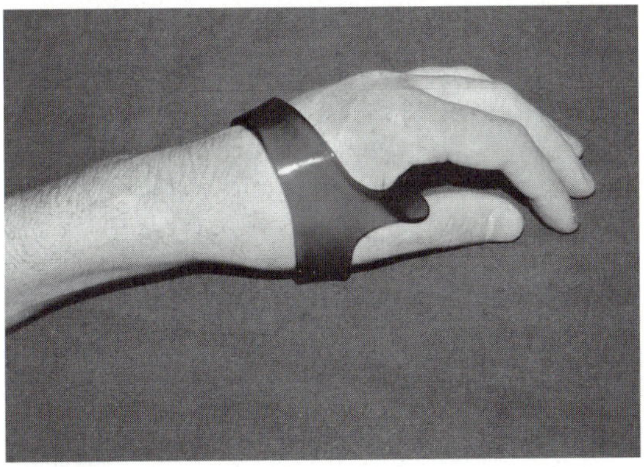

Abb. 3.**31** Opponenssplint-Funktionsschiene, um die Opposition des Daumens zum Greifen herzustellen.

Die Wahl des richtigen Schienentyps richtet sich immer nach der Verordnung und Diagnose, der Prognose, dem bisherigen Therapieverlauf, den speziellen Gegebenheiten, dem Behandlungsziel und nicht zuletzt auch nach der zu erwartenden Compliance des Patienten.

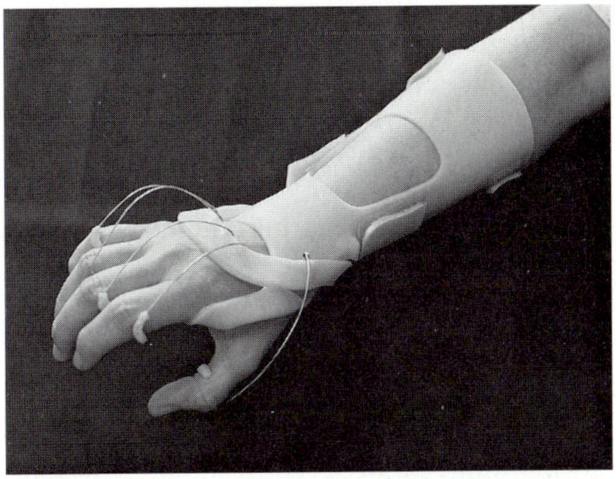

Abb. 3.**32** Radialisschiene bei akuter Parese des N. radialis nach distaler Oberarmfraktur.

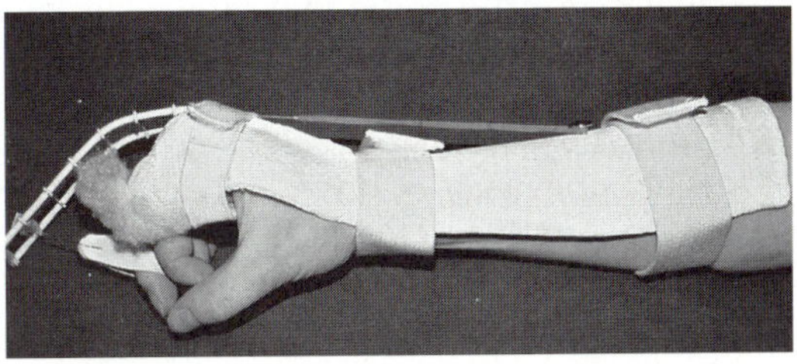

Abb. 3.**33** Redressierende Schiene zur Dehnung kontrakter Beugestrukturen im PIP-Gelenk eines Fingers.

Notwendige Kenntnisse

Die notwendigen Vorkenntnisse für den Schienenbau lassen sich in folgende sechs Bereiche gliedern:

1. Die Mechanik vermittelt uns Informationen über die Wirkungsweise von Kräften, Druck und Zug, Reibung, Gleichgewicht und Stabilität, über die Hebelgesetze, Statik und Dynamik.

2. Die spezielle Anatomie der Hand und des Armes erfordert genaue Kenntnisse über Lage und Funktionen der Gelenke, Muskelverlauf und seine Funktionsweisen, Innervation der Hand mit ihren motorischen und sensiblen Anteilen, Lage und Bedeutung der Hautfalten und Handgewölbe.

3. In der funktionellen Anatomie werden die speziellen Funktionsmöglichkeiten von

Arm und Hand vermittelt und in die grundlegenden Funktionen *Hinfassen, Greifen* und *Loslassen, Tragen und Halten* eingeteilt.

4. Die spezielle Krankheitslehre und die Kenntnis der individuellen Diagnose und Prognose schafft Verbindungen zwischen Schmerzen, Ödemen, Kontrakturen, Dys- bzw. Atrophien und möglichen Auswirkungen auf die Schienenbehandlung.

5. Kenntnisse über die möglichen und notwendigen Materialien zur Schienenherstellung sind Voraussetzung für die Auswahl der jeweils geeigneten Materialien.

6. Die Bandführung zur Befestigung der Schiene an Arm/ Hand und eine eventuell notwendige Polsterung erfordern Kenntnisse über Druckausübung und Druckverteilung, Zugrichtungen und deren Wirkung, die physiologisch richtige Platzierung der Bänder, den Zweck, Nutzen und die Nachteile einer Polsterung der Schiene und die Eigenschaften der Materialien .

Prinzipien der Schienenmodellentwicklung

Eine Schiene lagert, stützt, fixiert oder korrigiert ein oder mehrere Gelenke. Um ein Gelenk in einer bestimmten Stellung zu fixieren bzw. es dahingehend zu korrigieren, werden drei Druckpunkte benötigt, die in der jeweiligen Bewegungsebene liegen müssen, aber aus zwei Richtungen ansetzen (Abb. 3.**34**).

Dieses Prinzip der drei Druckpunkte basiert auf dem Hebelgesetz. Der vom Gelenk (= Drehpunkt) aus gesehene distale und proximale Druckpunkt soll jeweils so weit wie möglich vom Drehpunkt entfernt sein, aber nicht jenseits des direkt angrenzenden Gelenkes liegen. Der mittlere Druckpunkt liegt immer auf dem Drehpunkt, besser noch direkt proximal davon.

Die Druckpunkte werden durch das thermoplastische Schienenmaterial oder die notwendigen Bänder zur Befestigung der Schiene am Arm dargestellt. Sie sollen großflächig gestaltet sein, um den notwendigen Druck, die Kraft zur Veränderung einer Gelenkstellung und deren Fixation auf eine große Fläche zu verteilen und damit die Kraft selbst gering zu halten.

Bezüglich der Länge und dem Umfang der Schiene, den elastischen Zügen und dynamischen Auslegern sind neben der Funktionsstellung der Hand und den Handgewölben die anatomischen Knochenvorsprünge (z.B. der Processus styloideus am Handgelenk), individuelle Besonderheiten und alte Verletzungsfolgen, die physiologischen Muskel- und Sehnenzüge, die Gelenkachsen und die Unterarmlängsachse bei der Modell- und Schnittentwicklung zu beachten.

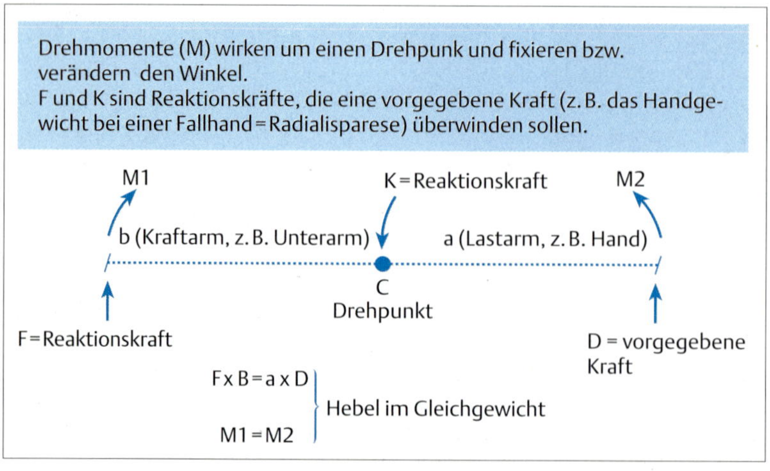

Abb. 3.**34** Drei Druckpunkte bewirken die Veränderung und Fixation eines Gelenkwinkels

Schienenkontrolle

Die Schienenherstellung umfasst die Festlegung des Schienentyps und des speziellen Models, die Schnittherstellung, den Zuschnitt nach der Auswahl des geeigneten Materials, die Anpassung an die Hand mit allen Korrekturen, Entscheidungen zu Polsterung und Bandführung sowie das Anbringen bzw. die Montage.

Ehe der Patient die Abteilung dann mit der fertigen Schiene verlässt, sollte auf jeden Fall ein Kontrolltermin für den nächsten Tag festgelegt werden. Trotz guter Anpassung der Schiene zeigen sich Druckstellen, Ödembildung, Hautunverträglichkeiten oder sogar Allergien, übermäßige Schweißbildung usw. erst nach längerem Tragen. Ziel und Zweck der Schiene müssen erneut auf ihre tatsächliche Wirksamkeit hin überprüft werden. Das Gleiche gilt für die Einhaltung der Tragevorschriften, der Hygieneregeln und des korrekten Schienensitzes durch den Patienten.

Weitere regelmäßige Kontrolltermine geben Aufschluss über die Effektivität der Behandlung und die Compliance des Patienten, ermöglichen ein schnelles Eingreifen bei Problemen und gewährleisten eine regelmäßige Anpassung an sich verändernde Umstände.

3.3.12 Rückenschule

C. Koesling

Der Mensch ist ununterbrochen der Anziehungskraft der Erde (= Schwerkraft) ausgesetzt. Aufgabe des Bewegungsapparates ist es, diese Kraft zu überwinden und dem Menschen somit die Möglichkeit zu geben, sich aufrecht zu halten und frei zu bewegen.

Der *Bewegungsapparat* besteht aus der Wirbelsäule, den Extremitäten mit dem Schultergürtel und dem Becken. Die Wirbelsäule stellt die Verbindung zwischen dem Becken und den daran angehängten Beinen und dem Brustkorb mit dem Schultergürtel und den Armen dar. Sie ist damit das zentrale Element der aufrechten Körperhaltung. Der Kopf sitzt auf der Wirbelsäule auf, ist Träger des ganzen Steuerungsapparates (Gehirn) und beinhaltet die meisten Sinnesorgane zur Aufnahme der Steuerimpulse (Augen, Ohren, Nase, Gleichgewichtssinn).

Der knöcherne Teil des Bewegungsapparates wird durch Bänder, Kapseln, Muskeln und Sehnen zusammengehalten, Bewegungen und Belastungen werden zwischen den einzelnen Teilen durch Knorpel und gallertartige Massen abgefedert (Gelenkknorpel, Bandscheiben mit gallertartigem Kern). Das Nervensystem durchzieht den gesamten Körper und alle seine Gewebe und Strukturen, leitet die Steuerbefehle vom Gehirn an die Ausführungsorgane, wie z.B. die Muskeln, weiter und nimmt Informationen von außen zur Weiterleitung an das Gehirn auf (Tiefensensibilität, Hautsensibilität etc.) Als Störungsmelder reagiert das Nervensystem mit Schmerzen, es hemmt damit Bewegungen und Haltungen, die die Störung vergrößern würden.

Der hier kurz beschriebene menschliche Organismus ist allerdings gegenüber einem gewissen Maß an geforderten und sich verändernden Leistungen anpassungsfähig. So können z.B. Muskeln durch Training gestärkt und vergrößert werden. Umgekehrt stellen sie sich aber auch auf verminderte Anforderungen ein, d.h. sie werden schwächer und kleiner. Diese Anpassungsfähigkeit gilt für fast alle Organe und Strukturen des menschlichen Körpers.

Fehlhaltungen der Wirbelsäule haben die unterschiedlichsten Ursachen, die an dieser Stelle jedoch nicht beschrieben werden können. Sie führen zu Fehlbelastungen der Wirbelkörper und zwingen damit den Bandscheibenkern häufig zum Ausweichen (Abb. 3.**35**). So entsteht Druck auf das Rückenmark und die Nervenwurzeln. Die Schmerzen, die sich im ganzen Körper ausbreiten können, haben dann oft Ausweichbewegungen, erneute Fehlbelastungen und dauerhafte Fehlhaltungen zur Folge. Es kann im weiteren Verlauf zu Muskelverspannungen, Muskelverkürzungen, Veränderungen am Kapsel-Bandapparat, Einengung der inneren Organe und dauerhaften Kontrakturen kommen.

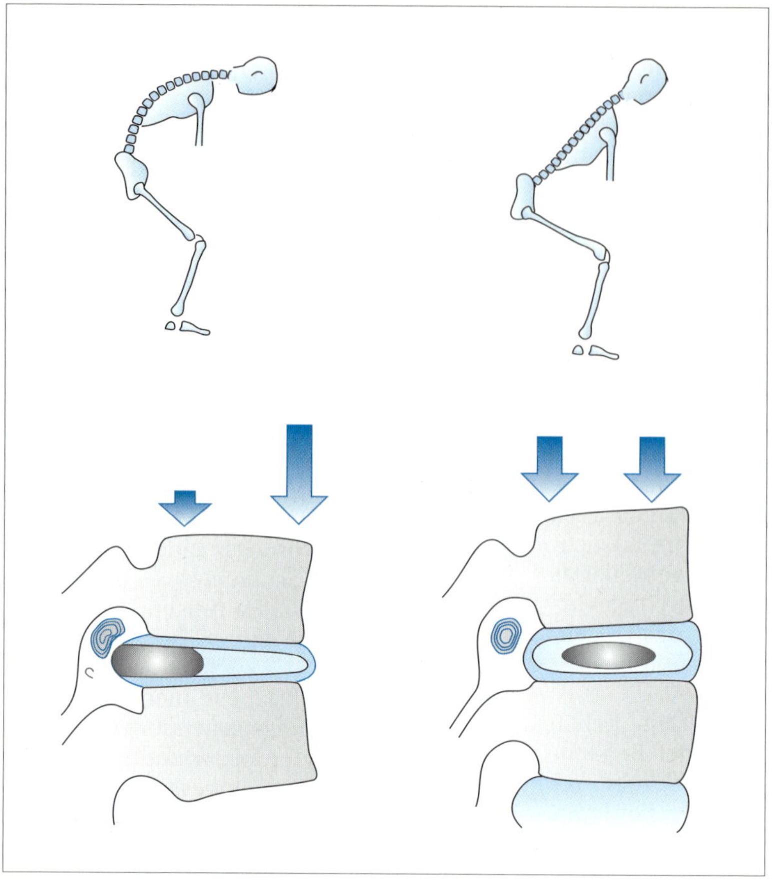

Abb. 3.**35** Verschiebung der Bandscheibe und ihres Kerns bei Rundrückenbelastung (aus: Brügger 1992).

Ziele der Rückenschule

Die Rückenschule basiert unter anderem auf den zehn Grundbausteinen für eine gesunde Körperhaltung nach Alois Brügger (Brügger 1992; Abb. 3.**36**–3.**40**). Rückenschule bedeutet Verhaltensänderungen, die den häuslichen Alltag, die berufliche Situation und den Freizeitbereich betreffen. Alte Gewohnheiten müssen über eine veränderte Bewusstseinslage aufgegeben und bestimmte neue Verhaltensnormen angenommen werden.

Idealerweise beginnt eine konsequente Rückenschule schon in der frühesten Erziehung, im Kindergarten und in der Schule. Denn auch hier handelt es sich im Ursprung um eine präventive Maßnahme, soll sie ihre volle Wirksamkeit entfalten. Sie gehört damit in den großen Komplex der prophylaktischen, gelenkschonenden Maßnahmen (Kap. 3.3.9), die Schädigungen verhindern, vermeiden oder zumindest aufschieben sollen.

> **!** **Gute Haltung macht Figur.** Nicht nur die Körperfettanteile und die Muskelmasse, sondern auch die Haltung – besonders der Wirbelsäule – bestimmen unser Aussehen. **Gute Haltung fördert die Gesundheit.** Bandscheibenprobleme und Schulter-Nacken-verspannungen sind meist auf eine schlechte Haltung zurückzuführen. **Gute Haltung fördert die Stimmung.** Die Haltung beeinflusst unmittelbar die Gemütsverfassung. Der aktive, trainierte Körper „richtet sich auf", der Blick kann in die Weite gehen.

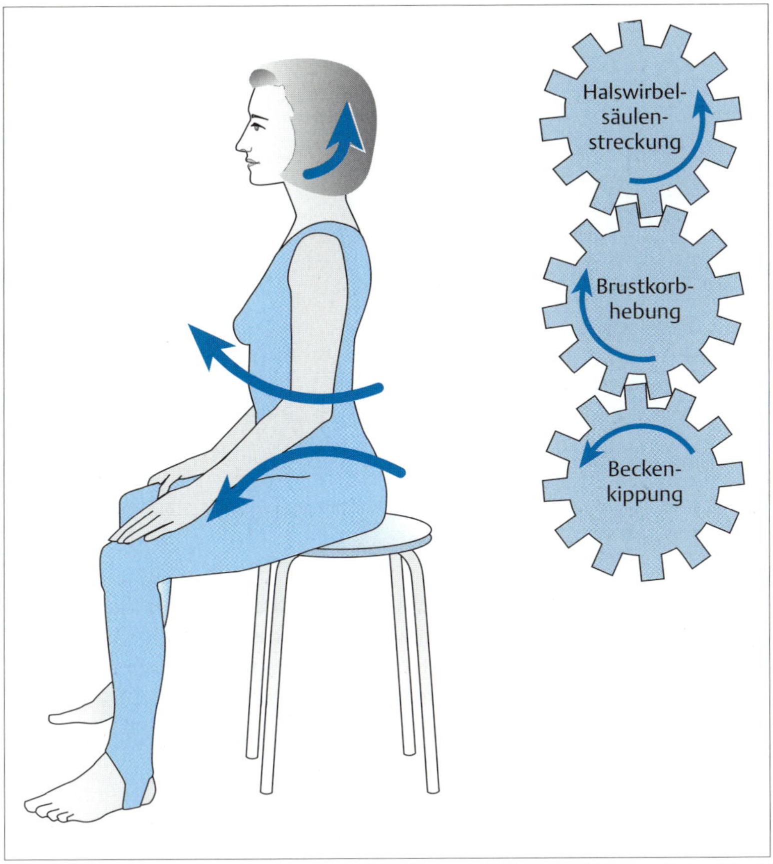

Abb. 3.**36** Zahnradmodell (aus: Brügger 1992).

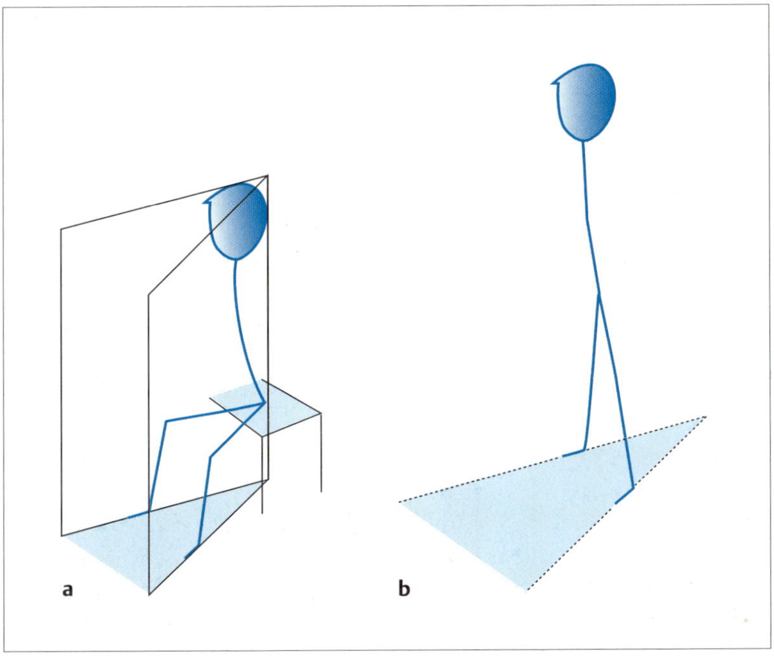

Abb. 3.**37a** u. **b** **a** Beinsektor im Raum beim Sitzen, **b** Beinsektor im Stehen (aus: Brügger 1992).

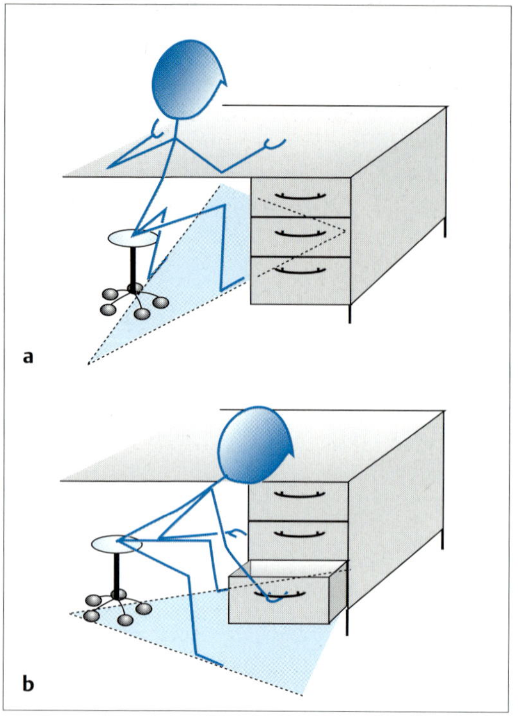

Abb. 3.**38** Beinsektor an verschiedene Arbeitssituationen angepasst (aus: Brügger 1992).

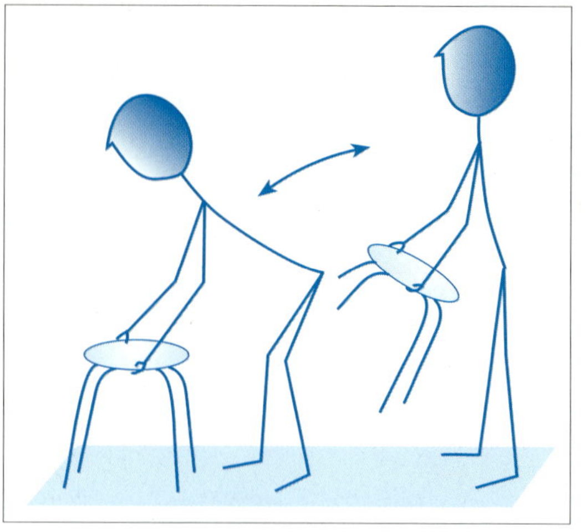

Abb. 3.**40** Hochheben eines Gegenstandes (aus: Brügger 1992).

Die Rückenschule in der Ergotherapie hat zum Ziel, durch theoretische Aufklärung = Vorbeugen durch Wissen und praktische Aufklärung = Vorbeugen durch Handeln Haltung und damit Verhalten zu ändern. Gerade dem Handlungsaspekt kommt dabei große Bedeutung zu, denn erst durch eine verbesserte Handlungskompetenz ist der Mensch in der Lage, sein Verhalten dauerhaft zu ändern.

Inhalte der Rückenschule

Ein wesentlicher Bestandteil der Rückenschule muss die Information über den Aufbau und die Aufgaben der Wirbelsäule/Bandscheiben sowie mögliche Ursachen und Risikofak-

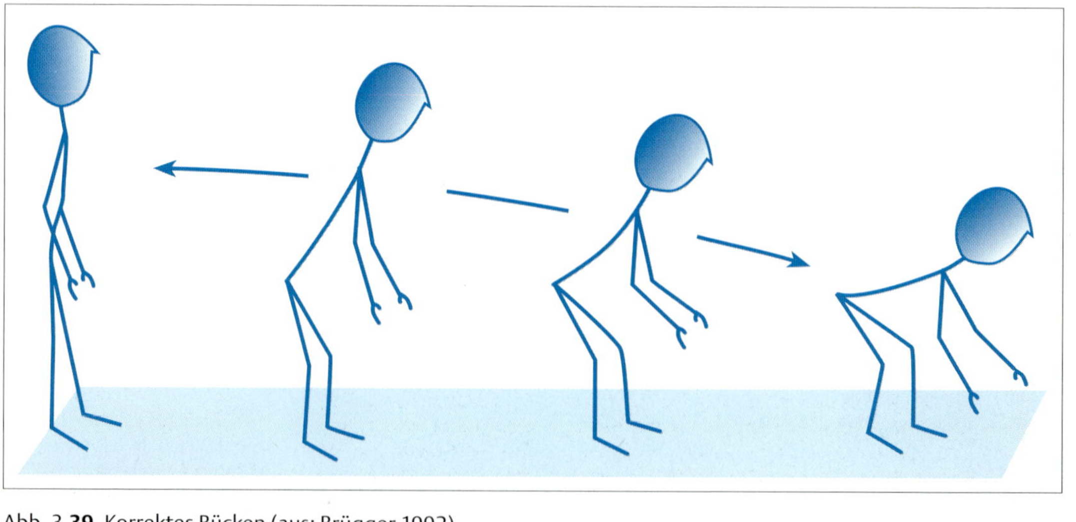

Abb. 3.**39** Korrektes Bücken (aus: Brügger 1992).

toren für Bandscheibenschäden sein. Es sollten Korrelationen zwischen Körperhaltung, Bewegungsverhalten und der Bandscheibenernährung und -belastung hergestellt werden (Abb. 3.**41**). Die Funktion der Muskulatur muss in ihrer Abhängigkeit von Haltung und Bewegungsverhalten erläutert, und es muss auf Dysbalancen, Abschwächungen und Verkürzungen hingewiesen werden.

Ein weiterer Schwerpunkt liegt in der Haltungsanalyse generell und individuell. Weiter gehören Techniken zur Entspannung und Möglichkeiten der Schmerzverarbeitung und Schmerzbewältigung in das Programm. Der Hauptteil umfasst dann die Vermittlung der zehn Regeln der Rückenschule.

Zehn Regeln der Rückenschule

- Du sollst dich bewegen!
- Halte den Rücken gerade!
- Gehe beim Bücken in die Hocke!
- Hebe keine schweren Gegenstände über 15 kg Gewicht!
- Verteile Lasten und halte sie nahe am Körper!
- Halte beim Sitzen den Rücken gerade und stütze den Körper ab!
- Stehe nicht mit ganz geraden Beinen!
- Ziehe beim Liegen die Beine an!
- Treibe regelmäßig Sport, am besten Schwimmen, Radfahren oder Laufen!
- Trainiere täglich die Wirbelsäulenmuskulatur!

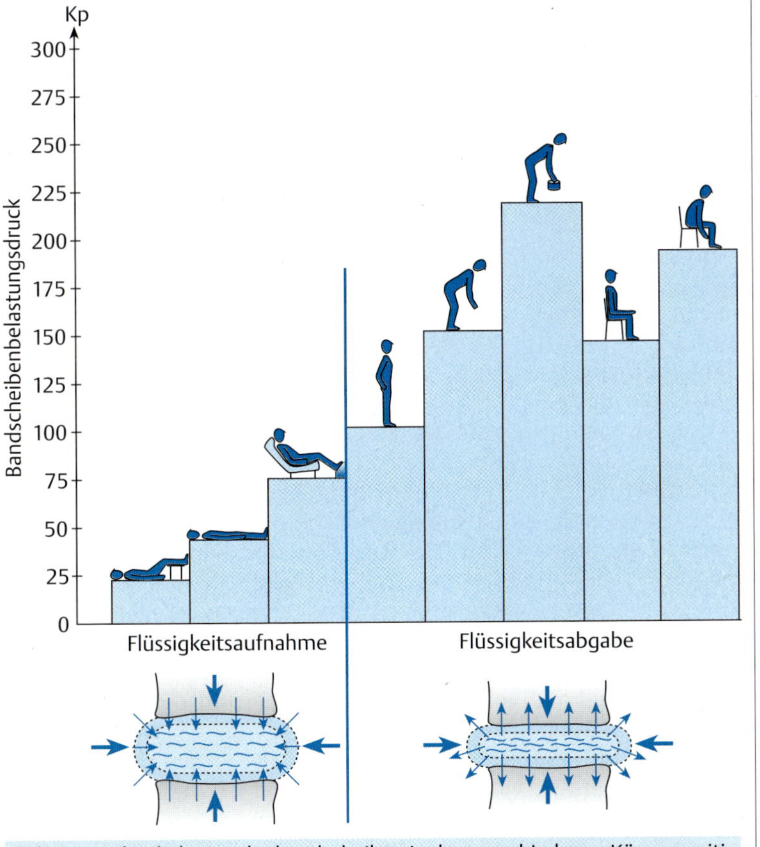

Belastungsdruck der Lendenbandscheiben in den verschiedenen Körperpositionen und Flüssigkeitsverschiebungen an der Bandscheibengrenze. Bei Entlastung (im Liegen) und niedrigem Belastungsdruck saugt sich die Bandscheibe voll, bei hoher Belastung (Stehen, Sitzen, Bücken) wird sie wie ein Schwamm ausgepreßt.

Abb. 3.**41** Belastungsdruck in der Bandscheibe und Position (aus: Brügger 1992).

Diese Regeln müssen erklärt, vorgemacht, individualisiert, von den Teilnehmern geübt und vor allem in einen klaren allgemeinen und individuellen Alltags- und Handlungs-Bezug gestellt werden.

Im Rahmen der Vermittlung der zehn Rückenschulregeln und deren Umsetzung in den Alltag werden notwendige und sinnvolle Hilfsmittel vorgestellt und wichtige Hinweise zu rückengerechten Sitzmöbeln für zu Hause und im Beruf, zu Matratzen und Lattenrosten für einen schmerzfreien, entspannenden Schlaf, korrekte Tisch- und Stuhlhöhen usw. gegeben.

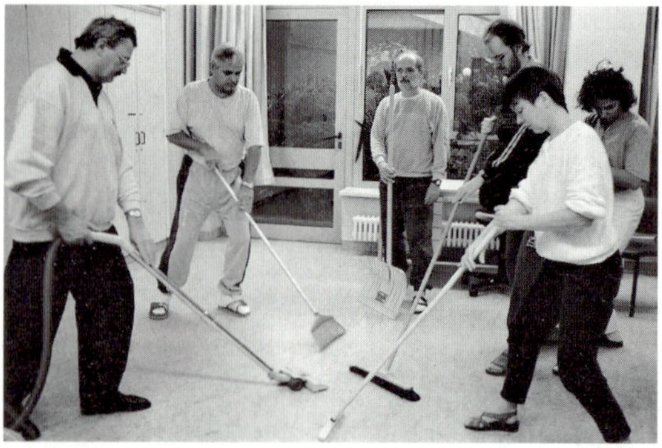

Abb. 3.**42** Rückenschule in der Gruppe. Thema: Fegen und Staubsaugen.

Setting und Methodik

Die Inhalte der Rückenschule lassen sich besonders gut in der Gruppe mit maximal zehn Patienten vermitteln (Abb. 3.**42** u. 3.**43**).

Die Dauer der einzelnen Gruppenstunden kann zwischen 45 und 90 Minuten liegen, je nach Konzept und Curriculum. Zwischen den einzelnen Einheiten sollten immer einige Tage bis zu einer Woche Zeit liegen. Sie dienen der Umsetzung des Gelernten in den eigenen Alltag und der Durchführung regelmäßiger Trainingsaufgaben (Hausaufgaben). Auch bietet diese Zwischenzeit Gelegenheit zur Reflexion, ermöglicht Nachfragen in der nächsten Stunde und verbessert so den Lernerfolg. Insgesamt haben sich ca. sechs Einheiten bewährt. Es erscheint äußerst sinnvoll, in gewissen Abständen Auffrischungskurse anzubieten. Außerdem ist eine regelmäßige, angeleitete Rückengymnastik sinnvoll.

Parallel zur ergotherapeutischen Rückenschule sollten vor allem die stationären Patienten die Rückenschule in der Krankengymnastik/Physiotherapie besuchen. Dort können sie lernen, ihren Körper wahrzunehmen, sich richtig zu bewegen und aufrecht zu halten. Durch entsprechende Übungen kräftigen sie ihre Muskulatur und verbessern ihr Bewegungsausmaß, aufbauend auf den zehn Grundbausteinen einer aufrechten Haltung und unter Berücksichtigung der Regeln gelenkschonender Bewegung und Belastung.

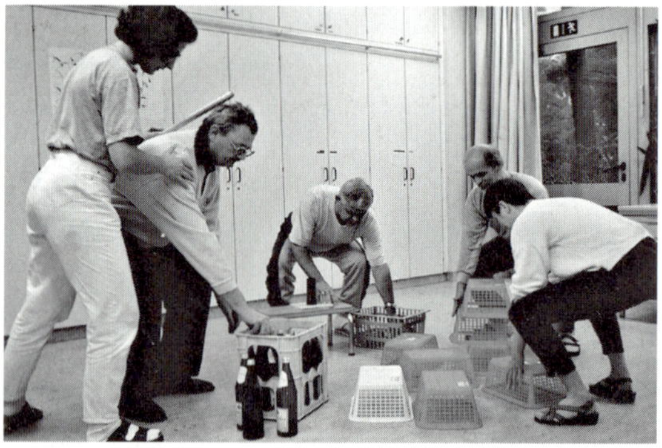

Abb. 3.**43** Rückenschule in der Gruppe. Thema: Bücken und Heben.

Von der ersten Rückenschulstunde an muss vor allem die aktive Mitarbeit der einzelnen Teilnehmer aufgebaut werden. Das geht nur im Dialog zwischen dem Therapeuten/Lehrer und den Patienten/Teilnehmern. Die Methoden des kooperativen Stils in der Schulung – Zuhören, Ausredenlassen, Gegenargumente ernst nehmen, offene Fragen stellen, Verstärkungen wie Lob oder die Zuteilung individueller Trainingsaufgaben für die Zeit zwischen den Schulungseinheiten – sind wesentliche Hilfen zur Stärkung der aktiven Mitarbeit.

Rückenschule kann jedoch auch andere Konsequenzen haben. Trug z.B. der Rückenschmerz bisher zum psychischen Ausgleich und zur familiären Entlastung bei, so gefährdet eine erfolgreiche Rückenschule diese Situation: Der in der Schulung „gefestigte" Rücken soll nun möglichst wieder mehr Lasten tragen. Der Lernprozess kann durch eine solche befürchtete Konsequenz stark beeinflusst werden. In diesen Fällen hat sich der Einbezug von Familienangehörigen oder Lebenspartnern bewährt, unter Umständen empfiehlt es sich aber auch, einen Psychologen hinzuzuziehen.

3.3.13 Training im lebenspraktischen Bereich (ADL)

C. Koesling

(abgekürzt auch ATL = Aktivitäten des täglichen Lebens oder ADL = activities of daily living).

In der Einführung zum Gesetz über den Beruf des Beschäftigungs- und Arbeitstherapeuten von Karsten Dohm und Wolfgang Raps steht über Sinn und Ziel dieses Berufes:

„... soll(en) sie (die Beschäftigungs- und Arbeitstherapie) dazu dienen, die Wiederherstellung und den bestmöglichen Gebrauch aller Funktionen von Körper und Geist zu fördern, mit dem Ziel, kranken und behinderten Menschen zu helfen, ihre beruflichen, sozialen und häuslichen Bedürfnisse zu erfüllen und am Leben in seinem umfassendsten Sinn teilhaben zu können." (Dohm u. Raps 1977)

Selbstständigkeit im Alltag, Beruf und in der Freizeit meint Handlungskompetenz auf allen Ebenen, also vom sensorischen Input über die Informationsverarbeitung, Verknüpfung aller Hirnleistungen bis zur Handlungsplanung und dann der motorischen Antwort (dem Output).

Selbstständigkeit im Sinne von umfassender Kompetenz zu eigenständigem, selbstbestimmtem Handeln, also Leben, ist ein Grundbedürfnis des Menschen. Die Ergotherapie mit ihrem Auftrag, Handlungskompetenz zu erhalten, wiederherzustellen oder zu verbessern, hat damit im Training zur Selbstständigkeit eine ihrer ureigensten und ursprünglichen Aufgaben.

Ziele und Indikationen für das Training zur Selbstständigkeit im motorischfunktionellen Bereich

Die Bewegungsmöglichkeiten, Muskelkraft, Ausdauer und Belastungsfähigkeit des Körpers spielen in der Ausführung eine zentrale Rolle. In den verschiedenen motorisch-funktionellen Behandlungsverfahren, wie z.B. Gelenkmobilisation, Krafttraining, Sensibilitätstraining und Koordinationstraining, werden diese Qualitäten einzeln, mit verschiedenen Methoden und Medien wie Spielen oder Handwerk geübt. Aber immer steht das übergeordnete Ziel der Selbstständigkeit im Alltag dahinter. Je nach Krankheitsbild, Verletzungsart und deren Schweregrad und Ausprägung bedarf es deshalb oft noch eines eigenständigen Trainings der Alltagsfunktionen.

Beim Training im lebenspraktischen Bereich ist das Ziel, die vorhandenen Fähigkeiten und Fertigkeiten des behinderten, kranken Menschen auszunutzen und mit möglichst geringer bzw. gar keiner Hilfe durch andere Personen und/oder Hilfsmittel bei den Alltagsverrichtungen einzusetzen. So ist z.B. nicht mehr ein korrekter Bewegungsablauf vorrangige Intention des Trainings, sondern die selbstständige Ausführung bestimmter Tätigkeiten unter Nutzung aller Ressourcen. Damit rücken Überlegungen über den optimalen, d.h. erfolgreichen Einsatz vorhandener Bewegungsmöglichkeiten in den Vordergrund.

Grundsätzlich ist ein Training zur Selbstständigkeit immer indiziert, wenn ein Mensch aus Krankheits- und/oder Behinderungsgründen fremde Hilfe in Anspruch nehmen muss. Bei dauerhaften, klar umrissenen Behinderungen, wie z.B. einer Arm- oder Beinamputation, Querschnittlähmung oder vollständiger Armplexuslähmung ist die Indikation eindeutig, und die Trainingsfelder sind nach individuellem Befund klar festzulegen. Auch chronisch progrediente Erkrankungen wie z.B. die entzündliche Polyarthritis, oder degenerative wie ein Bandscheibenprolaps führen oft zu motorischen Störungen mit einem derartigen Ausmaß, dass die alltägliche Selbstständigkeit bis hin zur Berufsausübung beeinträchtigt und deshalb ein ADL-Training angezeigt ist.

Anders verhält es sich bei den meisten Handverletzungen oder Armfrakturen, die zwar zunächst behindern, mit dem Grad der primären Heilung und der Verbesserung der Beweglichkeit, Kraft, Ausdauer etc. kehrt jedoch die ursprüngliche Selbstständigkeit zurück. Trotzdem kann ein kurzes Training, bezogen auf die momentane Situation, dem Patienten dazu verhelfen, ein größtmögliches Maß an Selbstständigkeit auch im Krankenhausalltag, gegenüber den Pflegepersonen oder den Angehörigen zu Hause zu behalten. Dies stärkt daneben auch die Motivation und unterstützt den Heilungsprozess.

Voraussetzungen zur Selbstständigkeit

Für den gesunden Menschen ist die Selbstständigkeit im Alltag, d.h. von der Reizaufnahme über Verknüpfungsleistungen, Handlungsplanung, Handlungsausführung bis hin zu eigenen Entscheidungsmöglichkeiten, selbstverständlich und normal, wenn sie auch unterschiedlich genutzt wird. Sie erstreckt sich auf die gesamte Lebensbewältigung .

Dies ist für den behinderten Menschen nicht der Fall. Die ersten und wichtigsten Voraussetzungen sind Einsicht, Motivation und Bereitschaft, sich mit der veränderten Situation auseinander zu setzen. Das bedeutet unter anderem auch, die Behinderung und die damit verbundenen Einschränkungen zu akzeptieren.

Darüber hinaus lassen sich drei Funktionsbereiche als Fundamente festlegen:

1. Psychische Voraussetzungen

- angemessene Selbstwahrnehmung und Wahrnehmung der Umgebung;
- sich auf Mitmenschen, die Umgebung und neue Situationen einstellen können;
- angemessene Verarbeitung belastender Situationen;
- Selbstvertrauen;
- Belastbarkeit und Ausdauer.

2. Kognitive Voraussetzungen

- Kommunikationsfähigkeit;
- Aufmerksamkeit, Konzentration und Merkfähigkeit;
- Wahrnehmung und deren Verarbeitung;
- Orientierungsfähigkeit;
- Anpassungsfähigkeit;
- Belastbarkeit und Ausdauer.

3. Körperliche Voraussetzungen

- Gleichgewicht;
- Beweglichkeit, Koordination und Stabilität;
- Sensibilität und Sensomotorik;
- Belastbarkeit, Ausdauer und Kraft.

Zur Auseinandersetzung mit einer Behinderung und zur Überwindung möglicher Folgeerscheinungen wie Unselbstständigkeit sind alle Fähigkeiten des Menschen angesprochen. Ergotherapeuten mobilisieren dabei zunächst die vorhandenen Ressourcen, um die Eigenaktivität des Betroffenen zu unterstützen.

Trainingsbereiche, Methoden und Setting

Wie bei allen Behandlungsverfahren muss auch dem lebenspraktischen Training ein individueller Befund vorausgehen. Dieser muss folgende Kriterien berücksichtigen:

- motorisch-funktioneller Befund;
- Ausmaß der Schädigung und Behinderung;
- Krankheits- bzw. Heilungsprognose;
- persönliche häusliche, soziale und berufliche Situation;
- eigene Wünsche und Ziele;
- Situation und Vorstellungen der Angehörigen, sofern sie in das weitere Leben des Patienten direkt mit einbezogen sein werden;

In der Befunderhebung sind verschiedene Kategorien zu erfassen. Die Aktivitäten sind z.B.:

- selbstständig möglich;
- mit geringer Hilfe durch eine Person oder ein Hilfsmittel möglich;
- mit großer Hilfe durch eine oder mehrere Personen und/oder Hilfsmittel möglich;
- nicht selbstständig möglich.

Daneben gilt es, Fragen nach bisherigen Hilfeleistungen oder vorhandenen Hilfsmitteln zu klären.

Erst dann lässt sich das Training im Hinblick auf die einzelnen notwendigen Bereiche, zeitlich (Beginn) und in seiner Reihenfolge planen.

Selbstständigkeit soll in folgenden Bereichen erhalten oder erreicht werden:

- Toilettengang;
- Körperpflege;
- An- und Auskleiden;
- Essen, Trinken und Zubereitung der Speisen;
- Haushaltsführung, Wohnungsreinigung;
- Einkaufen und andere Tätigkeiten in der Öffentlichkeit;
- Freizeitgestaltung;
- Pflege sozialer Kontakte und Kommunikation mit anderen Menschen;
- allgemeine Mobilität, Lagewechsel und Tranfers;
- Fortbewegung und Benutzung des eigenen Autos und/oder öffentlicher Verkehrsmittel;
- Berufliche Tätigkeit.

Das Training beinhaltet die Ausführung der beschriebenen Tätigkeiten unter den veränderten Bedingungen. Es nutzt vorhandene und kompensiert verloren gegangene Fähigkeiten. Alltägliche Reihenfolgen und Abläufe werden z.B. verändert, Kniffe und Tricks genutzt, Hilfsmittel erprobt, angepasst und ihre Benutzung geübt. ADL-Training soll regelmäßig, d.h. täglich stattfinden, bis der Patient sein Maß an Selbstständigkeit, bezogen auf seine Behinderung, die Prognose und seine persönlichen Ziele erreicht hat. Es muss auch immer wieder der aktuellen Situation angepasst werden, d.h., es kann nicht statisch nach festen Regeln oder Bedingungen ablaufen.

Da der Therapeut auch nur bedingt die Tätigkeiten vormachen kann, weil sich Behinderung und Funktionseinschränkung nur schwer simulieren lassen, müssen die Aktivitäten vom Patienten eigenständig durchgeführt werden. Vor allem bei der persönlichen Hygiene und beim An- und Ausziehen ist im Einzeltraining der Intimbereich zu schützen. Aber auch zu Beginn des Trainings und bei sehr schweren Behinderungen mit großen Einbußen in der Selbstständigkeit ist die uneingeschränkte Aufmerksamkeit eines Therapeuten für den Patienten erforderlich. Auch wenn es einige Grundregeln gibt, z.B. für einarmiges Waschen, Anziehen oder Essen, müssen doch immer die individuellen Situation und entsprechende Lösungsansätze im Vordergrund stehen.

Schon in der Klinik können gezielte Aktivitäten eine Umsetzung in den Alltag und die Realität befördern, z.B. durch Ausflüge zum Einkaufen, ins Kino, in ein Restaurant oder auch erstmal nur zu Besuch nach Hause.

Zum ADL-Training gehört unabdingbar die Einbeziehung der Angehörigen, vor allem, wenn sie mit dem Patienten in einer gemeinsamen Wohnung leben. Sie müssen nicht nur über den Krankheitsverlauf und die Prognose informiert sein, sondern sollten auch immer wieder am Training beteiligt werden. Dabei lernen sie mit dem Patienten gemeinsam, den Anforderungen des Alltags zu begegnen, neu gelernte Funktionen umzusetzen und die nötigen Hilfsmittel zu nutzen. Sie müssen vom Therapeuten unterwiesen werden, notwendige und sinnvolle Hilfestellungen zu geben, ansonsten aber dem Patienten den nötigen Freiraum für seine Eigenleistungen zu lassen. Sie sollen den Sinn des Trainings als solches und für den Patienten speziell verstehen lernen.

Versorgung mit Hilfsmitteln

Hilfsmittel werden eingesetzt, um im Rahmen von Alltagsaktivitäten deren selbstständige Durchführung zu ermöglichen. Sie dienen dazu, verloren gegangene Funktionen zu ersetzen bzw. eine eingeschränkte zu unterstützen.Für die Versorgung mit Hilfsmitteln gilt grundsätzlich, dass der Patient zwar so viele wie unbedingt nötig, aber auch so wenige wie möglich erhalten soll.

Mögliche Nachteile von Hilfsmitteln

- Komplikationen bei der Anwendung;
- Sie können einzelne Fähigkeiten auch behindern;
- Aufwändige Reinigung;
- Großer Aufwand beim Transport;
- Erhöhte Unselbstständigkeit bei Defekten oder an anderem Ort erfordert fremde Hilfe.

Da viele Hilfsmittel relativ teuer sind und häufig nicht durch den Versicherungsträger finanziert werden, lohnt es sich immer wieder, „normale" Gegenstände des täglichen Gebrauchs daraufhin zu überprüfen, ob sie als Hilfsmittel dienen können. So kann z.B. eine Lackrolle mit einem mittellangen Stiel als Wasch- und Eincremehilfe benutzt werden; sie ist in jedem Heimwerkermarkt zu einem geringen Preis erhältlich. Eine Grill- oder Gebäckzange lässt sich, am Stiel abgeknickt (Abb. 3.**44**), zur Reinigung auf der Toilette verwenden. Sie ist preiswert, einfach in der Handhabung, gut und einfach zu reinigen, hygienisch einwandfrei und leicht transportabel.

Wohnraumanpassung

Selbstständigkeit im Alltag beinhaltet im Regelfall, in der eigenen, abgeschlossenen Wohnung selbstständig leben zu können. Daher sollte das ADL-Training als letzte Maßnahme die Überprüfung des vorhandenen Wohnraums umfassen. Dabei ist das Ziel, den Patienten und seine Angehörigen im Hinblick auf Änderungen in der Wohnung oder aber der Notwendigkeit einer neuen, behindertengerechten Wohnung zu beraten und die entsprechenden Maßnahmen dazu frühzeitig einzuleiten. Unter Umständen bedeutet das auch eine Anpassung des bisherigen Trainings an die Gegebenheiten zu Hause. Nicht zuletzt muss beim Patienten und auch seiner Familie Einsicht in solche, manchmal einschneidende Maßnahmen gewonnen werden, betreffen sie doch immer einen sehr persönlich geprägten und intimen Bereich.

Der Hausbesuch sollte ungefähr im letzten Drittel der klinischen Maßnahmen stattfinden, auf jeden Fall rechtzeitig genug, um notwendige Änderungen noch vor der Entlassung durchführen zu können, andererseits aber auch so spät wie möglich, um schon eine klare Prognosenstellung für den weiteren Verlauf zu ermöglichen. Für die Angehörigen muss ausreichend Zeit bleiben, sich auf die möglichen Lebensänderungen mit ihrem behinderten Familienmitglied einzustellen.

Eine Kriterienliste, aufgeführt in einem Protokoll des Hausbesuchs oder als Fragenkatalog an den Patienten und/oder seine Familie gerichtet, muss die nachfolgenden Bereiche umfassen. Dabei richten sich die einzelnen Fragestellungen natürlich nach Art und Schweregrad der Behinderung, zu erwartender Selbstständigkeit und Möglichkeiten der Mitbewohner:

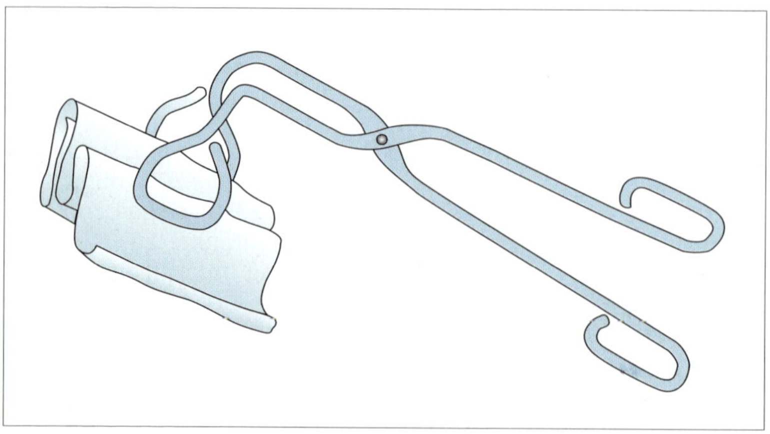

Abb. 3.**44** Hilfsmittel zur Reinigung auf der Toilette.

- Überprüfung des Eingangs-/Zugangsbereichs zum Haus oder zur Wohnung hinsichtlich Treppen, Handläufen, Schwellen, Erreichbarkeit/Benutzbarkeit von Klingel, Schließanlage, Briefkasten, Fahrstuhl, etc.
- Begutachtung von Türbreiten, Schwellen und Schwenkbereich der Türen nach innen oder außen.
- Der Bodenbelag in einer Wohnung ist entscheidend für Rollstuhlfahrer, aber auch für Patienten mit einer Gehhilfe. Teppichkanten oder stoppende Bodenbeläge können die Fortbewegung behindern bzw. gefährden.
- Die Räumlichkeiten der Wohnung sollten genügend Rangierraum für einen Rollstuhl bzw. Rollator bieten.
- Beachtung der Erreichbarkeit aller Alltagsgegenstände in den Schränken.
- Angemessene Höhen von Sesseln, Stühlen, Bett und Toilette
- Besondere Aufmerksamkeit ist dem Bad und gegebenenfalls auch der Küche zuzuwenden.
- Notruf- und Kommunikationssysteme müssen nicht nur vorhanden, sondern vor allem schnell und sicher erreichbar sein: Telefon, Schreibmaschine/Computer, Steuergeräte für die Bedienung von Fernseher, Computer, Haustelefon/Gegensprechanlage und Türöffner, etc.

Bei der Anpassung des Wohnraums handelt es sich immer um dauerhafte Veränderungen, die nicht nur den Behinderten, sondern auch die Angehörigen betreffen. Alle Bewohner der entsprechenden Wohnung wollen und sollen sich darin bewegen und wohl fühlen. Die Wohnung ist ein Teil ihres Lebensgefühls. Bei allen Veränderungen ist daher das Notwendige mit dem Sinnvollen, Machbaren und für alle Akzeptablen zu kombinieren. Die Steuerung und Koordination gehören zu den Aufgaben des Ergotherapeuten.

Berufliche Neuorientierung

Je nach Ausmaß der Behinderung einerseits und der beruflichen Tätigkeit/dem gelernten Beruf und dem Alter andererseits ist schon frühzeitig eine berufliche Neuorientierung ins Auge zu fassen.

Der Patient muss gedanklich/emotional darauf vorbereitet und es müssen Überlegungen zu möglichen anderen, veränderten Tätigkeiten und Berufen angestellt werden. Dabei ist eine realistische Einschätzung sowohl der Möglichkeiten des Patienten als auch der allgemeinen Arbeitsmarktlage unabdingbar.

In der Phase der akutmedizinischen Heilung und der medizinischen Rehabilitation stehen die Schulung der allgemeinen Fertigkeiten und Fähigkeiten, also z.B. manuelle Geschicklichkeit, allgemeine Beweglichkeit, Belastbarkeit und Ausdauer, Konzentration und geistige Leistungsfähigkeiten eher im Vordergrund. Sie müssen noch nicht berufsspezifisch sein, sollten aber schon Grundarbeitsfähigkeiten enthalten. Dazu können z.B. der Umgang mit dem Computer oder Tätigkeiten aus dem Bürobereich gehören, wenn der Patient seinen bisherigen handwerklichen Beruf nicht mehr ausüben kann und eventuell eine entsprechende Bürotätigkeit anvisiert werden soll.

Das spezielle Berufstraining einschließlich der entsprechenden Schulung mit den dazu notwendigen Hilfsmitteln erfolgt erst im Anschluss. Dem geht meist eine Phase der Berufsfindung, gepaart mit einer umfassenden beruflichen Beratung und Klärung von Umschulungsmöglichkeiten und Finanzierung voraus. Dafür gibt es spezielle Maßnahmen in Berufs- und Umschulungseinrichtungen für Behinderte.

3.3.14 Belastungstraining

H. Pott

Das Belastungstraining bezieht sich auf die Rehabilitation im beruflichen Bereich (bezahlte/unbezahlte Arbeit). Es hat den Zweck, dem Patienten durch berufliche Evaluation und berufsspezifisches oder berufsähnliches Training die größtmögliche Unabhängigkeit im Berufsleben oder dem freien Arbeitsmarkt zu ermöglichen.

Die berufliche Evaluation umfasst:

- Beruf oder zuletzt ausgeführte Tätigkeit,
- Arbeitsplatzbeschreibung,

- Anforderungsanalyse der beruflichen Tätigkeit (physisch, psychisch, kognitiv, sozioemotional, psychosozial),
- Status quo des Patienten (physisch, psychisch, kognitiv, sozial),
- Abschätzung der Wiedereingliederungschancen sowie Abklärung der Dauerbelastbarkeit am zukünftigen Arbeitsplatz
- Ziele des Patienten.

Einzelschritte des Belastungstrainings

1. Herstellung optimaler physikalischer Kondition;
2. Wiederherstellung/Steigerung des Selbstvertrauens in die eigenen Fähigkeiten (physisch, psychisch, sozial);
3. Problemidentifikation und -lösungsansätze; hier gegebenenfalls Einsatz von technischen Hilfen bzw. Arbeitsplatzumsetzung, Umschulung in Zusammenarbeit mit Arzt, Berufshelfer, Sozialarbeiter, Kostenträger;
4. Erhalt bzw. Wiederherstellung eines angemessenen Arbeitsverhaltens
5. Schaffung optimaler kognitiver und psychosozialer Konditionen

Ziele der Ergotherapie

- Verbesserung der Arbeitsbelastbarkeit;
- Stabilisierung der Leistungsfähigkeit;
- Erhalt bzw. Aufbau von Grundarbeitsfähigkeiten, wie z.B. Pünktlichkeit, Ordnung, Arbeitstempo, Arbeitsanpassung, Arbeitsqualität.

Das Belastungstraining als Maßnahme der Rehabilitation erfordert eine gemeinschaftliche, koordinierte Behandlungsplanung seitens des gesamten Rehabilitationsteams intern (Rehateam) und extern (Fachkräfte außerhalb der momentanen Rehastation, wie z.B. die des Berufsförderungswerks, -bildungswerks, der Werkstätten für Behinderte, der Berufsgenossenschaft und des Arbeitsamts).

Das ergotherapeutische berufsspezifische Belastungstraining erfordert bestimmte räumliche Bedingungen und Materialien, von denen hier nur die folgenden aufgezählt werden sollen:

- Adäquate räumliche Größe und Materialien für handwerkliche Berufssimulationen, wie z.B. Heben und Tragen verschieden schwerer Lasten; Arbeiten auf Gerüsten/Leitern und in Zwangshaltung, wie hockend, kriechend, kniend, überkopf, Gehen/Stehen auf unterschiedlichen Bodenbelägen und -ebenen;
- Übungsküche und andere, für den Haushaltsbereich übliche Dinge;
- Schreib- und Computerarbeitsplatz
- Worksimulator.

3.4 Behandlungsmittel

C. Koesling

Der Einsatz von Behandlungsmitteln wie Spiele, Alltagsaktivitäten und Handwerk ist zentrales Element der Ergotherapie. Ihre Erfolgserlebnisse begünstigen grundlegend die Motivation und Eigeninitiative für den Erwerb der Selbstständigkeit.

Behandlungsmittel lassen sich nicht nur auf die reinen Therapiematerialien reduzieren; auch das therapeutische Umfeld muss patienten- und rehabilitationsorientiert gestaltet werden. Ziel sollte es langfristig sein, dass Ergotherapeuten sich schon in der Planungs- und Bauphase eines neuen Krankenhauses bei der Entwicklung von Grundstrukturen und der Gestaltung der Ergotherapieabteilung beteiligen können. Daher soll hier zunächst mit der Gestaltung des räumlichen Umfeldes begonnen werden.

Es gilt, in der Planungsphase Überlegungen anzustellen, um für den Ort und die Größe der Abteilung praktische und patientenfreundliche Lösungsmodelle zu entwickeln. Auch die Nachbarschaft zu den Abteilungen anderer Therapieberufe sind dabei zu berücksichtigen. Bei der Konzeptentwicklung müssen das Gesamtkonzept des Hauses, seine allgemeinen Therapiemethoden, die Art und Anzahl der Patienten sowie ihre Verweildauer mit berücksichtigt werden.

3.4.1 Räumliche Anforderungen

Gemeinsam mit den Architekten werden Fragen bezüglich der DIN-Vorschriften, also Raumhöhen, Mindestgrößen, Fensteranzahl und -größen, Türbreiten und -höhen etc. erörtert und umgesetzt.

Bei den konzeptuellen Fragen nach der sinnvollen Anzahl von Therapieräumen und deren Nutzung sollten folgende Aspekte Beachtung finden:

- Welche Zuteilung zu einzelnen Behandlungsverfahren?
- Welche Nutzung, z.B. für Gruppen- oder Einzeltherapien?
- Welche Bindung an bestimmte Werkverfahren?
- Welche häufigsten Krankheitsbilder werden die Abteilung frequentieren?
- Welche Anzahl an Büro-, Sozial-, Lager- und Warteräumen ist sinnvoll?
- Welche Behandlungsmittel, Maschinen, Hilfsmittel, Rollstühle etc. müssen berücksichtigt werden?

Daneben sind folgende allgemeine Hinweise zu den Raumanforderungen und der Raumgestaltung wesentlich:

- Sinnvolle Aufteilung in mehrere Behandlungsräume;
- Planung der Raumgrößen in Bezug auf Einzel- und Gruppentherapieplätze sowie zu erwartender Gesamtzahl der Patienten;
- Alle Räume der Abteilung sollten rollstuhl- und bettengerecht sein (Türbreiten, Wende- und Rangiermöglichkeiten);
- Einplanung getrennter Räume für bestimmte handwerkliche Verfahren und andere therapeutische Maßnahmen, wie z.B. Handtherapie, Schienenbau, ADL-Training, Maschinenbenutzung;
- Einplanung gesonderter Räume für Büroarbeiten, Pausenzeiten, Foto- und Videodokumentation, Materiallagerung, etc.;
- Anpassung der Türöffnungsmechanismen an die Möglichkeiten der zu erwartenden Patienten; d.h. leichtgängige bzw. Schiebetüren, elektrische Türöffnung bei schwer behinderten Patienten, große Türklinken;
- Leicht zu öffnende Fenster als Lichtquellen, Fensterbretter in Sitzhöhe;
- Genügend Steckdosen und Wasseranschlüsse, Stromschienen an der Decke;
- Ausreichend freie Wandflächen für Regale, Schränke, Tische/Arbeitsplätze;
- Sichtfenster zwischen den einzelnen Behandlungsräumen.

3.4.2 Einrichtung der Räume

Auch die Einrichtung der Räume muss sich nach der Anzahl und Art der zu behandelnden Patienten und den zur Anwendung kommenden Behandlungsverfahren richten. Neben der Funktionalität der Räumlichkeiten sollte unterstützend auch eine freundliche Atmosphäre auf die Behandlungsmotivation einwirken.

Jeder Raum erhält entsprechend seiner ihm zugedachten Funktion eine Grundausstattung. Diese besteht z.B. aus Tischen und Werkbänken, Stühlen und anderen Sitzgelegenheiten, Sitzhilfen und Aufstehhilfen, Schränken, Regalen und anderen Aufbewahrungsmöglichkeiten für Material und Arbeits- bzw. Therapiegeräte. Bei der Auswahl des Mobiliars sind die Möglichkeit zum Unterfahren, Höhen- bzw. Schrägverstellen und Rollen einzubeziehen. Die Art der Patienten und Krankheitsbilder, übliche Therapieziele und angewandte Behandlungsverfahren und die Zahl der Parallelbehandlungen bzw. Kollegenzahl müssen ebenfalls berücksichtigt werden.

Alle Räume benötigen natürlich immer ein entsprechend auf ihre Funktion ausgerichtetes, spezielles Mobiliar. Bei der Auswahl sind die bereits beschriebenen Kriterien anzuwenden.

Es erscheint empfehlenswert, zu Beginn nur eine Grundausstattung anzuschaffen, die alle grundlegenden therapeutischen Verfahren ermöglicht. Alle weiteren Entscheidungen im Hinblick auf weiteres Mobiliar, Therapiegeräte und Behandlungsmittel sollten erst in den folgenden Monaten getroffen werden, da Planung und späterer Praxisalltag sehr oft voneinander abweichen. Die Folge kann sein, dass unnötige Mittel für Einrichtungsgegenstände ausgegeben werden, die später kaum ihre Nutzung finden.

Wichtig ist auch die Reflexion der eigenen Vorlieben und Wünsche an Therapieformen gegenüber den sachlichen Erfordernissen in der Klinik.

3.4.3 Übungsgeräte und Übungsmittel

Übung bedeutet häufige Wiederholung bestimmter Bewegungen mit möglichst hoher Intensität bzw. großem Bewegungsausschlag in dichter Frequenz über einen bestimmten, in der Ergotherapie meist 30 Minuten dauernden Zeitraum. Sie verbessert die Koordination und ihre Wirkung zeigt sich in der Automatisierung des Bewegungsablaufs und der Verringerung des Innervationsaufwands, also einer Steigerung der Ausdauer.

Der Mensch handelt, d.h. er bewegt sich objekt- bzw. zielorientiert in funktionellen Bewegungsmustern. Die meisten Bewegungsmuster verlangen Bewegungen in mehreren Gelenken und eine koordinierte Abstimmung aller Muskeltätigkeiten (Massenbewegungen). Bewegungen, die auf ein einziges oder nur wenige Gelenke beschränkt sind, wurden aus diesen Bewegungsmustern durch bewussten Lernvorgang entwickelt oder „destilliert". Da meistens nur einige oder ein einzelner Anteil eines Bewegungsmusters gestört ist – z.B. eine Sehne durch Verletzung oder ein Gelenk durch die Fraktur eines der beiden Gelenkpartner –, soll der Patient einerseits isolierte, aus dem ganzen Bewegungsmuster heraus destillierte Bewegungen in der Therapie durchführen, andererseits das ganze durch die Schädigung gestörte Bewegungsmuster einsetzen, um den Alltagsanforderungen gerecht zu werden. Der Mensch handelt mit Gegenständen und Materialien. Also nicht die funktionellen Bewegungsmuster allein sind Ansatzpunkt ergotherapeutischer Bemühungen, sondern Bewegung, um mit den Gegenständen des Alltags umzugehen, sie benutzen – händeln – also handeln zu können.

Daraus ergibt sich die Notwendigkeit, fast alle Gegenstände, die in der Therapie zum Ziel der Funktionsverbesserung eingesetzt werden sollen, den diagnose- und befundspezifischen Erfordernissen und der ergotherapeutischen Zielsetzung anzupassen.

Wir unterscheiden danach in *funktionelle Übungsgeräte, funktionelle Spiele, handwerkliche Techniken, berufsbezogene Mittel, Gegenstände des Alltags* und *Mittel zur Freizeitgestaltung.*

1. Funktionelle Übungsgeräte

Der OB-Helparm (Abb. 3.**45**) dient dazu, mithilfe von Schlingen und Gewichten das Armgewicht teilweise oder ganz aufzuheben und

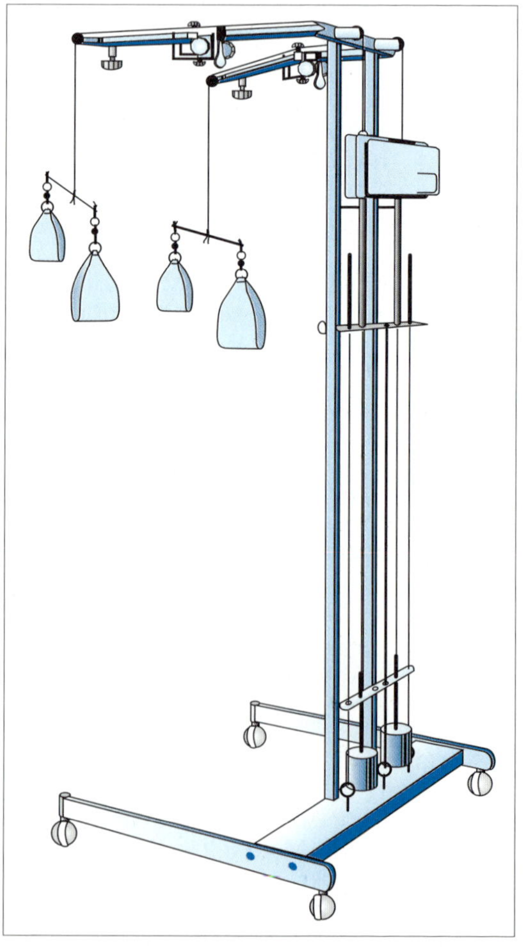

Abb. 3.**45** OB-Helparm.

damit hubfreie Bewegungen ohne die Wirkung der Schwerkraft zu ermöglichen. Er erleichtert außerdem die Armhebung, um dann gegen den Zug der Gewichte den Arm senken zu können. Mittels Federwaagen wird das Armgewicht ermittelt. Die Menge der Gewichte wird je nach Zielsetzung ausgewählt.

Er ist allerdings kein eigenständiges Übungsgerät, sondern eher ein Hilfsgerät. Er wird zur Durchführung eines Bewegungsablaufs, z.B. bei handwerklichen Arbeiten, funktionellen Spielen oder anderen Übungsmitteln bei Patienten mit folgenden Krankheitsbildern eingesetzt: (s.Kap. 7, S.)

- Plexusparese;
- große Muskelfunktionsschwäche (Muskelfunktionswerte = oder < Grad 3);
- ausgeprägte Bewegungsschmerzen im Schulter-Nackenbereich;
- Impingement-Syndrome zur Kräftigung der Rotatorenmanschette (Muskelfunktion gegen die Gewichte);
- Querschnittlähmungen im Halsmarkbereich zur Übung und Anwendung erster Alltagsfunktionen, wie z.B. Essen, aber meist nur im Frühstadium, nicht als dauerhaftes Hilfsmittel einsetzbar.

Der Kufenwebstuhl (Abb. 3.**46**), *die Fahrradsäge* oder *andere funktionelle Webgeräte* sind Geräte, die Handlungsabläufe (bei handwerklicher Tätigkeit) und Übungsfunktionen in sich vereinen. Sowohl der Kufenwebstuhl als auch die Fahrradsäge dienen dem Bewegungs- und Funktionstraining der Beine. Sie erfordern immer komplexe und koordinierte Bewegungsabläufe, d.h. ganze Bewegungsmuster, Teilbelastung von Extremitätenabschnitten (mindestens 20 kg Teilbelastung), Muskelfunktionswerte von mindestens Grad 3 und eine geringe bis mittlere Muskelkraft von mindestens 5 kg.

Der Kufenwebstuhl besteht aus einem höhenverstellbaren, in verschiedenen Breiten montierbaren Webrahmen. Der Patient sitzt auf einem höhenverstellbaren und festzustellenden Arbeitsstuhl. Die Beine bewegen sich auf Rollschuhen in parallel verlaufenden Kufen

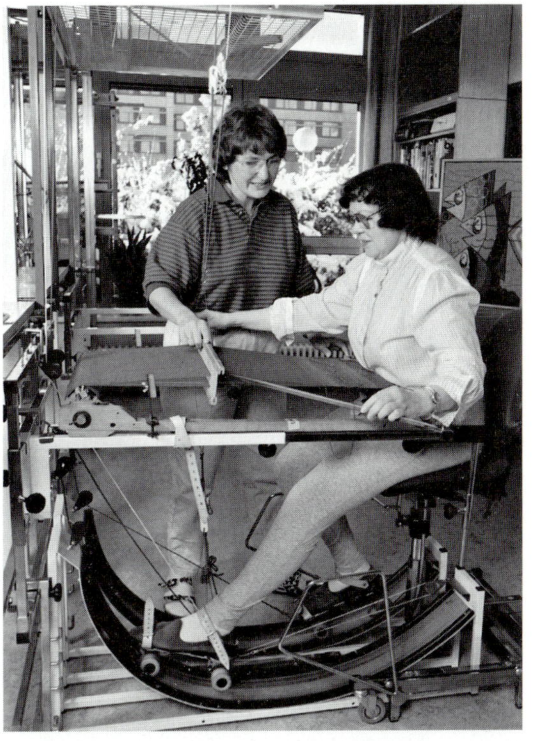

Abb. 3.**46** Weben am Kufenwebstuhl.

wie auf einer Kreisbahn mit seitlicher Führung. Die Rollschuhe sind über Züge mit dem Webkamm verbunden. Durch alternierende oder simultane Bewegungen eines oder beider Beine (Knieflexion und -extension) bewegt sich der Webkamm mittels der Züge ins Ober- oder Unterfach und wird dort gehalten, sodass die Garnnadel durch das entstandene Fach geführt werden kann.

Der Kufenwebstuhl findet Anwendung bei Patienten mit Kniegelenksarthrosen, Endoprothesen und Kniegelenksinstabilitäten. Das Bewegungsausmaß im Kniegelenk kann bei der Arbeit am Kufenwebstuhl von 0 bis 130 Grad reichen.

2. Funktionelle Spiele

Die Abbildungen 3.**47**–3.**50** zeigen handelsübliche Spiele, die für den therapeutischen Zweck in Form, Größe und Gestalt abgewandelt, d.h. bestimmten Funktionen angepasst wurden.

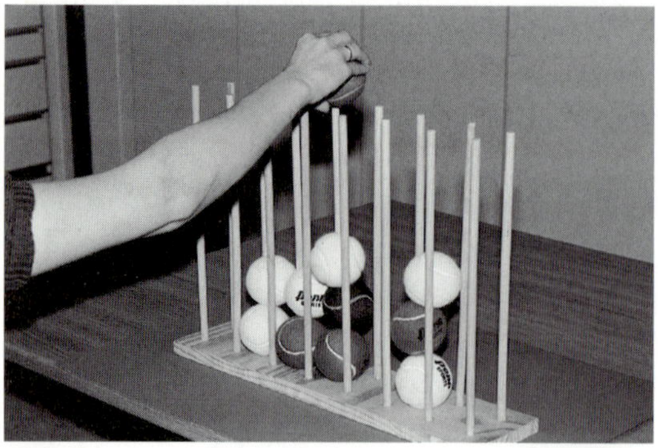

Abb. 3.**47** Vier gewinnt, mit Tennisbällen nachgebaut.

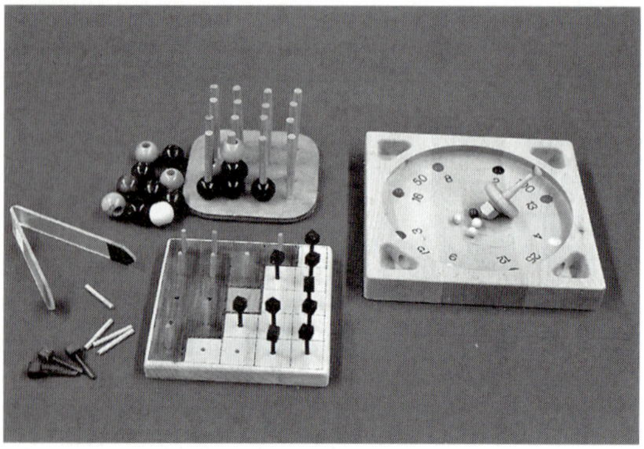

Abb. 3.**48** Verschiedene Spiele:
- Bauernroulette (rechts, handelsüblich),
- Springer-Spiel (unten, therapeutisch adaptierter Eigenbau),
- dreidimensionale Mühle (oben, therapeutisch adaptierter Eigenbau),
- Greifzange zur Übung der Hand- und Fingerkraft (links).

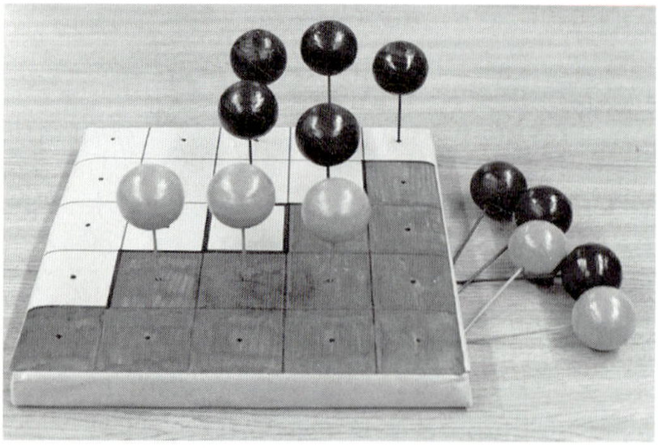

Abb. 3.**49** Das Springer-Spiel wurde für die Therapie mit einem Schaumstoffspielfeld und Spielsteinen aus Wattekugeln und Holzspießen adaptiert.

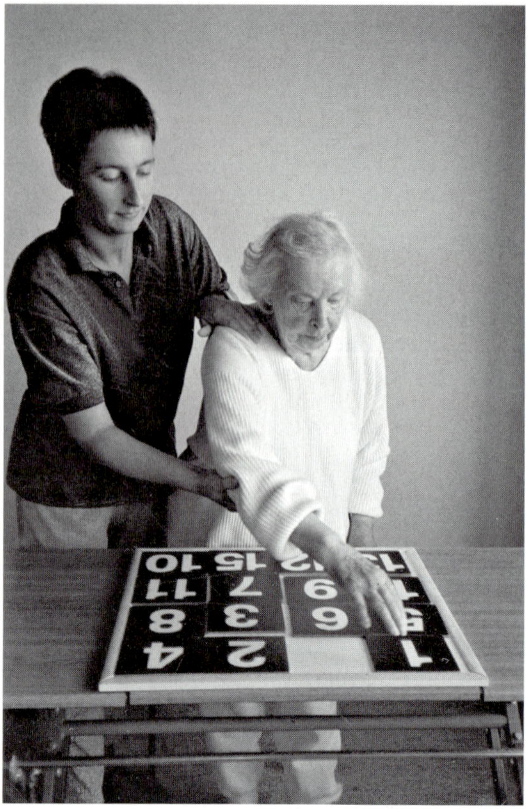

Abb. 3.**50** Zahlenschiebespiel

Allerdings eignen sich nicht alle Gesellschaftsspiele zur therapeutischen Übung. Da die funktionelle Therapie in der Regel einzeln durchgeführt wird, kommen Gruppenspiele für mehrere Personen meist nicht infrage. Der Spielablauf darf nicht zu lang dauern und auch nicht zu kompliziert sein, um den zeitlichen Rahmen einer Therapieeinheit nicht zu sprengen. Jeder Patient muss schnell in der Lage sein, das Spiel zu verstehen, und der Spielverlauf sollte viel Bewegung in einer hohen Frequenz erforderlich machen.

3. Handwerkliche Techniken

Für den Einsatz handwerklicher Techniken lassen sich ähnliche Kriterien wie für die funktionellen Spiele anführen. Die Arbeitsabläufe sollten einfach, überschaubar, leicht lernbar und nicht zu komplex sein. Einzelne Bewegungsabläufe müssen sich isolieren und in ihrer Frequenz und ihrem Ausmaß verändern lassen, damit sie Trainingscharakter erhalten und einen Übungseffekt erzielen können. Bei handwerklichen Techniken muss die Gefahr unkontrollierter, kontraindizierter Bewegungen besonders berücksichtigt werden.

Bei der Auswahl einer Technik ist aber auch zu berücksichtigen, dass der Patient möglichst viele Arbeitsabläufe im Rahmen seiner Therapieerfordernisse selbst ausführen kann .

Trotz der eindeutigen Priorität der funktionellen Übungsziele darf die Qualität des Werkstückes nicht vergessen werden. Der Patient muss in die Lage versetzt werden, mit bzw. trotz seiner Behinderung/Bewegungseinschränkung und unter Berücksichtigung der Übungsziele ein hochwertiges Objekt herzustellen, das seinen Vorstellungen entspricht. Gerade handwerkliche Techniken können in hervorragendem Maße dazu dienen, von der Konzentration auf die einzelne Bewegung abzulenken und damit automatisierte Bewegungsabläufe zu forcieren. So werden objektbezogene und zielgerichtete Handlungsabläufe analog zum Alltag genutzt und therapeutisch umgesetzt.

Die Auswahl der einzelnen Techniken und ihrer Materialien und Werkzeuge hinsichtlich ihrer Relevanz für die Behandlungsziele und Übungsaufträge muss auf der Basis von Tätigkeitsanalysen und den Kenntnissen der funktionellen Anatomie eindeutig vom Therapeuten getroffen werden.

Ebenso wie alle anderen Behandlungsmittel sind die Werkzeuge und Geräte für handwerkliche Techniken den therapeutischen Anforderungen anzupassen (Abb. 3.**51**).

4. Lebenspraktische Aufgaben als Behandlungsmittel

Das Training im lebenspraktischen Bereich betrifft die häusliche/private Situation des Patienten, seine berufliche Arbeit und den Freizeitbereich. Alle drei Bereiche können als Übungsfelder für spezielle Therapieansätze genutzt werden. Dazu werden Geräte des Alltags, der beruflichen Tätigkeit oder der Freizeitgestaltung verwendet, wobei Tätigkeitsabläufe, Arbeitsplätze und Werkzeuge unter Umständen den Übungszielen anzupassen sind, um einen Übungseffekt zu erzielen.

Gilt es, ein Training im lebenspraktischen Bereich durchzuführen, damit der Patient in seinem Alltag trotz Behinderung so selbstständig wie möglich wird, werden die Tätigkeitsabläufe und nötigen Geräte den Möglichkeiten des Patienten angepasst. Im Vordergrund steht dann in erster Linie die Selbstständigkeit und

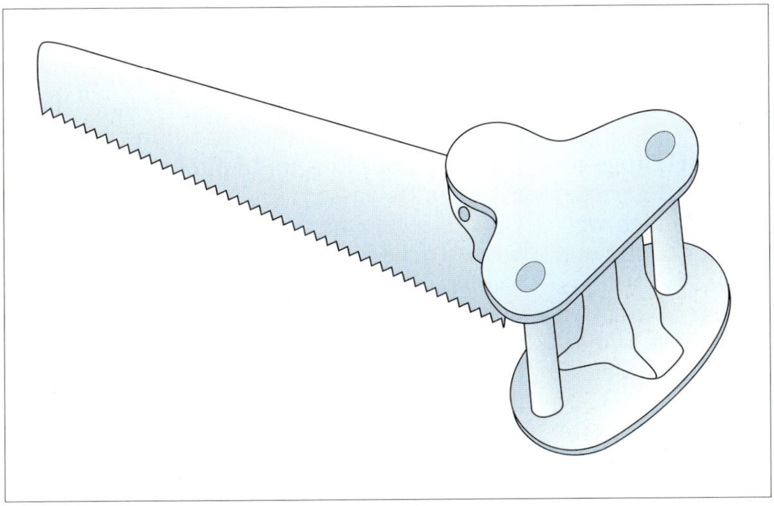

Abb. 3.**51** Bilateraler Fuchsschwanz.

nicht länger die Funktionsverbesserung. Der Patient soll lernen, seine ihm verbliebenen motorischen Möglichkeiten optimal zu nutzen und dabei – wenn nötig – Reihenfolge und Zeiteinteilung zu ändern oder Hilfsmittel zu verwenden.

Hilfsmittel sind in Form, Funktion und Gestalt an die Funktionsmöglichkeiten des Patienten adaptierte Geräte und Werkzeuge (Abb. 3.**52** u. 3.**53**).

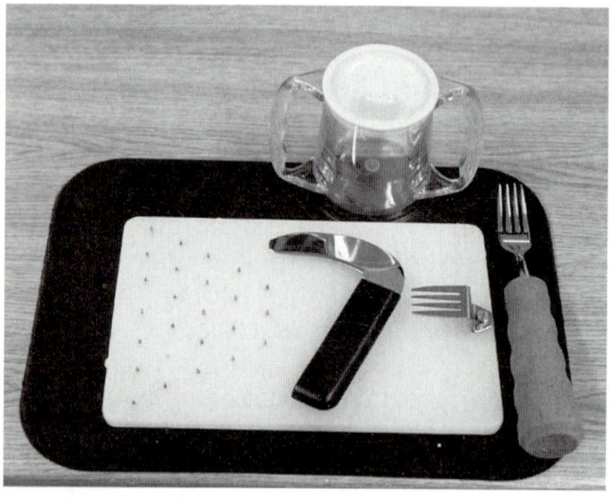

Abb. 3.**52** Hilfsmittel zum Essen: rutschfeste Unterlage, Frühstücks-Einhänderbrett, Spezialmesser, Gabel mit verdicktem Griff, Trinkbecher mit Deckel und zwei Henkeln.

Handelsübliche Alltagsgegenstände wie Bestecke, Frühstücksbretter und Schreibstifte werden vom Ergotherapeuten oft mittels Schaumstoff, Kork, thermoplastischen Kunststoffen etc. adaptiert (Kap. 7).

5. Weitere Übungsmaterialien

Neben den speziellen funktionellen Übungsgeräten und Spielen, handwerklichen Techniken und alltäglichen Gebrauchsgegenständen werden Bälle und Ringe verschiedener Größe und Beschaffenheit, Gymnastikstäbe, Luftballons, Seile und Taue, Tastbretter, mit Reis oder Linsen gefüllte Schüsseln, Kegel, Greifzangen, Widerstandsklammern, Pustebälle etc. verwendet.

Mit ihnen lassen sich isolierte Bewegungsabläufe darstellen und ganz gezielt bestimmte einzelne Übungen durchführen, die jedoch

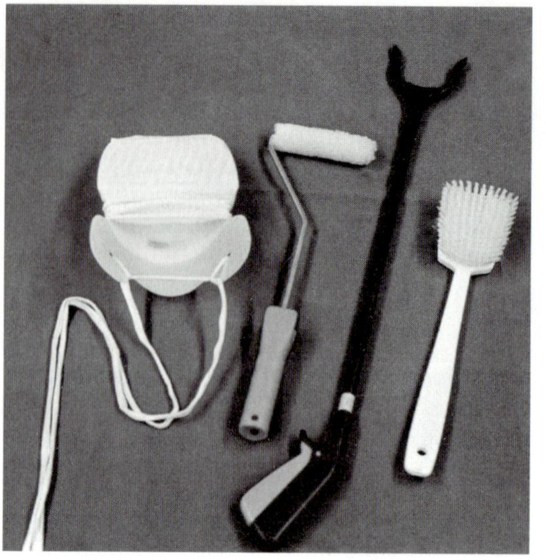

Abb. 3.**53** Handelsübliche Hilfsmittel für die Körperpflege und das Anziehen: Strumpfanzieher, Eincremehilfe, Greifzange, lange Waschbürste (von links nach rechts).

durchaus sehr spielerisch gestaltet werden können (Kegeln, Ringewerfen, Tauziehen, Luftballontennis, Pustefußball, etc.).

6. Maßnahmen und Materialien zur Therapievorbereitung

Eine erkrankte, verletzte oder operierte Extremität ist bei frühem Behandlungsbeginn oft überreizt, empfindlich, schmerzhaft, geschwollen oder die Oberflächensensibilität kann vorübergehend gestört sein. Deshalb bedarf es vorbereitender Maßnahmen zur Therapie. Dabei werden warme oder kalte Hand- und Armbäder, Wärmebehandlung mit Paraffin, Sand oder Kies und Kältebehandlung mit Eis oder Eiswasser (Tauchbad) durchgeführt. Ödeme sollen im Sinne der Lymphdrainage ausgestrichen, die Oberflächensensoren stimuliert oder beruhigt und die Durchblutung angeregt werden.

Dazu stehen der Ergotherapie Geräte, wie z.B. das Paraffinbad, eine Wärmekieswanne, Eismaschinen, verschieden weiche bis harte Bürsten, Igelbälle, spezielle Armbadewannen, zur Verfügung (Kap. 3.3.5–3.3.7).

3.5 Schnittstellen

M. Duhm

3.5.1 Einführung

Im Rehabilitationsverlauf ist es für den Heilungsprozess nützlich, die angrenzenden Berufsgruppen und deren Berührungspunkte mit der Ergotherapie zu kennen. Das gemeinsame Therapieziel lässt sich aus den unterschiedlichen berufsspezifischen Blickwinkeln heraus im interdisziplinären Team festlegen und aufeinander abstimmen. Ebenso ist der Gesamttherapieverlauf gemeinschaftlich zu beobachten.

3.5.2 Physiotherapie (Krankengymnastik und Massage)

Definition

„Die Krankengymnastik als Bestandteil ärztlich verordneter physikalischer Therapie nutzt Bewegung – vornehmlich die Eigentätigkeit des Kranken – zu Heilzwecken. Prophylaktische, therapeutische und rehabilitative Ziele sind Hilfen zur Entwicklung, zum Erhalt und zur Wiederherstellung aller Funktionen im somatischen und psychischen Bereich oder die Schulung von Ersatzfunktionen bei nicht rückbildungsfähigen Störungen ... Die angewandten Verfahren sind spezielle krankengymnastische Techniken, für den Kranken dosierte Bewegungsformen aus Sport und Gymnastik für Gesunde sowie Bewegungsabläufe aus den Alltagsbewegungen. Lern-, Übungs- und Trainingsprinzipien zur schadlosen Leistungssteigerung wurden aus der Leibeserziehung, dem Sport und der Sportmedizin übernommen. Andere Verfahren der physikalischen Therapie, wie Massage, Elektrotherapie, Hydrotherapie u.a. werden – wenn erforderlich – ergänzend und unterstützend kombiniert." (Cotta et al. 1990)

Schon allein aus dieser Definition ist ersichtlich, dass die Arbeitsgebiete der Physiotherapie und der Ergotherapie sehr eng beieinander liegen und sich teilweise überschneiden. So werden z.B. Rollstühle in einigen Einrichtungen von den Krankengymnasten ausgesucht und angepasst, in anderen Kliniken ist dies Aufgabe der Ergotherapeuten. In manchen Einrichtungen sind die Ergotherapeuten für die Behandlung der oberen Extremitäten und die Physiotherapeuten für die der unteren Extremitäten zuständig usw.

Wie die Aufgaben im Einzelnen verteilt sind, hängt von der personellen Besetzung und der Erfahrung der einzelnen Therapeuten, der räumlichen Ausstattung und der Tradition innerhalb der jeweiligen Einrichtung ab. Gleichgültig wie diese Aufgabenverteilung ausschaut, sollten beide Berufsgruppen Kompetenzstreitigkeiten vermeiden und zu einem auf das Rehabilitationsziel ausgerichteten Handeln kommen.

3.5.3 Pflege

Der Informationsaustausch zwischen Ergotherapeuten und Pflegekräften ist im Hinblick auf das Selbsthilfetraining mit dem Patienten wichtig. Einerseits erhält der Therapeut Informationen über die Selbsthilfefähigkeit, andererseits können schon geübte Fertigkeiten in den täglichen Pflegeablauf eingebaut werden.

3.5.4 Psychologischer Dienst

Körperliche Beeinträchtigungen haben manchmal auch psychische Ursachen oder beispielsweise die Funktion, Zuwendung von Angehörigen zu erhalten oder sich vor zu großer beruflicher Anspannung zu schützen. Umgekehrt können schwere Krankheiten oder Unfälle den Patienten so sehr aus dem seelischen Gleichgewicht bringen, dass er nicht oder nur beschränkt therapiefähig ist. In diesem Fall kann der psychologische Dienst den Ergotherapeuten beraten bzw. in seiner Verantwortung entlasten. Das Vorhandensein eines psychologischen Dienstes stellt z.B. in der Orthopädie, Unfallchirurgie und Traumatologie eine Entlastung in der Verantwortung gegenüber suizidgefährdeten Patienten dar.

3.5.5 Sozialdienst

Der Sozialdienst – ein weiterer Baustein des multiprofessionellen Behandlungsteams – vervollständigt im Bedarfsfall die Informationen über Möglichkeiten weiter gehender Hilfen im häuslich-pflegerischen und auch beruflich-rehabilitativen Bereich.

Daneben ist er unter anderem für alle psychosozialen und sozialrechtlichen Fragen im Rahmen der stufenweisen Wiedereingliederung am Arbeitsplatz, bei Rentenanträgen und der Ermittlung aufzusuchender Pflegedienste zuständig.

In enger Zusammenarbeit mit der Ergotherapie entwickelt er ein umfassendes Hilfenetz, das auch familiäre Ressourcen mit einbezieht und den Betroffenen ermöglicht, trotz ihrer Einschränkungen wieder nach Hause zurückzukehren oder auch, sich beruflich wieder einzugliedern.

3.5.6 Orthopädietechniker

Der Orthopädietechniker beschäftigt sich mit der Entwicklung medizinisch-technischer Hilfsmittel. Er kennt die Materialien und Herstellungsverfahren für Schienen, Stützen, Prothesen, Sitzschalen etc. Wird z.B. ein spezielles Hilfsmittel benötigt, welches nicht im Handel zu finden ist und auch nicht vom Ergotherapeuten selbst angefertigt werden kann, wird es vom Orthopädietechniker entwickelt und hergestellt. Häufig übernimmt der Ergotherapeut die Anpassung oder Schulung der Hilfsmittel, zumindest vermittelt er jedoch die notwendigen Daten zur Anpassung und Funktionalität.

3.5.7 Vereinigungen und Institutionen

Über die Therapie hinaus kann der Patient von den verschiedenen Selbststhilfevereinigungen und Institutionen Informationen und Hilfen bezüglich seiner Krankheit erhalten und Erfahrungen mit anderen Erkrankten austauschen.

Manche Fachinstitutionen widmen sich der Erforschung bestimmter Spezialgebiete, sodass sich hier auch Ergotherapeuten Hilfestellung für ihre Therapie holen können.

In der folgenden Adressenliste sind einige wichtige Institutionen aufgeführt, sie erhebt jedoch keinen Anspruch auf Vollständigkeit

- Bundesarbeitsgemeinschaft für Rehabilitation, Walter-Kolb-Str. 9–11, 60594 Frankfurt.
- Deutsche Vereinigung für die Rehabilitation Behinderter e.V., Friedrich-Ebert-Anlage 9, 69117 Heidelberg.
  Stellungnahmen zum Sozial- und Gesundheitsrecht, Grundlagenforschung, Informationsdienste, Hilfsmittelberatung
- Deutsche Rheuma-Liga Bundesverband e.V., Rheinallee 69, 53173 Bonn.
  Hilfe zur Selbsthilfe für rheumakranke Menschen, Beratung, bewegungstherapeutische Gruppen, Schulungen, Elternkreise
- Deutsche Arthrosehilfe e.V., Postfach 110551, 60040 Frankfurt/M.
- Deutsche Vereinigung Morbus Bechterewsche Krankheit e.V., 97421 Schweinfurt.
- Kuratorium Knochengesundheit e.V., Leipziger Str. 6, 74889 Sinsheim.
  Osteoporose Patientenratgeber, Zeitschrift „Mobiles Leben", Informationsveranstaltungen, Aus- und Fortbildung
- Deutsche Gesellschaft für Osteogenesis imperfecta (Glasknochen) Betroffene e. V., Postfach 1546, 63155 Mühlheim a.M.
- Bundesverband Torticollis e.V., Eckernkamp 39, 59077 Hamm.
  Information über TS-Krankheit durch Zeitschrift, Nachweis von Ärzten und Therapeuten, Vorträge über Behandlungsmethoden
- Deutsche Gesellschaft für Muskelkranke (DGM) e.V., Im Moos 4, 79112 Freiburg.
  Beratung und Unterstützung für Muskelkranke, Information und Forschungsförderung
- Fördergemeinschaft der Querschnittgelähmten e.V., Silcherstr. 15, 67591 Mölsheim.
  Öffentlichkeitsarbeit, Projektförderung, Beratung, Fortbildung, Einzelfallhilfe

3.5.8 Selbsthilfegruppen

Selbsthilfegruppen bieten neben dem Erfahrungsaustausch mit anderen Betroffenen die Möglichkeit, Therapieinhalte zu festigen und weiterzuführen. Auch hier gibt es die verschiedensten Angebote. Wer keine entsprechende Gruppe findet, kann mit anderen Betroffenen eine neue Selbsthilfegruppe bilden.

- Bundesverband Selbsthilfe Körperbehinderter e.V., Altkrautheimer Straße 17, 74238 Krautheim/Jagst.
  Hilfe für körperbehinderte Menschen aller Art und Ursachen in sozialer, beruflicher und gesundheitsfördernder Hinsicht
- Bundesselbsthilfeverband Osteoporose e.V., Kirchfeldstr.149, 40215 Düsseldorf.
- Dachverband des Freundeskreises der Wirbelsäulenerkrankten e.V., Mainzer Ring 22, 34560 Fritzlar.
  Beratung, Information, spezielle Wirbelsäulengymnastik, Treffen
- Selbsthilfegruppe Schleudertrauma c/o K.I.S.S. Rems-Murr, Schillerstr. 2, 73650 Winterbach.
  Informationen, Öffentlichkeitsarbeit, Beratung
- Amputierten-Initiative e.V., Selbsthilfegruppe für Beinamputierte, Spanische Allee 158, 14129 Berlin.
  Erfahrungsaustausch, Verbesserungen, Krankenkassen, Ärzte, Psychologen, Gehschulung, Prothesentechnik, Sozialarbeiter
- Interessengemeinschaft Arthrogryposis, Hauptstraße 130, 79713 Bad Säckingen.
  Selbsthilfe, Betreuung, Hilfestellung, Informationsmaterial, der IGA Bote, Veranstaltungen, Öffentlichkeitsarbeit
- Nationale Kontakt- und Informationsstelle zur Anregung und Unterstützung von Selbsthilfegruppen, Albrecht-Achilles-Str. 65, 10709 Berlin.

Die meisten der aufgeführten Adressen sind der Broschüre „Wer hilft wem – Wegweiser im Sozial- und Behindertenbereich – Behörden – Verbände – Organisationen“ vom Unfallopfer-Hilfswerk Berlin entnommen.

Literatur

Anthony MS. Desensitization in Hand Rehabilitation. Edinburgh: Churchill Livingstone; 1993.

Barber L. Desensitization of the traumatized hand. In: Hunter IM, et al. Rehabilitation of the hand: Surgery and Therapy. London: Mosby; 1995.

Bell J, Krotoski. Light touch – deep pressure testing using Semmes Weinsteins Monofilaments. In: Hunter IM, et al. Rehabilitation of the hand: Surgery and Therapy. London: Mosby; 1995.

British College of Occupational Therapists. Core skills and a conceptual foundation for practice: a position statement. London: British College of Occupational Therapists; 1994.

Bullinger M. Gesundheitsbezogene Lebensqualität und subjektive Gesundheit. Psychoth Psychosom med Psychol. 1996;47:76–89.

Callahan A. Sensibility Testing: Clinical methods. In: Hunter IM, et al. Rehabilitation of the hand: Surgery and Therapy. London: Mosby; 1995.

Callahan A. Methods of compensation and reeducation for sensory dysfunction. In: Hunter IM, et al. Rehabilitation of the hand: Surgery and Therapy. London: Mosby; 1995.

Clark GL, et al. Hand rehabilitation – A practical Guide. Edinburgh: Churchill Livingstone; 1993.

Delank HW. Neurologie. Stuttgart: Enke; 1991.

Dellon L. Evaluation of Sensibility and Reeducation of Sensation in the Hand. Baltimore: Williams & Wilkins; 1981.

Dobrick M. [Persönliche Auskunft im Gespräch am 12. 1. 1998. Psychologische Fakultät, Universität Mannheim].

Einsingbach T, Klümper A, Biedermann L. Sportphysiotherapie und Rehabilitation. Stuttgart: Thieme; 1992.

Gerdes N, Jäckel WH. Indikatoren des Reha-Status (IRES) – Ein Patientenfragebogen zur Beurteilung von Rehabilitationsbedürftigkeit und -erfolg. Rehabilitation. 1992;31:73–79.

Harth A., Jehn P. Messverfahren in der Rehabilitation. Ergotherapie & Rehabilitation. 1996;2:122–124.

Harth A., Vetter W. Grip and pinch strength in occupational groups. Occupational Therapy International. 1994;1:13–28.

Hasselblatt A. Ergotherapie in der Orthopädie. Bardtenschlager; 1985.

Isernhagen SJ. Work Injury: Management and Prevention. Aspen; 1988.

Kendall FP, Kendall-McCreary E. Muskeln – Funktionen und Test. Stuttgart: G. Fischer; 1988.

King J. Traumatic injuries of the hand: Crush injuries and Amputations. Concept in Hand Rehabilitation. Philadelphia: F. A. Davies; 1993.

Kohlmann T, Raspe H. Die patientennahe Diagnostik von Funktionseinschränkungen im Alltag. Psychmed. 1994;6:21–27.

Law M, Baptiste S, Carswell A, et al. Canadian Occupational Performance Measure. CAOT Publications Ace; 1994.

Masuhr KF, Neumann M. Neurologie. Stuttgart: Hippokrates; 1992.

Matthesius RG. International classification of impairments, disabilities and Handicaps. In: Matthesius RG, Jochheim KA, Barolin G, Heinz C. ICIDH – Bedeutung und Perspektiven. Wiesbaden: Ullstein Mosby; 1994:5–11.

Niethard F, Pfeil J. Orthopädie. Stuttgart: Hippokrates; 1992.

Opacich K. Assessment and informed decision-making. In: Christiansen C, Baum C. Occupational Therapy – overcoming human performance deficits. New Jersey: Slack; 1991:356–72.

Palmer PJ. Sensory reeducation in the hand following nerve repair using therapeutic guidelines based on neurophysiological function. Brit. Jour. Occ. Therapy. 1989;421–428.

Pedretti L, Zoltan B. Occupational therapy – Practice Skills for Physical Dysfunction. London: Mosby; 1994.

Puhani J. Statistik. Bamberg: Bayerische Verlagsanstalt; 1989.

Stanly S, Tribuzi SM. Concepts in Hand Rehabilitation. Philadelphia: F. A. Davies; 1993.

Stein F, Cutler S. Clinical research in allied health and special education. San Diego: Singular; 1996.

Waldner-Nilson B. Ergotherapie in der Handrehabilitation – Ein Praxisleitfaden. Heidelberg: Springer; 1997.

Weineck J. Sportanatomie. Balingen: perimed; 1986.

Xerna EJ, et al. Development of a hand sensitivity test for the hypersensitive hand. Am. J. of O. Therapy. 1983;3:11 ff.

4

Neurophysiologische und Neuropsychologische Behandlungsverfahren

4.1 Gemeinsamkeiten der neurophysiologischen und neuropsychologischen Verfahren

4.1.1 Einleitung

F. Kolster

In diesem Kapitel werden die gemeinsamen Grundlagen zu Entwicklung, Funktion und Störungsbildern der neurophysiologischen und neuropsychologischen Bereiche gelegt.

Definitionsgemäß beschäftigt sich die Neurophysiologie mit dem Zusammenspiel von Wahrnehmung und Bewegung, während die Neuropsychologie die Gesamtheit kognitiver und psychischer Funktionen beschreibt. Beide Bereiche sind sehr eng miteinander verwoben und gerade bei der menschlichen Entwicklung kaum voneinander zu trennen. Das *Be*greifen der Umwelt ist nur durch Perzeption *und* Motorik möglich, und jede Handlung als Ausdruck emotionaler und kognitiver Leistung erfordert planvolle und gezielte Bewegung.

4.1.2 Neurophysiologische und neuroanatomische Grundlagen

U. Häusler

Organisation des Gehirns

Strukturelle Organisation des Gehirns

Für das Verständnis neurophysiologischer und neuropsychologischer Prozesse ist es wichtig zu wissen, dass diese stets einer strukturellen Grundlage – des Gehirns – bedürfen, deren anatomische Organisation im Folgenden kurz dargestellt werden soll. Es lassen sich zwei aufeinander aufbauende Ebenen unterscheiden. Dies sind die mikroskopische oder *zelluläre* Ebene und die übergeordnete *makroskopische* Ebene.

Auf der zellulären Ebene erscheint das Gehirn als Netzwerk vieler Millionen Nervenzellen, die untereinander verbunden sind. Jede einzelne Zelle (Abb. 4.**1**) nimmt an den Synapsen ihrer Dendriten viele Informationen anderer Neuronen (> 1000) auf. Diese Informationen werden chemisch über Transmitter auf die Zelle übertragen und in elektrische Aktivität umgesetzt. Dies wird Aktivierung der Zelle genannt. Die elektrische Aktivität wird von den Zellen in einer für sie charakteristischen Weise verarbeitet und das Ergebnis entlang ihrer Axone an andere Nervenzellen weitergeleitet. Durch die spezifische Ausprägung der Verbindungen (neuronale Verschaltung) zwischen den Nervenzellen entstehen Neuronennetzwerke, die auf die Ausführung verschiedener neuronaler Funktionen spezialisiert sind.

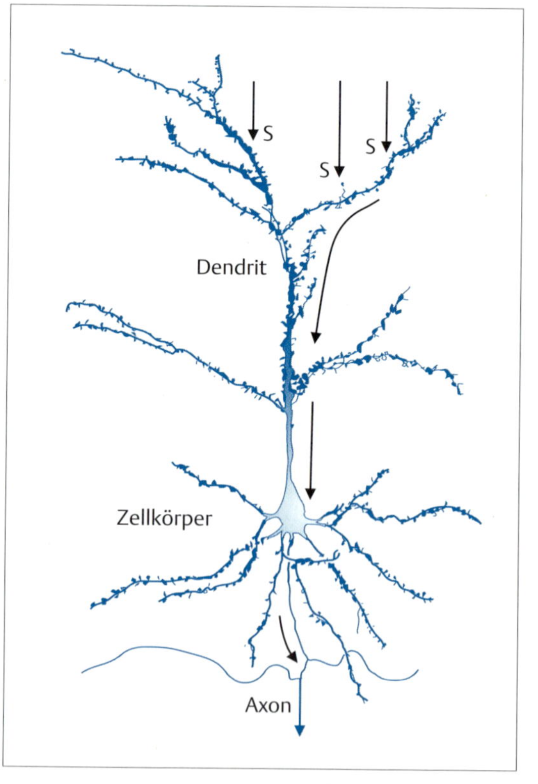

Abb. 4.**1** Struktur einer kortikalen Nervenzelle. Die Pfeile geben die Richtung der Informationsweiterleitung an, die von den Synapsen (S) über die Dendriten zum Zellkörper und von dort über das Axon zu anderen Nervenzellen führt.

Oft finden sich Gruppen von Neuronen, die gleiche oder sehr ähnliche Funktionen besitzen und mit anderen Neuronengruppen verbunden sind, sodass das Gehirn als ein Netzwerk untereinander verbundener Neuronengruppen betrachtet werden kann. Unter der neuronalen Verarbeitung ist eine sequenzielle Aktivierung meist mehrerer Neuronengruppen zu verstehen.

Makroskopisch lässt sich das Gehirn in mehrere Teile gliedern, die in einem quasi hierarchischen Verhältnis zueinander stehen:

- Rückenmark;
- Rautenhirn mit Pons, Medulla und Kleinhirn;
- Mittelhirn;
- Vorderhirn mit Kortex, Thalamus und Basalganglien.

Die Bereiche von Thalamus, Mittelhirn, Pons, Medulla und Kleinhirn werden oft als *Hirnstamm* zusammengefasst. Der Kortex (Großhirnrinde) ist vor allem beim Menschen das am stärksten entwickelte und für Untersuchungen am leichtesten zugängliche Hirngebiet. Auch bei Schädigungen ist er eine der am häufigsten betroffenen Regionen, sodass er im Folgenden als Ausgangspunkt der Einführung dienen soll. Es ist zu beachten, dass der Hirnstamm trotz seiner vergleichsweise geringeren Größe in seiner Bedeutung nicht unterschätzt werden darf, da der Kortex oft nur in Zusammenarbeit mit den tiefer liegenden Strukturen (Kerngebiete) des Hirnstammes funktionstüchtig ist. Viele autonome Funktionen, wie die Regulation von Atmung und Kreislauf oder die Steuerung des Schlaf-Wach-Rhythmus, sind hier angesiedelt.

Bei vielen sensorischen Systemen findet außerdem ein bedeutender Teil der neuronalen Analyse bereits auf der Ebene ihrer Hirnstammgebiete statt. Der Kortex wird in vier große Bereiche eingeteilt (Abb. 4.**2**):

- Okzipital-;
- Temporal-;
- Parietal-;
- Frontallappen.

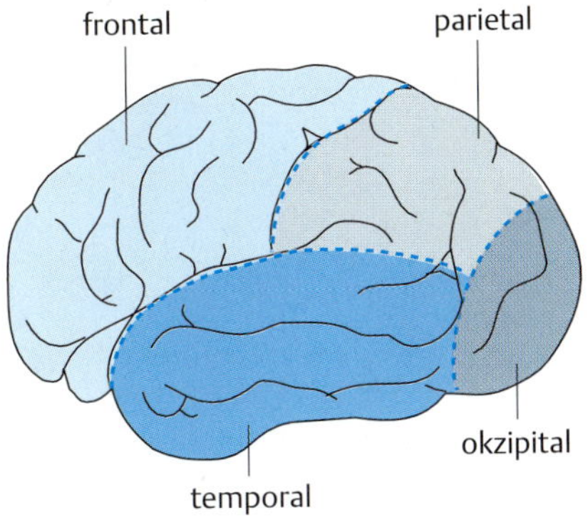

Abb. 4.**2** Makroskopische Einteilung des Kortex. Links ist anterior.

Diese Bereiche lassen sich in feinere Areale unterteilen, die sich auf der zellulären Ebene unterscheiden. Physiologisch sind diesen Bereichen meist bestimmte Funktionen zugeordnet.

Funktionelle Organisation des Gehirns

Physiologisch lässt sich das Gehirn und speziell der Kortex in *sensorische, motorische* und *assoziative* Gebiete einteilen (Abb. 4.**3**).

Sensorische Gebiete analysieren externe und interne Reize, die durch die Sinnesorgane aufgenommen werden.

Motorische Gebiete dienen der Generierung von Bewegungen und der Steuerung der Willkürmotorik.

Assoziative Gebiete integrieren die Informationen der verschiedenen sensorischen und motorischen Gebiete. Sie lassen sich damit der Analyse komplexer Situationen und Objekte zuordnen und integrieren sie in die Verhaltens- und Bewegungsplanung. Sie dienen gleichsam der Umsetzung von Wahrnehmung in Verhalten. Wie aus Abbildung 4.**3** hervorgeht, sind assoziative Gebiete sehr umfangreich und für zahlreiche unterschiedliche Teilfunktionen zuständig.

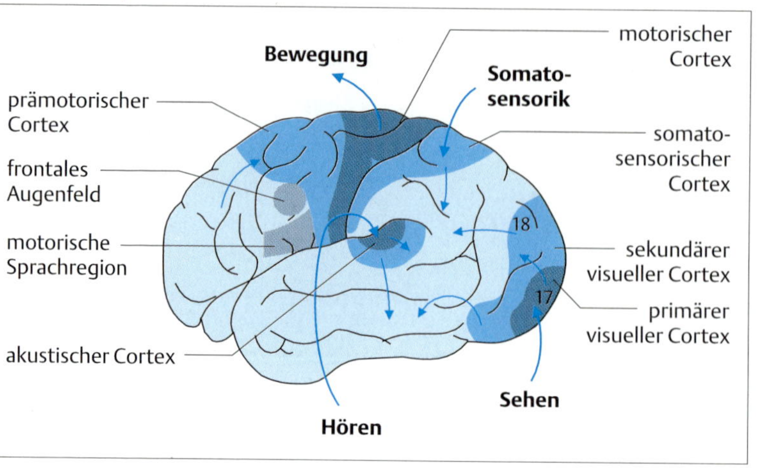

Abb. 4.**3** Funktionelle Gebiete des Kortex. Die hellblauen Bereiche bilden den assoziativen Kortex. Die Pfeile geben die Richtung des Informationsflusses an.

Die assoziativen Bereiche des Temporallappens sind im weitesten Sinne der Motorik zugeordnet. Die assoziativen Gebiete des Parietal-, Temporal- und Okzipitallappens stehen dagegen in enger Beziehung zur Sensorik. Entsprechend dieser Zuordnung steht der Frontallappen vor allem mit der Planung von Handlungen *(präfrontaler Kortex)* und Durchführung von Bewegungen *(prämotorischer Kortex)* sowie der Sprachproduktion in Zusammenhang. Die hinteren, der Sensorik zugeordneten Gebiete dienen der Objekterkennung, der Analyse räumlicher Lagebeziehungen und dem Sprachverständnis.

Die verschiedenen Bereiche sind nicht unabhängig voneinander. Erst durch ihre Zusammenarbeit kann das Gehirn seine eigentliche Aufgabe lösen: die Interaktion des Individuums mit der Umwelt, d.h. die Steuerung von zielgerichtetem Verhalten, das auf den Erhalt des Individuums ausgerichtet ist. Selbst bei vergleichsweise einfachem Verhalten hat das Gehirn sehr viele unterschiedliche Teilleistungen zu erbringen. Dies soll am Beispiel einer zum Mund geführten Tasse verdeutlicht werden (Tab. 4.**1**).

Viele dieser Leistungen werden gleichzeitig (parallel), andere dagegen nacheinander (seriell) erbracht. Objekt- und Positionserkennung können gleichzeitig geschehen. Somatosensorik und Motorik sind beim Führen der vollen Tasse zum Mund ebenfalls gleichzeitig involviert. Andererseits kann eine Zielbewegung erst eingeleitet werden, wenn die Raumlage des Objekts bereits bestimmt ist.

Entsprechend solcher Teilleistungen haben sich im Gehirn Gebiete von Neuronenpopulationen ausgebildet, die aufgrund ihrer Struktur und Verschaltung auf die Bearbeitung einzelner Teilleistungen spezialisiert sind. Diese Gebiete lassen sich am besten als *Funktionsmodule* beschreiben. Die Module sind untereinander vielfältig verbunden, wobei gerade solche Module enge Verbindungen aufweisen, die oft gleichzeitig aktiviert werden oder voneinander abhängige Teilleistungen erbringen. So haben die Gebiete, die der visuellen Objekterkennung dienen, zahlreiche Verbindungen zum primären visuellen Kortex.

Bei *seriellen* Verarbeitungsprozessen sind die daran beteiligten Funktionsmodule in der Art einer Kette verschaltet und werden nacheinander aktiviert, während bei *parallelen* Prozessen auch die Verschaltung parallel organisiert ist und die Module gleichzeitig aktiv werden.

Neben den in Funktionsmodulen lokalisierbaren Hirnfunktionen lassen sich auch Funktionen finden, die nicht oder nur teilweise lokalisierbar sind. Hierzu zählen *Gedächtnisfunktionen* und *Aufmerksamkeit. Gedächtnis* ist oft eng mit einzelnen Teilleistungen verbunden. Wenn eine Tasse erkannt und be-

Tabelle 4.1 Notwendige Teilleistungen des Gehirns, wenn eine Tasse zum Mund geführt wird

Einzelprozess	Teilleistung
1. Idee: Trinken	– Handlungsplanung
2. Suche nach der noch nicht sichtbaren Tasse	– Erinnern eines Ortes und Objekts, Gedächtnisleistung
3. Orientieren auf die Tasse hin (Drehung)	– Automatische motorische Leistung der Rumpf- und Beinmotorik
4. Identifizieren eines Objekts als Tasse	– Objekterkennung
5. Identifizieren der räumlichen Lage der Tasse schräg links in Reichweite des Armes	– Visuell-räumliche Leistung
6. Transformation der räumlichen Lage auf die Bewegungskoordinaten des motorischen Systems	– Rumpflage, Kopfposition und Blickrichtung der Augen müssen berücksichtigt werden, um die Richtung der Armbewegung zu ermitteln
7. Bewegen des Armes und Rumpfes zur Tasse hin, Verschiebungen des Körperschwerpunkts müssen ausgeglichen werden	– Eine weitgehend automatisierte Bewegung, die mit wenig sensorischer Rückmeldung (Feedback) auskommt und vor allem auf unbewusst erlernten motorischen Abläufen beruht (implizites Lernen)
8. Greifen der Tasse	– Eine motorische Aktion, die nur die Hand betrifft
9. Abheben gegen die Schwerkraft mit dosierter Kraft	– Die Dosierung der Kraft hängt vom somatosensorischen Feedback ab
10. Die Tasse ist sehr voll und muss sehr vorsichtig zum Mund geführt werden	– Hier ist ein visuelles Feedback zur Sensomotorik nötig
11. Kontrolle des Verhaltenszieles	– Handlungsplanung

nutzt werden soll, muss auch die Form und Funktion der Tasse erinnert werden. Eine solche Form des Gedächtnisses ist vermutlich teilweise in den Funktionsmodulen realisiert und somit über den gesamten Kortex verteilt.

Aufmerksamkeit ist als Fokussierung der Verarbeitung auf bestimmte Funktionsmodule zu verstehen. Die Aktivierbarkeit dieser Module wird erhöht, während die anderer Module verringert wird. Insofern ist Aufmerksamkeit nicht streng lokalisierbar. Andererseits muss die Aufmerksamkeit während einer Verhaltenssequenz auch sinnvoll auf die jeweils beteiligten Funktionsmodule gelenkt werden. Deshalb steht Aufmerksamkeit in enger Beziehung zum Frontallappen, der für die Handlungsplanung verantwortlich ist.

Gehirnentwicklung

Das Gehirn bildet sich aus Teilen der äußeren Zellschicht (Ektoderm) des sich entwickelnden Keimes. Diese *Neuralplatte* senkt sich in den Keim ein und bildet eine Röhre, das *Neuralrohr*. Aus dem Neuralrohr entstehen Gehirn, Rückenmark, Nerven und Sinneszellen. Die Zellteilung während der Entwicklung findet an der Innenseite des Neuralrohres statt. Die dort gebildeten Zellen wandern zur äußeren Oberfläche des Neuralrohres an ihren weitgehend genetisch determinierten Bestimmungsort. Erst dort differenzieren sie sich zu ihrer typischen Struktur und werden im Verlauf der weiteren Entwicklung in die sich bildenden Schaltkreise eingebunden. Die Neuronen bilden dabei zunächst zahlreiche Verbindungen, von denen nur die funktionell bedeutsamen erhalten bleiben. Bei diesem Prozess differenzieren sich die Funktionsmodule und damit die Leistungen des Gehirns sowie die Fähigkeiten des Individuums aus. Diese Differenzierung vollzieht sich bei den verschiedenen Funktionen unterschiedlich schnell.

Primäre sensorische und motorische Funktionen entwickeln sich schneller als „übergeordnete" kognitive, da diese z. B. auf den sensorischen aufbauen. Eine differenzierte Handlungsplanung kann erst geübt werden, wenn einfache motorische Leistungen möglich sind. Schließlich müssen die bei einzelnen motorischen Leistungen auftretenden Kombinationen sensorischer Eindrücke integriert und gelernt werden, um eine differenzierte Bewegungskontrolle zu ermöglichen.

Sensorische Systeme

Die Sinnessysteme vermitteln dem Gehirn die Vorgänge der realen Welt *(Exterozeption)* und die Zustände des Körpers *(Interozeption)*. Diese Informationen werden vom Gehirn zusammengeführt und für die Planung und Ausführung des Verhaltens genutzt. Die sensorischen Informationen werden von Sinneszellen (Rezeptoren) aufgenommen und über mehrere Stationen des Hirnstammes zum Kortex weitergeleitet. Dort werden die sensorischen Informationen von so genannten primären sensorischen Gebieten über sekundäre und tertiäre zu den assoziativen Gebieten geleitet (Abb. 4.**3**). In den Sinneszellen und den Hirnstammstationen der Sinnessysteme wird bereits ein bedeutender Teil der Informationsverarbeitung vorgenommen, die für das Erkennen eines Reizes notwendig ist. Die Rezeptoren wirken als Filter, die nur einen Teil der Umweltinformationen in neuronale Impulse umwandeln. So setzen die Sehzellen des Auges nur Lichtwellen bestimmter Farben in neuronale Impulse um, und die Sinneszellen im Ohr reagieren nur auf Schallwellen bestimmter Frequenz.

Im somatosensorischen System werden Berührung, Vibration, Druck, Temperatur und Schmerz von verschiedenen Rezeptoren aufgenommen und getrennt zum Kortex weitergeleitet. Hieran erkennt man ein weiteres Prinzip sensorischer Systeme, nämlich dass die einzelnen Sinne oder *Grundmodalitäten*, wie Fühlen, Sehen, Hören, Schmecken und Riechen, in *Submodalitäten* unterteilt werden können, die jeweils verschiedene Aufgaben übernehmen. Beispielsweise hat Schmerz eine andere funktionelle Bedeutung als die Wahrnehmung von Vibrationen.

Ein wichtiges Organisationsprinzip aller sensorischen Systeme ist die *topologische Abbildung* der sensorischen Oberfläche. Benachbarte Sinneszellen sind mit benachbarten Nervenzellen verbunden. Das am besten bekannte Beispiel ist die topologische Repräsentation der Körperoberfläche als *Homunculus* im somatosensorischen Kortex (Abb. 4.**4**).

Visuelles System

Das visuelle System lässt sich in mindestens fünf Sehbahnen unterteilen. Von diesen ist die thalamokortikale am stärksten entwickelt und dient vor allem der Objekterkennung. Sie führt vom Auge über das Corpus geniculatum laterale im Thalamus zum primären visuellen Kortex, von wo aus die visuellen Informationen auf die umliegenden sekundären visuellen Gebiete verschaltet werden. Jedes dieser etwa 14 Areale hat eine vollständige Gesichtsfeldrepräsentation, bearbeitet jedoch unterschiedliche Aspekte des visuellen Eindrucks, wie etwa Form, Bewegung, räumliche Ausdehnung oder Farbe eines Objekts. Als Beispiel einer besonders hoch spezialisierten Analyse seien die visuellen Bereiche im inferioren temporalen Kortex genannt, in denen die Neuronen nur auf visuelle Reize reagieren, die die Form einer Hand oder eines Gesichts haben. Weitere wichtige kortikale visuelle Felder sind die Systeme zur Raumlageerkennung im Parietalkortex, und das so genannte frontale Augenfeld, das im Frontallappen im Bereich des prämotorischen Kortex liegt. Von hier aus werden willkürliche Augenbewegungen gesteuert.

Unbewusste Augen- und Kopfbewegungen bei der Fixierung bewegter Objekte werden dagegen über die tektale Sehbahn vermittelt, die vom Auge zum Colliculus superior führt. Das akzessorische optische System schließlich registriert zusammen mit Teilen des vestibulären Systems Eigenbewegungen des Körpers relativ zum Gesichtsfeld.

Somatosensorik

Das somatosensorische System besitzt zahlreiche Submodalitäten. Die propriozeptive Wahrnehmung registriert die Lage der Extre-

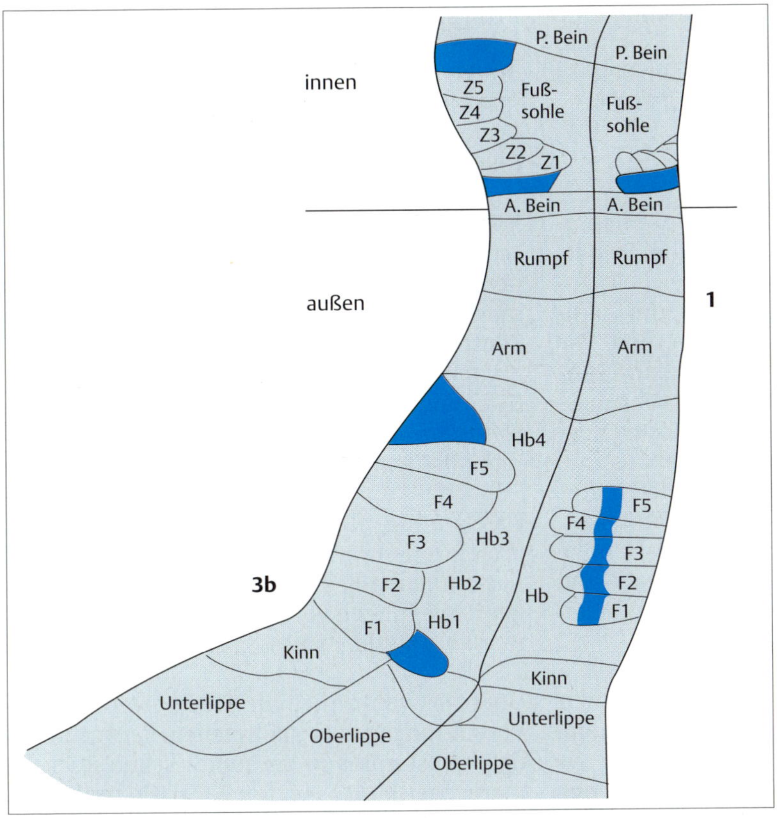

Abb. 4.**4** Repräsentation der Körperoberfläche in den Feldern 1 und 3b des primären somatosensorischen Kortex. F: Finger, Hb: Handballen, Z: Zehen, A: anterior, P: posterior.

mitäten und des Körpers zueinander (Kinästhesie). Diese wird durch die Gelenk- und Muskelspindelrezeptoren sowie die Golgi-Sehnen-Organe erfasst. Externe Reize, die von außen auf die Körperoberfläche wirken, werden von Berührungs-, Druck- und Vibrationsrezeptoren registriert. Für die verschiedenen Rezeptoren existieren im primären somatosensorischen Kortex getrennte Repräsentationen, die entlang des Sulcus centralis parallel angeordnet sind. Im Feld 3a sind die Muskelspindeln, in 3b und 1 die Hautrezeptoren und in 2 die Druckrezeptoren jeweils somatotopisch, d.h. entsprechend der Lage der Rezeptoren auf der Körperoberfläche organisiert. Hierbei sind jedoch die Bereiche mit großer Bedeutung, wie z.B. Gesicht und Hände, überproportional repräsentiert.

Vestibuläres System

Das vestibuläre System registriert durch das Labyrinthorgan die Richtung der Schwerkraft und Drehbeschleunigungen des Kopfes. Seine Informationen erreichen über die vestibulären Hirnstammkerne weite Teile des Nervensystems. Vestibuläre Informationen werden bei der Integration von Körperbewegungen im Schwerefeld der Erde und vor allem bei der Steuerung von Augenbewegungen genutzt. Zusammen mit den Informationen aus den Propriozeptoren der Halsmuskulatur werden die Augenmuskeln so gesteuert, dass ein stabiles und aufrechtes Bild auf der Retina des Auges entsteht, das unabhängig von der Lage und den Bewegungen des Kopfes ist. Daher ist ein intaktes vestibuläres System eine wichtige Voraussetzung für die visuelle Verarbeitung. Da auch alle übrigen Körperbewegungen stets unter dem Einfluss der Schwerkraft stattfinden, existiert eine enge Kopplung mit dem motorischen System im Rückenmark, im Hirnstamm und über das Kleinhirn. Es ist aber auch eine kortikale Repräsentation im Feld 3a des somatosensorischen Kortex vorhanden.

Auditives System

Im Ohr werden akustische Signale entsprechend ihrer Frequenz in neuronale Signale umgewandelt, die dann über zahlreiche Hirnstammkerne und den Thalamus zum auditorischen Kortex weitergeleitet werden. Die Hirnstammgebiete der Hörbahn bis zum Mittelhirn dienen vor allem der Schallrichtungsanalyse. Der primäre auditorische Kortex liegt am dorsalen Rand des Temporallappens und ist von etwa sieben sekundären Gebieten umgeben. Er besitzt eine topologische Repräsentation der Frequenz in der Weise, dass hohe Frequenzen an einem Ende des Areals und niedrige Frequenzen am gegenüberliegenden Ende repräsentiert werden.

Die wesentliche Aufgabe des auditorischen Kortex besteht in der Analyse komplexer zeitlicher Änderungen des Schallsignals, wie sie vor allem bei Sprachlauten auftreten. Auf der linken Hemisphäre schließen sich nach hinten an die sekundären auditorischen Gebiete die sprachlichen Areale des temporalen Kortex an (sensorisches Sprachareal von Wernicke). Diese stehen vor allem mit der Erkennung gehörter Sprache und der Benennung von Objekten bzw. dem Zuordnen von gehörten Objektbezeichnungen in Zusammenhang.

Motorisches System

Ähnlich wie viele sensorische Systeme ist das motorische durch mehrere parallele, hierarchisch angeordnete Teilsysteme charakterisiert.

Rückenmark

Auf der niedrigsten Ebene ist das Rückenmark angesiedelt. Dort sind vor allem Reflexschaltkreise zu finden, die zur Erhaltung des Muskeltonus dienen. Sie steuern sehr einfache Verhaltensweisen, wie das Abwenden von einem schmerzhaften Reiz und sind an der Bewegungssteuerung, z.B. beim Gehen beteiligt. In diesen Reflexschaltkreisen werden sensorische Eingänge vor allem der Propriorezeption direkt oder über Interneurone der Rückenmarkssegmente zu Motoneuronen weitergeleitet, die im gleichen oder in benachbarten Rückenmarkssegmenten liegen.

Komplexere, vor allem willkürliche motorische Bewegungen werden durch übergeordnete Steuerung und Modulation der Rückenmarkschaltkreise erreicht. Die motorischen Zentren des Hirnstammes und des Kortex greifen hierzu über zwei in das Rückenmark führende Fasersysteme – das *laterale* und das *ventromediale* (nach ihrer Lage im Rückenmark benannt) – in die Reflexschaltkreise ein.

Das laterale, absteigende Fasersystem erhält Projektionen vom Nucleus ruber und steht im Zusammenhang mit der Kontrolle unabhängiger Bewegungen vor allem der distalen Gliedmaßen (Hände, Arme).

Über das ventromediale Fasersystem greifen Verbindungen aus zahlreichen Kerngebieten des Hirnstamms in die motorischen Rückenmarkschaltkreise ein. Die Formatio reticularis beeinflusst hierüber die Steuerung einfacher, koordinierter Verhaltensweisen, wie Laufen, Essen oder Trinken. Der Colliculus superior vermittelt Orientierungsbewegungen und die vestibulären Hirnstammkerne tragen über diese Verbindungen zur Aufrechterhaltung des Gleichgewichtes bei.

Kortex

Der *sensomotorische* Kortex sendet Fasern in beide oben angesprochenen Systeme. Sie gehen sowohl von den primär motorischen und prämotorischen Arealen als auch z.T. von den somatosensorischen Arealen 1, 2 und 3 aus. Ein Teil der Fasern endet in den motorischen Kerngebieten des Hirnstammes (kortikobulbäre Fasern), die Übrigen führen direkt zu den Inter- und Motoneuronen des Rückenmarks (so genannte Pyramidenbahn). Die kortikalen Fasern des lateralen Systems kontrollieren dabei distale Bewegungen (Hand), während die medioventralen die proximalen Bewegungen (Rumpf) überwachen.

Der *motorische* Kortex ist topografisch so aufgebaut, dass verschiedene Regionen unterschiedliche Körpermuskulatur kontrollieren. Die Anordnung dieser Regionen im Kortex entspricht dabei der Anordnung der Muskeln im Körper, sodass es zu einer Abbildung des Körpers auf der Kortexoberfläche kommt. Die Repräsentation im motorischen Kortex ist so organisiert, dass sie zu der Körperrepräsentation im somatosensorischen Kortex parallel angeordnet ist.

Basalganglien und Kleinhirn

Aufgrund ihrer Verbindungen sind die Basalganglien und das Kleinhirn eng mit dem motorischen System assoziiert.

Die *Basalganglien* erhalten Eingänge aus dem gesamten Kortex und vermitteln diese über den ventralen Thalamus zum prämotorischen Kortex. Aufgrund dieser Verbindungen wird angenommen, dass die Basalganglien an der Organisation und Kontrolle komplexer Bewegungen beteiligt sind. Die enge Einbindung in das motorische System wird dadurch bestätigt, dass Schädigungen der Basalganglien zu *Akinese* (fehlende Spontanbewegungen) oder *Hyperkinese* (unkontrollierte Spontanbewegungen) führen. Krankheiten, die das Fehlen (Parkinson-Syndrom) oder die Überfunktion (Chorea Huntington) des in den Basalganglien benutzten Transmitters Dopamin betreffen, führen ebenfalls zu vergleichbaren motorischen Störungen. Schließlich wird auch eine Beteiligung der Basalganglien bei motorischem (implizitem) Lernen vermutet.

Das *Kleinhirn* erhält und integriert Informationen aus allen Bereichen des Gehirns und nimmt selbst über den Thalamus und motorische Kerngebiete des Hirnstammes (Nucleus ruber) Einfluss auf die Motorik. Verschiedene Teile des Kleinhirns sind auf die Kontrolle von Finger-, Arm- und Körperbewegungen spezialisiert, wobei die Funktion in einer Feinsteuerung und Korrektur von veranlassten Bewegungen besteht. Schädigungen des Kleinhirns führen daher nicht zu Ausfällen der Motorik, sondern zu einer schlechten Koordination.

Integration von Sensorik und Motorik

Eine wichtige Komponente der Motorik sind Rückmeldungen durch die Körpersensorik, vor allem der Propriozeption. Die Meldungen ihrer Rezeptoren über Muskelkraft, Stellungen und Bewegungen des Körpers dienen als Grundlage für die Ausführung weiterer Bewegungen. Daher sind in allen Hirnteilen direkte oder indirekte Verbindungen zwischen motorischen und sensorischen Gebieten vorhanden.

Besonders eng ist diese Rückmeldung bei den Reflexschaltkreisen im Rückenmark. Im Kortex sind die somatosensorischen und primär motorischen Areale direkt nebeneinander, entlang der Zentralfurche angeordnet. Beide Bereiche haben direkte Verbindungen untereinander und über ihre absteigenden Verbindungen Einfluss auf die motorischen Schaltkreise des Rückenmarks.

Es ist anzunehmen, dass eine direkte sensorische Kontrolle vor allem bei langsamen, nicht automatisierten Bewegungsabläufen eine Rolle spielt. Der Verlauf der Bewegung wird durch ständige sensorische Rückmeldung (Feedback korrigiert. Es ist jedoch ein großer Teil an Bewegungen auch ohne sensorische Kontrolle möglich. Vor allem bei sehr schnellen Bewegungen lässt sich die Bewegungen durch sensorisches Feedback nicht mehr schnell genug kontrollieren. Für diesen Fall liegen motorische Programme vor, die derartige Bewegungen quasi blind steuern. Beim Erlernen der Bewegungen ist jedoch immer noch sensorisches Feedback notwendig.

Die Rolle der Sensorik wird bei einem Patienten mit einer Erkrankung des peripheren sensorischen Systems deutlich. Das motorische System erhielt bei ihm keine sensorische Rückmeldung mehr. Er konnte zwar beispielsweise sein altes Auto noch fahren, da hierfür fast ausschließlich automatisierte Bewegungen benutzt werden, war jedoch nicht in der Lage, die Bedienung eines anderen Wagens zu erlernen, da dafür wieder sensorisches Feedback notwendig ist. Viele seiner Bewegungen konnte er normal beginnen, er hatte jedoch zunehmend Schwierigkeiten länger andauernde Bewegungen aufrechtzuerhalten. Auch hier fehlte ihm das sensorische Feedback zwischen den einzelnen automatisierten Komponenten der Bewegung.

Das Beispiel macht deutlich, dass einer Beeinträchtigung der Motorik auch eine sensorische Störung zugrunde liegen kann.

Asymmetrien des Gehirns

Da das Gehirn ebenso wie der Mensch bilateralsymmetrisch organisiert ist, wird ein Teil der Funktionen im Gehirn notwendigerweise symmetrisch in beiden Hirnhälften organisiert. So wird die linke Körperseite vom rechten motorischen Kortex gesteuert und umgekehrt. Auch im primären visuellen Kortex gibt es eine Verteilung des linken und rechten Gesichtsfeldes auf den rechten und linken visuellen Kortex. In solchen primär motorischen und sensorischen Gebieten findet man eine topologische, jedoch keine funktionelle Asymmetrie. Während die motorischen Kortizes beide Arme oder Hände steuern, sind die Funktionen, die sie steuern und durchführen, gleichwertig.

Es gibt jedoch eine ganze Reihe höherer Funktionen, für die keine Notwendigkeit einer bilateralsymmetrischen Organisation besteht. Solche Funktionen sind oft nur in einer Hirnhälfte repräsentiert. Das wohl bekannteste Beispiel ist die menschliche Sprache, die primär in der linken Hirnhälfte repräsentiert ist. Die entsprechenden Gebiete der anderen Hirnhälfte dienen dagegen eher der visuellen Raumlage bzw. ihrer Interpretation.

Parallel zur Organisation von Sprache findet sich eine asymmetrische Repräsentation der Handlungsplanung, vor allem in den frontalen und präfrontalen Gebieten der linken Hemisphäre.

Neben den Hirnfunktionen, die eine sehr klare Lokalisation aufweisen, bestehen auch solche, die als Gesamtfunktion nicht streng einem einzelnen Gebiet zugeordnet werden können, obwohl auch diese bei lokalisierten neuronalen Defekten spezifische Ausfälle zeigen. Eine dieser Funktionen ist das Gedächtnis.

Gedächtnis

Gedächtnis ist eine für unser Verhalten entscheidende Funktion, die uns erst ein planvolles, auf die Zukunft gerichtetes Verhalten ermöglicht. Es lassen sich das *Kurzzeit-* und *Langzeitgedächtnis* mit dessen Ausprägungen als explizites und implizites Gedächtnis unterscheiden.

Kurzzeitgedächtnis

Unter Kurzzeitgedächtnis versteht man die Fähigkeit, Dinge oder Vorgänge kurzfristig „im Geiste“ zu behalten, um anhand dieser gespeicherten Informationen später eine Tätigkeit auszuführen. Nach deren Abschluss wird die Information wieder vergessen. So erfragt man z.B. an der Kasse den Preis einer Ware, um anschließend das passende Geld aus der Geldbörse zu holen. Hierzu muss der Zahlenwert des Preises kurzfristig gespeichert werden, wird aber sinnvollerweise wieder vergessen, da er nur für dieses unmittelbare Verhalten eine Bedeutung hat.

Als strukturelle Grundlage des Kurzzeitgedächtnisses werden polysensorische Gebiete des hinteren Parietallappens (beim Merken von Raumpositionen) sowie an der Grenze zwischen Parietal-, Temporal- und Okzipitallappen (beim Merken von Objekten) angenommen. Die mit ihnen jeweils verschalteten Gebiete des präfrontalen Kortex sind ebenfalls für das Kurzzeitgedächtnis von Bedeutung. Das Kurzzeitgedächtnis ist also entsprechend der beteiligten Analysesysteme unterschiedlich repräsentiert und wird über die verschiedenen Bereiche des präfrontalen Kortex für das Verhalten nutzbar gemacht.

Langzeitgedächtnis

Im Gegensatz zum Kurzzeitgedächtnis, das die Informationen unmittelbar speichert, bedarf es beim Langzeitgedächtnis einer gewissen Zeit (> 1 Stunde), bis die Inhalte tatsächlich abgelegt sind. Es werden Informationen gespeichert, die langfristig von Bedeutung sind, wie z.B. die Lage der eigenen Wohnung (topografisches Gedächtnis), der Name des Wohnortes (*lexikalisches* Gedächtnis), das Aussehen der eigenen Kinder (*visuelles* Gedächtnis), die Geschehnisse bei deren Geburt (*emotionales* bzw. *episodisches* Gedächtnis). Aus dieser Aufzählung geht hervor, dass es verschiedene Formen des Langzeitgedächtnisses gibt. Diese Tatsache wird dadurch unterstützt, dass bei Hirnschädigungen die verschiedenen Formen des *expliziten* Gedächtnisses unterschiedlich stark betroffen sein können.

Eine besondere Beteiligung bei der Neubildung von Gedächtnis wird verschiedenen Teilen des medialen Temporallappens zugerechnet. Dem rhinalen Kortex beim Erinnern von Objekten, dem Hippocampus beim Raum- oder topografischen Gedächtnis und der Amygdala für das emotionale Gedächtnis. Schädigungen dieser Bereiche ziehen meist eine Beeinträchtigung bei der Neubildung des expliziten Gedächtnisses nach sich. Da diese Bereiche des Temporallappens aus allen Arealen des Kortex Eingänge erhalten, ist davon auszugehen, dass der *gesamte* Kortex bei Bildung und Abruf von Gedächtnisinhalten eine Rolle spielt. Insbesondere beim Erinnern und Wiedererkennen von Gegenständen wird angenommen, dass sich dieser Prozess z.T. in den dem jeweiligen Sinnessystem zugeordneten, assoziativen Gebieten abspielt, z.B. für das Erinnern von Gesichtern im inferioren temporalen Kortex, von dessen Neuronen bekannt ist, dass sie besonders heftig auf visuelle Reize in Form von Gesichtern oder Händen reagieren.

Implizites Gedächtnis

Neben den dem Bewusstsein zugänglichen, expliziten Erinnerungen finden sich auch unbewusste, *implizite* Gedächtnisinhalte. Dies sind sozusagen durch häufiges Training gelernte Fertigkeiten vor allem des motorischen Systems, die jedoch nicht einzeln benannt werden können. Ein Beispiel hierfür ist der genaue Verlauf der beim Autofahren wichtigen Bewegungsabläufe, deren wir uns im Detail nicht bewusst sind, die jedoch trotzdem gelernt und behalten werden. Dies wird deutlich, wenn wir in einem anderen als dem eigenen Auto fahren und ungewohnte Bewegungsabläufe benutzen müssen.

Strukturen, in denen diese Form des Lernens lokalisiert werden kann, sind die verschiedenen Teile des motorischen Systems, vor allem ein Schaltkreis, der aus den Basalganglien, dem ventralen Thalamus und dem prämotorischen Kortex gebildet wird. Auch das Kleinhirn ist an der Bildung impliziter Gedächtnisinhalte beteiligt

Hirnschädigungen

Von den Systemen des Gehirns, insbesondere des Kortex wurde bisher beschrieben, wie sich ihre Struktur und Funktion vorstellen lässt. Schädigungen des Gehirns verursachen Funktionsausfälle, die sich vor allem über die strukturellen Schäden erklären lassen. Daher wird zunächst untersucht, welche strukturellen Schädigungen möglich sind, um anschließend auf deren Auswirkungen einzugehen.

Ursachen von Hirnschädigungen

1. Durchblutungsstörungen des Gehirns
Eine der häufigsten Ursachen für Funktionsstörungen des Gehirns sind Durchblutungsstörungen, die meist mit einem schlagartigen funktionellen Ausfall einhergehen (Schlaganfall, Infarkt). Sie entstehen durch einen behinderten Blutfluss *(Ischämie)* oder durch Blutungen in das Nervengewebe *(Hämorrhagie)*.

- **Ischämie:** Durch Thrombose oder Gefäßverschluss fällt die Sauerstoff- und Glukoseversorgung aus. Dies führt bei längerer Dauer zur Zerstörung der durch die betroffene Arterie versorgten Nervenzellen oder eines Teils dieser Zellen. Die Schädigung ist im einfachsten Fall weitgehend auf das Versorgungsgebiet der Arterie beschränkt. Es kommt zu lokalisierbaren (fokalen) Ausfallerscheinungen, die in der Regel eine ganz bestimmte Kombination kortikaler Module umfasst. So führt der Verschluss der Arteria cerebri anterior zu einer Parese des kontra-

lateralen Fußes und Beines in Kombination mit Sprachstörungen durch eine Schädigung des supplementär-motorischen Kortex.
Neben der fokalen Schädigung finden sich oft zahlreiche kleine, über das Gehirn verteilte Schädigungen. Diese beruhen auf vorausgegangenen kleinen Infarkten, die zunächst nicht klinisch auffällig waren, jedoch im Zusammenhang mit einer größeren fokalen Schädigung zusätzliche Ausfälle bewirken können.

- **Hämorrhagie:** Blutung durch ein verletztes Gefäß, z.B. bei chronischem Bluthochdruck. Bei einer Blutung in das Nervengewebe kommt es durch den Druck des austretenden Blutes zur Zerstörung von Nervenzellen und deren Verbindungen. Zusätzlich tritt eine Gewebeschädigung durch toxische Abbauprodukte des ausgetretenen Blutes ein. Je nach Größe und Lage der Blutung kommt es zu eher deutlich umschreibbaren Ausfällen. Blutungen im Bereich der Hirnhäute (z.B. Aneurisma ruptur) führen zu einem intrakranialen Druckanstieg, der langfristig globale Schäden zur Folge hat.

2. Tumoren
Funktionseinbußen des Gehirns durch Tumoren können je nach Art des Tumors unterschiedlichen Charakter haben. Entwickelt er sich langsam und ist räumlich klar abgegrenzt, bestehen zunächst nur sehr geringe Funktionsbeeinträchtigungen, da die Anpassungsfähigkeit des neuronalen Gewebes zu einer gleichzeitigen Kompensation möglicher Beeinträchtigungen führt. Sich schnell entwickelnde Tumoren üben Druck auf das umliegende Hirngewebe aus und können dadurch erhebliche globale Leistungseinbußen zur Folge haben. Die operative Entfernung kann dagegen fokale Ausfallerscheinungen nach sich ziehen, die durch die Entfernung des Tumors selbst bzw. des angrenzenden Gewebes entstehen können.

3. Schädel-Hirn-Trauma (SHT)
Ein starker Schlag, der z.B. durch einen Sturz oder einen Verkehrsunfall verursacht wird, kann es zu einer Komprimierung des Hirns innerhalb des Schädels kommen. Sekundär führt dies zu einem Anschwellen und intrakraniellem Druckanstieg sowie oft zu einer hypoxischen Hirnschädigung. Hinzu kommen Prellungen des Kortex an der Schädelkalotte, meist am Ort der Krafteinwirkung und auf der gegenüberliegenden Seite (*coup/contre-coupe*).

Das Schädel-Hirn-Trauma führt vor allem zu einer diffusen Schädigung und Funktionseinbuße des gesamten Gehirns, die oft keine funktionell lokalisierbaren Störungen nach sich zieht, sondern zu einer generellen Leistungseinbuße des Hirns führt. Durch die Prellungen können fokale Schädigungen hinzukommen.

4. Genetische Schäden
Genetische Schäden wirken auf der molekularen Ebene und beeinträchtigen den Stoffwechsel der Zellen. Sie betreffen daher das gesamte Nervensystem, mit graduellen Unterschieden zwischen verschiedenen Regionen. Oft bewirken sie bereits während der Embryonalphase eine Fehlentwicklung des Gehirns. So bewirkt die von einer Trisomie ausgehende Schädigung Störungen in der Zellwanderungsphase und eine unzureichende Ausbildung der neuronalen Verschaltung in der dritten Embryonalphase (geistige Retardierung).

Einige genetische Schäden können sich jedoch auch erst in späteren Entwicklungsphasen oder dem Erwachsenenalter auswirken und zu degenerativen Erkrankungen des Gehirns führen, wie beim Morbus Parkinson, der durch unzureichende Transmitterproduktion in den Basalganglien entsteht (*Motorisches System, Basalganglien und Kleinhirn*).

5. Schädigungen während der Hirnentwicklung
Schädigungen während der pränatalen Entwicklung sind vor allem durch Infektionen (z.B. Toxoplasmose) und verschiedene bakterielle oder virale Infektionskrankheiten (z.B. Röteln) möglich. Während der frühen Embryonalphase können außerdem durch Erkrankungen der Mutter und toxische Stoffe (Medikamente, Alkohol, Diabetes) Entwicklungsstörungen ausgelöst werden.

Neben Schädigungen durch einen systemischen Sauerstoffmangel oder traumatische Ereignisse bei der Geburt ist das sich entwickelnde Gehirn pränatal und vor allem bei Frühgeborenen durch intrazerebrale Blutungen gefährdet. Diese entstehen in den Gebieten hoher Zellteilungsaktivität im periventrikulären Marklager. Dort sind in der frühen Entwicklung aufgrund des hohen Sauerstoffbedarfs die Gefäße von einem ständigen Umbau betroffen, wodurch sie eine geringere Stabilität aufweisen. Da diese Gebiete vor allem von motorischen Bahnen durchzogen werden, sind auch die motorischen Störungen besonders deutlich.

Gefährdungen bei reifen Neugeborenen können durch traumatische Geburtskomplikationen und besonders durch Infektionen während und nach der Geburt entstehen.

Wirkung einer Schädigung auf die Funktionsfähigkeit des Gehirns

Eine Verdeutlichung der Wirkung einer Hirnschädigung ist am besten anhand des Modells der Funktionsmodule möglich. Die Hirnschädigung beeinträchtigt im Grunde stets die Funktionstüchtigkeit der einzelnen Module und daher der in ihnen repräsentierten neuronalen Funktionen.

Es lassen sich folgende Fälle unterscheiden:

1. Durch eine fokale Läsion im Bereich der Nervenzellkörper können einzelne Module ausfallen, was einen teilweisen oder gänzlichen Ausfall von Teilleistungen zur Folge hat.

2. Fokale Läsionen im Bereich von Fasertrakten können Module voneinander trennen, weil die axonalen Verbindungen zwischen ihnen zerstört wurden. Dadurch wird die Informationsweiterleitung gestört, indem z.B. linke und rechte Hirnhälfte nicht mehr miteinander koordiniert werden und aufgrund ihrer asymmetrischen Organisation versuchen, unterschiedliche Lösungen für bestimmte Aufgaben zu finden. Bei serieller Verschaltung werden bestimmte Leistungen ähnlich wie beim Ausfall eines Moduls nicht mehr erbracht.

3. Bei größeren lokalisierten Läsionen können mehrere räumlich benachbarte Funktionsmodule ausfallen, wodurch mehrere Funktionskomplexe betroffen sind, ohne unbedingt eine funktionelle Verbindung zu haben. Dadurch kommt es zu Leistungseinbußen in mehreren Bereichen (*Ischämien*).

Bei globaler Schädigung wird eher die Leistungsfähigkeit der einzelnen Module verringert, was zu generellen Leistungseinbußen bei Gedächtnis und Konzentrationsfähigkeit oder einer verminderten Informationsverarbeitungsgeschwindigkeit führt. Aufgrund der vielfältigen Beteiligung verschiedener kortikaler Gebiete bei Gedächtnisleistungen und Aufmerksamkeit kommt es oft gleichzeitig zu Beeinträchtigungen nicht nur spezifischer kognitiver Leistungen sondern auch der Funktionen.

Zur Beurteilung der Auswirkung einer Schädigung muss die Größe der Läsion, der Anteil fokaler und globaler Schädigungen und vor allem ihre Lokalisation beachtet werden. Begrenzte kortikale Läsionen werden sicher eine bessere Prognose haben, weil sie nur einzelne oder wenige Funktionsmodule betreffen. Läsionen, die wichtige Fasersysteme, d.h. kortikale Verbindungen betreffen, sind in ihren Auswirkungen schwerwiegenden, da viele Funktionseinheiten betroffen sein können. Besonders folgenschwer können besonders subkortikale Läsionen sein, weil sie meist mehrere Systeme und zahlreiche Verbindungen betreffen.

Schädigungen während der Entwicklung sind in ihrer Auswirkung nicht so klar abgrenzbar und schlechter zu beurteilen als beim Erwachsenen. Bedingt durch die Zellwanderung ist der funktionelle Ausfall oft nicht durch den Ort der Schädigung charakterisierbar. Läsionen in Gebieten starker Zellteilung können die Zerstörung von Zellen bewirken, die für die Bildung sehr verschiedener Funktionsmodule verantwortlich sind. Eine vergleichsweise kleine Läsion kann daher globale Auswirkungen haben.

Hinzu kommt bei etwas weiter vorangeschrittener Entwicklung, dass die für Schädigungen besonders empfindlichen Gebiete in der Umgebung des Ventrikels gleichzeitig diejenigen Gebiete sind, durch die vom Kortex absteigende motorische Fasern der Pyramidenbahn laufen. Eine Schädigung führt daher zu motorischen Ausfällen, die oft mehrere Gliedmaßen betreffen (ICP, Tetraparese – *Bobath-Konzept in der Pädiatrie*).

Schädigungen während der Entwicklung werden oft erst später in der Entwicklung erkannt, wenn die betroffenen Systeme während der Individualentwicklung ihre funktionelle Bedeutung entfalten bzw. Teilleistungsstörung.

Daneben können Fehlentwicklungen eines Systems die unzureichende Ausbildung davon abhängiger Systeme verursachen. Andererseits besitzt das sich entwickelnde Gehirn eine weitaus größere Plastizität als das erwachsene. So können zu Beginn der Entwicklung zerstörte Neurone durch undifferenzierte ersetzt oder später einzelne Hirnfunktionen in nicht geschädigte Gebiete verlagert werden.

Störungsbilder

Entsprechend der im Einzelnen betroffenen Funktionsmodule kann man bestimmte Störungsbilder finden, von denen hier einige genannt werden sollen:

- **Plegie/Parese:** Lähmung oder fehlerhafte motorische Kontrolle bzw. Aktivierung (z.B. bei Hemiplegie).
- **Agnosie:** Erkennungsstörung, gestörte Verarbeitung eines Sinnes. So wird z.B. das Abbild einer Tasse nicht mehr als Tasse erkannt.
- **Ataxie:** Störungen beim Ergreifen von Gegenständen, bei der Umsetzung optisch erkannter Positionen auf das körpereigene Koordinatensystem.
- **Apraxie:** Fehlerhafte motorische und Handlungplanung. Bestimmte Handlungen sind unter bestimmten Rahmenbedingungen nicht mehr auszuführen.
- **Aphasie:** Fehlende oder fehlerhafte Sprache. Die sprachliche Erzeugung von Worten oder Sätzen fehlt oder ist eingeschränkt.
- **Amnesie:** Gedächtnisstörung. Das Erinnern an vergangene Ereignisse geht verloren (retrograde Amnesie). Die Bildung von Gedächtnisinhalten ist gestört, d.h. kurz zurückliegende Ereignisse können nicht mehr erinnert werden, obwohl die Erinnerung an Ereignisse vor Beginn der Störung erhalten bleibt.
- **Neglekt:** Spezifische Störung der Aufmerksamkeit. Der Körper oder das visuelle Feld wird einseitig nicht beachtet und oft auch die Motorik einseitig nicht benutzt.
- **Anosognosie:** Nichterkennen oder -wahrnehmen der Behinderung. Der Patient ist aufgrund seiner Störung nicht in der Lage, diese wahrzunehmen.
- **Infantile zerebrale Parese:** Bleibende sensomotorische Störung als Folge einer frühkindlichen Hirnschädigung.
- **Minimale zerebrale Dysfunktion:** Funktionelle Defizite und Verlangsamung bei sensorischer und kognitiver Verarbeitung sowie bei Gedächtnis und Aufmerksamkeit aufgrund von Hirnentwicklungsstörungen.

Reorganisationsprozesse nach einer Schädigung

Nach einer Hirnschädigung lassen sich verschiedene Prozesse beobachten, die für die Rehabilitation eine Rolle spielen, nämlich *Restitution*, *Kompensation* und *Substitution* von Hirnfunktionen.

Restitution

Als Restitution bezeichnet man die Wiederherstellung der Funktionalität direkt geschädigter Hirnareale entweder durch die Übernahme der Funktion mithilfe des verbleibenden Gewebes des geschädigten Kortexareals oder der umgebenden Gebiete, wenn diese eine gleiche oder ähnliche Funktion und die entsprechenden Verbindungen haben. Bei diesem Prozess werden vor allem die verschiedenen, als *neuronale Plastizität* bezeichneten Mechanismen wirksam.

Innerhalb eines gleichwertigen Areals reorganisiert sich die kortikale Repräsentation, wobei die der Läsion benachbarten Bereiche die Funktion des geschädigten Areals übernehmen. Es kommt bei den nicht zerstörten Zellen im Bereich der Schädigung zum Auswachsen von Axonen, axonalen Verzweigungen und Dendriten. Die Axone gehen zunächst diffuse Verbindungen mit den bestehenden und geschädigten Schaltkreisen ein. Von diesen Verbindungen bleiben später nur solche erhalten, die häufig und gezielt aktiviert werden. Dies macht deutlich, dass zur funktionellen Reorganisation der Schaltkreise ein gezieltes Training der geschädigten Funktionen erforderlich ist.

Kompensation

Bei der Kompensation werden die ausgefallen Funktionsmodule durch andere, in ihrer Funktion verwandte Module in der Weise ersetzt, dass ein ähnliches oder gleiches Verhalten erzielt wird, dem jedoch ein anderer oder veränderter Prozess zugrunde liegt. Dabei wird ein von den geschädigten Funktionen unabhängiges Verhalten bzw. Verhaltensstrategie entwickelt, die und nur intakt gebliebene Funktionen oder Teilfunktionen zum Erreichen eines bestimmten Bewegungs- oder Verhaltenszieles nutzt.

Substitution

Führen die oben beschriebenen Prozesse nicht zu einer ausreichenden Wiederherstellung geschädigter Funktionen, kann die Funktion auch durch äußere Hilfsmittel ausgeglichen werden. So lässt sich bei Patienten mit einer Gedächtnisstörung systematisch ein Notizbuch einsetzen, um die Gedächtnisfunktion zu unterstützen.

Ziel der Therapie nach einer Hirnschädigung muss sein, die Möglichkeiten der Restitution im Einzelfall optimal auszuschöpfen und im Anschluss das Erlernen kompensatorischer Strategien und die Benutzung von Hilfsmitteln zu fördern. Dies geschieht über die für die Restitution wichtigen Prozesse der neuronalen Plastizität. Dabei werden geschädigte Verbindungen zwischen den Neuronen neu geknüpft oder verbleibende Verbindungen verstärkt. Da die genaue Ausprägung der neuronalen Verbindungen jedoch eine wesentliche Grundlage der jeweiligen Verarbeitungsprozesse innerhalb der verschiedenen kortikalen Funktionsmodule ist, kommt es darauf an, den Prozess der Neuknüpfung so zu steuern, dass sinnvolle Verknüpfungen entstehen. Dies lässt sich in vielen Fällen durch geeignete Aktivierung oder Stimulation verbliebener Teilfunktionen erreichen, da es eine wichtige Eigenschaft neuronaler Verbindungen ist, sich bei häufiger Nutzung und starker Aktivierung zu verstärken. Werden sie nur selten oder nie benutzt, schwächen sie dagegen ab.

4.1.3 Prinzipien der Befunderhebung und Behandlung

C. Habermann

Wie bereits mehrfach betont wurde, kommt dem Befund als einem Teil der ergotherapeutischen Arbeit eine wichtige Bedeutung zu. Gerade in der neurophysiologischen und der neuropsychologischen Ergotherapie ist das ständige Erkennen und Analysieren des vom Gehirn abhängigen Verhaltens und Handelns der ausschlaggebende Faktor für den Therapieerfolg. Das bedeutet, dass genaue Kenntnisse der Neurophysiologie und der Neuropsychologie notwendig sind.

Die in der täglichen Arbeit gewonnenen und analysierten Informationen über das „Neuroverhalten" (engl.: Neurobehaviour) des Patienten dienen dem Befund und der Behandlung. Der Befund wird sowohl in seiner Funktion als Eingangsdiagnostik als auch zur Beobachtung des Behandlungsverlaufs und den damit verbunden Veränderungen des Patienten benötigt.

Deutlich werden die Störungen am ehesten bei den Aktivitäten des tägliche Lebens. Jedem Menschen sind seine individuellen Handlungsabläufe vertraut. Trotzdem unterliegt sein Alltag gewissen Regeln, die ihm ein bestimmtes sensomotorisches und neuropsychologisches Handeln und Verhalten abverlangen. Der Therapeut kann an Veränderungen der Handlungen, Abläufen und Verhalten die Störungsfelder des Patienten ausmachen. Je nach Größe und Ausmaß der Störungen bilden sie den Behandlungsschwerpunkt.

Entwicklung einer Befunderhebung

Die in der Ergotherapie angewandten Behandlungskonzepte erfordern zur Durchführung eine ausführliche Befunderhebung der neurophysiologischen und neuropsychologischen Handlungsfähigkeiten. Da hierzu erst einige ergotherapeutische Befundsysteme existieren, werden meist selbst entwickelte Befunderhebungen verwendet. Diese sollten mit einem Mindestmaß an standardisierten Beobachtungskriterien versehen sein, sodass eine direkte Vergleichbarkeit mit der vorherigen Handlungsfähigkeit des Patienten gewährleistet ist. Für die Neurologie folgt daraus, dass bei der Entwicklung von Befundsystemen folgende Kriterien zu berücksichtigen sind:

- Beobachtung von festgelegten Handlungsabläufen, die von der Mehrzahl der Personen üblicherweise in einer bestimmten Weise und Zeit erledigt werden.
- Analyse der festgelegten Handlungsabläufe nach den Handlungsweisen, die sensomotorische und/oder neuropsychologische Fähigkeiten verlangen.
- Mögliche Varianten zulassen, die eine kompensatorische Komponente haben.

Zur Diagnosenstellung müssen häufig Sammlungen verschiedener Befunde angelegt werden, um die vielen Faktoren des Handelns und Verhaltens berücksichtigen zu können. Daher wird in bestimmten Bereichen das Assessment bevorzugt. Es handelt sich hierbei um einen andauernden Prozess, der die Fähigkeiten eines Patienten laufend erfasst und bewertet (Kap. 2.2.4, *Befundarten*).

Merkmale der Behandlung

Unabhängig von den verwendeten Behandlungskonzepten orientiert sich die Behandlung an der zuvor genannten Analyse und Erkenntnis über das „Neuroverhalten“. Die ergotherapeutische Behandlung von Patienten mit neurophysiologischen und neuropsychologischen Störungen ist von ineinander übergehenden und überlappenden Mehrfachdiagnosen gekennzeichnet. Die Schwerpunktbildung muss dem Patienten entsprechend hierarchisch erfolgen, d.h. die ihn am meisten störende Einschränkung in seinem Handeln und Verhalten bestimmt den Therapieschwerpunkt. Im praktischen Fall könnte dies bedeuten, dass ein Patient nicht in der Lage ist, eine bestimmte Tätigkeit auszuführen, weil eine neuropsychologische Störung ihn darin hindert. Die Störung wirkt vordergründig wie eine motorische Unfähigkeit. Dennoch wird die ergotherapeutische Behandlung einen neuropsychologischen Schwerpunkt haben.

Beispiel: Ein Patient ist – obwohl er keine deutlichen Paresen hat – nicht in der Lage, die Zahnbürste korrekt in die Hand zu nehmen und zum Mund zu führen. Er hält sie ungeschickt und schiebt sie am Waschbeckenrand hin und her. Daraus kann geschlossen werden, dass nicht die Greiffunktion und das Heben des Armes bis zum Mund motorisch gestört sind, sondern der Patient kann den zum Zähneputzen erforderlichen Bewegungsablauf nicht abrufen. Der Therapeut muss daher seinen Behandlungsschwerpunkt auf die Dyspraxie des Patienten legen.

Während der Behandlung findet ständig eine Befunderhebung statt. Der Ergotherapeut kann dadurch bei Bedarf jederzeit einen zunächst gewählten Schwerpunkt verändern, angleichen oder neu gestalten. Jede beim Patienten beobachtete Alltagssituation gibt dem Therapeuten die Möglichkeit, den Behandlungsplan entsprechend der Handlungsfähigkeit und dem Störempfinden des Patienten zu variieren.

Medien und Setting

Die Besonderheiten neurophysiologischer und neuropsychologischer Störungen erfordern neben einer sorgfältigen Auswahl der verwendeten Medien ebenso eine genaue Planung, in welchem Setting die Befunderhebung und die Behandlung stattfinden.

Im Folgenden wird bei der Beschreibungen der jeweiligen Verfahren auf die Medien und das Setting detailliert eingegangen.

4.1.4 Qualitätssicherung

C. Habermann

Der Sinn und Inhalt der Qualitätssicherung wurde bereits in Kapitel 2 ausführlich behandelt. Im Folgenden werden die spezifischen Kriterien zur Qualitätssicherung für die neurophysiologisch und neuropsychologisch fundierte Ergotherapie beschrieben.

Strukturqualität

1. Ausstattung mit übergeordneten Konzepten

In der Ergotherapie werden verschiedene Behandlungsverfahren und Konzepte mit neurophysiologischen und neuropsychologischen Grundlagen angewendet, die nur bei angemessen aus- und weitergebildeten Ergotherapeuten korrekt ausgeführt werden. Die Möglichkeit zur Teilnahme an Fortbildungen gehört ebenfalls zur Strukturqualität.

2. Geregelte personelle Ausstattung

Die Anzahl der Therapeuten richtet sich nach dem Bedarf an Behandlungseinheiten für entsprechende Störungsbilder und dem Arbeitsplatz Klinik oder Praxis.

Zur Berechnung des Personalschlüssels wird heute im Allgemeinen davon ausgegangen, dass ein Patient mit neurophysiologischen und neuropsychologischen Störungen 45 Minuten unmittelbare patientenbezogene Behandlungszeit benötigt, um der Vielfältigkeit seiner Störungen gerecht werden zu können. Daneben ist zu beachten, dass mittelbar patientenbezogene Aufgaben, wie z.B. Evaluation, Fallbesprechungen, Dokumentation, Planungen u.v.m. ebenfalls einen gewissen Zeitfaktor benötigen.

Weitere Zeitfaktoren, die bei der Planung des Personalschlüssels Berücksichtigung finden müssen, sind administrative Aufgaben, besonders in der Leitungsfunktion.

3. Räumliche und baulich-technische Ausstattung

Der Bedarf an Ausstattung ist sehr unterschiedlich, da er vom jeweiligen Fachbereich abhängt. Bei neurologischen Krankheitsbildern wird beispielsweise von einer Einzelbehandlung ausgegangen, d.h. für jeden Therapeut sollte ein ausreichend großer, reizarmer und geschützter Behandlungsplatz zur Verfügung stehen, der gut belüftbar, hell und funktionsgerecht angeordnet ist.

Für ADL-Therapieeinheiten dürfen ein Übungsbad und eine Übungsküche nicht fehlen.

In der Pädiatrie fordern die therapeutischen Schwerpunkte psychomotorischer Behandlungskonzepte und Sensorischer Integrationstherapie Raumangebote größerer Art für Bewegungsmöglichkeiten.

4. Apparativ-technische Ausstattung

Je nach Schwerpunkt sollten entsprechende Möglichkeiten für handwerkliche Arbeiten, Hilfsmitteladaption, Schienenbau sowie computergestütztem Training und Dokumentation vorhanden sein. Auch das Übungsbad und die Übungsküche benötigen eine entsprechende technische Ausstattung.

5. Mobiliar und Therapiemedien

Die Ausstattung mit Möbeln und Therapiemedien (z.B. Behandlungs-(Bobath-)Liegen, Schaukelvorrichtungen, Greifübungsmedien, Werkmaterial) sollte für jeden Patienten und dem Behandlungsschwerpunkt entsprechend angemessen und ausreichend gestaltet sein.

6. Budgetierung

Das Budget muss die Therapeutenanzahl, die benötigten Verbrauchsmaterialien sowie weitere nötige Neuanschaffungen von Therapiemedien berücksichtigen.

Wie bereits erwähnt, sollte auch für Fortbildungen ein akzeptables Budget zur Verfügung gestellt werden.

Prozessqualität

1. Instrumentarien zum Leistungsnachweis

Als quantitative Nachweise über stattgefundene Therapien – sowohl auf den Patienten als auch auf die ergotherapeutische Abteilung bezogen – gelten dokumentierte Leistungseinheiten. Optimal ist die computergestützte Leistungserfassung, welche nach einem wenig zeitaufwendigen Eingeben der Daten alle weiteren Verknüpfungen ermöglicht.

2. Therapiezielvereinbarung

Zu Beginn der Behandlung und immer wieder im weiteren Verlauf wird mit dem Patienten das Behandlungsziel besprochen. Hinzu kommt die Festlegung von Zielen zusammen mit den Teams der unter *2.5, Schnittstellen* aufgeführten Berufsgruppen.

3. Verlaufsberichte mit Zwischenbefunden

Die Verlaufsberichte werden aus der Ergotherapie an das therapeutische Team gegeben, wodurch sich die Therapie jeweils an die Entwicklungsschritte anpassen lässt. Sie dienen der Fixierung von Abstimmungsprozessen, d.h. Rehabilitationsabklärung und Zielvereinbarung im Team (Kap. 2, Abschn. 1, Punkt 3.3 und Abschn. 4, Punkt 2.2.3).

4. Einbeziehen der Angehörigen

Bei der Ablaufplanung der Behandlung gehört zur Qualitätssicherung auch, die Angehörigen miteinzubeziehen. In jedem Fachbereich setzt das Lebensumfeld des Patienten den Maßstab der zu erwartenden häuslichen Anforderungen.

5. Ende der Therapie, Entlassung und Belastungserprobung

Hierbei sind geregelte Abläufe in der Vorbereitung des Therapieendes, bzw. der Entlassung und Planung einer Belastungserprobung gefordert, wobei die Schwerpunkte vom Lebensalter des Patienten abhängen. Bei Rückkehr in den Beruf sind zusätzliche arbeitstherapeutische Maßnahmen in die Abläufe miteinzuplanen.

Ergebnisqualität

Die Ergebnisqualität ist nachweisbar, wenn festgelegte Instrumentarien zu den nachfolgend genannten Punkten als Dokumentation messbarer Ergebnisse angewendet werden:

- Befund;
- Vergleich Erst- und Abschlussbefund;
- Abschlussbericht;
- Überprüfung der Patientenzufriedenheit, Patienten-Kundenorientierung.

Forschungsprojekte

Wissenschaftlich fundierte Evaluation ergotherapeutischer Leistung wird in einigen Teilbereichen durchgeführt. Dazu gehört beispielhaft folgendes Projekt:

Ergotherapeutisches Assessment

Das ergotherapeutische Assessment dient der Erfassung von Patientenleistungen bzw. als ergotherapeutisches Beurteilungsinstrument im Sinne eines diagnostischen Prozesses. Es ordnet die für die Ergotherapie relevanten Informationen über den Patienten definierten Items zu und teilt diese in vier Kategorien desSchweregrades ein (Voigt-Radloff et al. 1997). Zurzeit wird es einer wissenschaftlichen Evaluation unterzogen.

4.2 Neurophysiologische Verfahren

4.2.1 Einleitung

U. Steding-Albrecht

Nachfolgend werden neurophysiologische Verfahren in Theorie und Praxis vorgestellt. Sie bilden die wesentliche Grundlage der ergotherapeutischen Behandlung von Patienten mit zerebral bedingten Bewegungs- und Handlungsfunktionseinschränkungen. Ergotherapeuten transferieren diese Behandlungskonzepte in den Alltag des Patienten. Sie nutzen gezielt Aktivitäten, um Ziele wie z.B. Bewegungskontrolle beim Anziehen der Socken anzubahnen.

Begriffe wie motorisch-perzeptiv, neurophysiologisch und/oder sensomotorisch werden von den einzelnen Verfahren synonym verwendet. In der Praxis ist es sinnvoll, die Verfahren z.B. in der Behandlung entwicklungsverzögerter Kinder miteinander zu vernetzen. Ein Kind mit einer spastischen Tetraparese ist durch seine Bewegungsstörung in der sensorischen Integration von Reizen häufig beeinträchtigt. Ein erwachsener Patient mit Hemiplegie wird nach dem Bobath-, Perfetti- oder Johnstone-Konzept behandelt, wobei es jedoch erforderlich sein kann, den Patienten während der Therapie mithilfe von Führung Handlungen erleben zu lassen. Dabei kommen Aspekt des Affolter/St. Galler-Konzepts zum Tragen.

Die Vernetzung setzt grundlegende Kenntnisse zu jedem einzelnen Verfahren voraus. Weiterbildung und Spezialisierung in diesen Behandlungskonzepten tragen zur Effizienz der ergotherapeutischen Behandlung bei.

Alle Verfahren sind ebenfalls in Kombination mit den neuropsychologischen Verfahren zu sehen. So umfasst beispielsweise das Frostig-Konzept sowohl neurophysiologische als auch neuropsychologische Aspekte. Wegen des neuropsychologischen Schwerpunkts ist es jedoch dem *Abschnitt 4.3* zugeordnet.

4.2.2 Das Bobath-Konzept in der Pädiatrie (NDT)

U. Steding-Albrecht

Entstehung und geschichtlicher Hintergrund

Das Bobath-Konzept entstand in den vierziger Jahren in London durch Dr. h.c. Berta Bobath (Physiotherapeutin) und Dr. med. Karel Bobath (Neurologe und Psychiater). Karel Bobath beobachtete seine Frau bei der Behandlung von Patienten mit zerebralen Bewegungsstörungen und versuchte, neurophysiologische Erklärungen für den Behandlungserfolg zu finden. Dabei fiel ihm auf, dass die Haltungen und Bewegungen von schwer behinderten Patienten den tonischen Reflexen von dezerebrierten Tieren ähnlich waren, wie sie in Tierexperimenten von Neurophysiologen beschrieben worden waren. Die Tiere zeigten abnorme Bewegungsmuster mit Hypertonus. Die Experimente wiesen nach, dass die Dehnung oder Kontraktion der Muskeln Einfluss auf Hemmung und Erregung im zentralen Nervensystem hat und damit auch die Hemmung der Erregung in der Peripherie beeinflusst. Berta Bobath erkannte eine Analogie zu den Tierversuchen, als sie durch veränderte Ausgangsstellungen in der Behandlung die abnormalen Bewegungsmuster der Patienten beeinflusste.

Empirische Beobachtungen bildeten die Grundlagen für das Behandlungskonzept nach Bobath. Heute wird es weltweit als neurophysiologische Grundlage zur Behandlung von Patienten mit zerebralen Bewegungsstörungen und sensomotorischen Störungen angewendet. Im Sinne eines Konzepts hat es sich in den letzten Jahrzehnten verändert und weiterentwickelt, neue Ideen und Variationen aufgenommen und grenzt sich so von einer definierten Methode ab.

Paradigmen und Prinzipien des Bobath-Konzepts

Die Entstehung und Wirkungsweise des Bobath-Konzepts beruht auf zwei Prinzipien, nämlich der neurophysiologischen Grundlage, die naturwissenschaftlich begründet ist, sowie der ganzheitlichen Sichtweise, die der Geisteswissenschaft zugeordnet werden kann. Mit der Verwurzelung in zwei unterschiedlichen wissenschaftlichen Bereichen ist es bis heute zu erklären, dass eine Überprüfung und ein Nachweis der Behandlungserfolge nur innerhalb beider wissenschaftlicher Sichtweisen möglich ist. Zwangsläufig kann das Konflikte in der Bewertung der empirischen Beobachtungen hervorrufen (Kap. 1.8).

Die neurophysiologische Arbeitshypothese von Berta und Karel Bobath besteht in der Annahme, dass die Beeinträchtigung von Kindern mit zerebraler Bewegungsstörung vor allem durch die gestörte Haltungskontrolle entgegen der Schwerkraft verursacht ist.

Die ganzheitliche Sichtweise betrachtet das Kind in seiner Gesamtpersönlichkeit und nicht als Objekt mit isolierten Funktionsausfällen und Defiziten. Dabei wird der Motorik eine zentrale Bedeutung in der Gesamtentwicklung des Kindes beigemessen.

„Die motorische Entwicklung basiert auf angeborenen Verhaltensweisen, die sich in Auseinandersetzung mit der Umwelt an die funktionellen Erfordernisse anpassen. Aus einfachen Aktionsschemata werden komplexe Handlungen, in deren Steuerung alle Ebenen der zentralmotorischen Kontrolle einbezogen sind. Die Gelegenheit zu vielfältigem Ausprobieren ermöglicht die Bildung von nervalen Strukturen und Funktionen, die sich genau dem Handlungsziel und den Umweltbedingungen anpassen, die also die beste Strategie der Informationsverarbeitung ausbilden" (Orth 1987).

Bewegung erfordert keine isoliert reagierenden Muskeln oder Muskelgruppen, sondern eine Koordinationsleistung des Gehirns.

Der ganzheitliche Ansatz spiegelt sich auch in der Betrachtung motorischer Entwicklung wider. Es geht nicht um das Erreichen bestimmter „Grenz- oder Meilensteine" oder einer isolierten Fähigkeit in der kindlichen Entwicklung, sondern um das komplexe, der Entwicklung zugrunde liegende Koordinationsmuster.

Das Neugeborene ist von primären Reflexen und Reaktionen geprägt, die im Laufe der ersten Lebensmonate verschwinden und durch die Stell- und Gleichgewichtsreaktionen abgelöst werden. Diese münden schließlich in willkürlich ausgeführte, später automatisierte Bewegungen.

Ökonomische Bewegungen sind fließend, harmonisch und beinhalten eine adaptierte Kraftanpassung, ein adäquates Bewegungsausmaß, Zielgerichtetheit und angemessenes Tempo. Dies ermöglicht die Fähigkeit, in sich zu ruhen, jedoch bei entsprechendem Anlass z.B. sofort aufspringen zu können. Diese Bewegungskompetenz trägt in entscheidender Weise zur kindlichen Kognitions-, Sprach-, Sozial- und Identitätsentwicklung bei.

Motorisches Lernen kann nur im täglichen Handeln des Kindes erfolgreich sein. Die kindliche Entwicklung wird durch eine ständige Anpassung von Sensomotorik, Neugier- und Kognitionsverhalten an die unterschiedlichsten Situationen gefördert. Neugierde, variierende Wiederholungen und Ausprobieren sind dabei die Voraussetzungen für flexible Handlungsstrategien. Der Alltag wird erobert, entdeckt und bewältigt, und das Kind lernt, Zusammenhänge herzustellen sowie Ursache und Wirkung zu erkennen.

Definition

Normale, d.h. heißt ökonomische und der jeweiligen Situation angepasste Bewegung beruht auf drei Faktoren:

- adäquater Muskeltonus und Haltungshintergrund;
- Fähigkeit zur harmonisch kontrollierten reziproken Innervation;
- Entwicklung physiologischer Haltungs- und Bewegungsmuster.

Der normale Haltungs- und Bewegungstonus ist als Fähigkeit der Anpassung an die eigene innere Erregung und an die äußeren sensorischen Reize definiert. Das beinhaltet ein harmonisches Zusammenspiel der Muskelgruppen, adäquate Kokontraktion, stabile und mobile Haltung sowie fließende Übergänge bei aktiven Bewegungen.

Klassifikation der infantilen Zerebralparese (ICP)

Definition

Die Zerebralparese ist eine nichtprogrediente Störung von Motorik und Haltungskontrolle, die durch eine frühkindlich erworbene Hirnschädigung (pränatal, perinatal oder postnatal) verursacht wird.

Als frühkindliche Schädigung werden z.B. auch Traumata oder Infektionsfolgen bezeichnet, die das kindliche Gehirn in den ersten beiden Lebensjahren schädigen (Kap. 4.1.2).

Unökonomische Bewegungsbilder, die zum Bild des zerebralparetischen Kindes gehören, prägen durch stereotype Wiederholungen ein invariables Bewegungsmuster im Gehirn. Spätere Entwicklungsschritte zur Vertikalisierung und Fortbewegung werden dadurch blockiert, verhindert und erschwert.

Als Folge der Inbalance der Muskelaktivität können Kontrakturen, Hüftluxationen sowie Gelenkdeformationen entstehen, die die Bewegungsfähigkeit einschränken und zu schmerzhaften Veränderungen führen.

Die Klassifikation der infantilen Zerebralparese nach Michaelis und Niemann (1995) lässt sich folgendermaßen darstellen (Abb. 4.**5**):

Spastische Hemiparesen

- armbetont;
- beinbetont;
- Arm und Bein sind etwa gleich schwer betroffen.

Spastische Tetraparesen

- *Beinbetont:* Die Beine sind schwerer betroffen als die Arme. Diese Ausprägung wurde in früheren Klassifikationen auch als Diparese bezeichnet.
- *Tribetont:* Die Beine und ein Arm sind schwerer betroffen als der Arm der Gegenseite.
- *Seitenbetont:* Die Extremitäten einer Seite sind deutlich schwerer betroffen als die der anderen Seite.
- *Gekreuzt:* Die obere Extremität der einen Seite und die untere Extremität der anderen sind schwerer betroffen.
- *Komplett:* Arme und Beine sind entweder gleich schwer oder die Arme sind schwerer betroffen als die Beine.

Dyskinesien

Hierzu gehören nichtprogrediente Dyskinesien ohne oder mit diskreter Spastik (selten). Diese Ausprägung wurde in früheren Klassifikationen als Dystonie, Athetose oder Choreoathetose bezeichnet.

Ataxien

Dabei handelt es sich um nichtprogrediente Ataxien ohne oder mit diskreter Spastik, die jedoch selten auftreten.

Die Umsetzung des Bobath-Konzepts in der Ergotherapie

Die Prinzipien des Bobath-Konzepts stellen eine Grundannahme bei der Verwirklichung von Behandlungszielen in der Ergotherapie dar. Die Analyse der Bewegung und ihre Auswirkung auf die Handlung unter Berücksichtigung der Tonusverhältnisse haben Einfluss auf die Vorbereitung und Durchführung der Behandlung.

Zur Entwicklung der Handlungskompetenz verknüpft die ergotherapeutische Behandlung Wahrnehmung mit Bewegung und Kognition, um Spiel und Sprache zu ermöglichen. Das Erkennen und Verstehen der Bewegungsfähigkeiten und -fertigkeiten, sowie deren man-

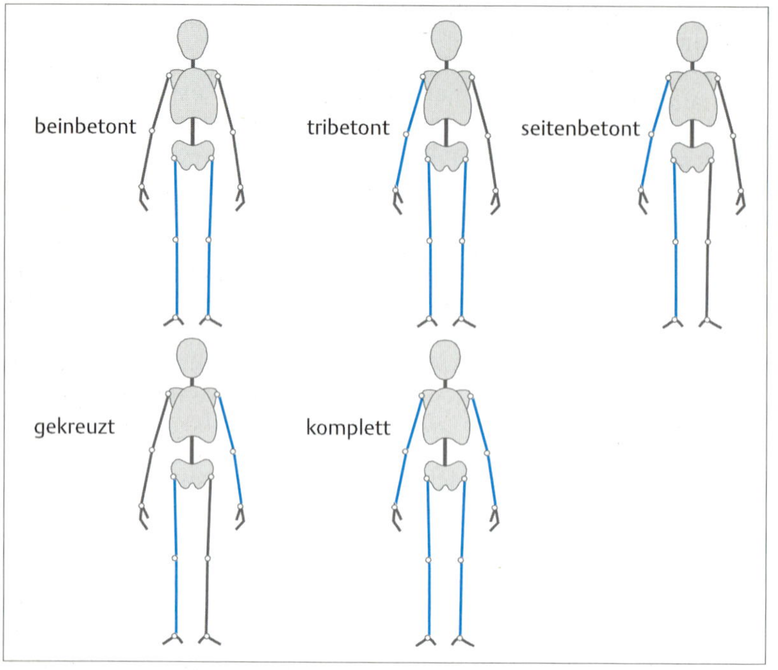

Abb. 4.**5** Klassifikation der infantilen Zerebralparese nach Michaelis und Niemann (1995).

gelnde Anpassung an die angestrebte Handlung im Alltag ist die Grundlage der Therapiegestaltung. Durch die Behandlung wird das Kind in der Wahrnehmungsverarbeitung bei der Erfassung der Umwelt unterstützt.

Ergotherapie sollte nicht abstrakt, sondern handlungsorientiert sein. Die Sichtweise des Bobath-Konzepts ist nicht nur auf das Ziel gerichtet, sondern berücksichtigt auch die Wege und Lösungsstrategien, die zum Ziel führen. Es geht nicht um das intentionale Ziel, wie z.B. der Turm aus Bausteinen, sondern um die Wege, die das Kind unter Berücksichtigung seiner Bewegungsmuster dazu verwendet.

Handlungsfähigkeit ist nicht nur durch feinmotorische und kognitive Fähigkeiten bestimmt, sondern auch in der grobmotorischen Voraussetzung zu sehen. Zentrale Wachheit, Motivation, situative Bedingungen, Vorerfahrung, Gedächtnis etc. unterstützen das Kind dabei beim Handeln.

Diagnostik und Befunderhebung

Die Befunderhebung im Bobath-Konzept ist eine systematische Beobachtung aller Bewegungs- und Handlungssituationen des Kindes im Alltag, in Ruhe, also beim Schlafen, Beobachten und Zuschauen sowie in provozierten Situationen. Entwicklungstests und Entwicklungsscreening liefern Informationen über den Vergleich zu altersentsprechender Entwicklung, geben jedoch keine Auskunft darüber, warum ein Kind bestimmte Fähigkeiten und Fertigkeiten noch nicht entwickelt hat. Die Lösungsstrategien des Kindes bei gestellten Aufgaben werden bei der Testauswertung nicht berücksichtigt. Die Befunderhebung nach dem Bobath-Konzept ist eine Förderungsdiagnostik, die sich dem Stand des Kindes anpasst und direkte Hinweise für die Therapie erbringen soll.

Therapieziele und Behandlung

Definition

In der Therapie nach dem Bobath-Konzept geht es um das alltagsnah vermittelte Gefühl für Bewegung.

Im Mittelpunkt der Behandlung steht die Verbesserung der Lebensqualität des Kindes, d.h. selbstständig sein, spielen, mit anderen in Kontakt treten und etwas gemeinsam machen können. Die Behandlung setzt grundlegende Kenntnisse in der Bewegungsanalyse normaler und pathologischer Entwicklung voraus. Dazu gehört auch das Wissen über die pathologische Entwicklung und deren Auswirkungen für das spätere Leben.

Bei der Behandlung werden die folgenden drei Elemente eingesetzt:

- Abbau pathologischer Haltungs- und Bewegungsmuster, umso physiologische Voraussetzungen zur Bewegungsentwicklung zu erarbeiten;
- Aktivierung normaler Halte- und Bewegungsreaktionen;
- Techniken und Stimulation, um die für die Handlung erforderlichen Bewegungen und Haltungen in spezifischer Weise zu provozieren und zu verstärken.

Diese drei Elemente greifen bei einer Behandlung ineinander und unterstützen sich gegenseitig.

Berta Bobath beobachtete bei der Behandlung der Patienten, dass sich durch Bewegen der Schulter die Tonus- sowie die Bewegungsqualität der Hand ändern kann. Anders ausgedrückt, es wurde deutlich, dass proximale, also körpernahe Bewegungen distale, also körperferne und damit normale Bewegungen beeinflussen können. Dieser Zusammenhang wird im Bobath-Konzept *Schlüsselpunkt* genannt.

Das Behandlungskonzept nach Bobath verlangt über die Kenntnisse der Behandlungstechniken hinaus:

- Differenzierte Beobachtung, Befundaufnahme und Behandlungsplanung;
- Kenntnis über die Faktoren, die den Tonus beeinflussen können, wie Emotion, äußere Umstände, Stress, Lautstärke, thermische Reize, Unsicherheit etc.;
- Individuelle Anwendung der Techniken mit dem Ziel, die bestmögliche Eigenaktivität des Kindes zu erreichen;
- Die Fähigkeiten zum Aufbau einer guten Interaktion mit dem Kind und den Eltern bzw. Betreuern sowie dem sozialen Umfeld.

Als Einstieg und Teil der Therapie spielt das so genannte *„Handling"* im Bobath-Konzept eine wichtige Rolle. Alle täglichen Verrichtungen, wie Nahrungsaufnahme, Körperpflege, An- und Ausziehen, etc. sollen so ausgeführt werden, dass das Kind dabei die pathologischen Bewegungen möglichst wenig einsetzt. Gleichzeitig werden möglichst häufig physiologische Haltungen und Bewegungen aktiviert und eingesetzt. Gerade das Handling schafft so eine wichtige Voraussetzung zur unbeeinträchtigten Eltern-Kind-Interaktion.

Die individuellen Behandlungsziele finden sich unter Berücksichtigung des sozialen Umfelds des Kindes. Befund und Behandlung sind ein ständiger Prozess, der sich an immer wieder neu erworbenen Fertigkeiten und Fähigkeiten sowie noch bestehenden Schwierigkeiten orientiert (Kap. 2).

Voraussetzungen für die Behandlung

- *Zentrale Wachheit*, das bedeutet Motivation, Spaß, Aufmerksamkeit und Neugier wecken und fördern;
- ein *therapeutisches Angebot*, das dem Alter und dem Entwicklungsstand des Kindes angemessen ist;
- *alltagsbezogenes Handeln* zur Erreichung der Selbstständigkeit.

Behandlungsinhalte und Behandlungsziele

- Eigenaktivität des Kindes aufzugreifen, diese zu unterstützen, zu modifizieren, zu verstärken und gegebenenfalls neue Impulse geben. Dies geschieht durch Orientierung am Alltag und allen Bereichen des täglichen Lebens, um größtmögliche Selbstständigkeit im eigenständigen und selbstbestimmten Handeln zu erreichen.
- Ökonomische Anpassung der Haltungskontrolle sowie der Gleichgewichtsreaktionen in Alltagssituationen und in der Schwer-

krafteinwirkung zur Aufrichtung in verschiedenen Positionen im Raum.
- Unterstützung der Entwicklung von Bewegungsstrategien zur Vertikalisierung und Fortbewegung.
- Integration und Verarbeitung aller Reize der unterschiedlichen Sinnesbereiche.
- Umgang mit Frustationserlebnissen und Hinführung zur realistischen Einschätzung der eigenen Fähigkeiten.
- Vermeidung von Kontrakturen, Deformationen und anderen Folgeschäden, wie z.B. Schmerzen.
- Begleitung, Beratung, Anleitung bei der Hilfsmittelversorgung.
- Einbeziehung aller Bezugspersonen des Kindes und Anleitung zum Handling im Alltag.

Jede Behandlung sollte so gestaltet sein, dass das Kind Erfolgserlebnisse hat, um die neu erlernten Bewegungs- und Haltungsmuster im Alltag zu integrieren. Das Bobath-Konzept setzt seinen Schwerpunkt im Verständnis des Zusammenhangs zwischen pathologischen Bewegungsmustern und der eigentlich erforderlichen Bewegungsanpassung im Alltag. Die Behandlungsansätze machen deutlich, dass das Bobath-Konzept auch zur Behandlung von sensomotorischen Entwicklungsstörungen oder zur Behandlung z.B. von Kindern mit Morbus Down eingesetzt werden kann.

Interdisziplinäre Zusammenarbeit

Gemeinsames Denken und Handeln ist ein Grundprinzip des Bobath-Konzepts innerhalb aller Berufsgruppen und bedeutet einen interdisziplinären Austausch aller Beteiligten.

Weiterbildung

In Deutschland wird das Bobath-Konzept in Weiterbildungslehrgängen für die Therapie auf neurophysiologischer/entwicklungsneurologischer Grundlage Bobath (mindestens 400 Unterrichtseinheiten) vermittelt. Zur mindestens zehnwöchigen Weiterbildung an einem anerkannten Bobath-Ausbildungszentrum sind nur Ergotherapeuten/innen, Physiotherapeuten/innen, Logopäden/innen und Ärzte/innen zugelassen. Die *Gemeinsame Konferenz der deutschen Bobath-Kurse* (GKB) regelt die Voraussetzung und Durchführung von Kursen sowie die Zulassung der Teilnehmer. Die *European Bobath Tutors Association* (E.B.T.A.) ist ein europaweiter Zusammenschluss der Zentren, in denen Bobath-Kurse angeboten werden.

1977 wurde die Vereinigung der Bobath-Therapeuten Deutschlands e.V. gegründet, die allen offen steht, die mit behinderten oder von Behinderung bedrohten Kindern arbeiten.

4.2.3 Sensorische Integrationstherapie

R. Schaefgen

Das Konzept der Sensorischen Integrationstherapie

Sensorische Integration (SI) ist ein Prozess der normalen prä- und postnatalen Entwicklung des Nervensystems. Der Vorgang beginnt intrauterin und setzt sich nach der Geburt fort. Im ersten Lebensjahr ist er besonders intensiv und bestimmt die weitere Vernetzung im Nervensystem. Er prägt entscheidend die Entwicklung der Wahrnehmung, der Wahrnehmungsverarbeitung und der sensorischen Integration.

Die Sensorische Integrationstherapie ist eine Behandlungsform, die die aus verschiedenen Gründen gestörte Entwicklung wiederherstellen will. Dazu stellt sie die individuell notwendigen äußeren Bedingungen in Form (Angebot), Intensität (Dosierung) und Schwierigkeitsgrad zur Verfügung, um die Neuralintegration zu verbessern.

Das Konzept beinhaltet die Grundauffassung, dass sich das Nervensystem selbst organisiert und integriert. Das Individuum benötigt dazu genügend innere *Lebensantriebskräfte* (inner drive), *Motivation* (volition), *Umfeldangebote* (environment) und *respondierende Begleitung* seines sozialen Umfeldes für die optimale Entwicklung der sensorischen Integration. Daraus ergibt sich ein konzeptuales Prinzip, das keine festgelegten Methoden oder Techniken umfasst.

Es handelt sich um ein offenes Modell, bei dem Selbstorganisation und Selbstbestimmung des Individuums wesentliche Bestandteile der Behandlungsform sind. Das Konzept ist auch selbst in einer fortschreitenden Weiterentwicklung begriffen. Diese bezieht neue neurophysiologische und neurobiologische Erkenntnisse mit ein.

Entwicklung der Integrationstherapie durch Dr. Jean Ayres

Jean Ayres (1920–1989) war eine amerikanische Psychologin und Ergotherapeutin, die in Humanistischer Psychologie in Los Angeles promovierte und von 1965 bis 1970 am Hirnforschungsinstitut der Universität in Los Angeles arbeitete. Sie befasste sich sehr intensiv mit der Rehabilitation von Schädelhirnverletzten. Im Jahr 1970 arbeitete sie an einem Forschungsprojekt mit, das die Hintergründe der sprunghaft angestiegenen Lernprobleme bei Schulkindern erforschen sollte. Ihre Suche brachte sie zu der Hypothese einer neuralen Dysfunktion als Hintergrund von Lernstörungen. Ayres entwickelte daraufhin eine Therapie zur Nachreifung der sensorisch integrativen Funktionen. Sie gründete die Ayres Clinic und machte sich Therapieentwicklung, Forschung und Lehre zur Lebensaufgabe.

Die Therapie nannte sie bewusst nicht Ayres-Therapie, sondern *Sensorische Integrationstherapie*. An der Umsetzung waren vorwiegend Ergotherapeuten, aber auch Physiotherapeuten und Logopäden beteiligt. Die entwickelten Therapiemöglichkeiten wurden in ihrer Wirkung und Effektivität durch Forschungen an der *University of California Los Angeles* (UCLA) begleitet, an der auch Ayres einen Lehrstuhl innehatte.

Jean Ayres entwickelte einen speziellen Test zur Evaluation sensorisch integrativer Dysfunktionen. Dieser erschien 1972 als *Southern California Sensory Integration Test (SCSIT)*. Da der Test nur in Südkalifornien standardisiert war, revidierte und erweiterte sie ihn mit einer Normierung für die gesamte USA. Er erschien etwas erweitert 1989 als *Sensory Integration and Praxis Test (SIPT)* und brachte ihr große Anerkennung. Er umfasst die gleichen Bereiche wie der SCSIT.

1. Visuelle Wahrnehmung

- Figurgrund;
- Raumlage und -vorstellung;
- Konstruktionspraxis;

2. Somatosensorische Wahrnehmung

- Kinästhesie;
- Manuelle Formperzeption;
- Stereognosie;
- Fingeridentifikation;
- Graphästhesie;
- Lokalisation taktiler Stimuli.

3. Sensomotorik

- Kopieren von Mustern;
- Motorische Genauigkeit;
- Orale Praxie;
- Imitation von Stellungen;
- Bilaterale Motokoordination;
- Steh- und Gehbalance;
- Praxie auf verbale Anweisung.

4. Vestibuläre Wahrnehmung

Postrotatorische Nystagmusprüfung.

Jean Ayres hinterließ ihre Klinik der von ihr gegründeten Gesellschaft *Sensory Integration International*, die ihre Aufgabe fortsetzt und sich außerdem die Verbreitung des Konzepts in Amerika und der ganzen Welt zur Aufgabe macht.

Theoretische Grundlagen

Eine wichtige Basis ist die Einheit von Körper und Geist in seiner Wechselwirkung. Der Körper und die neurophysiologischen Abläufe im Zentralnervensystem stehen mit Denken und geistigem Vermögen in Wechselwirkung (Abb. 4.**6**).

Mehr Speicherung und gedankliche Vorstellung ermöglichen auch immer sicherere und schnellere Interpretation der sensorischen

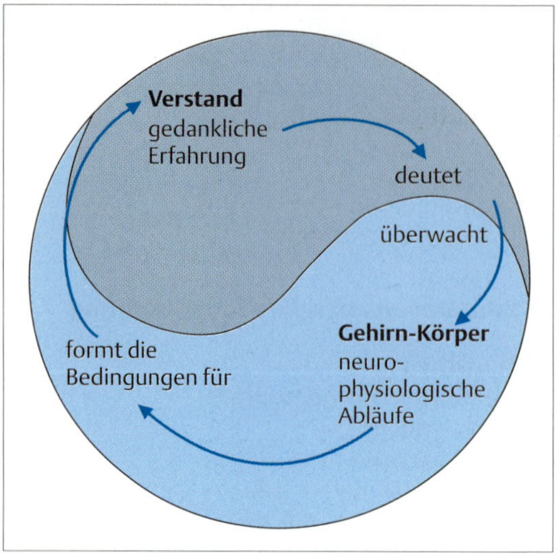

Abb. 4.**6** Synchrone Wechselwirkung von Geist und Gehirn – Körper.

Eindrücke. Somit verbessert motorisches Handeln das Denken und das differenziertere Denken die Handlung.

Unter Sensorischer Integration versteht man die Aufnahme, Zusammenstellung, Verarbeitung und Deutung der aufgenommenen sensorischen Informationen im Nervensystem zur intendierten Handlung. Jeder sensorische Integrationsprozess als Baustein der gelungenen Wahrnehmungsverarbeitung und Handlungsfähigkeit beginnt nach diesem Denkmodell mit dem inneren Antrieb (inner drive), der mit dem eigenen Körper oder dem Umfeld in Kontakt kommt. Das Interesse, die Motivation (volitional state) bestimmt wesentlich Auswahl und Aufnahme (sensory intake) und sorgt für die Zielgerichtetheit der sensorischen Verarbeitung.

Die innere Zielgerichtetheit bewirkt die Modulation der neuralen exzitatorischen und inhibitorischen Prozesse und deren Interpretation auf den verschiedenen Hirnfunktionsebenen. Jeder gelungene sensorische Integrationsprozess wird im Nervensystem als Erfolg gespeichert und dient als Richtschnur für weitere Betätigung.

Daraus baut sich in einem spiraligen Prozess eine neuronale Grundlage für Handlungserfolge auf, und es entwickeln sich Bewegungslust und Betätigungsverhalten (Abb. 4.**7**).

Die SI-Behandlung muss diesen Prozess nachvollziehen und stärken, um Blockaden und Störungen auf den verschiedenen Ebenen aufzulösen und die Verarbeitung zu verbessern.

Die SI-Theorie geht davon aus, dass der sensorische Integrationsprozess in verschiedenen Stufen gestört, d.h. verlangsamt, behindert, beeinträchtigt oder gehemmt sein kann.

Prozessuales Ineinandergreifen von Befund und Behandlung

Sensorisch integrative Dysfunktionen können sich hinter folgenden unterschiedlichen Problematiken verbergen:

- Entwicklungsverzögerungen und Entwicklungsdiskrepanzen;
- Eß- und Schlafprobleme;
- Motorische Ungeschicklichkeiten;
- Haltungs- und Gleichgewichtsprobleme;
- Störungen der Fein-, Grobmotorik;
- Graphomotorik;
- Sprach- bzw. Sprechprobleme;
- Lernprobleme;
- Teilleistungsstörungen;
- Kontaktstörungen;
- Verhaltensprobleme.

Nach Ausschluss eines organischen Hintergrundes gilt es, den Verdacht auf Hirnfunktionsstörungen abzuklären. Dies erfolgt durch den *Sensibilitätsbefund*, den *sensorischen Funktionsbefund* und durch die *Einschätzung der emotionalen und kognitiven Funktionen*.

Die Gewichtung und Interpretation der Befunde in der Zusammenschau führen zur Klärung des Hintergrunds der vorliegenden Problematik. Daraus wird ein Behandlungsplan entwickelt. Je nach Alter und Kooperationsfähigkeit erfolgt die Evaluation anhand von Befragung, freier, strukturierter und gezielter Beobachtung zu den Sinnessystemen sowie bestimmter, in Tabelle 4.**2** aufgeführter Tests.

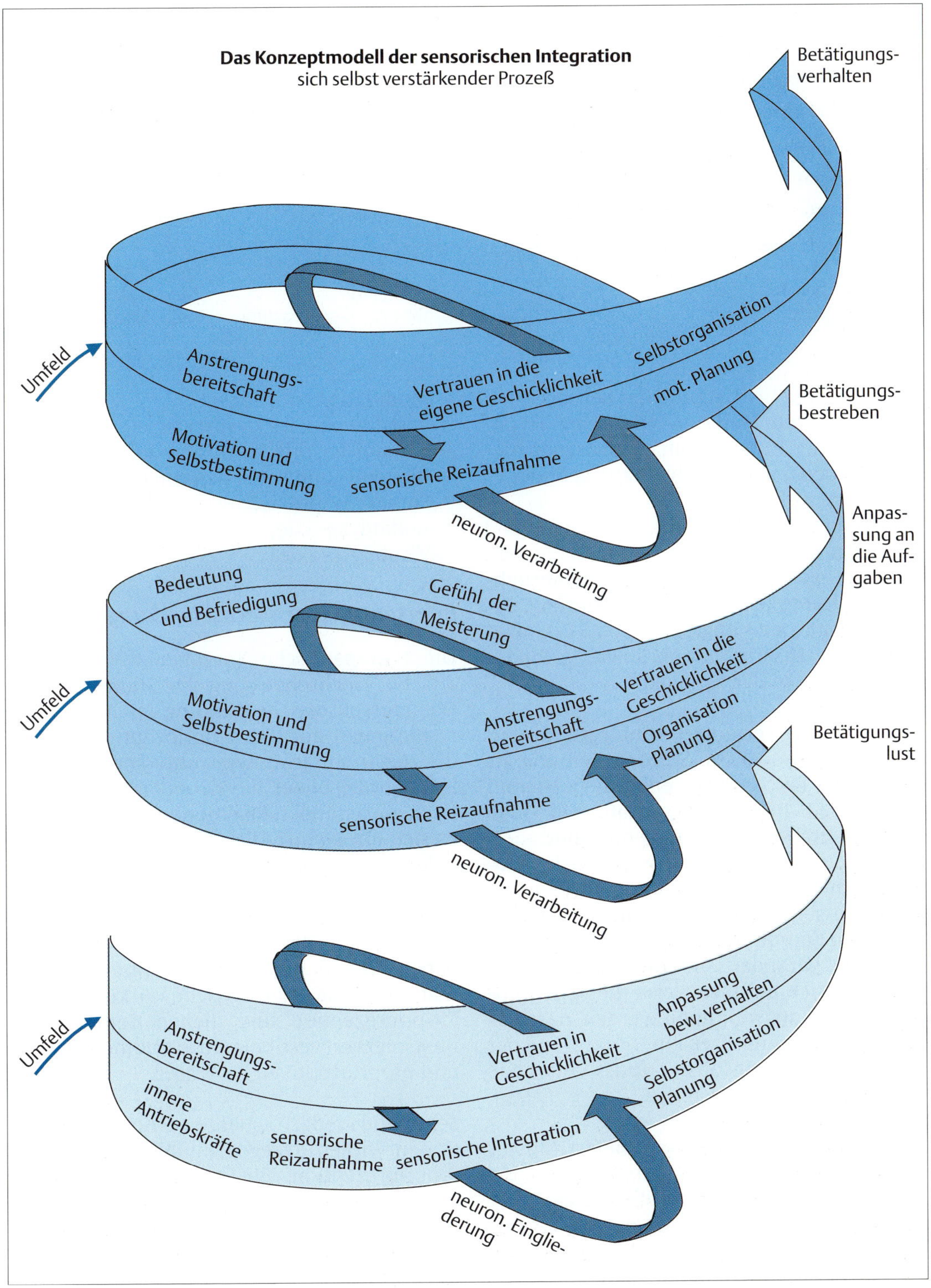

Abb. 4.7 Der spiralförmige Prozess der Selbstverwirklichung.

Tabelle 4.2 Sensorische Integrationstests

Test	Alter	Autor
Test of Sensory Integration for Infants (TSFI)	6–18 Monate	de Gangi
Test of Sensory Integration (TSI)	3–5 Jahre	de Gangi
Southern California Sensory Integration Test (SCSIT)	4–9 Jahre	Ayres
Sensory Integration and Praxis Test (SIPT)	4–9 Jahre	Ayres
Psycholinguistischer Entwicklungstest (PET)	3–10 Jahre	Angermeier
Einschätzung des emotionalen und des Volitionsstatus:		
– Familie in Tieren		Kos u. Biermann
– Mann-Zeichen-Test	6–14 Jahre	Ziler
– Volitional State	ohne Altersbegrenzung	Kielhofner

Aus der Grundeinschätzung der sensorischen Sensibilität und Funktion wird eine Hypothese über den Zusammenhang zwischen diesen Befunden und der Problematik gebildet.

Hat z.B. ein Kind Probleme mit Malen und Schneiden, fehlen ihm die Voraussetzungen dieser Fähigkeiten, wie Körpereigenwahrnehmung, Haltungskontrolle, Lateralisierung, Bewegungswahrnehmung, Rotation, Dissoziation, taktile Diskrimination sowie Vorbilder und Interesse an der Tätigkeit.

Der als gestört vermutete Hintergrund wird evaluiert und mögliche Störungsbefunde als Ursache des Problems angenommen. Hierauf baut sich ein Behandlungsansatz und -plan auf. Die therapeutischen Angebote sind individuell, berücksichtigen den emotionalen Status und die Motivation. Sie dienen hier z.B. der Verbesserung der posturalen Kontrolle, bilateralen Koordination und Gleichgewichtsregulation. Verändert sich die Problematik – verbessert sich beispielsweise die Feinmotorik – so kann angenommen werden, dass das Fehlen dieser Fähigkeiten ein Hintergrund der Problematik war. Ansonsten muss eine neue Hypothese aufgestellt werden.

Die Befundzusammenstellung liefert Muster von Erscheinungsbildern der sensorischen Dysfunktion, die einen Überblick geben, aber nicht alle Kinder erfassen. Sie dürfen auf keinen Fall die gründliche Befunderhebung und die individuelle Behandlungsdurchführung einschränken:

- Modulationsstörungen;
- Postural okuläre Dyspraxie;
- Somatosensorische Dyspraxie;
- Bilateral- und Sequenzierungsdyspraxie;
- Somatodyspraxie;
- Audiodyspraxie;
- Visuodyspraxie.

Intersensorische Wechselwirkungen

Die therapeutische Vorgehensweise beruht auf der Wechselwirkung der Sinnessysteme. Die intersensorische Wirkung vestibulärer Informationen auf das propriozeptive System, die zuerst von Jean Ayres untersucht und belegt wurde, bildet die Grundlage der motorisch anpassenden Reaktionen. Dabei handelt es sich um kleinste Bausteine der Bewegung. Jeder vestibuläre *intake* führt zu einer muskulär-tonischen (propriozeptiven) Veränderung und Anpassung, meist zum Zwecke der Aufrichtung und Gleichgewichtserhaltung. Dabei haben schnelle und starke vestibuläre Informationen eine exzitatorische Wirkung auf die Propriorezeption und dienen dem Zusammenspiel von vestibulären, okulomotorischen und propriozeptiven Prozessen.

Schwache niederfrequente vestibuläre Sensationen wirken dagegen inhibitorisch auf die Propriorezeption. Alle therapeutischen Angebote und Aktivitäten in Bauchlage mit geradliniger Beschleunigung, wie z.B. Hängematte und Rollbrett, haben diesen Hintergrund.

Eine inhibitorische Wirkung der Propriorezeption auf das taktil-protopathische System wird bei sensorischer Defensivität angewandt. Die propriozeptive Einwirkung und die sensorische Reizaufnahme von Druck und Zug auf Muskeln und Gelenke zeigt regulative Wirkung auf die Verarbeitung taktil-protopathischer Informationen.

Die beiden exemplarisch besonders gut dokumentierten intersensorischen Wirkungen werden beispielsweise als Behandlungsprinzipien der sensorisch integrativen Therapie angeführt. Es gibt daneben weitere intersensorische Wirkungen, die die Therapie nach Jean Ayres nutzt.

Die Regulation des Arousals

Das aufsteigende retikuläre System (RAS) spielt als Regulationssystem bei der Behandlung sensorisch integrativer Dysfunktion eine Schlüsselrolle. Das Arousal (Erregungsniveau im retikulären System) ist entscheidend dafür verantwortlich, wie aufgenommene sensorische Informationen verarbeitet werden. Bei einem an die Situation angepassten Erregungsniveau erfolgt eine vom Ziel her bestimmte Modulation (Anpassung des Erregungsniveaus), die meist zu einer adäquaten motorischen Reaktion führt.
Bei mangelnder Steuerung des Arousals ist das Erregungsniveau *nicht* der Situation angepasst und es kommt daher zu einer inadäquaten Reaktion. Die fehlende Modulation kann bei *Unter*erregung zu einer mangelnden Registrierung, bei *Über*erregung zu Defensivität (Flucht oder Abwehrreaktion) führen.

Alle Erscheinungen sind graduell abgestuft, d.h. es gibt leichte, mittlere und starke Registrierungsstörungen und Defensivitäten. Die Beachtung des Arousal bei der Behandlung und die Angebote und Anleitungen zur Regulation sind ein wichtiger Aspekt bei der sensorisch integrativen Therapie und der Beratung für häusliche und schulische Interventionen.

Grundprinzipien der sensorischen Integrationstherapie

- Sensorische Integrationstherapie ist immer *ganzheitlich* auf das Individuum ausgerichtet, d.h. das Kind ist immer *aktiv* beteiligt. Die Wechselwirkung mit emotionalen, sozialen und kognitiven Funktionen wird bei der Befundung und Therapie besonders beachtet.
- Sie wird vom Individuum (Kind-Patient-Klient) gesteuert. Sie richtet sich nach seiner Motivation, nach seinen Bedürfnissen und Fähigkeiten. Das bedeutet, der Therapeut schafft die Möglichkeit zum richtigen Angebot, der richtigen Dosierung und dem genau passenden Anforderungsgrad. Er ist immer mit der Aktivität des Kindes-(Patienten) verbunden und braucht dessen Resonanz, um die *adäquate Anforderung* zu schaffen, die den Handlungserfolg ermöglicht.
- Sensorische Integration bedeutet die Zusammenstellung und Deutung von Sinnesinformationen für den handelnden Gebrauch. Daher orientiert sich die Therapie immer am Interesse und der Intention zur *Handlung*.
- Die sensorische Intergrationstherapie arbeitet immer mit einer sensorischen Herausforderung, zumeist taktil-propriozeptiv oder vestibulär als Initiierung *motorisch anpassender Reaktionen* zur Verbesserung der motorischen Planung.
- Es wird nicht die fehlende Funktion geübt, sondern *die Wirkung der Sinnessysteme aufeinander* zur besseren Regulation genutzt.
- Die Behandlung erfordert eine exakte *Befunderhebung*, ein *stufenweise geplantes Ziel* und einen in sensorischer Integrationstherapie qualifizierten Therapeuten.

Behandlungsplanung und Vorgehen

Die Behandlungsplanung basiert auf dem sensorischen Befund der gestörten Schlüsselfunktionen in Bezug auf die festgestellten Schwierigkeiten. Das *Gesamtbehandlungsziel* ergibt sich aus der Problematik, die zur Behandlung führte. Die einzelnen, aufeinander aufbauenden Stufen der Behandlungsziele erschließen sich aus den Sensibilitäts- und Funktionsdefiziten.

Ein wichtiger Aspekt der Behandlung ist die Transparenz der angestrebten Ziele für den Patienten bzw. für Eltern oder Begleiter der Kinder. Die Therapie kann ihre Wirkung vervielfachen, wenn es gelingt, den Eltern die Ziele und therapeutischen Ansätze verständlich zu machen und sie dafür zu gewinnen, die Aktivitäten adaptierend in den Alltag einzubauen. Die Beratung der Lehrer im Umgang mit den betroffenen Kindern und der Einsatz von Therapeuten in Schulen ist in den USA bereits übliche Praxis, während diese Entwicklung in Deutschland erst beginnt.

Behandlungsgeräte

Zunächst sind der eigene Körper und der Körper des Therapeuten sensorisch anregend und fördernd. Mit zunehmendem Alter und Gewicht des Kindes sowie höher gesteckten Zielen in der SI-Behandlung muss die taktile, propriozeptive und vestibuläre Anregung auf ausgewählte Mittel und Geräte erweitert werden. Für die therapeutische Anwendung sollten variabel einsetzbare und kombinierbare Möglichkeiten für alle Bereiche des sensorischen Spektrums zur Verfügung stehen. Sie sollten außerdem schnell und leicht handhabbar und für die verschiedenen Entwicklungsstufen, Körpergrößen und Schwierigkeitsgrade adaptierbar sein.

Grundausstattung der SI-Therapie

- Matten und Kissen;
- Styroporsäcke;
- Vibratoren;
- Taktile Bäder mit Kirschkernen/Bohnen;
- Gepolsterte Hohlrollen;
- Therapiebälle;
- Rollbretter;
- Rampe;
- Hängematten;
- Schaukeln mit 1-Punkt-, 2-Punkt- und 4-Punkt-Aufhängung, Pferd- und Mobilschaukeln;
- Trapeze;
- Tellerschaukeln;
- Seile;
- Rutschfolie;
- Säckchen mit Sand/Bohnen unterschiedlichen Gewichts;
- Gewichtsmanschetten;
- Bunte Binden und Therabänder;
- Geräte zum Mahlen und Zerkleinern;
- Adaptierbare Tische und Stühle;
- Untersuchungs- und Testmaterialien.

Materialien

- Ton in unterschiedlicher Konsistenz;
- Kreide;
- Farben;
- Holz, Stein, Gips, Sand;
- Wasser, Feuer, Schaum;
- Creme;
- Mehl;
- Kleister.

4.2.4 Das Castillo-Morales-Therapiekonzept

G. Eichhorn

Beim Castillo Morales-Therapiekonzept handelt es sich um ein ganzheitliches, neurophysiologisch orientiertes Konzept zur Behandlung sensomotorischer und orofazialer Störungen bei Kindern und Erwachsenen. Die Therapie ist besonders für Patienten mit einer muskulären – angeborenen oder erworbenen – Hypotonie, nach einem Schädel-Hirn-Trauma oder einer Zerebralparese geeignet.

Das Konzept unterscheidet sich von anderen durch seine Grundlage auf der *Philosophie und Anthropologie der lateinamerikanischen Ureinwohner*, aus der der umfassende Kommunikationsbegriff entspringt.

Respekt vor der Person des anderen und Zutrauen in seine Fähigkeiten und Entwicklungsmöglichkeiten sind die Basis jeden zwischenmenschlichen Kontaktes. Es ist der Mensch bzw. der Patient selbst, der etwas erreicht.

Dr. Castillo Morales setzt die Rehabilitation in einen ganzheitlichen Bezug, der in der konventionellen Medizin oft außer Acht gelassen wird. Der Patient kommt mit der Hoffnung auf Besserung in seinem Wohlbefinden in die

Praxis und wird einen Teil seines Lebens von der Therapie begleitet. Nicht der Therapeut steht im Mittelpunkt, sondern der Mensch, der sich dem Therapeuten in der Rehabilitation anvertraut.

Castillo Morales vergleicht sein Konzept oft mit der Entwicklung eines Kindes: „Ein Kind hat die Zukunft. Es braucht feste Wurzeln wie ein Baum, der fest in der Erde steht. Das Kind muss wie der Baum fest mit seinem Ursprung verbunden sein. Die Persönlichkeit des Kindes ist verbunden mit seiner Erfahrung, die es von jedem erfährt, sollte aber in der Suche nach mehr Erfahrung nicht in der Unterhaltung enden, die kommt und geht. Erfahrungen müssen verbunden werden, wie die Wurzeln, die der Baum immer neu bildet. Zweifel und Unsicherheit sind wichtig, damit sich die Persönlichkeit entfalten kann. Im Kind steckt die Kraft der Natur." (Castillo Morales 1991; Abb. 4.**8**)

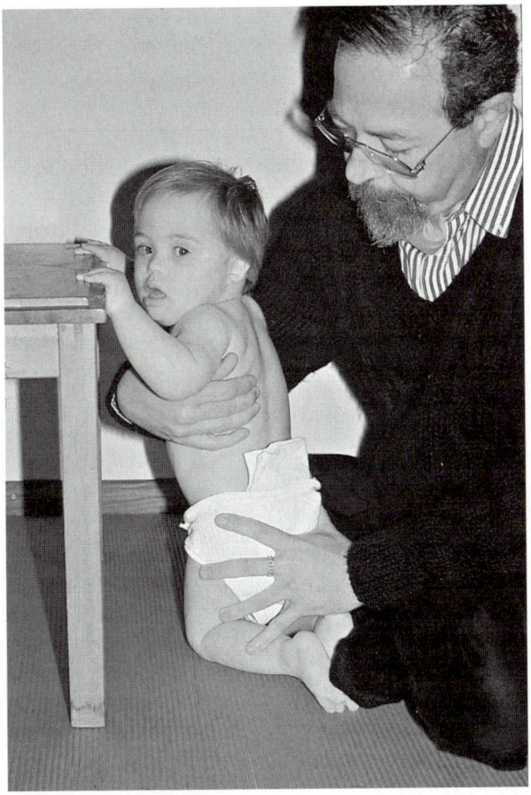

Abb. 4.**8** Dr. Castillo Morales bei der Behandlung.

Die Kraft der Natur steckt in jedem Menschen und sie ist eine der wichtigsten Grundlagen des Konzeptes und der Rehabilitation. Das Konzept umfasst die Verbesserung der Haltung und Bewegung unter spezifischer Einbeziehung der Sinneswahrnehmungen, der Kommunikation und Interaktion.

Behandlungsschwerpunkte

Die Grundlage des Konzeptes bildet die *neuromotorische Entwicklungstherapie*. Einen besonderen Behandlungsschwerpunkt stellt die *orofaziale Regulationstherapie* zur Verbesserung der Kommunikation und Nahrungsaufnahme dar. Ohne die Gesamtkörpertherapie gelingt keine adäquate orofaziale Regulationstherapie.

Manchmal wird die Versorgung mit speziellen Hilfsmitteln, z.B. kieferorthopädischer oder orthopädischer Art erwogen, wenn es dem Patienten zur Unterstützung der Funktion im orofazialen Bereich oder der gesamten Haltung und Bewegung dient.

Ein besonderes Anliegen im Gesamtkonzept stellt das Sehen – die Vision – dar, die in einem engen Zusammenhang zu Bewegung, Haltung, Funktion und sensomotorischer Aktivität steht.

Darstellung der Funktion

Die Arbeit mit dem Castillo-Morales-Konzept orientiert sich an der *Funktion*. Wichtig ist die Kenntnis der normalen physiologischen Abläufe, um die unterschiedlichen abweichenden Funktionen zu verstehen.

Definition

Unter Funktion ist jede Aktivität und Veränderung zu verstehen. Die Funktion ist der gemeinsame Nenner, der die einzelnen Teile des gesamten Körperkomplexes miteinander verbindet und zu einem dynamischen System macht, durch das koordinierte Aktivitäten ermöglicht werden.

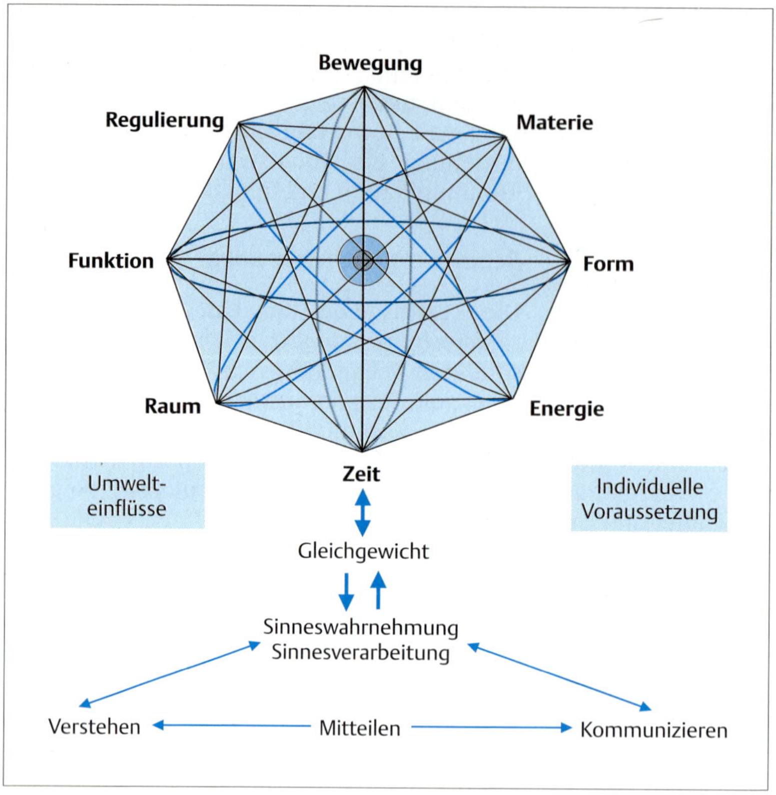

Abb. 4.**9** Funktion und Integration.

Grundlagen der Funktion (Abb. 4.**9**)

1. Bewegung
Jede Bewegung stellt eine Funktion dar, ob sie auf ein Ziel hin oder von ihm weg gerichtet ist. Es werden zwei Arten von Bewegung unterschieden:

- Die Bewegungsart, die auf den ersten Blick sichtbar ist, z.B. das Auf- und Abbewegen der Mandibula (Unterkiefer).
- Biochemische Reaktionen im Innersten der Organgewebe. Dabei handelt es sich um nur unter dem Mikroskop zu erkennende Bewegungen auf molekularer Ebene.

2. Materie
Die Materie stellt das Instrument für die Aktivitäten dar. Sie besteht aus Knochen, Muskeln, Gelenken, Sehnen, Organzwischenräumen, Rezeptoren und Nerven.

3. Zeit
Eine Funktion erfordert vom Beginn bis zu ihrem Ende Zeit.

4. Raum
Materie und Bewegung benötigen Raum, damit eine Funktion verwirklicht werden kann.

5. Energie
Damit eine Funktion zu Stande kommen kann, ist Kraft (Energie) erforderlich.

6. Regulierung
Unser Organsystem erhält permanent Reize aus dem Inneren und der Außenwelt. Es sind jedoch regulierende Mechanismen erforderlich, um die multiplen Reize zu sieben und zu verarbeiten, damit adäquate Reizantworten möglich sind. Dies wird an biochemischen und histochemischen Veränderungen gemessen.

Die verschiedenen Mechanismen haben regulierenden Einfluss auf ein harmonisches Zusammenspiel zwischen den Elementen und stellen ein *Gleichgewicht* zwischen den Organsystemen des Körpers und des orofazialen Komplexes sowie zwischen Mensch und Kosmos her.

Besteht eine abweichende Veränderung an einem Teil des orofazialen Komplexes, stört dies nicht nur den orofazialen Komplex, sondern verändert das Gleichgewicht des gesamten Organsystems. Dies ist ein bedeutender Faktor in der Befundaufnahme und damit auch im weiteren therapeutischen Vorgehen.

Damit eine Funktion erfolgreich beendet werden kann, sind folgende Fähigkeiten erforderlich:

- *Spontaneität*, um einen Impuls aus sich selbst hervorzurufen;
- *Ausdauer* (Persistenz), um das gewünschte Ziel zu erreichen;
- *Variabilität*, um zur Erreichung desselben Zieles verschiedene Wege nutzen zu können;
- *Fähigkeit zum Abbruch*, damit eine Aktivität beendet werden kann, wenn die Umstände ungünstig sind. Auf diese Art wird die Fixation abweichender Bewegungen verhindert.

Der Mensch kann durch die verschiedensten Abweichungen in seinen Funktionen betroffen sein. Dadurch ist das Gleichgewicht gestört und die Funktion kann nicht mehr erfolgreich und wirksam sein. Es entwickeln sich zunächst Kompensationen bzw. Anpassungen und schließlich kommt es zu Fixationen.

Beispiel: Hat ein Kind die Angewohnheit, am Daumen zu lutschen, kann ein vorderer offener Biss entstehen. Diese Okklusionsstörung bewirkt beim Schlucken die ersten Kompensationen, die das Ziel haben, den Mund zu verschließen. Dabei werden der M. mentalis und M. orbicularis oris inferior hyperaktiviert. Das Gewebe, das den Mundbereich umgibt, passt sich im Laufe der Zeit an das veränderte Schluckmuster an. Wird dieses Muster nicht rechtzeitig positiv verändert, entstehen Fixation, Rigidität des Mundbodens, Retroversion der Mandibula, Hypoaktivität der Oberlippe, Gaumendeformitäten und Anomalien der Zahnstellung.

Dieses Beispiel zeigt die enge Verbindung von *Form* und Funktion. Das bedeutet, jedes Organ formt sich selbst. Aus diesem Grund ist es unbedingt erforderlich, dass der Therapeut neben der Behandlungsmethode über Grundkenntnisse der funktionellen Anatomie verfügt und bestimmte Muskelketten, ihre Funktionen und Innervationen kennt.

Ziel der Behandlung ist es, Haltungen und Bewegungsabläufe zu erreichen, die der Normalität angenähert sind, sodass sich eine gute Perzeption entwickeln kann.

Ein behindertes Kind kann normale oder nahezu normale anatomische Strukturen besitzen. Durch das gestörte Gleichgewicht der Funktionen kommt es jedoch im Laufe der Entwicklung zu Kompensationen, Anpassungen und schließlich zu pathologischen Fixationen und Veränderungen der Sinneswahrnehmung.

Behandlungstechniken

In der Therapie werden die Stimulationen der verschiedenen sensorischen Systeme verwendet. Schon Lurija vermittelt, dass die sensorischen Empfindungen die Basiskanäle für die Informationen an unser Gehirn sind, über die das Wissen über die Umwelt, unseren eigenen Körper oder den Zustand des Organismus erfahren wird (Lurija 1992). Empfinden ist ein aktiver Prozess, der eine motorische Komponente beinhaltet, aber nicht immer muskulär, sondern auch nur auf der vegetativen Ebene ablaufen kann.

Beim Castillo Morales-Konzept werden bei der Vorbereitung und Durchführung verschiedene Techniken in unterschiedlichen Kombinationen angewendet:

Berührung

Eine Berührung muss angenehm und sicher sein. Dabei werden vor allem die Rezeptoren der freien Nervenendigungen und die Merkel-Tastscheiben aktiviert.

Streichen

Das Streichen sollte fest und langsam sein. Es setzt die Haare über der Haut in Bewegung und wirkt wie kleine Hebelsysteme, die die Nervenendigungen stimulieren.

Zug

Der Zug ist sanft und langsam und aktiviert hauptsächlich primäre und sekundäre Rezeptoren in den Muskelspindeln und den Gelenkrezeptoren vom Typ I und II.

Die von diesen Rezeptoren ausgehenden propriozeptiven Empfindungen bilden die afferente Grundlage von Bewegung und Haltung und bei ihrer Regulierung.

Druck

Der Druck sollte fest sein, jedoch keine Schmerzen verursachen. Dabei werden besonders die Vater-Pacini-Körperchen und die Meißner-Tastkörperchen aktiviert, die sich schnell an den Stimulus anpassen. Damit der Reiz aufrecht erhalten werden kann, muss der Druck mit Vibration verbunden werden.

Vibration

Bei der Vibration handelt es sich um einen intermittierenden Druck, der bei den Übungen bei der Vorbereitung, Stimulation oder Fazilitation und anschließend bei der Stabilisierung von Bedeutung ist. Dabei werden vor allem die Vater-Pacini-Körperchen und die Meißner-Tastkörperchen aktiviert. Die Vibration verhindert die Anpassung an den Reiz.

Die Vibration kann folgendermaßen wirken:

- Senkung des Muskeltonus: bei regelmäßiger und anhaltender Vibration;
- Erhöhung des Muskeltonus: bei intermittierender (mit variablen Pausen) und kurzzeitiger Vibration.

> **!** Die Vibration muss
> - in eine genaue Richtung erfolgen, damit die rückläufige Welle zum Ausgangspunkt zurückgelangen kann;
> - in Intensität sowie Art und Weise den Bedürfnissen des Patienten und der jeweiligen Pathologie angepasst sein.

Da die Vibration einen sehr intensiven Stimulus darstellt und die Erfahrung gezeigt hat, dass mit dieser Technik bei hypotonen Kindern die besten Erfolge zu erzielen sind, wurde sie zur Grundlage des Castillo Morales-Konzepts.

Voraussetzung für die Anwendung der Therapie ist eine geeignete, dem Patienten angepasste Körperhaltung, da eine Verstärkung der Pathologien vermieden werden muss. Die vorbereitenden Maßnahmen beginnen immer mit dem Auflösen bestehender Kompensationen und der Tonusregulierung. Oft stellen Kompensationen für den Patienten eine funktionelle Notwendigkeit dar, z. B. um sich kommunikativ zu äußern. Allerdings kann sich bei längerem Bestehen ihre Pathologie verstärken. Daher ist es wichtig, dass der Therapeut das Hauptproblem des Patienten herausfindet und ein an die Vorbereitung anschließendes Behandlungsprogramm festlegt.

Übungen sind Vorbereitungen für ein selbstständiges, physiologisches Handlungsvermögen. Aus diesem Grund muss jede Übung in einer für den Patienten sinnvollen Funktion enden, die er in seinen Alltag integrieren kann.

Beispiele:
Der Patient wird in der Therapie zunächst auf das Kauen und Schlucken vorbereitet. Am Ende muss die Vorbereitung jedoch mit der realen Funktion des Essens in Verbindung gebracht werden können.

Die Vertikalisation wird vorbereitet. Am Ende muss die Mithilfe des Patienten vorhanden sein, wenn er sich ein gewünschtes Objekt aus dem Schrank holen möchte.

Nur wenn die *Be*handlung in *Handlung* überleitet, wird der Patient zur Selbstständigkeit motiviert.

Schlussfolgerung

Im Konzept von Dr. Castillo Morales steht der Patient im Mittelpunkt des therapeutischen Handelns, d.h. er bestimmt, welche Grundbedürfnisse zu erwerben ihm wichtig sind.

Das Konzept basiert auf den Lebensgewohnheiten der Eingeborenen Lateinamerikas, wie sie das Leben beobachten, handeln, kommunizieren und ihr Leben reflektieren. Dabei ist besonders auffällig, mit welcher Ruhe sie leben. Für den Therapeuten ergibt sich daraus der folgende Therapieablauf:

1. Beobachten;
2. Therapieren bzw. Handeln;
3. Reflektieren, um neu zu gestalten/therapieren.

Therapie bedeutet Leben. Zur Durchführung des Konzepts spielen neben den verschiedenen Techniken die folgenden fünf Aspekte eine wesentliche Rolle:

- Bewegung;
- Funktion;
- Kommunikation;
- sensorische Entwicklung;
- sensomotorische Aktivität.

Die Bewegung ist die Basis, um Neues zu erlernen und die Funktion ist die Basis der Kommunikation und Rehabilitation. Ohne Motivation funktionieren jedoch weder die fünf Aspekte noch die Techniken. Das bedeutet, die Umgebung muss motivierend auf den Menschen wirken, um einen sich gegenseitig befruchtenden Prozess in Gang zu setzen.

(Die Weitervermittlung des Konzepts erfolgt über die *Castillo Morales Vereinigung*, Postfach 760 143, 60507 Frankfurt/Main.)

4.2.5 Das Bobath-Konzept in der Behandlung Erwachsener mit Hemiplegie und anderen neurologischen Erkrankungen

U. Kleinschmidt

Entstehung und geschichtlicher Hintergrund

Das Bobath-Konzept basiert auf der Arbeit der Krankengymnastin Berta Bobath und des Neurologen und Psychiaters Karel Bobath (Kap. 4.2.2).

Es handelt sich dabei um ein neurotherapeutisches Befund- und Behandlungsvorgehen, das Rehabilitation und Prävention beinhaltet. Es kann nicht als eine Technik angesehen werden, die sich auf die Durchführung einer Therapiemaßnahme bezieht, sondern als ein Grundgedanke mit interdisziplinären Aufgaben und Maßnahmen rund um die Uhr. Mittels Inhibition und Fazilitation werden normale Bewegungen angebahnt bzw. wieder erlernt und in die Aktivitäten und Handlungen des Alltags übertragen und eingesetzt.

> **!** Das Bobath-Konzept umfasst den problemorientierten Zugang in der Befundaufnahme und Behandlung von Individuen mit Störungen in Tonus, Bewegung und Funktion aufgrund einer Läsion des ZNS.
> Das Ziel der Behandlung ist die Optimierung der Funktion durch Verbesserung der Haltungskontrolle und der selektiven Bewegungen mittels Fazilitation.
> *Funktion* wird als zielgerichtete Aktivität definiert, in der sich eine Person in einer veränderbaren und effizienten Weise zu ihrer Umwelt verhält.

> *Fazilitation* ist die Interaktion zwischen Patient und Therapeut; sie ist ein zielorientierter Lernprozess zum Erreichen von Haltung und selektiver Bewegung, um die Durchführung einer Funktion zu ermöglichen/zu erleichtern (Definition in Übereinstimmung mit IBITA 1997).

Seinen Ursprung hatte das Konzept in der klinischen Erfahrung von Berta und Karel Bobath und den damals verfügbaren Modellen der motorischen Kontrolle. Der ganzheitliche Zugang entwickelte sich weiter – neue Modelle motorischer Kontrolle, motorischen Lernens und Theorien von *Movement Science* prägen das Konzept heute.

Im systemischen, dynamischen Ansatz von Balko Perry (1998), Craik (1991), Shumway-Cook u. Woollacutt (1995), Mulder u. Hochstenbach (1998), Horak (1991) sowie Winstein (1991) wird das Funktionieren des ZNS *(motor control)* und die Lernfähigkeit *(motor learning)* so dargestellt, dass beides als die neurophysiologische Basis des Konzeptes zu betrachten ist. Das Vorhandensein des Potenzials der gelähmten Seite hat Bobath um 1950 beschrieben. Es wird heute durch Studien von Taub et al. (1993) sowie durch die von Wolf (1989) beschriebene *Constraint Induced Therapy* und das *Somatosensory Mapping/Unmasking of the Brain* (Katz 1996) bestätigt. Das Bobath-Konzept schafft als multi- und interdisziplinärer Behandlungsansatz ein Bezugssystem, um alle an der Neurorehabilitation beteiligten (betroffene Person, Rehabilitationsspezialisten und Angehörige) kompetent zu beraten (IBITA-CH Broschüre 2000).

Neurophysiologische Erklärungsmodelle

1. Hierarchisches Modell

Das Bobath-Konzept entwickelte sich aus der Theorie des *hierarchischen Modells* (Abb. 4.**10**), das unter anderem folgende Punkte beinhaltet:

- Die Funktionen sind lokalisiert.
- Jede höhere Stufe innerhalb des Zentralnervensystems ist mit einer höheren Komplexität verbunden.
- Läsionen produzieren eine Enthemmung der unteren Zentren.

Durch eine Hirnschädigung kommt es prinzipiell zu einer gestörten Hemmung der oberen Zentren auf die untergeordneten Zentren, sodass daraus abnorme Haltungs- und Bewegungsmuster resultieren, die einer phylogenetisch älteren Haltungskontrolle entsprechen.

Die Theorie des hierarchischen Modells hat heute keine absolute Gültigkeit mehr und wird durch neuere Erkenntnisse ergänzt; dennoch sind die allgemeinen Grundlagen und Prinzipien des Bobath-Konzeptes gleich geblieben.

2. Neurotherapeutisches System-Modell

Das Zentralnervensystem wird heute als ein komplexes System gesehen, in welchem unterschiedliche (dynamische) Systeme zusammenarbeiten (Abb. 4.**11**), sodass die Informationen gleichzeitig und parallel zu den verschiedenen Systemen weitergegeben werden: „... sie sind komplex, zusammengesetzt aus mehrfachen Elementen oder Subelementen und sie sind sich selbstorganisierend. Selbstorganisation ist die Fähigkeit des Systems, neue spatiale und temporäre Muster zu produzieren, als Resultat interner Regulation der Reaktionen zu den wechselnden Konditionen. Die Aktivität eines Systems kann in Verhaltensbereichen, physiologischen, neuralen, muskulösen, kinematischen oder kinetischen Themenbereichen beschrieben werden. ... Kontrolle erfolgt eher über Aufgaben/Ziele/Benehmen als über Muskeln ..." (Guiliani 1991).

Die Theorie des System-Modells beinhaltet die Hypothese der Zusammenarbeit und Abhängigkeit der Systeme untereinander. Das bedeutet für die Therapie:

- Suche bzw. Berücksichtigung des Hauptproblems/Systems;

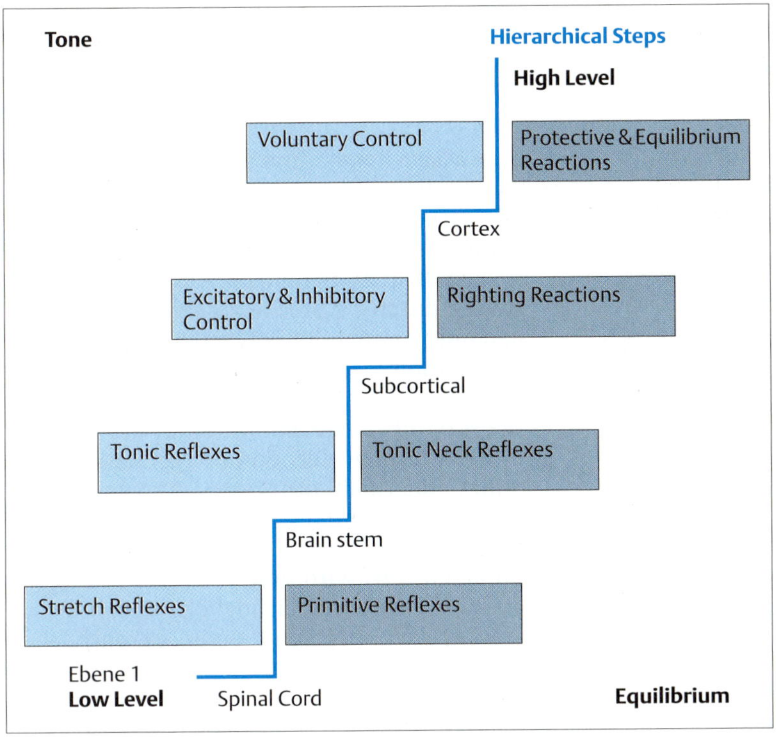

Abb. 4.**10** Das hierarchische Modell der Muskeltonuskontrolle (Stepwise levels of control of muscle tone and equilibrium using a hierarchical model of motor control, Quelle: Horak, Conference Foundation for Physical Therapy, Alexandria, Virginia, 1991)

- Förderung der Integration und Regulation der voraussagenden und momentanen Anpassung und Kontrolle von Verhalten/Bewegungsstrategie über zielorientierte/handlungsorientierte Aufgaben;

Diese neueren Erkenntnisse bedeuten eine Bereicherung; sie heben das Bobath-Konzept nicht auf, sondern bestätigen bzw. erweitern dessen Grundlagen und Möglichkeiten.

Auswirkungen von Hirnverletzungen

Eine Schädigung des Zentralnervensystems hat verschiedene Störungen zur Folge. Die Qualität des Tonus ist abnorm, und zwar anfangs *hypoton*, später *hyperton*. Die früher erlernten Bewegungsmuster mit Stell- und Gleichgewichtsreaktionen gehen oft nicht einfach verloren, sondern werden durch abnormalen Tonus und mangelnde reziproke Innervation nicht mehr realisierbar. Sensorische Störungen auf den verschiedenen Ebenen liefern einen falschen Input zum Integrationsprozess, und damit erfolgt ein falscher Output, sodass die Bewegung noch weniger „normal" erfolgt.

Zu den sensomotorischen Problemen kommen noch Wahrnehmungs- bzw. Verarbeitungsstörungen hinzu, d.h. die Patienten spüren und sehen anders, können nicht sprechen und es fehlt ihnen die Orientierung, Körperwahrnehmung und räumlich-visuelle Wahrnehmung (Abb. 4.**12**). Die Probleme der Patienten ergeben sich aus den motorischen Störungen in Verbindung mit neuropsychologischen Beeinträchtigungen. Es erfordert von allen Beteiligten viel Verständnis und Geduld, um die Probleme der Patienten zu erfassen und ihnen gerecht zu werden.

Normale Bewegung – Grundlage für das Bobath-Konzept

Das Bobath-Konzept basiert auf normalen Bewegungen/Bewegungsmustern und Haltungskontrollmechanismen mit normalem Muskeltonus und reziproker Innervation.

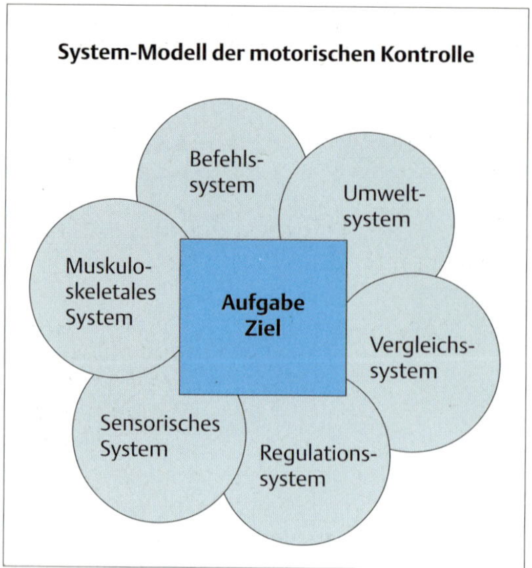

Abb. 4.**11** System-Modell der motorischen Kontrolle.

Eine normale Bewegung ist die koordinierte und geeignete sensomotorische Antwort des Zentralnervensystems, um kontrolliert und effizient durch Propriozeption und intrinsische bzw. extrinsische motorische Kontrollüberwachung ein Ziel zu erreichen.

Das Zentralnervensystem arbeitet immer als Ganzes, d.h. es kennt keine einzelnen Muskeln, sondern lediglich Bewegungen. Um den Körper gegen die Schwerkraft zu stabilisieren und zudem Fortbewegung und Hantierfunktionen zu ermöglichen, ist eine Vielzahl neuronaler Kontrollmechanismen notwendig. Im Integrationsprozess wird – auf das Ziel des Handelns ausgerichtet – aus den vielen sensorischen Informationen die sensomotorische Antwort, d.h. der Bewegungsentwurf (Bewegungsmuster) erstellt und gesteuert. Das Zentralnervensystem koordiniert und steuert über Schaltkreise die Anpassung des Körpers, der Haltung und Bewegung (Gleichgewicht) an die Umwelt, an die beabsichtigten Verhaltensmuster und Handlungen. Neurone im primären motorischen Kortex steuern die Vorbereitung und Ausführung von Bewegung und dosieren die Kraft der Willkürbewegungen; noch bevor die Bewegung (zu einem Ziel) startet, erfolgt eine Haltungsvorbereitung.

Über diese Mechanismen der Haltungsvorbereitung und Haltungsanpassung lassen sich gewissermaßen automatisch wieder motorische Bewegungen provozieren.

Der *Muskeltonus* und die Tonusverteilung sind individuell und innerhalb des Körpers unterschiedlich verteilt (z.B. Standbein – Spielbein). Je nach Anforderung bzw. Funktion passt sich der Tonus – beeinflusst und gesteuert durch die propriozeptiven Informationen mit hemmender Kontrolle und reziproker Innervation – automatisch an (Abb. 4.**13**).

Die *reziproke Innervation* steuert die Modulation/Dosierung der Förderung bzw. Hemmung innerhalb des Zentralnervensystems. Durch das harmonische Zusammenspiel der Muskelaktivitäten (Agonisten/Synergisten/Antagonisten) wird eine selektive Bewegung und Gleichgewicht ermöglicht. Dabei lassen die Muskeln während einer exzentrischen Kontraktion auch Länge zu.

Gleichgewicht und Gleichgewichtsreaktionen bilden die Grundlage für Mobilität auch gegen die Schwerkraft. Beide sind auch Voraussetzung für selektive Bewegungen, Tätigkeiten sowie Geschicklichkeit. Die Gleichgewichtsreaktionen können nach Verlust wieder erlernt werden.

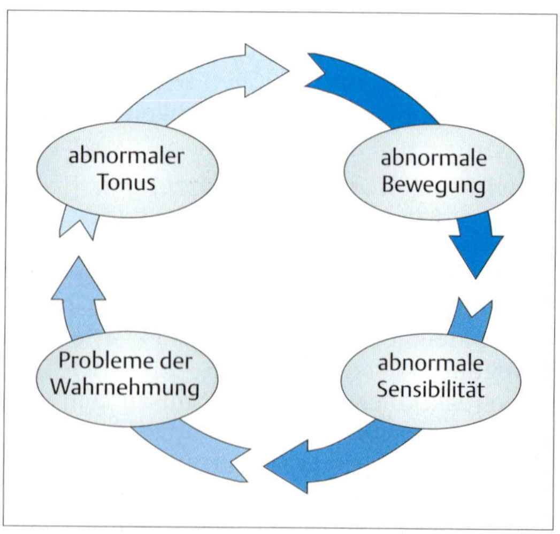

Abb. 4.**12** Einwirkung und Abhängigkeit der Systeme.

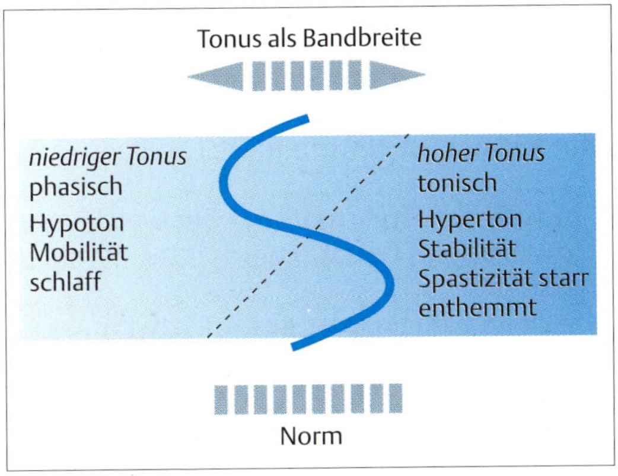

Abb. 4.**13** Anpassung des Muskeltonus je nach Anforderung/Funktion.

Behandlungsansatz

Der Grundgedanke basiert auf der Annahme, dass normalerweise erst die Integration aller Teile eine Funktion ermöglicht und somit bereits der Ausfall eines einzelnen Teiles die Koordination auseinander brechen lässt. Aus diesem Grund kann die Hemiplegie als Folge einer Desintegration gesehen werden.

Nur wenn das Gehirn durch eine Aufgabe (z.B. den Körper gegen die Schwerkraft zu bewegen) dazu gezwungen wird, versucht das Gehirn, durch Reorganisation wieder zu integrativen Leistungen zurückzufinden.

Diese Fähigkeit des Zentralnervensystems zur Reorganisation ist positiv zu sehen, da dieser Prozess genutzt und mit der Therapie über Handlungsaufgaben ein gezielter Input gegeben werden kann, um die Reorganisationsarbeit zu aktivieren und zu unterstützen. Da sich das Gehirn über verschiedene Zugänge erreichen lässt, sollten alle potenziellen Zugänge genutzt werden, um fördernd einwirken zu können.

Ziel der Behandlung

Die Behandlung Erwachsener umfasst die Anbahnung und das Wiedererlernen von Bewegungen und Funktionen mit dem Ziel, wieder eine größtmögliche Selbstständigkeit bei der Erfüllung der täglichen Anforderungen und Integration in die gewohnte Umgebung bzw. Beruf zu erreichen.

Dem Akutstadium kommt eine große Bedeutung zu. Das bedeutet, es sollte so früh wie möglich alles getan werden, um die betroffene Seite zu stimulieren und den Patienten zur Bilateralität zurückzuführen.

Das Behandlungsziel muss sich am Ziel des Patienten orientieren, d.h. Patient und Therapeut müssen das gleiche Ziel verfolgen. Alle Beteiligten müssen daran *ganzheitlich* und *alltagsnah* arbeiten, jeder in seinem Bereich und mit seinen Möglichkeiten. Dies umfasst:

- Übung und Transfer von Teilfunktionen, die einem funktionellen Ziel zugeordnet sind;
- Einbeziehen von früher Gelerntem und Vertrautem;
- Durch Vertrautes wieder Vertrauen aufbauen.

Behandlungsprinzipien

- *Regulation von Muskel- und Haltungstonus:* Tonus normalisieren, pathologische Muster inhibieren, assoziierte Reaktionen vermeiden;
- *Anbahnung normaler Bewegungen, Funktionen und physiologischer Bewegungsmuster:* In die Bewegung führen, die Bewegung (Gefühl der Bewegung) spüren lassen;
- Orientierungshilfen geben; die Wahrnehmung einbeziehen;
- Angst abbauen; so viel Hilfe wie nötig geben.
- Einbeziehen der betroffenen Seite;
- Erlernen von Integration an Stelle von Kompensation;
- Betonung der hemiplegischen Seite, um keine Vernachlässigung zu trainieren.

Die Fähigkeit zum Verstehen und Anwenden dieser und weiterer Grundlagen des Bobath-Konzeptes, besonders die adäquate Durchführung setzt ein hohes fachliches Wissen voraus, welches in von der IBITA (**I**nternational **B**obath **I**nstructors' **T**raining **A**ssociation – Internationale Vereinigung der Bobath-Instruktoren) anerkannten Grund- und Aufbaukursen erworben werden kann (siehe unten).

Ergotherapie

Bewegung und Handlung ist immer auf ein Ziel gerichtet und benötigt daher neben den motorischen Fähigkeiten gleichzeitig kognitive Fähigkeiten mit Problemlösungsprozessen. Die Therapie umfasst beide Ebenen. Dabei muss die Leistungsgrenze des Patienten berücksichtigt werden, d.h. es wird knapp unterhalb der Leistungshöchstgrenze gearbeitet. Der Schwierigkeitsgrad ergibt sich aus der Gesamtheit der zu erbringenden Leistung, d.h. wie viele motorische und kognitive Anforderungen gleichzeitig erbracht werden können.

Alltagspraktische Tätigkeiten haben eine klare zielorientierte Aufgabe. Über bekannte und vertraute Tätigkeiten lässt sich oft ein Zugang finden und an frühere Erfahrungen anknüpfen. Selbst wenn der Patient willkürlich noch keine Handlungsschritte planen kann, sind mittels einfacher praktischer Aktivitäten auf der Stufe der *Wiedererkennungsebene* wieder erste Handlungsschritte bzw. Bewegungsmuster möglich.

Bei einer zielgerichteten Aktivität kommt es zusammen mit der Bereitschaft zur Ausführung (Erkennen und Verstehen von Aufgabe und Ziel) zu einer automatischen Vorbereitung und Anpassung des motorischen Systems (Antizipation), noch bevor die Bewegung startet.

Da sich viele motorische Bewegungen über diesen Mechanismus der Haltungsvorbereitung und Haltungsanpassung gewissermaßen automatisch wieder provozieren lassen, erhalten alltagspraktische Aktivitäten in realen Situationen eine wesentliche Bedeutung; sie sind das Medium der Ergotherapie, um Einzelfunktionen zu erarbeiten und funktional die Handlungsfähigkeiten und -fertigkeiten zu fördern.

Grundlagen für den Therapieaufbau

Befunderhebung und Behandlung stellen ein ständiges Wechselspiel dar, in dessen Verlauf folgende Fragen auftreten:

- In welcher Situation bzw. bei welcher Anforderung/Aktivität wird das Problem deutlich?
- Welche Fähigkeit ist gestört bzw. muss erarbeitet werden?
- Welche Stärken lassen sich einsetzen?

Das Ziel ist funktional ausgerichtet, d.h. die Frage ist, welche Aktivität soll der Patient ausführen können (nicht nur „Spastizität lockern").

Die Therapie lässt sich grob in die zwei Disziplinen *funktionelle* und *funktionale* Therapie einteilen, die sich jedoch nicht scharf voneinander trennen lassen. Die Art und Gestaltung der Aktivitäten muss immer in Bezug zum jeweils gewünschten Therapieziel stehen und innerhalb der Aufgabe (zielgerichtet und der Leistungsfähigkeit angepasst) die Variationen der Durchführung bestimmen.

Die tonusbeeinflussenden Faktoren werden in der Therapiegestaltung gezielt eingesetzt, um die gewünschte sensomotorische Bewegung zu befreien und zu formen.

1. Funktionelle Therapie (Sequenzen)

Dies umfasst das Erarbeiten selektiver Bewegungen (= *qualitativ*). Dabei sind die Normalisierung des Muskeltonus und das Erarbeiten der Stell- und Gleichgewichtsreaktionen Teile der Basisbehandlung.

Den einzelnen Bereichen von Tonus, Sensibilität und Wahrnehmung/Kognition kommt bei der Stimulation bzw. Aktivierung, je nach Defizit, unterschiedliche Bedeutung zu. Durch den Einsatz bekannter und vertrauter Materialien wird versucht, auf sensorischer, motorischer und kognitiver Ebene Zugang zu früheren Erfahrungen zu finden, um dem sensomotorischen System in „echten" Situationen wieder bekannte Bewegungspattern zu entlocken und somit Handlungssequenzen aufzubauen. Auch zur Stimulation und dem Wiedergewinnen der normalen Sensibilität sind reale Situationen erforderlich.

2. Funktionale Therapie

Die Übertragung und Anwendung der Funktionen in die Handlung bzw. Tätigkeit (= *quantitativ*).

Die verschiedenen Teilfähigkeiten werden in eine Handlung zusammengefügt. Das Ziel ist es, unter Einbezug der betroffenen Seite und Vermeidung pathologischer Bewegungsmuster die größtmögliche Leistungsfähigkeit zu erreichen. Dabei werden die für den Patienten günstigen Ausgangsstellungen und Haltungen genutzt und – falls notwendig – nützliche Kompensationsstrategien und Hilfsmittel eingesetzt. *Erst wenn der Patient die Handlungsmöglichkeiten der erarbeiteten Komponenten auch in den entsprechenden realen Situationen erfahren hat, kann er sie auch anwenden.*

> **!** „... Das Wesentliche aber ist, dass die krankengymnastische Behandlung damit ergänzt werden muß, daß sie ins tägliche Leben hinübergeführt wird. ...“ (Bobath 1988)
> Dies ist die Aufgabe und Herausforderung der Ergotherapie und fordert den besonderen Einsatz der Therapeuten.

IBITA

Die IBITA (International Bobath Instructors' Training Association) wurde 1986 gegründet und erstreckt sich über fünf Kontinente.

Ziele

- Verbreitung und Optimierung der Behandlung und Rehabilitation Erwachsener mit Hemiplegie;
- Förderung und Durchführung der von ihr anerkannten Kurse;
- Erhaltung und Verbesserung des Standards der Kurse hinsichtlich Lerninhalten und Didaktik.

Von IBITA anerkannte Bobath-Kurse

1. Grundkurs: „Befund und Behandlung Erwachsener mit Hemiplegie – Das Bobath-Konzept“
- Dauer: 3 Wochen (mind. 110 Std. à 60 Min.);
- Voraussetzung: Abgeschlossene Berufsausbildung als Physiotherapeut/Ergotherapeut; für Deutschland: eine 2-jährige Berufserfahrung nach Abschlussdiplom. Die *erfolgreiche* Teilnahme wird bescheinigt, wenn die erforderlichen Lernzielkontrollen entsprechend erfüllt wurden.

2. Aufbaukurs:
- Dauer: 1 Woche;
- Voraussetzung: Bescheinigung über die *erfolgreiche* Teilnahme an einem IBITA-anerkannten Grundkurs.

4.2.6 Das Perfetti-Konzept – Kognitiv therapeutische Übungen nach Professor Perfetti

U. Körber

Das Perfetti-Konzept wurde für Patienten nach einem Schlaganfall entwickelt. Der italienische Professor Carlo Perfetti, Facharzt für Neurologie und Leiter eines Rehabilitationszentrums in Schio/Italien, war mit den Ergebnissen der bisherigen Behandlungsmethoden nicht zufrieden. Seiner Ansicht nach wurde in der Therapie zu wenig Wert auf die aktive Aufmerksamkeit des Patienten und das Ziel der Bewegung gelegt. Anfang der Siebzigerjahre begann er mit der Entwicklung seines Konzepts, das sich auch in den Neunzigerjahren noch immer in der Weiterentwicklung befindet (Perfetti 1997).

Neuere wissenschaftliche Erkenntnisse mithilfe der modernen bildgebenden Verfahren bereiteten die Grundlage für sein Konzept, welches sich an der physiologischen Funktionsweise des Gehirns und den diversen Möglichkeiten der Reorganisation orientiert.

Ein besonderes Anliegen Perfettis ist es, dass sich jede neue wissenschaftliche Erkenntnis auch in der Therapie niederschlägt und sich daher auch die praktische Arbeit mit dem Patienten ändern muss.

Neurophysiologische und neuropsychologische Hintergründe

Derzeit ist noch nicht erforscht, wie unser Gehirn in allen Einzelheiten funktioniert. In den letzten Jahren konnten jedoch wichtige Erkenntnisse über funktionale Zusammenhänge einer Bewegung gewonnen werden. So zeigte sich bei wissenschaftlichen Untersuchungen, dass bei einem völlig identischen Bewegungsablauf, aber mit unterschiedlichem Bewegungsauftrag ganz verschiedene Regionen im Gehirn aktiviert werden (Roland 1993).

Beispiel: Eine Hand liegt auf dem Schoß und soll:
1. an eine bestimmte Stelle auf den Tisch gelegt werden;
2. ein Blatt Papier (an gleicher Stelle) auf dem Tisch festhalten;
3. fühlen, ob der Tisch (an gleicher Stelle) eine bestimmt Temperatur hat.

Bei allen drei Aufträgen handelt es sich um exakt die gleiche Bewegung, das Computerbild zeigt jedoch bei der jeweiligen Ausführung, dass unterschiedliche Stellen im Gehirn aktiviert werden.
Dieses Beispiel macht deutlich, dass das Ziel der Bewegung die Arbeitsweise des Gehirns beeinflusst und damit berücksichtigt werden muss.
Abb. 4.**14** zeigt als Beispiel, dass auch der Umgang mit Wörtern unterschiedliche Aktivitäten im Gehirn auslöst.

Plastizität und ihre Bedeutung für die Rehabilitation

Die Erkenntnisse über die Plastizität des Nervensystems haben die Entwicklung des Therapiekonzepts wesentlich beeinflusst. Die Regenerationsfähigkeit der Nervenfasern innerhalb des Zentralnervensystems wurde früher im Hinblick auf eine Neubildung von Nervenfasern angezweifelt und damit eine Rehabilitation häufig in Frage gestellt. Die neueren wissenschaftlichen Untersuchungen zeigen jedoch, dass durch *gezielte* therapeutische Maßnahmen eine neuronale Umorganisation stattfinden kann, insbesondere wenn es die Plastizität der Gehirnstruktur des Patienten zulässt.

Beziehung zwischen Sensibilität und Bewegung

In der Großhirnrinde findet sich unter anderem eine somatosensorische (*Area 5* nach Brodmann s. Abb. 4.**15**) und eine motorische Repräsentation (*Area 4*), die nahe beieinander liegen und auch funktionell eine enge Verbindung haben. Offensichtlich werden bei einem Bewegungsauftrag zuerst die *kinematischen (zeitlich-räumlichen)* Elemente einer Bewegung, wie z.B. die Energie für Distanz und Richtung, programmiert und erst im Anschluss erfolgt die Bearbeitung der *dynamischen* Elemente der Bewegung, wie Intensität, Kraft und Art der Muskelaktivität.

Das bedeutet, dass die Reihenfolge, mit der sich der ganze Komplex Bewegung befasst, die Bedeutung einer Programmierung besitzt. Man kann auch nicht das Autofahren lernen, ohne dass der Motor läuft. Es ist zwar möglich, vorher das Lenkrad zu betätigen oder die Kupplung und alle beweglichen Teile auszuprobieren, das Fahren funktioniert jedoch nur, wenn in der zeitlich genau vorgegebenen Reihenfolge alle Systeme in ihrer vollen Funktionsfähigkeit angewendet werden.

Ziel der Bewegung

Hat ein Bewegungsauftrag kein Ziel, wird keine Information aufgenommen. Demzufolge wird auch kein praktischer Sinn verfolgt. Die *Area 5* hat jedoch die Aufgabe, gerade die zum Bewegungsziel führenden Faktoren wahrzunehmen, aktive Bewegung zu verarbeiten und anschließend die Informationen an die dynamischen Elemente der *Area 4* weiterzuleiten (Firbas et al. 1998).

Hierbei zeigt sich besonders, wie wichtig die zielgerichtete Bewegung ist, wenn sie wieder erlernt werden muss, d.h. wenn nicht auf vorhandene bekannte Bewegungsmuster zurückgegriffen werden kann.

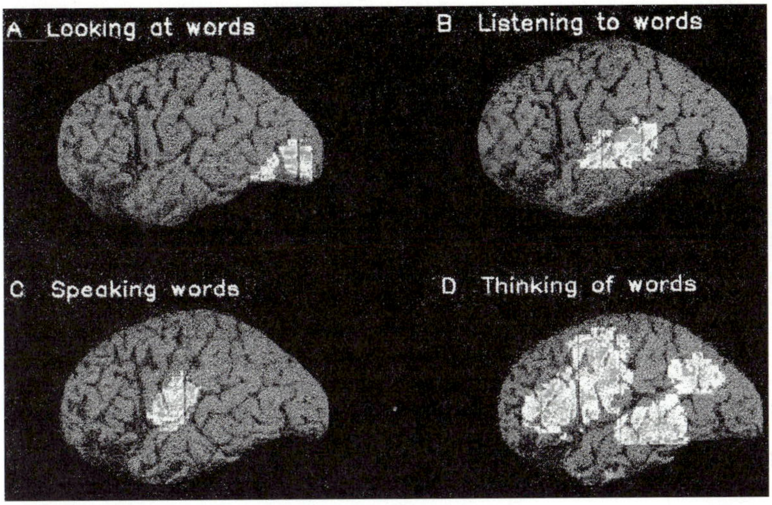

Abb. 4.**14** PET-Aufnahme des Gehirns.

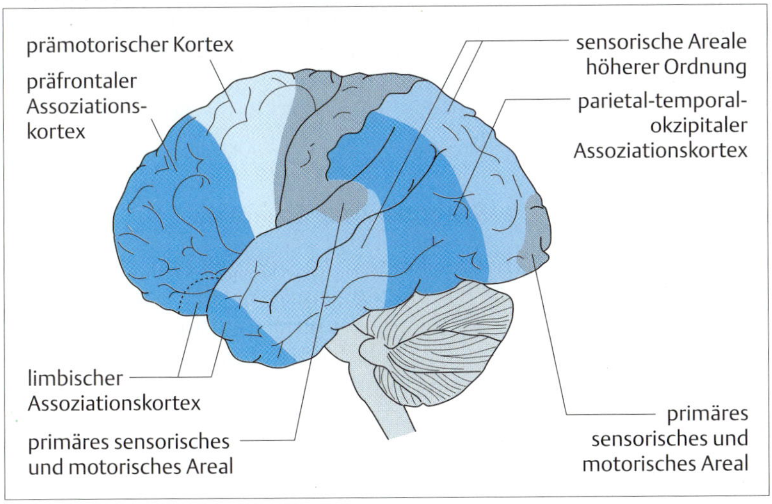

Abb. 4.**15** Gehirnareale nach Brodmann.

Rolle der Rezeptoren

Die Informationen, die das Zentralnervensystem zur Durchführung einer Bewegung benötigt, werden unter anderem von den Gelenkrezeptoren geliefert. Gelenke sind reich an Rezeptoren. Ein Gelenk kann somit durchaus als Sinnesorgan betrachtet werden, das sowohl eine *wahrnehmende* Funktion als auch eine *weiterleitende* Funktion (ans Zentralnervensystem) erfüllt.

Aktive Aufmerksamkeit

Damit der Patient Reize verarbeiten kann bzw. versteht, was von ihm verlangt wird, muss er ein möglichst hohes Maß an Aufmerksamkeit aufbringen. Wie Studien belegen (Merzenich und Kaas 1994) ist Lernen ohne aktive Aufmerksamkeit nicht möglich.

Bewusste Bewegung ist eine höhere kortikale Leistung und wird mithilfe aktiver Aufnahme von Informationen und ihrer bewussten Verarbeitung durch das individuelle System jedes Einzelnen erzeugt. Das bedeutet, dass jeder sein eigenes individuelles „Muster" für eine konkrete Bewegung besitzt.

> **!** Hat ein Patient keinen „Zugriff" auf sein eigenes Bewegungsmuster, ist es unmöglich, ihn ohne Aufmerksamkeit in einen Lernprozess zu führen, der es ihm ermöglicht, eine Bewegung neu zu erlernen, die anpassungsfähige und flexible Verhaltensmuster erlaubt.

Interaktion – Kommunikation der inneren und äußeren Beziehungen

Das Zentralnervensystem kann als Organ betrachtet werden, das ständig Informationen benötigt. Es bezieht sie über alle Sinne und Rezeptoren. Um die Informationen sinnvoll verarbeiten zu können, bedarf es einer Interaktion, die eine Art Kommunikation zwischen den Systemen im Körper, aber auch zu seiner Umwelt herstellt. Die Interaktion ist ein notwendiger Prozess, um einen Interpretationsprozess in Gang zu setzen.

Die spezifische Pathologie der Halbseitenlähmung

Das Hauptproblem in der Beweglichkeit des Hemiplegiepatienten stellt die Spastizität dar. Perfetti hat die Symptomatik analysiert und nach den derzeitigen Erkenntnissen in vier Komponenten unterteilt (Perfetti 1997).

1. Abnorme Reaktion auf Dehnung (Stretchreflex)

Bei der passiven Bewegung beispielsweise eines Fingers kann es zu einer reflektorischen, überschießenden Reaktion kommen, die vom Patienten nicht beeinflussbar ist. Diese abnormen Reaktionen betreffen *typische* Muskelgruppen (im spastischen Muster) mehr als andere. Der Patient kann jedoch lernen, seine abnormen Reaktionen zu kontrollieren.

2. Defizit der Muskelrekrutierung

Dabei entsteht eine qualitative und quantitative Veränderung der Muskelkontraktion und die Bewegung gelingt nicht so, wie sie der Patient erwartet. Ihm erscheint es wie eine Kraftlosigkeit.

3. Abnorme Irradiation

Zu der eigentlich beabsichtigten Bewegung kommen unwillkürlich überschießende Bewegungen hinzu. Hierbei handelt es sich nicht um das so genannte spastische Muster, sondern um unbewusste Mitbewegungen, die sowohl in der Nähe der zu aktivierenden Muskelgruppen (bei Aktivierung des Daumens bewegt sich z.B. auch der Zeigefinger) als auch in entfernten Muskelgruppen stattfinden (bei Aktivierung der Schulter bewegen sich ebenso die Finger oder sogar die Hüfte und das Bein der betroffenen Seite).

4. Synergistische Schemata

Hierbei handelt es sich um einfache motorische Bewegungsmuster, die immer wieder gleich ablaufen und als pathologische assoziierte Reaktionen auftreten. Sie sind häufig in Verbindung mit abnormer Irradiation zu sehen.

Behandlungsgrundlage und Behandlungsziele

„Erst wenn man die Arbeitsweise eines gesunden Gehirns versteht, kann man die Vorgänge in einem desorganisierten ZNS verstehen lernen und versuchen, positiv einzugreifen" (Oberleit 1996c, S. 1).

Die therapeutischen Übungen werden entsprechend der spezifischen Pathologie jedes Patienten unter Berücksichtigung seiner kognitiven Fähigkeiten festgelegt. Perfetti sieht den Ansatzpunkt der Therapie nicht dort, wo Störungen erkannt werden, sondern in der Analyse der gesamten Organisation (Perfetti 1997). Die genaue Analyse führt zur Hypothese, mit welchen Übungen der Patient seine pathologischen Muster erkennen und kontrol-

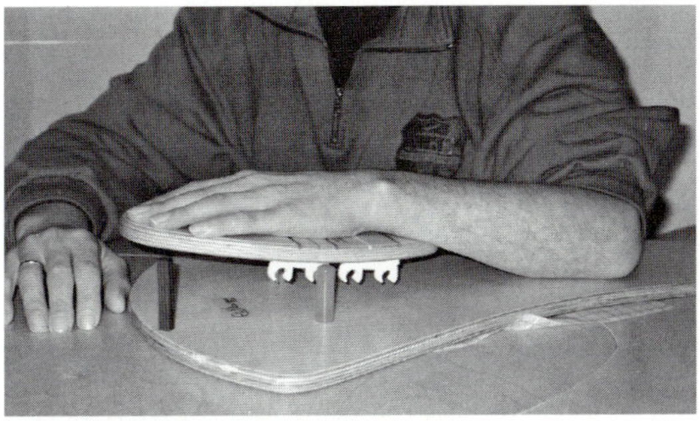

Abb. 4.**16** Männerhand von der Seite.
Das Handbrett dreht sich durch die Spannklammern um eine horizontale Achse und ermöglicht ein Kippen nach vorne und hinten.
Der Übungsauftrag lautet: Spüren Sie mit geschlossenen Augen, wie groß der Abstand zwischen der Ausgangsposition und dem Widerstand (Klötzchen) ist.

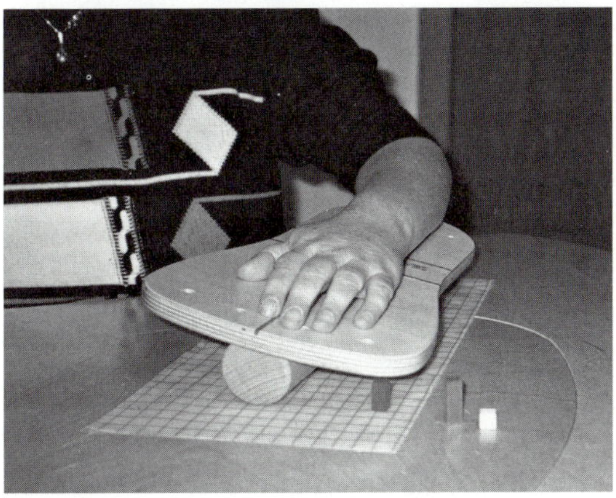

Abb. 4.**17** Frauenhand von vorne.
Das Unterarmbrett ist mit dem Rundholz verbunden, ein Kippen nach innen und außen ist möglich.
Der Übungsauftrag lautet: Spüren Sie mit geschlossenen Augen, welches der drei unterschiedlich hohen Klötzchen unter dem äußeren Rand liegt.
Diese Übung verhilft dem Patienten, ein Gefühl für die Stellung des Unterarmes im Raum zu vermitteln.
Er lernt seinen Arm im Gleichgewicht zu halten und kann sich auf minimale Veränderungen konzentrieren.

lieren kann. Um jedem pathologischen Element entgegenzuwirken, wurden unterschiedliche Übungsarten entwickelt (Abb. 4.**16**–4.**22**).

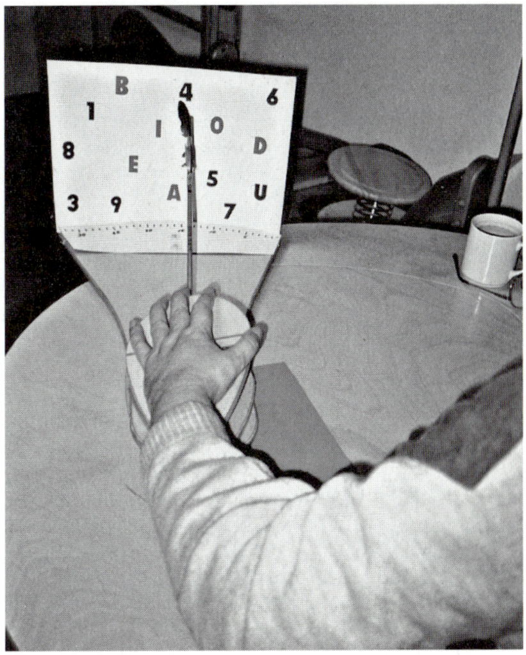

Abb. 4.**18** Arm von hinten mit Zeigestab.
Das in alle Richtungen bewegliche Handbrett ist mit einem festen Zeigestab ausgerüstet. Am Ende des Übungsgerätes können unterschiedliche Übungspappen befestigt werden.
Der Übungsauftrag lautet: Zeigen Sie auf die Zahl 4, achten Sie auf die Spannung des Daumens.
Eine anspruchsvolle Übung, bei der differenzierte Bewegung unter Ausschluss von unbewussten Mitbewegungen erfolgen soll.

Übungen 1. Grades

Zielsetzung: Es entsteht eine Vorstellung der Bewegung.

Die Bewegung wird vom Therapeuten *geführt* und jedes Gelenk wird zunächst isoliert bewegt. Der Therapeut muss sehr einfühlsam jede Tonusveränderung und jede abnorme Bewegung registrieren, um die Übung gegebenenfalls zu vereinfachen. *Ohne visuelle Kontrolle* soll der Patient Informationen jeglicher Art aufnehmen und seine Empfindung verarbeiten. (Die Wahrnehmung wird so auf die sensiblen Empfindungen gelenkt und nicht von den visuellen Reizen überdeckt.) Vom Patienten wird maximale Aufmerksamkeit, jedoch *keine aktive* Bewegung gefordert.

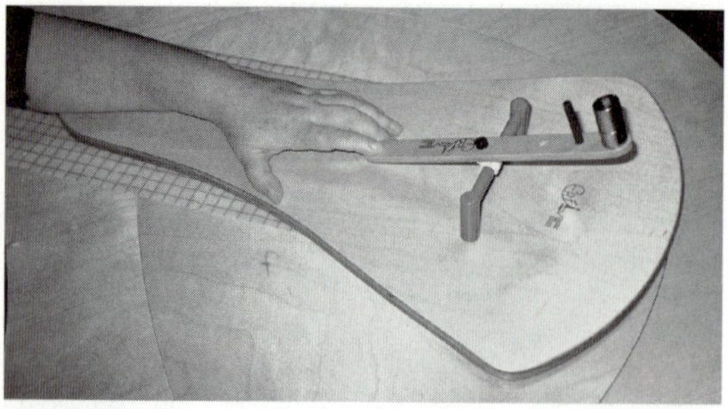

Abb. 4.**19** Frauenhand mit Fingerwippe.
Der unter dem Finger liegende Holzstab ist über die Spannklammer nach oben und unten locker beweglich. Der Übungsauftrag lautet: 1. Spüren Sie mit geschlossenen Augen, wie viele Gewichte aufgelegt sind. 2. Führen Sie den Zeigefinger weich und langsam nach unten; dort angekommen, geben Sie dem Gewicht nach und lassen Sie den Zeigefinger wieder in die Ausgangsposition zurückkehren.
Unter Ablenkung soll der Patient mit dem Zeigefinger eine kontrollierte Flexion ausführen und dabei abnorme Irradiationen vermeiden.

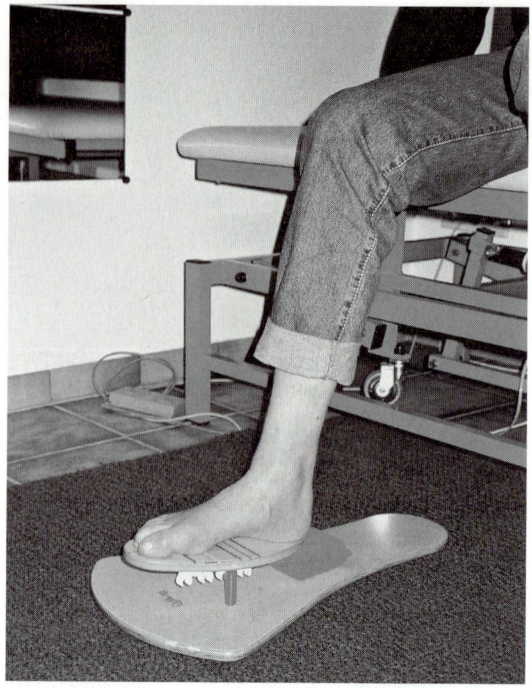

Abb. 4.**20** Männerfuß auf horizontaler Wippe.
Das Fußbrett dreht sich durch die Spannklammern um eine horizontale Achse und ermöglicht ein Kippen nach vorne und hinten.
Der Übungsauftrag lautet: Spüren Sie, welches von mehreren Schaumstoffkissen unter der Ferse das weichste Kissen ist.
Der Patient lernt unbewusst die Ferse abzusenken, da seine Konzentration auf die Lösung der Frage gerichtet ist.

Mögliche Aufgaben sind:

- In welche Richtung geht die Bewegung?
- Mit welcher Geschwindigkeit wird die Bewegung geführt?
- Welche Distanz wurde bei der Bewegung überwunden?
- Entsteht durch die Bewegung eine muskuläre Spannung bzw. ein Widerstand?
- Wird ein Objekt berührt und wenn ja, auf welche Weise?

Übungen 2. Grades

Zielsetzung: Teile der Bewegung werden aktiv vom Patienten übernommen.

Auch diese Übungen werden zum Teil mit geschlossenen Augen durchgeführt. Der Therapeut *unterstützt* nur noch *teilweise* die Bewegung, die zunächst keinen Kraftaufwand erfordern, jedoch immer komplexer werdende Anforderungen stellen soll.

Mögliche Aufgaben sind:

- Kontrolle der abnormen Irradiation – welche Bewegung ist nützlich, welche gehört nicht zum Bewegungsauftrag?
- Welche Distanz wurde überwunden?
- Mit welcher Geschwindigkeit wurde die Bewegung ausgeführt?
- Welche Qualität und welche Quantität haben die Berührungen?
- Wie viel Kraft wird für die Bewegung benötigt?
- Welcher Widerstand steht der Bewegung entgegen?

Übungen 3. Grades

Zielsetzung: Der Patient lernt, die elementaren Schemata der Bewegung zu kontrollieren.

Die Übungen werden vom Patienten *alleine* ausgeführt. Dabei werden immer mehr zu-

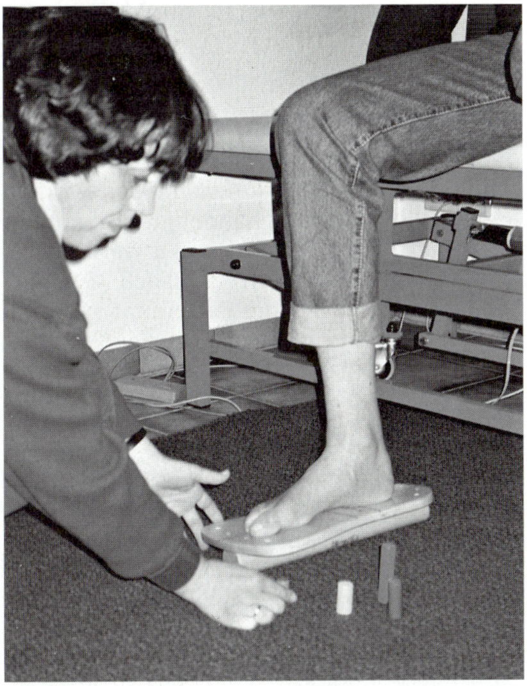

Abb. 4.**21** Fuß auf Rundholzbrett mit Händen der Therapeutin.
Das Brett ist mit einem festen Rundholz verbunden und kann nach innen und außen kippen.
Der Übungsauftrag lautet: Spüren Sie mit geschlossenen Augen, welches der unterschiedlich hohen Klötzchen jetzt an der Innenseite unterliegt.
Der Patient lernt die pronatorisch wirkenden Muskeln des Fußes zu benutzen und sie in das richtige Verhältnis zur Distanz der Bewegung zu setzen.

sammenhängende Bewegungen gefordert, und der Patient wird angehalten, abnorme Elemente auszuschalten, um eine gesunde physiologische Bewegung zu erreichen.

Mögliche Aufgaben sind:

- Sind die Bewegungen zielgerichtet?
- Passt die zeitliche und räumliche Dimension der Bewegung?
- Entspricht der Kraftaufwand dem Bewegungsauftrag?
- Konnte die Bewegung mit der notwendigen Ausdauer durchgeführt werden?
- Konnten Anteile der Bewegung, die nicht „normal" waren, erkannt und kontrolliert werden?

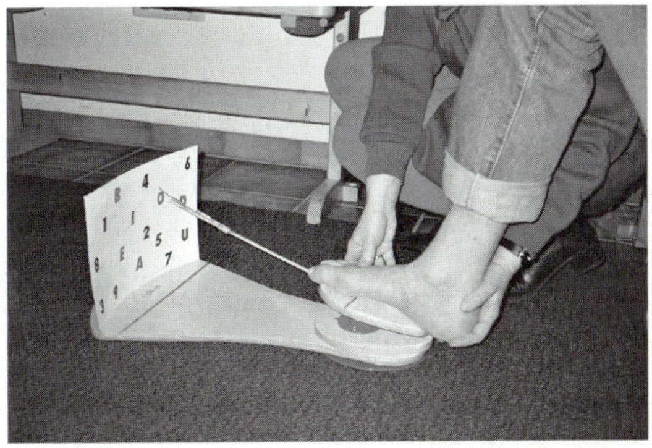

Abb. 4.**22** Fuß auf Wackelbrett, geführt durch die Therapeutin.
Das Brett unter dem Fuß ist in alle Richtungen beweglich und mit einem festen Zeigestab versehen, an dem vorne eine weiche Vogelfeder befestigt ist.
Der Übungsauftrag lautet: Spüren Sie mit geschlossenen Augen, in welche Richtung ich den Fuß bewege.
Hier geht es um die Spürinformation des Sprunggelenkes, d. h. der Patient soll über die Rezeptoren die Voraussetzung für die angepasste Fußstellung im Raum erarbeiten.

- Konnten unwillkürliche Mitbewegungen (z.B.: an Stelle der Hand bewegt sich auch der Fuß) erkannt und kontrolliert werden?

Therapiegeräte

Professor Perfetti legt großen Wert auf speziell ausgerichtete Therapiegeräte, die den unterschiedlichsten Bewegungsanforderungen angepasst sein sollten. Gegenstände des täglichen Lebens sind seiner Meinung nicht geeignet, da sie in der Regel zu komplexe Bewegungen verlangen. Außerdem könnten sie zur Folge haben, dass stereotyp nur eine konkrete Bewegung erlernt wird, die keine Modifikation auf andere Gegebenheiten zulässt. Er selbst hat Serien von Therapiegeräten entwickelt. Sie sind zum großen Teil aus Holz mit einer glatten Oberfläche und so angeordnet, dass sie den jeweiligen Übungsgraden angepasst sind. Übungsgeräte nach dem Konzept von Professor Perfetti sind inzwischen bei mehreren Firmen erhältlich. Es bleibt jedoch auch jedem Therapeuten ein weiter Raum zu eigener Kreativität und der Möglichkeit, selbst geeignete Übungsgeräte zu entwickeln.

4.2.7 Das Johnstone-Konzept

C. Habermann

Dieses neurophysiologische Konzept wurde von Margaret Johnstone, einer schottischen Physiotherapeutin, entwickelt. Ihr Ziel ist seit über vierzig Jahren, den Schlaganfallpatienten im „antispastischen Erholungsmuster zum Maximum an Mobilität zu bringen" (Johnstone 1987).

Ihre Grundidee orientiert sich an der psychomotorischen Entwicklung des Kindes. Der Schwerpunkt der Behandlung liegt auf der Fazilitation komplexer Bewegungsabläufe, die die Rumpfkontrolle und die Stabilität proximaler Gelenke verbessern sollen.

An vorderster Stelle steht in ihrem, ebenso wie im Bobath-Konzept, die Tonusregulation. Dadurch soll die Entwicklung eines spastischen Musters vermieden oder wenigstens auf ein Minimum reduziert werden. Im Johnstone-Konzept lässt sich dies über korrekte Dehnhaltung und zirkulär anhaltenden Druck erreichen, mit dem Ziel, die Hyperaktivität der Motoneuronen positiv zu beeinflussen und in den schlaffen Anteilen der Körperabschnitte den Tonus durch Gewichtsbelastung, Approximation (Annäherung von außen) und Druck aufzubauen. Auch für die sensiblen Bahnen werden gezielte Reize für die Extero- und Propriozeptoren gesetzt.

Margarete Johnstone setzte die Idee der gezielten Druckbelastung um, indem sie eine Technik mit Druckbandagen (*splints*) entwickelte (Abb. 4.**23**).

Die speziellen Kunststoffsplints werden aufgeblasen und legen sich mithilfe der warmen Atemluft um die zu behandelnde Extremität. Um eine Schweißirritation zu verhindern, wird vorher ein Baumwollschlauch (z.B. Verbandsmaterial) über die Extremität gezogen. Die Tragedauer richtet sich nach dem Behandlungsziel und der gewünschten Tonusveränderung, jedoch sollte eine Stunde nie überschritten werden.

Die Druckbandagen können bei der Lagerung im Bett zu einer Ruheaktivität eingesetzt werden; hauptsächlich werden sie aber zu aktiven, dynamischen und handlungsorientierten Bewegungsabläufen verwendet. Der andauernde und mittels der Druckbandage zirkulär verlaufende Druck führt zu einer langsamen Dehnung und zur Tonusnormalisierung, wodurch die spastischen Synergien beeinflusst werden. Nach der Entfernung des Splints werden Übungen zur taktilen und propriozeptiven Wahrnehmung durchgeführt, da die gedehnten Antagonisten nun eher einen normalen Bewegungsablauf zulassen.

Eine weitere Anwendungsmöglichkeit der Splints besteht in der Stabilisierung der pareti-

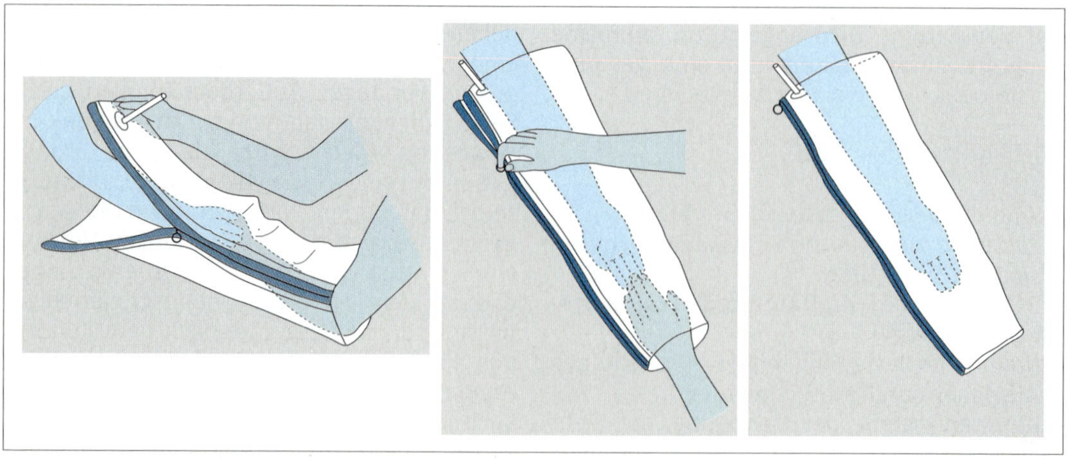

Abb. 4.**23** Druckbandagen (Splints).

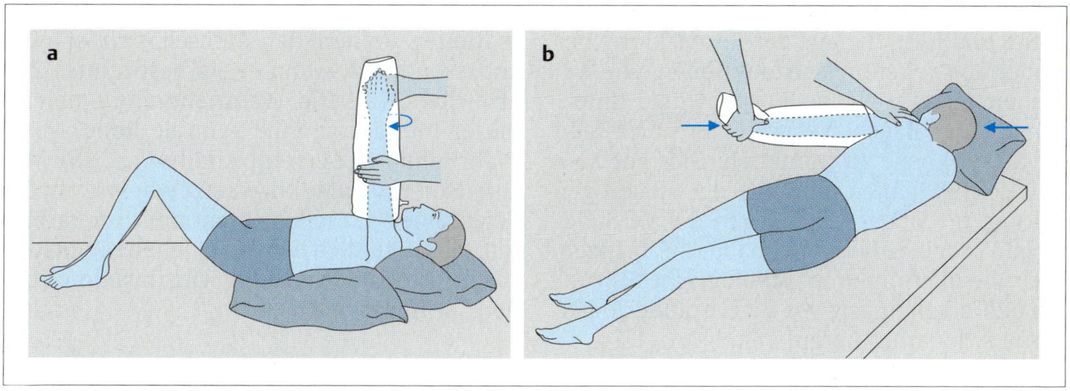

Abb. 4.**24** „Dritte Hand".

schen Extremität. Der Splint ersetzt die bei der Behandlung oft fehlende „dritte Hand" des Therapeuten, indem z.B. der Arm in einer stabilen Streckung gehalten wird, während der Therapeut im Rumpf-Schultergürtel-Bereich tonusaufbauende Sequenzen übt (Abb. 4.**24**).

Die Stabilisation lässt auch frühzeitige Belastung der proximalen Gelenke zu, z.B. bei der Gewichtsverlagerung im Stand. Ein anderer Vorteil für die Behandlung liegt in der Möglichkeit zur passiven Kontrolle der abnormen Reaktion auf Dehnung (Reaktion mit Tonuserhöhung bei Dehnung gegen das spastische Muster), der abnormen Irradiation („Abstrahlen" der Tonuserhöhung auf andere Körperabschnitte) und der Ausnutzung des Overflows (neuronale Aktivität aus intakten Muskelgruppen, die in die paretische Muskulatur einfließt).

Der Splint wird ausschließlich im physiologischen Erholungsmuster angelegt. Einen weiteren Vorteil bietet der Splint bei schmerzhaften und ödematösen Zuständen, da sich während der Behandlung die schmerzenden Hand- und Fingergelenke im Handsplint geschützt lagern lassen. Dadurch wird auch die Ödemrückbildung günstig beeinflusst. Zusätzlich wirken sowohl der Druckanstieg während des Aufblasens ebenso wie der Druckabfall beim Ablassen der Luft positiv auf die taktilen Rezeptoren.

Die Möglichkeiten, die Splints bei aktiven, dynamischen und handlungsorientierten Tätigkeiten zu nutzen, sind sehr vielfältig. Durch das Anlegen in verschiedenen Armstellungen oder in unterschiedlicher Größe lassen sich z.B. dynamischer Stütz, aktives Greifen oder verschiedene Aktivitäten auf der Matte durchführen, während der Splint die gewünschte Haltung der Extremität stabilisiert, wodurch sich der tiefensensible Input noch verstärkt.

> **!** Der Vorteil des Johnstone-Konzepts besteht darin, dass zu den sonst eingesetzten Stimuli für das propriozeptive und vestibuläre System durch den Druck ein zusätzlicher Reiz ausgelöst wird.

Margarete Johnstone hat mittlerweile die Drucktechnik dahingehend erweitert, dass mithilfe einer Luftdruckpumpe intermittierende Druckveränderungen erzeugt werden, umso bei längerfristigen Behandlungen komplette Sensibilitätsausfälle zu verbessern.

Zum Johnstone-Konzept gehören noch weitere Therapiemedien, die der Restitution des Schlaganfallpatienten dienen sollen. So empfiehlt Margarete Johnstone den Einsatz der Schaukelbank und des Schaukelstuhls, um mit der Schaukelaktivität die Stell- und Gleichgewichtsreaktionen des Körpers auf den Kopf zu stimulieren.

In diesem Konzept haben die Aktivitäten auf der Matte einen großen Stellenwert. Der Boden bietet eine große sichere Unterstützungsfläche und hilft, die aus der Entwicklung des Kindes abgeleiteten Basisfunktionen, wie z.B. Drehen um die eigene Körperachse, Unterarmstütz in Bauchlage und Vierfüßlerstand auf dieser Ebene zu trainieren. Dies hat zum Ziel, dem Patienten an Stelle der einseitigen Haltung im Sitzen oder Liegen die Veränderungen der Schwerkraft nahe zu bringen. Auch die durch neuropsychologische Störungen bedingten Ängste vor Lageveränderungen lassen sich damit therapieren.

Margarete Johnstone legt in ihrem Konzept großen Wert darauf, alle den Patienten versorgenden und behandelnden Berufsgruppen, Heimprogramme, Familien- und Laienanleitung, Kotherapeuten und Gruppenaktivitäten miteinzubeziehen. Ihr Ziel ist es, durch alle diese Maßnahmen eine größtmögliche Selbstständigkeit des Patienten zu erreichen.

Die Vorteile des Konzepts für die Ergotherapie liegen in der interdisziplinären Ausrichtung und der Möglichkeit, die Behandlung sensorischer und motorischer Defizite optimal miteinander zu verbinden.

4.2.8 Das Affolter/St. Galler-Modell

F. von Starck

Dieses Behandlungskonzept entstand aus einer über zehnjährigen klinischen Forschungsarbeit im Rahmen des Schweizerischen Nationalfonds von Frau Dr. phil. Affolter und ihren Mitarbeitern. Ihre Forschung wurde stark von der Arbeit Jean Piagets beeinflusst, dessen Annahmen sie um neuere Erkenntnisse in der kognitiven Psychologie und der Informationsverarbeitung erweiterte. Der Ansatz widmet sich neben der auffälligen Entwicklung des Kindes auch der Rehabilitation Erwachsener, besonders nach schweren Hirnverletzungen.

Die Entwicklungsleistungen in den ersten beiden Lebensjahren

Die Auseinandersetzung (Interaktion) mit der Umwelt mithilfe problemlösender Alltagsgeschehnisse bildet die Wurzel der Entwicklung. Der Alltag besteht aus wechselnden Situationen, denen der Mensch sich ständig anpassen muss, wenn er ein bestimmtes Ziel erreichen will. Die Wahrnehmung spielt in dieser Interaktion eine zentrale Rolle. Unter Wahrnehmung versteht Affolter: „... alle Mechanismen, welche eingesetzt werden, um die Reize einer aktuellen Situation zu verarbeiten, einschließlich der verschiedenen sensorischen Modalitäten und Organisationsebenen." (Affolter 1987)

Dabei bildet das taktil-kinästhetische System die Grundlage für die Wahrnehmungsorganisation und das daraus hervorgehende Lernen in Verbindung mit den anderen Sinnessystemen (intermodale Organisation). Das Spüren ermöglicht wahrzunehmen, was wirklich ist. Das Berühren, Umfassen und Umfasstwerden, Wegnehmen, Loslassen, Trennen, Zusammenbringen, Ortsveränderung, Transportieren und Aushändigen sind Basisprozesse, innerhalb welcher der gesunde Mensch durch viele Explorationen bedeutungsvolle Beziehungen entdeckt. Durch diese Informationssuche setzt sich der Mensch aktiv mit seiner Umwelt auseinander und erkennt den Zusammenhang zwischen Ursache und Wirkung. Im Laufe der Entwicklung werden immer komplexere Zusammenhänge zwischen Ursache und Wirkung über das Spüren untersucht und erkannt. Dies geschieht immer zuerst in der Exploration von Problemen, um zu einer sinnvollen Lösung zu gelangen. Derartiges Problemlösen im Hinblick auf ein übergeordnetes Ziel verändert und schafft die Wirklichkeit. Dabei werden die Handlungsabläufe immer komplexer. Der Mensch versteht, was er tut, und kann zielgerichtete Handlungen selbst ausführen.

Kennzeichen einer gesunden Entwicklung

- Suche nach taktil-kinästhetischer Information und ihrer Verarbeitung mit der Umwelt
- Verbindung der taktil-kinästhetischen Information mit den anderen Sinnessystemen;
- Erkennen von Ursache und Wirkung;
- Zielgerichtete Handlungen und Problemlösungen.

Die verschiedenen Entwicklungsleistungen sind nicht direkt voneinander abhängig, sondern haben eine gemeinsame Wurzel in der gespürten Interaktionserfahrung im Rahmen von *problemlösenden Alltagsgeschehnissen.*

Andersartige Entwicklung bei Wahrnehmungsgestörten

Wahrnehmungsstörungen führen zu einer veränderten Wahrnehmung der Umwelt. Die Interaktionen mit der Umwelt sind andersartig und sehr vielfältig; sie werden oft als verhaltensauffällig oder sonderbar interpretiert. Beim Lösen alltäglicher Probleme geben die Betroffenen schnell auf (geringe Frustrationstoleranz) und kommen nicht zum Ziel. Ihre Informationssuche ist auffällig.

Wahrnehmungsgestörte Personen suchen auch nach Spürinformation und Widerstandsveränderungen, aber in der Regel mit einem Übermaß nach kinästhetischer Information. Für das Problemlösen ist jedoch die gespürte Information – im flexiblen Wechsel zwischen kinästhetisch und taktil – eine Voraussetzung, sodass ein Scheitern bei der Problemlösung und somit Frustrationen die Folge sind.

Entwicklungsleistungen bei Wahrnehmungsgestörten

- Die Entwicklung der Wahrnehmungsleistungen ist auffällig.
- Die Reihenfolge der Entwicklungsleistungen ist unterschiedlich.
- Das Problemlösungsverhalten ist andersartig.

Das Behandlungskonzept – Lernen in der Wirklichkeit

Das Modell der geführten Bewegung vermittelt der wahrnehmungsgestörten Person über die Körperführung angemessenere Spürinformation über den Alltag innerhalb problemlösender Alltagsgeschehnisse. Es wird immer auf der Verständnisstufe des Wahrnehmungsgestörten gearbeitet, da Verständnis eine wichtige Voraussetzung für das Lernen ist. Nur dann ist das Führen des Wahrnehmungsgestörten sinnvoll und keine Manipulation.

Damit etwas gelernt werden kann, muss das Alltagsgeschehnis ein sinnvolles Ziel für den Patienten darstellen. Über das Spüren verändert sich sein Verhalten, wobei Lernschritte beobachtet werden können, die mit einer bestimmten Regelmäßigkeit erfolgen und bis zur Ausführung in vier Lernstufen unterteilt werden.

1. Stufe

Bei der Körperführung reagieren Wahrnehmungsgestörte auf die Berührung zunächst häufig z.B. mit auffällig erhöhten Tonus oder Wegschauen.

2. Stufe

Mit fortschreitender Führung reguliert sich der Tonus und die Augen schauen auf das Geschehen. Dies geschieht, wenn ausreichend Information über die Widerstandsveränderungen geschaffen wird. Weiterführende Berührung innerhalb eines *problemlösenden Geschehnisses* bringt zunehmende Vertrautheit mit der gespürten Information.

3. Stufe

Diese zeichnet sich durch ein längeres Spüren in Verbindung mit dem Sehen aus. Die Hand-Augen-Koordination nimmt zu. Dabei handelt es sich um eine intermodale Organisation mit einer Zeitkomponente. Bedingt durch das Problemlösen wird eine bestimmte *Reihenfolge* der Betätigungen erforderlich. Bei genauer Beobachtung lässt sich feststellen, dass die so gewonnene intermodale Information sich in einer Reihenfolge (Serie) organisiert. Der Wahrnehmungsgestörte lächelt oder wendet sich ab, was als Wiedererkennen des Gespürten zu deuten ist. Es kann auch interpretiert werden, dass er jetzt alleine weitermachen möchte.

4. Stufe

Sie beinhaltet eine Erwartungshaltung zum Geschehnis. Das Verhalten geht über ein Wiedererkennen hinaus, da etwas Zukünftiges mit eingeschlossen wird (Affolter 1987). Die Erwartung betrifft in diesem Moment eine Tätigkeit, die unmittelbar folgt.

Die Verhaltensänderungen können als mit der Umwelt vertraut werden interpretiert werden. Nach vielen Erwartungsleistungen beginnt die wahrnehmungsgestörte Person auf dieser Stufe, Tätigkeiten selbst auszuführen, d.h. sein Verständnis hat ein beachtliches Ausmaß angenommen.

Das Modell geht davon aus, dass das Sprechen innerhalb der geführten Problemexploration- bzw. -lösung keine angemessene Basis für die Organisation ist. Die Verbalisierung erfolgt später.

Bei allen therapeutischen Schritten ist die emotionale Beteiligung des Therapeuten Voraussetzung für eine angemessene Körperführung ohne Manipulation. Das bedeutet, der Therapeut benötigt ein fundiertes Wissen über den Entwicklungsverlauf sowie ein gutes Einfühlungsvermögen.

Das Modell der Körperführung ermöglicht das Erkennen und Lösen von Problemen für Wahrnehmungssgestörte, da von einer gestörten Organisation der gespürten Informationsaufnahme und -verarbeitung ausgegangen wird. Gespürte Erfahrungen in problemlösenden Alltagsgeschehnissen bilden die Grundlage der Entwicklung.

4.2.9 Propriozeptive neuromuskuläre Fazilitation (PNF)

C. Jacobs

PNF ist ein Behandlungskonzept zur Muskel- und Bewegungsschulung auf neurophysiologischer Basis. Es wurde in den Fünfzigerjahren in Amerika bzw. Kalifornien empirisch entwickelt und steht untrennbar mit den Namen Dr. Hermann Kabat (Neurophysiologe, 1947), Maggie Knott und Dorothy Voss (Physiotherapeutinnen, 1956) in Verbindung. Es beruht auf neurophysiologischen Erkenntnissen unter anderem von Sherrington (1947) und wird primär in der Traumatologie, Orthopädie und Neurologie angewendet.

Durch die Verwendung propriozeptiver und exterozeptiver Reize sowie dem Gebrauch spezieller Techniken werden unter Berücksichtigung der normalen Bewegungsentwicklung und des motorischen Lernens die *Reaktionen des neuromuskulären Systems gefördert*. Dadurch wird das *Erlernen und Ausführen* der jeweils gewünschten *Bewegung fazilitiert* (erleichtert, Bahnen der Bewegung). Die Propriozeptoren befinden sich in den Muskelspindeln, Sehnen und Gelenken und liefern Informationen über Gelenkstellung und Bewegung. Die Exterozeptoren sind in Haut, Augen und Ohren.

Grundsätzlich werden – hier nicht vollständig aufgeführte – Behandlungs*prinzipien* und -*techniken* unterschieden. Auf die Techniken wird im Folgenden nicht näher eingegangen. Beide werden zur Fazilitation, Inhibition, Kräftigung und Entspannung von Muskelgruppen eingesetzt. Die damit verfolgten Ziele sind:

- Verbesserung der Stabilität und Kontrolle;
- Verbesserung des Bewegungsgefühls und der Koordination;
- Erweiterung des Bewegungsausmaßes;
- Verbesserung der Ausdauer, Kraft und Mobilität.

Zu den Grundprinzipien gehört unter anderem, dass über den manuellen Kontakt Therapeut/Patient der gewünschten Bewegung ein optimaler – *nicht maximaler!* – Widerstand entgegengesetzt wird. Gleichzeitig werden verbale und visuelle Stimuli gegeben und der Bewegungsauftrag mit einem dem Ziel angepassten Stimmvolumen erteilt. Die Aufforderung, der Bewegung wenn möglich „hinterherzuschauen", nutzt die für die Komplexbewegung synergistischen Halte- und Stellreaktionen des Nackens.

Auch während des gesamten Bewegungsablaufs gegebener Zug (Traktion) und Druck (Approximation) sind die Muskelkontraktion fazilitierende Grundprinzipien. Die empirisch entwickelten Bewegungsmuster, die in spiralförmigen dreidimensionalen Diagonalen verlaufen *(Pattern)*, nutzen synergistische Bewegungsabläufe, um schwächere Bewegungsanteile durch starke zu fazilitieren (Irradiation!). Diese Pattern sind aus normalen physiologischen Komplexbewegungen zusammengesetzt.

Ein Teil der besonderen Anwendbarkeit von PNF in der Ergotherapie liegt darin, dass diese funktionellen Bewegungsabläufe in unterschiedlichen Aktivitäten in die Therapieeinheit integriert und umgesetzt werden können, weil die verwendeten Pattern aus physiologischen Gesamtbewegungen bestehen. Häufige Wiederholungen des Bewegungsmusters können durch den Einsatz unterschiedlicher Aktivitäten mit vielen Variationen angeboten werden, wie z.B. aus dem täglichen Leben, handwerkliche Verfahren oder therapeutische Spiele. So werden die Prinzipien des mototrischen Lernens (z.B. Wiederholungen, Variationen) umgesetzt, was wiederum eines der Grundprinzipien der PNF ist.

Hiermit wird das Erlernen und Anwenden der geübten Bewegungsmuster fazilitiert. Durch das Üben mit einem funktionellen Ziel könnnen Reserven mobilisiert werden.

Zur Erlangung der optimalen Funktionsfähigkeit wird der Mensch als Ganzes gesehen und behandelt. Behandlungsansatz (z.B. in der Umsetzung der Techniken) ist immer das, was der Patient beherrscht, d.h. worin seine Stärken liegen (positive Ansprache). Ebenso wie bei der Verwendung funktioneller Ziele werden hierdurch weitere Potenziale geweckt und Reserven mobilisiert.

4.2.10 Feldenkrais

F. Helmke

Die Feldenkrais-Methode wurde in den letzten zehn Jahren zunehmend bekannter und wird in verschiedenen therapeutischen Berufen und Fachrichtungen (Neurologie, Pädiatrie, Orthopädie) erfolgreich eingesetzt.

Moshé Feldenkrais (Doktor der Physik) wurde 1904 in Russland geboren und wanderte als Fünfzehnjähriger in das damalige Palästina aus. In den Dreißigerjahren studierte er in Paris Physik und forschte mit Joliot-Curie an der ersten Kernspaltung. Feldenkrais lebte von 1940 bis 1951 in Großbritannien und ab 1951 in Israel, wo er 1984 in Tel Aviv starb.

Moshé Feldenkrais gilt als Pionier der Erforschung neuromuskulärer und psychischer Prozesse und Zusammenhänge. Bereits in den vierziger Jahren zeigte er die grundlegende Bedeutung des vestibulären und des kinästhetischen Systems für die menschliche Entwicklung auf und entwickelte im Laufe seines Lebens seine einzigartige Methode neuromuskulären Lernens, die *Feldenkrais-Methode*.

Würde man diese Methode nur als ein therapeutisches Verfahren bezeichnen, hieße, sie misszuverstehen und auf den Teilaspekt sensomotorischen Lernens zu reduzieren. In der Feldenkrais-Methode wird vielmehr sinnlich und motorisch erfahrbar, dass nicht nur Haltungs- und Bewegungsgewohnheiten, sondern auch damit verbundene Denk- und Einstellungsgewohnheiten durch geleitete Bewegungserfahrung bleibend verändert werden können.

Die Übungen (Lektionen) der Feldenkrais-Methode sind so aufgebaut, dass präzise Anleitungen für Einzelbewegungen und Bewegungsabfolgen gegeben werden, die in Ausführungsrichtung, -geschwindigkeit und -abfolge variieren und mehrmals wiederholt werden. Die Wiederholungen und Pausen dienen jedoch nicht dem Einüben einer Bewegungsautomatisierung, sondern lassen Raum für die kinästhetische und taktile Prüfung der Ausführung und für das forschende, neugierige Entdecken kinästhetischer und sensomotorischer Zusammenhänge.

Die nach innen oder außen gerichtete Wachheit ist ein besonderes Kennzeichen der Feldenkrais-Methode und wurde von Moshé Feldenkrais *Bewusstheit* genannt. Dem Lernenden wird dabei kein festgelegtes Wissenssystem „richtiger" oder „falscher" Bewegungen und Körperhaltungen vermittelt. Vielmehr wird das selbstständige, aktive und eigenverantwortliche sensomotorische Lernen als ein ganzheitlicher Lernprozess gelehrt. Dieser Lernprozess stärkt und entwickelt das Empfinden für die der jeweiligen Situation angemessenen Bewegungen und Haltungen und erinnert an das wertungsfreie, spielerische Entdecken und Lernen von Kindern.

Es werden zwei grundlegende Techniken unterschieden:

1. Funktionale Integration (Einzelarbeit)

Die Kommunikation und die Vermittlung der Lernangebote zwischen Lehrer und Schüler finden überwiegend *nonverbal* über die taktil-kinästhetischen Systeme statt.

2. Bewusstheit durch Bewegung (Gruppenarbeit)

Die Lernangebote werden überwiegend *verbal* vermittelt, und jeder Teilnehmer gestaltet seine Bewegungen selbstständig und eigenverantwortlich.

Für Ergotherapeuten bietet die Feldenkrais-Methode neben der Erweiterung und Ergänzung des eigenen Selbstbildes die Möglichkeit, Patienten umfassender und differenzierter in ihren Haltungs-, Bewegungs- und Wahrnehmungsmöglichkeiten zu erfassen und bleibende Ergänzungen und Erweiterungen in diesen Bereichen zu vermitteln.

4.3 Neuropsychologische Verfahren

C. Habermann, F. Kolster

4.3.1 Einleitung

F. Kolster

Im Folgenden wird die ergotherapeutische Behandlung der in allen Lebensaltern und verschiedenen Fachbereichen auftretenden neuropsychologischen Störungen beschrieben.

Auf diesem Gebiet verwirrt immer wieder der Sprachgebrauch, der teilweise individuell und fachbereichsabhängig sehr unterschiedlich ist. So ist neben *neuropsychologischen Störungen* von *Wahrnehmungsstörungen* und *Wahrnehmungsverarbeitungsstörungen* die Rede. Dabei werden die Begriffe entweder synonym gebraucht oder meinen unterschiedliche Inhalte. Es gilt zu hoffen, dass sich der Sprachgebrauch allmählich vereinheitlicht.

Abhängig von den Fachbereichen und Lebensaltern haben die neuropsychologischen Störungen unterschiedliche Erscheinungsbilder und Verläufe, und entsprechend unterscheiden sich auch die Befunderhebungsmöglichkeiten sowie Behandlungsverfahren und -mittel.

In diesem Lehrbuch werden übergreifend die gemeinsamen Grundprinzipien beschrieben.

4.3.2 Diagnostische Verfahren

In *Kapitel 2, Systematik der Ergotherapie sowie unter 4.1.3 Prinzipien der Befunderhebung und Behandlung* wurde bereits auf die Grundprinzipien der Befunderhebung eingegangen. Die dort formulierten Merksätze werden aufgrund ihrer Bedeutung an dieser Stelle nochmals erwähnt:

> **!** Der ergotherapeutische Befund ist ein diagnostisches Verfahren.
>
> Die Befunderhebung verläuft durchgehend in jeder Therapieeinheit und jeder beobachteten Alltagssituation und ist damit nie abgeschlossen.

Im Folgenden werden die neuropsychologisch fundierten ergotherapeutischen Befundarten aufgeführt und auf die entsprechenden Besonderheiten dieser diagnostischen Verfahren hingewiesen.

Auswahlkriterien zum Befund

Die Auswahl wird beeinflusst durch den jeweiligen Schwerpunkt einer *Institution*, die benötigte *Schwierigkeitsstufe*, sowie durch das *Alter* und die *Ressourcen des Patienten*.

1. Institution

Je nach dem Schwerpunkt einer Klinik, Praxis oder Ambulanz werden für eine neuropsychologisch fundierte Diagnostik unterschiedliche Instrumentarien gewählt. Fachkliniken für neurologische Patienten haben unter Umständen auch Neuropsychologen, die bestimmte Aufgaben einer Diagnostik übernehmen. Daher wird sich dort die spezifisch ergotherapeutische Befunderhebung auf die Auswirkungen im Handeln und Verhalten, besonders in Alltagssituationen beziehen.

Sind keine entsprechend vorgegebenen Strukturen vorhanden, lassen sich mithilfe der Befragung und Beobachtung (siehe unten) gewisse Befunderhebungen vornehmen.

2. Schwierigkeitsstufe

Die korrekte Auswahl des an die Störung des Patienten angepassten Befundsystems oder der -methode hängt von den ersten Informationen ab, die der Therapeut über den Patienten erhält. Wichtig ist, dass nicht zu viele und verwirrende Items abgefragt bzw. getestet werden.

3. Alter des Patienten

Es gibt altersübergreifende und für verschiedene Altersstufen normierte Befundverfahren. Diese werden unter *Befundarten* in den jeweiligen Unterpunkten entsprechend erläutert.

Eine Besonderheit in der altersgerechten Befunderhebung stellt der Umgang mit dementen Patienten dar. Bei einer Demenz handelt es sich nicht um ein einheitliches Krankheitsbild, sondern um ein Syndrom mit unterschiedlichen Erscheinungsbildern und Ausprägungen. Die gestörten Teilleistungsbereiche sind sorgfältig zu untersuchen. Im Vordergrund einer beginnenden Demenz stehen häufig subjektiv wahrgenommene Gedächtnisstörungen. Diese können allerdings auch mit einer Depression zusammenhängen und liefern noch keinen konkreten Hinweis auf eine pathologische Veränderung. Daher muss die Befunderhebung sorgfältig und mithilfe fremdanamnestischer Angaben durchgeführt werden (*Unspezifische und systematische Befragung, Befragung Angehöriger*, etc.).

4. Ressourcen des Patienten

Um einen geeigneten Therapieansatz für die Behandlungsplanung festzulegen, ist es neben anderen Befundinhalten ebenso wichtig, ein Befundsystem zu wählen, welches die Fähigkeiten und Fertigkeiten im Rahmen der Ressourcen des Patienten dokumentiert.

Befundarten

1. Befragung

a) Unspezifische Befragung

Definition

Die Informationserhebung kann sich vom Gesprächsverlauf leiten lassen (narrative Form; Hörmann 1995).

Patienten mit neuropsychologischen Störungen haben häufig Hemmungen, über ihre Störungsbilder zu berichten. Daher muss bei der Befragung eine vertrauensvolle Atmosphäre gegeben sein. Durch einfühlsame Fragen nach Auffälligkeiten im Handeln und Verhalten werden erste Ansatzpunkte aufgedeckt, die Hinweise auf eine Störung geben könnten. So berichtet vielleicht ein Patient oder ein Angehöriger, dass der Patient häufig irgendwo anstößt oder Dinge übersieht, die sich direkt vor ihm befinden. Dies wären dann erste diskrete Hinweise darauf, dass irgendeine visuelle

Wahrnehmungsstörung oder Raumanalysestörung vorliegen könnte.

b) Systematische Befragung mit Interview und Fragebögen

Definition
Das Interview stellt einen geplanten, zielgerichteten und verbalen Kommunikationsprozess zur Erhebung spezifischer Informationen dar (Hörmann 1995).

Auch hier ist eine einfühlsame Fragetechnik anzuwenden; es empfiehlt sich, eine strukturierte Frageliste vorzubereiten. Diese könnte sich beispielsweise an den Handlungsfeldern des ADL entlang bewegen, wie bei Gudrún Árnadóttir im *Testverfahren A-ONE* beschrieben (Árnadóttir 1990):

- Wie zieht der Patient z.B. Hemd, Hose, Socken und Schuhe an?
- Wie wäscht und pflegt sich der Patient?
- Wie bewältigt der Patient den Transfer ins Bett, zur Toilette, in den Rollstuhl, hin und her?
- Wie isst und trinkt der Patient?
- Wie spricht und versteht der Patient?

In direktem Zusammenhang mit den obigen Fragen stehen die Folgenden:

- Sind die Bewegungen ungeschickt und unsicher?
- Greift der Patient ins Leere oder neben den anvisierten Gegenstand?
- Übersieht oder überhört der Patient Dinge in oder aus einem Halbraum?
- Bezieht der Patient seine betroffene Körperhälfte in den Alltag mit ein, ignoriert er sie, beschimpft er sie?
- Wiederholt der Patient sinnlos irgendwelche Handlungsteile?
- Bringt der Patient seine sonst gewohnte Reihenfolge bei bestimmten Handlungen durcheinander?
- Vollführt er logische Handlungsabläufe entfremdet und unlogisch?
- Drückt sich der Patient auf seine betroffene Seite und/oder nach hinten?
- Ist der Tonus des Patienten auf einer Seite besonders hoch, obwohl keine Spastik vorliegt?

Hinzu kommen Fragen, die Rückschlüsse auf die Orientierung des Patienten zulassen:

- Kennt sich der Patient in seinem Zimmer/Wohnung bzw. auf der Station aus?
- Kennt der Patient den Tagesablauf und die -struktur?
- Kennt der Patient Datum, Jahr, Jahreszeit etc.?

Die Antworten auf diese Fragen lassen schon einige Möglichkeiten erkennen, ob bestimmte neuropsychologische Störungen beim Patienten vorliegen. Da aber häufig die Beobachtungsfähigkeit des Patienten oder auch die der Angehörigen sehr subjektiv beeinflusst ist, muss der Therapeut sich mithilfe beobachtender Verfahren selbst ein Bild über mögliche Störungen machen.

c) Standardisierte Befragung unter Testbedingungen

Hierzu gibt es umfassende Befundverfahren anderer Berufsgruppen, die bestimmte Testbedingungen erfüllen (Kap. 2) und auch von Ergotherapeuten verwendet werden.

2. Beobachtende Verfahren

Definition
Die Beobachtung steht für eine frei oder entlang bestimmter Kategorisierungssyteme praktizierte Registrierung/Protokollierung oder Beurteilung (Ratingverfahren) des fremden Verhaltens (Hörmann 1995).

a) Freie Beobachtung/Protokollierung

Der Therapeut beobachtet den Patienten im Tagesablauf bei seinen Alltagshandlungen oder anderen Aufgaben, z.B. handwerklicher Art oder beim Schreiben oder Zeichnen und notiert sich die Orientierung und Auffälligkeiten während der Handlungsabläufe. Im Anschluss werden die Auffälligkeiten in die bekannten neuropsychologischen Störungsbilder kategorisiert und interpretiert.

b) Systematische Beobachtung/ Protokollierung entlang bestimmter Kategorisierungssysteme

Umfassendes Befundverfahren

Es gibt ein von einer Ergotherapeutin zusammengestelltes Befundverfahren, welches unter anderem Aufgaben mit Papier/Stift, aber auch einige Bögen zur Beobachtung von Alltagsaktivitäten bzw. Fragebögen enthält (Michal 1994). Diese Sammlung macht es möglich, in einem Screeningverfahren bestimmte Störungsbilder herauszufiltern. Hat der Therapeut bereits den Verdacht auf eine neuropsychologische Störung, lassen sich anhand des Befundsystems mithilfe von Arbeitsblättern oder Fragebogen entsprechende Beobachtungen verdeutlichen. Die Sammlung ist für alle Altersgruppen neurologischer Patienten mit abgeschlossener Gehirnentwicklung geeignet (*Theoretische Grundlagen*).

Beobachtungen im ADL

Der Therapeut beobachtet den Patienten in einer vorbereiteten ADL-Situation, indem er die benötigten Gegenstände oder Werkzeuge in einer ganz bestimmten, wiederholbaren Form arrangiert hat. Außerdem liegt ihm ein entsprechender Erhebungsbogen vor, der die Alltagssituation strukturiert. Der Erhebungsbogen kann – ebenso wie bei der Befragung – z.B. folgendermaßen an Gudrún Árnadóttirs System angelehnt sein:

Beispiel Anziehen
Die Situation ist immer genau gleich vorbereitet. Der Patient sitzt z.B. neben dem Bett (oder einem Tisch), auf dem seine Kleidung nebeneinander, aber nicht in der richtigen Reihenfolge vorbereitet liegen. Die Kleidung ist auf seiner betroffenen Seite angeordnet, der Therapeut steht vor dem Patienten. Folgende Beobachtungen sind möglich:

- Der Patient findet seine Kleidung nicht oder übersieht Teile.
- Er beginnt in falscher Reihenfolge.
- Er findet die richtigen Einschlupflöcher nicht.
- Er verdreht die Kleidung bis zur völligen Verwirrung.
- Er verwechselt die Hose mit dem Hemd und versucht sie über die Arme zu ziehen.

Beispiel Waschen
Der Patient wird zu einem Waschbecken geführt, wo seine Waschutensilien auf seiner betroffenen Seite arrangiert sind. Mögliche Beobachtungen:

- Der Patient findet seine Waschutensilien oder Teile davon nicht.
- Er versucht, sich mit dem Kamm die Zähne zu putzen.
- Er hält seine Zahnbürste unter den geschlossenen Wasserhahn.

Papier/Stift-Aufgaben

Hierzu gibt es verschiedene Aufgabengebiete, die zeichnerische Lösungen des Patienten erfordern. Meist dienen diese Aufgaben der Dokumentation eines Neglekts (Vernachlässigungsphänomen) oder raumanalytischen/ raumkonstruktiven Störungen. Viele dieser Aufgaben sind Versionen neuropsychologischer Testungen entnommen und finden sich in den verschiedensten Varianten innerhalb ergotherapeutischer Abteilungen. Sie können jedoch nur der hauseigenen Dokumentation dienen, da sie nicht normiert sind oder aus dem Zusammenhang eines evaluierten Testes genommen sind.

Zur weiteren systematischen Beobachtung können auch Therapiematerialien herangezogen werden, wenn die Aufgabenstellung zum Vergleich einer Leistungsfähigkeit wiederkehrend und systematisch gleich bleibt. Bestimmte Items neuropsychologischer Störungen, wie Problemlösungsverhalten, Gedächtnis und höhere Raumanalyse, lassen sich mithilfe des Therapiematerials von Verena Schweizer beobachten (Schweizer 1988).

Der Nachteil bei der Verwendung von Therapiematerial zur Befunderhebung liegt darin, dass mit dem verwendeten Material nicht mehr therapiert werden darf. Ansonsten erzielt die Häufigkeit der Verwendung beim Patienten einen Lerneffekt, weshalb keine Verbesserung der eigentlichen Störung nachgewiesen werden kann. Dieselbe Problematik ergibt sich durch Material, das wenige Variationen bietet und in sich sehr ähnlich ist. Auch hier würde durch den Gewöhnungseffekt der eigentliche Therapieerfolg nicht messbar sein.

Beobachtung somatosensorischer Störungen

Eine bestimmte Kategorie somatosensorischer Störungen gehört in die Gruppe der neuropsychologischen Probleme. Es handelt sich um das *Extinktionsphänomen*, das Auslöschphänomen von Reizen.

Befunderhebung des Extinktionsphänomens

Der Therapeut stimuliert den Patienten auf zwei exakt gleichen Ebenen mit zwei ebenso exakt gleichen Reizen, der so genannten *doppelseitigen Simultanstimulation (DSS)*. Das Extinktionsphänomen liegt vor, wenn der Patient beispielsweise bei taktilen oder akustischen Reizen die Einzelreize auf jeweils beiden Seiten wahrnehmen kann, jedoch bei gleichzeitig gesetzten Reizen (DSS) nur den Reiz auf der weniger betroffenen Seite wahrnimmt.

Handwerkliche Tätigkeit

Für eine systematische Beobachtung neuropsychologischer Störung bei der Ausführung einer handwerklichen Tätigkeit muss der Therapeut zuerst eine Analyse erstellen, welche neuropsychologischen Fähigkeiten diese Tätigkeit erfordert. Anschließend lässt sich anhand der beim Patienten beobachteten Probleme das Störungsbild beschreiben. Handwerkliche Tätigkeiten beinhalten häufig mehrere Fähigkeitskriterien, weshalb eine Beschreibung des neuropsychologischen Störungsbildes nur mit guter therapeutischer Kompetenz möglich ist.

Am ehesten können handwerkliche Tätigkeiten dazu dienen, kognitive Fähigkeiten, wie Problemlösungsverhalten, planerisches Handeln und bestimmte Gedächtnisleistungen zu beobachten.

Spiele

Spiele oder ähnliches Material eignen sich zur Beobachtung bestimmter neuropsychologischer Fähigkeiten. Auch hier ist genau zu unterscheiden, welche Fähigkeiten das Material verlangt. Als Beispiel sei hier das bekannte Spiel *Mensch-Ärgere-Dich-Nicht* genannt, nicht als **das** Medium für systematische beobachtende Verfahren, sondern als Beispiel für eine Spielanalyse nach neuropsychologischen Kriterien. Es werden folgende Fähigkeiten benötigt:

- Regelverständnis (meist noch durch das semantische und das episodische Langzeitgedächtnis vorhanden);
- Raumanalyse des externen Raumes zweidimensional (rechts-links, vorne-hinten, oben-unten) und dreidimensional (Kombination der zweidimensionalen Richtungen miteinander; Würfel, Spielfigur);
- Praxie (Handlungsablauf würfeln und setzen; Handbewegung in ihrer Sequenz);
- Farbwahrnehmung;
- Aufmerksamkeit, Konzentration, planerisches Handeln und Arbeitsgedächtnis.

Daraus lässt sich ermessen, unter welchen Gesichtspunkten Spiele und ähnliches Material zur systematischen Beobachtung herangezogen werden können. Das Material muss ein systematisches Vorgehen zulassen und darf nicht zu viele neuropsychologische Fähigkeiten gleichzeitig abverlangen.

Computer

Viele der vorhandenen Computerprogramme sind zwar als Übungsprogramme konzipiert, sie ermöglichen aber trotzdem eine Beobachtung von Störungen. Voraussetzung ist, dass das Programm auch nur ein Item einer fraglichen Störung herausgreift. Sobald mehr als eine neuropsychologische Teilleistung gefordert ist, lässt sich das Störungsbild des Patienten nicht mehr korrekt differenzieren.

Die meisten Softwareanbieter haben in ihrem Angebot Programme für Konzentrations-, Gedächtnis-, Reaktions-, Wahrnehmungs- und Gesichtsfeldstörungen (Kap. 4.3.3, *Behandlungsverfahren und ihre Behandlungsmittel*). Dabei bietet die Software die Möglichkeit einer Lernzielkontrolle und Auswertung der Lösungsergebnisse, wodurch unter Umständen eine Befundstellung ermöglicht wird. Zur Verlaufsbeschreibung der Therapie ist das Medium auf jeden Fall besser geeignet.

Arbeitsdiagnostik

Merkmalprofile zur Eingliederung Leistungsgewandelter und Behinderter in Arbeit (MELBA)
In diesem Verfahren werden Arbeitsplätze auf ihre Anforderungen und Personen auf ihre Leistungsbereiche hin beobachtet und die dabei erstellten Profile miteinander verglichen. Die Kriterien sind nach Merkmalkomplexen aufgeteilt, wobei einer der Bereiche folgende kognitive Merkmale beinhaltet:

- Arbeitsplanung;
- Auffassung;
- Aufmerksamkeit;
- Konzentration;
- Lernen/Merken;
- Problemlösung;
- Umstellung;
- Vorstellung.

Die Fähigkeiten Lesen, Rechnen, Schreiben und Sprechen werden als *Kulturtechniken* bzw. *Kommunikation* in einem eigenen Merkmalkomplex zusammengefasst.

Durch die Beurteilung anhand einer fünfstufigen Skala ergibt sich die Möglichkeit zu einem quantitativen Vergleich.

Mit diesem Instrumentarium lässt sich jedoch weder eine Aussage darüber machen, ob der Patient eine Aufgabe durchführen kann noch die Ursache für diese Unfähigkeit herausfinden. Es ist eher zur Dokumentation geeignet.

Ermittlung und Dokumentation des Beruflichen Leistungsvermögens Behinderter – Ertomis-Projekt (1981–1987) der Ertomisstiftung Wuppertal (Bundesministerium für Arbeit Bonn 1990)
Dieses Beobachtungsinstrument ermöglicht die Beurteilung von Fähigkeiten über Arbeitsprobenreihen (Kring et al. 1995), die die verschiedensten Berufsfelder, wie gewerbliche, kaufmännische und hauswirtschaftliche berücksichtigen. Für jedes Berufsfeld wird ein arbeitspädagogischer Beobachtungs- und Bewertungsbogen erstellt.

Der kognitive Bereich ist mit Lernen, Denken und Konzentration überschrieben und beurteilt das Auffassungsvermögen für praktische und theoretische Unterweisung, die Merkfähigkeit für einfache und komplexe Zusammenhänge, die Denkfähigkeit sowie das Konzentrationsvermögen bei einfachen und komplexen Aufgaben.

Die Beurteilung erfolgt über die Verlaufszeit der durchgeführten Aufgaben, gibt jedoch nur die Möglichkeit eines quantitativen Vergleichs. Eine Beschreibung der Ursache für die Unfähigkeit des Patienten ist auch mit diesem Beobachtungsinstrument nicht möglich.

Ertomis-Assessment-Methode bzw. EAM-Profilsystem (Bundesministerium für Arbeit Bonn 1990)
Diese Methode stellt eine Weiterentwicklung der Fähigkeits- und Anforderungsprofile der Ertomisstiftung im Sinne eines Assessmentverfahrens dar.

Das Profilsystem basiert auf 65 Kriterien (Merkmale), die in sieben Gruppen unterteilt sind. Die Fähigkeiten der Gruppe 3 (Fähigkeiten der Sinnesorgane), 4 (psychische Fähigkeiten) und 5 (Sprechen und Schreiben als Mittel zur Kommunikation) entsprechen am ehesten den Beobachtungskriterien für neuropsychologische Funktionen.

Unterpunkte der Gruppe 3:
3.1: Sehschärfe;
3.2: Räumliches Sehen;
3.3: Farbsehen;

3.4: Blickfeld;
3.5: Hören;
3.6: Richtungshören;
3.7: Riechen;
3.8: Schmecken;
3.9: Tasten einseitig;
3.10: Tasten beidseitig;
3.11: Gleichgewichtssinn.

Unterpunkte der Gruppe 4:
4.1: Antrieb;
4.2: Leistungsbereitschaft;
4.3: Aufmerksamkeit;
4.4: Auffassung;
4.5: Konzentration;
4.6: Lernen/Merken;
4.7: Vorstellung;
4.8: Selbstständigkeit;
4.9: Einfallsreichtum/Problemlösung;
(4.10 bis 4.13 sind eher psychische als neuropsychologische Faktoren)
4.14: Ausdauer;
4.15: Reaktionsgeschwindigkeit;
4.16: Arbeitstempo.

Unterpunkte der Gruppe 5:
5.1: Sprechen;
5.2: Schreiben.

Graduierung der Merkmalsausprägungen:

0	volle Fähigkeit/Anforderung;
1	geringgradig eingeschränkt;
1,5	mittelgradig eingeschränkt;
2	hochgradig eingeschränkt;
3	keine Fähigkeit/Anforderung.

Sowohl Fähigkeits- als auch Anforderungsprofil sind in der Bewertung identisch und dienen den Probanden als Vergleich. Die dazugelieferten Definitionen sollen eine möglichst einheitliche und vom Beobachter unabhängige Bewertung ermöglichen.

„Für die Schnittstelle zwischen Rehabilitation und beruflicher Wiedereingliederung ist das EAM-Profilsystem sicher geeignet. Dies wurde von einer Arbeitsgruppe zuletzt auf dem 5. Rehabilitationswissenschaftlichen Kolloquium 1995 in Freyung gezeigt." (Kring et al. 1995)

Als Anwender dieser spezifischen Befunderhebungssysteme im beruflichen Bereich werden Ergotherapeuten zwar nicht explizit genannt, in der Praxis hat sich jedoch gezeigt, dass die arbeitstherapeutischen Bereiche in der Rehabilitation durchaus mit den Systemen arbeiten.

c) Standardisierte Beobachtung unter Testbedingungen

Es kann ganz sicher davon ausgegangen werden, dass bestimmte neuropsychologische Störungen gewisse Beeinträchtigungen im täglichen Handeln hervorrufen. Um diese gezielt zu beobachten, müssen zur Befunderhebung immer die gleichen Situationen verwendet werden, damit eine Form von Standardisierung gewährleistet ist. Da es erst einige standardisierte ergotherapeutische Befunderhebungen gibt, sollten sich Therapeuten mit entsprechneder Klientel an einer Evaluation beteiligen.

- Im deutschsprachigem Raum gibt es hierzu eine Arbeitsgruppe in Freiburg, die unter wissenschaftlicher Begleitung ein ergotherapeutisches Assessment entwickelt, das auch Beobachtungskriterien für neuropsychologische Störungen beinhaltet.
  Eine weitere Gruppe bearbeitet – ebenfalls zur Evaluation – eine ergotherapeutische Untersuchungsreihe neuropsychologischer Störungen (EUNS).
- Im angelsächsischen und nordeuropäischen Sprachraum hat Gudrún Árnadóttir mit ihrem *A-ONE-Befundsystem* eine Beispielfunktion zur standardisierten Beobachtung im ADL-Bereich (*Testverfahren, ADL*).
- Aus den USA stammt das validierte Beobachtungsverfahren *Functional Independence Measure (FIM;* Jochheim et al. 1989), das funktionelle, aber auch neuropsychologisch gesteuerte ADL-Fähigkeiten beurteilt. Damit ist der FIM spezifisch ergotherapeutisch einsetzbar (*Testverfahren, ADL*).
- Auch bei den beobachtenden Verfahren gibt es Befundsysteme anderer Berufsgruppen, die Testbedingungen erfüllen und von Ergotherapeuten verwendet werden (4. Testverfahren, S. 256).

3. Screeningverfahren

Das „Durchsieben" nach vorhandenen Störungsbildern mittels umfassender Befundsysteme liefert einen schnellen groben Überblick. Ein derartiges Verfahren kann angewendet werden, wenn sich der Therapeut nicht sicher ist, in welchem Bereich das neuropsychologische Störungsbild liegt, oder wenn er befürchtet, Teilbereiche zu übersehen.

Hierunter ist beispielsweise das Befundsystem von C. Michal (1994) einzuordnen (Kap. 2, *Beobachtende Verfahren, Systematische Beobachtung, Umfassende Befundverfahren*).

Es besteht jedoch auch die Möglichkeit, ein Screening mit kleineren, ausgewählten Teilbereichen zu verwenden, wie z.B. den *Mini-Mental Status Test (MMST)*. Dieser ist normiert und wird in der Geriatrie nach Anweisung eines Arztes oder Neuropsychologen auch von Ergotherapeuten eingesetzt.

Das Screeningverfahren MMST wird in verschiedenen Varianten verwendet. Die Originalversion (Folstein et al. 1975) umfasst ebenso wie die, von der Arbeitsgruppe geriatrisches Assessment (AGAST 1995) bearbeitete und empfohlene Fassung, dreißig Fragen. Das Verfahren ermöglicht im Rahmen eines geriatrischen Assessments eine erste globale Überprüfung kognitiver Fähigkeiten. Die Aufgaben im ersten Teil betreffen Fragen zur Orientierung und Überprüfung von Gedächtnis und Aufmerksamkeit. Im zweiten Teil werden die Fähigkeiten zur Benennung von Alltagsgegenständen, Lesen und Lese-Sinn-Verständnis, Schreiben und eine visuell-konstruktive Funktion überprüft. Das anhand von Punkten berechnete Ergebnis kann mit kognitiven Einschränkungen unterschiedlicher Schweregrade interpretiert werden.

4. Testverfahren

Für diesen Bereich gibt es im deutschen Sprachraum erst einige ergotherapeutisch fundierte Testmaterialien. Die angewandten Tests stammen aus Entwicklungen von Ärzten, Psychologen und Neuropsychologen, die sie auch meistens selbst anwenden. Gleichwohl setzen immer mehr Ergotherapeuten bestimmte Tests ein, da auch in den Testanweisungen *ärztlichem Hilfspersonal* (Erzigkeit 1992) oder *unterschiedlichen Berufsgruppen* (AGAST 1995) die Befähigung zur Durchführung erteilt wird.
Testverfahren werden für eine bestimmte Altersgruppe normiert. Viele Tests berücksichtigen nicht die altersspezifischen Leistungsveränderungen und verfälschen somit das Bild des möglichen Leistungsniveaus. Bei älteren Patienten muss besonders dem Abnehmen des schnellen Denkvermögens und der Geschwindigkeit der Informationsverarbeitung Rechnung getragen werden. Es gibt jedoch Tests, deren Normierung für entsprechende Altersgruppen validiert wurde (*Nürnberger-Alters-Inventar-* und *Syndrom-Kurztest*).

Das Frostig-Konzept als neuropsychologisches Behandlungsverfahren

R. Schaefgen

Marianne Frostig, 1906 in Wien geboren, begründete eine neue Sichtweise und neue Verfahren zur Behandlung von Kindern mit Lernproblemen. Sie war Sozialarbeiterin, Rhythmiklehrerin, Ergotherapeutin, Lehrerin, Psychologin und Professorin für humanistische Psychologie. Frostig gründete in Los Angeles die *Marianne Frostig School for Educational Therapy*, eine Schule für lernbehinderte Kinder.

Das Frostig-Konzept verbindet mit seinem ganzheitlichen Ansatz die kindliche Entwicklungsförderung und die Behandlung von Lernstörungen. Bewegen – Wachsen – Lernen hieß ihr erstes Buch, das das Gesamtkonzept charakterisiert. In ihrem Konzept stehen alle zu beachtenden und zu fördernden Bereiche der kindlichen Entwicklung in engem Zusammenhang. Auf der Sensomotorik aufbauend entwickeln sich Wahrnehmung, Sprache, Emotion und Kognition zur Fähigkeit des Kindes, das Leben mit Freude zu meistern.

Im Frostig-Konzept sind verschiedene Einflüsse pädagogischer und psychologischer Theorien mit Erkenntnissen aus der Neurophysiologie und Neuropsychologie integriert. Im Mittelpunkt steht das menschliche, aber auch professionell pädagogische und psychologische Bemühen, Kindern mit Lernproblemen dabei zu helfen, einen individuellen Lern- und Lebensweg zu finden. Bei der Anwendung des Konzepts spielen Empathie, eine innere Haltung von Achtung vor der persönlichen Würde des Kindes, der Respektierung seiner individuellen Bedürfnisse, der Betonung von Motivation und Eigeninitiative sowie die Förderung der eigenen Ideen und der kreativen Ausdrucksmöglichkeiten eine wichtige Rolle.

Diagnostische Verfahren
Zum Beweis ihrer Theorie, dass den Lernproblemen auch Wahrnehmungsverarbeitungsstörungen zugrunde liegen können, entwickelte Frostig 1963 einen Test, der folgende Wahrnehmungsfaktoren prüft:

- Visuomotorik;
- Figurgrundwahrnehmung;
- Formkonstanz;
- Raumlage und -beziehung.

Mit dem *Test der visuellen Wahrnehmung* und mit dem *IPTA-Test* konnte sie ihre Theorie beweisen und eine gezieltere Förderung anbieten. Dadurch konnte auch die Effektivität ihrer Behandlungsverfahren nachgewiesen werden.

Der Test wurde als *FEW-Frostig Test der visuellen Wahrnehmung* von Professor Lockowandt deutsch normiert und vom Beltz-Verlag herausgegeben (Lockowandt). Er ist noch immer der meistverkaufte Test im deutschsprachigen Raum.

Da Marianne Frostig davon überzeugt war, dass für das Lernen sensomotorische Fähigkeiten Voraussetzung sind, entwickelte sie 1972 den *Frostig Test Motorik*, der 1985 mit schwedischer Normierung und deutscher Bearbeitung herausgegeben wurde.

Behandlungsprinzipien
Im Frostig-Konzept besteht der erste Schritt immer in einer genauen Basisdiagnostik sowie einer gründlichen Verhaltensbeobachtung. Ein weiteres Prinzip ist die interdisziplinäre Sichtweise und Zusammenarbeit der verschiedenen pädagogischen, psychologischen und therapeutischen Fachdisziplinen und die flexible Methodenwahl. Grundsätzlich steht die Motivation des Kindes im Vordergrund und wird als Schlüssel zum Lernerfolg betrachtet. Weitere Prinzipien sind die *Individualisierung des Ansatzes* und das Leitprinzip *Freude am Leben und Tun*.

Behandlungsverfahren im Frostig-„Approach“
Merkmale des Frostig-Approachs (= Herangehensweise) sind:

- Empathie als Akzeptanz der kindlichen Individualität;
- Ermutigung zu Neugier und eigener Erfahrung;
- Erzeugung von Vertrauen durch Vertrauen;
- Übergabe von stufenweiser Verantwortung zusammen mit stufenweiser Selbstbestimmung;
- Bewegungs- und Wahrnehmungslernen zum Vertrauen in den eigenen Körper und als Voraussetzung zum abstrakten Lernen.

Die Vorgehensweisen zielen auf die Förderung von Problemlösungsstrategien ab. Sie bauen auf den Stärken auf und beginnen bei dem, was das Kind bereits kann. Damit wird eine Systematisierung der Lernschritte und ihre Anpassung an das Leistungsniveau des Kindes erreicht.

Internationale Frostig Gesellschaft
Ein Jahr nach Marianne Frostigs Tod gründetet sich die *Internationale Frostig Gesellschaft* mit Sitz in Würzburg. Dort wird eine Weiterbildung mit Zertifikat nach dem Frostig-Konzept mit 420 Stunden angeboten.

Bisher ist der größte Teil von Marianne Frostigs Publikationen zwar noch nicht übersetzt, Professor Lockowandt ist jedoch dabei, die immer noch aktuellen Beiträge zur Förderung von Kindern mit Lernproblemen ins Deutsche zu übertragen.

Umfassende Befundverfahren

a) Pädiatrische Testverfahren

Tübinger Lurija-Christensen Neuropsychologische Untersuchungsreihe für Kinder (TÜKI)

Diese Testbatterie ist eine Weiterentwicklung und Adaption des TÜLÜC (s. b)). Sie erlaubt eine umfassende Diagnostik und Differenzialdiagnose neuropsychologischer Störungen und ihrer spezifischen Lokalisation (Testzentrale des Berufsverbandes Deutscher Psychologen 1996).

Sie umfasst die folgenden 15 Untersuchungsbereiche:

- Gesamtkörperkoordination;
- Räumliche Orientierung;
- Motorische Funktionen der Hände;
- Mosaiktest;
- Orale Praxis;
- Rezeptive Sprache;
- Sprachliche Regulation motorischer Vollzüge;
- Expressive Sprache;
- Akustisch-motorische Koordination;
- Lernprozess Wortreihe;
- Höhere hautkinästhetische Funktionen;
- Amnestische Prozesse;
- Stereoagnosie;
- Denkprozesse;
- Höhere visuelle Funktionen.

„Mit der TÜKI lassen sich die Unterschiede zwischen kinderpsychiatrischen Patienten, sprachgestörten Kindern, verhaltensauffälligen und/oder lernbehinderten Kindern, lese-/rechtschreibschwachen Kindern, Kindergartenkindern und Frühgeborenen deutlich abbilden." (Testzentrale des Berufsverbandes deutscher Psychologen 1996)

b) Testverfahren für den Erwachsenenbereich im mittleren Lebensalter

1. Tübinger Lurija-Christensen Neuropsychologische Untersuchungsreihe (TÜLÜC)

Der Test dient der neuropsychologischen Diagnostik im Erwachsenenalter und umfasst die folgende zehn Untersuchungsbereiche (Testzentrale des Berufsverbandes Deutscher Psychologen 1996):

- Höhere motorische Funktionen;
- Expressive Sprache;
- Akustisch-motorische Koordination;
- Schriftsprache;
- Höhere kutane und kinästhetische Funktionen;
- Arithmetische Operationen;
- Höhere visuelle Funktionen;
- Mnestische Funktionen;
- Rezeptive Sprache;
- Intellektuelle Prozesse.

„Die einzelnen Untersuchungsbereiche sind hierarchisch strukturiert, mit ansteigender Schwierigkeit und Komplexität von den elementaren bis zu den komplexen Funktionen. Durch die sukzessive und qualitative Analyse wird die Struktur der jeweiligen Störung aufgedeckt und derjenige Faktor oder Primärdefekt ermittelt, der grundlegend für ein beobachtetes oder vermutetes Syndrom ist." (Testzentrale des Berufsverbandes Deutscher Psychologen 1996)

2. Syndrom-Kurztest (SKT; Erzigkeit 1992)

Der Einsatzbereich des SKT liegt in der Messung des Schweregrades von Gedächtnis- und Aufmerksamkeitsstörungen bei dementiellen Erkrankungen, zerebralen Leistungsinsuffizienzen, (hirn-) organischen Psychosyndromen, Hirnleistungsstörungen im Alter, Durchgangssyndromen und organisch bedingten psychischen Syndromen und Störungen.

Der Test umfasst neun Subtests mit Aufgaben zur Merkfähigkeit, Zahlenlesen und -ordnen, Aufmerksamkeits- und Interferenzaufgaben.

Er ist für vier Altersgruppen (unter anderem von 55 bis 64 Jahre und über 65 Jahre) und drei Intelligenzklassen normiert. Die Testung wird auf Zeit mit der Stoppuhr durchgeführt. In der Normierung ist allerdings die verlangsamte Durchführungsgeschwindigkeit älterer Patienten berücksichtigt. Des Weiteren sind Zeitmessungs- und Instruktionsvariablen gegeben, sodass dadurch der individuellen Verarbeitungsgeschwindigkeit Rechnung getragen wird.

c) Geriatrische Testverfahren

Die meisten geriatrischen Testverfahren stehen im Rahmen eines Assessments als Anteil zur Beurteilung der kognitiven Leistungsfähigkeit. Es genügt allerdings auch bei diesem Klientel nicht, nur die Kognition zu beurteilen. Der Therapieerfolg ist von einer differenzierteren ergotherapeutischen neuropsychologisch fundierten Diagnostik abhängig. Der Therapeut muss damit die Ursache für Leistungseinbußen befunden.

1. Nürnberger-Alters-Inventar (NAI; Fischer et al. 1986)

Dieses Testinstrumentarium dient unter anderem der Messung kognitiver Leistungen in einem Geltungsbereich für Erwachsene ab 55 Jahren. Er umfasst modifizierte Subtests aus dem Hamburg-Wechsler-Intelligenztest für Erwachsenen (HAWIE), den Labyrinth-Test (nach Chapuis), den Benton-Test (in der Wahlform) und den Zahlenverbindungstest (Version G für gerontopsychiatrische Anwendung). Seine Normierung liegt für drei Altersbereiche (55–69 Jahre, 70–79 Jahre, 80 Jahre und älter) vor und es ermöglicht eine Verlaufsuntersuchung.

2. Syndrom-Kurztest (SKT; Erzigkeit 1992)

Der SKT ist für eine Altersspanne über 65 Jahren normiert und somit für die Befunderhebung in der Geriatrie geeignet.

d) Themenspezifische Testverfahren

ADL

1. Functional Independence Measure (FIM – Funktionaler Selbstständigkeitsindex)

Dieser Test stammt aus den Vereinigten Staaten, wurde für Deutschland übersetzt und für die Verhältnisse in deutschsprachigen Ländern überarbeitet. Er ist mit einem für Deutschland evaluiertem Datenschema versehen und wird von einer Projektgruppe betreut.

Der FIM bewertet mit einer siebenstufigen Skala die Fähigkeiten zur Selbstversorgung, Kontinenz, Transfer und Fortbewegung.

Für die Beurteilung der neuropsychologischen Fähigkeiten stellt der Test folgende Items zur Verfügung:

- Verstehen: Verstehen akustischer und visueller Kommunikation.
- Ausdruck: Mündlicher oder anderweitiger Ausdruck von Sprache, sowohl die Fähigkeit zum verständlichen Sprechen als auch im klaren Ausdruck von Sprache mit Hilfsmitteln wie Schreib- oder Kommunikationsgeräten.
- Soziales Verhalten: Angemessenes Verhalten in alltäglichen Situationen, d.h. affektive Kontrollmöglichkeiten, Kritikfähigkeit und deutliche Eigenwahrnehmung.
- Problemlösung: Leistungen des Patienten im Umgang mit alltäglichen Problemen sowie Entscheidungsfähigkeit über finanzielle, soziale und persönliche Angelegenheiten, d.h. Fähigkeit, richtige Schritte einzuleiten, durchzuführen und gegebenenfalls selbstständig zu korrigieren.
- Gedächtnis: Leistungen, die im Zusammenhang mit dem Erkennen und Erinnern bei täglichen Aktivitäten notwendig sind, d.h. Fähigkeit, Informationen abzuspeichern, abzurufen und zu lernen.

Da der FIM ein Beobachtungsverfahren ohne Zeitvorgabe ist, eignet er sich für Patienten jeder Altersstufe. Es handelt sich hier um ein Bewertungsinstrumentarium für den Schweregrad einer Schädigung, wodurch er unabhängig von der Diagnose ist und daher auch in anderen Fachbereichen eingesetzt werden kann (Kap. 7, *Adaptive Behandlungsverfahren*).

2. „Geldzählen" (im Bereich Geriatrie)
Das von der AGAST empfohlene Geldzählen nach Nikolaus (AGAST 1995) erfüllt nach deren Aussage alle Testgütekriterien. Es umfasst außer der Überprüfung motorischer Funktion auch kognitive Fähigkeiten. Der zu testende Patient soll einen festgelegten Geldbetrag abzählen, den er einer genau beschriebenen Geldbörse entnehmen soll. Die Ergebnisinterpretation erfolgt nach der gestoppten Zeit, die der Patient zur Lösung der Aufgabe benötigt.

Der Test ist eigentlich Bestandteil eines geriatrischen Assessments und könnte aufgrund seiner ADL-Spezifität der Ergotherapie zugeordnet werden.

A-ONE (Árnadóttir OT Activity of Daily Living Neurobehavioural Evaluation – Standardisierte Erfassung kortikaler Dysfunktionen im Rahmen von Alltagsaktivitäten)

A. Christopher

Das Befundsystem wurde von Gudrun Árnadóttir entwickelt, einer Isländerin, die ihre Ausbildung in den USA absolvierte. Es wendet sich an Ergotherapeuten, die in der Neurologie bzw. Geriatrie tätig sind und Patienten mit zerebralen Erkrankungen behandeln.

Mit dem A-ONE ist es gelungen, die Trennung der Erfassung des funktionalen Status im Bereich der *Activities of Daily Living* und der Erfassung *kortikaler* Dysfunktionen (Neurobehavioural deficits) aufzuheben.

Bei korrekter Anwendung kann der geschulte Ergotherapeut eine Aussage darüber treffen, ob und inwieweit *neurobehavioural impairments*, wie z.B. ideomotorische Apraxie, Neglekt oder Tonus eine Alltagshandlung in Bezug auf die Selbstständigkeit des Patienten beeinflussen. Frau Árnadótir ist es mit diesem Test gelungen, ansonsten getrennte Befundsysteme miteinander zu verflechten.

Der A-ONE ist in zwei Teile gegliedert:

Teil 1
Er umfasst die *Functional Independence Scale* (Skala der funktionalen Selbstständigkeit) und die *Neurobehavioural Impairment Scale* (Skala der Beeinträchtigung des Neuroverhaltens) mit zwei weiteren Unterskalen.

In der Functional Independence Scale stehen dem Therapeuten Werte von 0–4 zur Verfügung, um den Selbstständigkeitsstatus des Patienten festzulegen. Die Werte reichen von „unabhängig" über „unabhängig, bedarf aber verbaler Information", bis hin zur Bewertung „auf vollkommene Unterstützung durch eine Hilfsperson angewiesen".

Im Rahmen der Skalen, die sich mit dem Einfluss von Dysfunktionen des Neuroverhaltens befassen, stehen wiederum Werte von 0–4 zur Verfügung.

Bei der Beobachtung der basalen Neuroverhaltensfunktionen, wie z.B. emotionale Auffälligkeiten, wird nur das Vorhandensein bzw. die Abwesenheit des Symptoms festgestellt.

Die Testung erfolgt im Rahmen folgender Alltagshandlungen und bedarf keines speziellen Settings:

- An/ Ausziehen;
- Körperpflege;
- Ernährung;
- Mobilität;
- Kommunikation.

Die Handlungen lassen sich durch Videoaufnahmen dokumentieren und anschließend durch den Therapeuten bewerten.

Teil 2
Dieser Teil ermöglicht eine Verbindung der Beobachtung von Neuroverhaltensauffälligkeiten zu der jeweiligen Lokalisation der Läsion im Kortex. Aufgrund der neueren Forschungsergebnisse wird dieser Teil des A-ONE jedoch neu überprüft werden müssen.

Der Test wird durch ein Handbuch begleitet, in dem der Therapeut einen fundierten Überblick über die Anleitung zur Beobachtung von Neuroverhaltensauffälligkeiten im Alltag und Informationen zu Grundlagen, Administration und Bewertung des A-ONE erhält. Im ersten Teil des Buchs wird zudem ein Basiswissen über Neuroanatomie und Neuroverhalten vermittelt.

Der A-ONE und das Handbuch liegen bisher nur in englischer Sprache vor.

Zertifikationskurse
Das Zertifikat und damit die Erlaubnis zur Durchführung und Bewertung des A-ONE wird nach Teilnahme an einem fünftägigen Kurs und bestandener Überprüfung des erlangten Wissens erteilt. Die Kurse finden in den USA und einigen europäischen Staaten statt und werden über die jeweiligen Berufsverbände oder Kliniken angeboten.

Papier/Stift-Aufgaben

C. Habermann

1. „Clock Completion“
   (CC – „Uhren ergänzen“)

Auch dieses Screeningverfahren wird von AGAST (1995) zur Beobachtung kognitiver Defizite, Neglektphänomene, Apraxie und Gesichtsfeldeinschränkungen empfohlen. Zur Auswertung liegt ein System nach Watson (AGAST 1995) vor, das jedoch nur Rückschlüsse auf den allgemeinen Begriff der Hirnleistungsstörung zulässt. Differenziertere Befunderhebung zu einzelnen Störungen lassen sich nur über die systematischen beobachtenden Verfahren erzielen.

Computer

Sowohl bei der Diagnostik als auch Therapie hat der Einsatz des Computers in den letzten Jahren zunehmend an Bedeutung gewonnen. Trotzdem wird er sowohl bei Therapeuten als auch Patienten recht unterschiedlich akzeptiert. Das Medium kann zwar bei der objektiven Messung und Dokumentation von Leistungen hilfreich sein, ersetzt aber auf keinen Fall den Therapeuten.

Die vorhandenen Programme reichen von der reinen Erfassung der vom Therapeuten zuvor abgefragten Leistungen bis hin zur optischen Darbietung der Tests, die der Patient am Bildschirm bearbeitet und die im Computer erfasst und ausgewertet werden. Einige Testversionen der üblichen Papier/Stift-Variante sind zusätzlich als computergestützte Fassung erhältlich (Testzentrale des Bundesverbandes Deutscher Psychologen 1998).

Eine umfangreiche Sammlung mit entsprechenden Beschreibungen und Hinweisen wurde vom Kuratorium ZNS (Neurologisches Rehabilitationszentrum Vallendar 1994) in einem Softwarekatalog zusammengestellt, der neben einer Programmübersicht und -beschreibung ein Verzeichnis für den Anwendungsbereich sowie entsprechende Anbieter enthält. Aus der Übersicht der Anwendungsbereiche lässt sich entnehmen, welche der Programme für Tests zu verwenden sind. Wie bei allen anderen Testmaterialien auch ist die Auswahl möglichst so zu treffen, dass auch nur eine neuropsychologische Störung erfasst wird.

Zusammenfassende Grundgedanken zur Befunderhebung

F. Kolster

Die in Kapitel 2.2.6 bereits formulierten Voraussetzungen sind auch hier entsprechend von Bedeutung:

> ! Der Patient selbst – und nicht die Grund- und Erwartungshaltung seiner Umwelt oder des Therapeuten – ist der Maßstab für seine Leistungen.

Ergotherapeutische Spezifität

Die spezifische ergotherapeutische Befunderhebung neuropsychologischer Störungen ist notwendig, um die Ursachen für das veränderte *Neuroverhalten* des Patienten und seiner Handlungsfähigkeit zu erkennen. Die Verwendung von Systemen anderer Berufsgruppen lässt häufig nur symptomorientierte Diagnosen ohne Hinweise auf die Ursachen zu. Erstellen Ergotherapeuten anhand dieser Systeme ihre Befunde, reduzieren sie zum Teil die Möglichkeit der kennzeichnenden ergotherapeutischen Blickrichtung auf die Handlungsfähigkeit und das Neuroverhalten.

Ziele der Befunderhebung

- Der Befund zielt auf die Definition der neuropsychologischen Ursache der Störung im Handeln und Verhalten ab.
- Er dient der Entwicklung eines therapeutischen Behandlungsplans, der sich jedoch nicht ausschließlich entlang des diagnostizierten Symptoms orientiert. Vielmehr entwickelt er sich aus der befundeten Größe und dem Ausmaß der Störung und ihrer Auswirkung auf den Alltag des Patienten.
- Er dient der Schwerpunktfindung im Behandlungsplan. Der Therapeut muss das Ausmaß der neuropsychologischen Störung mit Mehrfachdiagnosen durch eine Schwerpunktbildung im Behandlungsplan berücksichtigen. Eine Befundbewertung hat die für den Patienten notwendige Priorität zu definieren und den Behandlungsschwerpunkt an den für den Patienten vorhandenen Bedürfnissen zu orientieren. Sie ermöglicht es, den Handlungsansatz für den Alltag des Patienten festzulegen.

4.3.3 Behandlungsverfahren und ihre Behandlungsmittel

F. Kolster

Die Behandlung neuropsychologischer Störungen ist ein vielfältiges und sehr spannendes Gebiet. Durch die unterschiedlichen Genesen (Ursachen), Erscheinungsbilder, Verläufe und Lebensalter der Patienten sind Art und Weise der Behandlung sowie Anwendung der Behandlungsmittel sehr verschieden. Die gemeinsamen wesentlichen Grundzüge werden im Folgenden dargestellt.

Grundgedanken zur Therapie neuropsychologischer Störungen

Zunächst ist es wichtig, etwas über die *Grundstimmung* der Patienten zu berichten. Jeder Mensch nimmt die Umwelt auf seine eigene Art und Weise wahr und für jeden ist das Wahrgenommene zunächst richtig bzw. richtungsweisend – es bildet die Grundlage seines Verhaltens und seiner Handlungen.

Das Zentralnervensystem stellt sich während seiner Entwicklung auf die Umwelt ein, um das Verhalten den Erfordernissen bestmöglich anpassen zu können. Dieses Verhalten wird *neurobehaviour* (Neuroverhalten) genannt (Kap. 4.1.2, *Neurophysiologische und neuroanatomische Grundlagen*).

Bei einer neuropsychologischen, besonders einer plötzlich erworbenen, Störung wird der Mensch damit konfrontiert, dass seine Umwelt nicht mehr zu seiner Wahrnehmung passt. Das Zentralnervensystem gibt ihm übliche *Handlungsaufträge*, die er scheinbar wie gewohnt ausführt. Unglücklicherweise ist dem Patienten aber nicht nur der korrekte, der Umwelt angepasste Handlungsentwurf verloren gegangen, sondern auch die Möglichkeit, die Richtigkeit seiner Handlung zu überprüfen.

> **!** Neuropsychologische Störungen stören den Patienten bei:
> der Wahrnehmung seiner selbst und der Umwelt;
> der Ausführung und Überprüfung seiner Bewegungen und Handlungen.

So handelt der Patient – scheinbar – wie gewohnt und muss erleben, dass seine Handlung trotz großer Mühe nicht mehr zum Erfolg führt, ohne dass er den Grund dafür versteht. Zusätzlich greifen die Menschen in seinem Umfeld ständig ein und versuchen, seine Handlungen und Wahrnehmungen zu korrigieren.

Eine Korrektur bzw. Veränderung des Neuroverhaltens ist aber nur möglich, wenn der Patient – und damit auch sein Zentralnervensystem – begreifen und erfassen kann, was geschieht. Darin liegt eine Grundaufgabe der Therapie. Aus diesem Grund muss der Therapeut einerseits über fundierte Sachkenntnis und andererseits über ein hohes Maß an Einfühlungsvermögen verfügen, um zu verstehen, *warum* der Patient in welchem Moment *wie* handelt. Erst dann kann er die neuropsychologische Störung definieren, die Auswirkungen der Störungen auf die Handlungskompetenz des Patienten einschätzen und nicht zuletzt die sozioemotionalen Folgen der Defizite verstehen und anderen vermitteln.

Diese Vorgänge unterstützen das Vertrauensverhältnis zwischen Patient und Therapeut, welches die Grundlage einer gezielten und effektiven Behandlung bildet. Für die Behandlung ist wesentlich, dass der Patient allmählich merkt, wie seine Fähigkeit, im Alltag erfolgreich zu handeln, durch die Therapie verbessert wird.

Besonderheiten bei der ergotherapeutischen Behandlung neuropsychologischer Störungen

Die Ergotherapie als handlungsorientierte Methode bietet sich als günstiges Behandlungsverfahren an, da mit ihrer Hilfe die Ursachen des veränderten Neuroverhaltens aufgespürt und gezielt beeinflusst werden können. Die Behandlung kann durch therapeutisch eingesetzte Handlungen oder durch „abstraktes“ Training von Basisfunktionen erfolgen

Ziele der ergotherapeutischen Behandlung neuropsychologischer Störungen

Die Patienten sind aufgrund der neuropsychologischen Störungen meist erheblich in ihrer Lebensqualität eingeschränkt. Die Ursache hierfür liegt – wie bereits beschrieben – oft in der verminderten Handlungskompetenz und dem damit verbundenen Leidensdruck.

> **!** Ziel der Ergotherapie ist es, individuelle Handlungskompetenzen des Patienten im täglichen Leben und im Beruf zu entwickeln, wiederzuerlangen und/oder zu erhalten.

Grundlage dieses Leitgedankens ist die *Patientenzentriertheit.* Die Zielsetzung und damit der Behandlungsschwerpunkt orientiert sich gleichermaßen an den Bedürfnissen des Patienten als auch an den vom Therapeuten erstellten Befunden und Befundbewertungen.

Das „Störende“ an neuropsychologischen Störungen sind die eingeschränkte Bewegungs- und Handlungsfähigkeit des Patienten.

Ziele der ergotherapeutischen Behandlung sind daher:

- Verbesserung der subjektiven Lebensqualität des Patienten;
- Verminderung der einzelnen neuropsychologischen Störungen und die Beeinflussung ihrer Wechselwirkungen;
- Verbesserung bzw. Erhalt der Handlungsfähigkeit;
- Verbesserung bzw. Erhalt der Bewegungsfähigkeit und Mobilität, soweit die Einschränkungen durch die neuropsychologischen Störungen verursacht sind;
- Verbesserung grundlegender kognitiver Fähigkeiten;
- Kenntnis der neuropsychologischen Störungen und ihrer Folgen bei Patient und Angehörigen.

(Zielerstellung und Zusammenhänge zwischen Befund, Befundbewertung und Zielsetzung – Kap. 2.2.6, *Gesamtbewertung der Befunde und Entwicklung ergotherapeutischer Zielsetzung.*)

Erfolg der ergotherapeutischen Behandlung

> **!** Eine erfolgreiche ergotherapeutische Behandlung neuropsychologischer Störungen bewirkt einen Zuwachs an Handlungskompetenz, sodass der Patient die Anforderungen der Aktivitäten des täglichen Lebens zunehmend besser bewältigen kann.

Neuropsychologische Störungen sind in ihrer Art, Ausprägung, Wechselwirkung und Beeinflussbarkeit sehr unterschiedlich. Daher ist es kaum möglich, allgemein gültige Kriterien zu benennen, an denen ein Behandlungserfolg zu messen ist; jedes der oben genannten Ziele hat eigene Erfolgskriterien.

Als allgemeiner Maßstab eignet sich am ehesten ein von Patient und Therapeut wahrnehmbarer Zuwachs an Handlungskompetenz. Je nach Ausprägung der Störung kann dies ein objektiv kleiner Schritt (z.B. das Finden des linken Ärmels am Pullover) oder großer Handlungszuwachs (z.B. selbstständiger Einkauf) sein. Auch die Verbesserung der subjektiven Lebensqualität ist ein wichtiger Indikator.

Anders zu bewerten ist der Behandlungserfolg bei dementiellen Erkrankungen und anderen Erkrankungen mit progredientem Verlauf. Hier kann schon ein verzögerter Krankheitsverlauf in den ergotherapeutisch behandelten Bereichen Hinweis auf eine erfolgreiche Behandlung sein.

Behandlungsplanung

(Kap. 2.3.5, *Behandlungsplanung*)

Folgende Faktoren haben Einfluss auf die Behandlungsplanung:

1. Krankheits- bzw. störungsbezogene Faktoren
- Art der neuropsychologischen Störungen;
- ihre Wechselwirkungen untereinander;
- Wechselwirkungen mit weiteren, z.B. neurophysiologischen Einschränkungen;
- Beeinträchtigung des Patienten durch die Störung, unabhängig von ihrer objektiven Größe.
- prognostische Faktoren (siehe unten);

2. Patientenbezogene Faktoren
- an den Patienten gestellte Anforderungen in Alltag, Schule und Beruf;
- persönliche Interessen und Neigungen;
- Voraussetzungen des Patienten: Fähigkeiten (Anlagen) und Fertigkeiten (Geschick), Defizite/Schwierigkeiten/Probleme, Problemeinsicht, Problemlösungsversuche und -strategien und sowie Kompensationsmechanismen;
- Befindlichkeit des Patienten: Gesundheitszustand, sozioemotionale Befindlichkeit und Tagesverfassung.

3. Therapiebezogene Faktoren
- Zusammenspiel zwischen Therapeut und Patient;
- Kommunikationsmöglichkeiten, vor allem Sprache und Sprachverständnis sowie nonverbale Kommunikation;
- strukturelle Voraussetzungen der Abteilung, besonders Räumlichkeiten (Sind die Räume auf die Bedürfnisse der Behandlung eingerichtet, reizarm, voller Anregungen, etc.?), Medien, Länge der Therapieeinheiten, Häufigkeit/Frequenz und Dauer der Therapie;
- qualitative Voraussetzungen, besonders die Fachkompetenz des Therapeuten und Kompetenz und Zusammenarbeit im interdisziplinären Team.

Prognostische Faktoren

Abhängig von den prognostischen Faktoren des betreffenden Patienten stehen bei der Rehabilitation die Restitution, Kompensation, Substitution oder die Adaptation der Lebensumstände im Vordergrund (Goldenberg 1997, S. 9ff).

Die folgenden Faktoren bestimmen gemeinsam, inwieweit die Störungen manifest bzw. behandelbar sind:

- Alter und Gesundheitszustand (Begleiterkrankungen etc.);
- Art, Umfang und Ursache der Schädigung;
- Zeitpunkt, zu dem die Störungen aufgetreten sind/Erkankungszeitraum;
- Neuronale Plastizität des Zentralnervensystems;
- Krankheitseinsicht/Störungsbewusstsein;

Bei neuropsychologischen Störungen kommt erschwerend hinzu, dass die meisten Defizite das Zentralnervensystem beim Lernen behindern. So leidet ein hoher Prozentsatz der Patienten mit neuropsychologischen Defiziten an Aufmerksamkeitsstörungen. Für das schnelle Lernen neuer Inhalte – und Therapie bedeutet für das Zentralnervensystem Lernen – ist unbeeinträchtigte Aufmerksamkeit jedoch eine Grundvoraussetzung, sodass hierbei in der Therapie weitere Hürden zu überwinden sind.

Weiterhin spielen die Wechselwirkungen der Störungsbilder eine wesentliche Rolle. Kann ein Patient beispielsweise alles, was sich auf der linken Seite befindet, aufgrund eines ausgeprägten Neglekts nicht wahrnehmen und hat gleichzeitig durch räumlich-visuelle und räumlich-konstruktive Störungen Schwierigkeiten, komplexe räumliche Zusammenhänge zu erkennen, verstärken sich die Folgen der Störungen. Der Patient wird beim Versuch, den Raum zu begreifen, ständig dadurch behindert, dass für ihn die linke Seite nicht existiert.

Behandlungsverfahren

Die ergotherapeutischen Behandlungsverfahren bei neuropsychologischen Störungen gestalten sich vielfältig und erfolgreich, wurden bisher allerdings noch wenig kategorisiert und sind daher recht subjektiv.

Im Folgenden wird daher eine einfache Kategorisierung vorgenommen. Dabei lassen sich zwei grundlegende Herangehensweisen voneinander trennen, die unterschiedliche Strategien verfolgen, um sich der Störung zu nähern.

Anhand eines Patientenbeispiels werden diese beiden Vorgehensweisen in der Therapie zunächst erläutert (Tab. 4.**3**) und anschließend auf ihre Wirkweise hin analysiert (Tab. 4.**4**).

Beispiel:
- Problem: Ein Schlaganfallpatient kann sich nicht anziehen, nicht mit dem Rollstuhl manövrieren etc., weil bei ihm das Erkennen und das Handeln in komplexen räumlichen Zusammenhängen gestört ist (räumlich-visuelle und räumlich-konstruktive Störung).
- Therapieziel: Komplexe räumliche Zusammenhänge begreifen und dieses Wissen handelnd anwenden können.
- Behandlung (Tab. 4.3).

Die Wahl der Behandlungsweise hängt von verschiedenen Faktoren ab:

- Störungsbild: Art und Schwere der Störung, Wechselwirkungen mit anderen Störungsbildern;
- Sichtbarer Therapieerfolg nach einigen Therapieeinheiten: messbarer Kompetenzzuwachs/-erhalt?
- Akzeptanz des Patienten: Mag er die Arbeit mit den Würfeln oder ist das „Kinderkram“?
- Strukturelle Gegebenheiten: Gibt es die Möglichkeit, ein ruhiges und konzentriertes Anziehtraining zu gestalten oder stört die Anwesenheit des Zimmernachbarn?

Bei beiden Therapiemethoden muss noch untersucht werden, wie effektiv eine Übertragung des Gelernten auf andere Situationen möglich ist und wie diese funktioniert. Dies muss störungsspezifisch geschehen.
In einigen Teilbereichen werden zurzeit neuropsychologische Therapiemethoden in der Ergotherapie auf ihre Wirksamkeit hin wissenschaftlich überprüft.

Behandlungsmittel/Medien

Abhängig vom Behandlungsverfahren werden in der ergotherapeutischen Behandlung neuropsychologischer Störungen die vielfältigsten Behandlungsmittel eingesetzt.

Kriterien für den Medieneinsatz

- Lebensalter;
- Therapieziel und Behandlungsverfahren;
- Störungsbild und Begleiterkrankungen;
- Motivation und Akzeptanz des Patienten;
- Ausstattung und Arbeitsweise der Abteilung.

Entsprechend der unter *Behandlungsverfahren* beschriebenen Kategorisierung lassen sich die Medien grob in zwei Gruppen einteilen:

Tabelle 4.3 Therapiebeispiel

	Vorgehensweise 1	Vorgehensweise 2
Therapie-situation	Vier Würfel sollen zu einem Quadrat zusammengelegt werden.	Der Patient zieht sich einen Pullover an.
Sichtbares Problem	Zunächst wird statt des Quadrates ein „L" gelegt.	Er verfängt sich zunächst im Pullover und kann ihn nicht anziehen.
Therapeutisches Vorgehen	Anhand der Würfel und ggf. einer Vorlage werden die räumlichen Beziehungen erarbeitet. Der Patient lernt schrittweise, die Würfel in die richtige Beziehung zueinander zu setzen. Die Aufgabe wird zunehmend komplexer gestaltet.	Anhand des Pullovers und des Körpers erklärt der Therapeut die räumlichen Beziehungen (Arm zu Ärmel; hinauf- statt herunterziehen, etc.). Der Patient lernt so, den Pullover in seiner Komplexität zu verstehen. Zunächst hilft der Therapeut viel, der Patient übernimmt nach und nach mehr Handlungsanteile.
Vorteil	Der Therapeut kann die Anforderungen sehr gezielt an den Patienten anpassen.	Verstandenes und Begriffenes wirkt sich sofort auf den Handlungserfolg aus, der Patient erkennt den Therapieerfolg.
Nachteil	Auch wenn der Patient jetzt das Anziehen bzw. Rollstuhlfahren besser bewältigt, ist für ihn der Zusammenhang mit der Therapiesituation schwer zu erkennen.	Schon die einfache Handlung des Pulloveranziehens kann für den Patienten eine solche Überforderung sein, dass das eigentlich zu Lernende nicht verstanden wird: „Der Patient verstrickt sich in sein Vorhaben."

- Computer, Papier-Stift und Extra-Therapiematerial (Beispiel: Würfel);
- Handwerk und ADL (direkt handlungsbezogene Methode; Beispiel: Pullover).

Spiele sind je nach Komplexität der Anforderungen und Variabilität der Spielregeln in beiden Bereichen zu nutzen.

1. Extra-Therapiematerial (Beispiele)

- Montessori- oder Nikitin-Material;
- Pertra-Satz;
- Hausmosaik (Schweizer 1988);
- Holzwürfel;
- Schau-Genau;
- Bildkarten zu unterschiedlichsten Themen;
- Abteilungsintern gestaltete Therapiematerialien.

Vorteil
Sehr gezielt einsetzbar.

Nachteil
Manche Materialien sind für den Patienten wenig „reizvoll".

2. Papier-Stift-Aufgaben

Diese werden von vielen verschiedenen Herstellern bzw. Autoren angeboten oder können auch selbst hergestellt werden.

Vorteile
- Problemlos verfügbar;
- Gezielt einsetzbar;
- Selbstkontrolle des Patienten durch Lösungsbögen möglich.

Nachteil
- Die zweidimensionale Darstellung erschwert den Transfer auf die dreidimensionale Realität. Es ist wenig Handlungsbezug vorhanden.

3. Computer

Hier finden sich Trainingsprogramme zur Hirnleistung und zur neuropsychologischen Rehabilitation mit unterschiedlichem Schweregrad von verschiedenen Anbietern. Viele Patienten finden den Computer als Therapiemedium sehr ansprechend und sind zur Therapie gut motiviert. Der Computer stellt keine sozialen Anforderungen und ist „neutral".

Tabelle 4.**4** Analyse der Wirkweise

	Vorgehensweise 1	Vorgehensweise 2
Wirkweise	Direkt an der Ursache der Störung ohne „Ablenkung" durch Handlung.	Handelnd über Reflektion des Handlungserfolges – „die Handlung als Steuer und Spiegel".
Definition	Mithilfe weniger, ausgewählter Therapiemedien (Papier/Stift, besondere Therapiemedien, Computer) wird direkt am Problem bzw. der Ursache der Störung angesetzt.	Der Patient wird mit einer Handlung konfrontiert (ADL; Handwerk, Spiel), zu deren erfolgreicher Bewältigung die gewünschten Fähigkeiten benötigt werden.
	Beide Ansätze sind gleichermaßen handlungsorientiert, mit dem Ziel, die Handlungskompetenz zu verbessern. Das Erscheinungsbild ist jedoch verschieden:	
Erscheinungsbild	Erscheint primär problemorientiert.	Erscheint primär handlungsorientiert.
Medieneinsatz	Der Therapeut setzt die Medien sehr gezielt ein.	Der Therapeut kann Art und Anzahl der Medien nur teilweise selbst auswählen, weil für die Handlung bestimmte Medien erforderlich sind.
Vorteile	– Ermöglicht für Patient und Therapeut die direkte Konzentration auf Ressourcen, Problem und Problemlösung. – Der Patient wird nicht mit einer komplexen Handlung konfrontiert.	– Ermöglicht oft Handlungen, die den Wünschen der Patienten sehr nahe kommen. – Lebendig, alltags- und handlungsbezogen.
Nachteile	– Schwierig, patientenorientiert anzuwenden, da die Therapie vom Patienten als nicht nachvollziehbar und sinnlos empfunden werden kann. – Wirkt sehr „theoretisch".	– Die Handlung ist oft verwirrend komplex und birgt damit die Gefahr des Scheiterns und der Überforderung in sich. – Der Wunsch, einen Handlungserfolg zu haben, kann von dem eigentlichen Vorhaben – der gezielten Therapie der Störung – ablenken.
Anforderung an das Zentralnervensystem	Erfordert die Fähigkeit, das Gelernte auf Alltagstätigkeiten zu übertragen.	Erfordert die Fähigkeit, das Gelernte auf *andere* Alltagstätigkeiten zu übertragen und zu generalisieren.
Therapiesituation	„Extra"-Therapiesituation.	Nach Wahl „Extra"-Therapiesituation, oder es wird eine ohnehin zu bewältigende Tätigkeit therapeutisch genutzt.
Erfolgskontrolle	Rückmeldung über das Gelingen durch die Bewältigung der Aufgabe und den Therapeuten.	Rückmeldung über das Gelingen durch den Handlungserfolg und den Therapeuten.

Vorteile
- Gezielt störungsbezogen einsetzbar;
- Problemloses Festhalten der Ergebnisse und Erstellung von Behandlungsverläufen.

Nachteil
- Die zweidimensionale Darstellung erschwert den Transfer auf die dreidimensionale Realität. Es ist wenig Handlungsbezug vorhanden.

4. Spiele

Viele der im Handel erhältlichen Spiele lassen sich für die Therapie neuropsychologischer Defizite nutzen. Einige sind sehr variabel, so kann z. B. das Memory-Spiel unter anderem zum Training der visuellen Exploration, zum Erkennen und Benennen von Bildern, zum Gedächtnistraining oder zur Verbesserung der verbalen Kommunikation in einer Gruppe eingesetzt werden. Dabei können Anzahl und

Art der Karten, die Zahl der Mitspieler sowie die Spielregeln variabel gestaltet werden.

Vorteile
- Ansprechende Aufmachung;
- Spannung;
- Übungscharakter steht nicht ständig im Vordergrund.

Nachteil
Manche Spiele haben für Erwachsene einen zu kindlichen Charakter.

5. Bewegung, psychomotorische Aktivität und der Körper selbst sind durch die engen Zusammenhänge zwischen Wahrnehmungsverarbeitung und Bewegung vielfältig genutzte Therapiemittel bei neuropsychologischen Störungen.

6. ADL

Bei Nutzung der Aktivitäten des täglichen Lebens als Therapiemedium ist Folgendes zu beachten:

- Der eigentliche Zweck besteht für den Patienten meist in der Bewältigung des Alltags und der Befriedigung von Alltagsbedürfnissen.

Beispiel: Der Pullover wird angezogen, damit man bekleidet ist. Der Therapeut übt mit dem Patienten, den Pullover alleine anzuziehen.

- Andererseits ist der Zweck die gezielte Therapie neuropsychologischer Störungen.

Beispiel: Der Vorgang des Anziehens wird zur grundsätzlichen Erläuterung räumlicher Beziehungen genutzt, sodass das Angezogensein nur einen „Nebeneffekt" darstellt.

Da in der Ergotherapie beide Therapiesituationen auftreten, ist es für den Patienten sehr wichtig zu wissen, welchen Zweck der Therapeut gerade verfolgt. Die Vor- und Nachteile sind in Tabelle 4.**4** beschrieben.

7. Handwerk

Durch die Vielzahl der verschiedenen Techniken und die zum Teil immensen Variationsbreiten innerhalb einer Technik lassen sich handwerkliche Tätigkeiten den jeweiligen Erfordernissen anpassen und damit gut zur gezielten ergotherapeutischen Behandlung neuropsychologischer Störungen nutzen.

Allerdings sind die Anforderungen an den Therapeuten hoch, da gleichermaßen genaue Kenntnis der Technik und ihrer Variationsmöglichkeiten sowie des Störungsbildes und seiner Beeinflussungsmöglichkeiten erforderlich sind.

Auch beim Handwerk ist ebenso wie bei ADL der Unterschied zwischen dem Zweck der Fertigstellung des Werkstücks und der gezielten Therapie umschriebener Defizite entscheidend und kann zu Problemen führen. Beispielsweise möchte ein Kind sein Boot fertig stellen und schwimmen lassen, ob das Bootshaus nun in der richtigen räumlichen Beziehung zum Schiffskörper steht oder nicht.

Vorteil
Handwerk ist oft das für die Patienten motivierendste Medium, gerade durch die Herauslösung aus den Alltagsproblemen und die sicht- und vorzeigbaren Erfolge.

Nachteil
- Gute und damit oft zeitaufwendige Planung ist notwendig;
- Vor- und Nachbereitung ist erforderlich;
- Materialkosten fallen an.

Setting

1. Situatives Setting

Jedes Behandlungsverfahren erfordert ein entsprechendes situatives Setting. Die Therapie kann in Therapieräumen stattfinden. Manchmal bieten sich auch der stationäre und häusliche Alltag oder das „richtige Leben" (z.B. Besuch im Supermarkt) an, in dem Konzentration, Figur-Grund-Wahrnehmung oder Alltagskommunikation geübt werden können.

Personelles Setting

Neuropsychologische Störungen werden zwar meist in Einzeltherapie behandelt, unter bestimmten Bedingungen bietet sich jedoch auch Gruppentherapie an.

Entscheidend bei der Auswahl des personellen Settings sind folgende Leitfragen:

- Wie eng soll die therapeutische Begleitung sein?
- Wie viel therapeutische Intervention ist nötig?
- Erfordert das Behandlungsverfahren ein bestimmtes Setting?
- Welches Setting bevorzugt der Patient?
- Welche Auswirkungen hat das Setting auf die Motivation und Arbeitsweise des Patienten?
- Fühlt sich der Patient in einer Einzelbehandlung geschützt oder übermäßig kontrolliert?
- Fühlt sich der Patient durch eine Gruppe eher gestört oder unterstützt?
- Sind Einflüsse anderer Patienten und gruppendynamische Prozesse für die Behandlung erwünscht oder hinderlich?
- Wie sind die räumlichen Möglichkeiten für Gruppen- und Einzeltherapie?

4.3.4 Schnittstellen

Die Schnittstellen hängen von der Institution, in der die Behandlung stattfindet, und dem Umfeld des Patienten ab (Kap. 2.5).

Neuropsychologische Störungen sind für alle Beteiligten – Patienten, Angehörige und Freunde, Pflegepersonen und Therapeuten – schwer zu verstehen und oft nicht nachvollziehbar (Kap. 4.2.2, *Grundgedanken zur Therapie neuropsychologischer Störungen*). Ergotherapeuten haben eine wichtige Funktion als Mittler, da sie die Handlungslogik der Patienten deuten, die Folgen der Störung für den Alltag des Patienten einschätzen und anderen die unverständlichen Reaktionen und Handlungsweisen erklären können.

Das Behandlungsfeld neuropychologischer Störungen teilen sich Ergotherapeuten mit Pädagogen, Heil- und Sonderpädagogen, Psychologen und Neuropsychologen. Die Arbeitsfelder überschneiden sich zwar, doch durch die verschiedenen Schwerpunkte der einzelnen Berufsgruppen entsteht oft eine intensive und fruchtbare Zusammenarbeit. Der ergotherapeutische Anteil besteht darin, einerseits Grundfähigkeiten zu verbessern und andererseits die Übertragung des Gelernten in den Alltag zu ermöglichen bzw. zu unterstützen.

Zur Beeinträchtigung in der Zusammenarbeit mit anderen Berufsgruppen kann der Sprachgebrauch im ergotherapeutischen Fachbereich führen, da ein ergotherapeutisches Behandlungsverfahren als „neuropsychologisch" bezeichnet wird, obwohl es eine Berufsgruppe mit gleichem Namen, jedoch anderen Schwerpunkten gibt.

4.3.5 Fort- und Weiterbildung im neuropsychologischen Fachbereich

C. Habermann

Das Wissen über neuropsychologische Fähigkeiten umfasst ein umfangreiches Fachgebiet. Auf der Ebene der neurologischen Wissenschaften sind ständig neue Erkenntnisse zu erwarten. Daher ist es für den Ergotherapeuten wichtig, sein Wissen gerade auf diesem Gebiet immer auf dem neuesten Stand zu halten und sich intensiv weiterzubilden. Dabei sollten die theoretischen neuen Erkenntnisse mit den bekannten Therapieansätzen verknüpft werden.

Fachtheoretische Inhalte

Die Diskussion über Hemisphärendominanz und die Lokalisation von Störungen in der Hirntopografie ist ständig im Fluss. Aus diesem Grund muss das Grundwissen aus der Ausbildung regelmäßig durch Weiterbildung in Anatomie und Physiologie des Gehirns aufgefrischt bzw. erweitert werden. Bei der Ergänzung des Fachwissens ist auch der zunehmenden Bedeutung neurobiologischer Ansätze Rechnung zu tragen.

Therapieansätze

Auch in diesem Bereich werden immer wieder neue Erkenntnisse entwickelt und in Therapiekonzepte umgewandelt bzw. bereits bestehende Konzepte dem neuesten wissenschaftlichen Stand angepasst.

Fortbildungsmöglichkeiten

Die Fort- und Weiterbildung im neuropsychologischen Fachbereich lässt sich über entsprechende Fachzeitschriften, Kongresse und Tagungen aktualisieren. Ergotherapeuten können ihre Kenntnisse aus der Ausbildung über die in der Fachzeitschrift des DVE und anderen Fachpublikationen veröffentlichten Fortbildungsangebote auf dem Laufenden halten bzw. bei Bedarf erweitern.

Literatur

Neurophysiologische und neuropsychologische Verfahren

Birbaumer N. Biologische Psychologie. Heidelberg: Springer; 1991.
von Cramon D, Zihl J. Neuropsychologische Rehabilitation. Heidelberg: Springer; 1990.
Ellis AW, Young AW. Kognitive Neuropsychologie. Bern: Huber; 1988.
Goldenberg G. Neuropsychologie. 2. Aufl. Stuttgart: G. Fischer; 1998.
Kandel ER et al. Neurowissenschaften. Heidelberg: Spektrum; 1996.
Kolb B, Whishaw IQ. Neuropsychologie. Heidelberg: Spektrum der Wissenschaft; 1996.
Lurija AR. Das Gehirn in Aktion – Einführung in die Neuropsychologie. Reinbek: Rowohlt; 1992.
Sanes JN, Donoghue JP. Plasticity and Primary Motor Cortex. Ann Rev Neuroscience. 2000;23:393–415.
Schmidt RF, Thews G. Physiologie des Menschen. Heidelberg: Springer; 1993.
Springer SP, Deutsch H. Linkes Hirn – Rechtes Hirn. Cerebrale Asymmetrien. Heidelberg: Spektrum; 1993.
Zilles K, Rehkämper G. Funktionelle Neuroanatomie. Heidelberg: Springer; 1994.

Bobath-Konzept in der Pädiatrie

Flehming I. Normale Entwicklung des Säuglings und ihre Abweichugnen. 5. Aufl. Stuttgart: Thieme; 1996.
Kalbe U. Cerebral-Parese im Kindesalter. Stuttgart: G. Fischer; 1993.
Michaelis R, Niemann G. Entwicklungsneurologie und Neuropädiatrie. Stuttgart: Hippokrates; 1995.
Orth B. Die sensomotorische Entwicklung. In: Entwicklungsbegleitende Frühförderung. 4. Symposium Frühförderung. München; 1987.
Schliack HG, Largo R, Michaelis R, Neuhäuser u, Ohrt B. Praktische Entwicklungsneurologie. München: Marseille; 1994.

Sensorische Integrationstherapie

Ayres, Flehmig. Bausteine der kindlichen Entwicklung. Heidelberg–Berlin: Springer; 1992.
Birbaumer N. Biologische Psychologie. Heidelberg–Berlin: Springer; 1991.
Doering W. Sensorische Integration. Dortmund: modernes lernen; 1990.
Fisher A. Sensory Integration. Theory and Practice. Philadelphia: F.A.DAVIS; 1991.
Fisher A, et al. Sensorische Integrationstherapie. Heidelberg–Berlin: Springer; 1998.
Frostig. Lernprobleme in der Schule. Stuttgart: Hippokrates; 1978.
Frostig. Integrative Therapie. Dortmund: modernes lernen; 1994.
Frostig. Lesen und Lesestörung. Dortmund: modernes lernen. 1994.
Hernegger R: Wahrnehmung und Bewusstsein. Heidelberg: Spektrum; 1995.
Hilsberg R. Körpergefühl. Reinbek: Rowohlt; 1989.
Kandel ER et al. Neurowissenschaften. Heidelberg: Spektrum; 1996.
Kielhofner G. Model of human Occupation. Baltimore: Williams & Wilkins; 1995.
Lurija AR. Das Gehirn in Aktion – Einführung in die Neuropsychologie. Reinbek: Rowohlt; 1992.
Piaget J. Intelligenz und Affektivität in der Entwicklung des Kindes. Frankfurt: Suhrkamp; 1995.
Poppers K, Eccles J. Das Ich und sein Gehirn. München: Piper; 1994.
Rohen IW. Funktionelle Anatomie des Nervensystems. Stuttgart: Schattauer; 1994.
Schaefgen R. Sensorische Integration. Stolzenau: Phänomen; 1994.
Schmidt RF, Thews G. Physiologie des Menschen. Heidelberg–Berlin: Springer; 1993.
Springer SP, Deutsch H. Linkes Hirn – Rechtes Hirn. Cerebrale Asymmetrien. Heidelberg: Spektrum; 1993.
Stern D. Mutter und Kind. Stuttgart: Klett; 1994.

Castillo-Morales-Therapiekonzept

Castillo Morales R. Die Orofaziale Regulationstherapie. München: Pflaum; 1991.
Lurija AR. Das Gehirn in Aktion – Einführung in die Neuropsychologie. Reinbek: Rowohlt; 1992.
Rohen IW. Funktionelle Anatomie des Nervensystems. Stuttgart: Schattauer; 1994.

Bobath-Konzept bei Erwachsenen

Affolter F. Wahrnehmung, Wirklichkeit und Sprache. Villingen-Schwenningen: Neckar; 1987.
Árnadóttir G. The Brain and Behavior – Assessing Cortical Dysfunction Through Activities of Daily Living. St. Louis: Mosby; 1990.
Bobath B. Adult Hemiplegia: Evaluation and treatment. 3rd ed. Oxford. Heinemann; 1990.
Bürge E. Taktile Hilfen geben: Wegweiser – Ortsschild. In: Hüter-Becker A, Hrsg. Physiotherapie mit allen Sinnen. Suttgart: Thieme; 1999.

Butefisch C, Hummelsheim H, Denzler P, Mauritz KH. Repetitive training of isolated movements improves the outcome of motor rehabilitation of the centrally paretic hand. J. Neurolog Sci. 1995;130:59–68.

Butler D. Die Mobilisation des Nervensystems. Berlin–Heidelberg: Springer; 1995.

Davies P.M. Hemiplegie – Im Mittelpunkt – Wieder Aufstehen. Berlin–Heidelberg: Springer; 1996.

Edwards S. Physiotherapy Management of Established Spasticity. London–New York: Churchill Communications; 1998.

Geißeler T. Halbseitenlähmung. Berlin–Heidelberg: Springer; 1997.

Gerber M. Verlust selektiver Rumpfaktivitäten und deren Auswirkung bei Erwachsenen mit Hemiparese. Krankengymnastik. Sonderdr. 1994;3.

Horak. Conference Foundation for Physical Therapy. Alexandria, Virginia; 1991.

Kool J. Seriengipse zur Kontrakturbehandlung in der neurologischen Rehabilitation. Der Physiotherapeut. 1992;2:14–21 und 1992;5:4–11.

Kool J. Qualitative Anforderungen an den klinischen Befund und an die Ergebniskontrolle. Physiotherapie. 1997;3:43–48.

Künzle U. Auch kleine Schritte führen weiter. Physiotherapie bei Multipler Sklerose. Zürich: Sachbuchverlag; 1999.

Künzle U. Behandlungsansatz auf der Grundlage des Bobath-Konzepts und der Funktionellen Bewegungslehre Klein-Vogelbach. Physiotherapie mithilfe des Pferdes/Hippotherapie. Berlin–Heidelberg: Springer; 2000.

Paeth Rohlfs B. Erfahrungen mit dem Bobath-Konzept. Grundlagen – Behandlung – Fallbeispiele. Stuttgart: Thieme; 1999.

Ryerson S, Levit KK. Functional movement reeducation, a contemporary model for stroke rehabilitation. Churchill Livingstone; 1997.

Shumway-Cook, Woollacot u. Motor Control. Baltimore: Williams &Wilkins; 1995.

Umphred D. Neurologische Rehabilitation – Bewegungskontrolle und Bewegungslernen in Theorie und Praxis. Berlin–Heidleberg: Springer; 2000.

Perfetti-Konzept

Conti F. Die Behandlung erwachsener Hemiplegiker nach der Perfetti-Methode. Ergotherapie & Rehabilitation. 1995;1:22–5.

Firbas W, Gruber H, Mayr R. Neuroanatomie. Wien: Maudrich; 1998.

Kandel ER et al. Neurowissenschaften. Heidelberg: Spektrum; 1996.

Oberleit S. Die Behandlung von Hemiplegiepatienten – Bobath oder Perfetti? Krankengymnastik. 1996a; 4:260–268.

Oberleit S. Kognitive therapeutische Übungen nach Prof. Perfetti. Krankengymnastik. 1996b;4:533–549.

Oberleit S. Praxis Ergotherapie. 1996c;4:264.

Perfetti C. Der hemiplegische Patient. München: Pflaum; 1997.

Roland, P.E. Brain Activation. New York: Wiley-Lis; 1993.

Johnstone-Konzept

Johnstone M. Die Rehabilitation des Schlaganfallpatienten. Stuttgart: G. Fischer; 1980.

Johnstone M. Die Hausbetreuung des Schlaganfallpatienten. Stuttgart: G. Fischer; 1987.

Affolter/St. Galler-Modell

Affolter F. Wahrnehmung, Wirklichkeit und Sprache. Villingen-Schwenningen: Neckar; 1987.

Ehwald W. Kinder mit Wahrnehmungsstörungen. Mörschwil: 1992.

Stockmann I. Das St. Galler Modell in den USA. 2. Aufl. APW-Informationsblatt; 1988.

PNF

Buck M, Beckers D, Adler S. PNF in der Praxis – Eine Anleitung in Bildern. 2., überarb. u. erw. Aufl. Berlin-Heidelberg: Springer; 1993.

Knott M, Voss D. PNF – Bewegungsmuster und Techniken. 4., überarb. u. erw. Aufl. Stuttgart: G. Fischer; 1988.

Sullivan et al. PNF – Ein Weg zum therapeutischen Üben. Stuttgart: G. Fischer; 1985.

Feldenkrais

Feldenkrais M. Abenteuer im Dschungel des Gehirns. Der Fall Doris. Frankfurt: Suhrkamp; 1981.

Feldenkrais M. Der Weg zum reifen Selbst. Phänomene menschlichen Verhaltens. Paderborn: Junfermann; 1994 (Dt. Übers. des Originals: Body and Mature Behaviour von 1949 mit aktuellen Anmerkungen).

Feldenkrais M. Bewusstheit durch Bewegung. Der aufrechte Gang. Frankfurt: Suhrkamp; 1996.

Russell R. Feldenkrais im Überblick. Karlsfeld: Kaubisch; 1999.

Triebel-Thome A. Feldenkrais. Bewegung – ein Weg zum Selbst. Einführung in die Methode. München: Gräfe & Unzer; 1997.

Walterspiel B. Das Abenteuer der Bewegung. Die Feldenkrais-Methode. Lektionen auf Tonkassetten. München: Kösel; 1989.

Neuropsychologische Verfahren

Affolter F. Wahrnehmung, Wirklichkeit und Sprache. Villingen-Schwenningen: Neckar; 1987.

Arbeitsgruppe Geriatrisches Assessment (AGAST), Hrsg. Geriatrisches Basisassessment, Handlungsanleitungen für die Praxis. München: MMV Medizin Verlag; 1995.

Árnadóttir G. The Brain and Behavior – Assessing Cortical Dysfunction Through Activities of Daily Living. St. Louis: Mosby; 1990.

Bundesministerium für Arbeit und Sozialordnung. Forschungsbericht Psychologische Merkmalsprofile zur Eingliederung Behinderter in Arbeit (MELBA). Forschungsprojekt Az. – VIb 1–58 330/53 – Teilprojekt Psychologie. Bonn; 1990.

von Cramon D, Zihl J. Neuropsychologische Rehabilitation. Heidelberg: Springer; 1990.

von Cramon D, Hrsg. Neuropsychologische Diagnostik. Weinheim: Chapman & Hall; 1995.

de Langen EG, Viernstein N, Frommelt P. FIM-Projektgruppe Klinik Bavaria Schaufling. Straubing; 1997.

Ellis AW, Young AW. Kognitive Neuropsychologie. Bern: Huber; 1988.

Erzigkeit H. SKT I Manual. Witten: Geromed; 1992.
Fenske-Deml S. Mein Gehirn kennt mich nicht mehr. Dortmund: modernes lernen; 1998.
Fischer B, Kinzel W, Lehrl S, Weidenhammer W, Hrsg. Psychiatrische und medizinpsychologische Messverfahren des deutschsprachigen Raumes. Ebersberg: Vless; 1986.
Folstein MF, Folstein S, Mc Mugh PR. „Mini-Mental State": A practical method for grading the cognitive state of patients for the clinician. J Psychiatr Res. 1975;12:189–198.
Gaddes HW. Lernstörungen und Hirnfunktionen. Heidelberg–Berlin: Springer; 1991.
Gauggel S, Konrad K, Wietasch A. Neuropsychologische Rehabilitation. Ein Kompetenz- und Kompensationsprogramm. Weinheim: Beltz; 1998.
Götze R, Höfer B. AOT – Alltagsorientierte Therapie bei Patienten mit erworbener Hirnschädigung. Stutgart: Thieme; 1999.
Goldenberg G. Neuropsychologie: Grundlagen – Klinik – Rehabilitation. 2. Aufl. München: Urban & Fischer.; 1998.
Hörmann G. Ziele, Methoden und Konzepte von Diagnostik, in Skalen und Scores in der Neurologie. Stuttgart: Thieme; 1995.
Holzapfel R. Lerntheoretisch orientiertes Hirnleistungstraining. Dortmund: modernes lernen; 1990.
Jochheim K-A, Koch M, et al. Ertomis – Fähigkeits und Anforderungsprofile – Hilfe für die Wiedereingliederung Behinderter. Wuppertal: Ertomisstiftung; 1989.
Kerkhoff G. Störungen der visuellen Raumwahrnehmung bei Patienten mit Hirnschädigungen. Dortmund: modernes lernen; 1990.
Kerkhoff G, Stögerer E. Behandlung von Störungen des beidäugigen Sehens (Fusion, Stereosehen) bei hirngeschädigten Patienten. Dortmund: modernes lernen; 1995.
Kolb B, Whishaw IQ. Neuropsychologie. Heidelberg: Spektrum der Wissenschaft; 1996.
Kring R, Stobbe J, Schian HM. Hinweise auf Bewertungsinstrumente zur Qualitätssicherung in der Rehabilitation. Rehabilitation. 1995; 34:XXV–XXXIV.
Kuratorium ZNS. Softwarekatalog. 3. Aufl. Vallendar: Neurologisches Rehabilitationszentrum; 1994.
Lurija AR. Das Gehirn in Aktion – Einführung in die Neuropsychologie. Reinbek: Rowohlt; 1992.
Michal C. Neuropsychologisches Befundsystem für die Ergotherapie. Berlin–Heidelberg: Springer; 1996.
Minkwitz K. Info-Mappe Neurologie. Idstein: Schulz-Kirchner; 1998.
Münßinger U, Kerkhoff G. Therapiematerial zur Behandlung visueller Explorationsstörungen. Dortmund: modernes lernen; 1995.
Nikolaus T, Specht-Leible N. Das geriatrische Assessment. Wiesbaden: Vieweg; 1992.
Poppers K, Eccles J. Das Ich und sein Gehirn. München: Piper; 1994.
Prosiegel M. Neuropsychologische Störungen und ihre Rehabilitation. 2. Auflage; Pflaum; 1998.
Roder V, Brenner HD, et al. Integriertes psychologisches Therapieprogramm für schizophrene Patienten (IPT). Weinheim: Psychologie Verlags Union; 1995.
Schweizer V. Neurotraining. 2. Aufl. Heidelberg-Berlin: Springer; 1999.
Springer SP, Deutsch H. Linkes Hirn – Rechtes Hirn. Cerebrale Asymmetrien. Heidelberg: Spektrum; 1993.
Testkatalog der Testzentrale des Berufsverbandes Deutscher Psychologen. Göttingen: Hofgrefe; 1998.
Voigt-Radloff S, et al. Ergotherapeutisches Assessment. Freiburg: Zentrum für Geriatrie und Gerontologie; 1997.

Frostig-Konzept

Frostig. Bewegen – Wachsen – Lernen. Reinhardt; 1970.
Frostig. Lernprobleme in der Schule. Stuttgart: Hippokrates; 1978.
Frostig. Integrative Therapie. Dortmund: modernes lernen; 1994.
Frostig. Lesen und Lesestörung. Dortmund: modernes lernen. 1994.

Weiterführende Literatur

Ayres J. Sensory Integration and learning disorders. WPS; 1972.
Deversdorf. Drück mich mal ganz fest. Freiburg: Herder; 1991.
Grandin T. Ich bin die Anthropologin. München: Knaur; 1996.
Guiliani CA. Theories of Motor Control: New Concepts for Physical Therapy. Contemporary Management of Motor Problems. Conference Alexandria Virginia; 1991.
Mauritz KH. Rehabilitation nach Schlaganfall. Stuttgart: Kohlhammer; 1994.
Wedding D. Nachweis von Hirnfunktionsstörungen. Köln: Deutscher-Ärzte-Verlag; 1993.

5

Psychosoziale Behandlungsverfahren

5.1 Einleitung

C. Scheepers

Psychosoziale Aspekte finden grundsätzlich in allen ergotherapeutischen Verfahren ihre Berücksichtigung. Wenn im Zentrum ergotherapeutischer Therapie die Entwicklung, Wiedergewinnung, Verbesserung oder Erhaltung von Handlungskompetenzen im Alltag und Beruf stehen, kann sich das nie ausschließlich auf funktionale Einschränkungen beziehen. Menschliches Handeln strebt in der Regel nach einem Gleichgewicht zwischen Anforderungen der Umwelt und dem Wunsch, sich in ihr wohlzufühlen und sie sich zu Eigen zu machen. Dieser natürliche Antrieb und die Motivation werden durch Krankheit und Behinderung, Über- oder Unterforderungen, durch die Umwelt oder ihre Menschen beeinträchtigt. So ist beispielsweise die steigende Arbeitslosenzahl ein Faktor, der gravierende psychosoziale Probleme zur Folge haben kann.

Psychosoziale Behandlungsverfahren stellen verstärkt aus psychiatrischen und psychosomatischen Krankheiten resultierende Fähigkeitsstörungen in den Mittelpunkt ihrer Betrachtung. Voraussetzung für den Einsatz dieser Verfahren ist die Erfassung des gesamten psychischen, sozialen und beruflichen Hintergrundes. Vorhandene Ressourcen und Probleme des Patienten müssen auf dem Hintergrund seiner Psychopathologie strukturiert werden, um gemeinsam daraus realistische Zielvorstellungen entwickeln zu können.

Mithilfe der psychosozialen Behandlungsverfahren versuchen Ergotherapeuten unter Nutzung handwerklicher, gestalterischer Medien, kognitiver oder lebenspraktischer Angebote sowie kommunikativer bzw. wahrnehmungsfördernder Maßnahmen die Selbstwahrnehmung und Selbsthilfepotenzialezu unterstützen. Dabei wird davon ausgegangen, dass die spezifische Wirkung der eben genannten Medien und Methoden gezielt eingesetzt werden kann, um den therapeutischen Prozess zu lenken.

Im Folgenden werden die psychosozialen Behandlungsverfahren, ihre theoretischen Grundlagen und Einflüsse verstärkt auf dem Hintergrund der Arbeit mit psychiatrischen oder psychosomatischen Patienten betrachtet. Die Ausführungen konzentrieren sich schwerpunktmäßig auf die allgemeinen theoretischen sozialwissenschaftlichen und medizinischen Grundlagen, die spezifische Diagnostik und die konkreten Behandlungsverfahren.

Außerdem werden ergänzende Weiterbildungen, wie z.B. die Konzentrative Bewegungs-Gestaltungs-, Spiel- und Sensorischen Integrationstherapie kurz dargestellt. Dabei wird erwartet, dass der Leser die Adaption dieser Behandlungsverfahren auf Themen der Kinder- und Jugendpsychiatrie, Sucht, Gerontopsychiatrie und anderer angrenzender Bereiche zunächst selbst vornimmt.

Es ist geplant, in der weiteren Lehrbuchreihe Ergotherapie die ergotherapeutischen Aufgaben in den einzelnen medizinischen Fachbereichen der Psychiatrie und Psychosomatik zu konkretisieren. Dies gilt auch für den lebenspraktischen Bereich, der in diesem Kapitel wenig repräsentiert ist.

Die Fülle der theoretischen Grundgedanken haben die Autorinnen veranlasst, gesellschaftsbedingte Einflüsse auf die Durchführung der Behandlungsverfahren unberücksichtigt zu lassen. In der konkreten Wahl der psychosozialen Behandlungsverfahren vor Ort darf dies nicht vergessen werden, da das traditionelle System komplementärer Hilfen bei wechselndem Hilfebedarf immer wieder erneut zu fremdbestimmter Entwurzelung und dem Abbruch sozialer und/oder therapeutischer Beziehungen führt. Für psychisch gestörte Menschen bedeutet dies eine weit höhere Belastung als für psychisch stabile (Kunze 1997).

Psychisch beeinträchtigte Menschen haben häufig auch Arbeitsprobleme bzw. gehen keiner originären Arbeit auf dem allgemeinen Arbeitsmarkt nach. Daher sollten psychosoziale Verfahren eng im Kontext zu den arbeitstherapeutischen abgestimmt sein. Beide

Verfahren verfolgen mit ihren Angeboten zur Selbstversorgung, Arbeit/Ausbildung, Tagesgestaltung und Kontaktfindung das Ziel, Erfahrungsräume einzurichten, die es dem Betroffenen erleichtern sollen, seinen Lebensmittelpunkt konstant zu halten.

Alle stationären ergotherapeutischen Verfahren sind darauf ausgerichtet, auf das Leben nach der Klinik vorzubereiten. Bei immer kürzer werdenden Aufenthaltszeiten stellt sich jedoch häufig die Frage, was qualitative Ergotherapie in der Klinik noch zu leisten vermag. Auf diese veränderten Bedingungen müssen sich die Ergotherapeuten konzeptuell einstellen. Grundsätzlich gilt, dass die Ergotherapie auch bei kurzen Aufenthalten wesentlich zur Krankheitsbewältigung, Aufarbeitung von Erfahrungen und Stigmatisierung oder im Ringen um ein realistisches Selbstbild zur Ich-Stützung beitragen kann.

Dabei ist es wichtig, den Erfolg versprechenden Auftrag gemeinsam mit dem Patienten zu erarbeiten. Das Ziel in der Ergotherapieplanung entspricht quasi einer Herausforderung an die zukünftige Alltagsbewältigung.

Die Ergotherapie hat im psychiatrischen Bereich ihre ältesten Wurzeln. Schon im alten Ägypten und in den ersten Jahrhunderten nach Christus wurden psychisch kranke Menschen mit handwerklichen und kreativen Aktivitäten beschäftigt, um sie von ihren Störungen abzulenken.

In Deutschland wird 1803 erstmals von dem Psychiater Reil berichtet, der die Anwendung psychischer Kurmethoden auf „Geisteszerrüttung" mit Malen, Zeichnen, Weben und Musizieren beschreibt. Lange galt seine Devise: „Dem Müßiggang der Irren entgegengehen" bzw. „... den Irren täglich auf eine zweckmäßige, dem Grade seiner Bildung, sowie seinen Kräften und Lieblingsneigungen entsprechende Weise zu beschäftigen ..." (Reil 1803).

Die Tradition des Handwerks als *therapeutisches Medium* wird zwar bis heute in den psychiatrischen Kliniken fortgeführt, ihre Inhalte und Behandlungsmittel sind jedoch einem bestimmten Zeitgeist oder dem Einfluss anderer kunst- und kreativitätstherapeutischer Verfahren unterworfen. Diese werden durch realitätsbezogene Maßnahmen, wie z.B. Büro- bzw. Alltagstraining und Gartenbau ergänzt. Der alte *produkt*orientierte Ansatz der Ergotherapie ist dabei einem *prozess*orientierten gewichen.

Um dem „Müßiggang", d.h. der Chronifizierung heutiger psychisch kranker Arbeitsloser entgegenzusteuern, muss die Ergotherapie ihren Neigungen entsprechende niedrigschwellige Angebote suchen. Für chronisch Kranke sind sinnvolle Aufgaben in ihrer Alltagsbewältigung wegweisend, was eine neue Herausforderung für den Ergotherapeuten bedeutet.

5.2 Theoretische Grundlagen

5.2.1 Sozialwissenschaftliche Grundlagen

G. Beyermann

Sozialwissenschaftliche Grundlagen als Reflexions- und Handlungswissen

Unter *sozialwissenschaftlichen Grundlagen* werden relevante Disziplinen, Theorien, Modelle und Ergebnisse der Psychologie, Pädagogik und Soziologie zusammengefasst. Sie alle beschäftigen sich mit menschlichem Verhalten. Es gibt keine Theorie, die alleine das menschliche Verhalten in seiner Vielfältigkeit und Komplexität erklären könnte, alle verfolgen jedoch zwei Ziele:

1. Die verschiedenen Aspekte menschlichen Verhaltens zu verstehen.
2. Auf dieser Grundlage Vorhersagen zu treffen.

Sozialwissenschaftliche Theorien bieten häufig keine Rezepte, eröffnen aber Möglichkeiten, die Lebensprobleme aller Patienten und Angehörigen zu verstehen, psychosoziale Erkrankungen mancher Patienten nachzuvollziehen und die Wirksamkeit ergotherapeutischer Angebote zu reflektieren. Darüber hinaus können sie für die berufliche Tätigkeit im therapeutischen Bereich sowie bei der Verständigung mit anderen Gesundheitsberufen Hilfestellung leisten. Einige Theorien und Forschungen beinhalten theoretische Grundlagen ergotherapeutischer Behandlungsverfahren, andere liefern die methodischen Grundlagen für die ergotherapeutische Forschung.

Damit sind sozialwissenschaftliche Theorien als Reflexions- und Handlungswissen für die ergotherapeutische Ausbildungs- und Berufspraxis ebenso wie für zukünftige berufliche und wissenschaftliche Entwicklungen in der Ergotherapie relevant.

Theoretische Ansätze der Sozialwissenschaften

In der Geschichte der Sozialwissenschaften haben sich verschiedene Perspektiven gebildet, wie menschliches Verhalten beobachtet, beschrieben, erklärt und wie auf es eingewirkt werden kann. Am Beispiel der Psychologie werden nachfolgend einige dieser Perspektiven erläutert. Vorab gilt es jedoch, darauf hinzuweisen, dass wissenschaftliche Disziplinen immer Metatheorien, Theorien als auch so genannte Theorien der Praxis beinhalten:

- Die Praxis ist die Wirklichkeit, in der sich beispielsweise therapeutische Vorgänge ereignen.
- Theorien der Praxis umfassen das Erfahrungswissen der Praktiker, das unabhängig von seiner wissenschaftlichen Fundierung handlungsanleitend ist. Dieses Erfahrungswissen kann individuellen Charakter haben, aber auch als therapeutisches Programm oder Rezeptologie veröffentlicht sein und von vielen Berufsangehörigen genutzt werden. Die Ergotherapie kennt eine Fülle von Theorien der Praxis.
- Theorien beschreiben die wissenschaftlich reflektierte Praxis und versuchen zu erklären, warum sich diese so darstellt. Sie können aber auch Forderungen und Handlungsanweisungen umfassen, wie die Wirklichkeit aussehen sollte.
- Metatheorien erklären, wie Theorien aussehen bzw. wie sie aussehen sollten.

Für die Psychologie und ebenso wie für andere Sozialwissenschaften sind vor allem die folgenden Metatheorien von Bedeutung:

1. Biopsychologisches Modell

Dieses Modell erklärt das menschliche Verhalten, indem es dieses auf seine biologischen Grundlagen zurückführt. Dieser Ansatz wird meist von Neurowissenschaftlern vertreten, die als Biologen, Physiologen, Chemiker, Pharmakologen und Psychologen an der Erforschung des Nervensystems und vor allem des Gehirns arbeiten. Nach Zimbardo liegen diesem Ansatz vier charakteristische Grundannahmen zugrunde (Zimbardo 1992, S. 6):

1. „Psychologische Phänomene – menschliches Verhalten, Erleben und Bewusstsein – können aufgrund physikalischer und biochemischer Prozesse verstanden werden."
2. „Es lässt sich auf menschliches Verhalten folglich das allgemeine Prinzip des *Reduktionismus* anwenden, dass komplexere Phänomene durch Reduktion auf die ‚kleineren' spezifischeren Phänomene ‚niedrigerer' Ebenen befriedigend erklärt werden können."
3. „Jegliches Verhalten und Verhaltenspotenzial wird durch körperliche Strukturen und zum großen Teil durch ererbte Prozesse bestimmt."
4. „Erfahrung kann das Verhalten ändern, indem sie die zugrunde liegenden Strukturen und Prozesse modifiziert."

2. Psychodynamisches Modell

Die psychodynamische Perspektive umfasst eine Reihe unterschiedlicher Ansätze. Diesen ist die Annahme gemeinsam, dass Verhalten durch *intrapsychische* Kräfte motiviert wird. In der Ergotherapie werden z.B. Theorien rezipiert, die der Motivationspsychologie oder der Psychoanalyse angehören.

Die Motivationspsychologie geht davon aus, dass Deprivationszustände beispielsweise bei

Sucht und physiologischen Erregungen wie Hunger, Konflikte und Frustrationen Spannungen erzeugen, die Handlungen auslösen. Ziel der Handlung ist es jeweils, die Spannung zu lösen.

Die klassische Psychoanalyse nach Freud nimmt an, dass sowohl lustorientierte als auch destruktive Triebe Spannungen und Handlungen auslösen. Die Nachfolger Freuds haben das Triebmodell in vielfacher Hinsicht modifiziert. Die Neopsychoanalyse und die humanistischen Theorien stellen die Fähigkeit des Menschen, sich der Umwelt anzupassen bzw. die sozialen Einflüsse auf die Entwicklung des Menschen, in den Vordergrund.

3. Behaviouristisches Modell

Dieses Modell hat weder Interesse an den biologischen Grundlagen noch am psychischen Innenleben des Menschen. Der klassische Behaviourismus geht davon aus, dass das Verhalten von Organismen durch Umweltbedingungen determiniert ist. Menschen sind weder gut noch böse, sie reagieren. Behaviouristen orientieren sich am naturwissenschaftlichen Ideal der Beweisführung und erheben ihre Daten in Laborexperimenten. Häufig experimentieren sie mit Tieren, da dabei die Bedingungen einfacher zu kontrollieren sind. Die Ergebnisse werden als Schlüssel zum menschlichen Verhalten gesehen, da die Behaviouristen davon ausgehen, dass es generelle artübergreifende Verhaltensprinzipien gibt.

4. Systemischer Denkstil

Die bisher genannten Modelle beanspruchen in erster Linie fachspezifische Relevanz und werden vor allem von der Medizin, der Psychologie und der Pädagogik genutzt. Die allgemeine Systemtheorie besteht auf einer interdisziplinären Universalität. Sie entstand aufgrund der verblüffenden Ähnlichkeiten der Systemprobleme in den unterschiedlichsten Wissenschaften (Chemie, Biologie, Medizin, Psychologie, Soziologie, Betriebswirtschaft usw.), die sich alle mit dem Problem der Komplexität auseinander setzen müssen. Die Intention systemischer Theorien ist es, die Komplexität des jeweiligen Gegenstandsbereichs nicht künstlich zu reduzieren bzw. Probleme nicht zu isolieren, sondern die Komplexität ernst zu nehmen und Verfahren zu entwickeln, um sie zu beschreiben und zu bearbeiten.

An den systemischen Denkstil sind sehr unterschiedliche Modelle in vielen Wissenschaften geknüpft. Auch das Model of Human Occupation von Gary Kielhofner beschäftigt sich auf systemischem Hintergrund mit dem Verhalten des Menschen (Kap. 1.6.2, *Model of Human Occupation*).

5. Relevante Disziplinen und Theorie-Praxis-Probleme

Bei der Rezeption und Anwendung sozialwissenschaftlicher Grundlagen treten eine Reihe von Problemen auf. Eines der wichtigsten ist, dass die jeweiligen Wissenschaften komplexe Gebilde sind, die verschiedene historische Entwicklungen, wissenschaftstheoretische Grundlagen und viele Subdisziplinen beinhalten, die sich ergänzende aber auch widersprechende Theorien, Modelle und Ergebnisse bereithalten. Die Komplexität des Menschen führt dazu, dass Forscher von unterschiedlichen Voraussetzungen der auf differierenden Analyseebenen Probleme auswählen, beschreiben und erklären.

Bis heute wurde keine sozialwissenschaftliche Theorie für die ergotherapeutische Anwendung *übersetzt* noch wurde überprüft, welche Theorien für die ergotherapeutische Arbeit besonders relevant sind. Man kann wohl am ehesten von einer Gleichzeitigkeit vieler Strömungen sprechen, die in den ergotherapeutischen Arbeitsfeldern bzw. Behandlungsverfahren genutzt werden.

Aus der Psychologie stehen vor allem die Ergebnisse zu den Themen Persönlichkeit, Entwicklung, Wahrnehmung, Lernen, Motivation, psychische Störungen und abweichendes Verhalten im Mittelpunkt des Interesses. Auch Handlungswissen aus dem Bereich der psychosozialen Beratung und der klinischen Psychologie ist von Belang.

Aus der Pädagogik werden ebenfalls Theorien zur Entwicklung, Sozialisation, Lernen, Motivation und natürlich Handlungswissen zur Gestaltung und Anleitung von Lernprozessen rezipiert. Darüber hinaus interessiert der sonderpädagogische Bereich des Lebens und Arbeitens besonders mit geistig Behinderten.

In der Soziologie besteht vor allem ein Interesse an den Theorien, die ein Verständnis für gesellschaftliche Einrichtungen (z.B. soziales Handeln in Organisationen und Rollen), der zwischenmenschlichen Beziehungen (z.B. Handeln als Gruppenprozess) und der individuellen Handlungsbereitschaft (z.B. gesellschaftliche Einflüsse im Umgang mit Krankheit und Behinderung) ermöglichen (Sigrist 1988).

Die hier getroffene Auswahl an Themen, Theorien und Forschungen ist psychologielastig. Dies soll jedoch nicht zu der Annahme verleiten, dass pädagogische, sonderpädagogische, soziologische und andere sozialwissenschaftliche Ergebnisse geringere Bedeutung haben. Die Auswahl beruht auf didaktischen Überlegungen. Der theoretische Bezugsrahmen der Psychologie ist eher naturwissenschaftlich-experimentell geprägt, der der Pädagogik geisteswissenschaftlich-phänomenologisch und der der Soziologie geisteswissenschaftlich-statistisch. Da hier auch ein Einblick in das Ineinandergreifen von Bezugsrahmen, Forschungsansätzen und Theorien gegeben werden soll, musste eine Disziplin als Schwerpunkt ausgewählt werden.

Im Folgenden stehen psychologische Theorien im Mittelpunkt, die ein Auseinandersetzung mit den folgenden Fragestellungen ermöglichen:

- Wie kann die Persönlichkeit von Patienten bzw. Klienten verstanden bzw. deren Verhalten beeinflusst werden?
- Wie lässt sich die Entwicklung von Patienten bzw. Klienten verstehen bzw. beeinflussen?
- Wie können das Lernen, Lernprobleme und -chancen von Patienten bzw. Klienten verstanden bzw. beeinflusst werden?

Von grundlegender Bedeutung bei der Auseinandersetzung mit sozialwissenschaftlichen Erkenntnissen ist, dass die Beschreibungen, Analysen und Erklärungen nur zum Teil auf konkrete empirisch gewonnene Fakten und Zusammenhänge zurückgehen. Die Erkenntnis der Fakten und Zusammenhänge sind an Modelle, Theorien und Metatheorien gebunden. Dies hat zur Folge, dass formulierte Gesetzmäßigkeiten nur im Rahmen des jeweiligen Modells unter Bezug auf die jeweilige Metatheorie *gültig* sind.

Beispiel: Das Gesetz *„Wenn Gewalt – dann Aggression"* gilt nur im Rahmen eines einzelnen Modells. Andere Modelle bieten andere Erklärungen für Gewalt, so z.B. *Wenn Frustration – dann Gewalt.*

Im Verlauf der Darstellung wird deutlich, dass Persönlichkeit und Lernen sowohl auf dem Hintergrund des psychodynamischen als auch des behaviouristischen Modells und Entwicklung sowohl auf dem Hintergrund des biopsychologischen als auch des psychodynamischen Modells erforscht wird. Je nach Erkenntnisinteresse, Methode und Gegenstand der Theorie unterscheidet sich auch der Bezugsrahmen.

Persönlichkeit

Definition

„Persönlichkeit ist das, was ein Individuum charakterisiert. Der Begriff bezieht sich auf *die einzigartigen psychologischen Merkmale eines Individuums, die eine Vielzahl von charakteristischen konsistenten Verhaltensmustern* (offenen und verdeckten) *in verschiedenen Situationen und zu verschiedenen Zeitpunkten beeinflussen.*" (Zimbardo 1992, S. 398)

Persönlichkeitstheorien beinhalten unterschiedliche Auffassungen zu den folgenden Punkten:

1. Annahmen über die *Herkunft* der Persönlichkeit
   - Erbe oder Umwelt;

- Betonung der Vergangenheit, Gegenwart oder Zukunft;
- Bewusstes und Unbewusstes.

2. Annahmen zur Veränderung der Persönlichkeit
   - Lernprozesse oder angeborene Gesetze des Verhaltens;
   - Innere Disposition oder äußere Situation.

Die Mehrzahl der ergotherapeutischen Angebote setzt voraus, dass die Persönlichkeit und das Verhalten über therapeutische Angebote positiv zu beeinflussen sind. Barrieren, die in der Veranlagung, angeborenen Gesetzen des Verhaltens oder der inneren Dispositionen liegen können, werden als im therapeutischen Prozess reduzierbar betrachtet.

Im Folgenden werden drei verschiedene Formen von Persönlichkeitstheorien dargestellt: *Typologien, dynamische Persönlichkeitstheorien, Persönlichkeit in der Psychoanalyse* und *in der Lerntheorie.*

Typologien

Eine der frühesten Typologien stammt aus dem fünften Jahrhundert und wurde von Hippokrates entwickelt. Er geht davon aus, dass der Körper vier Flüssigkeiten enthält, von denen jede mit einem bestimmten Temperament zusammenhängt. Für ihn besteht z.B. ein Zusammenhang zwischen dem Blut und dem sanguinischen Temperament, das sich in einer heiteren und aktiven Persönlichkeit manifestiert.

Eine moderne Typologie, die häufig in psychosozialen Beratungssituationen genutzt wird, ist der persönlichkeitstheoretische Wegweiser von Schulz von Thun. Er unterscheidet nicht vier Typen, sondern vier Grundbestrebungen, die jeder Mensch mehr oder weniger verfolgt. Er schlägt die Kategorien *Nähe – Distanz* und *Dauer – Wechsel* vor (Schulz von Thun 1993, S. 150f). Die Kenntnis dieser Bestrebungen kann helfen, den jeweiligen Menschen besser zu beschreiben und zu verstehen.

Dynamische Persönlichkeitstheorien

Diese betonen die stetige Veränderung und Entwicklung der Persönlichkeit in der Auseinandersetzung mit einander widerstrebenden Kräften und den Anforderungen der Umwelt. Im Gegensatz zu Typologien beschreiben sie nicht nur, sondern bieten auch ein Erklärungsmodell dafür, warum Menschen unterschiedliche Persönlichkeiten entwickeln.

Persönlichkeit in der Psychoanalyse

Eine der wichtigsten dynamischen Persönlichkeitstheorien hat Sigmund Freud entwickelt. Die Psychoanalyse Freuds ist eine „große" Theorie. Sie versucht, vom Ursprung und Verlauf der Persönlichkeitsentwicklung über das Wesen der Psyche bis zur Entwicklung von Störungen und pathogenen Persönlichkeiten sowie der Persönlichkeitsveränderung durch die Therapie ein umfassendes Konzept vorzulegen. Sie umfasst Metatheorien und Theorien. Die Grundbegriffe der klassischen psychoanalytischen Persönlichkeitstheorie sind:

Psychologischer Determinismus
Im Mittelpunkt steht die Annahme, dass intrapsychische Ereignisse das Verhalten und die Intentionen des Menschen bestimmen. Oft sind die Motive bewusst, häufig wirken sie auch unbewusst. Freud glaubte, dass die (häufig körperlichen) Symptome nicht zufällig auftreten, sondern in einer Beziehung zu bedeutungsvollen, traumatischen Lebensereignissen stehen.

Frühkindliche Erfahrung
Freud geht von einer Kontinuität der Persönlichkeitsentwicklung aus. Insbesondere die frühen kindlichen und da vor allem die psychosexuellen Erfahrungen sind von Bedeutung.

Triebe
Freud entwickelte seine Theorie auf dem Hintergrund der Neurophysiologie des 19. Jahrhunderts. Ursprünglich postulierte Freud zwei grundlegende Triebe. Das Realitätsprinzip bezog sich auf das Ego (Ich) und die Selbsterhaltung (körperlich existenzielle Bedürfnisse),

das Lustprinzip auf den Eros, das sich vor allem in sexuellem Verlangen und dem Interesse an der Arterhaltung manifestiert. Er interessierte sich besonders für die sexuellen Impulse, deren Energiequelle er als Libido bezeichnete. Klinische Erfahrungen nach dem Zweiten Weltkrieg veranlassten ihn, einen Todestrieb wirken zu sehen, der Menschen zu aggressivem und destruktivem Handeln veranlasst.

Unbewusste Prozesse

Freud erweiterte die Sichtweise auf die Persönlichkeit, indem er davon ausging, dass der Mensch zum Handeln fähig ist, ohne zu wissen warum. Psychoanalytisch betrachtet, hat der Mensch häufig keinen direkten Zugang zu den wahren Motiven seines Handelns. Dies gilt gerade dann, wenn es von traumatischen Erfahrungen beeinflusst wird.

Die psychische Struktur

Freud entwickelte ein Modell, das seine Vorstellungen von der Struktur der menschlichen Psyche zusammenfasst und nannte es den *psychischen Apparat*. Dieser beinhaltet drei Teilbereiche: das Es, das Ich und das Überich. Nach Freud bilden sich die Grundstrukturen und die Beziehungen dieser Instanzen untereinander in den ersten sechs Jahren aus. Danach sind Ergänzungen und Korrekturen des Gehäuses möglich, jedoch kein gänzlicher Abriss und Neubau.

Das Es

Das Es umfasst alle Triebkräfte, die auf Selbsterhaltung, sofortige Befriedigung der Bedürfnisse und Orientierung am Lustprinzip drängen. Das Es bildet das Energiereservoir, das Kräftepotenzial oder die vitale Basis des Menschen. Auf der anderen Seite umfasst es keinen Realitätssinn. Es kennt keine Logik, keine Moral, keine Kausalität und keine Rücksicht auf andere.

Das Ich

Das Ich sorgt für den angemessenen Bezug zur Realität. Im Laufe der Entwicklung bildet sich das Ich in der Interaktion von Kind und Umwelt heraus. Das Ich kennt Logik, Moral, Kausalität und die Rücksicht auf andere. Es wägt zwischen Lustgewinn und drohenden Gefahren, Eigennutz und Schaden, Zweckhaftigkeit und Sinnlosigkeit ab. Aufgabe des Ich ist es, das Es zu steuern, indem es zwischen dem, was das Es *wünscht* und dem, was die Außenwelt *fordert bzw. zulässt*, vermittelt, wodurch es auch zwischen dem Es und dem Überich vermittelt.

Das Überich

Das Überich leitet die Orientierung an gesellschaftlichen Normen. Zunächst bilden die elterlichen Normen und Werte das Überich. Diese werden im Lauf der Zeit verinnerlicht und das Gewissen entsteht. Fehlverhalten gegenüber den gesellschaftlichen Normen führt zu Gewissensängsten. Normerfüllung wird als positives Selbstwertgefühl erlebt. Der Prozess der Verinnerlichung umfasst die Vermeidung von Konflikten mit den Bezugspersonen. Hier übernimmt das Überich eine befehlende, drohende, bestrafende Funktion. Der Prozess beinhaltet jedoch auch den Wunsch, den geliebten Bezugspersonen ähnlich zu werden. Es bildet sich ein Ich-Ideal aus, d.h. die Summe der positiven Bilder, denen das Ich folgt.

Abwehrmechanismen

Freud geht davon aus, dass jeder Mensch bestimmte Abwehrmechanismen in Form von psychischen Strategien benötigt, um die Konflikte des Lebens zu bewältigen. Der grundlegende Abwehrmechanismus ist die Verdrängung. Konflikte, die wir nicht lösen können und Gefühle, die wir nicht ausleben können, wie z.B. Hassgefühle gegenüber den Eltern, werden verdrängt. Angst entsteht, wenn die Verdrängung nicht funktioniert.

Die kritischen Stimmen zu Freuds Theorie gestalten sich vielfältig. Einwände kommen unter anderem von den Wissenschaftlern, die dem Konzept der naturwissenschaftlichen Methodologie anhängen. Aus dieser Perspektive ermöglicht die Theorie zwar eine historische Rekonstruktion der jeweiligen Lebensgeschichte und des Symptoms, liefert jedoch keine Erklärungen und Voraussagen im naturwissenschaftlichen Sinne. In diesem Zusammenhang wird auch kritisiert, dass einige Grundannahmen prinzipiell unwiderlegbar sind, da Libido, Fixierung oder Verdrängung der experimentellen Überprüfung nicht zugänglich sind.

Persönlichkeit in der Lerntheorie

Die behaviouristisch orientierten Lerntheorien sehen die Persönlichkeit und das Verhalten des Menschen primär durch die äußere Umwelt, konkret durch die Verstärkung von Verhalten geformt. Menschen unterscheiden sich nicht in grundsätzlich im Typus, ihren Eigenschaften und Dispositionen, sondern die erlebten Situationen und die gemachten Erfahrungen sind unterschiedlich. Demzufolge interessieren sich Behaviouristen auch nicht für überdauernde Typen, Eigenschaften und Dispositionen, sondern für die Gestaltung der Umweltbedingungen.

Kritiker weisen unter anderem darauf hin, dass sich mit diesem Persönlichkeitsbild nicht erklären lässt, woher neue Ideen, kreative Leistungen, Erfindungen und Kunstwerke kommen, da Lernen und Persönlichkeit ausschließlich auf der erlernten Wiederholung zuvor verstärkter Reaktionen beruhen.

Neuere lerntheoretische Ansätze berücksichtigen diese Kritik und beziehen zunehmend kognitive Prozesse ein. Als Beispiel soll die sozial-kognitive Lerntheorie Banduras vorgestellt werden (Bandura 1979). Die Lerntheorie betont die Fähigkeit des Menschen, kognitive Prozesse durchzuführen. In diesem Konzept werden Menschen weder durch angeborene Kräfte getrieben, noch sind sie ausschließlich durch die Anpassung an Umweltanforderungen geprägt. Diese Lerntheorie beruht auf der Annahme komplexer Wechselwirkungen zwischen individuellen Faktoren, Verhaltensweisen und Umweltreizen. Der Mensch ist zur Selbststeuerung in diesem komplexen Feld fähig.

Ein wichtiges Element der Theorie Banduras besteht in der Betonung des Beobachtungslernens und damit der sozialen Interaktion. Menschen beobachten andere in ihrer Umgebung und sind in der Lage, aufgrund dieser Beobachtung ihr eigenes Verhalten zu ändern. Im Gegensatz zur klassischen behaviouristischen Theorie ist demnach zum Lernen keine Handlung erforderlich. Fertigkeiten, Fähigkeiten, Einstellungen und Überzeugungen ebenso wie geschlechtliche und berufliche Identität lassen sich durch die Beobachtung anderer erwerben.

Eine weitere zentrale Kategorie ist die Selbstwirksamkeit. Bandura geht davon aus, dass Menschen nur lernen, wenn sie glauben, die nötigen Voraussetzungen zu besitzen. Wie die Menschen ihre Selbstwirksamkeit beurteilen, hängt von ihren Leistungen, aber auch von den beobachteten Leistungen anderer, von sozialen und selbstgesteuerten Überzeugungen (andere glauben an uns) und von den emotionalen Zuständen ab.

Bedeutung für die ergotherapeutische Praxis

Die Ergotherapie ist ein Berufsfeld, die auf viele wissenschaftliche Theorien Bezug nimmt und keine therapeutische Schule, die aus einem übergreifenden theoretischen Bezugsrahmen eine Summe aufeinander abgestimmter Interventionsstrategien ableitet.

Abhängig von der eigenen Persönlichkeit, der Ausbildung und beruflichen Sozialisation, dem Arbeitsfeld und den Behandlungsverfahren bzw. Methoden werden Ergotherapeuten sich mehr oder weniger an Typologien, der Psychoanalyse, Lerntheorien oder anderen Theorien orientieren. Entscheidend ist die Praktikabilität und Effizienz der Theorie und dass die Entscheidung reflektiert, im Bewusstsein um die Alternativen geschieht.

Das Modell Freuds erwies sich in der Psychologie und den medizinischen Arbeitsfeldern als sehr hilfreich und folgenreich. Psychoanalytische Kenntnisse stellen eine Verständigungsgrundlage zu anderen Berufsgruppen vor allem im psychosozialen, aber auch im medizinischen Arbeitsfeld dar. Die Kenntnis des psychischen Apparats eröffnet die Möglichkeit, Strukturen menschlichen Verhaltens zu beschreiben und psychische Störungen zu erfassen, indem diese als Störungen zwischen den Instanzen oder als Defizite der Entwicklung beschrieben werden können.

In diesem Sinn dienen Kenntnisse in der Psychoanalyse zum Verständnis für das Verhalten des Patienten, aber auch zur Orientierung für das Verhalten des Therapeuten. Ebenso sind lerntheoretische Ansätze für die therapeutische Arbeit von Bedeutung, da sie sowohl der Verständigung und dem Verständnis als auch den auf ihnen beruhenden Handlungskonzepten, wie z.B. der Verhaltenstherapie, zugute kommen.

Beispiel aus psychoanalytischer Sicht: Ein Patient ist überhaupt nicht für die Therapie motiviert. Er möchte lieber eine Zigarette rauchen (Triebimpuls des Es). Er weiß aber, dass das Rauchen während der Therapie verboten ist (geltende Norm) und dass der Therapeut eine Normverletzung nicht zulassen wird, ihn ermahnt oder die Therapiestunde abbricht. Die Ermahnung würde ihn nicht stören (mildes Überich), der Abbruch der Therapiestunde käme seinem Triebwunsch entgegen, da er dann rauchen könnte. Da ihm jedoch klar ist, dass der Therapeut möglicherweise seine grundsätzliche Therapiebereitschaft infrage stellen würde (Realität), verschiebt er sein Bedürfnis und spricht entweder seine Demotivation an oder macht lustlos mit (Entscheidung des Ichs). Abhängig vom situativen Triebdruck, den individuellen Überich-Forderungen, den realen Gegebenheiten und der Ich-Stärke werden verschiedene Personen jeweils unterschiedliche Entscheidungen treffen.

Beispiel aus lerntheoretischer Sicht: Der Patient ist überhaupt nicht motiviert. Der Ergotherapeut fragt sich (und vielleicht auch den Patienten) weshalb? Er geht zunächst davon aus, dass ihn die äußere Situation nicht genügend motiviert, z.B. die Beziehung zum Therapeuten, der Therapieraum oder das therapeutische Angebot. Erscheinen diese Faktoren ausgeschlossen, fragt er sich (und vielleicht auch den Patienten), ob das therapeutische Angebot zu schwer oder zu leicht ist, d.h. er überprüft, ob der Patient glaubt, die nötigen Voraussetzungen mitzubringen.

An diesen Beispielen wird deutlich, dass verschiedene Persönlichkeitstheorien die Überlegungen des Therapeuten in sehr unterschiedliche Richtungen lenken können.

Im ersten Fall steht die Persönlichkeit des Patienten im Mittelpunkt der Reflexion, im zweiten die Wechselwirkung zwischen der Persönlichkeit und dem therapeutischen Prozess, wobei beides hilfreich sein kann.

Entwicklung

Im Folgenden geht es darum zu verdeutlichen, wie Theorien helfen können, die Entwicklung von Patienten zu verstehen und zu beeinflussen. Ergotherapie arbeitet in einer Reihe von Arbeitsfeldern entwicklungsorientiert. Vor allem Kinder, Jugendliche und Erwachsene mit neurologischen Erkrankungen, psychosozialen Störungen und geistigen Behinderungen erhalten ergotherapeutische Unterstützung.

Methodisch reicht die Palette von spielerischen, handwerklich-gestalterischen, sensorischen und motorischen Angeboten über therapeutische Gesamtkonzepte, wie z.B. Sensorische Integration, Bobath- und Affolter-Konzept bis zur Angehörigenberatung, -anleitung und Umweltgestaltung. Für diese Aufgaben ist ein Wissen über die normale Entwicklung und mögliche Störungen erforderlich.

Ein strukturierendes Konzept, wie z.B. Baacke es entwickelt hat (Baacke 1991a u. b), kann dazu beitragen, dass die Auseinandersetzung mit den sozialwissenschaftlichen Grundlagen zur Entwicklung von Kindern und Jugendlichen über eine Sammlung von Fakten und Theorien hinausgeht. Nach diesem Modell ist ein Kind weder gänzlich durch seine biologische Ausstattung bestimmt noch vollkommen formbar, sondern es stellt eine wachsende dynamische Einheit dar, die seine Umweltbereiche fortschreitend kennen lernt, in Besitz nimmt und auch umformt. Das Modell umfasst vier sozialökologische Zonen, die das Kind mit fortschreitendem Alter erobert (Baacke 1991, S. 96):

1. ökologisches Zentrum, z.B. Familie;
2. ökologischer Nahraum, z.B. Nachbarschaft;
3. ökologische Ausschnitte, z.B. Schule, Geschäfte;
4. ökologische Peripherie, z.B. Urlaubsorte.

Die verschiedenen Bereiche sind in dem Maße entwicklungsfördernd, als sie dem Kind ermöglichen, immer komplexere Tätigkeiten, Beziehungen und Rollen zu erfahren.

Die stetige Zunahme ergotherapeutischer Arbeit mit Kindern und Jugendlichen ist vor allem auf zwei Aspekte zurückzuführen:

- Fortschritt in der Medizin und Diagnostik;
- gegenwärtiger Wandel der kindlichen Lebensverhältnisse.

Für Kinder gestalten sich Beziehungserfahrungen sehr unterschiedlich. Der Trend zu Klein- und Teilfamilien führt zu einer erheblichen Reduktion von Beziehungserfahrungen. Der gleichzeitige Trend zur Intensivierung der Eltern-Kind-Beziehung in der Ein-Kind-Familie kann diese Reduktion nicht unbedingt ausgleichen, sondern sie eher noch verschärfen.

Für viele, besonders kranke und behinderte Kinder trifft eine Reduktion der sinnlich-unmittelbaren Erfahrungsmöglichkeiten zu. Die Ursachen hierfür sind vielfältig und nicht immer sind es Krankheiten oder Behinderungen, die die Erfahrungsmöglichkeiten einschränken. Die Primärerfahrungen werden durch die Wohnungssituation, pädagogisch organisierte Spezialräume, wie Kinderzimmer, Spielplätze und Kindergärten, Technisierung der Haushalte, Medien und vorgefertigtes Spielzeug begrenzt.

> **!** Entwicklungsorientierte Ergotherapie heißt, angemessene Eigentätigkeiten und Primärerfahrungen zu ermöglichen. Das Bild von Welt und Wirklichkeit, Persönlichkeits- und Beziehungsentwicklung sowie der Erwerb komplexerer Tätigkeiten ist an die aktive Auseinandersetzung mit der Wirklichkeit gebunden.

Entwicklungsabschnitte

Grundlage für die menschliche Entwicklung ist die Tatsache, dass der Mensch eine „physiologische Frühgeburt" darstellt. Das bedeutet, der Mensch erlangt erst im Alter von einem Jahr artspezifische Fähigkeiten, die höhere Säugetiere schon bei der Geburt beherrschen.

Durch die frühe Geburt bieten sich viele Entwicklungsmöglichkeiten, da das Verhalten des Säuglings durch seine physiologische Unreife und nur schwach ausgeprägte Instinkte nicht so weit festgelegt ist wie das der Tiere. Der „weltoffene" Säugling ist erziehungsbedürftig und erziehungsfähig (Senckel 1994, S. 34).

Es wird zwischen dem chronologischen und dem Entwicklungsalter unterschieden. So liegt beispielsweise ein vierjähriges Kind, das erst über die motorischen Fähigkeiten eines durchschnittlichen zweijährigen Kindes verfügt, in seinem motorischen Entwicklungsalter um zwei Jahre zurück.

Zur Entwicklung liegen Theorien und Forschungen aus unterschiedlichen Perspektiven vor. Ein Teil der Arbeiten ist auf bestimmte Lebensabschnitte ausgerichtet, wie beispielsweise Säugling- und Kleinkindalter.

Andere Arbeiten stellen bestimmte Entwicklungsbereiche in den Vordergrund, z.B. motorische, kognitive, emotionale, soziale, psychosexuelle oder moralische Entwicklung. Abhängig vom theoretischen Hintergrund können bestimmte Entwicklungsbereiche auch miteinander verknüpft betrachtet werden, wie beispielsweise die psychosexuelle Entwicklung und die Persönlichkeitsbildung.

Die traditionelle Entwicklungspsychologie begrenzte sich auf das Säuglings-, Kleinkind-, Schulkind- und Jugendalter. Das Erwachsenenalter galt als Phase der Stabilität. Die neue Sichtweise spricht von der Entwicklungspsychologie der Lebensspanne und geht davon aus, dass jeder Lebensabschnitt seine spezifischen Aufgaben und Anforderungen umfasst.

Obwohl Ergotherapeuten mit Menschen aller Lebensabschnitte arbeiten, wird im Folgenden der Schwerpunkt auf die klassischen Themen der Entwicklungspsychologie, das *Säuglings-*, *Kleinkind-* und *Grundschulalter*, gelegt.

1. Das Säuglingsalter
Im Säuglings- und im Kleinkindalter beruht die Diagnose in erster Linie auf den Beobachtungen des Ergotherapeuten bzw. der Familienangehörigen. Die Beobachtungen werden mit Entwicklungsskalen, wie z.B. der *Bayley Scales of Infant Development* verglichen, um die Fähigkeiten und Defizite zu beschreiben (Zimbardo 1992, S. 46). Die Tabelle 5.**1** gibt einen Überblick über die Normen zur kognitiven und motorischen Entwicklung.

2. Das Kleinkindalter
Das Kleinkindalter beginnt mit dem Laufen und den ersten sinnvollen Worten, wenn das Kind keine symbiotische Fürsorge mehr benötigt und neugierig und expansiv erkundend auf seine Umwelt zugeht. Es entwickelt die *Grobmotorik* (sich drehen, rückwärts gehen, balancieren, hüpfen, auf einem Bein stehen). Im Alter von fünf bis sechs Jahren ist die Entwicklung der Grobmotorik weitgehend abgeschlossen.

Sobald das Kind eine grobe Bewegungsfunktion beherrscht, beginnt es, diese auszudifferenzieren, d.h. es übt die *Feinmotorik*. Im 4. Lebensmonat ergreift es einen Würfel mit der ganzen Hand, im 5. Monat benutzt es beim Greifen den Daumen, im 6. Monat fasst es mit der Hand nach einem kleinen Gegenstand und im 7. Monat fasst es nach Krümeln und übt die verschiedenen Greifmöglichkeiten, die es am Ende des ersten Jahres weitgehend beherrscht.

Die einzelnen Schritte sind an die neurophysiologische Reifung gebunden. Das Kind wiederholt Bewegungen oder Laute, die es bereits spontan hervorgebracht hat. Die Entwicklung des Kindes bestimmt seine Art des Spiels.

In den ersten zwei Jahren spricht man von *Funktionsspielen*. Das Kind spielt mit seinem Körper und allen zugänglichen Materialien, wobei die Bewegungsfreude und das Experiment im Mittelpunkt stehen. Es spielt mit einem Ball, läuft hinter ihm her und trainiert dabei seine Grobmotorik. Beim Ergreifen des Balls übt es seine Feinmotorik. Es experimentiert mit dem Ball, rollt ihn, wirft ihn, legt sich auf ihn, rollt ihn bergauf oder bergab und erfährt so dessen Funktionen und die eigenen Handlungsmöglichkeiten. Ein wichtiger Bestandteil dieser Funktionsspiele sind die Wiederholungen in unzähligen Variationen.

Gegen Ende des zweiten Lebensjahres kommen zwei weitere Spielformen hinzu. Die wachsende Vorstellungskraft ermöglicht es dem Kind, wahrgenommene Vorgänge im *Symbol- oder Rollenspiel* darzustellen. Es ahmt in der Umgebung gesehene Erfahrungen nach, wie z.B. Auto fahren, einkaufen, arbeiten, schlafen gehen. Dabei werden benötigte, aber nicht vorhandene Gegenstände durch die verschiedensten Dinge ersetzt. Eine Stück Holz, eine Schachtel oder ein Spielzeugauto stehen für das Auto des Vaters. Im Symbol- und Rollenspiel werden neben sinnlichen und motorischen Erfahrungen alltägliche Handlungsabläufe verinnerlicht, Einfühlungsvermögen und Sozialverhalten geübt, Normen verarbeitet, Fantasie entwickelt und emotionale Konflikte verarbeitet.

Gegen Ende des zweiten Lebensjahres beginnt das *Konstruktionsspiel*. Die Vorstellungskraft versetzt das Kind in die Lage, nicht nur Steine aufeinander zu setzen, sondern nach seiner Vorstellung einen Turm zu bauen. Je älter die Kinder werden, umso umfangreicher ist das Erfahrungswissen, das in die Spiele eingeht. Sie erweitern ihr Wissen stetig um verschiedene Materialien, differenzierte Formen von Fahrzeugen, Häusern und Schiffen sowie sozialen Rollen und Umgangsformen und erwerben die Fähigkeit, einen mehrgliederigen Handlungsablauf zu planen und durchzuführen. Auch wenn sie ihr Wissen noch kaum in Worte fassen können, verfügen sie über Kenntnisse über Raum und Zeit, Schwere und Statik sowie logische Beziehungen.

Tabelle 5.1 Normen zur kognitiven und motorischen Entwicklung (Zimbardo, Psychologie. Springer Verlag 1992)

Ein Monat

Reagiert auf Geräusche
Beruhigt sich, wenn es hochgenommen wird
Folgt den Bewegungen einer Person mit den Augen
Behält ein großes, leicht greifbares Objekt in der Hand
Gelegentliche Lautbildung

Zwei Monate

Soziales Lächeln
Zeigt Vorfreude (auf Gefüttertwerden, Gehaltenwerden etc.)
Erkennen der Mutter
Erkundet seine nächste Umgebung
Augenbewegungen als Reaktion auf die Objekte und Schatten (Augenzwinkern)
Heben und Aufrechthalten des Kopfes

Drei Monate

Bildung von Lauten als Reaktion auf Lächeln und Sprechen eines Erwachsenen
Suche nach Geräuschquellen
Antizipiert das Hochgenommenwerden und führt entsprechende Bewegungen aus
Reaktion auf Verschwinden des Gesichtes eines Erwachsenen
Sitzen mit Unterstützung, hält den Kopf dabei aufrecht

Vier Monate

Kopf folgt baumelndem Ring, verschwindendem Löffel oder über den Tisch geschubstem Ball
Betrachtung und Untersuchung der eigenen Hände
Erkennen nichtvertrauter Situationen
Ergreift Würfel mit ganzer Hand
Sitzen mit geringer Unterstützung

Fünf Monate

Unterscheidet fremde von vertrauten Personen
Produziert unterschiedliche Laute (z. B. für Freude, Ungeduld, Zufriedenheit)
Bemüht sich, ohne Unterstützung zu sitzen
Dreht sich vom Rücken auf die Seite
Benutzt beim Greifen teilweise den Daumen

Sechs Monate

Ausdauernde Greifversuche, hebt Würfel mit Geschick
Gibt Gegenstand von einer Hand in die andere
Hebt Becher hoch und benutzt ihn zum Klopfen
Lächelt sein Spiegelbild an und läßt sich gerne necken
Greift mit einer Hand nach kleinem Gegenstand

Sieben Monate

Reagiert spielerisch auf einen Spiegel
Behält zwei von drei angebotenen Würfeln
Kann gut und sicher allein sitzen
Benutzt beim Greifen den Daumen richtig in Opposition zu den Fingern
Sammelt Krümel vom Tisch

Acht Monate

Bringt vier unterschiedliche Silben hervor (z. B. »da-da, mi, a-am«)
Lauscht vertrauten Worten mit erhöhter Aufmerksamkeit
Läutet Glocke absichtsvoll
Versucht, drei angebotene Würfel zu ergreifen
Erste Versuche zu Schrittbewegungen

Ab dem vierten Lebensjahr beginnt das *Regelspiel*, das voraussetzt, dass Ursache und Wirkung, Gebote und Verbote erkannt und anerkannt werden. Regelspiele bieten aber auch den Lernanlass, sich entsprechend festgelegten Regeln zu verhalten und in die soziale Gemeinschaft einzufügen.

3. Das Grundschulalter
Das Grundschulalter leitet den ersten Gestaltwandel ein. Das Kind verliert die kleinkindhaften Proportionen, der Bauch verschwindet, der Rumpf wird ebenso wie Arme und Beine länger. Daneben setzt der Zahnwechsel ein und grob- und feinmotorisch ist das Kind jetzt ziemlich geschickt.

Für die weitere Entwicklung sind nun neben den Eltern die Schule und die Freunde von großer Bedeutung, womit auch einige neue Entwicklungsaufgaben verbunden sind.

In der Schule muss sich das Kind vielen Regeln unterordnen und in eine soziale Gemeinschaft einfügen. Dies fordert von ihm, Impulse und Bedürfnisse zurückzustellen bzw. zu kontrollieren. Von ihm wird verlangt, stillzusitzen und auf sozialem Gebiet darf es nicht spielen oder träumen, sondern muss aufpassen und sich am Unterricht beteiligen.

Das Lernen wird nicht mehr durch das eigene Neugierverhalten, sondern durch die Anforderungen des Lehrers und auch die Konkurrenz zu den anderen Kindern gesteuert. Zum ersten Mal erhält es eine Beurteilung aufgrund seines Leistungsvermögens und muss mit dem Leistungsdruck umgehen. Auch das Sozialverhalten wird einer strengeren Beurteilung unterzogen. All das erfordert ein hohes Maß an Selbstkontrolle und strengt das Kind an, wodurch auch Frustrationen und Aggressionen hervorgerufen werden können. Viele Kinder werden in diesem Alter verhaltensauffällig und einige kommen mit ihren Eltern in die ergotherapeutische Praxis. Verbreitete Diagnosen sind Konzentrationsschwierigkeiten, Hyperaktivität oder minimale zerebrale Dysfunktion.

Die gleichaltrigen Kinder (Peergroup) üben einen starken Einfluss auf die Entwicklung aus. Freundschaften vertiefen sich und selbstorganisierte Gruppenspiele oder auch regelmäßige außerschulische Aktivitäten beispielsweise in Vereinen nehmen zu. Den Kindern ist es oft wichtig, einer Gruppe anzugehören und einen gewissen Rang einzunehmen. Dabei kann der Anpassungsdruck in den Gruppen sehr groß sein und in falsche Richtungen weisen, z.B. wenn äußere Merkmale wie die Firmenmarke der Turnschuhe Kinder zu Außenseitern stempelt oder geforderte Mutproben, Gefahren beinhalten. Durch die Erweiterung des kindlichen Lebensraumes erweitert sich auch der Horizont. Diejenigen, die Probleme mit Freunden und in Gruppen erleben oder sich vor den Fernseher oder Computer zurückziehen, leiden häufig darunter.

Bedeutung für die ergotherapeutische Praxis

Bei der ergotherapeutischen Tätigkeit ist vor allem das Wechselspiel zwischen Handlung und Denken von Bedeutung. Die Entwicklung des Menschen ist an seine Umwelterfahrungen gebunden, d.h. seine Handlungs- und Denkmöglichkeiten beruhen auf dem Zusammenspiel von sinnlicher Wahrnehmung, motorischer Reaktion, sozialer Erfahrung und der Ausdifferenzierung der Hirnstruktur. Die Ergotherapie bietet sinnliche, motorische und soziale Erfahrung, um die Entwicklung von Handlungs- und Denkmöglichkeiten zu fördern.

Dies setzt voraus, dass die ergotherapeutische Diagnose die Fähigkeiten und Defizite des Säuglings, Kindes oder Jugendlichen erkennt, um die Fähigkeiten zu stärken und die Defizite zu mindern. Grundlage für die Diagnose sind Normen, d.h. Standard- oder Vergleichsdaten, die die für ein bestimmtes Alter typischen Fähigkeiten vorgeben. Diese Normen werden zum großen Teil von der Entwicklungspsychologie und von der Pädagogik zur Verfügung gestellt. Alle Normen sind nur Durchschnittswerte und lassen durchaus individuelle Abweichungen zu. So beginnen manche Kinder bereits mit elf Monaten, andere erst mit 18 Monaten zu laufen.

In der Literatur werden die Normen zumeist in bestimmten Stufen, Phasen, Stadien oder Perioden gebündelt. Viele wissenschaftliche Ergebnisse weisen darauf hin, dass Tiere und Menschen in den ersten Lebensjahren bestimmte Erfahrungen gemacht haben müssen, damit die Entwicklung normal weiterverlaufen kann. Obwohl die individuellen Unterschiede in der Entwicklungsgeschwindigkeit beträchtlich sind, kann davon ausgegangen werden, dass alle Kinder die Phasen in der oben beschriebenen Reihenfolge durchlaufen müssen.

Entwicklung aus der Sicht der kognitiven Psychologie

„Kognitive Entwicklung umfasst die Veränderung der Erkenntnisprozesse und des Wissens, der Wahrnehmung, des Denkens, der Vorstellung und des Problemlösens.“ (Zimbardo 1992, S. 65)

Unser Wissen und die gegenwärtige wissenschaftliche Forschung beruhen weitgehend auf den Arbeiten Piagets (1974). Im Mittelpunkt seiner Arbeit stand nicht, was und wie viel Kinder wissen, sondern wie sich ihr Denken und ihre inneren Vorstellungen von der äußeren Realität im Laufe ihrer Entwicklung verändern.

Nach Piaget sind an der kognitiven Entwicklung zwei elementare Prozesse beteiligt, die *Assimilation* und die *Akkomodation*, die sich in der Anpassung (Adaptation) an die Umwelt ausbilden. Das Ergebnis ebenso wie die Voraussetzung für diese Erfahrungsprozesse sind kognitive Strukturen. Jeder Handlung entspricht eine kognitive Struktur, die zur vorbewussten Organisation von Wahrnehmung, Denken und Handeln führt. Spezifische Strukturen bezeichnet Piaget als Schemata, z.B. Saugen, Greifen, Zählen.

Beispiel: Das Saugen ist ein angeborener Reflex. Beim Übergang vom Trinken an der Brust zu dem aus der Flasche bzw. Tasse werden stetig Assimilation und Akkomodation genutzt. Zu Beginn verfügt der Säugling über ein Handlungschemata, wie er an der Brust saugt. Er saugt aber auch am Daumen, am Schnuller oder an der Windel. Assimilation bedeutet, dass die vom Individuum aufgenommene Information so verändert wird, dass sie sich in vorhandene Schemata einfügt. Irgendwann macht das Kind die Erfahrung, dass das vorhandene Handlungs- oder Erklärungskonzept nicht mehr ausreicht und verändert bei der Akkomodation die Schemata selbst, um der Information zu entsprechen bzw. um nicht zu anderen Schemata im Widerspruch zu stehen. Es lernt wahrzunehmen, dass sich Flüssigkeit aus der Brust und der Flasche, jedoch nicht aus anderen Gegenständen saugen lassen, und es stellt fest, dass zum Trinken die Flasche im richtigen Winkel gehalten werden muss.

Nach Piaget beruht Entwicklung auf einem allgemeinen Prinzip, dem Äquilibrationsprinzip (Gleichgewichtsmodell). Auslöser für die Akkomodation sind immer „Probleme", das bedeutet, die verfügbaren Handlungs- und Denkmuster reichen nicht aus, um die neue Aufgabe befriedigend zu lösen und es besteht ein *kognitives Ungleichgewicht* zwischen dem Wollen, Wissen und Können. Die Akkomodation ermöglicht es, das kognitive Gleichgewicht wiederherzustellen und führt zu einer zunehmenden Ausdifferenzierung und Komplexität der Handlungs- und Denkmöglichkeiten. Mit der fortschreitenden Entwicklung werden Assimilation und Akkomodation immer unabhängiger von der sinnlichen Wahrnehmung und können auch ausschließlich als Denkoperationen ablaufen.

Piaget unterscheidet vier qualitativ unterschiedliche Entwicklungsstufen, die alle Kinder, wenn auch mit unterschiedlicher Geschwindigkeit (Invariabilitätsannahme), so doch in der gleichen Reihenfolge durchlaufen. Die Stufen beschreiben unterschiedliche Qualitäten des Denkens bzw. Denkvermögens.

1. Phase der sensomotorischen Intelligenz (0 bis 18 bzw. 24 Monate)

Diese Phase wird durch das Zusammenspiel von sinnlicher Wahrnehmung und Bewegung gesteuert. Da das Kind in den ersten zwei Jahren so viele kognitive Strukturen erwirbt, wird die Phase in sechs Substufen unterteilt:

- Reflexe;
- Einfache Gewohnheiten = primäre Kreisreaktionen
- Aktive Wiederholungen = sekundäre Kreisreaktionen;
- Koordination der erworbenen Handlungsschemata und ihre Anwendung in neuen Situationen = Mittel-Zweck-Differenzierung;
- Entdeckung neuer Handlungsschemata durch aktives Experimentieren = tertiäre Kreisreaktion;
- Erfinden neuer Mittel durch geistige Kombination = inneres Probehandeln.

In diesem Rahmen kann nur eine Entwicklung der sensomotorischen Phase ausführlich dargestellt werden, die alle Subphasen durchläuft: Stetig entwickelt sich die Objektpermanenz, d.h. das Kind weiß um die Existenz eines Gegenstandes, auch wenn es ihn gerade nicht sieht.

Kurz nach der Geburt folgt ein Säugling einem bewegten Objekt mit den Augen. Mit zwei bis drei Monaten fixiert er die Stelle, an der ein Objekt aus seinem Blickwinkel verschwunden ist.

Mit vier bis acht Monaten sucht er mit Blicken nach einem beweglichen versteckten Gegenstand.

In den folgenden Monaten sucht und findet er immer leichter Gegenstände, selbst wenn er sie nicht sehen kann (8–18 Monate).

Im Alter von etwa zwei Jahren ist das Kind mit viel Freude in der Lage, Verstecken zu spielen und verfügt endgültig über die innere Repräsentation eines Gegenstandes bzw. einer Person, auch wenn ihn (sie) nicht sehen oder ertasten kann.

2. Präoperative oder präoperationale Phase (1,5/2 Jahre bis 6/7Jahre)

Diese Phase wird durch die Vorstellungskraft ermöglicht. Das Denken der Kinder wird immer mehr von Symbolen abhängig und löst sich von sensomotorischen Beziehungen, ist jedoch immer noch stark auf Anschauung angewiesen.

Die Anschauung ist in dieser Phase durch Zentrierung gekennzeichnet. Die Aufmerksamkeit des Kindes bezieht sich auf einen Gegenstand oder auf ein Merkmal. Deutlich wird dies z.B. in den verbalen Äußerungen. So werden beispielsweise alle Sitzgelegenheiten Stuhl genannt, egal ob es sich um einen Stuhl, Sessel oder Hocker handelt und alle Katzen heißen „Miau“, unabhängig davon ob es ein und dieselbe oder verschiedene Katzen sind. Möglicherweise werden sogar alle Tiere – egal ob Hund oder Pferd – als Katze bezeichnet.

Die Anschauung ist durch Egozentrismus charakterisiert. Das bedeutet, das Kind ist nicht in der Lage, sich in die Sichtweise eines anderen hineinzudenken. Unabhängig vom Standort der Mutter, meint es, die Mutter müsse die Dinge im gleichen Blickwinkel sehen (auch empfinden und beurteilen).

Die Logik dieses Alters beschreibt Piaget als transduktives oder analoges Schlussfolgern. Da dem Kind das notwendige Sachwissen fehlt, um die jeweiligen Zusammenhänge zu erklären, greift es in Analogieschlüssen auf Situationen, die es bereits kennt.

Senkel beschreibt beispielsweise ein Kind, das sich zum ersten Mal an der Nordsee aufhielt. Als es am folgenden Morgen plötzlich das Watt an der Stelle sah, wo am Abend zuvor das Wasser flutete, rief es: „Schau, Mami, da hat jemand das Meer abgelassen.“ Es hatte seine Erfahrung vom Ablassen des Wassers aus der Badewanne übertragen (Senkel 1994, S. 279).

Damit geht magisches und antropomorphes Denken einher. Sein Kausalitätsbedürfnis drängt das Kind in Richtung magischer Deutungen. Alle dem Kind begegnenden Erscheinungen sind „gemacht“. Menschen, die Sonne, der Mond, Hexen, Riesen, Zwerge oder der liebe Gott bestimmen die Welt. Da das Kind glaubt, dass alle Dinge seiner Umgebung die gleichen Fähigkeiten hat wie es selbst, werden die Gegenstände vermenschlicht, so ist z.B. der Tisch „böse“, weil er das Kind absichtlich gestoßen hat, der Himmel weint, wenn es regnet, die Sonne freut sich, wenn sie scheint, und sie geht unter, weil sie müde ist.

Bezugspersonen, die den Kindern solche Erklärungen bieten, entsprechen der kindlichen Denkweise, während diejenigen, die vorzeitig naturwissenschaftliche Erklärungen anbieten, eher Verwirrung hervorrufen, als dass sie Verständnis erzeugen.

3. Konkret-operative Phase (7 bis 11 Jahre)

Auf dieser Stufe überwindet das Denken die egozentrische Perspektive und löst sich von der Anschauung und von magischen und antropomorphen Erklärungen. Denken entspricht nun nicht mehr einer inneren Handlung, sondern einer angenommenen Vorstellung.

Jetzt erfolgt auch die Dezentrierung. Das Kind ist in der Lage, zwei oder mehr physikalische Aspekte gleichzeitig zu berücksichtigen. Das klassische Beispiel ist das Experiment zur Invarianz (Unveränderbarkeit der Menge).

Beispiel: Wenn die gleiche Menge einer Flüssigkeit, zum Beispiel Limonade, in zwei Gläser gegossen werden, berichten alle Fünf-, Sechs- und Siebenjährigen, dass beide Gläser gleich viel enthalten. Wird jedoch die Limonade von einem Glas in ein höheres und schmaleres gegossen, gehen die Meinungen auseinander. Die Fünfjährigen wissen, dass im schmalen hohen Glas dieselbe Limonade ist (qualitative Identität), glauben aber, dass sie irgendwie mehr geworden sei. Die Sechsjährigen sind unsicher, sagen aber auch, in dem hohen Glas sei mehr drin. Die Siebenjährigen „wissen", dass es keinen Unterschied gibt. Die jüngeren Kinder verlassen sich noch auf den Augenschein, die älteren vertrauen jetzt auf eine Regel. Sie berücksichtigen auch die zwei Dimensionen Höhe und Breite (Zimbardo 1992, S. 68).

In dieser Phase ist das Ergebnis des kindlichen Denkens keine Tatsache mehr, sondern kann wieder rückgängig gemacht werden (Reversibilität). So ergib sich z.B. beim Zurückschütten der Flüssigkeit wieder die ursprüngliche Höhe im Glas. Es kann jetzt auch Reihen (Sereation) und Klassen (Klassifikation) bilden. Die Dinge lassen sich systematisch nach ihrer Größe oder Klassenzugehörigkeit ordnen.

Grundlage für diese Leistungen ist die Tatsache, dass das Kind jetzt mehrere geistige Handlungen zu einem systematischen Zusammenhang kombinieren kann. Diese Denkform bezeichnet Piaget als *konkret-operative Operationen*, da sie immer noch erfahrungs- und realitätsgebunden sind.

4. Formal-operative Phase (11–15 Jahre)
Auf dieser Stufe ist das Denken nicht mehr an die erlebte oder erlebbare Realität gebunden, und es sind abstrakt und formal-logische Schlüsse sind möglich. Die Denkfigur

A = B und A' = B, daraus folgt: A' = A

wird verstanden und kann durchgeführt werden. Damit ist hypothetisches Denken möglich geworden, das ausschließlich von Annahmen ausgeht und keinen Realitätsbezug benötigt.

Bedeutung für die ergotherapeutische Praxis

An Piagets Theorien und Forschungen wurde vielfältige Kritik geübt. Eine zielt darauf, dass intellektuelle Leistungen stark vom sozialen und kulturellen Hintergrund abhängen, die wiederum über Umweltgestaltung und Bezugspersonen gefördert werden können. In der Praxis ist bei normal entwickelten Kindern häufig ein schnelleres als das von Piaget beschriebene Durchlaufen der Phasen festzustellen.

Trotz solcher Kritiken wird das Grundkonzept von Assimilation und Akkomodation sowie die Vorstellung des stufenartigen Aufbaus der kognitiven Entwicklung weitgehend akzeptiert.

Unabhängig von der zutreffenden Kritik und entwicklungspsychologischen Weiterentwicklungen ist das Konzepts Piagets für die Ergotherapie von grundlegender Bedeutung. Ergotherapeutische Angebote beruhen darauf, dass durch sinnliche, motorische und soziale Erfahrungen die Assimilation und Akkomodation der Patienten angeregt und Handlungs- und Denkmöglichkeiten erweitert werden. Darüber hinaus bietet das Stufenmodell eine Orientierung sowohl bei der Diagnostik als auch bei der Auswahl und Adaption, d.h. der entwicklungsgerechten Anpassung der therapeutischen Angebote. Weiterhin unterstützt es den altersadäquaten Umgang mit Kindern. Das Wissen um magisches Denken, konkrete und formale Operationen usw. hilft, die therapeutischen Gespräche und Anweisungen auf einer angemessenen sprachlichen Ebene zu platzieren.

Entwicklung aus der Sicht der Psychoanalyse

Die Psychoanalyse, die sich als Theorie und Methode zur Erforschung der unbewussten Konflikt und Behandlungspraxis sieht, hat sich historisch und aktuell in derartig viele verschiedene Subdisziplinen, Theorien, Forschungen, Behandlungs- und Beratungstechniken differenziert, dass es in diesem Rahmen nicht möglich ist, einen Überblick zu geben. Im Mittelpunkt stehen hier Freuds Aussagen zur psychosexuellen Entwicklung.

Freud hat erstmals die Bedeutung der psychosexuellen Entwicklung für die Gesamtentwicklung erfasst. Lange wurde die Vorstellung gehegt, dass Sexualität nur die Reifung und Übung der Sexualfunktionen betrifft und erst in der Pubertät beginnt. Freud machte deutlich, dass die psychosexuelle Entwicklung auch die Ausbildung der Geschlechtsidentität, der Integration der Sexualität in die Gesamtpersönlichkeit und die Entwicklung der Beziehungsfähigkeit einschließt. Er beschreibt die psychosexuelle Entwicklung anhand einer Stufentheorie mit fünf Phasen.

1. Orale Phase
In den ersten ein bis zwei Lebensjahren ist der Mund das wesentliche Organ der Erkenntnis und des Lustgewinns. Er dient der Nahrungsaufnahme, Stimulation und Kontaktaufnahme. Das Kind verbringt einen großen Teil der Zeit mit Saugen an der Brust, der Nahrungsaufnahme aus der Flasche, Saugen an den Fingern, den Spielsachen und anderen Gegenständen, wodurch körperliche Lust vermittelt wird.

2. Anale Phase
Vom zweiten bis zum vierten Lebensjahr erwirbt das Kind zunehmend körperliche Unabhängigkeit, übt körperlichen Fähigkeiten und nimmt den Körper in Besitz. Während dieser Phase erlangt das Kind auch die Kontrolle über den Schließmuskel. Diese Fähigkeit ermöglicht neue sinnliche Erfahrungen, eröffnet aber auch erste Produktivität und Stolz auf das eigene „Werk". Die Beherrschung der Körpervorgänge und die Macht, den Eltern Freude bzw. Ärger zu bereiten, bieten Raum zur Selbstbehauptung.

3. Phallische bzw. ödipale Phase
Vom dritten bis fünften Lebensjahr richtet sich das Interesse der Kinder immer stärker auf die Genitalien. Das Kind erkennt, dass es seine Geschlechtszugehörigkeit nicht frei wählen kann. Es ahmt den gleichgeschlechtlichen Elternteil nach und richtet gleichzeitig seine Liebe vor allem auf den gegengeschlechtlichen Teil. Nach Freud gerät das Kind dadurch in einen schweren, so genannten ödipalen Konflikt. Umwirbt es die begehrte Mutter, tauchen Verlust- oder Strafängste gegenüber dem Vater auf. Es reagiert mit Schuldgefühlen und möglicherweise Kastrationsängsten. Zur Bewältigung des Konfliktes ist die elterliche Unterstützung nötig.

4. Latenzzeit
In der Latenzzeit, dem sechsten Lebensjahr bis zum Beginn der Pubertät, stellt die sexuelle Entwicklung nur einen Nebenschauplatz der Entwicklung dar. Nach Freud ruhen in dieser Zeit die sexuellen Impulse weitgehend. Diese Sicht wird heute nicht mehr geteilt. Auch wenn die Entwicklungsschwerpunkte sich auf die Auseinandersetzung mit der Außenwelt und kognitiven und sozialen Aufgaben verlagern, bleiben sexuelle Neugierde und der Wunsch nach sinnlicher Befriedigung erhalten.

5. Genitale Phase
In der Pubertät erzeugen die hormonellen Veränderungen einen Triebdruck, der bis dahin unbekannt war. Die Geschlechtsorgane, das Interesse an sexuellem Lustgewinn und die Auseinandersetzung mit der eigenen geschlechtlichen Identität rückt wieder in den Mittelpunkt.

Nach Freud führt zu viel Verwöhnung ebenso wie zu viel Frustration dazu, dass das Kind in einer Phase fixiert bleibt. Das Modell der psychosexuellen Entwicklung wird zur Entstehung von neurotischen und psychotischen Störungen in Beziehung gesetzt. Orale Fixierung wird in Zusammenhang mit psychischen und anderen Abhängigkeiten (Essen, Drogen), anale Fixierung mit der Entwicklung von zwanghaften und geizigen Persönlichkeitszügen gebracht.

Neuere Theorien sehen eine Verbindung zwischen frühen Entwicklungs- und narzisstischen bzw. Borderline-Persönlichkeitsstörungen.

Bedeutung für die ergotherapeutische Praxis

Es würde zu weit führen, die Vielzahl von Kritiken, Ergänzungen und Weiterentwicklungen der psychoanalytischen Entwicklungspsychologie aufzubereiten. Ein grundlegender Einwand besteht darin, dass Freuds Entwicklungstheorie nicht ausreichend nachgewiesen sei, da sie sich nicht auf Beobachtungen von Kindern, sondern auf Erinnerungen von Erwachsenen stützt.

Insgesamt bietet die Psychoanalyse ein umfangreiches Wissen über die Wechselbeziehung der Trieb- und der Ich-Entwicklung. Neuere Ansätze beziehen die Objektentwicklung ein. Keine andere Disziplin hat so viel Wissen zur Mutter-Kind-Interaktion, Bedeutung des Vaters, Loslösung von der Mutter bzw. Individuation, Ausbildung von Geschlechtsidentität, Rollenübernahme und vieles mehr hervorgebracht. Vor allem in der Psychiatrie und Psychosomatik beziehen sich viele Erklärungsmodelle und Behandlungsverfahren auf psychoanalytische Grundlagen.

Beziehungs- und Ich-Entwicklung

Von großer Bedeutung für die moderne Psychoanalyse ist das Konzept der Objektbeziehungen. Die klassische Psychoanalyse Freuds war eine *One-Body-Psychologie*. Obwohl er durchaus gesellschaftliche und soziale Abhängigkeiten sah, bezogen sich alle seine psychoanalytischen Begriffe auf das Individuum und nicht auf die wechselseitige Beziehung zwischen dem Kind und seinen Bezugspersonen.

Mit dem Begriff *Objekt* werden in Anlehnung an die Philosophie alle Gegenstände und Individuen bezeichnet, die dem erkennenden Subjekt gegenüberstehen. Die Flasche, der Schnuller und die Mutter sind für das Kind bedürfnisbefriedigende Objekte. Gleichzeitig stellen sie aber auch reagierende Partner dar, die kindliche Verhaltensweisen mit eigenem Verhalten beantworten. Menschen sind reagierende Partner mit potenziell unendlichen Reaktionsmöglichkeiten. Die Psychoanalyse interessiert sich für die Voraussetzungen der Interaktion, die Qualität der Beziehung und für die kognitiv-emotionalen Prozesse beim Kind und der Bezugsperson. Zur Beziehungs- und Ich-Entwicklung liegen viele Untersuchungen vor. Die folgenden Ausführungen sind vor allem an Mahler orientiert (Mahler 1978).

In körperlicher Hinsicht ist das Kind nach der Geburt ein eigenständiger Organismus, psychisch ist es aber noch lange auf die emotionale Einheit bzw. die Unterstützung durch eine Bezugsperson angewiesen. Erst im Laufe der ersten drei Jahre entwickelt es langsam die Grundlagen einer *Ich-Identität* oder *Selbstkonstanz*.

Selbstkonstanz wird als das zeitlich überdauernde gleich bleibende Empfinden und Bewusstsein der eigenen Person definiert, zu der sich parallel eine Objekt- und Beziehungskonstanz entwickelt. Dies bedeutet, dass auch das Gegenüber differenziert wahrgenommen und eine Beziehungsgestaltung zugelassen wird.

Nach Mahler beginnt die „psychische" Geburt des Menschen, wenn dem Kind zum ersten Mal bewusst wird, dass es getrennt von der Mutter existiert. Damit beginnt die Loslösung und Individuation.

1. Primärer Zustand und symbiotische Phase
(1. bis 6. Monat)

Das wesentliche Kennzeichen der symbiotischen Phase ist die „omnipotente Fusion mit der Mutter, und insbesondere die illusorische Vorstellung einer gemeinsamen Grenze der beiden in Wirklichkeit physisch getrennten Individuen" (Mahler zit. in Mertens 1993, S. 49).

Die Mutter muss lernen, die verloren gegangene physische Einheit durch eine psychische zu ersetzen. Die Bereitschaft und das Verhalten der Mutter (oder Hauptbezugsperson) ist entscheidend für die Entwicklung eines basalen Sicherheitsgefühls und grundlegender emotional-kommunikativer Fähigkeiten. Das Kind kann noch nicht zwischen innen und außen, selbst und anderen unterscheiden. Es speichert seine Erlebnisse als diffuse Grundeinstellungen:

- Positive Erlebnisse erzeugen das Gefühl:
  - das Leben ist gut;
  - ich bin gut, denn ich fühle mich gut.
- Negative Erlebnisse erzeugen das Gefühl:
  - das Leben ist schlecht;
  - ich bin wertlos, denn mir geht es schlecht.

Aus dem Einssein mit der Mutter und der Einheit Bedürfnis und Bedürfnisbefriedigung entsteht allmählich die Bindung mit der Mutter. Das Kind erwirbt mit der Kenntnis von der Abwesenheit der Mutter auch die „haltende Gegenwart", d.h. die Sicherheit einer befriedigenden Umwelt. In der Kommunikation mit der Mutter, im gegenseitigen Reagieren und Widerspiegeln (mimisch, gestisch und verbal) übernimmt es die mütterlichen Gefühle, Haltungen und Erwartungen. Das Ich-Gefühl entwickelt sich zuerst auf der körperlichen Ebene. Über das Körpererleben, das Anschmiegen an die Mutter und den Verlust des körperlichen Kontaktes erfährt es seine Körpergrenzen und entwickelt ein rudimentäres Körper-Ich.

2. Loslösungs- und Individuationsphase

Differenzierungsphase (5. bis 13. Monat)
Mit dem vierten bzw. fünften Monat beginnt sich das Kind aus der symbiotischen Einheit zu lösen und die explorativen Verhaltensweisen nehmen zu. Es kann seinen Körper halten, wenn die Mutter es trägt und wendet sich ab, um die Umgebung besser zu sehen. Es beginnt zu rollen, robben und krabbeln. Zu dieser körperlichen Differenzierung gehört die Herausbildung intrapsychischer Autonomie.

Gleichzeitig mit der Ich-Entwicklung wachsen Verlust- und Trennungsängste. Das Kind beginnt zu fremdeln und kommt nach Ausflügen immer wieder zur Mutter als Sicherheitsbasis zurück. Es macht auch die ersten Erfahrungen mit Verboten und der Kraft der eigenen Aggression. Ein Übergangsobjekt, wie z.B. der Schnuller, ein Schnüffeltuch oder ein Kuscheltier hilft, die Gefühle von Disharmonie, Verlust oder Trennungsangst zu ertragen. Das Übergangsobjekt stellt eine kreative Konfliktlösung bei empfundenem Mangel dar.

Übergangsphase (11. bis 18. Monat)
Das Kind wird immer selbstständiger. Seine motorischen Möglichkeiten nehmen zu, der Spracherwerb setzt ein, und das Kind spiegelt sich in der Bewunderung von Vater und Mutter. Die Mutter, die weiterhin als Heimatstützpunkt zur Verfügung steht, die Umwelt angemessen gestaltet und Erfahrungen des Kindes positiv begleitet, ermöglicht dem Kind die Erfahrung „Ich kann, was ich will" (*Omnipotenzgefühle*). Diese Haltung erleichtert es dem Kind, Schwierigkeiten und Hindernisse hinzunehmen (z.B. Hinfallen) und sich noch mehr von der Mutter zu lösen.

Wiederannäherungsphase (18. bis 24. Monat)
In dieser Zeit lässt sich häufig eine verstärkte Trennungsangst beobachten. Die fortgeschrittene kognitive Entwicklung hat zur Folge, dass die Trennung von der Mutter bewusster wird. Gleichzeitig führt die körperliche Entwicklung dazu, dass die Möglichkeit der Trennung vielfältiger wird und das Omnipotenzgefühl wird durch die Widerstände der Umgebungen (z.B. der Stuhl ist zu hoch) und die Verbote und Anforderungen der Eltern infrage gestellt. Mahler bezeichnet die konflikthafte Situation als *Wiederannäherungskrise* oder *Ambitendenz* (Mahler 1978). Das Kind will getrennt, groß und allmächtig sein und wird sich seiner Abhängigkeit und Liebesbedürfnisse immer bewusster. Ausdruck dieser Krise ist das Trotzverhalten.

Befestigungsphase (24. bis 36. Monat)
Das Kind findet einen Ausgleich zwischen Selbstständigkeitsbestrebungen und Anlehnungsbedürfnissen. Es überwindet sein Trotzverhalten und erwirbt die Grundlagen der so genannten *Selbst- und Objektkonstanz.* Das Kind stabilisiert seine Ich-Identität und das Bild der guten Mutter, das auch bei deren Abwesenheit stabil und wirksam bleibt.

Bedeutung für die ergotherapeutische Praxis

Beim Entwicklungsmodell von Mahler ist von grundlegender Bedeutung, dass das klassische Strukturmodell um die Dimension des *Selbst* erweitert wurde. Das Es, Ich und Über-ich stellen nur Teilsysteme dar. Von Bedeutung ist weiterhin, dass die Konzentration auf das Individuum zu Gunsten der Wechselwirkung zwischen Individuum und Umwelt aufgegeben wurde und nicht nur die psychische Struktur, sondern Voraussetzungen, Qualität und der soziokommunikative Prozess der Entwicklung ins Blickfeld geraten.

Auch hier wird Verständigungs- und Verständniswissen bereitgestellt. Wichtig für die ergotherapeutische Praxis ist vor allem, dass anhand dieses Modells ein Verständnis für die Voraussetzungen, Qualität und die soziokommunikativen Prozesse in Beziehungen erworben werden kann. In der ergotherapeutischen Frühförderung während der Loslösungs- und Individuationsprozesse wird dadurch ein Verständnis für das Verhalten des Kindes und die Orientierung für das Verhalten des Therapeuten sowie die Gespräche mit den Bezugspersonen möglich. Auch wenn Selbst- und Objektkonstanz vom Kind schon längst erworben wurden, ermöglicht das Modell grundlegende Einsichten in die Bedeutung therapeutischer Beziehungen und Angebote (*Objektbeziehungstheorie*).

Die psychosozialen Entwicklungsstufen nach Erikson

Im Gegensatz zu Freud sieht Erikson Entwicklung als lebenslangen Prozess (Erikson 1979). Sein Modell, das den gesamten Lebenszyklus beschreibt und vor allem auf klinische Beobachtung und nicht auf experimentelle Forschung oder analytische Introspektion zurückgeht, wird weitgehend akzeptiert.

Es umfasst acht Stufen, wobei die ersten vier die Entwicklungsaufgaben bzw. grundlegenden Konflikte der Kindheit und die restlichen vier die Sozialisation im Jugend- und Erwachsenenalter beschreiben.

Beispiel: Auf der ersten Stufe muss das Kind ein Urvertrauen in seine Umgebung entwickeln, um für die Herausforderung der nächsten Stufe gerüstet zu sein. Dazu ist es auf eine stabile und befriedigende Beziehung zu seinen Eltern angewiesen, d.h. die Eltern müssen seine Grundbedürfnisse erfüllen, damit kein grundlegendes Gefühl von Misstrauen, Unsicherheit und Angst entsteht.

Bedeutung für die ergotherapeutische Praxis

Bei Erikson handelt es sich um ein heuristisches Modell für ein besseres Verständnis. Sein Modell sollte nicht als Norm missverstanden werden, als müssten alle Menschen – unabhängig von ihrer Zeit und Kultur – diese Problemlösungsaufgaben durchlaufen und auf die gleiche Art und Weise lösen. Es bietet einen ersten Einstieg in die Entwicklungsaufgaben und Probleme von Jugendlichen, Erwachsenen und alten Menschen.

Lernen

Definition

Mit dem psychologischen Begriff *Lernen* wird jede Verhaltensänderung bezeichnet, die nicht durch Reifung, sondern durch Erfahrung bewirkt wird und länger andauert.

Weitgehend vom Lernen abhängig sind die verschiedenen Bedingungen und Voraussetzungen des Verhaltens, wie Intelligenz, Bedürfnisse und Gefühle, die das Verhalten bzw. Verhaltensänderungen steuern und aktivieren. Ohne ein Mindestmaß an gelernten Verhaltensweisen ist der Mensch aufgrund seiner Instinktlosigkeit lebensunfähig. Reifungsprozesse alleine reichen nicht aus, um sich in der Umwelt zu behaupten. Die notwendigen Lernprozesse führen demnach zur Entwicklung oder Veränderung von:

- Neuen Verhaltensweisen;
- Bedürfnissen und Gefühlen;
- Ethischen Einstellungen (z.B. Verantwortung, Gewissen);
- Mechanismen zur Verhaltenssteuerung;
- Rollenidentifikation oder -erwartungen.

Des Weiteren werden in den Lernprozessen Informationen, Kenntnisse und Wissen gespeichert, die komplizierte Denkprozesse ermöglichen und das Lernen von Verhaltensweisen erleichtern.

Ziele der Ergotherapie beziehen sich auf die Neuordnung von Verhalten bzw. Lernen. Dabei wird unterschieden, was und wie gelernt werden soll. Der Therapieerfolg ist im besten Fall an verbesserten Leistungen und Verhaltensänderungen ablesbar.

Wissenschaft von Problemlösungsverfahren

Lerntheorien

Lerntheorien versuchen, verschiedene Formen des Lernens zu erklären. Grundlage für alle psychologischen Lerntheorien sind die Annahmen, dass sich Lernen als Assoziation von Ideen vollzieht und alle Organismen versuchen, angenehme Empfindungen zu suchen und Schmerzen zu vermeiden.

Die *klassische Konditionierung nach Pawlow* beschreibt, wie Organismen (im klassischen Experiment Hunde) Ereignisse in ihrer Umwelt in Beziehung zueinander setzen. Ein biologisch signifikanter Reiz, der als unkonditionierter Stimulus (US Futter) beschrieben wird, löst einen Reflex aus, der unkonditionierte Reaktion (UR Speichelreaktion) genannt wird. Wird ein neutraler Reiz (Glocke) gleichzeitig mit dem unkonditionierten Stimulus (Futter) angeboten, wird er zum konditionierten Stimulus (CS) und auch die Glocke kann den Speichelfluss auslösen, ohne dass Futter angeboten wird. Diese Reaktion wird als konditionierte Reaktion (CR) beschrieben. Werden der unkonditionierte Stimulus (Futter) und der konditionierte Stimulus (Glocke) eine Zeit lang nicht mehr zusammen angeboten, verschwindet die Reaktion.

Reize, die dem konditonierten Reiz ähnlich sind (z.B. andere Töne) lösen ebenfalls eine konditionierte Reaktion aus (Reizgeneralisierung). Folgt dann aber kein unkonditionierter Stimulus (Futter), kommt es zur Reizdiskrimination.

Ein klassisches Beispiel ist die Beziehung, die viele Menschen zwischen medizinischer Behandlung und medizinischem Personal herstellen. Erhält eine Person beispielsweise eine Spritze (unkonditionierter Reiz), löst dies eine unkonditionierte Reaktion aus (Unwohlsein, Schmerz). Sieht die Person nun gleichzeitig die weiße Berufskleidung der Schwester (neutraler Reiz), werden beide Wahrnehmungen zueinander in Beziehung gesetzt und die weiße Berufskleidung wird zum konditionierten Stimulus, sodass nun auch ausschließlich die weiße Kleidung ein Unwohlsein auslösen kann (konditionierte Reaktion).

Die Lernform der klassischen Konditionierung ist begrenzt, da sie immer eine eigenständige Reiz-Reaktions-Verbindung voraussetzt (Einstechen der Spritze bewirkt Schmerzen).

Die *Theorie des instrumentellen Konditionierens* von Thorndike stellt das Lernen an den Konsequenzen in den Vordergrund. Danach treten Verhaltensweisen, die angenehme Konsequenzen haben (z.B. Lob, Anerkennung, materieller Gewinn) häufiger auf und solche mit unangenehmen Konsequenzen (Schmerzen, Kritik, materieller Verlust) werden vermieden. Wichtig ist dabei die zeitliche Abfolge der Konsequenzen. Die kurzfristigen Konsequenzen sind bedeutsamer als die langfristigen. So werden viele gesundheitsschädigende Verhaltensweisen kurzfristig durch angenehme Empfindungen belohnt (Essen, Alkohol, Rauchen). Langfristig können bei übermäßigem Essen, Rauchen oder Trinken gesundheitliche Schäden auftreten.

Bedeutung für die ergotherapeutische Praxis

In der ergotherapeutischen Behandlung werden viele Lernformen genutzt. Vor allem das Lernen an den Konsequenzen hat hier einen großen Stellenwert. Die gelungene Arbeit, wie z.B. die Bucheinbindung, der Weidenkorb, das Schmuckgesteck, ist ebenso ein positiver Verstärker wie die (wieder) erworbene Fähigkeit, die verbesserte Feinmotorik und das selbstständige Anziehen. Aber auch der Umgang mit dem Ergotherapeuten, seine Verhaltensweisen, Lob, Kritik, Unterstützung und Anforderung stellen Konsequenzen dar, die das Lernen von Verhaltensweisen beeinflussen. Daneben nimmt auch das Beobachtungslernen (wie gehen andere mit der Krankheit/Behinderung um oder wie reagiert der Ergotherapeut) einen breiten Raum ein.

Motivation und Lernen

Theorien zur Motivation versuchen zu erklären, was menschliches Handeln und Verhalten in Gang setzt und aufrechterhält. Leider ist die Verwendung der Begriffe weder in der Alltagssprache noch in der Wissenschaft einheitlich: Es wird von Trieben, Motiven, Zielen, Intentionen, Bedürfnissen, Wünschen gesprochen.

Motive sind nicht beobachtbar. Dabei handelt es sich um Annahmen über die Ursachen, die dem Verhalten zugrunde liegen. Der gesamte Prozess wird *Motivation* und der einzelne Beweggrund *Motiv* genannt. Oft werden Motive in primäre und sekundäre unterschieden, wobei die primären biologisch vorgegeben und lebenswichtig sind (Hunger, Durst, Schlafbedürfnis) und die sekundären im Lauf der Entwicklung durch den Umgang mit anderen Menschen erlernt werden.

Es gibt zahlreiche theoretische Ansätze, Motivation zu erklären. Ausgewählt wurde hier die Theorie von Maslow, einem Vertreter der humanistischen Theorien (Maslow 1970).

Maslow unterscheidet zwei Motivationsformen: die *Mangelmotivation* und die *Wachstumsmotivation*. Im Mittelpunkt seiner Theorie steht die Spannung, die dazu führt, spannungsreduzierende oder -steigernde Handlungen vorzunehmen.

Mangelmotivation veranlasst die Menschen, ihr physisches oder psychisches Gleichgewicht wiederherzustellen, während Wachstumsmotivation bewirkt, etwas Neues zu tun bzw. zu werden. Um einen Wunsch auszuführen, ist der Mensch in der Lage, kurzfristige Bedürfnisbefriedigung zurückzustellen bzw. eine Mangelsituationen zu erleiden. Er erträgt z.B. Schmerzen, um zu sportlichen Höchstleistungen zu gelangen.

Maslow formulierte eine Bedürfnishierarchie. Zur untersten Stufe gehören die physiologischen Bedürfnisse, wie Hunger und Durst. Erst wenn diese einigermaßen befriedigt sind, motivieren die Bedürfnisse auf der nächsten Ebene, die Sicherheitsbedürfnisse, usw. Den Gipfel der Hierarchie besetzen die Selbstverwirklichung und die Transzendenz.

Bedeutung für die ergotherapeutische Praxis

In der psychologischen Forschung wird dieses Modell unter anderem deswegen kritisiert, weil ihm die experimentelle Bestätigung fehlt und die Begriffe unklar und nicht operational definiert sind.

In der Erziehung, Pflege und Therapie wird diese Bedürfnishierarchie häufig benutzt, um die Bedürfnisse der Schüler bzw. Patienten zu erfassen und daraus Maßnahmen abzuleiten.

Ein Teilaspekt der Motivationsforschung ist die Leistungsmotivation. Interessant für die therapeutische Praxis ist auch eine Theorie zur Attribution von Ursachen. Menschen beziehen Ereignisse und Erfahrungen, auch die eigenen Leistungen, auf Gründe und Ursachen. Abhängig davon, wie der Mensch die Ursache von Erfolg oder Misserfolg interpretiert, fallen seine Gefühle und das Ausmaß der Anstrengung beim nächsten Versuch aus.

Patienten, die ihre Erfolge ihren Fähigkeiten und Anstrengungen zuschreiben, sind motiviert, weitere Anstrengungen zu investieren, während die, die ihre Erfolge auf Glück, eine zu leichte Aufgabenstellung oder die Hilfestellung des Ergotherapeuten beziehen, weitaus weniger zu weiteren Anstrengungen bereit sind.

Ebenso neigen Patienten, die einen Misserfolg auf die eigenen geringen Fähigkeiten oder eine schwere Aufgabenstellung beziehen, dazu, sich einfachere Aufgaben zu suchen und die, die den Misserfolg dem Pech oder mangelnder Anstrengung zuweisen, werden es höchstwahrscheinlich nochmals und mit mehr Anstrengung versuchen (Zimbardo 1992, S. 376).

Hier bestehen Zusammenhänge zum Faktor, den Bandura *Selbstwirksamkeit* nennt (Bandura 1979). Die Wahrnehmung der Selbstwirksamkeit beeinflusst Denkmuster, Leistung und Emotionen eines Menschen. Besitzt ein Mensch dieses Gefühl nicht bzw. kaum oder ist es durch eine Erkrankung gestört, kann dies Apathie und Mutlosigkeit zur Folge haben.

Diskussion: Sozialwissenschaftliche Grundlagen und die Methoden der ergotherapeutischen Praxis

In dieser Einführung konnten nur grundlegende Theorien und Forschungen aufgezeigt werden. Ergotherapeuten, die in ihrem jeweiligen Arbeitsgebiet in größerem Umfang mit der kognitiven Psychologie, der Entwicklungspsychologie, der Psychoanalyse oder Lerntheorien arbeiten, benötigen umfassendere Kenntnisse, die in der Ausbildung angebahnt und im Rahmen von Fort- und Weiterbildung vertieft werden müssen.

Klienten, die zur ergotherapeutischen Behandlung kommen, erleben häufig eine besondere Situation. Durch ihre Erkrankung bzw. Behinderung sind ihre Persönlichkeit, Entwicklung und Lernfähigkeiten spezifischen Gefährdungen, Anforderungen und Problemen ausgesetzt. Diese Situation wurde bis jetzt kaum wissenschaftlich aufgearbeitet und könnte daher ein mögliches Gegenstandsfeld zukünftiger ergotherapeutischer Forschung darstellen.

Die verschiedenen theoretischen Ansätze, Perspektiven, Gegenstände und Aussagen werden für die Ergotherapie an unterschiedlichen Stellen relevant. Die beschriebenen Persönlichkeitstheorien bieten die Möglichkeit, sich mit den eigenen Grundannahmen über die Natur des Menschen und die therapeutischen Möglichkeiten der Verhaltensänderung zu beschäftigen. Die Theorien zur Entwicklung unterstützen vor allem das Verständnis für bestimmte Patienten, nämlich der sich entwickelnden Kinder und Jugendlichen. Die Konzepte zum Lernen ermöglichen eine grundlegende Orientierung zur eigenen Gestaltung therapeutischer Lernprozesse.

Ergotherapie lässt sich nach verschiedenen Konzepten durchführen. Entscheidend sind dabei die Arbeitsfelder, die Patientengruppen, die theoretischen Grundlagen und die Methoden, über deren Zusammenhänge im Folgenden ein Überblick gegeben wird. Dabei wird von der Begriffsklärung ergotherapeutischer Methoden ausgegangen.

Definition

Das griechische Wort *methodos* (= Weg der Untersuchung) wird im Allgemeinen als erprobter, überlegter und übertragbarer Weg des Vorgehens oder Verfahrensweise verstanden, mit dem sich unterschiedliche Aufgaben erledigen oder einzelne Ziele erreichen lassen.

Im Wesentlichen ist professionelles Vorgehen von drei Merkmalen gekennzeichnet:

1. Zielgerichtetheit;
2. Planmäßigkeit und Folgerichtigkeit;
3. Spezifische Handlungsstruktur.

Das Ziel der Ergotherapie ist es, den Patienten in allen Arbeitsfeldern zu einer möglichst selbstständigen und unabhängigen Lebensgestaltung zu verhelfen, Handlungsdysfunktionen abzubauen und Handlungsmöglichkeiten zu eröffnen. Um dieses Ziel zu erreichen, nutzen Ergotherapeuten sowohl direkte als auch indirekte Methoden. Neben dem Rollstuhltraining sind auch das Arrangement von Lernanreizen, die Sozialform etc. wichtige Wege zum Ziel. Der Begriff Methode umfasst neben den einzelnen Verfahren, Techniken bzw. Trainings auch die Gesamtheit der methodischen Konzeptionen.

Wo neue, wirkungsvolle therapeutische Angebote gefunden wurden, entstehen so genannte Methodenkonzeptionen bzw. therapeutische Ansätze (Gestaltungstherapie, Sensorische Integrations-Therapie, Bobath-Konzept usw.). Diese umfassen eine theoretische Grundlage, ein spezifisches therapeutisches Setting, eine mehr oder weniger festgelegte Übungsfolge und spezifisch eingesetzte Materialien und Medien. Häufig beziehen sie sich auch auf einen einzelnen Arbeitsbereich bzw. eine bestimmte Patientengruppe.

Teilweise werden mehrere Methoden auch zu spezifischen Ziel-Inhalt-Mittel-Angeboten miteinander kombiniert, wobei sich mehr oder weniger festgelegte therapeutische Maßnahmen und Übungsfolgen ergeben, z.B. Mobilitätstraining.

Sowohl in den ergotherapeutischen Veröffentlichungen als auch in denen anderer therapeutischer Berufe bzw. „Schulen" stößt man auf eine Vielzahl von Begriffen Therapieverfahren, -methoden, -techniken, -formen und -ansätze. Erste Theorie-Modelle der Ergotherapie liegen bislang noch nicht vor, (s. Kap. 1).

In den letzten Jahren sind Bemühungen zu verzeichnen, die ergotherapeutischen Methoden zu benennen und zu klassifizieren. Wie schwierig es ist, die vielen Gesichter der Ergotherapie theoretisch zu erfassen, soll an zwei Beispielen verdeutlicht werden.

Grundsätzlich lassen sich Methoden *systemorientiert* (theoretisch) und *praxisorientiert* (pragmatisch) ordnen. Ein Ordnungsschema klassifiziert die ergotherapeutischen Methoden zweidimensional, zum einen anhand der Einsatzbereiche (pragmatisch) und zum anderen anhand der jeweiligen wissenschaftlichen Bezugsdisziplinen bzw. -theorien (theoretisch):

- Psychosoziale Behandlungsverfahren;
- Neurophysiologische Behandlungsverfahren;
- Neuropsychologische Behandlungsverfahren;
- Motorisch-funktionelle Behandlungsverfahren;
- Arbeitstherapeutische Behandlungsverfahren.

In dieses Ordnungsmodell geht die Annahme ein, dass jeweils eine benennbare Reihe von Methoden mit gemeinsamen theoretischen Grundlagen die spezifischen Vorgehensweisen in einem Arbeitsbereich ausmachen.

Ein Grundproblem des Ordnungsmodells ist, dass es aufgrund seiner Orientierung an den medizinischen Fachbereichen und Bezugsdisziplinen spezifische Aspekte mehr oder weniger stark in den Vordergrund stellt:

- Patientengruppen – psychosoziale Behandlungsverfahren;
- Theoretische Grundlagen – neurophysiologische und neuropsychologische Behandlungsverfahren;
- Anwendungsbereiche – motorisch-funktionelle und arbeitstherapeutische Behandlungsverfahren.

Dies wird z.B. daran deutlich, dass theoretisch und berufspraktisch alle theoretischen Grundlagen und Störungsbilder, auf die sich die anderen Verfahrensgruppen beziehen, für die Arbeitstherapie ebenfalls von Interesse sind.

Ein weiteres Klassifikationsmodell ordnet Vorgehensweisen der psychosozialen Behandlungsverfahren pragmatisch anhand der Handlungs- bzw. Zielstruktur der Behandlung:

- Ausdruckszentrierte Methode;
- Kompetenzzentrierte Methode;
- Interaktionelle Methode.

Problematisch bei dieser Klassifikation erscheint, dass auch ausdrucks- und interaktionelle Vorgehensweisen auf Kompetenzen, nämlich Ausdruck und Interaktion abzielen. Auch werden diese Methoden auf sehr unterschiedlichen Ebenen fundiert, die kompetenzzentrierte Methode anhand der Techniken, die ausdruckszentrierte anhand der Mittel und Materialien und die interaktionelle anhand des therapeutischen Settings, z.B. Arbeiten in Gruppen, sodass die Trennschärfe der Klassen fraglich ist.

Welche Vor- und Nachteile bzw. Durchsetzungsfähigkeit die verschiedenen Ordnungsmodelle entwickeln werden, wird die zukünftige Entwicklung zeigen.

Das Methodenproblem der Ergotherapie umfasst die theoretische Klärung, Ordnung, praktische (Zusammen-)Arbeit und den Effektivitätsnachweis der Methoden. Nicht ausdiskutiert ist z.B., inwieweit Wege wie Gruppentherapie, handwerkliche und gestalterische Angebote, Sozialtraining usw. den Charakter von Methodenkonzepten haben oder eher als indirekte methodische Maßnahmen der Sozialformen, Materialien und Mittel anzusprechen sind.

Im Folgenden werden die oben genannten Ordnungsmodelle trotz der kritischen Anmerkungen genutzt, um einen spezifischen Aspekt ihrer Leistungsfähigkeit, nämlich die Systematisierung ergotherapeutischen Vorgehens in Hinblick auf die eingehenden theoretischen Bezugstheorien aufzuzeigen.

Im Hinblick auf die eingehenden sozialwissenschaftlichen Grundlagen existieren neben- und miteinander eher psychoanalytische, lerntheoretische und humanistische Auffassungen zur Ergotherapie. Hinsichtlich der naturwissenschaftlichen Grundlagen fließen weitere Auffassungen mit ein. Sowohl in den theoretischen Grundlagen als auch in den Methoden folgt die Ergotherapie eher einem kombinierenden Konzept. Keines der oben genannten Behandlungsverfahren ist ausschließlich sozial- bzw. naturwissenschaftlich orientiert, da Krankheit und Behinderung immer sowohl eine physische, psychische als auch soziale Komponente haben. Der ganzheitliche Blick der Ergotherapie erfordert immer das Bemühen, alle Aspekte zu integrieren. Trotzdem stehen in den jeweiligen Arbeitsfeldern mit unterschiedlichen Patientengruppen und verschiedenen Methoden immer spezifische theoretische Grundlagen im Vordergrund. Die Tabelle 5.**2** (S. 299f.) benennt die jeweiligen Schwerpunkte (Beyermann 1998).

5.2.2 Medizinische Grundlagen

Grundlagen und Theoriemodelle in der Psychiatrie

C. Scheepers

Die Behandlung und Versorgung psychisch Kranker unterlag in den letzten Jahrzehnten unterschiedlichen Strömungen. In den Siebzigerjahren wurden in der so genannten *Sozialpsychiatrie* sozialisierende Methoden, wie Arbeit, Beschäftigung, Kontaktangebote und Milieu besonders betont. Auch psychotherapeutische Ansätze kamen verstärkt zum Tragen. Mit dem wachsenden Einfluss pharmakologischer Erfolge verschob sich dieser Ansatz zu Gunsten einer psychobiologischen Einschätzung. Die Auseinandersetzung um Krankheitsbegriffe und Ätiologie psychischer Erkrankungen hält seit Jahren unvermindert an. In der Debatte um Kriterien von Krankheit und Normalität vertritt Marcuse die Ansicht: „Jeder psychiatrisch Tätige muss sein eigenes Bild von der Normalität überprüfen. Dies ist Voraussetzung für eine vorurteilsfreie therapeutische Grundhaltung“ (Marcuse 1967).

Bis heute ist weder eine rein genetische, biochemische, individualpsychologische, sozio- bzw. familiendynamische oder biologische Kausalität für die Entstehung psychiatrischer Erkrankungen und hier im Besonderen der Psychosen empirisch gesichert. Übereinstimmend wird daher meist ein multimodales Konzept für die Ätiologie beschrieben. Dabei wird gemeinsam davon ausgegangen, dass eine genetische Präposition und damit verbunden eine Vulnerabilität, also besondere Verletzlichkeit der Betroffenen vorliegt. Eine multidimensionale Betrachtungsweise des Patienten macht es erforderlich, ihn mit den Augen der Psychologie (Psychopathologie und Tiefenpsychologie), der somatischen Medizin (biologisches Modell) und der Soziologie (Sozialpsychiatrie) zu betrachten.

Die Literatur der Psychopathologie und Behandlung psychischer Erkrankungen ist umfangreich. Im Folgenden werden lediglich Grundlagen des psychopathologischen Befundes sowie theoretische Erklärungsmodelle grob skizziert, die unter anderem auf die ergotherapeutischen Behandlungsverfahren Einfluss haben. Hinweise auf Originalliteratur erleichtern es dem Leser, mit den entsprechenden Quellen seinen Kenntnisstand zu vertiefen. Im folgenden Teil der Lehrbuchreihe zur Psychiatrie wird die Ergotherapie fall- und krankheitsbildbezogen erläutert.

Tabelle 5.2 Klassifikation und Beschreibung ergotherapeutischer Behandlungsverfahren nach den jeweiligen Bezugsdisziplinen und ihren theoretischen Grundannahmen (aus: Beyermann G. Didaktische Grundprobleme in der Ausbildung von Gesundheitsberufen am Beispiel der Ergotherapie. (Dissertation). Heidelberg: Universität Heidelberg; 1998)

Thema	Motorisch-funktionelle Behandlungsverfahren	Neurophysiologische und neuropsychologische Behandlungsverfahren	Psychosoziale Behandlungsverfahren
Anwendungsbereiche	Körperliche Störungen, v. a. in der Orthopädie, Chirurgie, Geriatrie.	Neurologische bzw. Entwicklungsstörungen, v. a. in der Pädiatrie und Neurologie.	Psychosoziale Störungen, v. a. in der Psychiatrie, Psychosomatik und Geriatrie.
Ergotherapeutische Angebote (Beispiele):	**Maßnahmen:** – Handwerkliche und gestalterische Angebote; – Selbstständigkeitstraining (ADL); – Hilfsmittelversorgung. **Methodenkonzepte:** – Gelenkmobilisation; – Muskelkräftigung; – Sensibilitätstraining; – Behandlung nach Bobath.	**Maßnahmen:** – Handwerkliche, gestalterische und spielerische Angebote; – Angebote mittels funktioneller Medien, Spiele, neuropsychologischer Übungsmaterialien. **Methodenkonzepte:** – Wahrnehmungsförderung bzw. Sensorische Integration nach Konzepten von Affolter, Ayres, Bobath, Frostig, Johnstone, Perfetti etc.; – Neuropsychologisches Hirnleistungstraining.	**Maßnahmen:** Kompetenzzentrierte, ausdruckzentrierte und interaktionelle Methode (nach Scheiber 1995). **Methodenkonzepte:** – Gestaltungstherapie; – Konzentrative Bewegungstherapie.
Metatheoretische Grundlagen	**Biophysiologisches Modell:** Im Vordergrund steht das Verhältnis zwischen gestörten körperlichen Funktionen und Handlungsproblemen. Die Bedeutung anatomischer und organischer Strukturen sowie physiologischer Prozesse für die Handlungsproblematik wird untersucht.	**Biopsychologisches Modell:** Im Vordergrund steht das Verhältnis zwischen gestörten funktionellen Systemen und Handlungsproblemen. Die Bedeutung bestimmter Hirnregionen bei bestimmten Verhaltensweisen wird untersucht und in Beziehung zu den Handlungsproblemen gesetzt.	Im Vordergrund steht das Verhältnis zwischen psychischen Funktionen und Handlungproblemen. **Psychodynamisches Modell:** – Klassische Psychoanalyse: Handlungen werden als Reaktionen auf traumatische Erfahrungen interpretiert. – Humanistische Psychologie: Persönliche Werte und Beziehungen begründen Handlungen. **Lerntheoretisches Modell:** Handlungsmuster werden durch Verstärkung gelernt und aufrechterhalten.
Grundannahmen über die Natur des Menschen	Der Körper wird als biologisch-physikalisches System gesehen: Die Funktion (z. B. Bewegung) bestimmt die Struktur (z. B. Bewegungsapparat). Störungen in diesem System beeinflussen Handlungsmöglichkeiten.	Der Körper wird als biologisch-dynamisches System gesehen: Die Funktion (z. B. Wahrnehmung) bestimmt die Struktur (z. B. Wahrnehmungssystem). Störungen in diesem System beeinflussen Entwicklungs- und Handlungsmöglichkeiten.	**Psychodynamisches Modell:** – Klassische Psychoanalyse: Triebe drängen auf Bedürfnisbefriedigung, wodurch der Mensch in Konflikt mit seiner sozialen Realität geraten kann. – Humanistische Theorien: Menschen streben nach Wachstum und Selbstverwirklichung.

Thema	Motorisch-funktionelle Behandlungsverfahren	Neurophysiologische und neuropsychologische Behandlungsverfahren	Psychosoziale Behandlungsverfahren
Normale menschliche Entwicklung	Nicht die physische oder psychische Entwicklung, sondern die gegenwärtige Erkrankung bzw. Behinderung steht im Mittelpunkt.	Die Entwicklung von Handlungs- und Denkmöglichkeiten beruht auf dem Wechselspiel von Erfahrung und Ausdifferenzierung der Hirnstruktur.	**Lerntheoretisches Modell:** Menschen werden mit der Fähigkeit zum Lernen geboren. **Psychodynamisches Modell:** Psychosoziale Entwicklung entsteht durch die Lösung von Konflikten in aufeinander folgenden Phasen **Lerntheoretisches Modell:** Lernen wird durch Verstärkung gesteuert.
Grundannahmen über die Störung	Grundannahme über die körperliche Störung: Körperliche Störungen beruhen auf Infekten, degenerativen Prozessen, Frakturen usw.	Grundannahme über die neurophysiologische bzw. -psychologische Störung: Begrenzte Erfahrungsräume begrenzen die Ausdifferenzierung der Hirnstruktur – geschädigte Hirnstrukturen erschweren die Verarbeitung von Erfahrungen und die weitere Ausdifferenzierung von Hirnstrukturen.	Grundannahme über die psychische Störung: **Psychodynamisch:** Störungen spiegeln unangemessene Konfliktlösungen und Fixierungen auf früheren Stufen wider. Sie haben starke Impulse und/oder schwache Kontrollen hinterlassen. **Lerntheoretisch:** Problematisches Verhalten entsteht durch Lernen. Es gibt keine „zugrunde liegende“ Störung. **Medizinisch:** Die Störung beruht auf gestörten physiologischen Prozessen.
Therapieziel	Die Therapie zielt auf die Heilung, Kompensation oder Integration geschädigter Funktionen. Im Mittelpunkt steht die (Wieder-) Aneignung von (motorischen) Fähigkeiten.	Die Therapie zielt auf die Anregung neuronaler Plastizität bzw. Ausdifferenzierung der Hirnstruktur, um (basale) Funktionen (wieder) aufzubauen.	Die Therapie vermittelt alltags- und berufspraktische sowie soziale Fähigkeiten, um die Integration in den Alltag, die Berufspraxis und Gesellschaft zu fördern. Im Mittelpunkt steht die Neuorganisation bzw. Selbstorganisation von Verhalten.
Rolle des Ergotherapeuten	Der Ergotherapeut arbeitet als Anleiter, Berater und Trainer. Er hilft, Fertigkeiten und Fähigkeiten zu erhalten bzw. eröffnet Möglichkeiten, mit den geschädigten Funktionen umzugehen.	Der Ergotherapeut arbeitet als „Entwicklungsbegleiter“. Er eröffnet neue sinnliche und motorische Erfahrungsräume und hilft, (neue) Fertigkeiten und Fähigkeiten einzuüben.	Der Ergotherapeut arbeitet als „Wegbegleiter“. Er eröffnet neue psychosoziale Erfahrungsräume und hilft, (neue) Fertigkeiten und Fähigkeiten einzuüben.
Rolle der eingesetzten Angebote	Die Angebote zielen v. a. auf motorische bzw. manuelle Fertigkeiten und Fähigkeiten.	Die Angebote zielen auf basale Funktionen der Wahrnehmung, Motorik, Kognition und soziale Fähigkeiten. Im Mittelpunkt steht deren Integration.	Die Angebote zielen sowohl auf die Erweiterung motorischer, manueller, sinnlicher und kognitiver Fähigkeiten, als auch darauf, (neue) Möglichkeiten des emotionalen und verbalen Ausdrucks sowie der sozialen Interaktion zu eröffnen.

Psychopathologische Diagnostik

Für die ergotherapeutische Diagnostik ist die Fähigkeit zur Einordnung der medizinischen Grundbegriffe und des Erscheinungsbildes auf psychopathologischem Hintergrund unabdingbar. Die Kommunikation zwischen Arzt und Ergotherapeut erfordert eine einheitliche Sprache in der Bewertung oder Erläuterung des Therapieprozesses. Während die Medizin sich verstärkt dem symptomatischen und „auffälligen" Erscheinungsbild zuwendet, versucht die Ergotherapie aus einem ressourcenorientierten Selbstverständnis heraus, ihren Fokus auf die Unterstützung vorhandener Fähigkeiten im Handlungs- oder Verhaltensbereich zu richten. Für die Entwicklung einer realistischen Prognose ist die Einordnung der psychopathologischen Begrifflichkeiten dabei von erheblichem Nutzen.

Psychopathologische Symptome müssen immer im Kontext der Gesamtpersönlichkeit, des Verhaltens und der aktuellen Situation gesehen und interpretiert werden. So können beispielsweise Gedächtnis- und Wahrnehmungsverarbeitungsleistungen unter Stress erheblich vermindert sein. Dabei darf nicht vergessen werden, dass seelisches Geschehen eine komplexe Einheit darstellt, nicht aber die Summe von Einzelfunktionen.

Der Erstkontakt bzw. das Erstgespräch mit dem Patienten kann dem Ergotherapeuten folgende wichtige Aufschlüsse zur Psychopathologie vermitteln:

- Äußeres Erscheinungsbild (z.B. Kleidung, Körperpflege, Statur, Gestik, Mimik, Sprache);
- Kontakt und Verhalten (z.B. freundlich, zugewandt, verschlossen, situationsunangemessen);
- Bewusstseinslage und Orientierung (z.B. Aufmerksamkeit, Zielgerichtetheit, Auffassung, Konzentration);
- Gedächtnis (z.B. Erinnerungs- und Merkfähigkeit);
- Denken (z.B. formale oder inhaltliche Denkstörungen);
- Wahrnehmung (z.B. visuelle, körperbezogene Wahrnehmungsverarbeitungsstörungen, Sinnestäuschungen);
- Ich-Erlebnis (Ich-Störungen der Abgrenzung, der Vitalität und Fremdbeeinflussung);
- Emotionalität/Affektivität (z.B. depressive Stimmung, Angst, Überforderungsempfinden);
- Antrieb und Psychomotorik (z.B. Tonusverminderung bzw. -erhöhung).

Darüber hinaus sind sicherlich Angaben zur Persönlichkeitsstruktur, Intelligenz und Suizidalität aus der medizinischen Anamnese wichtig. Die gesamten Informationen werden für die Erstellung des Behandlungsplanes und der Prognose bedeutsam. Für die Ergotherapie erscheint die Einordnung nach der dreidimensionalen WHO-Konzeptualisierung (Mathesius 1994; Abb. 5.**1**) sinnvoll. Die Differenzierung zwischen den Ebenen *Störung der psychischen Struktur* (impairment), *Störung der funktionellen Fähigkeiten* (disability) und schließlich die *Störung der sozialen Stellung der Person und ihrer Fähigkeit zur Teilnahme am gesellschaftlichen Leben* (Handikap) unterstützt horizontal gelesen die Zielsetzung und Behandlungsplanung in der Ergotherapie.

Erklärungsmodelle zur Entstehung psychiatrischer Erkrankungen

Die nachfolgend zunächst aufgeführten Erklärungsmodelle konzentrieren sich im Wesentlichen auf die Ätiologie psychotischer Erkrankungen. Anschließend werden psychobiologische Grundlagen von Demenz- und Suchterkrankungen und abschließend pharmakologische Grundgedanken im Kontext zu psychosozialen Verfahren kurz erläutert. Es erscheint sinnvoll, Faktoren dieser Erklärungsmodelle den therapeutischen Strategien zugrunde zu legen, um prospektiv den Therapieverlauf besser einschätzen zu können.

1. Psychodynamische Erklärungsansätze für das Entstehen von Psychosen

Schon Freud beurteilte die *Psychose* als Rückzug der Libido von der Außenwelt, dem eine libidinöse Überbesetzung des Ichs durch Größenwahn und Hypochondrie nachfolgt (Freud

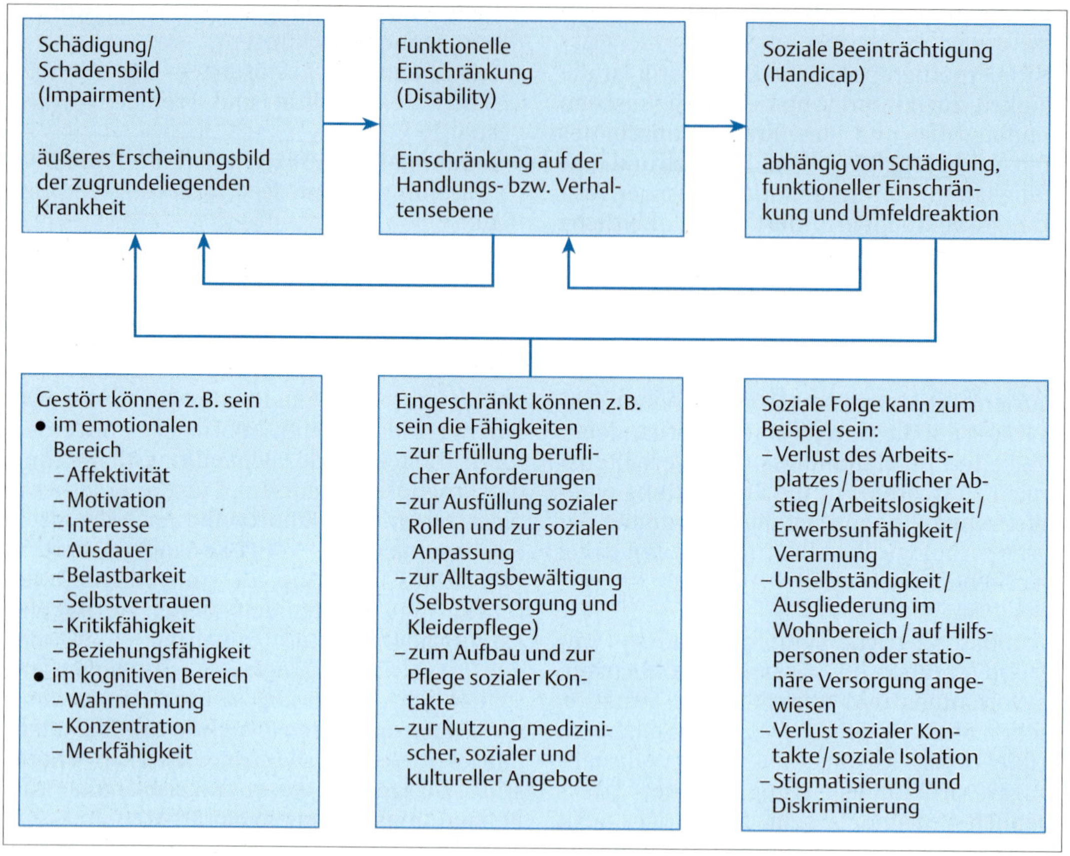

Abb. 5.**1** Das Konzept der Krankheitsfolgen und Behinderungen (nach Kauder et al. 1997, nach der WHO Konzeptualisierung von 1995 durch Matthesius et al. 1994; aus: Eikelmann B. Sozialpsychiatrisches Basiswissen. Stuttgart: Enke; 1998).

1911). Wahn und Halluzinationen stellen Versuche dar, die Außenwelt wieder mit Libido zu besetzen.

Federn sieht die Grenzen zwischen Ich und Nicht-Ich verschwimmen, weil die Ich-Grenzen nicht mehr eigenaktiv aufrechterhalten werden können (Federn 1956) und Klein beschreibt psychotische Symptome als durch archaische Abwehrmechanismen, wie Spaltung, Fragmentierung, Idealisierung und der Verlagerung von Selbstanteilen in Objekte bzw. von Objektanteilen in das Selbst bedingt (Klein 1962). Mahler ist der Auffassung, dass der Prozess der Individuation gestört wurde und einen zentralen Konflikt zwischen Autonomie und Abhängigkeit hervorruft (Mahler 1975). Es besteht eine Unfähigkeit, sich aus der Dualunion, der Symbiose mit der Mutter zu lösen oder die Unfähigkeit, die autistische Position zu verlassen.

Psychodynamische Theorien der *Depression* sehen dagegen die ursächlichen Gründe, wie Objektverlust, Introjektion und in der Folge eine Ich-Regression im Sinne einer einsetzenden Wut auf das neue Objekt, das eigene Selbst, gerichtet. Mentzos definiert einen Konflikt zwischen Objektbindung und narzisstischer Wertigkeit, die eine regressive Mobilisierung des archaischen Überichs zur Folge hat (Mentzos 1991 u. 1995). Diese finden in Schuld- oder Abhängigkeitsdepressionen bzw. Größenwahn ihren Ausdruck. Andere sehen als Entstehungsbedingung eine Störung der narzisstischen Balance und der internalisierten Objektbeziehung als Folge eines schwierigen Eltern-Kind-Dialoges, in dem das Kind für sich feststellt, nichts bewirken zu können (Senf u. Broda 1996, S. 343).

2. Vulnerabilitäts-Stress-Modell
Die im Selbsterleben und Sozialverhalten wenig vitale, unsichere, überempfindsame, instabile und damit verletzliche Persönlichkeit besitzt häufig verminderte Bewältigungs- oder Copingstrategien und wird auch als *prämorbide Persönlichkeit* bezeichnet. Insbesondere gegenüber ihre psychosoziale Belastungsfähigkeit übersteigenden Stress entwickeln sie als „Gegenstrategie" psychotische Symptome. So kann z.B. die Ausweglosigkeit aus paradoxen, lebenswichtigen Situationen (Double-Bind-Hypothese) zu Spannungen und Instabilität führen, die nur durch „Verrückung" ausgeglichen werden kann. Die Betroffenen zeichnen sich unter positiven Bedingungen durch besondere Originalität und Feinfühligkeit aus.

Bei psychotischen oder schizophrenen Menschen stellt die Forschung eine eindeutig niedrigere *vulnerable Schwelle* fest. Unter die genetischen und somatischen Einflüsse fallen Konstitution, Sensibilität und pränatale bzw. perinatale Schäden. Frühkindliche Traumata, familiärer Kommunikationsstil usw. werden zu den psychosozialen Einflüssen gezählt (Ciompi 1982).

Unter ungünstigen Bedingungen, wie labilen und unklar strukturierten Bezugsystemen entwickeln die Menschen eine Ich-schwache, verletzliche Persönlichkeitsstruktur. Nach Ciompi und Zubin erschweren zudem Informationsverarbeitungsstörungen den Erwerb von Bewältigungsmustern (Ciompi 1982 u. Zubin 1983). Veränderte Wahrnehmungsverarbeitung von Zeit und Raum, die wahrscheinlich von den „Verrückern" bewirkt wird, erzeugt ein verzerrt psychotisches Erleben, bei dem Denken und Fühlen in Feedbackprozessen zwischen Innen und Außen diffundiert.

Wird das Gleichgewicht zwischen den von der Psyche beanspruchten Reizen an Bestätigung in spannungsvolle Unordnung versetzt, sucht es sich schließlich geradezu mit Gewalt ein neues. Mit dieser These zur Bedeutung des Gleichgewichtszustandes erklärt Ciompi eine Vielzahl potenzieller, energetischer *Verrückungsmechanismen*. Für ihn resultieren daraus therapeutische Ansätze und Forderungen, wie z.B. (Ciompi 1982):

- Klare, feste, eindeutige Bezugsysteme, die Verlässlichkeit und Vertrauen vermitteln;
- Optimiertes Milieu, reduzierte Stimuli, eindeutige Gebote und Verbote;
- Zutrauen an Verantwortung und Autonomie;
- Nicht die Veränderung des Denkens, sondern des Handelns und Fühlens in den Mittelpunkt stellen;
- Die Vermittlung von Impulsen eines festen, kräftigen Körperbildes;
- Die Vermittlung von Symbolhandlungen und Ritualen, um bildhaft Aktionen in bestehende Bezugssysteme einzubrennen;
- Bezogen auf die Ergotherapie favorisiert er die an reale Bedingungen geknüpften Maßnahmen, in der selbstverantwortlich konkrete Zielabsprachen den Prozess der Autonomisierung unterstützen.

3. Systemischer, familiendynamischer Ansatz
Unübersehbar kommt in Ciompis Synthese multimodaler Erklärungsansätze ein systemisches bzw. familiendynamisches Verständnis zum Ausdruck (Ciompi 1982). Die vor allem in der Kindheit internalisierten kognitiven, affektiven innerpsychischen Strukturen entwickeln sich offensichtlich aus einer spezifischen familiären Kommunikationsstruktur. Schwierige Kommunikationsstrukturen, in denen z.B. Zuwendung an Leistung gebunden ist oder emotionale Bedeutungsinhalte missverständlich bleiben, ergeben letztlich ein Beziehungsgefüge, in dem eine Person erkrankt und damit möglicherweise zum Katalysator dieser Struktur wird. Sie besitzt eine relative Eigendynamik und Autonomie, die durch alle Beteiligten immer wieder stabilisiert werden. Die psychische Krankheit des Betroffenen wird nicht isoliert betrachtet,

sondern in einen systemischen Kontext gestellt. Sie wird als Versuch verstanden, eine gewisse Homöostase, d.h. die Stabilität des Systems aufrechtzuerhalten. Für die Aufrechterhaltung entwickeln sich meist unbewusst innerfamiliäre spezifische Kommunikationsregeln. Das bedeutet für die Therapie, dass nicht der Einzelne, sondern das Familiensystem betrachtet und der Patient in der Rolle des *Symptomträgers* gesehen wird. Seine Verhaltensauffälligkeiten bzw. seine Krankheit werden indirekt über die Veränderung der Kommunikationsstruktur beeinflusst.

4. Informationsverarbeitungsstörungen

Die Konzepte über Störungen der Informationsverarbeitung befassen sich in erster Linie mit Problemen der selektiven Aufmerksamkeit, des logischen Denkens, der Problemlösungsfähigkeit und der Merkfähigkeit. Der Kinderpsychiater Lempp sieht als Grundlage vererbte und/oder durch frühkindliche Hirnschädigung erworbene Teilleistungsschwächen, im Sinne von Erfassungs- und Verarbeitungsstörungen (Lempp 1984). Andere Konzepte sprechen von der Filterstörung bei der Reizaufnahme und Weiterleitung. Dabei wird davon ausgegangen, dass vor der Weiterleitung der Prozess der Unterscheidung von Wichtigem und Unwichtigem, z.B. durch ein Fehlen der Hemmfunktionen des Filters, gestört wird. Damit wird auch das Bedeutungserfassen erschwert, da Gedächtnisinhalte nicht schnell genug reaktiviert werden können, sodass der fehlende Rückgriff auf frühere Erfahrungen dem Betroffenen eigentlich bekannte Erfahrungen immer neu erscheinen lassen.

Süllwold sieht eher Defizite bei der Informationsaufnahme, vor allem in der selektiven Aufmerksamkeit von visuellen und auditiven Reizen (Süllwold 1973). Diese Störung bedeutet für den Betroffenen eine erhöhte Ablenkbarkeit durch die von ihm zu verarbeitende Reizüberflutung. Beeinträchtigt sind offensichtlich alle kognitiven Funktionen, insbesondere wenn sie affektiv/emotional hoch besetzt sind. Nach Huber entwickeln sich daraus uncharakteristische Basisstörungen (Huber 1983), die beispielsweise bei erschwerter Nutzung des aktuellen Bedeutungsgehaltes einer Situation zu Fehlinterpretationen und damit zu problemhaften Bewältigungsreaktionen führen. Dem zugrunde liegt nach Brenner, dass frühere Erfahrungen für Vergleichsprozesse bei der Reizerkennung, -identifikation und -integration nicht mehr richtig zur Verfügung stehen (Brenner 1983).

Die Kognitive Therapie zielt daher zunächst auf die Verbesserung der Aufmerksamkeitsleistungen, um damit die Differenzierungsfähigkeit in der Reizwahrnehmung und -bewertung zu erhöhen.

Insbesondere Ciompi vereint in seinem Konzept der Affektlogik familiensystemische Einflüsse mit genetischen und konstitutionellen Bedingungen und biochemischen und hirnphysiologischen Veränderungen (Ciompi 1982). Er schlägt damit eine Brücke zum lebendigen Menschen, dessen scheinbar fremdartigen Störungen unter diesen Einflüssen als besondere Form des (fast) alltäglichen Handeln aufgefasst werden können.

5. Biochemische Grundlagen psychischer Störungen

„... Aber uns beschäftigt die Therapie hier nur insoweit sie mit psychologischen Mitteln arbeitet, derzeit haben wir keine anderen. Die Zukunft mag uns lehren, mit besonderen chemischen Stoffen die Energiemengen und deren Verteilung im seelischen Apparat direkt zu beeinflussen.“ (Freud 1940)

Mit diesen vorausschauenden Worten wies Freud schon 1940 auf die Bedeutung der Beeinflussung durch chemische und pharmakologische Mittel hin. Biochemische Erklärungsmodelle gehen heute davon aus, dass die chemische Erregungsübertragung an Neuronen gestört ist, sodass es z.B. zur erhöhten Freisetzung von Transmitterstoffen kommt. Bei der schizophrenen Symptomatik wird z.B. von einer Dopaminhypothese ausgegangen, die eine Überaktivität der Nervenfasern vom Mittelhirn ins Limbische System und zum Neokortex nach sich zieht. Bei der Dopaminhypothese (z.B. Carlson 1994) wird allerdings eingeräumt, dass die hier ansetzende Neuroleptikatherapie vornehmlich auf die produktive, d.h. wahnhafte Symptomatik einwirkt. Für die Minussymptomatik, wie z.B. Denkstörungen oder soziale Isolationstendenzen, vermutet man andere biologische Grundlagen.

Bei der endogenen Depression geht man von einer so genannten Monaminhypothese, d.h. von einer reduzierten synaptischen Aktivität durch verminderte Transmitterfreisetzung oder Veränderungen an den Rezeptoren aus. Auch bei neurotischen Symptombildern, insbesondere den Angstkrankheiten sucht man nach biologischen Äquivalenten. Gestützt wird die Annahme durch die reduktiven Reaktionen auf Psychopharmaka. Der Nachweis grundlegender biochemischer Veränderungen reicht jedoch der Wissenschaft nicht als Widerlegung psychodynamischer bzw. genetischer Modelle aus.

6. Psychodynamische Theorien zur Entstehung von Neurosen

Neurosentheorien basieren im Wesentlichen auf psychoanalytischen Betrachtungsweisen. Dennoch werden im Vorfeld ihrer Entstehung unspezifische Dispositionen auf emotionale und umweltbedingte Faktoren festgestellt, die sich zu Symptom- oder Charakterneurosen manifestieren. Nach Brunnhuber und Lieb kommt es auf dem Boden eines Trieb-/Abwehrkonfliktes zu einer psychischen oder psychosomatischen Symptombildung, die einen intrapsychischen, suboptimalen Kompromiss darstellt (Brunnhuber u. Lieb 1996). Dieser Konflikt existiert einerseits zwischen Antrieben und Bedürfnissen und andererseits zu erworbenen oder vorgegebenen Normen. Dabei stehen unbewusste Vorgänge, reaktiviert durch infantile, frühe Konfliktstrategien, die nicht ins Bewusstsein gelangen dürfen, im Vordergrund. Mit der Symptombildung verbindet sich ein Verlust an individueller Entfaltungskraft (Kap. 5.2.1; Psychodynamische Persönlichkeitstheorien).

7. Psychoanalytische/psychobiologische Grundlagen von Suchterkrankungen

Die Abhängigkeitserkrankung, d.h. die psychische und physische Abhängigkeit von einem Suchtmittel, wie Alkohol, Drogen ebenso wie den nichtstofflichen und handlungsbezogenen Objekten Spiel und Arbeit, führen namhafte Psychotherapeuten auf eine früh erlebte schwere Beziehungsstörung zurück. Bilitza und Heigl-Evers verstehen die Abhängigkeit von einem Objekt als ungelösten neurotischen Trennungskonflikt (Bilitza u. Heigl-Evers 1993, S. 163).

Nach neueren Objektbeziehungstheorien wird die zwanghafte Einnahme eines Suchtmittels als psychische Entwicklungsstörung definiert. Die Bildung innerer psychischer Strukturen, wie des Es, Ich und Überich misslingt. Ein Suchtkranker mit einem entwicklungsgeschwächten Ich „versagt" in der Abwehr innerer Impulse (Es) und in der Anpassung an Anforderungen der Umwelt (Überich) aufgrund der immer wiederkehrenden „Spaltung". Das Suchtmittel erhält die Option eines Hilfs-Ich zum Reizschutz bzw. zur Überichorientierung und erhält damit die Bedeutung als *gutes Liebes- oder böses Hassobjekt* (Bilitza u. Heigl-Evers 1993, S. 165; Krystal u. Raskin 1983, S. 49).

Daher stellt die Psychoanalyse die Beziehungsdiagnostik früherer Objektbeziehungen in Familie, Freundschaften und Partnerwahl sowie in der therapeutischen Beziehung Übertragungs- und Gegenübertragungsphänomene in den Mittelpunkt ihrer Betrachtung.

Ergänzende psychobiologische Theorien untersuchen den angenehmen Effekt von Drogen und sprechen dabei von *intrakranieller Selbstreizung*. Alkohol in niedrigen Dosen soll nach Carlson die GABAerge Hemmung an gewissen Synapsen verstärken (Carlson 1994, S. 588ff). Die Freisetzung von Dopaminen, vor allem in Strukturen des limbischen Systems scheint direkt für den positiv verstärkenden angenehmen Effekt verantwortlich zu sein (Senf u. Broda et al. 1996, S. 356 u. 247).

8. Psychobiologische Grundlagen der Demenz und Gedächtnisstörungen

Der Umgang mit dementiell erkrankten, alten Menschen erfordert eine genaue Unterscheidung der Syndrome, ihrer Entstehung und des Verlaufs.

Der Begriff *Demenz* wurde 1986 von der WHO folgendermaßen definiert:

Definition
Bei der Demenz handelt es sich um eine erworbene, globale Beeinträchtigung der höheren Hirnfunktionen. Hieraus resultieren Funktionsbeeinträchtigungen, insbesondere des Gedächtnisses, der Problemlösungsfähigkeit im Alltag, dem Umgang und der Ausführung sozialer, kommunikativer und kultureller Aktivitäten sowie eine affektive Instabilität. Im Vergleich dazu sind viele Gedächtnisstörungen nicht irreversibel. Die Grenzen zwischen altersbedingtem Leistungsabbau und dementiellen Erkrankungen sind oft schwierig zu ziehen. Differnzialdiagnostisch müssen neurologische und psychiatrische Erkrankungen sowie Hinweise auf Alkohol und Drogen, toxische, infektiöse oder traumatische Einflüsse ausgeschlossen werden (WHO 1986).

Fokale wie diffuse Gehirnläsionen scheinen zu Störungen der Informationsaufnahme und -verarbeitung zu führen. Für die pathoanatomischen Grundlagen des reinen Gedächtnisabbaus fehlen noch systematische Untersuchungen mit bildgebenden Verfahren. Dementielle Erkrankungen wie die Alzheimer Demenz können jedoch mithilfe der Computertomographie infolge der progressiven Hirnathrophie diagnostiziert werden.

Die Demenz führt im weiteren zu Anpassungsstörungen in allen Lebens- und Leistungsbereichen. Anfänglich dominiert eine Verunsicherung, weil das Wissen verloren geht, das Wiedererkennen (Ort, Zeit, Zusammenhänge, Objekte) immer häufiger misslingt und zu kommunikativen Problemen führt. Die Reduzierung sozialer und damit wohl tuender Erfahrungen bewirkt in der Folge eine zunehmende Verminderung des Selbstbildes und Leistungsniveaus. Im ständigen Ringen um Kompetenzerhaltung zeigen sich oft überraschende Leistungsschwankungen, aber auch Kompensationsmuster. So scheint beispielsweise das „ziellose Umherwandern" eine Möglichkeit zu sein, sich noch als aktiv und leistungsfähig zu erfahren.

Gleichzeitig wird hier von einer vermehrten Neurotransmitterausschüttung mit stimmungsaufhellender Wirkung ausgegangen. Für die Betreuung ergibt sich daraus als übergeordnetes Ziel die Erhaltung und Förderung eines Sicherheitsgefühls und Unterstützung einer möglichst eigenständigen Alltagsgestaltung in entspannter Atmosphäre. (Klingenfeld u. Bruder 1997)

9. Grundgedanken zur Pharmakotherapie
Eine Antwort auf die psychobiologische oder neuropsychologische Forschung geben die Erfolge der Pharmakotherapie. Für die Ergotherapie macht es Sinn, die wesentlichen Wirk- und Nebenwirkungsfaktoren einordnen zu können.

Die pharmakologische Behandlung soll den Zugang zu psycho- und soziotherapeutischen Maßnahmen erleichtern. Häufig vermindert sie quälendes Denken, Affekt- und Antriebsstörungen und verbessert daher das Arbeitsbündnis. Die synergistischen Effekte einer kombinierten soziotherapeutischen und psychopharmakologischen Therapie werden oft aus ökonomischen Gründen bevorzugt. In verschiedenen psychotherapeutischen Schulen wird von einer kombinierten Therapie abgesehen, um den Klienten in die Lage zu versetzen, aus eigener Kraft Selbstregulationskompetenzen zu entwickeln.

Für die meisten psycho- und soziotherapeutischen (einschließlich ergotherapeutischen) zu behandelnden Störungen gibt es auch psychopharmakologische Behandlungsstrategien. Diese müssen im Vorfeld unter Berücksichtigung von Fragestellungen zur Persönlichkeit und subjektiven Behandlungsstrategie dem aktuellen Störungsbild und der sozialen Situation entwickelt werden. Mögliche Einflüsse durch psycho- bzw. soziotherapeutische Verfahren sollten berücksichtigt werden. Der Zeitfaktor, d.h. ob Soforteffekt, Akut- (ein Monat) oder Langzeitbehandlung bestimmt wesentlich die Auswahl mit.

Interessanterweise hat Balint die Psychopharmakatherapie unter dem Aspekt der therapeutischen Beziehung betrachtet (Balint 1988).

Er untersuchte die Arzt-Patient-Beziehung ähnlich einer pharmakologischen Therapie nach den Kriterien *Dosis, Wirkung* und *Nebenwirkung*. Auch Gaus et al. haben 1987 Arzt-Medikament-Patient-Beziehungsmuster dargestellt. Auf der Grundlage der Objektbeziehungstheorie nach Winnicott (*Grundlagen und Theoriemodelle in der Psychosomatik*) lassen sich auch hier Objektbeziehungsmodi im Umgang mit Medikamenten darstellen:

- Symbiotischer Modus: das Medikament als *gutes Objekt* – zeigt sich oft bei Schlafstörungen und Depressionen.
- Als *Übergangsobjekt* werden Medikamente oft bei sich getragen.
- Als *Angstobjekt* erleben Patienten Medikamente, die von ihnen aufgrund ihrer Nebenwirkungen als Bedrohung erlebt werden.
- Neuroleptischen Medikamenten wird eine *steuernde Objektfunktion* mit Kontroll- und Fremdbestimmungswirkung zugesprochen.

Die psychopharmakologische Behandlung bedarf demnach einer guten Compliance zwischen Arzt und Patient ebenso wie der Kooperation zwischen Arzt und Therapeut. Bei kombinierten Therapien muss kritisch geprüft werden, ob der Patient die unterschiedlichen Behandler in „gute und böse Therapeuten" unterscheidet. Idealisierung oder Entwertung, Auflehnung oder Unterwürfigkeit sind dabei nur zwei der möglichen Konfliktmuster, die der Patient gegenüber dem therapeutischen Medium bzw. der Medikation äußert. Im Kontakt und gegenseitiger Wertschätzung der Behandler untereinander sollte diese Spaltung aufgelöst werden (Senf u. Broda 1996).

Grundlagen und Theoriemodelle in der Psychosomatik

W. Betker

Objektbeziehungstheorien

Die verschiedenen Objektbeziehungstheorien versuchen, Handlungsmuster und Beziehungsqualitäten auf dem Hintergrund der früh erlebten ersten Objekt-/Subjektbeziehungen zu erklären. Im Übertragungsgeschehen zum Therapeuten, aber auch zu Gegenständen lassen sich frühe Triebkonflikte und Bedürfnisse widerspiegeln. Die Objektbeziehungstheorien stellen daher eine wesentliche theoretische Grundlage für die wahrnehmungs- und ausdruckszentrierten ergotherapeutischen Methoden dar.

1. Winnicotts intermediärer Raum – Übergangsobjekte und Theorie des Spielens

Nach Winnicott stellt **der intermediäre Raum** für ein Individuum eine Sphäre dar, in der sich innere psychische Realität und äußeres Leben, welches von mindestens zwei Menschen wahrgenommen wird, miteinander verbinden (Winnicott 1979). Hier darf sich das Individuum von der lebenslänglichen Aufgabe ausruhen, innere und äußere Realität voneinander getrennt und doch in wechselseitiger Verbindung zu halten. Voraussetzung für die normale Entwicklung dieses Bereichs ist eine vertrauensvolle, verlässliche Beziehung. Der Ursprung ist das kindliche Vertrauen in die Mutter.

Übergangsphänomene und -objekte werden von der Mutter eingeführt. Sie ermöglichen an einer bestimmten Stelle zwischen Raum und Zeit, nämlich dort, wo sich die Trennung zwischen Mutter und Kind vollzieht, die Entstehung des intermediären Raumes. Die Verwendung eines heiß geliebten Objekts (z.B. Teddy) oder bestimmter Handlungen symbolisiert die Einheit, der voneinander getrennt erlebten Wesen Kind und Mutter. Die Übergangsphänomene repräsentieren die frühen Stadien des Gebrauchs der Illusion, ohne den ein menschliches Wesen keinen Sinn in der Beziehung zu einem Objekt finden kann. Der intermediäre Raum mit seinem Ursprung in der Mutter-Kind-Beziehung wird mit kreativem Spiel, Symbolen und kulturellem Erleben gefüllt.

Nach Winnicott beginnt das *Spielen* in einem potenziellen Raum zwischen Kleinkind und Mutter, dem intermediären Bereich bzw. „Spielplatz", der beide miteinander verbindet

(Winnicott 1979). Hier wird es dem Kind zugestanden, seine *Omnipotenz* auszuleben, wodurch es erfährt, die Wirklichkeit kontrollieren zu können. Um zu kontrollieren, was außen ist, muss das Kind handeln, da zu denken oder wünschen nicht ausreicht. Handeln ist hier Spielen und benötigt Zeit. Spielen an sich ist erregend, da es an die Grenze zwischen Subjektivem und objektiv Wahrgenommenem führt. Aus diesem Grund müssen verantwortliche Personen das Spiel der Kinder im Blick halten.

Das Kind erfährt in Gegenwart eines anderen das *Alleinsein*, da der geliebte und zuverlässige Mensch erreichbar bleibt, wenn das Kind sich an ihn erinnert. Zunächst werden sich die Mutter oder andere verantwortliche Personen an das Spielverhalten des Kindes anpassen. Früher oder später bezieht sie jedoch ihr eigenes Spielverhalten mit ein, es kommt zur Überschneidung von zwei Spielbereichen. Spielen ist grundsätzlich befriedigend und führt zu einem eigenen Sättigungspunkt, der auf der Fähigkeit beruht, Erlebnisse zu bewahren.

Das spielerische Tun und Ausprobieren kann auch im therapeutischen Geschehen einen intermediären Bereich erwirken, indem im geschützten Raum aufdrängenden Impulsen Rahmen gegeben wird.

2. Melanie Klein
Melanie Klein hat sich mit den Frühformen der Ödipussituation in der depressiven Entwicklungsposition des ersten Lebensjahres befasst und die Bedeutung früher Verinnerlichungsprozesse, Neidimpulse und oralen Urszenenfantasien für den späteren Entwicklungsprozess aufgedeckt. Sie beschreibt hypothetisch das Wirken eines Todestriebes als angstverfolgend vor der Vernichtung des Lebens von innen her (Klein 1930).

Die *paranoid-schizoide* Position und die *depressive* Position wechseln sich in der frühen Kindheit ab und führen zur Integration der eigenen aggressiven Strebungen (infantiler Sadismus). Diese Positionen können auch beim Erwachsenen reaktiviert werden, besonders bei Verlusterlebnissen oder Krisensituationen.

Überwiegt die depressive Position, beginnt die Beziehung zur Mutter nicht mehr die ausschließliche zu sein. Das Kind tritt in die *Frühphase des Ödipus* ein.

3. Zur Bedeutung der Symbolbildung
in der Ich-Entwicklung nach Melanie Klein
Die Zerstörungswünsche des Kleinkindes gegen die die Objekte vertretenden Organe (Penis, Vagina, Brust) lösen Angst vor den Objekten aus (nach Klein). Diese Angst trägt zur Gleichsetzung der Organe mit anderen Dingen bei und treibt von den durch die Gleichsetzung zu Angstobjekten verwandelten Dingen weg zu immer neuen und anderen Gleichsetzungen, die die Basis für ein mit den Gegenständen verknüpftes Interesse und für die Symbolik bilden.

Die Symbolik wird so Grundlage für alle Fantasietätigkeiten und Sublimierungen, aber auch für die Herstellung der Beziehung zur Umwelt und Realität. Das Objekt des höchst gesteigerten Sadismus, verbunden mit Wissbegier, ist der Mutterleib mit seinem fantasierten Inhalt. Die Fantasien stellen die erste und grundlegende Beziehung zur Außenwelt her; der Durchgang durch diese Phase wird grundlegend für den weiteren Erwerb einer Umwelt im realitätsgerechten Sinn. Ich-Entwicklung und Realitätsbeziehung sind von der stärkeren oder geringeren Fähigkeit des ganz frühen Ichs abgängig, den Druck der frühesten Angstsituationen zu ertragen.

Ein genügendes Ausmaß an Angst ist die Grundlage für eine reiche Symbolbildung und Fantasietätigkeit – eine ausreichende Fähigkeit des Ichs, Angst zu ertragen, ist die Vorbedingung für eine gelungene Verarbeitung dieser Angst und beeinflusst den günstigen Verlauf der grundlegenden Phasen und das Gelingen der Ich-Entwicklung. Angst setzt den Mechanismus der Identifizierung in Gang (Klein 1930).

4. Symbolbildung in der Ich-Entwicklung nach Kubie

Nach Kubie 1930 prägen frühe Außenwelterfahrungen die Entwicklung der schöpferischen ebenso wie der neurotischen Vorgänge und unser symbolisches Verständnis (Kubie 1930). Zu den basalen Grunderfahrungen gehören sensorische und motorische Reize und Anforderungen, denen das Kind dauernd ausgesetzt ist. Hinzu kommen die zu differenzierenden Erfahrungen mit den Eltern, ihren körperlichen Unterschieden in Größe, Gestalt und Haarwuchs, vor allem aber in den sekundären Geschlechtsmerkmalen.

Die Entwicklung der Aktivität beginnt beim Kleinkind in zufälligen, zunächst ziellosen Handlungen, deren Antrieb auf innere Anstöße zurückzuführen sind. Die Ordnung dieser Bewegungsfragmente zu zielgerichteten und zweckhaften Verhaltensmustern hängt von drei Dingen ab, die alle die Struktur unserer psychischen Vorgänge für immer prägen und dadurch Kreativität wie Neurose direkt beeinflussen (Kubie 1930):

a) Das Kind lernt seine ersten Verhaltens- und Ausdurcksmuster durch Wiederholung und später durch automatische vorbewusste Nachahmung.

b) Das Kind vermischt seine perzeptorischen Reaktionen auf die Außenwelt mit den Wahrnehmungen seiner Innenwelt. Es lernt nur langsam, diese beiden Welten zu trennen und beginnt erst viel später, sie in erkennbare, vertraute und beständige Anordnungen von Wahrnehmungselementen einzuteilen, die einerseits es selbst und seinen Körper mit seinen Teilen und Vorgängen, andererseits äußere Gegenstände, wie Gesichter, Geräusche, Menschen und Dinge betreffen.

   Die fortschreitende Differenzierung zwischen der Innen- und Außenwelt führt zur Erkenntnis individueller Erlebniselemente in beiden Räumen.

c) Entwicklung von Verhaltensmustern durch automatische vorbewusste Nachahmung der Bewegungen, Gesten und Geräusche der Außenwelt.

Durch bewusste Symbole werden Ähnlichkeiten zwischen völlig verschiedenen Erfahrungen hergestellt. So ist der Name eines alltäglichen Gegenstandes, wie z.B. des Stuhles eine symbolische Vergegenwärtigung einer Abstraktion, die sich aus der Erfahrung mit unterschiedlichen Stühlen gebildet hat. Das Symbol für Stuhl lässt ein vielfaches Echo entlang der Gehirngänge erklingen, das vom chiffrierten Symbol Stuhl überlagert ist. Die Nebenbedeutungen, an die ebenso wirksame Affekte gebunden sind, warten am Rande des Bewusstseins auf Abruf.

Im Vorbewussten kann der Mensch an viele Dinge gleichzeitig denken; er vermag jedoch nur jeweils eine Bedeutung zu übermitteln, ohne Verwirrung stiften zu wollen. Die bewusste Stufe der symbolischen Funktion ist ein langsamer Vermittler geistiger Prozesse, denn ihr Hauptzweck ist nicht das Denken, sondern das langsame Ordnen der vorbewussten Denkvorgänge, das wir *Mitteilung* oder *Sprache* nennen.

Psychosomatische Modelle

Die schematische Darstellung psychosomatischer Modelle soll zugleich einen geschichtlichen Rückblick der Psychosomatik und damit über die Geschichte der Erklärungsversuche von Krankheiten geben. Dem ersten Versuch, anlagebedingte psychische und somatische Faktoren in Beziehung zu erworbenen Faktoren zu stellen, folgen psychoanalytische strukturelle Denkmodelle. Erst in den letzten Jahrzehnten werden auch systemische Ansätze bei der Entwicklung psychosomatischer Erkrankungen berücksichtigt. Nachfolgend wird beispielhaft versucht, mit verschiedenen Denkmodellen das Verständnis zur Entstehung psychosomatischer Erkrankungen zu erweitern (Abb. 5.**2**).

1. Das Konversionsmodell nach Freud (1896)

Definition

Die Konversion beschreibt die Körpersymptome, die Teil eines körperlich-symbolisierenden Ausdrucksgeschehens sind. Sie können als Ersatzbefriedigung und Kompromissbildung aufgefasst werden und eine teilweise Spannungsabfuhr ermöglichen (Klußmann 1986).

S. Freud charakterisiert dazu die Umwandlung einer „unerträglichen ödipalen Vorstellung" mit sexuellen und aggressiven Triebwünschen in körperlich demonstrierbare Symptome.

Der Zusammenhang zwischen zugrunde liegende Fantasie und körperlicher Symptomatik ist der einer linearen symbolhaften Kompromissdarstellung des intrapsychischen Konflikts. Es setzt die Intaktheit der Verdrängungsschranke voraus. Die Konversion beinhaltet eine regressive Tendenz, die zu einer Restabilisierung des emotionalen Feldes führt.

2. Die medizinische Anthropologie – der Gestaltkreis Viktor von Weizsäckers (1940)

Psychotherapie und Bewegungstherapie finden sich im Gestaltkreis Victor von Weizsäckers, der von Prof. Helmut Stolze modifiziert wurde (Abb. 5.**3**). *Leibliche Wahrnehmung* und *Bewegung* werden als *Gestaltungen* gesehen, die in einer bestimmten Situation oder an einem Punkt einer Lebensgeschichte auch Krankheitsentwicklung einschließt.

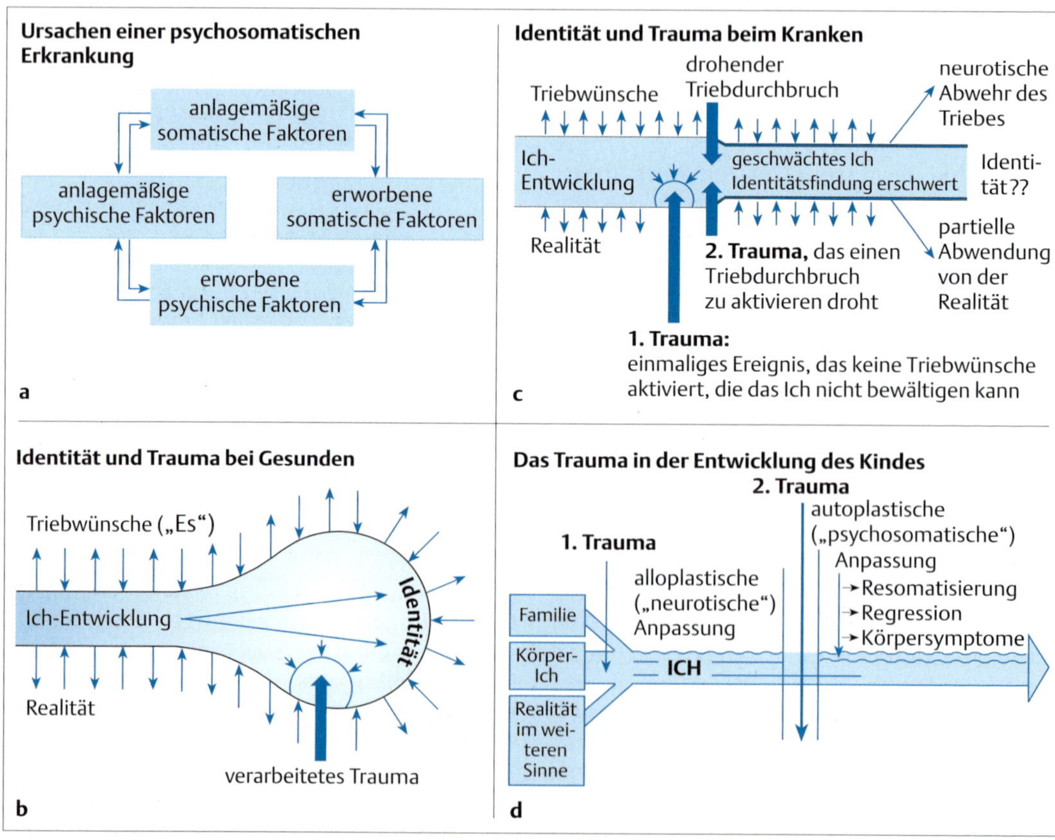

Abb. 5.**2** Theorien und Modelle psychosomatischer Erkrankungen (aus: Klußmann R. Psychosomatische Medizin. Heidelberg: Springer; 1986).

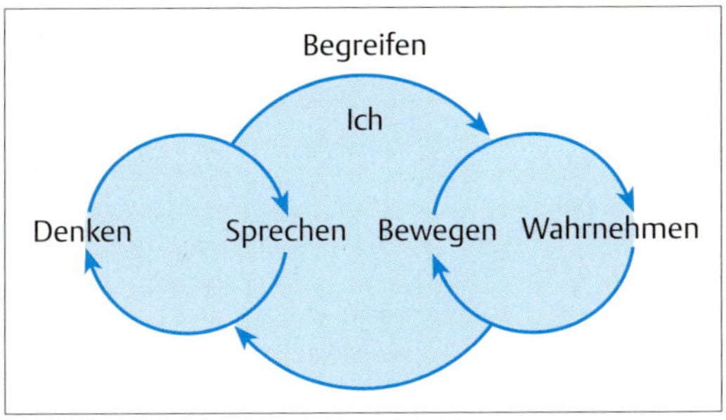

Abb. 5.**3** Victor von Weizsäckers Gestaltkreis (aus: Stolze H. Die konzentrative Bewegungstherapie. Berlin: Mensch und Leben; 1972).

Beide „Gestalten" – Denken und Sprechen sowie Bewegen und Wahrnehmen – sind wiederum Teile eines größeren Gestaltkreises, dem des *Begreifens*. Unter Begreifen wird eine autonome Ich-Leistung verstanden, die über ausreichende sensomotorische Verhaltensweisen zur Bewältigung der kindlichen Realität verfügt. In der Konsequenz kann dies bedeuten, dass Unzulänglichkeiten in der sensomotorischen Ausstattung eine gestörte Ich-Entwicklung bedingen kann (Stolze 1984).

„Das Problem des Menschen in der Medizin – oder speziell in dieser neuen Art Medizin – ist, dass er, der Mensch, seine Krankheit, die als Teil seiner ganzen Biografie zu verstehen ist, nicht nur hat, sondern auch macht. Dass er die Krankheit, die Ausdrucksgebärde, die Sprache seines Körpers produziert, wie er jede andere Ausdrucksgebärde und jedes andere Sprechen formt. Noch verstehen wir diese Sprache nicht ganz, aber wir kommen immer näher an sie heran." (von Weizsäcker 1953, S. 128)

3. Alexanders Theorie krankheitsspezifischer psychodynamischer Konflikte

Krankheitsspezifische psychodynamische Grundkonflikte entsprechen bestimmten vegetativen Erregungsmustern bei bestimmten Affekten und emotionalen Konfliktsituationen;

Symptome entlasten nicht die verdrängten Affekte, sondern begleiten sie (z.B. Migräne begleitet die Wut; Abb. 5.**4**).

4. Schurs Theorie der Re- und Desomatisierung (1955)

a) Resomatisierung

Definition

Die Resomatisierung stellt einen Teil eines umfassenden Regressionsvorgangs des Ich mit Deneutralisierung von Libido und Aggression und Wiederauftreten von Primärprozessen dar (Klußmann 1986).

Bei psychosomatisch regressiver Symptombildung kommt es wieder zu einem Durchbruch von Libido und Aggression mit Einschränkung der Ich-Funktionen und überwiegend prägenitaler Bedürfnisse.

b) Desomatisierung

Definition

Unter Desomatisierung versteht man die Neutralisierung von sexueller Libido und Aggressivität zu Ich-gerechten angepassten Leistungen.

Das Kind beantwortet Angstsituationen zunächst mit einem globalen Bewegungssturm. Im Laufe der Entwicklung und Reifung werden Schmerzen und Angst im Erleben verinnerlicht und in Empfindungen, Vorstellungen, Gedanken und schließlich in der Sprache bearbeitet. Entwicklungs- und Reifungsprozesse des gesunden Kindes sind ein Prozess fortlaufender Desomatisierung.

5. Französische Psychosomatische Schule: Das Alexithymie-Modell

Als Hypothese wird angenommen, dass Patienten mit psychosomatischen Krankheiten eine spezifische Persönlichkeitsstruktur besitzen. Die Patienten sind unfähig, ihre Gefühle wahrzunehmen und mit Worten auszudrücken und in ihren symbolischen Ausdrucksmöglichkeiten auf emotionalem und sprachlichem Gebiet eingeschränkt. Sie greifen in Konfliktsituationen häufig auf undifferenzierte Handlungsmuster zurück (Regressionsneigung). Beziehungen sind von einer Leere und Fantasielosigkeit geprägt – ein Le-

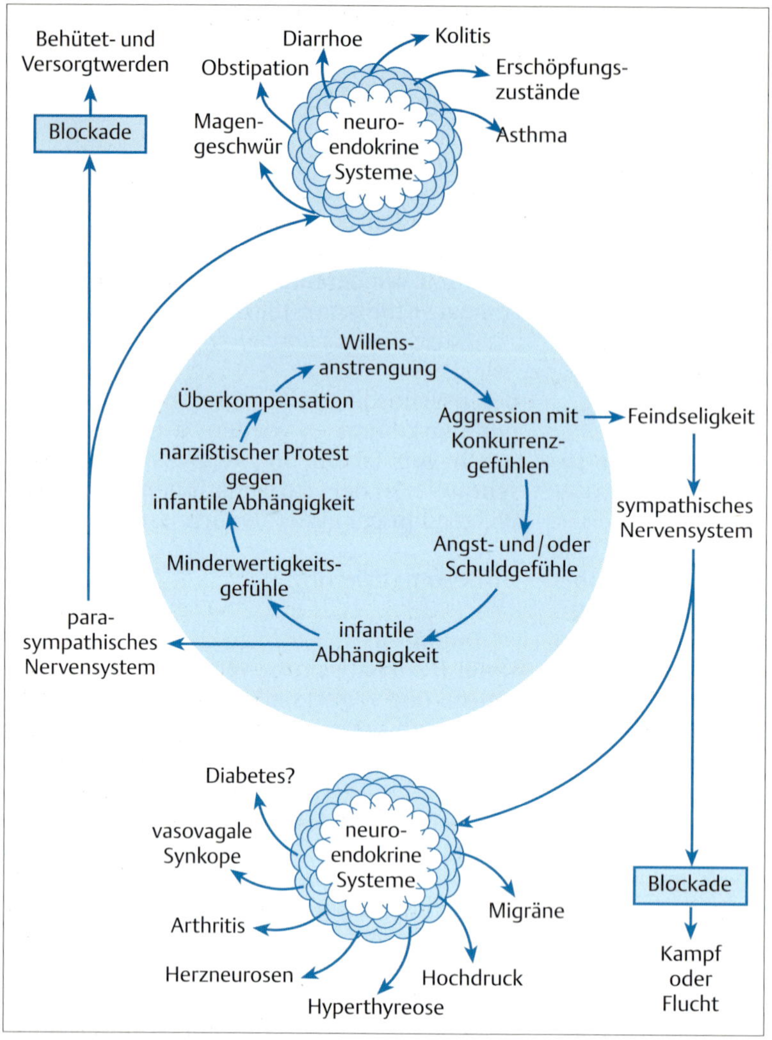

Abb. 5.**4** Schematische Darstellung des Spezifitätsbegriffs bei der Ätiologie von vegetativen Funktionsstörungen (aus: Alexander F. Psychosomatische Medizin. Berlin: de Gruyter; 1985).

ben auf Sparflamme. Sie haben eine unsichere Identität mit mangelndem Selbstwertgefühl und fehlender innerer Sicherheit und nur mangelhaft integrierter Sexualität. Sie werden von einem rigiden Überich mit fehlender individueller Ziel- und Wertehierarchie bestimmt und sind der Norm „man" angepasst.

6. Mitscherlichs Konzept der zweiphasigen Verdrängung

Mitscherlich verbleibt im Rahmen des klassischen Neurosenkonzepts, integriert aber die von Schur beschriebenen Veränderungen des Ich.

1. Phase
Konfliktlösungsversuch mit neurotischen Mitteln, Abwehrmechanismen und neurotischer Symptombildung.

2. Phase
Verdrängung und Verschiebung in körperliche Symptome.

Voraussetzungen für die zweiphasige Verdrängung:

- Vorangegangene grobe neurotische Fehlhaltung;
- Resomatisierung des Affektgeschehens;

- Realer oder fantasierter Objektverlust in der Auslösesituation;
- Daraus resultierende Grundstimmung der Hoffnungslosig- und Hilflosigkeit.

7. Eriksons funktionelles Entwicklungsmodell der Psychosomatik (1950)

In seinem Entwicklungsmodell, das die psychosoziale Entwicklung des Menschen beschreibt, untersuchte Erikson die Koppelung und den Ausdruck von Erlebnisweisen mit bestimmten leiblichen Gebärden, der so genannten *Organsprache*. Dabei unterscheidet er fünf Organmodi:

a) *Rezeptiv* (empfangend, passiv) *einverleibendes Verhalten und Erleben* (1. Lebensjahr: vertrauensvoll den Mund zum Füttern öffnen);

b) *Aktiv einverleibendes Verhalten* (Saugen des Säuglings; mit dem Zahnwachstum das Beißen; sich aktiv etwas nehmen);

c) *Rententiv* (fest- oder zurückhaltendes) *Verhalten* (bildet sich im Rahmen der Sauberkeitsentwicklung aus);

d) *Eliminierendes* (ausscheidendes oder ausstoßendes) *Verhalten* (ebenfalls eng mit der Ausscheidungsfunktion verbunden, z. B. etwas „zum Kotzen" zu finden);

e) *Penetrierendes* (eindringendes) *Verhalten* (Säugling, der seinen Kopf in den Schoß der Mutter bohrt und später Entfaltung der männlichen Geschlechterrolle oder männlichen Persönlichkeitsanteile).

Erikson ist der Auffassung, dass die Entwicklung bestehender Organvollzüge und -bewegungen in der Kindheit eng mit seelischen Erlebnissen gekoppelt ist, und schwere seelische Belastungen eine Störung körperlicher Abläufe bewirken.

Das Konzept der Objektbeziehungen in der Ergotherapie nach Kayser, Schanz und von Rotberg

B. Kubny-Lüke

Kayser et al. beschrieben 1988 in ihrem Buch „Objektbeziehungen in der Ergotherapie" die Beziehungsgestaltung und das Beziehungserleben des Menschen und die ihn umgebenden Objekte. Kayser überarbeitete diese Objektbeziehungstheorie 1999 in dem Folgewerk „Objektbeziehungen und Körperselbst in der Ergotherapie".

Der Begriff „Objekt" wird von den Autoren sehr weit gefasst und beinhaltet verschiedene Objekttypologien:

- Belebte Objekte (gesamte belebte Welt)
  - Nichtmenschliche Objekte, z. B. Pflanzen, Tiere;
  - Menschliche Objekte;
  - Soziale Objekte, z. B. Familie, Gesellschaft;
- Unbelebte Objekte (gesamte unbelebte Welt)
  - Vorgefundene Objekte, z. B. Wasser, Steine;
  - Vom Menschen hergestellte Objekte, z. B. Werkzeuge, Maschinen, Möbel.

In den Objektbeziehungen spiegeln sich die Wechselwirkungen wider, die entstehen, wenn Menschen mit den verschiedenen Objekttypen umgehen. Kayser et al. (1988 u. 1999) gehen davon aus, dass diese Objektbeziehungen Gesetzmäßigkeiten unterliegen. Diese lassen sich beispielsweise anhand der Erkenntnisse zur kognitiven und emotionalen Entwicklung von Piaget und Mahler und der sozialen Normierung erklären:

Piaget et al. (Piaget u. Inhelder 1990) beschrieben mit der Objektkonstanz einen wichtigen kognitiven Reifungsprozess, der die Fähigkeit beinhaltet, Objekte wieder zu erkennen. Schon das Kind ab dem 8. Lebensmonat begreift, dass ein Gegenstand, der einen Moment aus dem Blickfeld gerät, nicht verschwunden ist. Später entwickelt sich die Objektkonstanz so weit, dass Objekte auch beim Wechsel der Perspektive oder Entfernung immer wieder als dieselben erkannt werden.

Die *Objektpermanenz* reift in engem Zusammenhang mit der Objektkonstanz. Der Begriff Objektpermanenz beinhaltet die emontionale Gewissheit beim Kind, dass die wichtigste Bezugsperson auch dann weiterhin existiert, wenn sie das Kind eine begrenzte Zeit alleine lässt (Mahler et al. 1990).

Eine andere Form der Gestaltung von Objektbeziehungen geschieht durch die „Soziale Normierung". „Die Normen, die wir im Zuge unserer Sozialisation übernommen haben, bestimmen, wie wir mit anderen Leuten, Tieren, Sachen umzugehen haben, umgehen sollen oder nicht umgehen dürfen" (Kayser 1999, S. 38).

Kayser (1999) sieht hier einen Ansatzpunkt für eine ergotherapeutische Theoriebildung, da Ergotherapie darauf abzielt, den Umgang des Patienten mit Dingen und Menschen – seine Objektbeziehungen – zu modifizieren. Er erweitert das Konzept der Objektbeziehungen (1999, S. 11ff) noch um den Faktor des Körperselbst, d.h. die Beziehung des Menschen zu seinem Körper. Dieses wird in der Ergotherapie mit seinen sensomotorischen (*Körperschema*, Kayser 1999, S. 12) und seinen psychischen Aspekten (*Körperbild*, Kayser, 1999, S. 12) ebenfalls berücksichtigt und behandelt. Hier noch ein Verweis auf das Kapitel über körperbezogene Behandlungsverfahren von Scheepers (s. Kap. 5.5.4).

Kayser et al. (1988) und Kayser (1999) unterscheiden vier Dimensionen, nach denen sich die Objektbeziehungen kennzeichnen und ordnen lassen (Abb. 5.**5**):

1. Funktionale Dimension

Sie umfasst die Kenntnisse, die ein Mensch über die Nutzungsmöglichkeiten eines Objekts besitzt, und die kreativen Ideen zur Objektnutzung, die beim Umgang mit einem Objekt entstehen können.

Beispiel: Aus einer Holzleiste lässt sich ein Bilderrahmen fertigen (produktorientierte Funktion), beim Tonschlagen kann man sich abreagieren (prozessorientierte Funktion), ein Kochtopf kann auch zum Trommeln verwendet werden.

Verschiedene Gründe (z.B. fehlende Erfahrung mit dem Objekt, eingeschränkte kognitive Fähigkeiten, mangelndes Selbstvertrauen oder Hemmungen) können dazu beitragen, dass Funktionswissen fehlt, unvollständig ist oder keine Kreativität im Umgang mit Objekten entwickelt werden kann.

2. Manipulative Dimension

Hier geht es darum, wie gut ein Mensch dazu in der Lage ist, sein Funktionswissen anzuwenden, d.h. das Objekt tatsächlich zu gestalten, zu bearbeiten oder zu verändern.

Beispiel: Um aus einer Holzleiste einen Bilderrahmen anfertigen zu können, ist die Fähigkeit nötig, mit Säge und Gehrung die Holzleiste im Winkel von 45° zu sägen.

Schwierigkeiten können dann vorliegen, wenn ein Mensch durch sensomotorische oder kognitive Einschränkungen beeinträchtigt ist, zu wenige Erfahrungen in der Handhabung von Objekten sammeln konnte und/oder sich wenig zutraut.

3. Ethische Dimension

Hier geht es um die Kenntnis und die angemessene Einhaltung von Regeln und Normen im Umgang mit belebten und unbelebten Objekten.

Beispiel: Das Wissen, wie sparsam mit Material und achtungsvoll mit seinen Mitmenschen umgegangen oder wie das Werkzeug geschont wird.

Fällt es einem Menschen schwer, sich an einem Regelwerk zu orientieren, kann dies zu Konflikten führen, die die Arbeit an einem Werkstück erschweren oder sogar Schäden an Personen, Gegenständen oder der Umwelt zur Folge haben.

Beispiel: Wird Terpentin im Waschbecken ausgeschüttet, führt dies zur Verschmutzung des Grundwassers.

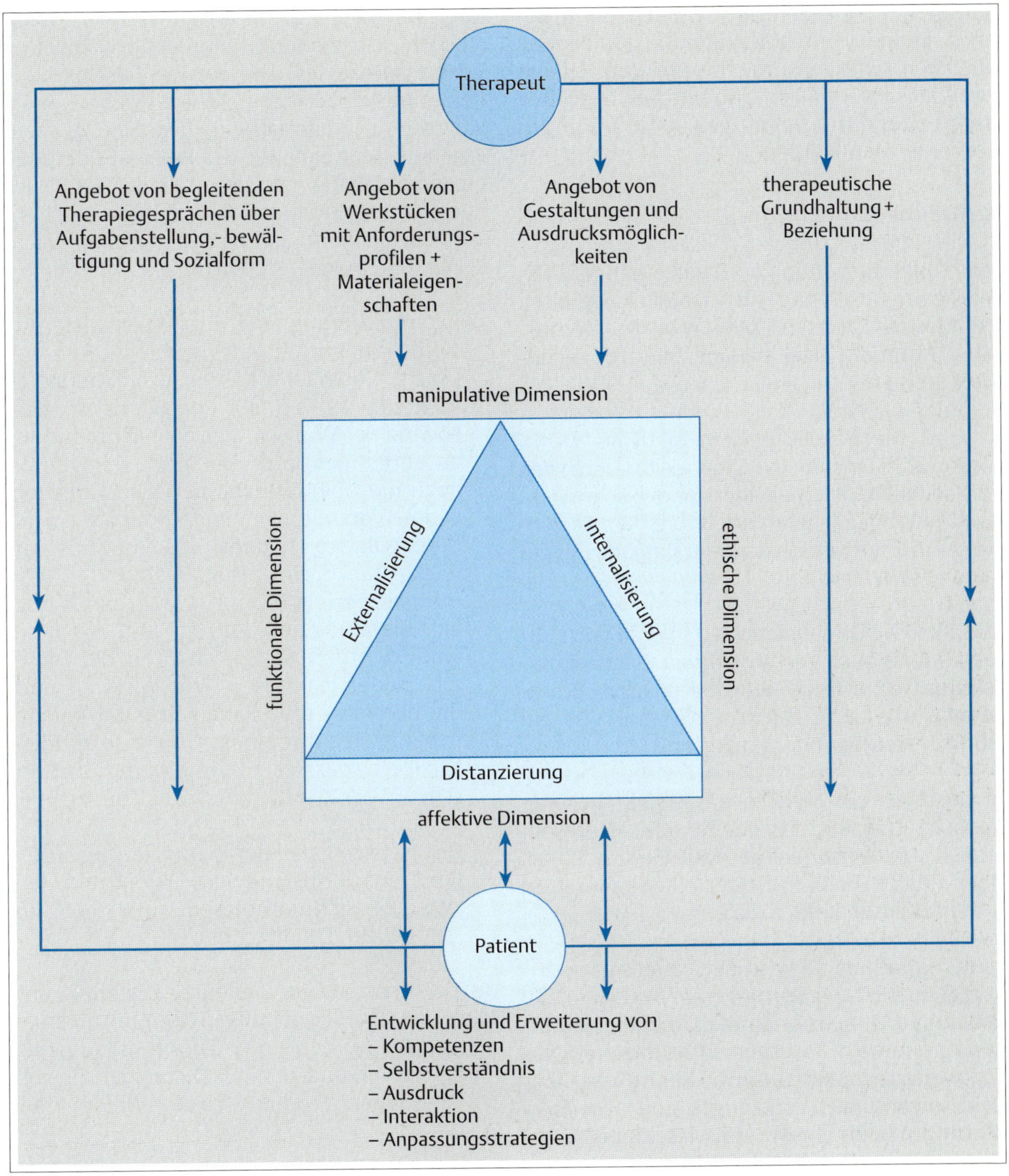

Abb. 5.**5** Erlebte Dimensionen der Objektbeziehung.

Manche Patienten orientieren sich jedoch so stark an Regeln und Geboten, dass sie dadurch auch stark in ihren Handlungsmöglichkeiten eingeschränkt sein können.

Beispiel: Die Sorge, sich und ihre Kleider zu beschmutzen, beherrscht Frau K. so sehr, dass sie nicht mit Wasserfarben malen kann.

Auffallende Verhaltensweisen in diesem Bereich können durch mangelnde Kenntnisse über den richtigen Umgang mit dem Objekt verursacht werden, emotionale Beweggründe haben oder durch kognitive Einschränkungen hervorgerufen werden.

4. Affektive Dimension

Jede Objektbeziehung wird von einer gefühlsmäßigen „Besetzung" des Objekts begleitet. Der Mensch kann ein Objekt mögen, ablehnen oder ihm mehr oder weniger neutral gegenüber stehen.

Beispiel: Die Holzleiste kann taktil als warm, glatt und angenehm, das Sägen selbst durch den vorhandenen Materialwiderstand als anstrengend und unangenehm erlebt werden. Es können Ängste auftreten, sich beim Umgang mit der Säge zu verletzen.

Die affektive Dimension wird sowohl von subjektiven als auch von objektiven Kriterien bestimmt, z.B. wie oft wurden positive Erfahrungen mit dem Objekt gesammelt, ist ein Objekt ersetzbar oder einzigartig.

Je positiver ein Mensch ein Objekt besetzt, desto häufiger sucht er den Kontakt zu diesem Objekt und umso leichter fällt es ihm, etwas über dessen Funktion oder Handhabung zu lernen (Kayser 1999, S. 35).

In der Ergotherapie wird der Patient dazu angeregt, intensive Erfahrungen in Bezug auf alle genannten Dimensionen der Objektbeziehungen zu sammeln. So lernt ein Patient, ein Material wertzuschätzen, erwirbt Kenntnisse über den Umgang mit Werkzeugen und Arbeitserfahrungen beim Einsatz von Maschinen.

Einem anderen Patienten gelingt es, negative Empfindungen beim Arbeiten zu überwinden, sich über eine längere Zeit auch mit einer als unangenehm erlebten Sache zu befassen und dabei seine Ausdauer und Belastbarkeit zu üben.

Nach Kayser et al. (1988) und Kayser (1999) sind Objektbeziehungen immer auch Teil eines Erlebensprozesses. Die genaue Beschreibung des unmittelbaren subjektiven Erlebens beim Umgang mit Material/Aufgabenstellung, sozusagen die Mikroanalyse des Prozesses der Auseinandersetzung mit dem Objekt, lässt sich nach Kayser durch drei Bestandteile beschreiben, die in einem raschen dynamischen Wechselspiel zueinander stehen (Kayser, 1999, S. 55):

- *Externalisierung:* Bei der Externalisierung wird Innerpsychisches nach Außen gebracht. Dabei fasst Kayser in Anlehnung an Mentzos (1987, S. 49) den Begriff so, dass sowohl der Wunsch, sich einer Empfindung zu entledigen und sich so zu reinigen als auch die überaus schöpferische Fähigkeit, eigene Vorstellungen und Bilder auf ein äußeres Objekt zu übertragen und zu verwirklichen, darin enthalten sind.
- *Internalisierung:* Damit umschreibt Kayser an Anlehnung an Mentzos (1997, S. 51) sowohl den Verlust der Ich-Grenzen, wie er z.B. in der Psychose erlebt wird, als auch die durchaus reife Fähigkeit einer Persönlichkeit, sich mit einem Objekt so zu identifizieren, dass es z.B. in einem künstlerischen Werk zu einem Ausdruck der eigenen Person wird.
- *Distanzierung:* Bei der Distanzierung nimmt der Mensch Abstand vom Objekt und stellt zwischen sich und diesem eine klare Subjekt-Objekt-Trennung her.

In der Ergotherapie bedeutet Distanzierung, dass das Objekt von allen Seiten mit Abstand betrachtet werden kann. „Dies führt zu neuen Perspektiven und zu einer Distanzierung vom entstandenen Produkt" (Linke-Vieten 1996, S. 19).

Nach der Überarbeitung der Objektbeziehungstheorie durch Kayser (1999, S. 55ff) sind hier nun abweichend zur ersten Veröffentlichung von Kayser et al. (1988) teilweise neue Begriffe eingeführt worden. Kayser beabsichtigt damit eine größere begriffliche Klarheit und die Aufhebung einer bis dahin bestehenden Überschneidung mit der psychoanalytischen Terminologie.

Die Phänomene der Externalisierung, Internalisierung und Distanzierung sind an jeder Objektbeziehung mehr oder weniger stark beteiligt und stehen ständig in Wechselwirkung miteinander.

Beispiel: Herr P. kommt aufgebracht zur Ergotherapie und berichtet in der Anfangsrunde, er sei in der Morgenbesprechung von einem Mitarbeiter des therapeutischen Teams abgekanzelt und eingeschüchtert worden. Jetzt merke er, wie sehr er sich darüber geärgert habe. Er wolle heute mit Ton arbeiten und sich so richtig abreagieren. Herr P. schlägt den Ton zu Beginn der Arbeit lange und kraftvoll und beginnt dann, einen Elefanten zu formen (Externalisierung).

Es fällt ihm schwer, den Elefanten so zu bearbeiten, dass er auf den Beinen stehen kann. Herr P. vergleicht sich während der Arbeit mit dem Werkstück. Er meint, er habe es genauso schwer wie der Elefant, für sich gerade zu stehen. Er habe auch oft das Gefühl, ihm würden die Beine einknicken (Internalisierung).

Nach Abschluss der Tonarbeit betrachtet der Patient das Werkstück noch einmal und kommt zu folgender Einschätzung (Distanzierung): „Der Elefant kann nicht richtig stehen, da seine Beine zu dünn und im Verhältnis zum Körper zu lang sind." Der Patient beschließt, dies in der nächsten Therapiestunde zu verändern.

Die Teilprozesse Externalisierung, Internalisierung und Distanzierung fügen sich beim Umgang mit Objekten zu einem dynamischen Ganzen zusammen. Ein ausgewogenes Wechselspiel unterstützt das Gelingen der Objektbeziehungen. Jeder Teilaspekt kann in seiner eher „regressiv-neurotischen" oder eher „reifen" Form in der Objektbeziehung zum Ausdruck kommen.

Beispiele:
1. Frau M. ist mit dem Ergebnis ihrer Tonarbeit nicht zufrieden. Sie meint, dies liege ausschließlich am schlechten Ton und den unzureichenden Werkzeugen, die ihr zur Verfügung standen. Eine Reflexion der eigenen Arbeitsweise gelingt ihr zu diesem Zeitpunkt nicht.

Die Patientin verlagert ihre Unzufriedenheit auf die Objekte und kann keinen Bezug mehr zur eigenen Person herstellen. Ihr gelingt es nicht, sich mit dem Werk zu identifizieren oder durch eine distanzierte Betrachtung, eigene Anteile wahrzunehmen.

2. Herr P. setzt sich in der Therapie das Ziel, sein Leben neu zu ordnen. Als ersten Schritt räumt er seine Wohnung auf und bestellt für überflüssiges Mobiliar den Sperrmüll.

Der Patient findet für das sehr umfassende Therapieziel einen Lebensbereich, in dem er konkret und direkt etwas verändern kann, d.h. seinen Wunsch nach Ordnung „außen" umsetzen kann.

3. Herr F. hat sich während der Arbeitsphase aktiv und mit sichtlichem Spaß an einem Gruppenbild mit Fingerfarben beteiligt. Nach Fertigstellung äußert er sich jedoch sehr unzufrieden über das Ergebnis. Er bezeichnet es als Schmiererei und als im ästhetischen Sinne unschön. Die Empfindungen aus dem Malprozess leben nicht noch einmal in ihm auf.

Bei der distanzierten Betrachtung des Werkes überdecken die gesellschaftlichen Normen und Werte des Patienten die angenehmen und intensiven Erlebnisse aus der Arbeitsphase und erschweren es ihm, das Werk positiv zu bewerten.

In der Ergotherapie kann durch die Wahl des Mediums, des Themas, der Vorgehensweise und des Besprechungsmodus schwerpunktmäßig ein Aspekt hervorgehoben und die Auseinandersetzung mit diesem angeregt werden.

Die Handlung bzw. das Handlungsergebnis wird dann zum „..Einstieg in die intrapsychische Dynamik des Patienten..." (Scheiber, 1995,S. 133). „Das Bild oder die Tonfigur kann zum ‚Übergangsobjekt' oder zum ‚Ersatzobjekt' werden, an dem die infantilen Konflikte wieder erinnert und auch ausgetragen werden können." (Scheiber, 1995, S. 133)

Dies bedeutet für den Patienten Auseinandersetzung, die ihn darin unterstützt, seine Objektbeziehungen im Hinblick auf die funktionale, manipulative, ethische und affektive Dimension zu erweitern und zu verbessern.

Patient, Ergotherapeut und die therapeutisch eingesetzte Tätigkeit bilden in diesem Prozess ein Beziehungsgefüge, bei dem sich alle Beteiligten wechselseitig beeinflussen. So hat der Therapeut auf der Basis einer tragfähigen therapeutischen Beziehung vielfältige Möglichkeiten, die Objektbeziehung zwischen Patient und therapeutischer Tätigkeit zu beeinflussen, wie z.B. (Kayser et al., 1988, S. 39ff, Scheiber 1995, S. 136ff, Kayser 1999, S. 67ff):

- Aufgabenstellung;
- Sozialform;
- angebotenes Material;
- Nachbesprechungsmodus.

Das Anforderungsprofil der ausgewählten Tätigkeit und die Eigenschaften der eingesetzten Materalien wirken auf den Patienten ein, beeinflussen sein Erleben der Tätigkeit und spiegeln seine Möglichkeiten innerhalb der vier Objektbeziehungsdimensionen wider (s. Abb. 5.**5**, Seite 317).

Materialeigenschaften und Tätigkeitsanforderungen haben auch eine Rückwirkung auf den Therapeuten. Dies wird beispielsweise daran deutlich, welche Materialien und Tätigkeiten in der Ergotherapie bevorzugt eingesetzt werden.

Die Beziehungserfahrungen zwischen Therapeut und Patient beeinflussen nun wiederum deren Interaktion. Der Aufbau einer guten therapeutischen Beziehung wird dabei von der therapeutischen Grundhaltung (Scheiber, 1995, S. 44ff) des Therapeuten mitbestimmt.

5.2.3 Einflussfaktoren anderer Therapien und Konzepte

C. Scheepers

Die Vielfalt ergotherapeutischer Ansätze zur Verbesserung von Handlungskompetenzen im psychosozialen Bereich stellt zugleich ein Problem und eine Chance dar. Nur einzelne Ansätze in der psychosozialen Ergotherapie sind wissenschaftlich untersucht. Das Fehlen eigener Theorieansätze soll jedoch im Folgenden nicht den Einfluss anderer Theoriemodelle begründen. Vielmehr ist es sinnvoll, aus dem spezifisch handlungs- und alltagsorientierten Blickwinkel der Ergotherapie heraus Grundaspekte anderer Therapieverfahren kennen zu lernen, zu modifizieren und einzubeziehen. Dazu ist es wichtig, über die ergotherapeutischen Verfahren hinaus andere Weiterbildungen aus dem weiten Feld körper- und psychotherapeutisch orientierter Verfahren kennen zu lernen.

Ergotherapeuten erfahren insbesondere bei der Behandlung psychosozialer Probleme, dass die Konzentration auf Vermittlung von Handlungskompetenzen durch handwerkliche und kognitive Angebote dem Bedürfnis der Patienten nach Entlastung oder stärkerer Herausforderung oft nicht ausreicht. Patienten sind häufig nur auf ganz spezifischen Ebenen erreichbar. Für manche ist das klar vorgegebene Lernziel im Arbeitsprozess sehr befriedigend, andere brauchen die Offenheit und den Raum, eigenen Impulsen nachzuspüren, um individuelle Perspektiven entwickeln und zum Ausdruck bringen zu können. Das konkrete ergotherapeutische Tun erwartet demnach die Berücksichtigung vielschichtiger Dimensionen im menschlichen Erleben und Handeln.

Nicht nur für die fachliche Kompetenz, sondern auch für die persönliche Weiterentwicklung und Differenzierung ist Selbsterfahrung und Erwerb weiterer psycho- und körpertherapeutisch orientierter Verfahren sinnvoll und notwendig. In diesem Rahmen können nur die Grundgedanken einiger wesentlicher Therapierichtungen und Konzepte aufgezeigt werden.

Klientenzentrierte Gesprächsführung

Ein zentraler Bestandteil psychosozialer Behandlungsverfahren kann im therapeutischen Gespräch gesehen werden, das den ergotherapeutischen Prozess begleitet. Mit ihm sollen die Selbstwahrnehmung geschärft, die Selbstentfaltungstendenzen unterstützt und eine verbesserte Selbstakzeptanz erreicht werden. Diese Ziele sind der klientenzentrierten Gesprächspsychotherapie nach Rogers und Tausch entnommen (Rogers u. Tausch). Therapeutische Gespräche mit dieser Zielsetzung bedürfen einer „nicht-direktiven" Grundhaltung und auf dem Hintergrund einer gleichwertigen Begegnung zwischen Therapeut und Klient, die Berücksichtigung der drei Elemente:

1. Akzeptanz: Achtung und positive Wertschätzung des Klienten.
2. Echtheit- und Selbstkongruenz: Der Therapeut soll durch authentische Rückmeldungen sowie Kongruenz in seinem Verhalten und Kommunizieren ein vertrauenswürdiges Arbeitsbündnis schaffen.
3. Empathie: Einfühlendes Verstehen von Körperwahrnehmungen, artikulierten Affekten und Verbalisierung von Erlebnisqualitäten des Klienten (Brunnhuber u. Lieb 1996). Der Therapeut versucht, mit eigenen Worten die Wahrnehmungen zu Aussagen und Verhalten des Klienten widerzuspiegeln. Diese Form des Feedback wird auch als *Spiegeltechnik* bezeichnet.

Körperorientierte Verfahren

Die Psychosomatischen Theoriemodelle weisen oft auf die enge Verzahnung von Störungen in der sensomotorischen, kognitiven und psychosozialen Entwicklung und der Psychodynamik durch somatische Manifestation hin (s. Kap. 5.2.2 *Grundlagen und Theoriemodelle in der Psychosomatik*). Dem ist hinzuzufügen, dass auch rein neurophysiologisch bedingte Einschränkungen, wie z.B. Störungen der sensorischen Integration, minimale Zerebralparesen und hirnstrukturell Begründbares zu Veränderungen des Verhaltens führen können. Insbesondere die Stressforschung hat im weiteren erheblich zur Entwicklung von körperorientierten Verfahren beigetragen.

Körperorientierte Verfahren und wahrnehmungsbezogene Methoden wie die Konzentrative Bewegungstherapie und Sensorische Integrationstherapie stehen in der ergotherapeutischen Arbeit mit psychiatrischen Klienten nebeneinander und müssen neu aufeinander bezogen werden. Ihre theoretischen Grundannahmen aus der Psychoanalyse, der Entwicklungspsychologie bzw. der Neurophysiologie können im ergotherapeutischen Kontext von einer holistischen Sicht profitieren.

1. Feldenkrais

Die Feldenkrais-Methode versucht, sinnlich und motorisch erfahrbare Haltungs- und Bewegungs- und die damit verbundenen Denk- und Einstellungsgewohnheiten bewusst zu machen. Dies bewirkt häufig das Bewusstwerden eines instabilen, unausgewogenen Körperbildes. Nach präzise angeleiteten Übungen gestaltet der Teilnehmer seine Bewegungen selbst. Durch veränderte Bewegungsgewohnheiten soll das Körperselbstbild ergänzt und stabilisiert werden.

Insbesondere bei der Arbeit mit psychiatrischen und psychosomatischen Patienten erleichtert diese klar geführte Methode den Patienten, sich an der eigenen inneren und äußeren Körperstruktur zu orientieren, wobei eine Regression vermieden wird (s. Kap. *Neurophysiologische Verfahren*).

2. Bioenergetik nach Lowen

Lowen, ein Schüler von Wilhelm Reich hat dessen Theorie von der Manifestation der Charakterstörungen am Körper in sein Konzept der Bioenergetik aufgenommen (Lowen 1956). Nach ihm reagiert der Körper schneller als die gedankliche Konfliktverarbeitung und lässt somit zu, dass Atmung, Gangart und Bewegungsform eine spezielle Prägung erfahren, da ständige Stressbelastung beispielsweise über Muskelverspannungen zu Veränderungen in der Atmung und Körperhaltung führt. Innere und äußere Haltung beginnen sich einander anzunähern und werden von Reich als *Charakterhaltung* beschrieben (Reich 1935). Lowen entwickelte dazu eine eigene Entwicklungspsychologie, die sich vornehmlich an der Bedürfnisstruktur des Menschen orientiert. Er hierarchisiert diese folgendermaßen (1958):

- Wunsch nach Akzeptanz der eigenen Existenz;
- Bedürfnis nach Nahrung und Zärtlichkeit;
- Bedürfnis nach Unabhängigkeit und Geborgenheit;
- Bedürfnis nach Freiheit und Geschlechtlichkeit.

Für jede dieser Phasen gibt es nach Lowen eigene Krankheitsbilder und eigene Bewältigungsformen für Frustrationserlebnisse. In seiner Methodik stellt er die Arbeit mit dem Körper in den Vordergrund. Im Stehen soll zunächst ein *Grounding* bzw. *Erden* erreicht werden. Im weiteren sind körperliche Berührungen, Vibration, Bewegung, Druck und Spiel, aber auch die Atmung, Stimme, Ausdrucksgeschehen und Selbstwahrnehmung wichtig.

Für die Ergotherapie können grundsätzliche Fragestellungen aus der Bioenergetik zu Bewältigungformen bei abweichendem Körpererleben durch Frustrationen oder Überforderungssituationen hilfreich sein. Auch zur Einstellung auf therapeutische Angebote und bei Aufmerksamkeitsstörungen können Groundingübungen oder spielerische Bewegungen gegen Zug und Kraft unterstützend wirken. Dafür sind jedoch Fort- und Weiterbildungen in Bioenergetik Voraussetzung.

Entspannungstechniken

Autogenes Training und progressive Muskelentspannung sind die bekanntesten Entspannungstechniken. Während das Autogene Training einer langwierigen Zusatzausbildung bedarf, können Ansätze aus der progressiven Relaxation nach Jacobsen auch in der Ergotherapie eine Therapiestunde einleiten oder abschließen (1978).

Die Grundannahme dabei besteht darin, dass ein muskulär entspannter Mensch nicht gleichzeitig nervös und überreizt sein kann, sodass eine erhöhte Aufmerksamkeit und Konzentration zu erwarten ist. Die Methode arbeitet nach einer festen Vorgehensweise mit einem ständigen Wechsel in der An- und Entspannung bestimmter Muskelgruppen. Die Patienten sollen begleitende Veränderungen am Körper, wie Wärme oder Schwere wahrnehmen. Für Psychosen muss bei Entspannungstechniken in der Regel von einer Kontraindikation ausgegangen werden.

Spiel und Spieltherapie

Die Phänomenologie des Spiels stellt sich vielseitig dar, da mit dem Begriff *Spiel* imaginäre, schöpferische und ausdruckszentrierte, aber auch an Regeln gebundene Assoziationen geknüpft sind. Das kindliche Spiel erzeugt Bewegungsabläufe, die durch Momente der Freiheit, der Ambivalenz und Angst, der relativen Geschlossenheit und einer intrinsischen Motivation gekennzeichnet sind und nur begrenzt auf Außenreize Rücksicht nehmen. Damit wird das Spiel für Kinder ebenso wie für Erwachsene zu einem Regulativ im Sinne einer Gleichgewichtsregulierung zu den Anforderungen im Alltag. Nach Winnicott ist der wesentliche Gedanke, dass das Spiel eine schöpferische Erfahrung im Kontinuum von Raum und Zeit, d.h. eine Grundform des Lebens, stets an der theoretischen Grenze zwischen subjektiv und objektiv Wahrgenommenem, darstellt (Winnicott 1985).

Formen des Spiels

1. Funktions- oder Wiederholungsspiel
Einfache oder komplizierte Bewegungsformen wiederholen sich meist auf rhythmische Art (z.B. freies Turnen, Schaukeln).

2. Illusions- oder Imitationsspiel
Hier erhalten die Gegenstände der Umwelt fantasiebesetzt eine neue Bedeutung. Das Kind erfährt dabei eine innere Bedürfnisbefriedigung, ein Durchleben und Verarbeiten von mit der Umwelt gemachten Erfahrungen.

3. Rollen- und Regelspiel
Das Kind stellt Rollenfunktionen und Beziehungsgefüge beispielsweise aus der Familie nach und entwickelt aus seiner Sicht neue Zusammenhänge bzw. Regeln zwischen Personen, Objekten und Abstraktionen.

Spieltheorien

Die phänomenologe Spieltheorie berücksichtigt Aspekte der Gerichtetheit, Situationsabhängigkeit und Umweltzentriertheit (van der Kooij u. de Groot 1977). Der Spieler steht zielorientiert und intrinsisch motiviert in dynamischer Beziehung zur Umwelt. Die entwicklungspsychologische und kognitive Spieltheorie weist auf enge Zusammenhänge zwischen der Entwicklung des Spiels und kognitiver Anpassungsfähigkeiten hin (Piaget 1969).

Die psychoanalytische Spieltheorie untersucht die Spieltätigkeit aus motivaler Sicht. Triebregungen, die vom Kind z.B. als für sein Spiel bedrohlich erlebt werden, führen zum „sich zur Wehr setzen" im Sinne von Wiederholungszwängen, Angstabwehr oder Wunscherfüllung. Im Rollenspiel erscheint dies „getarnt" in der Bewunderung, Belebung unbelebter Objekte, Verliererrolle, der Magie und der Clownrolle, etc.

Die sozialpsychologische Spieltheorie befasst sich mit Rollenspielen, in denen die Imitation einzelner Rollen im Vordergrund steht. Auf der „Als-ob-Ebene" imitiert der Spieler ihm bekannte Rollen und erweitert so sein Verhaltensrepertoire.

Spieltherapie

Die Ausgangsthese ist: „Kindliches Spiel enthält alles" (Winnicott 1984). Der Psychotherapeut arbeitet nur mit seinem Material, dem Inhalt des Spiels. Winnicott unterstreicht die Bedeutung der nichtdirektiven Spieltherapie nach Virginia M. Axline, in der die Deutung eine eher sekundäre Rolle spielt. Sie sieht im Kind ein Individuum, das in sich selbst die Fähigkeit hat, seine Probleme zufriedenstellend zu lösen. Entscheidend ist eine gewährende, akzeptierende Atmosphäre, in der das Kind seinen eigenen spontanen, auch unangepassten Impulsen folgen kann. Nach Winnicott ist der Augenblick entscheidend, in dem das Kind in Verwunderung gerät. Vorzeitige Deutungen können eher Widerstände hervorrufen. Im gemeinsamen Spiel wertet er Deutungen jedoch als förderlich (Winnicott 1984).

Unter dem Begriff *Spieltherapie* werden in der Ergotherapie demnach therapeutische Ansätze verstanden, in denen das Kind freie oder vorgegebene Spielszenen durchläuft, um darin Probleme auszudrücken, Lösungsformen zu suchen und seelische Entlastung zu finden. Der Ergotherapeut bleibt dabei im Hintergrund und unterstützt durch einfühlsame Fragen, Hinweise oder eigenes Mitspiel.

5.3 Diagnostische Erhebungen

B. Kubny-Lüke

Die ergotherapeutische Befunderhebung ist die Grundlage, auf der Therapieplanung stattfindet. Erst nach einer sorgfältigen Erfassung der Schwierigkeiten und der Möglichkeiten des Patienten sowie der Berücksichtigung seiner Situation in den verschiedenen Lebensbereichen (Wohnen, Arbeit, Freizeit) kann eine Zielformulierung vorgenommen werden. Der Erstbefund stellt den Vergleichsmaßstab dar, an dem die Entwicklung des Patienten überprüft werden kann. Daher ist er ein wichtiger Faktor bei der Frage nach dem Therapieergebnis.

5.3.1 Multiprofessionelle Diagnostik

Ergotherapeuten arbeiten in der Psychiatrie, Psychosomatik und Geriatrie in einem multiprofessionellen Team (z.B. Arzt, Pflegepersonal, Sozialarbeiter, Bewegungstherapeuten). Der Informationsaustausch zwischen den Behandlern über Erfahrungen mit dem Patienten ist notwendig, um eigene therapeutische Zielvorstellungen mit dem Rehabilitationsziel abzustimmen.

Die anamnestischen Daten anderer Berufsgruppen erschließen sich dem Ergotherapeuten entweder in fachübergreifenden Teamgesprächen, Fallbesprechungen oder durch die Patientenakte. Die multiprofessionelle Diagnostik ist ein Bestandteil interdisziplinärer Zusammenarbeit und ermöglicht es den beteiligten Berufsgruppen, eine eigenständige Befunderhebung auf den vorhandenen Grundinformationen aufzubauen und die eigene Sicht vom Patienten abzurunden.

Da eine sorgfältige Therapieplanung in der Ergotherapie eine differenzierte Befunderhebung der Handlungsmöglichkeiten und damit verbundenen Erlebensweisen voraussetzt, ersetzen die Informationen aus der multiprofessionellen Diagnostik in keinem Fall die ergotherapeutische Befunderhebung. Neben den eigenständigen diagnostischen Erhebungen können Ergotherapeuten folgende Informationen und Daten nutzen, die von anderen an der Behandlung beteiligten Berufsgruppen erhoben werden:

1. Medizinische Diagnose

Die medizinische Diagnose ermöglicht eine erste Einordnung des Krankheitsgeschehens. Sie bietet dem Ergotherapeuten einen groben Orientierungsrahmen für die zukünftige Behandlung, sollte jedoch nicht den Blick auf den Menschen, seine individuellen Schwierigkeiten und Bedingungen verstellen.

2. Medizinische Anamnese

Anhand der medizinischen Anamnese erhält der Ergotherapeut Informationen über weitere Erkrankungen und Beeinträchtigungen, die in der Ergotherapie berücksichtigt werden müssen (z.B.: Der Patient ist kurzsichtig und benötigt eine Brille.). Auch Kenntnisse über die Vorgeschichte der Erkrankung können Einfluss auf die ergotherapeutische Behandlung haben (z.B.: Hatte der Patient im Rahmen seiner psychischen Erkrankung schon einmal Selbsttötungsgedanken?).

In der medizinischen Anamnese ist auch die aktuelle Medikation des Patienten vermerkt. Die Kenntnis über Wirkungen und Nebenwirkungen der eingenommenen Medikamente sollte bei der Planung und Durchführung der Therapie berücksichtigt werden, da sie sich einschränkend sowohl auf die motorischen (z.B. steife Bewegungen, Tremor) als auch die vegetativen Funktionen (z.B. Müdigkeit, Mundtrockenheit) auswirken können.

3. Soziale Anamnese

Die soziale Anamnese liefert Informationen zum schulischen und beruflichen Werdegang. Der Ergotherapeut erhält erste Informationen zu den kognitiven und arbeitsbezogenen Fähigkeiten des Patienten aus seinem Leben vor der Erkrankung bzw. zwischen zwei Krankheitsphasen.

In der sozialen Anamnese werden die Familien- und Wohnverhältnisse sowie die sozialen Kontakte des Patienten erfasst. Häufig werden hier auch die vom Patienten bevorzugten Freizeitaktivitäten beschrieben.

4. Pflegerische Befunderhebung

Sie enthält Auskünfte über das Verhalten des Patienten in alltäglichen Lebenssituationen (Essen, Schlafen, persönliche Hygiene etc.). Diese Informationen können die Grundlage für eine Erfassung der lebenspraktischen Fähigkeiten des Patienten sein.

5.3.2 Erstgespräch

Im ergotherapeutischen Erstgespräch können eine Vielzahl wichtiger Informationen für die Behandlungsplanung gesammelt werden. Im deutschsprachigen Raum werden die ergotherapeutischen Erstgespräche in der Psychiatrie, Psychosomatik und Geriatrie derzeit eher selten anhand standardisierter Fragebögen oder Interviews durchgeführt.

Die Zielfestlegung und Behandlungsplanung sollte in Absprache mit dem Patienten geschehen und seine Bedürfnisse und Strebungen berücksichtigen. Es empfiehlt sich, das Gespräch mit dem Patienten durch beispielsweise folgende Fragen zu strukturieren:

- Welche Probleme will der Patient konkret angehen/welche Fähigkeiten dazu nutzen?
- Welche Lösungen hatte der Patient bislang für seine Probleme genutzt?
- Wie hat er bislang den Alltag oder den Beruf bewältigt, sich welche Hilfen gesucht?
- Was ist für den Patienten das erreichbare Ziel im Rahmen der stationären/ambulanten Behandlung?

- Was könnte ein Teilziel für die Arbeit in der Ergotherapie sein?
- Was möchte er mithilfe der Ergotherapie für sich erreichen?
- Mit welcher Motivation kommt er in die Ergotherapie?
- Gibt es handwerkliche und/oder kreative Vorerfahrungen?
- Welche Einschätzung hat der Patient bezüglich der eigenen (Arbeits-) Fähigkeiten?
- Hat der Patient besondere Fähigkeiten und Fertigkeiten (z.B. im lebenspraktischen, beruflichen und schulischen Bereich), besondere Hobbys und Interessen?
- Hat der Patient besondere Schwierigkeiten in einem Lebensbereich (Wohnen, Arbeiten, Freizeit)?

In den USA wurde von Gary Kielhofner et al. in den letzten Jahren zahlreiche Anamnesebögen (Assessments) entwickelt, die die Basis einer ergotherapeutischen Diagnostik bilden können. Kielhofners Konzept *Model of Human Occupation* (MOHO) (Kielhofner 1995) erklärt die Handlungskompetenzen des Patienten als komplexes Zusammenspiel von Motivation, Rollen und Gewohnheiten, verschiedenen Fähigkeiten des Patienten zur Handlungsdurchführung und den Anforderungen und Bedingungen der Umwelt. Bei Kenntnis des Konzepts können die Assessments in Zukunft auch von deutschen Ergotherapeuten dazu herangezogen werden, das anamnestische Gespräch mit dem Patienten und die Beobachtungssituation zu standardisieren (Kap. 1.6.2, *Model of Human Occupation*).

5.3.3 Ergotherapeutischer Befund

Beobachtungskriterien

Der Beobachtungsbefund basiert auf verschiedenen Beobachtungskriterien, die die in Tabelle 5.**3** aufgeführten Bereiche berücksichtigen.

Beim Beobachtungsbefund werden sowohl die auffälligen und beeinträchtigten Verhaltensweisen und Merkmale als auch die besonderen Fähigkeiten und situationsangemessenen Verhaltensweisen des Patienten registriert.

Eine ausführlichere Sammlung und Darstellung einer Vielzahl von Beobachtungskriterien findet sich im Lehrbuch *Ergotherapie in der Psychiatrie* (Scheiber 1995).

Das Produkt – der Prozess

Der Begriff *Produkt* beschreibt das, was in der Therapie entstanden ist oder getan wird, z.B. das Werkstück, die Gestaltung oder die durchgeführte Tätigkeit aus dem lebenspraktischen Bereich. Die Auseinandersetzung mit dem Produkt kann die Grundlage für eine Vielzahl von diagnostischen Erkenntnissen sein. Dabei lassen sich vergleichbare Kriterien aufstellen.

Tabelle 5.**3** Beobachtungkriterien

Differenzierter persönliche Eindruck	**Verhalten zu Therapeuten und Mitpatienten**	**Symptome/ Störungen und Verhaltensäußerungen**	**Lebenspraktischer Bereich**	**Freizeitbereich**	**Produkt – Prozess**
– Äußeres Erscheinungsbild – Ausdrucksverhalten (Stimme, Körpersprache, personaler Raum)	Beziehungsverhalten in unterschiedlichen Rollen	– Emotionaler Bereich – Kognitiver Bereich – Sozioemotionaler Bereich – Psychomotorischer Bereich	– Persönliche Körperpflege – Tätigkeiten im Haushalt – Umgang mit Geld u. Geldinstituten – Nutzung öffentlicher Verkehrsmittel	– Hobbys – Kontakte zu Freunden u. Bekannten – Teilnahme an kulturellen Veranstaltungen – Sportliche Aktivitäten	– Durchführung – Ausführung

Das Produkt

1. Mögliche Kriterien, die die *Durchführung* betreffen:
- Ist der Umgang mit dem Material sachgerecht?
- Ist der Umgang mit den Werkzeugen sachgerecht?
- Wie hat der Patient seinen Arbeitsplatz gestaltet?
- Wie hat der Patient seine Arbeitszeit genutzt?
- Wie viel Unterstützung benötigt der Patient bei der Durchführung?

2. Mögliche Kriterien, die die *Ausführung* betreffen:
- Wurde die Technik vom Patienten fehlerfrei umgesetzt?
- Ist das Werkstück funktionstüchtig?
- Wurde der Entwurf umgesetzt?
- Wie viele Reihen hat der Patient geflochten? Wie viele Teile hat er ausgesägt?

Der Prozess

Bei der *prozessorientierten* Befunderhebung geht es darum, die Gefühle, Fantasien und Wahrnehmungen des Patienten zu erfassen, die die Tätigkeit und ihr Ergebnis in ihm geweckt haben. Es wird vor allem berücksichtigt, was der Patient über sein Erleben mitteilt. Dabei können beispielsweise die folgenden Fragen unterstützend eingesetzt werden:

- Welche Gefühle hat die Tätigkeit beim Patienten geweckt?
- Gefällt ihm das Ergebnis der Tätigkeit?
- Welche Lösungsansätze konnte er bei Arbeitsproblemen entwickeln?
- Ist er mit dem Ergebnis der Tätigkeit zufrieden?
- Sind Erfahrungen, die er gemacht hat, mit seinem sonstigen Arbeitsverhalten vergleichbar?

Standardisierte und nichtstandardisierte Vorgehensweisen im Vergleich

Ergotherapeuten ziehen bei einer Befunderhebung in der Psychiatrie, Psychosomatik und Geriatrie Beobachtungen heran, die sie vom Patienten sammeln, während dieser eine nichtstandardisierte Tätigkeit aus dem ergotherapeutischen Angebot durchführt. Die Auswertung der Beobachtungen erfolgt auf der Grundlage von Beobachtungsbögen und der bisher in seiner Berufstätigkeit gesammelten Erfahrungen und führt zu einer Einschätzung der Fähigkeiten und Schwierigkeiten des Patienten.

Die Schwierigkeit des ergotherapeutischen Beobachtungsbefundes im psychiatrischen, psychosomatischen und geriatrischen Bereich liegt darin, dass die herangezogenen Beobachtungskriterien bislang nicht standardisiert wurden, und es keinen einheitlichen, festgelegten Auswertungsmaßstab für die erfassten Daten und Informationen gibt. Um den eigenen Beurteilungsmaßstab transparenter zu machen, empfiehlt es sich, die Beobachtungen möglichst exakt zu beschreiben. So kann der Beobachtungsbefund auch von anderen nachvollzogen werden und liefert eine objektivere Grundlage.

Beispiel: Herr X arbeitet an einer Blumenampel aus Makramee. Er beherrscht die Technik und zu Anfang der Stunde gelingt es ihm auch, sie umzusetzen. Fehlerhafte Knoten bemerkt er selbst und bessert sie aus. Nach etwa 15 Minuten scheint es ihm deutlich schwerer zu fallen, aufmerksam und konzentriert zu arbeiten. Dabei ist zu beobachten, dass er die Arbeit immer wieder ruhen lässt und in den Raum starrt. Am Werkstück ist diese Schwierigkeit daran zu erkennen, dass das Arbeitsergebnis der zweiten Hälfte der Therapieeinheit etliche Fehler enthält.

Eine alternative Vorgehensweise dazu ist, jeden Patienten mithilfe einer festgelegten Anfangsaufgabe an die Therapie heranzuführen und dabei Informationen für die Befunderhebung zu sammeln. Das Verhalten und Erleben der Patienten während einer festgelegten, immer wieder gleich angebotenen und in ihren Anforderungen genau analysierten ersten Tätigkeit zu erfassen, könnte eine diagnostische Einschätzung des Patienten erleichtern.

5.3.4 Selbstwahrnehmung des Ergotherapeuten

Beim Versuch der Einschätzung der Schwierigkeiten und Möglichkeiten des Patienten spielt bei der ergotherapeutischen Befunderhebung das Einfühlungsvermögen des Therapeuten eine entscheidende Rolle: „Wesentliches erfährt man nur, wenn man sich auch einfühlt und dadurch empfänglich ist für die Gestimmtheit des Patienten, aber auch für seine Art, Beziehungen zu stiften oder zu vermeiden" (Scheiber 1995, S. 114).

Die Gefühle des Therapeuten, die sowohl bei der Beobachtung als auch im Kontakt und Gespräch mit dem Patienten auftauchen, sollten wahrgenommen und auf ihre Bedeutung für die Befindlichkeit und Situation des Patienten hinterfragt werden. Sie können dem Ergotherapeuten helfen, seinen Eindruck vom Patienten abzurunden oder bisher verborgen gebliebene Aspekte wahrzunehmen.

Hierbei spielt die Fähigkeit des Ergotherapeuten zur Selbstwahrnehmung und -reflexion eine große Rolle, um die eigenen emotionalen Anteile von denen des Patienten zu unterscheiden. Ebenso wie der Patient im Kontakt mit dem Therapeuten auf diesen unbewusst und spontan Gefühle projizieren kann, lösen auch Patienten „... in uns eine Reihe von Gefühlen, Impulsen, Gedanken und Fantasien aus. Je besser wir uns selbst kennen und je genauer unsere Selbstwahrnehmung ist, desto eher sind wir in der Lage, unsere eigenen Anteile, die wir in die Beziehung einbringen, zu erkennen und zu verstehen. Sich darum zu bemühen ist wichtig, da wir sonst Gefahr laufen, unsere eigenen neurotischen Anteile auf den Patienten zu übertragen." (Scheiber 1995, S. 48)

In der Psychoanalyse erstmals durch Freud beschrieben und genutzt, haben die Phänomene der Übertragung/Gegenübertragung in der (psycho-) therapeutischen Behandlung eine wichtige Bedeutung. Demnach werden alle negativen oder positiven Gefühle, Vorstellungen, Wünsche des Patienten an den Therapeuten *Übertragung* genannt. Das Phänomen der *Gegenübertragung* beschreibt alle gefühlsmäßigen Einstellungen und Reaktionen des Therapeuten auf den Patienten.

Für die ergotherapeutische Behandlung ist es wichtig, das Phänomen der Übertragung und Gegenübertragung zu kennen, wahrzunehmen und bei der Beurteilung der Beziehung zwischen Patient und Therapeut zu bedenken.

5.3.5 Auswertung und Therapieplanung

Der ergotherapeutische Beobachtungsbefund ist ein prozesshaftes Geschehen. Im Behandlungsverlauf werden die wahrgenommenen oder erfragten Aspekte immer wieder neu einem Beurteilungsprozess zugeführt, der in die Formulierung eines Zieles mündet und der stetigen Anpassung und Entwicklung unterliegt.

Die im Gespräch und durch die Beobachtung erfassten Daten und Informationen stellen zunächst noch nicht interpretierte Einzelbefunde dar. Ihre Interpretation führt zu Hypothesen über die Ursachen, die den auffälligen oder gestörten Verhaltens- und Erlebnisweisen zugrunde liegen. Sie dienen dazu, die Problemstellung des Patienten einzuordnen und Schwerpunkte für die Behandlung festzulegen. Je mehr Hinweise sich für eine Hypothese finden lassen, desto wahrscheinlicher ist es, dass sie zutrifft.

1. Fallbeispiel

Prozessorientierte Befunderhebung

Daten aus dem Beobachtungsbefund

- Frau P. äußert in der Kochgruppe wiederholt Unsicherheit darüber, ob sie noch Kuchen backen könne.
- Sie übernimmt die Zubereitung des Teiges. Sie führt jeden Teilschritt wie im Rezept angegeben durch. Dabei steht sie in ständigem Kontakt zur Ergotherapeutin und lässt sich nach jedem Arbeitsschritt bestätigen, dass sie es richtig gemacht hat.
- In der Nachbesprechung meint Frau P., der Kuchen wäre gut gelungen, da die Ergothe-

rapeutin ihr geholfen habe, nichts verkehrt zu machen.
- Das Pflegepersonal berichtet in der Teambesprechung, dass Frau P. häufig große Sorgen habe, eine Aufgabe zu bewältigen. So kommt sie mit dem Telefonbuch, aus dem sie eine Nummer herausgesucht hat und lässt sich bestätigen, dass dies die richtige sei.

Hypothese aufgrund der Daten aus dem Beobachtungsbefund

Die Patientin Frau P. hat wenig Zutrauen in die eigenen Fähigkeiten.

Hypothesen bleiben immer mit einer mehr oder weniger großen Irrtumswahrscheinlichkeit behaftet und müssen von daher im Behandlungsverlauf ständig überprüft werden.

2. Fallbeispiel

Produktzentrierte Befunderhebung

Die Buchbindearbeit, an der Herr K. in der Ergotherapie gearbeitet hat, steckt voller Messfehler.

Erklärungsansätze aufgrund der Beobachtung

1. Die Konzentrationsfähigkeit von Herrn K. auf die verschiedenen komplizierten Arbeitsschritte beim Buchbinden ist gemindert. Es fällt ihm schwer, einen neuen Handlungsablauf zu erlernen (kognitiver Bereich).
2. Herr K. hat nicht sorgfältig gearbeitet, da sein Interesse und seine Motivation etwas zu tun, stark gemindert sind (affektiver Bereich).
3. Herr K. konnte sich nicht auf die Buchbindearbeit konzentrieren, da er sich in der Anfangsrunde sehr über die Bemerkung eines Mitpatienten geärgert hat, die ihn während der Therapiestunde weiter beschäftigte (sozioemotionaler Bereich).

Welche der Erklärungen zutrifft, lässt sich erst durch weitere Beobachtungen klären.

Therapieziele

Nachdem eine Hypothesenbildung über die Problemstellung des Patienten erfolgt ist, können verschiedene Therapieziele aufgestellt werden (Abb. 5.**6**).

1. Rehabilitationsziel

Definition
Das Rehabilitationsziel ist eine allgemein gehaltene Formulierung, die umschreibt, was in Hinblick auf den Lebensbereich (Wohnen, Arbeit, Freizeit) eines Patienten/Klienten erreicht werden soll (Scheiber 1995, S. 123).

Das Rehabilitationsziel steht an der Spitze der Zielhierarchie. Von hier aus können weitere Zielebenen (Richt-, Grob- und Feinziel) ausdifferenziert werden (Denkrichtung). Die ergotherapeutische Handlungsplanung (Arbeitsrichtung) dagegen erfolgt für die Feinziele hin zu den Grob- und Richtzielen. Das Rehabilitationsziel wird nach Abklingen der akuten Krankheitsphase gemeinsam mit dem Patienten, seinen Angehörigen und allen beteiligten Berufsgruppen (z.B. Arzt, Pflegekraft, Sozialarbeiter, Krankengymnast, Ergotherapeut) entwickelt.

Mögliche Rehabilitationsziele

- Rückkehr an den alten Arbeitsplatz;
- Beginn einer Berufstrainingsmaßnahme;
- Umzug in eine betreute Wohngemeinschaft;
- Anbindung an eine sozialpsychiatrische Einrichtung;
- Selbstständige Lebensführung im eigenen Haushalt.

Die Festlegung eines Rehabilitationszieles ist für die Formulierung von Behandlungsschwerpunkten von großer Bedeutung. Dabei sollten die Kompetenzen, die zum Erreichen des Rehabilitationszieles nötig sind, vorrangig verfolgt werden.

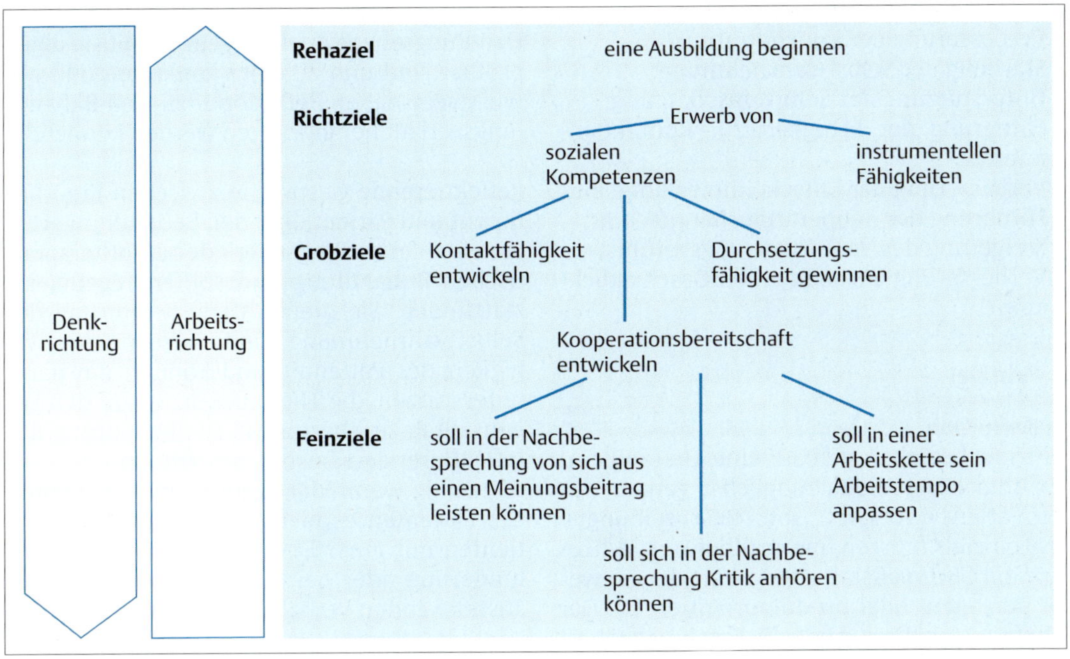

Abb. 5.**6** Zielhierarchie (nach Scheiber).

2. Richtziel

Definition

Richtziele beinhalten konkretere Angaben, was jede Berufsgruppe in Hinblick auf die Rehabilitation eines Patienten/Klienten unterstützen kann (Scheiber 1995, S. 124).

Es können ein oder mehrere Richtziele formuliert werden, die gleichzeitig oder nacheinander verfolgt werden.

Mögliche Richtziele in der Ergotherapie (Scheiber 1995, S. 124)

- Erweiterung der Handlungskompetenz;
- Erwerb sozialer Kompetenzen;
- Erwerb instrumenteller Fertigkeiten;
- Verbesserung psychischer Grundfunktionen;
- Entfaltung der Ausdrucksmöglichkeiten;
- Verbesserung der Kommunikationsfähigkeit;
- Verbesserung kognitiver Funktionen;
- Verbesserung der lebenspraktischen Kompetenz;
- Krisenbewältigung.

3. Grobziel

Definition

Grobziele beziehen sich auf Basisfähigkeiten/-leistungen (z.B. Konzentrationsfähigkeit) oder auf spezielle Fertigkeiten, die in einem bestimmten Kontext benötigt werden (z.B. Umgang mit Geld). Zeitlich beziehen sie sich auf eine oder mehrere der nachfolgenden Therapieeinheiten. In der Regel werden mehrere Grobziele gesetzt, um die verschiedenen Kompetenzen zu erfassen, die zum Erreichen des Richtzieles nötig sind. Es ist sinnvoll, die Grobziele gemäß ihres inneren Zusammenhanges zu staffeln, d.h. aufeinander aufbauende Kompetenzen nacheinander anzugehen.

Mögliche Grobziele in der Ergotherapie (Scheiber 1995, S. 124)

- Förderung der Ausdauer;
- Verbesserung der Konzentration;
- Stärkung der Selbstwahrnehmung;
- Unterstützung der Selbsteinschätzung;
- Förderung der Fähigkeit zur Kontaktaufnahme;
- Verbesserung der Entscheidungsfähigkeit;
- Förderung der Kooperationsbereitschaft;
- Steigerung des Verantwortungsgefühls;
- Verbesserung der manuellen Geschicklichkeit.

4. Feinziel

Definition
Feinziele beziehen sich auf eine Therapieeinheit und beschreiben möglichst genau, was der Patient erreichen soll. Beschreibungen des Feinziels müssen überprüfbar sein, d.h. es wird ein Gütemaßstab angegeben, der entweder personen- oder produktorientiert ist. Der Gütemaßstab dient dazu, die Ergebnisqualität der Behandlungseinheit zu erfassen (Scheiber 1995, S. 124).

Mögliche Feinziele in der Ergotherapie

- Frau Z. soll einen bestimmten Arbeitsschritt in dieser Therapieeinheit beenden (produktorientiert).
- Frau G. soll die Flechtfehler im Korb aus Peddigrohr ausbessern (produktorientiert).
- Herr. K. soll eine Vorlage genau auf das Sperrholzbrett übertragen (produktorientiert).
- Herr F. soll seinen Arbeitsplatz selbstständig einrichten (personenorientiert).
- Frau M. soll sich in der Abschlussrunde von sich aus zu Wort melden (personenorientiert).
- Herr L. soll sich zwischen zwei vorgeschlagenen Werkstücken entscheiden (personenorientiert).

Das Rehabilitationsziel wird vom therapeutischen Team mit dem Patienten gemeinsam entwickelt, während Richt-, Grob- und Feinziele von Ergotherapeut und Patient festgelegt werden.

Die Feinziele müssen für den Patienten auf der Handlungsebene erlebbar sein, damit sie überprüfbar sind und zu einer konkreten und bewusstseinsnahen Reflexion über den Behandlungsverlauf herangezogen werden können.

Reflektierende Gespräche zwischen Ergotherapeut und Patient über den Behandlungsverlauf sind fester Bestandteil der ergotherapeutischen Behandlung und sollten regelmäßig stattfinden. Sie dienen der Erweiterung der Selbstwahrnehmung und Introspektionsfähigkeit des Patienten und können ihn darin unterstützen, die Therapieinhalte auf den Lebensalltag zu übertragen. Die Bedeutung des reflektierenden Gespräches tritt in den Hintergrund, wenn die kognitiven Fähigkeiten des Patienten es nicht zulassen, z.B. bei Patienten mit einer Demenz oder geistiger Behinderung oder bei Kindern mit noch nicht ausreichenden verbalen Fähigkeiten.

5.4 Psychosoziale Behandlungsmethoden und Behandlungsmittel

B. Kubny-Lüke

5.4.1 Der therapeutische Einsatz von Handlungen in der Ergotherapie

In der Ergotherapie werden die Patienten dazu angeregt, sich zu betätigen bzw. zu handeln. Fragt man nach einer wissenschaftlichen Beschreibung des Begriffs *Handeln*, so wird deutlich, dass die so genannte Handlungstheorie menschliches Handeln als bewusst und zielgerichtet auffasst.

„Es entspricht dem Wesen des Menschen, Aufgaben zu übernehmen, sich selbstständig Ziele zu setzen und diese ‚selbstregulierend' ohne besondere Vorschriften und Anweisungen ‚von außen' zu erreichen" (Schüpach zit. nach Scheiber 1995, S. 129).

Die Ursprünge der konkreten Handlungsfähigkeiten liegen in den Erfahrungen der frühen Kindheit und werden je nach Art und Ausmaß von Übung, Erziehung und Schulung im Lebenslauf weiterentwickelt bzw. spezialisiert. Dies wird anschaulich, wenn man sich vor Augen führt, wie einjährige Kinder mit alltäglichen Gegenständen, z.B. einem Kochtopf oder einer Schachtel, hantieren und deren Verwendungszweck untersuchen. Sie eignen sich über konkrete Erfahrungen beim Umgang mit Gegenständen die sensomotorischen und kognitiven Fähigkeiten an, eine Handlung zu planen und in die Tat umzusetzen. Die Handlungen des Kleinkindes haben zunächst kein Ergebnis vor Augen, sondern geschehen aus Experimentier- und Erfahrungsfreude, werden aber im Laufe der Kindheit immer zweckgerichteter.

Ein Dreijähriger kann mit Spielsteinen schon gezielt ein Haus bauen, Fünfjährige planen und erstellen einfache Bastelarbeiten selbstständig, und Grundschüler können einen kleineren Einkauf ohne Hilfe erledigen.

Im Erwachsenenalter ist die Handlungsfähigkeit meist so weit entwickelt, dass die anfallenden Tätigkeiten des Alltags- und Berufslebens organisiert und ausgeführt werden können und auch die Freizeit befriedigend gestaltet wird.

> **!** Um Handlungen zu planen und auszuführen, sind Fähigkeiten im sensomotorischen und kognitiven Bereich erforderlich.

Menschliches Handeln ist keine einsame Tätigkeit, sondern bringt uns mit anderen Menschen in Kontakt. Arbeiten im Beruf mehrere Personen an einer Aufgabe, sind sie gezwungen, ihre Handlungen in gewissem Maße ebenso wie eine Familie, die in einem gemeinsamen Haushalt lebt, aufeinander abzustimmen. Selbst bei ganz alltäglichen Aufgaben kommt es zu zwischenmenschlichen Kontakten. So muss man beim Einkaufen beispielsweise beim Bäcker seine Wünsche nennen.

> **!** Handeln ist häufig mit zwischenmenschlichem Kontakt und Kommunikation verbunden.

Einer Handlung und den daran beteiligten Gegenständen, Materialien und/oder Personen stehen wir nicht neutral gegenüber, sondern (re)agieren mit mehr oder weniger ausgeprägten Gefühlen. So findet der eine Bügeln lästig, während der Nächste lieber dem Abwasch aus dem Weg geht und mancher findet das Töpfern mühsam und schmutzig, während andere Menschen gerne mit Ton formen und gestalten.

Ob Gegenstände, Materialien oder Menschen im Menschen positive oder negative Gefühle hervorrufen, hängt auch davon ab, mit welchen zurückliegenden Erfahrungen und Erlebnissen sie sie in Zusammenhang bringen. Diese Erfahrungen können ihnen bekannt und erinnerbar oder auch dem Bewusstsein zunächst nicht zugänglich sein.

> **!** Tätig-sein erfordert vom Handelnden sensomotorische, geistige und zwischenmenschliche Fähigkeiten. Handlungen und die damit verbundenen Gegenstände, Materialien und/oder Menschen wecken im Menschen (mehr oder weniger) angenehme Gefühle und Erinnerungen.

Beim gezielten Einsatz von Tätigkeiten und Handlungen im Rahmen der psychosozialen Behandlungsverfahren nutzen Ergotherapeuten diese Zusammenhänge, um sensomotorische, kognitive und interaktionelle Fähigkeiten zu fördern und den Patienten darin zu unterstützen, auftauchende Gefühle wahrzunehmen und zu verarbeiten.

5.4.2 Ergebnis- und prozessorientiertes Arbeiten

Die psychosozialen Behandlungsverfahren der Ergotherapie kommen in der Psychiatrie und Psychosomatik, Kinder- und Jugendpsychiatrie, Geriatrie und Gerontopsychiatrie zur Anwendung. Grundsätzlich können bei ihrem Einsatz zwei Vorgehensweisen unterschieden werden. Der therapeutische Ansatz kann schwerpunktmäßig *ergebnisorientiert* oder *prozessorientiert* angelegt sein (Scheiber 1995, S. 128).

1. Ergebnisorientierter Ansatz

Dieser stellt sich linear dar, d.h. es gibt:

- Eine klare Ausgangssituation (Bedürfnis, beeinträchtigte Fähigkeit);
- Einen therapeutischen Weg, der zuvor festgelegt wurde;
- Ein Ziel, das erreicht werden soll.

Dies ist häufig der Fall, wenn es darum geht, Fähigkeiten und Fertigkeiten (z.B. kognitive lebenspraktische Fähigkeiten, Grundarbeitsfähigkeiten) zu trainieren.

Beispiele: Ein Patient hat Konzentrationsschwierigkeiten und möchte diese verringern. Die Therapeutin bespricht mit ihm ein Traninigsprogramm. Der Patient führt dieses durch und kann immer wieder, insbesondere aber am Ende prüfen, inwieweit sich seine Konzentrationsfähigkeit verbessert hat (Scheiber 1995, S. 128). Frau K. hat Schwierigkeiten bei der Handlungsplanung und es fällt ihr schwer, die einzelnen Arbeitsschritte beim Kochen folgerichtig durchzuführen. So stellt sie das Nudelwasser schon auf den Herd, bevor die anderen Zutaten geschnitten worden sind und es verkocht. Fleisch brennt ihr häufig an, weil sie es über anderen Vorbereitungen vergisst. Da die Patientin nach der Entlassung ihren Familienhaushalt wieder selbstständig führen muss, will sie ihre Handlungsplanung und -ausführung verbessern. Im Rahmen der Ergotherapie kann sie einmal in der Woche für die Patientengruppe kochen. Es wird mit der Patientin vereinbart, die Anforderungen stufenweise zu erhöhen:
- In den ersten Stunden macht sie sich mit Unterstützung der Ergotherapeutin vor Beginn der Essenszubereitung einen schriftlichen Plan, bei dem genau die Abfolge der einzelnen Arbeitsschritten festgelegt wird.
- Auf der nächsten Anforderungsstufe bespricht sie den Ablauf der einzelnen Arbeitsschritte vor Kochbeginn mit der Ergotherapeutin.
- Kurz vor der Entlassung aus dem Krankenhaus übernimmt sie Planung und Durchführung des Kochens selbstständig und bespricht das Ergebnis mit der Ergotherapeutin im Nachhinein.

Die Beispiele schildern den linearen und zielgerichteten Aufbau der Therapie. Dieser kann im Behandlungsverlauf häufig nicht immer so eingehalten werden, weil das Handeln von innerpsychischen Prozessen und äußeren Faktoren beeinflusst wird. So stellt der Patient „... in der Ergotherapie nicht nur was her, sondern sich selbst auch dar. Er tritt in Beziehung zu seinem Material und zu seinem Werkstück. Damit kommt den Gefühlen, Wünschen, Vermeidungen usw., die im und durch das Tun auftauchen, dem Prozess also, besondere Bedeutung zu (...). Neben der objektiven Realität, die sich z.B. in dem Seidenmalbild zeigt, können wir in der Ergotherapie auch intrapsychische Vorgänge, wie Freude oder Abneigung, und interaktionelle, wie Selbstständigkeit oder hilfloses Nachfragen, beobachten.“ (Scheiber 1995, S. 128)

Der ergebnisorientierte, lineare Ansatz lässt sich also nicht immer durchführen. Es wird häufig nötig sein, auch die bei einer Tätigkeit entstehenden Gefühle in die Ergotherapie miteinzubeziehen, um eine Weiterentwicklung des Patienten zu unterstützen.

2. Prozessorientierten Ansatz

Beispiel: Noch einmal zurück zu Frau K., deren Schwierigkeiten im Bereich der Handlungsplanung und -durchführung lagen. Im Verlauf des beschriebenen Haushaltstrainings macht die Patientin deutliche Fortschritte bei der Planung und Zubereitung einer Mittagsmahlzeit. Sowohl beim Kochen als auch bei anderen Tätigkeiten fällt es ihr zunehmend leichter, ihre Handlungen folgerichtig zu organisieren und auszuführen. Dies ändert sich jedoch immer, wenn sie mit anderen Patienten zusammenarbeitet. Sie scheint dann sehr verunsichert zu sein, was beispielsweise daran deutlich wird, dass die Patientin sich häufig bei den anderen Patienten rückversichert, ob sie alles richtig mache. Die Patientin äußert dazu, dass sie sich in der Gegenwart anderer sehr unsicher fühle und sich schwer tue, auf die eigenen Fähigkeiten zu vertrauen. Sie meine, andere könnten es besser.
Im Rahmen der Ergotherapie wird der Patientin daraufhin ein zusätzliches Therapieangebot gemacht. Sie kann an einer Projektgruppe teilneh-

men. Die Gruppe will ein Wandbild aus Tonkacheln für den Gruppenraum der Station herstellen. Bei dieser Gruppenarbeit steht für Frau K. nicht das Erlernen handwerklicher Fertigkeiten im Vordergrund, sonder ist eher ein Nebeneffekt der Behandlung. Die für sie wesentliche Zielsetzung liegt hierbei darin, sich in einer Gruppe als handelnde Person zu erleben. Die Patientin lernt sich als ein Gruppenmitglied mit Stärken und Schwächen kennen und kann ihre Fähigkeiten mit denen der anderen Gruppenmitglieder vergleichen.
Im Nachgespräch, das im Anschluss an jede Arbeitsphase durchgeführt wird, kann sie der Gruppe ihre Wahrnehmung von sich mitteilen und eine Rückmeldung von der Gruppe erhalten. Auf diesem Weg wird die Patientin dazu angeregt, ihre Selbstwahrnehmung zu überprüfen und ihre Fähigkeiten neu zu bewerten.

Bei diesem Beispiel bildet das angestrebte Arbeitsergebnis (Bild aus Tonkacheln) den Hintergrund für das prozessorientierte Vorgehen, bei dem die Patienten die Möglichkeit erhalten, sich mit ihren Gefühlen und Erfahrungen während der Gruppenarbeit auseinander zu setzen.

Jedes handwerkliche oder kreativ-gestalterische Material und jede Tätigkeit kann den Patienten in Kontakt mit Gefühlen und Erinnerungen bringen, die den direkten Weg zu einem Behandlungsergebnis zu stören scheinen. Prozesshaftes Arbeiten in der Ergotherapie bedeutet dann, sich auf Umwege zu begeben, um eine Entwicklung zu ermöglichen.

5.4.3 Behandlungsmethoden

Mit ihrem Lehrbuch *Ergotherapie in der Psychiatrie* hat Scheiber zur Klassifizierung der in der Ergotherapie eingesetzten psychosozialen Behandlungsverfahren beigetragen. Danach werden derzeit folgende psychosozialen Behandlungsansätze in der Ergotherapie unterschieden:

- Kompetenzzentrierte Methode;
- Ausdruckszentrierte Methode;
- Interaktionelle Methode;

Ergänzt werden sie in diesem Abschnitt durch die wahrnehmungszentrierten Methoden.

Mit Scheiber übereinstimmend bezeichnet der Begriff *Methode* hier „... ganz allgemein eine bestimmte Art des Vorgehens zum Erreichen eines angestrebten Zieles. Diese Vorgehensweise besteht aus immer wiederkehrenden Verhaltensmustern. Sie lässt sich auf verschiedene Therapiesituationen übertragen und ist für mehrere Therapeuten charakteristisch.“ (Scheiber 1995, S. 163)

Im Folgenden sollen die genannten Methoden dargestellt und erläutert werden, wodurch der Leser auf der Grundlage theoretischer Überlegungen einen Einblick in die Einsatzmöglichkeiten und Wirkungsweisen der psychosozialen Behandlungsverfahren in der Ergotherapie erhält.

Kompetenzzentrierte Methode

Definition

Die kompetenzzentrierte Methode umfasst einen ergebnisorientierten Ansatz mit prozesshaften Anteilen, bei dem der Patient ausgewählte handwerkliche Techniken, alltags- oder freizeitbezogene Tätigkeiten oder Übungen zum motorischen, sozialen oder kognitiven Training ausführt, um verloren gegangene oder nicht vorhandene Fähigkeiten und Fertigkeiten (wieder-)zu erlernen und zu üben. Dies kann in Einzeltherapie oder innerhalb einer Gruppe geschehen. Nach Absprache mit dem Patienten wird eine Aufgabenstellung entwickelt, bei deren Durchführung sich die angestrebten Fähigkeiten und Fertigkeiten trainieren lassen.

Ziele und Sozialformen

Mögliche Richt- oder Grobziele

- Förderung der Grundarbeitsfähigkeiten (z.B. Ausdauer, Konzentration, Aufmerksamkeit);
- Verbesserung der Ich-Funktionen (z.B. Entscheidungsfähigkeit, Interesse, Initiative);
- Steigerung der Selbstständigkeit;
- Förderung der Handlungsplanung und -durchführung;

- Verbesserung der psychischen und physischen Belastbarkeit;
- Beherrschung instrumenteller Fertigkeiten (z.B. Umgang mit Werkzeug);
- Verbesserung manueller Fähigkeiten (z.B. Fingerfertigkeit);
- Verbesserung der Selbsteinschätzung;
- Stärkung des Realitätsbezuges;
- Unterstützung beim Aufbau einer Tagesstruktur.

Mögliche Sozialformen

- Einzeltherapie;
- Einzelarbeit in der Gruppe;
- Partnerarbeit;
- Gruppenarbeit;
- Projektgruppe.

Kompetenzzentrierte Methode als Teil der Soziotherapie

Die kompetenzzentrierte Methode ist eine der ältesten und am häufigsten eingesetzten psychosozialen Behandlungsansätze der Ergotherapie, die sich in der Praxis bewährt hat. Innerhalb des psychiatrischen Fachbereichs war die Entwicklung der Sozialpsychiatrie in den Sechzigerjahren in Deutschland bedeutsam für die Eingliederung der kompetenzzentrierten Methode (und auch der interaktionellen Methode) in die *Soziotherapie*.

Dörner sieht die Soziotherapie als „... die Basis therapeutischen Handelns in psychiatrischen Einrichtungen. Nur was sie nicht leisten kann, fällt an Psycho- und Somatotherapie" (Dörner u. Plog 1996, S. 516).

Unter dem Begriff Soziotherapie werden alle diejenigen Angebote, Aktivitäten und Maßnahmen zusammengefasst, die den Patienten dabei fördern, nicht an Krankheit gebundenen Persönlichkeitsanteile zu erleben. Der Betroffene soll im Rahmen von Soziotherapie erleben, dass Alltag und Normales trotz Erkrankung erlebbar sind (Dörner u. Plog 1996, S. 516).

Die Angehörigen verschiedener Berufsgruppen (Pflege, Sozialarbeit, Bewegungstherapie, Ergotherapie, etc.) wirken daran mit, das therapeutische Milieu in der Psychiatrie so zu gestalten, dass der Patient Realitätserfahrungen machen kann. Das bedeutet einerseits, den Patienten alltägliche Entscheidungen möglichst selbst treffen zu lassen und ihm andererseits auch die Regeln und Anforderungen des therapeutischen Rahmens zu verdeutlichen und zuzumuten.

Die kompetenzzentrierte Methode der Ergotherapie eignet sich dazu, die soziotherapeutische Zielsetzung umzusetzen, da Handeln und Tätigsein in besonderem Maße einen Zugang zur Realität ermöglichen und „... den Patienten mittels der sachgebundenen Aufgabe von introvertierter Erlebnisgebundenheit zu objektiven, realen Erfahrungen hinzuführen." (Sterzer 1987, S. 221) Dabei kommt es zu einem gezielten Einsatz von Tätigkeiten, um Handlungsfähigkeiten zu trainieren und den Realitätsbezug zu stärken. Die mit der kompetenzzentrierten Methode angestrebten therapeutischen Ziele umfassen häufig auch die Grundarbeitsfähigkeiten, die die Basis für eine spätere arbeitsrehabilitative Maßnahme sind.

Therapeutische Mittel und Maßnahmen

Innerhalb der kompetenzzentrierten Methode kommen eine Vielzahl therapeutischer Mittel und Maßnahmen zum Einsatz:

- Werkstoffe und Materialien, wie Ton, Metall, Holz, Stein, Farben;
- Handwerkliche Techniken, wie Sägen, Löten, Töpfern, Korbflechten, Nähen;
- Gestalterische Techniken, wie Aquarellieren, Drucken;
- Tätigkeiten zur Alltagsbewältigung, wie Kochen, Einkaufen, Tisch decken, Behördenbesuche;
- Tätigkeiten der Freizeitgestaltung, wie Spiele, Außenaktivitäten, wie Besuch eines Museums, einer Kinovorstellung, Sport;
- Übungsangebote zum Training kognitiver Fähigkeiten, wie kognitives Training im Spiel, Trainingsprogramme am Computer;
- Trainingsangebote als Vorbereitung auf die Arbeitstherapie oder -rehabilitation, wie Auftragsarbeiten, hauswirtschaftliche Aufgaben, Dienstleistungen, Gartentätigkeiten.

Werkstoff- und Tätigkeitsanalyse

Vor dem therapeutischen Einsatz einer Tätigkeit oder eines Werkstoffes im Rahmen der kompetenzzentrierten Methode steht eine sorgfältige Analyse der enthaltenen Anforderungen und Erlebnismöglichkeiten. Dabei kann bei jedem zur Verfügung stehenden therapeutischen Mittel der Behandlungsschwerpunkt auf den Erwerb von Fertigkeiten und Fähigkeiten (ergebnisorientierter Ansatz) als auch auf die Verarbeitung der auftauchenden Gefühle und Empfindungen (prozessorientiertes Vorgehen) gelegt werden.

Werkstoff- und Tätigkeitsanalyse am Beispiel der Technik *Korbflechten mit Peddigrohr*

Das Werkmaterial Peddigrohr und die damit verbundenen Flechttechniken zur Herstellung eines Korbgeflechtes gehört zu den traditionellen Angeboten in der Ergotherapie. Es bietet vielfältige Variationsmöglichkeiten beim Einsatz und lässt sich gleichermaßen zur Förderung motorischer, sensorischer, emotionaler und kognitiver Fähigkeiten einsetzen.

Unabhängig vom gewähltem Werkstück werden bei der Verarbeitung von Peddigrohr folgende Arbeits- und Tätigkeitsinhalte vom Patienten verlangt:

- Erwerb von Kenntnissen über die Verarbeitung von Peddigrohr, z.B. dass der Flechtfaden vor der Verarbeitung in Wasser eingeweicht werden muss;
- Fällen von Entscheidungen, z.B. bezüglich Größe, Form oder Gestaltung;
- Planung und Umsetzung der Flechtarbeit, z.B. welche Arbeitsschritte in welcher Reihenfolge durchgeführt werden müssen;
- Erlernen einer oder mehrerer Flechttechniken.

Damit können bei einem ergebnisorientierten Schwerpunkt beim Einsatz von Peddigrohr folgende *Grobziele* verfolgt werden:

- Verbesserung der Konzentrations- und Merkfähigkeit;
- Förderung der Ausdauer;
- Unterstützung der Fähigkeit zur Handlungsplanung;
- Förderung der Entscheidungsfähigkeit;
- Verbesserung der Genauigkeit;
- Trainieren der feinmotorischen Koordination und der von Auge und Hand.

Die Arbeit am Werkstück wird beim Patienten eine Vielzahl von Erlebnissen und Empfindungen hervorrufen, die sich förderlich oder hinderlich auf das Therapieergebnis auswirken können. Die Analyse der Erlebnisqualitäten, die ein Material beinhaltet, ermöglicht es, diese gezielt in die Ergotherapie einzusetzen und zu berücksichtigen.

Das Material Peddigrohr
Peddigrohr ist im trockenen Zustand starr, spröde und bricht leicht. Die Verarbeitung in einem Werkstück lässt relativ wenig Raum zur Kreativität und Fantasie. Das entstehende starre Geflecht kann vom Patienten als haltgebend erlebt und die klaren Arbeitsschritte und Vorgaben als Entlastung empfunden werden. Andererseits kann das starre Material beim Patienten auch das Gefühl der Anspannung und Einengung hervorrufen.

Arbeitsweise
Die sich ständig wiederholenden Handbewegungen beim Flechten können vom Patienten einerseits als rhythmisch und beruhigend, andererseits auch als monoton und langweilig erlebt werden.

Arbeitsablauf
Während der Verarbeitung von Peddigrohr ist eine direkte Erfolgskontrolle möglich, da Flechtfehler deutlich sichtbar sind. Ebenso ist gut zu erkennen, wie das Werkstück voranschreitet. Für den Patienten sind sowohl ein schnelles Erfolgserlebnis, aber auch die Gefühle von Ärger und Frustration möglich, wenn sich ein Fehler wiederholt.

Der Patient kann bei der Arbeit mit Peddigrohr seine Selbsteinschätzung überprüfen, sich mit seinem Leistungsanspruch auseinander setzen, mit Kritik und Verbesserungen umgehen lernen und erleben, wie er sich fühlt, wenn ihm Fehler unterlaufen, etc.

Damit lassen sich bei einem prozessorientierten Schwerpunkt beim Einsatz von Peddigrohr beispielsweise folgende Grobziele verfolgen:

- Wahrnehmung der eigenen Frustrationstoleranz;
- Unterstützung der Selbstwahrnehmung;
- Wahrnehmung eigener Fähigkeiten und Defizite;
- Auseinandersetzung mit dem eigenen Leistungsanspruch;
- Erfolgserleben;
- Auseinandersetzung mit Kritik und Verbesserung.

Interaktionelle Methode

Definition
Bei der interaktionellen Methode handelt es sich um ein überwiegend prozessorientiertes Gruppenangebot, das auch ergebnisorientierte Anteile haben kann. Innerhalb einer Patientengruppe können verschiedene Tätigkeiten (z.B. handwerkliche, lebenspraktische, kreative, freizeitbezogene) durchgeführt werden. Dabei steht die Auseinandersetzung der Gruppenmitglieder miteinander im Vordergrund des ergotherapeutischen Interesses. Ziel ist es, dem einzelnen Patienten zu ermöglichen, sich selbst innerhalb einer Gruppe zu erleben, das eigene Gruppenverhalten zu reflektieren, gegebenenfalls neue Verhaltensweisen zu trainieren und seine Kommunikations- und Kontaktfähigkeiten zu stärken.
Aufgabe des Ergotherapeuten ist es vor allem, die Rahmenbedingungen zur Durchführung der Gruppenaktivität zu gewährleisten und die Gruppenmitglieder bei der Aufarbeitung der Erfahrungen zu begleiten.

Ziele und Sozialformen

Mögliche Richt- und Grobziele

- Steigerung der Kommunikationsfähigkeiten;
- Förderung der Kooperationsfähigkeiten;
- Verbesserung des Durchsetzungsvermögens;
- Unterstützung der Selbst- und Fremdwahrnehmung;
- Verbesserung der Kritikfähigkeit;
- Förderung der Fähigkeiten zur sozialen Integration;
- Auseinandersetzung mit Rollenerwartungen und den daraus resultierenden Konflikten;
- Entwicklung und Erfahrung eines Gruppengefühls.

Mögliche Sozialformen

- Partnerarbeit;
- Gruppenarbeit;
- Gemeinschaftsarbeit;
- Projektgruppe.

Die interaktionelle Methode als Teil der Soziotherapie

Ebenso wie die kompetenzzentrierte Methode ist die interaktionelle Methode als Teil der Soziotherapie zu verstehen, da Soziotherapie mit ihrem Anspruch auf Realitätserfahrungen für den Patienten meint „... einerseits die Welt der Dinge und andererseits – damit zusammenhängend – die zwischenmenschliche Wirklichkeit“ (Sterzer 1987, S. 222).

Das menschliche Leben spielt sich fortwährend in Gruppen ab. Von daher entspricht es einem stärkeren Bezug zur Wirklichkeit und bietet vielfältige Erfahrungsmöglichkeiten, wenn Therapie innerhalb einer Gruppe stattfindet.

Um Ergotherapie in Gruppen durchzuführen, benötigt man Grundkenntnisse über die Gruppenentwicklung und Gruppenprozesse, die hier in Anlehnung an Scheiber (1995, S. 61ff) zusammenfassend dargestellt werden.

Entwicklungsphasen von Gruppen

Scheiber beschreibt verschiedene Gruppenphasen, die häufig durchlaufen werden, wenn eine Gruppe ein gemeinsames Ziel verfolgt (Scheiber 1995, S. 61f):

1. Informelle Kontaktaufnahme oder Fühlungnahme

Merkmale
- Unverbindlicher und loser Kontakt zwischen den Gruppenteilnehmern;
- Noch kein Gemeinschaftsgefühl, Ich-Denken überwiegt.

Durch gemeinsame Aktivitäten oder Zielsetzungen kann der Gruppenleiter einen stärkeren Kontakt zwischen den Gruppenmitgliedern unterstützen.

2. Kennenlernphase

Merkmal
Die Teilnehmer beginnen sich auszutauschen und lernen sich besser kennen.

Der Gruppenleiter kann diese Phase durch entsprechende Aufgabenstellungen (z.B. Kennenlernspiele) unterstützen.

3. Versuch einer Arbeitsphase – Rollenwechsel

Merkmale
- Ideen und Vorschläge werden gesammelt und umzusetzen versucht;
- Gruppenmitglieder übernehmen für eine kurze Zeit Aufgaben oder Rollen.

Durch angemessene Zurückhaltung ermöglicht der Gruppenleiter den Gruppenmitgliedern Raum zur Entfaltung von Gruppenaktivität.

4. Konfliktphase/Machtkampf – Rollendifferenzierung und Rollenfixierung

Merkmale
- Diskussion der unterschiedlichen Ideen und Meinungen in der Gruppe;
- Aufgaben und Rollen werden deutlicher;
- Konflikte zwischen Gruppenmitgliedern können entstehen, z.B. bezüglich der Aufgaben- oder Rollenverteilung;
- Gruppe kann auch Widerstand gegen den Gruppenleiter oder die Gruppenaufgabe entwickeln.

Der Gruppenleiter hat hier die Aufgabe, die Gruppe dabei zu unterstützen, Arbeitsfähigkeit zu entfalten. Dies kann geschehen, indem die Therapieeinheit inhaltlich strukturiert wird (z.B. durch eine Vorbesprechung, Arbeitsphase, Nachbesprechung) oder indem der Gruppenprozess und -austausch gefördert wird (z.B. übernimmt der Ergotherapeut die Gesprächsleitung und sorgt so dafür, dass emotionale Diskussionen nicht eskalieren).

5. Korrekturphase – Rollenübernahme und Rollenzuschreibung

Merkmale
- Die Gruppe fällt Entscheidungen.
- Die Gruppe entwickelt Arbeitsfähigkeit, da die nun folgende Aufgaben- und Rollenverteilung von allen akzeptiert werden kann und alle Teilnehmer ihre Fähigkeiten einbringen.

Der Gruppenleiter sorgt dafür, dass die Rahmenbedingungen für die Aufgabenstellung vorhanden sind (z.B. beschafft er Material, führt in die Technik ein und sorgt für den Arbeitsraum) und lässt die Gruppenmitglieder möglichst selbstständig arbeiten.

6. Endphase

Merkmale
- Die gemeinsame Aufgabenstellung bzw. das Ziel wird erreicht;
- Zufriedenheit mit dem Gruppenergebnis führt zu einem gestärkten Wir-Gefühl bei den Gruppenmitgliedern;
- Unzufriedenheit mit dem Gruppenergebnis erzeugt Frustration und die Suche nach den Ursachen bzw. dem „Schuldigen" bewirkt Druck.

Der Gruppenleiter hat die Aufgabe, den Austausch über das Gruppenergebnis und den vorangegangenen Gruppenprozess zu ermöglichen.

Die beschriebenen Gruppenphasen werden nicht zwangsläufig alle durchlaufen. Vor allem die Konflikt- und die Korrekturphase können sich mehrfach wiederholen. Dies kann geschehen, wenn sich z.B.:

- die Aufgabenstellung in viele Teilaufgaben untergliedern lässt, und die Gruppe immer wieder neu Entscheidungen fällen muss;
- es sich um keine geschlossene, sondern um eine Gruppe handelt, in die immer neue Mitglieder aufgenommen werden, während andere ausscheiden. In diesem Fall müssen sich die Teilnehmer immer wieder neu kenne lernen und die Aufgaben und Rollen neu verteilt werden;
- es unausgesprochene Konflikte zwischen den Gruppenteilnehmern gibt. Dies führt besonders häufig dazu, dass der Ergotherapeut als Gruppenleiter angegriffen und für die vorhandene Unzufriedenheit verantwortlich gemacht wird.

Gruppendynamik nach Schindler

Kommt eine Gruppe zusammen, findet immer eine Rollenverteilung statt, die bewusst oder unbewusst vonstatten gehen kann. Am Arbeitsplatz ist der Gruppenleiter in der Regel festgelegt und allen bekannt. In anderen Gruppen (z.B. Peergroup) gibt es ebenfalls verschiedene Positionen, die häufig nicht abgesprochen werden, sondern sich ständig ändern und entwickeln können.

Schindler geht in seinem Modell zur Gruppendynamik davon aus, dass es in jeder Gruppe vier verschiedene Gruppenpositionen gibt, die sich bei einer Analyse der Gruppensituation erschließen lassen (Schindler 1957–1958):

1. Alpha-Position: der Gruppenführer, der die Verantwortung trägt und Aktivitäten anstößt.
2. Beta-Position: der Fachmann der Gruppe, der bei fachlichen Fragen herangezogen wird, jedoch emotional weniger beteiligt ist.
3. Gamma-Position: die Anhänger des Führers, die sich mit ihm identifizieren und Aufgaben entsprechend seinen Anregungen übernehmen.
4. Omega-Position: der Außenseiter, der eine Gegenposition zur Gruppe bezieht und zum Prügelknaben oder Sündenbock werden kann.

Gruppendynamik umfasst einen sich ständig verändernden Prozess, bei dem von allen Gruppenmitgliedern alle Rollen eingenommen werden können. Auch die Rolle des Ergotherapeuten ist nicht eindeutig festgeschrieben, befindet er sich doch einerseits in der Rolle der Gruppenleitung, andererseits in der des Fachmannes. Beide Rollen können aber auch für eine umschriebene Phase gezielt an Patienten abgegeben werden, um ihnen ein Übungsfeld für die Position zu bieten (Scheiber 1995, S. 60).

Für den Ergotherapeuten ist es wichtig, sich über die eigene Position in der Gruppe klar zu werden und die Situation der Patientengruppe immer wieder zu analysieren. Auf diese Weise können Gruppenprozesse gezielt unterstützt und Patienten vor Überforderungssituationen bewahrt werden (z.B. wenn sich ein Patient in der Außenseiterrolle befindet und dies viele negative Emotionen bei den anderen Gruppenmitgliedern erzeugt).

Je mehr Aktivität beim ergotherapeutischen Gruppenleiter liegt, umso weniger wird sich die Gruppendynamik entfalten. Je stärker der Ergotherapeut sich aus Entscheidungen heraushält und je mehr er der Gruppe Verantwortung für die Lösung der Aufgabe überlässt, desto deutlicher werden die verschiedenen Gruppenpositionen von den Patienten übernommen. In welchem Ausmaß der Ergotherapeut Gruppendynamik fördert oder unterstützend eingreift, orientiert sich an folgenden Punkten:

- Zustand der Gruppenmitglieder;
- Angestrebte Zielsetzung;
- Gruppenphase (*Entwicklungsphasen von Gruppen*);
- Gruppenzusammensetzung (homogene oder heterogene Gruppe).

Anregungen zur Beobachtung der Gruppendynamik

Bei der interaktionellen Methode ist eine der Hauptaufgaben des Ergotherapeuten die Beobachtung der Gruppenteilnehmer und ihrer Aktivitäten. Sorgfältige Beobachtungen sind die Grundlage für eine gezielte ergotherapeutische Gruppenleitung, die der Gruppe Entscheidungsspielräume öffnet und trotzdem im rechten Moment Unterstützung anbietet.

Folgende Fragestellungen können bei der Beobachtung der Gruppenaktivität als Anregungen dienen (Antons 1976; Kayser 1980):

- Welche Patienten geben zielorientierte Anregungen (z.B. Ideen äußern, Initiative ergreifen, Entscheidungsprozesse anregen)?
- Werden diese von den Mitpatienten aufgegriffen?
- Wer übernimmt strukturierende Aufgaben (z.B. ordnen, klären, vermitteln, Regeln setzen)?
- Wer zeigt gruppenfördernde Aktivitäten (z.B. loben, ermutigen, Gruppengefühle ausdrücken, Außenseiter integrieren)?
- Wer zeigt gruppenhemmende Aktivitäten (z.B. stören, herumalbern, sich zurückziehen, Streit suchen, niemanden ausreden lassen)?
- Wie sieht die verbale Verständigung aus (z.B. Wer drückt sich klar und verständlich aus, wer redet lange, unverständlich oder am Thema vorbei?)?
- Welche Signale senden Mimik, Gestik und Körperhaltung der Teilnehmer aus (nonverbale Verständigung) (z.B. Langeweile, Abwendung, Begeisterung, Unruhe, Spannung, Freude)?
- Bilden sich während der Arbeitsphase Untergruppen heraus (z.B. nach Sympathie, Fähigkeiten, Geschlecht, Alter)?
- Werden Teilnehmer ausgeschlossen oder schließen sich selber aus?
- Grundsätzlich muss dabei berücksichtigt werden, ob es sich dabei um eine einmalige Beobachtung handelt oder sie sich in verschiedenen Gruppensituationen oder Therapieeinheiten wiederholt.

Therapeutische Mittel und Maßnahmen

Ebenso wie bei der kompetenzzentrierten Methode können beim interaktionellen Ansatz eine Vielzahl von Mitteln und Maßnahmen eingesetzt werden:

- Werkstoffe und Materialien, z.B. Ton, Metall, Holz, Stein, Farben;
- Handwerkliche Techniken, z.B. Sägen, Löten, Töpfern, Nähen;
- Gestalterische Techniken, z.B. Aquarellieren, Drucken;
- Tätigkeiten zur Alltagsbewältigung, z.B. Kochen, Einkaufen, Tisch decken, Putzen, Behördenbesuche;
- Tätigkeiten der Freizeitgestaltung, z.B. Spiele, Außenaktivitäten, Sport;
- Übungsangebote zum Training kognitiver Fähigkeiten, z.B. am PC oder im Spiel;
- Trainingsangebote als Vorbereitung auf die Arbeitstherapie oder -rehabilitation, z.B. Auftragsarbeiten, hauswirtschaftliche Aufgaben, Dienstleistungen, Gartentätigkeiten.

Das therapeutische Angebot wird bei der interaktionellen Methode jeweils so gestaltet, dass es Erlebnis- und Erfahrungsmöglichkeiten für die Gruppe bietet, indem:

- Es Entscheidungsprozesse ermöglicht (z.B. Die Patientengruppe plant jede Woche die Außenaktivität. Unter mehreren Vorschlägen wird nach Diskussion eine Entscheidung durch die Gruppe gefällt.)
- Die angebotenen Werkstücke und Tätigkeiten eine Beteiligung mehrerer Gruppenmitglieder zulassen (z.B. Das Kochen einer gemeinsamen Mahlzeit mit mehreren Gängen, Tischdecken, Abräumen, Abwaschen).
- Zeiträume zur Verfügung gestellt werden, die für die Kommunikation zwischen den Gruppenmitgliedern vorgesehen sind (Vor- und Nachbesprechungen).

Ausdruckszentrierte Methode

Definition

Die ausdruckszentrierte Methode beinhaltet einen prozessorientierten Ansatz, bei dem der Patient über kreativ zu gestaltende Angebote, Materialien und Techniken zur Auseinandersetzung mit seinen Gefühlen, Wünschen und Strebungen angeregt wird. Dies kann in Einzeltherapie, aber auch innerhalb eines Gruppenangebotes geschehen.
Die ausdruckszentrierte Methode soll dem Patienten ermöglichen, mithilfe des Materials

Emotionen auszudrücken und in den zwischenmenschlichen Kontakt zu bringen. Dabei ist für den Patienten eine psychische Entlastung und Stabilisierung zu erwarten. Die verbale Aufarbeitung nach der Gestaltungsphase soll die Introspektion (Wahrnehmung eigener seelischer Vorgänge) und Selbstreflexion des Patienten fördern. Die Gestaltung kann sowohl ohne eine thematische Vorgabe als auch unter einem Thema durchgeführt werden.
Da es sich bei der ausdruckszentrierten Methode nicht um einen tiefenpsychologischen Behandlungsansatz handelt, werden bei der verbalen Aufarbeitung in der Ergotherapie bewusstseinsferne Inhalte, die sich beim Gestaltungsprozess oder im Gestaltungsergebnis andeuten, nicht bearbeitet.

Ziele und Sozialformen

Mögliche Richt- und Grobziele

- Förderung des emotionalen Ausdrucks;
- Verbesserung der Introspektion;
- Förderung der Projektion (eigene Vorstellungen, Fantasien und Wünsche in das Tun hineinlegen);
- Verbesserung der Fähigkeit zur Identifikation (sich im eigenen Tun wieder finden);
- Förderung der Distanzierung (das eigene Tun und Erleben von außen betrachten) und Selbstreflexion;
- Verbesserung der emotionalen Schwingungsfähigkeit;
- Entlastung von drängenden Impulsen und Gefühlen;
- Förderung der Kommunikationsmöglichkeiten;
- Verbesserung der Selbst- und Fremdwahrnehmung.

Mögliche Sozialformen

- Einzeltherapie;
- Einzelarbeit in der Gruppe;
- Partnerarbeit;
- Gruppenarbeit;
- Gemeinschaftsarbeit.

Therapeutische Mittel und Maßnahmen

Im Rahmen der ausdruckszentrierten Methode können unterschiedliche therapeutische Mittel und Maßnahmen eingesetzt werden:

- Gestaltungstechniken und -mittel, z.B. Pastellkreiden, Wasserfarben, Wachsmalstifte, Fingerfarben, bunte Papiere, Drucktechniken, Aquarelltechnik, Collage, Ton, Speckstein, Y-Tong, Fotografie;
- Verbale Ausdrucksformen, z.B. Geschichten erfinden, Märchen lesen und gestalten, Sketche;
- Körperbezogene Ausdrucksformen, z.B. pantomimische Darstellungen, Skulpturen formen, Theateraufführungen, Rollenspiele;
- Musikalische Ausdrucksformen, z.B. musikalische Darbietungen hören und dazu malen, auf Rhythmusinstrumenten spielen.

In manchen Institutionen führt der Einsatz der ausdruckszentrierten Methode zu einer Überschneidung mit anderen Therapiemethoden. Von daher stellt sich die Frage, wie sich der ausdruckszentrierte Arbeitsansatz der Ergotherapie von anderen, mit kreativen Medien arbeitenden Therapiemethoden unterscheiden lässt.

Der folgende Vergleich beschränkt sich auf die gängigsten Therapiemethoden – Gestaltungs- und Kunsttherapie –, die ebenfalls therapeutisch mit gestalterischen Mitteln arbeiten und nach entsprechender Zusatzausbildung auch dem Ergotherapeuten offen stehen.

Vergleich: Ausdruckszentrierte Methode – Gestaltungstherapie – Kunsttherapie (Abb. 5.7)

1. Gestaltungstherapie

> **!** Der Prozess des Gestaltens und dessen verstandesmäßige Aufarbeitung birgt heilende Kräfte.

Die Gestaltungstherapie versteht sich als eine „Psychotherapie mit gestalterischen Mitteln" (Biniek 1982, S. 2), die sich auf tiefenpsycho-

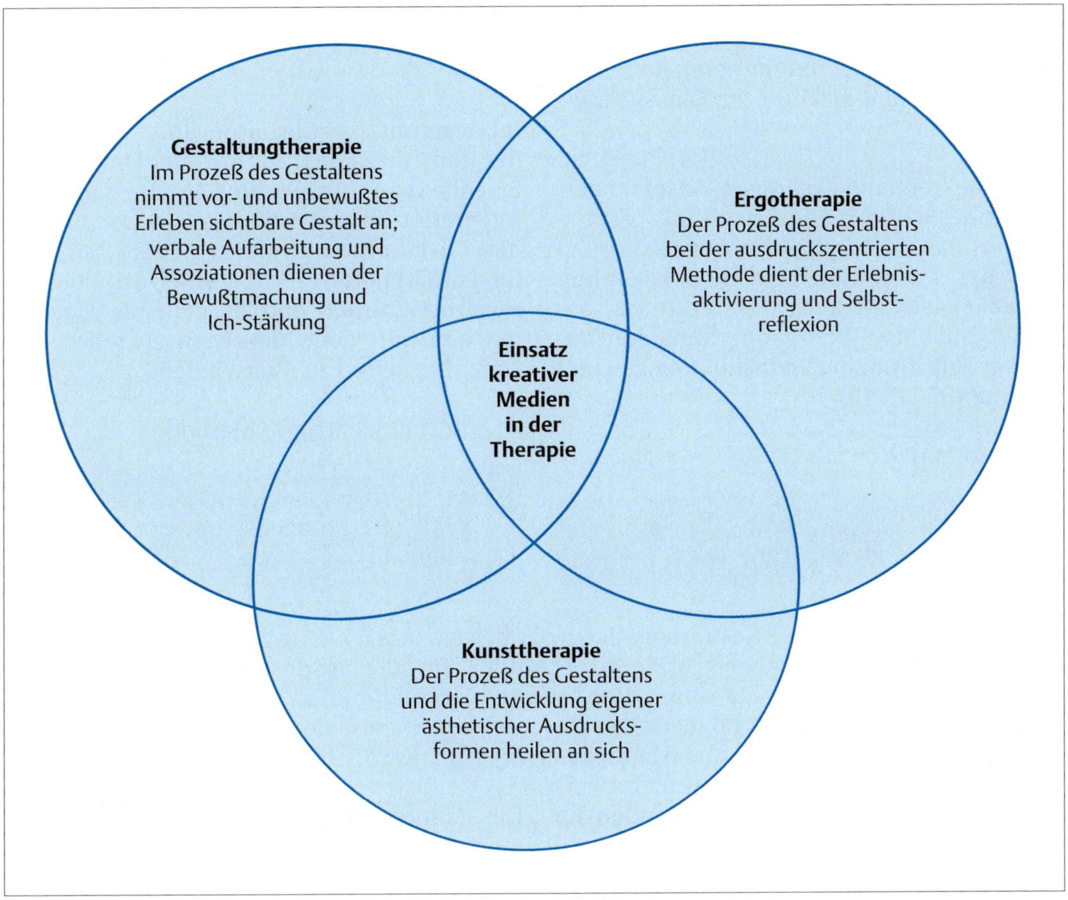

Abb. 5.**7** Gestaltungs-, Kunst- und Ergotherapie.

logische Ansätze von S. Freud, A. Adler und C. G. Jung bezieht.

Clauser, der 1960 den Begriff *Gestaltungstherapie* einführte, umschrieb diesen psychotherapeutischen Ansatz als einen „... der freien Fantasie überlassenen Versuch einer menschlichen Darstellung im musischen Bereich, der weder nützlich noch ästhetisch oder künstlerisch wertvoll, sondern einzig allein echt und wahrhaftig sein muss" (Clauser 1960, zit. nach Biniek, 1982, S. 4).

Die Gestaltungstherapie versucht, über eine Bewusstmachung der zurzeit verfügbaren *Gestalt* psychodynamische Kräfte in Gang zu setzen, die unbewusstes psychisches Material sichtbar werden lassen. Das führt mit der sukzessiven Aufgabe von Abwehrhaltungen zu einer stärkeren Ausdrucksfähigkeit, die sich z.B. im lebendigeren Umgang mit den eigenen Gefühlen oder in einer ich-gerechteren Lebensgestaltung zeigen kann (Budjuhn 1987).

Dementsprechend werden in der Gestaltungstherapie bei der Betrachtung der Gestaltungsergebnisse keine ästhetischen Kriterien herangezogen. Die entstandenen *Gestalten* werden als ein unmittelbarer, persönlicher und symbolischer Ausdruck des Betroffenen verstanden, der über die Gestaltung in die Kommunikation gelangt.

Für Biniek besitzen die eingesetzten Medien und das gestalterische Tun in der Gestaltungstherapie allein noch keine therapeutische

Funktion, erst der therapeutische Prozess, der eine verbale Auseinandersetzung mit Gestaltungsprozess- und -produkt beinhaltet, setzt eine heilende Entwicklung in Gang (Biniek 1982, S. 40).

Durch die verstandesmäßigen Auseinandersetzung des Ichs mit den Gestaltungsprodukten wird das Gestalten „... zu einem Instrument der Integration vorher unbekannter Persönlichkeitsanteile in die Gesamtpersönlichkeit und unterstützt damit direkt den Prozess der Selbstfindung, *Individuation* genannt (Domma 1990, S. 15).

2. Kunsttherapie

> **!** Der Prozeß des Gestaltens an sich hat eine heilende Wirkung.

Die Kunsttherapie von der Gestaltungstherapie (und der ausdruckszentrierten Methode) abzugrenzen, fällt schwer, da unter diesem Begriff unterschiedliche Therapieansätze zu finden sind. Manche Autoren und Therapeuten (auf die im Folgenden jedoch nicht weiter eingegangen werden kann) verwenden die Begriffe *Kunsttherapie* und *Gestaltungstherapie* synonym (Tomalin u Schauwecker 1989; Schuster 1986).

Aber auch dort, wo sich Kunsttherapie deutlich von der Gestaltungstherapie abgrenzt, finden sich Vertreter unterschiedlicher theoretischer Ausgangspositionen. So gibt es einen Ansatz – *die pädagogische Kunsttherapie nach Richter* –, der auf der theoretischen Verknüpfung von entwicklungspsychologischen, kunstpädagogischen und kunstphilosophischen Erkenntnissen aufbaut. Es gibt die kunsttherapeutische Richtung, die mit den anthroposophischen Lehren Steiners verknüpft ist und auch tiefenpsychologisch orientierte Sichtweisen, wie die von Wellendorf.

Unabhängig vom theoretischen Ausgangspunkt scheint ein Leitgedanke die verschiedenen kunsttherapeutischen Ansätze zu verbinden: „In der Kunsttherapie steht der Prozess des Gestaltens im Vordergrund und die Hypothese, dass dieser Prozess selbst therapeutischen Charakter hat" (Schottenloher 1993, S. 11f).

Im Gegensatz zur Gestaltungstherapie geht es der Kunsttherapie nicht in erster Linie um die Erschließung unbewusster Anteile und deren Integration in das Bewusstsein. Der Prozess des Gestaltens und die begleitete Entwicklung des Klienten hin zu eigenen ästhetischen Ausdrucksformen enthält heilende Qualitäten und hilft dem Menschen zu reifen und Schwierigkeiten zu überwinden.

3. Ausdruckszentrierte Methode

> **!** Der Prozess des Gestaltens dient der Erlebnisaktivierung und der Selbstreflexion.

Sucht man nach einer theoretischen Begründung für die ausdruckszentrierte Methode der Ergotherapie, so bietet sich die Objektbeziehungstheorie der Ergotherapie von Kayser et al. an (Kap. 5.2.3).

Die Autoren beschreiben, „..., dass unterschiedliche Medien Erfahrungen repräsentieren, die unterschiedlichen Entwicklungsstufen zuzuordnen sind (und – bewusst oder unbewusst – entsprechende Erlebnisse reaktivieren). Man kann es unter therapeutischen Gesichtspunkten auch so sehen, dass durch den Umgang mit verschiedenen Medien Erfahrungen sozusagen nachgeholt, Lücken gefüllt werden können" (Kayser et al. 1988, S. 42).

Der gezielte Einsatz von handwerklichen und kreativ-gestalterischen Techniken und Materialien kann dem Patienten die Möglichkeit bieten, Erfahrungen und Erlebnisse zu sammeln, die zu einem früheren Zeitpunkt unvollständig, beeinträchtigt oder gar nicht gemacht werden konnten. Dies führt dazu, dass sich seine Erlebnismöglichkeiten und Handlungsfähigkeiten erweitern.

Die therapeutisch gelenkte Rückführung auf frühere Entwicklungsstufen kann auf verschiedenen Bewusstseinsebenen (bewusst –

vorbewusst – unbewusst) stattfinden und bearbeitet werden. Die ergotherapeutische Arbeit bezieht sich vor allem auf die bewussten und vorbewussten Stufe des Bewusstseins, da es sich bei der Ergotherapie nicht um eine tiefenpsychologische Therapiemethode handelt.

Die Arbeit mit den unbewussten Inhalten, die sich bei Anwendung der ausdruckszentrierten Methode notwendig werden können, kann vom Ergotherapeuten übernommen werden, wenn er über eine gestaltungstherapeutische Weiterbildung verfügt.

Im Gegensatz zur Kunsttherapie steht beim Einsatz der ausdruckszentrierten Methode in der Ergotherapie nicht die ästhetische Entwicklung des Patienten im Vordergrund. Die therapeutische Wirkung der ausdruckszentrierten Methode liegt vor allem im Zusammenspiel von Erlebnisaktivierung und Selbstreflexion beim Patienten, die durch den gestalterischen Prozess und die daran anschließende Nachbesprechung angeregt werden. Ästhetische Reifungsprozesse kann auch die Ergotherapie anregen, wenn der Ergotherapeut Erfahrungen mit künstlerischen Ausdrucksformen hat und diese in die Therapie einfließen lässt.

Die Grenzen zwischen der ausdruckszentrierten Methode, der Gestaltungstherapie und der Kunsttherapie verlaufen fließend und können abhängig von den persönlichen und fachlichen Kompetenzen des Ergotherapeuten überschritten werden.

Das Thema als therapeutisches Mittel der ausdruckszentrierten Methode

Ausdruckszentriertes Arbeiten wird in der Ergotherapie meist unter ein Thema gestellt. Das Thema ist eine Möglichkeit für den Ergotherapeuten, dem therapeutischen Geschehen eine Richtung zu geben.

Die Themenfindung

Um ein geeignetes Thema für eine Patientengruppe zu finden, sind verschiedene Gesichtspunkte zu überdenken:

1. Die Patientengruppe
- Aus welchem Personenkreis setzt sich die Gruppe zusammen (Alter, Geschlecht, Bildungsstand, Krankheitsbilder, etc.)?
- Kennen sich die Gruppenmitglieder?
- Besteht ein Gruppenzusammenhalt?
- Gibt es Themen, die die gesamte Gruppe bewegen (z.B. Abschied – ein Gruppenmitglied ist gegangen oder Weihnachten – ein Fest im Jahresverlauf)?
- Sind einzelne Patienten psychisch besonders instabil?

2. Die Wahl der Sozialform
Die Wahl der Sozialform hängt von der *Zielsetzung* und dem *Gruppenprozess* ab. Wenn die Gruppenzusammensetzung heterogen ist oder sich die Gruppenmitglieder wenig kennen, ist es günstiger, die Patienten zunächst einmal für sich gestalten zu lassen und die entstandenen Einzelgestaltungen in der Gruppe zu besprechen (Kap. 5.4.5).

3. Die Themenformulierung
Bei der Themenformulierung sind folgende Kriterien zu berücksichtigen:

- Formulierung in der Ichform: erleichtert den meisten Patienten, einen Bezug zu sich selbst herzustellen.
- Formulierung in einer bildhaften Sprache: unterstützt die Patienten dabei, eine symbolische Darstellungsform zu finden.
- Allgemeine Zielsetzung des Themas überdenken:
- Gibt es Stütze und Halt?
- Schafft es Perspektiven?
- Spricht es Konflikte an?
- Welches Ausmaß an Personennähe beinhaltet es?
- Richtet es den Blick eher auf die Vergangenheit, Gegenwart oder Zukunft?

Allgemein kann man sagen, dass bei psychisch akut dekompensierten Patienten eine stützende, Perspektiven schaffende und haltgebende Themenstellung günstig ist, die den Blick auf die Gegenwart richtet.

Konfliktorientierte Themen können beispielsweise gewählt werden, wenn:

- Die Gruppe aus Patienten mit neurotischen, psychosomatischen oder Suchterkrankten besteht.
- Die akute Erkrankungsphase der Patienten abgeschlossen ist.
- Die Patienten sich untereinander kennen.

Themenvariationen in der ausdruckszentrierten Methode

a) Haus in verschiedenen Variationen

Ein Haus, in dem ich leben kann
Diese Themenformulierung enthält eine große Personennähe, schafft Perspektiven und orientiert sich an der Zukunft.

Mein Haus
Das Thema enthält eine große Personennähe und ist gegenwartsbezogen.

Das Zuhause meiner Kindheit
Die Themenformulierung enthält eine große Personennähe, richtet die Aufmerksamkeit auf die Vergangenheit und erinnert vermutlich an Konflikte.

b) Jahreszeiten in verschiedenen Variationen

Die Jahreszeit, in der ich mich am wohlsten fühle
Die Themenformulierung enthält eine große Personennähe, ist tendenziell unterstützend und versucht, positive Gefühle anzusprechen.

Frühling
Das Thema enthält eine geringe Personennähe, will positive Gefühle vermitteln, da Frühling mit Neubeginn in Verbindung gebracht wird und ist tendenziell unterstützend.

Ein Sommer mit meiner Familie
Die Formulierung enthält eine große Personennähe, erinnert vermutlich an Konflikte und richtet den Blick auf die Vergangenheit.

Bildbeispiele

Die von einer Patientin angefertigten Bilder entstanden während zweier Klinikaufenthalte auf einer psychiatrischen Akutstation in der Ergotherapie (Abb. 5.**8** u. 5.**9**). Die Patientin, Frau F., dokumentiert über die Bilder ihren jeweiligen seelischen Zustand. Das erste Bild entstand in einer Zeit, in der sie unter ausgeprägten Gefühlen der Identitätsunsicherheit litt. Es fiel ihr schwer zu unterscheiden, ob sie spreche oder denke, sie vermutete, überall Gesichter zu sehen und litt darunter, andere Menschen kaum zu erkennen. Frau F. nutzte das ausdruckszentrierte Angebot, um:

- Ihren seelischen Zustand festzuhalten;
- Sich und anderen Menschen Empfindungen zu verdeutlichen, die sie nur schwer in Wort fassen konnte und damit eine Kommunikationsbasis zu schaffen;
- Sich zu entlasten und zu befreien;
- Eine bewusstere Umgangsform mit den sie überwältigenden Gefühlen zu finden.

Das erste Bild (Abb. 5.**8**) spiegelt ihren seelischen Zustand wider, da es in der Vielzahl der erkennbaren Gesichter und Köpfe auf die Wahrnehmungsschwierigkeiten von Frau F. hinweist. Ein collageartig eingefügtes Bildelement schafft Bezüge zu ihrem Gefühl, zerrissen zu sein und sich nur schwer von äußeren Einflüssen abgrenzen zu können.

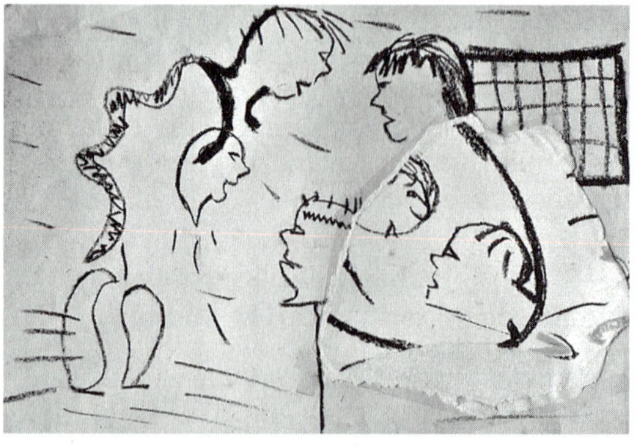

Abb. 5.**8** Von Patientin gemaltes Bild 1.

Das zweite Bild (Abb. 5.**9**) wurde in einer deutlich gewachsenen Lebensphase der Patientin einige Jahre später gemalt. Frau F. nutzte hier das ausdruckszentrierte Angebot der Ergotherapie zu einer bewussteren Selbsterforschung und Selbstfindung. Das Bild zeigt ein

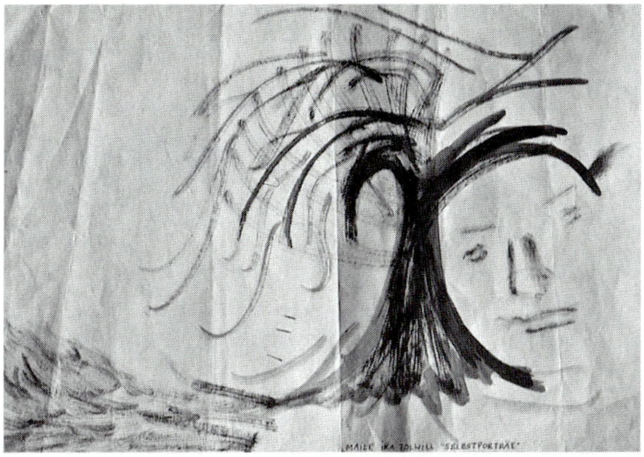

Abb. 5.**9** Von Patientin gemaltes Bild 2.

Selbstportrait, bei dem es sich um einen Kopf handelt, der sich an einen Baum schmiegt. Die Patientin selbst äußerte sich zu diesem Selbstportrait, dass sie sich auf der Grundlage einer gefestigteren seelischen Situation mit verschiedenen Fragen beschäftigte: Wohin gehöre ich bzw. wo ist der Platz, an dem ich Sicherheit und Geborgenheit finde? Wer bin ich? Wie kann ich mich besser abgrenzen, um das Innen und Außen zu erkennen?

Metaphorische Bildbetrachtung und Deutung

Wenn Patienten in der Ergotherapie malen, stellt sich die Frage nach einem angemessenen Umgang mit den Bildinhalten. Für den Ergotherapeuten ohne zusätzliche psychotherapeutische Qualifikation bietet sich die Möglichkeit, gemeinsam mit dem Patienten, nach den *metaphorischen Bedeutungen* der Bildelemente zu suchen, d.h. nach deren übertragenen Bedeutungen (Schuster 1986, S. 61ff).

Im Unterschied zu anderen Deutungsverfahren (z.B. tiefenpsychologische Symbolik nach Jung) gibt es bei der metaphorischen Deutung keine umschriebenen Bedeutungen. Im gemeinsamen Gespräch zwischen Patient und Therapeut werden unter Zuhilfenahme der Assoziationen des Patienten die Bildinhalte beschrieben und interpretiert, wobei die Einfälle und Eindrücke des Therapeuten und der Patientengruppe miteinbezogen werden können.

Um Missverständnisse zu vermeiden, müssen bei der metaphorischen Bildbetrachtung und -deutung neben den persönlichen Bedeutungen auch kulturelle Symbole berücksichtigt werden. So unterscheidet sich z.B. die Trauerfarbe im westlichen Kulturkreis (schwarz) von der anderer Kulturen (bei hinduistischen Völkern ist die Trauerfarbe weiß).

Ziel der metaphorischen Bildbetrachtung ist es, den Patienten anzuregen, über sich selbst nachzudenken und anhand des Bildes Erkenntnisse über seine Probleme zu gewinnen. Der Therapeut kann den Patienten darin unterstützen, indem er im Gespräch die Aufmerksamkeit auf bestimmte Bildmerkmale lenkt:

- Farbliche Gestaltung (düster, grell, kontrastreich oder -arm, etc.);
- Entfernungen und Größenverhältnisse der Bildelemente;
- Platzierung der Bildelemente auf dem Blatt;
- Strichführung (kräftig, leicht, zerrissen);
- Konventionelle Zeichen und ihre Botschaft. Konventionelle Zeichen sind Symbole, die nach allgemeiner Übereinkunft in einer Gesellschaft mit bestimmten Bedeutungsinhalten in Verbindungen gebracht werden, wie z.B. das Herz mit der Liebe, das Kreuz mit dem Tod;
- Expressive oder akkurate Ausführung der Gestaltung;
- Auslassungen oder Übermalungen, z.B. von Körperteilen.

> **!** Dem Patienten keine Deutung aufzwingen.
> Bei der Nachbesprechung sind die Grenzen des Patienten zu respektieren (kein „Bohren" seitens des Ergotherapeuten oder Mitpatienten).
> Jede Deutung des Therapeuten kann auch persönliche Anteile enthalten. Dies sollte nicht außer Acht gelassen werden.
> Warnung vor langatmigen psychologischen und intellektuellen Erklärungen!

5.4.4 Wahrnehmungszentrierte Methoden

C. Scheepers

Wahrnehmungszentrierte Methoden legen ihren Aufmerksamkeitsfokus verstärkt auf das körperliche oder leibliche Empfinden, die Wahrnehmung eigener Ideen, Handlungs- oder Bewegungsimpulse, die eigene Kraft und Sensibilität. Die Integration sensorischer Reize, frei oder gezielt eingesetzt, kann dabei zur Veränderung der eigenen Wahrnehmungsverarbeitung führen. Im konkreten Tun und Bewegen soll die Aufmerksamkeit auf das innere Wahrnehmen und Erleben gerichtet werden. Die Aufreihung vom Körpererleben, zum Körperbild und Körperselbst deutet Entwicklungsschritte mit dem Ziel an, eine Repräsentanz des eigenen *Selbst* zu entwickeln. Dabei finden sich oft Analogien zwischen der Lebensgeschichte und der *Körpergeschichte*.

Die Grenzen zum körperpsychotherapeutischen Arbeitsfeld wie auch zu neurophysiologischen Behandlungsverfahren sind dabei fließend. Im Rahmen der psychosozialen Behandlungsverfahren in der Ergotherapie gewinnen die wahrnehmungszentrierten Methoden zunehmend an Bedeutung. Sie erwarten vom Therapeuten weit mehr als das bloße Einordnenkönnen des Übertragungsgeschehens einer Beziehungsdynamik. Die nachfolgend dargestellten Verfahren bedürfen daher einer Zusatzqualifikation.

1. Sensorische Integrationstherapie

Die sensorische Integrationstherapie nach Jean Ayres gilt als ein Therapiekonzept für Wahrnehmungsverarbeitungsstörungen vornehmlich bei Kindern. Ihre grundlegende Annahme, dass das Zusammenspiel der intakten Sinnesorgane und Hirnteile versagt, lässt sich ersten Erfahrungen zufolge auch auf die Arbeit mit psychiatrischen Patienten übertragen. Probleme des Gleichgewichts, der Haltung, des Muskeltonus und der Schwerkraftsicherheit sind beispielsweise für eine Ich-Vitalitätsstörung von Bedeutung. Die sensorische Integrationstherapie in ihrer derzeitigen Form muss auf die Bedürfnisse Erwachsener angepasst werden.

Die Hypothese besteht darin, dass die Sensorische Integrationstherapie durch bahnende oder hemmende Hilfen (z.B. Widerstände, taktile, vestibuläre Stimuli) die Organisation von Sinnesreizen psychiatrischer Patienten positiv beeinflussen kann. Damit wäre eine grundlegende Voraussetzung geschaffen, sich innerlich geordnet auf das weitere Therapiesetting einzulassen.

Auch wenn es sich bei den so genannten *frühen Störungen* hypothetisch gesehen um sensorische Integrationsstörungen handelt, sind sie strukturell in Beeinflussungsfaktoren aus dem früheren und aktuellen psychosozialen Umfeld eingebettet (Scheepers 1997). Demnach muss die Sensorische Integrationstherapie ihre neurophysiologisch begründeten Behandlungsstrategien erwachsenengemäß auf den individuellen, soziobiografischen Hintergrund abstimmen (Kap. 4.2.3, *Sensorische Integrationstherapie*).

2. Basale Stimulation

Die basale Stimulation nach Prof. Fröhlich wurde ursprünglich zur Förderung schwerstbehinderter Menschen entwickelt (Fröhlich 1991). Sie gewinnt bei der gerontopsychiatrischen Behandlung Demenzkranker derzeit zunehmend an Bedeutung. Basale Stimulation versucht, einen bestehenden und wachsenden Mangel an Eigenerfahrung, Eigenbewegung, Körperbild und Auseinandersetzung mit der Umwelt zu kompensieren. Jeder Mensch braucht körperliche Nähe, um die notwendigen Inputs für das eigene Körper-Ich, das Selbst zu gewinnen. Basale Stimulation bietet demnach einen Erfahrungsraum, der von der Pflege im Alltag häufig über das Waschen und Baden gezielt vermittelt werden kann. Auch in der Ergotherapie können im nahen Körperkontakt Rhythmik, Vibrationsempfindungen (z.B. Snoezelenräume) vermittelt oder Gleichgewichtssinn und Berührungssensibilität angesprochen werden. Ziel bleibt, die sensorische und kommunikative Isolation aufzuweichen und alle Möglichkeiten einer aktiven sozialen Anteilnahme auszuschöpfen.

3. Konzentrative Bewegungstherapie (KBT)

W. Betker

Die Konzentrative Bewegungstherapie ist eine körperorientierte Einzel- oder Gruppentherapie auf der Grundlage entwicklungspsychologischer und tiefenpsychologischer Denkmodelle.

Auf dem Hintergrund der individuellen Lebens- und Lerngeschichte wird die Aufmerksamkeit auf *das Erleben des eigenen Körpers* im Hier und Jetzt gerichtet (Piaget: sensomotorische – begriffliche Intelligenz). So werden in der Arbeit am Körperbild *basale Ich-Erfahrungen* aktualisiert, z.B. das eigene Gewicht auf der Unterlage spüren, die muskuläre Spannung und Entspannung, Sinnesempfindungen der Haut und des Tastens. Die basalen Ich-Erfahrungen sind mit *basalen Beziehungserfahrungen* – Getragen-, Gehalten-, Berührt- und Gesehenwerden – verknüpft. Über die berührten „frühen" Erfahrungen werden zugleich intensive Affekte ausgelöst.

Das innere Ausgerichtetsein des Selbst auf die Objektwelt ist eine weitere Dimension des Körpererlebens. Hier geht es um Bewegungsansätze, Handlungsimpulse im Raum und gegenüber Objekten (Materialien und Personen), z.B. den eigenen Standort zu finden, die eigenen Grenzen abzustecken, Kontakte herzustellen, Verbindungen einzugehen und Abschied zu nehmen.

Basale Erfahrungen des Körper-Ichs werden beim Patienten wieder aufgeweckt, mit dem Ziel, *das wollende Ich wieder zu finden*, das seine Bedürfnisse und Wünsche wieder entdeckt und sie im Umgang mit anderen Menschen realisiert oder zurücknimmt. Damit sind Affekte der Angst, des Schuldgefühls und der Scham verknüpft.

Die differenzierte Wahrnehmung ermöglicht ein Vegleichen der eigenen Einstellungen und des eigenen Verhaltens zu verschiedenen Zeiten, in unterschiedlichen Situationen sowie im Umgang mit verschiedenen Gegenständen und Partnern. Das Erproben neuer Wege kann fixierte Haltungen und Fehlerwartungen abbauen.

Geschichte der Konzentrativen Bewegungstherapie
Die Wurzeln der KBT liegen in der ganzheitlichen Bewegungsarbeit, die Elsa Gindler in den Zwanzigerjahren in Berlin entwickelt hat. Im deutschen Psychotherapiebereich etabliert wurde sie von dem Analytiker und Psychotherapeuten Prof. Dr. Helmuth Stolze. Er lernte das Verfahren Anfang der Fünfzigerjahre bei Gindlers nach England emigrierter Schülerin, der Beschäftigungstherapeutin Gertrud Heller, kennen, die sie dort in der Psychiatrie therapeutisch anwandte. Bei den Lindauer Psychotherapiewochen fanden gemeinsame Kurse, später auch unter Mitwirkung von Miriam Goldberg statt, einer in Israel lebenden Schülerin von Vera Jaffé und Lotte Kristeller. Den Namen *Konzentrative Bewegungstherapie* erhielt die Methode von Stolze. Eine Kursteilnehmerin, Frau Dr. Ursula Kost, gründete 1975 den Verein *Deutscher Arbeitskreis für Konzentrative Bewegungstherapie e.V.* und schaffte damit die strukturellen Weiterbildungsvoraussetzungen einer systematisch erlernten, bewussten und geplanten Behandlungsmethode für psychisch, psychosozial oder psychosomatisch bedingte Verhaltensstörungen und Leidenszustände.

(Anmerkung: Als tiefenpsychologisch werden Behandlungsverfahren bezeichnet, welche die Persönlichkeits- und Krankheitstheorie der Psychoanalyse zugrunde legen, in der Technik jedoch abweichen. [Ermann 1995])

Voraussetzungen für die Anwendung der Konzentrativen Bewegungstherapie
Für die Anwendung der KBT ist eine Weiterbildung, die vom Deutschen Arbeitskreis für Konzentrative Bewegungstherapie (DAKBT) e.V. angeboten wird, unabdingbar (Kap. 5.7, *Fort- und Weiterbildung*).

Diese Weiterbildung basiert auf eigener Selbsterfahrung in KBT und tiefenpsychologischer Selbsterfahrung, speziellem theoretischen Grundlagenwissen, eigener Arbeit unter Supervision und schließt mit einem Zertifikat des DABT e.V. ab, das von Lehrbeauftragten abgenommen wird.

Behandlungsziele der KBT als Behandlungsverfahren in der Ergotherapie

> **!** Ziel der KBT ist es, die Selbständigkeit der Patienten auf psychischer Ebene zu erhalten, wiederzugewinnen und/oder zu entwickeln. Dies bedeutet vor allem, die eigenen Impulse, den eigenen Lebensantrieb, Bedürfnisse und Wünsche wahrnehmen zu können, um das eigene Handeln lebendig oder beseelt zu erfahren und einen befriedigenden Kompromiß zwischen der Innenwelt und den Anforderungen der Außenwelt zu erzielen.

In der Ergotherapie werden Patienten mit somatoformen Störungen, psychosomatischen Erkrankungen auf niedrigem oder mittlerem Strukturniveau, schweren neurotischen Störungen sowie Psychosen, endogenen Depressionen und Suchterkrankungen behandelt. Ihre persönlichen Ziele sind oft:

- Erhöhte Belastbarkeit;
- Lösung von Konflikten am Arbeitsplatz (Mobbing) oder in Partnerschaft und Familie;
- Erlangung bzw. Vermehrung der Erlebnisfähigkeit;
- Verbesserung der Kommunikationsfähigkeiten;
- Entwicklung der Fähigkeit, Beziehungen einzugehen und/oder zu erhalten;
- Erkennen und Auflösen von Symptomen.

Diesen Behandlungszielen liegen meist unbewusste individuelle Konfliktlösungen, Abwehrstrategien oder bestimmte Handlungsmuster zugrunde. Die ersten, durch Wiederholung und automatische vorbewusste Nachahmung gelernten Verhaltens- und Ausdrucksmuster können durch Erfahrungsangebote in der KBT sichtbar, aktuell spürbar und fühlbar werden. Die KBT versucht, automatisierte Bewegungen und Handlungen in den Phasen ihrer Entstehung und Entwicklung zurückzuverfolgen und die daran geknüpften Emotionen (Gestimmtheiten, Gefühle, Affekte) bewusst zu machen. Unmittelbar können Erkenntnisse darüber gewonnen werden, wie sich persönliche Handlungsmuster entwickelten. Daran können sich Fragen über die Zweckmäßigkeit dieser Muster in der gegenwärtigen Lebenssituation anschließen und möglicherweise einen Veränderungsprozess in Gang setzen.

Der Therapeut schlägt dem Patienten kleine Arbeitssituationen oder Erfahrungsangebote vor, die die Wahrnehmung des eigenen Körpers, den Umgang mit Gegenständen, unbelebten Objekten und/oder Erfahrungen mit anderen Gruppenteilnehmern oder Therapeuten ermöglichen. Das Erleben findet auf verschiedenen Ebenen statt, zum einem im Hier und Jetzt der Empfindungen und Gefühle, und zum anderen werden Erinnerungen von Erlebnissen aktiviert, welche sich gestern, vor einer Woche, vor Jahren oder in der frühen Kindheit ereigneten.

Beispiel: Eine kleine Aufgabe – eine Murmel auf den Handrücken legen, vom Sitzen zum Stehen kommen, von einem Ende des Raumes zum anderen gehen und dort die Murmel beispielsweise auf einem Kissen ablegen, die Murmel wieder aufnehmen, zurückgehen und sich auf den Ausgangsplatz setzen (Goldberg 1994).

Dieses Angebot stellt exemplarisch einen Handlungsablauf mit einem Anfang, Verlauf und Ende dar. Wir können beobachten, an welcher Stelle eine Besonderheit auftaucht und anhand des Beispiels fragen, ob dem Patienten bekannt ist, dass an dieser Stelle im Handlungsablauf Probleme entstehen und welcher Art sie sind.

Wirkprinzipien der Konzentrativen Bewegungstherapie (Pokorny et al. 1996)

1. Der *konzentrative Zustand* bewirkt die Sensibilisierung aller Sinne für die Selbst- und Objektwahrnehmung. Damit wird therapeu-

tische Klärungsarbeit bezüglich Motivation, Verhaltens- und Erlebnisweisen möglich.

2. *Vertiefte Selbst- und Objektwahrnehmung* bewirkt Ich-Stärkung und aktiviert Selbstheilungspotenziale. Impulse zur aktiven Problembewältigung werden unterstützend begleitet und Lösungsschritte gezielt vorbereitet.

3. *Korrigierende körperliche und emotionale Erfahrungen im Bereich von Basisdefiziten* bewirken Nachreifungsprozesse (Autonomiegewinn).

4. *Vertiefte Selbstwahrnehmung (und Objektwahrnehmung*) bewirkt:
   - Muskeltonusregulierungen und Umstimmung des vegetativen Nervensystems (fördert affektiv-vegetativ-motorische Lernvorgänge);
   - Wiederentdeckung körperlicher Funktionslust und Verbesserung der Konfliktfähigkeit;
   - Bewusstwerdung von Emotionen und Affekten führt zu kathartischen Prozessen.

5. Der Umgang mit den gesunden Persönlichkeitsanteilen, d.h. den Möglichkeiten des Klienten bewirkt die Aktivierung von Ressourcen.

6. Probehandeln, die Modellfunktion der Therapeuten und/oder der Gruppenmitglieder und die Arbeit an der Symbolisierung bewirken Lernprozesse und setzen kreatives Potenzial frei.

7. *Vertiefte Selbst- und Fremdwahrnehmung* und *Handeln als eine dem Erinnern dienende Assoziation* bewirken das Bewusstwerden unbewussten Materials im Sinne einer Problemaktualisierung.

8. Die *bejahende Beziehung* unter den Bedingungen zwischenmenschlicher Achtung, Wertschätzung und Empathie, die je nach Situation stützend, fördernd oder konfrontierend ist. Im methodenspezifischen Ablauf von Wahrnehmung, Erspüren, Benennen, verbalem Austausch und erneut Hinspüren ist die Beziehung gekennzeichnet durch *Bereitschaft zu „geteiltem Gewahrsein“* im Sinne Sanders (1983) und zu *Affektabstimmung* im Sinne Sterns (1985).

9. Arbeit an der *Symbolisierung* und *Versprachlichung* fördert den Trennungs- und Individuationsprozess.

10. Im Umgang mit methodenspezifisch formulierten Angeboten ist die Beziehung gekennzeichnet durch die *Förderung der Entscheidungsfreiheit* des Patienten, dieses Angebot anzunehmen, abzulehnen oder zu verändern (Förderung der Autonomie).

11. Die Durcharbeitung des psychophysischen Materials im Gespräch und in neuen Handlungsabläufen in der therapeutischen Situation bewirkt Einsicht und Persönlichkeitsreifung.

12. *Veränderung der Wahrnehmung* bewirkt Veränderung der Abwehr und führt zu neuen Selbst- und Fremdkonzepten.

Therapeutische Ebenen und Medien in der KBT

a) Die therapeutische Beziehung
Die therapeutische Beziehung mit einer eindeutigen Haltung von Nähe und Distanz ist der tragende Boden, auf dem sich Vertrauen und Entwicklung entfalten kann. Winnicott sieht in der Beziehung zwischen dem kindlichen Spiel und der Konzentration bei Erwachsenen nicht nur eine defensive Regression, sondern eine wichtige Wiederholungsphase einer schöpferischen Beziehung zur Welt. Das Spielen kleiner Kinder ist durch eine bestimmte Art von Vertieftsein gekennzeichnet. Der Inhalt spielt keine Rolle, wichtig ist der Zustand gleichzeitiger Nähe und Zurückgezogenheit, der der Konzentration bei älteren Kindern oder Erwachsenen ähnelt (Winnicott 1985).

Daraus folgerte er, dass die psychotherapeutische Arbeit dort geschieht, wo sich die zwei Bereiche des Spielens überschneiden, nämlich der des Patienten und der des Therapeuten = zwei Menschen, die miteinander spielen. Die Arbeit des Therapeuten sei darauf ausgerichtet, den Patienten aus einem Zustand, in dem er nicht spielen kann, in einen Zustand zu bringen, in dem er spielend im Stande ist, sich auf eigene oder Fremdimpulse einzulassen und neue Handlungsmuster auszuprobieren.

b) Raum und Zeit
Dabei handelt es sich um Strukturelemente und Ebenen, die vom Therapeuten zur Verfügung gestellt werden. Auf dieser Ebene und im Zusammenhang mit der authentischen Präsenz des Therapeuten können grundlegende Erfahrungen des Seins (= Identität) ermöglicht werden. Diese frühe Identität sieht Winnicott als ein Erzeugnis der schöpferischen Macht, die durch die besondere Fähigkeit der Mutter möglich wird, sich den Bedürfnissen ihres Kindes anzupassen, und dem Kind damit die Illusion gewährt, dass das, was es erschafft, wirklich besteht.

Die nachfolgenden Arbeitsschwerpunkte zu den Themen Raum und Zeit (Budjuhn 1992, S. 129) zeigen, wie sehr Raum und Zeit in unsere Körpersprache eingeflossen sind und Körperbild und -strukturen nicht ohne Mehrdimensionalität des Raumes vorstellbar werden:

- Eigenzeit und Eigenraum;
- Definition der Zeit durch Bewegung im Raum;
- Individuelle Zeit und das eigene Zeitmaß;
- Körperinnenraum – Mund-, Brust-, Bauch-, Hand- und Gelenkräume;
- Innen- und Außenraum in Ausdehnung und Abgrenzung
- Spielraum als Voraussetzung für Lernen und Kreativität;
- Frei- und Zwischenraum als neue und neugierige Möglichkeit;
- Vorstellungsraum für Entwicklung und Fantasie;
- Dreidimensionalität des Raumes – oben, unten, rechts, links, vorne und hinten – als Voraussetzung für Plastizität und Tiefendimension, physisch und psychisch;
- Grenzen des Raumes, bewegliche und unbewegliche, die Abgrenzung als Ich-Stärkung;
- Bewegung in Raum – Raum nehmen, erobern und vermeiden, Einengung im Raum;
- Gleichgewicht gegen die Schwerkraft der Erde;
- Gleichgewicht zwischen den Individuen und der Umwelt;
- Gleichgewicht im Körper und in der Bewegung als Voraussetzung geistiger Prozesse;
- Symbolcharakter des Raumes und der Zeit.

c) Gegenstände
Die unbelebten Objekte werden in vielfältiger Weise eingesetzt und können folgende Ebenen aktivieren (Pokorny et al. 1996):

- Sinneswahrnehmung und Realerfahrung am Gegenstand;
- Wahrnehmung des Körpers mithilfe von Gegenständen;
- Der Gegenstand als intermediäres Objekt in einer Beziehung;
- Der Gegenstand als Symbol:
- Bewusstwerdung von Emotionen mit Gegenständen als Gegenüber (unbelebtes Objekt);
- der Gegenstand als Übungsobjekt;
- zur szenischen Gestaltung.

Aus der Objektbeziehungstheorie werden vielfach Bedeutungen für die Arbeit an der Beziehung zu Gegenständen abgeleitet. Nach Budjuhn werden über das Für-Wahr-Halten der Beziehung die Dinge der Umwelt in objektiver und subjektiver Realität zu Objekten (Budjuhn 1992). Die Klienten gewinnen zunehmende Sicherheit und Differenzierung im Umgang mit Gegenständen (Objektpermanenz nach Piaget) sowie deren Qualität und Eigenart. Symbolcharakter und assoziative Bedeutung der Gegenstände unterstützen die Entwicklung des symbolischen Denkens und Differenzierens.

d) Die therapeutische Berührung
Die Berührung des Therapeuten soll Halt und Geborgenheit, Kraft oder Widerstand vermitteln, womit den vielfältigsten Formen von Kontakt und dem lebenslang anhaltenden, natürlichen Bedürfnis des Menschen nach Berührung begegnet wird. Halt gibt Sicherheit, weshalb das Anfassen weder ängstlich oder

unsicher noch zupackend, fordernd oder bestimmend sein darf. Der Therapeut muss oft intuitiv die für den Patienten momentan richtige Berührung finden, wenn sich dieser noch nicht äußern kann (Krietsch u. Heuer 1997).

Die Berührungen gewähren Nähe und führen zur Erfahrung der Grenzen des eigenen Ich. Sie ermöglichen die frühen Grunderfahrungen mit der Außenwelt, die Unterscheidungen, z. B. im Wechsel der Bewegung, Temperatur, Berührungsqualitäten und setzen die fortschreitende Differenzierung zwischen der Innen- und Außenwelt in Gang.

In den ersten beunruhigenden Begegnungen des Kindes mit der Wirklichkeit bilden sich Allgemeinbegriffe, und es entwickelt sich unser grundlegendes symbolisches Potenzial. Das Ich und Nicht-Ich können unterschieden werden (Objektkonstanz).

e) Das therapeutische Gespräch
Dieses soll die Erfahrungsangebote und die dabei entstandenen emotionalen Prozesse der Patienten mit Einfühlungsvermögen, Taktgefühl und eigener emotionaler Tragfähigkeit transparent werden lassen. Nachfolgend werden in einem längeren Prozess mit dem Patienten seine körperlichen Wahrnehmungen, Impulse, Fantasien und Assoziationen durchgearbeitet. Dabei lassen sich auf dem Hintergrund der Lebensgeschichte Zusammenhänge aus den verschiedensten Erlebnissen herstellen. Der Patient lernt die sich wiederholenden zirkulären Prozesse zu begreifen, wobei sich Erinnerung, Einsicht und Verhaltensänderungen gegenseitig beeinflussen.

5.4.5 Sozial- und Therapieformen der psychosozialen Behandlungsverfahren

Beate Kubny-Lüke

Die psychosozialen Behandlungsverfahren können in verschiedenen Sozialformen eingesetzt werden (Tab. 5.**4**). Die Entscheidung für eine Sozialform ist abhängig von der Befindlichkeit des Patienten und den angestrebten Zielen.

Einzeltherapie

Bei der Einzeltherapie arbeitet der Patient mit dem Ergotherapeuten in einem separaten Raum. Dieses Setting ermöglicht es dem Ergotherapeuten, dem Patienten ein hohes Maß an Zuwendung, Kontakt und Unterstützung zukommen zu lassen. Einzeltherapie kann bei der *kompetenzzentrierten Methode* indiziert sein bei Patienten mit:

Tabelle 5.**4** Die ergotherapeutischen Behandlungsverfahren und ihre möglichen Arbeits- und Sozialformen

Methoden	Arbeits-/Sozialformen
	Einzeltherapie
Kompetenz-zentrierte Methode	*Einzelarbeit in der Gruppe* Patienten arbeiten im gleichen Raum an einem eigenen Werkstück/Gestaltung.
	Partnerarbeit Zwei Patienten arbeiten an einem Werkstück/Gestaltung.
Ausdrucks-zentrierte Methode	*Gruppenarbeit* Einzelne Werkstücke/Gestaltungen werden zu einem Gesamtwerk zusammengetragen.
Interaktionelle Methode	*Gemeinschaftsarbeit* Alle Patienten arbeiten gleichzeitig am Werkstück/Gestaltung.
	Projektgruppe (mindestens drei Therapieeinheiten) Werkstück wird von den Patienten selbst geplant und durchgeführt. Der Ergotherapeut hat nur unterstützendeFunktion und leitet die Auswertung.

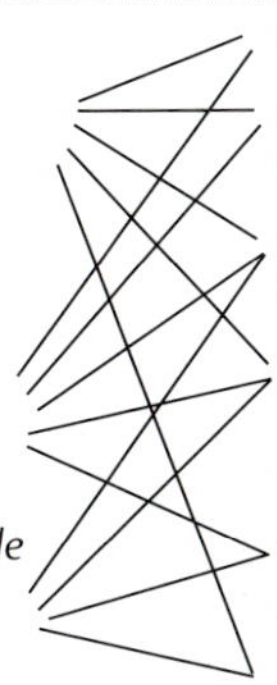

- Akut psychotischer Erkrankung;
- Schwerer Kontaktstörung und Hemmungen;
- Starken kognitiven Schwierigkeiten (Ablenkbarkeit, Konzentrationsschwäche);
- Großer Unselbstständigkeit, Ängsten und Unsicherheit;
- Starker Antriebssteigerung bzw. Erregung oder Antriebsminderung bzw. Teilnahmslosigkeit.

Einzeltherapie im Rahmen der *ausdruckszentrierten Methode* bietet die Möglichkeit eines persönlicheren Rahmens für Patienten, die;

- Noch wenig gestalterische Ausdrucksmöglichkeiten aufweisen;
- Wenig Zugang zu ihren Gefühlen und Schwierigkeiten haben;
- Ihre Gestaltungen sehr stark mit denen der anderen vergleichen;
- Sich mit sehr persönlichen und schambesetzten Themen auseinander setzen.

Einzelarbeit in der Gruppe

Bei der Einzelarbeit in der Gruppe halten sich mehrere Patienten in einem Therapieraum auf, arbeiten jedoch an einem eigenen Werkstück. Diese Form ermöglicht es den Patienten, sowohl miteinander in Kontakt zu treten, sich gegenseitig zu unterstützen und sich mit anderen zu vergleichen als auch sich von der Gruppe zurückzuziehen und für sich alleine zu arbeiten.

Der Kontakt zum Ergotherapeuten ist nicht so intensiv wie in der Einzeltherapie. Unterstützung und Hilfestellung können nicht immer sofort erfolgen. Die Beobachtung und Betreuung erfolgt situationsabhängig und nicht durchgängig. Einerseits wird bei der Einzelarbeit in der Gruppe von den Patienten ein größeres Maß an Selbstständigkeit gefordert, andererseits steht ihnen ein größerer Handlungsspielraum zur Verfügung.

Damit die Gruppensituation sowohl für die Patienten als auch für den Ergotherapeuten überschaubar und übersichtlich bleibt, ist auf folgende Rahmenbedingungen zu achten:

- Angemessene Gruppengröße nicht überschreiten (bei Patienten, die sich in einem akuten Krankheitsstadium befinden drei bis fünf, ansonsten acht bis zwölf Teilnehmer);
- Klare Vorgabe der zeitlichen Rahmenbedingungen (z.B. Vorbesprechung 10 Minuten, Arbeitsphase 60 Minuten, Aufräumen 5 Minuten, Nachbesprechung 15 Minuten);
- Übersichtliche Gestaltung des Raumes und Vermeiden von Reizüberflutung;
- Möglichkeit zum Gruppengespräch (z.B. durch eine feste Vor- und Nachbesprechung).

Die Einzelarbeit in der Gruppe wird vor allem im Rahmen der *kompetenzzentrierten Methode* eingesetzt und kann eine Weiterführung der Einzeltherapie oder eine Vorbereitung auf die Arbeitstherapie sein. Sie soll den Patienten dabei unterstützen, Handlungsfähigkeiten und -fertigkeiten zu entwickeln.

Partnerarbeit

In einigen Fällen bietet es sich an, Patienten mit einem Partner arbeiten zu lassen. Dies kann innerhalb der *kompetenzzentrierten Werkgruppe*, beim Einsatz der *ausdruckszentrierten Methode* und als Einstieg in die *interaktionelle Methode* geschehen.

Die Partnerarbeit begrenzt die Auseinandersetzung auf ein Gegenüber. Auf dem Weg von der Einzelarbeit in der Gruppe zur Gruppenarbeit stellt die Partnerarbeit eine Steigerungsstufe dar. Der Patient hat bei der Partnerarbeit wenige Möglichkeiten, den Kontakt zum Partner zu reduzieren. Diese Sozialform unterstützt eine enge, persönliche und intensive Begegnung und Auseinandersetzung zwischen den Partnern.

Gruppenarbeit

Bei der Gruppenarbeit gibt es einen gemeinsamen Arbeitsauftrag, den die Gruppenmitglieder gemeinsam bewältigen müssen. Die Gruppenarbeit enthält immer *interaktionelle Anforderungen*, die je nach Aufgabenstellung und den enthaltenen Möglichkeiten der Gruppenentscheidung und -interaktion unterschiedlich stark ausgeprägt sind. Gruppendynamik und -prinzipien sollen dabei heilende Wirkung entfalten.

1. Gruppenarbeit mit kompetenzzentrierten Anteilen

Hier stehen neben den interaktionellen Anteilen während der Entscheidungsphase der Erwerb und das Training handlungsbezogener Fertigkeiten und Fähigkeiten im Vordergrund.

Beispiele:
Fertigen Sie einen Kalender an, der aus 12 Monatsblättern besteht! (kompetenzzentrierte Methode)
Einigen Sie sich darauf, mit welchen beiden Techniken gearbeitet werden soll! Zur Verfügung stehen Collage, Kartoffeldruck, Pastellkreiden und Schablonendruck (interaktionelle Methode).

2. Gruppenarbeit mit ausdruckszentrierten Anteilen

Die Aufgabenstellung beinhaltet neben einem *interaktionellen* ein *ausdrucksorientiertes* Vorgehen.

Beispiel: „Unser Weg"
Bitte gestalten Sie gemeinsam einen Weg, der über alle Blätter führt, wenn man sie nebeneinander legt! (interaktionelle Methode)
Jeder Patient gestaltet selbst den eigenen Wegabschnitt (ausdruckszentrierte Methode).

3. Gemeinschaftsarbeit

Eine Sonderform der Gruppenarbeit mit einer starken *interaktionellen Ausrichtung* stellt die Gemeinschaftsarbeit dar. Hierbei arbeiten alle Patienten gleichzeitig an demselben Werkstück oder derselben Gestaltung.

Die Vorgehensweise erfordert Zusammenarbeit und Auseinandersetzung zwischen den Patienten über die gesamte Therapieeinheit. Dies kann das Gruppengefühl steigern, Kommunikation unterstützen und die Ausbildung sozialer Kompetenzen fördern (z.B. Kritikfähigkeit, Anpassungsfähigkeit, Durchsetzungsfähigkeit). Eine Gemeinschaftsarbeit bildet immer die momentane Gruppensituation und -dynamik ab.

Beispiele:
Wir gestalten uns auf einem gemeinsamen Blatt eine Insel.
Fertigen Sie zum Thema *Sommer* auf einem Blatt eine gemeinsame Collage!

4. Die Projektgruppe

Die Projektgruppe ist die Arbeitsform, die von den Patienten das höchste Maß an Interaktion, Auseinandersetzung und Zusammenarbeit fordert. In der Regel arbeiten die Patienten über mehrere Therapieeinheiten an einem gemeinsamen Projekt.

Stehen der Erwerb *interaktioneller Kompetenzen* für die Patienten im Vordergrund, wird die Gruppe vor die Aufgabe gestellt, weitgehend eigenverantwortlich das Projekt zu planen und durchzuführen. Der Ergotherapeut übernimmt eine überwiegend beratende Rolle, moderiert wenn nötig die Projektplanung und leitet die Nachbesprechung. Er kann diese Rollen nach Absprache auch an einen Patienten übergeben und wird dann zum Koleiter, der nur eingreift, wenn Schwierigkeiten auftauchen, die von der Gruppe selbst nicht gelöst werden können.

Sollen die Patienten in der Projektgruppe neben den interaktionellen Fähigkeiten auch andere Kompetenzen trainieren (z.B. Grundarbeitsfähigkeiten, spezielle Arbeitsfähigkeiten, instrumentelle Fähigkeiten), übernimmt der Ergotherapeut eine stärkere Rolle bei der Projektplanung. Er legt das Projekt in Art und Umfang fest und strukturiert die einzelnen Arbeitsschritte. Der Übergang zwischen der rein *interaktionellen* und der *kompetenzzentrierten* Projektgruppe ist fließend.

Damit eine Projektgruppe arbeitsfähig ist, müssen folgende Rahmenbedingungen erfüllt sein:

- Die Gruppengröße sollte zehn Teilnehmer nicht übersteigen;

- Die Gruppe sollte über einen gewissen Zeitraum von der Besetzung her konstant bleiben (vier bis zehn Wochen);
- Die Gruppenzusammensetzung sollte möglichst homogen sein, z.B. bezüglich der sozialen Fähigkeiten der Patienten.

Beispiele:
Fertigen Sie eine Skulptur aus Y-Tong-Steinen!
Fertigen Sie mit der Emailtechnik aus Kupferplatten ein Wandbild mit dem Maß 90 × 120 cm zum Thema *Baum*!
Fertigen Sie aus wertfreien Materialien innerhalb von fünf Ergotherapieeinheiten à 90 Minuten ein gemeinsames Projekt eigener Themenstellung!

Indikation für die Gruppenarbeit, Gemeinschaftsarbeit und Projektgruppe

Die Anforderungen an die interaktionellen Fähigkeiten des Patienten steigern sich von der Gruppenarbeit über die Gemeinschaftsarbeit bis hin zur Projektgruppe. Die Indikation für eine dieser interaktionellen Arbeitsformen richtet sich zum einen nach dem Ausmaß der individuellen Schwierigkeiten und Fähigkeiten im sozioemotionalen Bereich, zum anderen nach den therapeutischen Zielen.

Allgemein kann man sagen, dass Therapieformen mit einem interaktionellen Schwerpunkt indiziert sind, wenn:

- Ein Mindestmaß an Gruppenfähigkeit vorhanden ist;
- Der Patient sich nicht in einem akuten Stadium einer psychischen Erkrankung befindet;
- Die Problemstellung des Patienten im sozioemotionalen Bereich liegt;
- Die Auseinandersetzung mit einer Gruppe den Patienten auf zukünftige Anforderungen vorbereitet (z.B. Leben im Wohnheim, Umgang mit Hierarchien am Arbeitsplatz, Umgang innerhalb der Peergroup).

5.5 Entwicklung des Qualitätsmanagements in der Psychiatrie

A. W. Dalhoff, A. Döring, B. Hirsekorn, A. Timmer

Geschichtliche Entwicklung

Die Psychiatrie-Enquete 1975 gab den Anstoß für einen umfassenden Strukturwandel in den psychiatrischen Behandlungs- und Rehabilitationseinrichtungen. Die großen Landeskrankenhäuser wurden verkleinert und die Patienten verstärkt wohnortnah behandelt.

Weitergehende gesetzliche qualitätssichernde Maßnahmen wurden in der *Psychiatriepersonalverordnung* (Psych-PV) vom 1. 1. 1992 festgeschrieben. Die Kliniken wurden verpflichtet, bis Ende 1995 die Abteilungen mit genügend qualifiziertem Personal auszustatten. Dadurch wurden ein jahrzehntelanger Personalmangel aufgehoben und Vorgaben zur Strukturqualität geschaffen.

„Als geradezu revolutionär für die Medizin kann jedoch angesehen werden, dass hier nicht nur die Zahl des Personals angehoben wurde, sondern dies an detailliert vorgegebene Funktionen, das heißt Regeltätigkeiten in der Versorgung eines bestimmten Klientels, gebunden ist. Dem wurde eine ausgesprochen moderne, unideologische und multiprofessionelle Form der psychiatrisch-psychotherapeutischen Krankenversorgung zugrunde gelegt. Damit wurde die Bemessung der Struktur der Personalausstattung an eine adäquate Prozessqualität gekoppelt." (Berger 1995)

Eine gute Personalausstattung und fachliche Qualifikation sind für psychiatrische Einrichtungen zwar wichtige Voraussetzungen, sind aber keine Garantie für Qualität. Daher erteilte das Bundesministerium für Gesundheit der *Aktion Psychisch Kranke e.V.* den Auftrag, einen *Leitfaden zur Qualitätsbeurteilung in Psychiatrischen Kliniken* zu erstellen. Diese berief eine multiprofessionelle Arbeitsgruppe ein, deren Kern aus Mitgliedern bestand, die schon an der Psychiatriepersonalverordnung mitgearbeitet hatten.

Der Leitfaden sollte – wie schon bei der Psychiatriepersonalverordnung – patienten- und nicht berufsgruppen- oder methodenorientiert sein:

„Es wird also kein allgemein gültiger Maßstab für Qualität von klinischer Psychiatrie vorausgesetzt, weil es diesen noch nicht gibt, wohl auch so allgemein und abstrakt nicht geben kann. Aber die in klinischen Psychiatrien tätigen Personen (...) haben mehr oder weniger explizite oder implizite Vorstellungen, was gute klinische Praxis sei.“

(Der Leitfaden soll mithelfen,) „... diese Vorstellungen systematisch zu aktivieren und damit zu einem gemeinschaftlichen kontinuierlichen Prozess der schrittweisen Optimierung der eigenen Arbeit beizutragen (...). Die Kliniken erhalten eine Hilfe, für die Qualitätsbeurteilung ihrer eigenen klinischen Praxis, ihr eigenes Anforderungsprofil, ihr differenziertes Qualitätsmodell zu entwickeln.“ (Aktion psychisch Kranke e.V. 1994–1996)

Zur gleichen Zeit gründete die *Deutsche Gesellschaft für Psychiatrie, Psychotherapie und Nervenheilkunde* (DGPPN) ein Referat zur „Qualitätssicherung“ mit dem Ziel der Entwicklung von Qualitätsstandards und Evaluation in der Behandlung psychischer Erkrankungen.

Weitere Schwerpunkte sind die Bereiche *Basisdokumentation und Ergebnisqualität* (Cording 1995). Für statistische Zwecke wurden schon seit dem Jahr 1844 patientenbezogene Daten dokumentiert (Flemming 1844 u. 1846).

Mit der Psychiatriereform von 1973 wurde ein Vorschlag für eine bundeseinheitliche psychiatrische *Basisdokumentation* (Eckmann et al. 1973) entwickelt, die sich jedoch nicht durchsetzte. Im Jahr 1982 wurde ein so genannter *Minimalkatalog* erarbeitet, der insbesondere auch versorgungsepidemiologische Daten für die Planung der gemeindenahen Versorgung liefern sollte (Dilling et al. 1982). Mitglieder der Arbeitsgemeinschaft der DGPPN entwickelten „seit Ende der Achtzigerjahre ein PC-gestütztes BADO-System (Basisdokumentation), das innerhalb des ärztlichen Bereichs des jeweiligen Krankenhauses betrieben und entsprechend den individuellen Wünschen vor Ort flexibel und vielseitig auch für klinikinterne Fragestellungen genutzt werden kann“ (Cording 1993). Die BADO wurde inzwischen weiterentwickelt, immer mehr verbreitet und für die Verbesserung der Behandlungs- und Ergebnisqualität genutzt.

An der Chronologie wird deutlich, welche Schwierigkeiten sich auch in anderen psychiatrischen Handlungsfeldern ergeben, vergleichbare Standards und geeignete Systeme zu entwickeln.

Mitglieder der Fachkreise Psychiatrie und Arbeit & Reha des Berufsverbandes befassen sich seit Mitte der Neunzigerjahre aktiv mit dem Thema, indem sie *Das ergotherapeutische Handlungsfeld in der Psychiatrie – ein Leitfaden zur Entwicklung von Qualitätsstandards, Hilfen zur Konzepterstellung, Tätigkeitsbeschreibung und Einrichtungskatalog* etc. entwickelten. Alle Schriften können über den Berufsverband bezogen werden.

Möglichkeiten und Grenzen des Qualitätsmanagements

Das übergeordnete Ziel der Qualitätssicherung besteht darin, „langfristig und systematisch die Qualität der Leistungen zu optimieren“ (Aktion Psychisch Kranke e.V. 1996).

Darunter ist die Optimierung der Quantität und Qualität des psychiatrischen Leistungsangebots, in Form von angemessener Diagnostik, Behandlung und Nachsorge innerhalb und außerhalb der Klinik zu verstehen. Wichtige Voraussetzungen dafür sind explizite Behandlungsleitlinien und adäquate Versorgungsstrukturen.

Qualitätssicherung beinhaltet, dass Behandlungskonzepte und Standards entwickelt werden, die als Grundlage für alle Mitarbeiter im multiprofessionellen Team relevant sind, und diagnostisch-therapeutische Arbeiten nach expliziten Kriterien ermöglichen (Gaebel 1995).

Ein systematisiertes und klar definiertes Qualitätsmanagement fordert damit jede Berufsgruppe – auch die Ergotherapeuten – auf, die Behandlungsziele und -inhalte zu definieren, sowie transparent und verständlich darzulegen. Die Forderung nach einer Festschreibung von Qualitätsmerkmalen oder Standards verlangt eine fachspezifische Terminologie, die in der psychiatrischen Ergotherapie noch am Anfang ihrer Entwicklung steht und zur allgemeinen Verständigung unbedingt klar definierte, allgemein gültige Begriffe benötigt. Scheiber hat dazu mit dem ersten ergotherapeutisch-psychiatrischen Fachbuch einen wichtigen Grundstein gelegt (Scheiber 1995).

Gaebel fordert dazu auf, als gesamtes multiprofessionelles Team folgende Aspekte genauer zu betrachten und zu organisieren, um sie als Qualitätskriterien angemessen zu erfüllen:

- Zielklientel;
- Behandlungsziele;
- Behandlungsvoraussetzungen;
- Behandlungsangebote;
- Therapeutisches Milieu;
- Tagesstruktur/Wochenplan;
- Gesamtbehandlungsplan.

Zielorientiertes Handeln unter Berücksichtigung der medizinischen und sozialen anamnestischen Daten ist für die Ergotherapie schon seit vielen Jahren Behandlungsalltag. Die Orientierung am Behandlungskonzept der jeweiligen Klinik oder Abteilung unter Beachtung des Gesamtbehandlungsplans ist nicht überall Standard, denn dies erfordert ein ergotherapeutisches Angebot, das sich mit fachspezifischen Konzepten und Methoden als ein eigenständiger Baustein in das gesamte psychiatrische Leistungsangebot eingliedert. Hieraus ergeht die Aufforderung, die bestehenden Grundlagen ergotherapeutischer Methoden weiterzuentwickeln und zu spezifizieren (Scheiber 1995).

Daneben bedeutet Qualitätsmanagement, dass sich die Qualität in den einzelnen Funktionseinheiten verbessern kann. Ein derartiges Vorgehen ist nicht nur im gesamten Behandlungs- oder Institutionszusammenhang, sondern in jeder einzelnen Abteilung sinnvoll.

Das im Leitfaden beschriebene *definierte Qualitätsmanagement* kennzeichnet ein gezieltes und strukturiertes Vorgehen, das einen Entwicklungsprozess sinnvoll und schrittweise begleiten kann. Die hierzu einzurichtenden Qualitätszirkel werden nachfolgend beschrieben.

Eine weitere Chance des Qualitätsmanagements besteht darin, dass die Behandlungsangebote aufeinander abgestimmt werden und damit die ergotherapeutische Behandlung eine Integration in den Gesamtbehandlungsplan erfährt. Sie kann so noch mehr aus der Position herauswachsen, eine tradierte Maßnahme am Rande der medizinischen Behandlung zu sein. Im weiteren können ergotherapeutisch zu behandelnde Symptome zu Behandlungskriterien formuliert werden und einen angemessenen Stellenwert in der psychiatrischen Diagnostik einnehmen.

So gilt es für die ergotherapeutische Behandlung, Dokumentationsstandards zu formulieren und für die Basisdokumentation ein fachspezifisches Modul zu entwickeln. Eine gezielte Prozess- und Ergebnisdokumentation hat darüber hinaus den Vorteil, dass der ergotherapeutische Anteil in der Ergebnisqualität der Behandlung verdeutlicht werden kann.

Insgesamt gesehen ermöglicht die gezielte Vorgehensweise im Qualitätsmanagement, neben der Optimierung der Leistungen, eine Profilentwicklung für alle beteiligten Berufsgruppen.

„QM findet im Kopf statt, sie zielt auf Verhaltensänderung hin, macht die Qualität der eigenen Arbeit transparent, hilft eigene Defizite zu erkennen und zu beseitigen. So gesehen dient QM auch der Erhaltung und Stärkung ärztlichen und therapeutischen Selbstvertrauens." (Kolkmann 1995)

Neben der Betrachtung der positiven Aspekte müssen auch die problematischen Seiten beleuchtet werden. Ein wesentlicher Punkt der Kritik gilt den fehlenden finanziellen Möglichkeiten. Im Rahmen der Budgetierung ist eine Deckung der Kosten für Maßnahmen des Qualitätsmanagements nicht vorgesehen. Darüber hinaus sieht die Psychiatriepersonalverordnung keine Zeiten für Arbeitsgruppen des Qualitätsmanagements oder andere Maßnahmen vor.

Der heutige Stand der ergotherapeutischen Entwicklung zeigt, dass nur selten auf standardisierte Verfahren zur Dokumentation und Diagnostik im Bereich der Ergotherapie zurückgegriffen wird. Dazu ist eine empirisch-wissenschaftliche Arbeit mit entsprechendem Forschungsbedarf Voraussetzung, die Ergotherapeuten nicht eigenständig leisten können.

Der Einsatz der bestehenden Dokumentationsformen ist meist aufwändig und bei der Auswertung leider anfällig für Fehlinterpretationen. Zudem besteht die Gefahr, dass bei zu viel Formalismus die Beziehung zum Patienten zu kurz kommt. Starre Schemata übergehen die Individualität des Patienten, sodass die Mehrdimensionalität des psychiatrischen Erscheinungsbildes keine ausreichende Beachtung finden kann. Der Wunsch der Kostenträger, durch ein gezieltes Qualitätsmanagement die Kosten zu senken, ist durchaus verständlich, birgt in sich jedoch die Gefahr, durch eine Flut von Bürokratisierung Datenfriedhöfe zu schaffen, ohne das Ziel der Qualitätsverbesserung zu erreichen.

„Die Notwendigkeit von Maßnahmen der Qualitätssicherung in der psychiatrischen Versorgung ist unbestritten. Jedoch darf die Psychiatrie dabei nicht die subjektive Seite des Patienten außer Acht lassen. Eine Qualitätssicherung, die sich alleine auf technische Parameter stützt, mag zwar unter ökonomischen Gesichtspunkten hilfreich sein, wird der Welt- und Selbstsicht der Patienten jedoch nicht gerecht. Aus einer dem einzelnen Patienten verpflichteten klinischen psychiatrischen Praxis und aufgrund wissenschaftlicher Argumente ist deshalb zu fordern, dass die Qualitätssicherung in der Psychiatrie auch die Subjektivität der Patienten, z.B. in Form einer Lebensqualität, als zentrale Dimension einbezieht" (Lauer u. Mund).

Bausteine des Qualitätsmanagements

Es lassen sich drei Qualitätsaspekte unterscheiden.

1. Strukturqualität

Die allgemeine Definition der Strukturqualität benennt die Organisation und Rahmenbedingungen einer Institution, die auf die Arbeit in der Ergotherapie Einfluss nehmen (z.B. bauliche Infrastruktur, Ausstattung der Abteilung, Zahl und Qualifikation der Mitarbeiter entsprechend der Psychiatriepersonalverordnung; Kap. 1.2, *Berufsausbildung in der Ergotherapie*).

An dieser Stelle beschränken sich die Autoren darauf, die für die psychiatrische Ergotherapie relevanten Merkmale, die *Personalbemessung laut Psychiatriepersonalverordnung* und *die Konzeption* zu beschreiben.

Bei der Erstellung der Konzeption ist die inhaltliche Ausrichtung der jeweiligen Kliniken bzw. ihrer Abteilungen zu berücksichtigen, an denen sich die ergotherapeutische Methodik und die Behandlungsangebote orientieren müssen. Die wichtigsten konzeptionellen Ansätze sind

- Biologisch;
- Verhaltenstherapeutisch;
- Sozialpsychiatrisch;
- Tiefenpsychologisch-analytisch;
- psychodynamisch/klinisch.

Ergotherapeutische Behandlung findet überwiegend in einem ärztlich geleiteten Behandlungsrahmen statt (SGBV § 107ff):

- Ärztliche Diagnosen und Verordnungen;
- Institutionelle Bedingungen;
- Inhaltliche/fachliche Ausrichtung der eigenen Methodenkonzepte;
- Regionaler Bedarf (Versorgungsauftrag).

2. Prozessqualität

Sie umfasst die Planung und Durchführung der Behandlung, d.h. die spezielle ergotherapeutische Diagnostik mit Zielhierarchien, die Dokumentation des Behandlungsverlaufs und eine Datenerhebung als Hinführung zur Ergebnisqualität.

Die Behandlungsplanung für den einzelnen Patienten beginnt mit der Diagnose und der differenzierten Erhebung der Potenziale sowie der fähigkeits- und krankheitsbedingten Beeinträchtigungen. Sie ist die Grundlage für die Planung der erforderlichen medizinischen, beruflichen, schulischen und/oder sozialen Rehabilitationsmaßnahmen. Das Ziel ist die Feststellung des Ist-Zustands, um zu einer angemessenen Gesamtplanung mit exakter Zielsetzung und ergotherapeutischem Methodeneinsatz zu gelangen.

Beispielhaft wurde zur psychiatrischen ergotherapeutischen Diagnostik mit ihren Methoden, Medien und Sozialformen die in Tabelle 5.**5** dargestellte Übersicht entwickelt. Sie dient als Anregung zur Konzeptentwicklung.

Welche therapeutischen Methoden im Behandlungs- und/oder Trainingsverlauf eingesetzt werden, sollte von der Zielabsprache mit dem Patienten/Klienten, seinem Gesundheitszustand und dem Austausch im interdisziplinären Team abhängig gemacht werden (Orientierung am Gesamtbehandlungsziel).

3. Ergebnisqualität

Die Prüfung der Ergebnisqualität ist methodisch besonders schwierig, da keine speziellen ergotherapeutischen Assessmentverfahren vorliegen. Zur Entwicklung ergotherapeutischer Messinstrumente ist eine Auseinandersetzung mit folgenden Anforderungen erforderlich:

a) Differenzierte Dokumentation

Kernanforderungen
- Umfangreiche qualitative und quantitative Datenerhebung;
- Zeitbezogene Darstellung (vorher – nachher);
- Definierte Begrifflichkeiten;
- Schnelle Verfügbarkeit;
- Transparenz gegenüber Nutzern;
- Nutzung der Methoden empirischer Sozialforschung;
- Kooperation mit wissenschaftlichen Einrichtungen zur Entwicklung von Messinstrumenten.

b) Die Behandlungs- und Versorgungsergebnisse sollten in einem *Abschlussbericht* dokumentiert werden.

Kernanforderungen
- Niederschrift der Abläufe und Aussagen als fachliche Stellungnahme zum Behandlungsgeschehen (Anregung für eine Berichtsgliederung: Meine Erkenntnisse beruhen auf ..., Zielgrößen benennen, Methoden beschreiben, Zusammenhänge herstellen, Fragestellungen aufgreifen, prognostische Einschätzung und Interpretation der Daten);
- Theoriebildung: Welche Methoden in der Behandlung konnten erfolgreich eingesetzt werden (Ergebnisse sind nachvollziehbar)?

Die Ausrichtung und der Umfang des Berichts hängt von der Zielgruppe ab. Es müssen jedoch die Regelungen des Sozialdatenschutzes berücksichtigt werden.

Qualitätszirkelarbeit – eine Möglichkeit, sich konkret und praktisch mit Qualitätssicherung zu beschäftigen

Die Idee der Qualitätszirkelarbeit

In der Wirtschaft stellt die *Qualitätszirkelarbeit* bereits eine langjährige Methode zur Problemlösung dar. Sie steht unter dem Motto *Probleme werden dort erkannt und gelöst, wo sie auftreten*. Dabei werden die Erfahrung und Kreativität der Mitarbeiter genutzt.

Vor dem Hintergrund des Strukturwandels in der Gesundheitsversorgung benötigen wir eine konkrete Arbeitsweise, um uns den Anforderungen qualitätssichernder Maßnahmen zu stellen. In den USA gibt es die so genannte *Peer-Review-Tradition* (= prüfend zurückblickend). Diese Tradition bildet das Grundprin-

Tabelle 5.5 Ergotherapeutische Diagnostik (A. W. Dahlhoff, Stand: 01/2000).

Diagnostische Dimension	Ergotherapeutische Methoden	Therapiemittel	Therapieform	Andere Info-Quellen (gilt für beide Arbeitsbereiche)	Dokumentation
1. Somatische/Psychische Dimension 1.1 Allgemeinzustand (Seh-/Hörfähigkeit, Herz-Kreislauf)	Befragung		Einzelgespräch	Pflegedokumentation	Befragungsbogen
1.2 Psychomotorische Funktionsfähigkeit (Antrieb, körperliche Belastbarkeit, Koordination, Motorik)	*Berufsbezogene Ergotherapie* Kriterienorientierte Beobachtung (ERTOMIS)	Arbeitsproben nach Vorlage	Einzelarbeit	Team-besprechung ärztl. Verordnung	Beobachtungsbogen
	Persönlichkeitsbezogene Ergotherapie – situative Beobachtung – Kriterienorientierte Beobachtung	– vorgegebene oder selbstgewählte Arbeitsaufgabe – vorgegeb. Spiele u. Übungen	Einzelarbeit Einzeltherapie	siehe unten SIPT + gezielte Beobachtung	Beobachtungsbogen
1.3 Kognitive Funktionsfähigkeit (Auffassung, Gedächtnis, Erinnerung, Konzentration, Aufmerksamkeit, Denken, Sprache, Sprechen)	*Berufsbezogene Ergotherapie* Kriterienorientierte Beobachtung IDA -Aufgabenbearbeitung	– komplexe Arbeitsaufgabe – ergotherapeutische HLT, z. B. PC-gestützte-Cognition	Einzelarbeit	Frankfurter Beschwerdefragebogen AMDP (Manual zur DOKU) Psychologische Tests	Beobachtungsbogen MELBA
	Persönlichkeitsbezogene Ergotherapie symptom- und kompetenzorientierte Beobachtung	Angebot mit spezifischer Aufgaben- und Themenstellung (ADL-Bereich)	Einzelarbeit	Frankfurter Beschwerdefragebogen AMDP (Manual zur DOKU) Psychologische Tests	Beobachtungsbogen
1.4 Emotionale und sozioemotionale Funktionsfähigkeit (Wahrnehmung, Affektivität, Orientierung, Ich-Bewußtsein, Wahn, Bedürfnisse, Sexualität)	*Berufsbezogene Ergotherapie* Kriterienorientierte Beobachtung	komplexe Arbeitsaufgabe	Einzelarbeit	siehe oben	Beobachtungsbogen
	Persönlichkeitsbezogene Ergotherapie symptom- und kompetenzorientierte Beobachtung	– Aufgabe aus dem ADL-Bereich (vorgegeben oder selbstgewählt) – spezifische Aufgabenstellung	kompetenz-, ausdruckszentrierte Gruppenarbeit interaktionelle Projektarbeit		
2. Biografische/Soziale Dimension 2.1 Lebenskontinuum (Krankheiten, Bildungs- und Lerngeschichte)	Dialog mit dem Patienten/Klienten		Einzelgespräch	nach Aktenlage Team-besprechung	Anamnesebogen

Diagnostische Dimension	Ergotherapeutische Methoden	Therapiemittel	Therapieform	Andere Info-Quellen (gilt für beide Arbeitsbereiche)	Dokumentation
2.2 Lebenskontext (Arbeit und Leistung, Familie, aktuelle materielle Situation)	*Berufsbezogene Ergotherapie* halbstrukturiertes Interview		Einzelgespräch	– Teambesprechung – Pflegedokumentation – ärztliche Verordnung Familienangehörige	WEIS OCARIS COPM
	Persönlichkeitsbezogene Ergotherapie halbstrukturiertes Interview	spezielle Aufgaben + Themen	Erstgespräch		
2.3 Integration ins soziale Netzwerk (Freundeskreis, gesellschaftliche Position, Kontakt zu Männern und Frauen, Einzelgänger oder sozialer Typ, Rolle)	*Berufsbezogene Ergotherapie* – Dialog – Kriterienorientierte Beobachtung	– Diskussion mit Themenstellung – Gruppenarbeit	Gruppendiskussion	– psychologisches Gespräch	Beobachtungsbogen
	Persönlichkeitsbezogene Ergotherapie symptom- und kompetenzorientierte Beobachtung	Angebot mit spezifischer Aufgaben- und Themenstellung (ADL-Bereich)	Gruppenangebot	siehe oben	Beobachtungsbogen
2.4 Bereich Werte/Normen/Sinn (welcher Art sind die Normenbildung, weltanschauliche Richtung, welchen Stellenwert haben Werte?) in den Zeitgestalten Vergangenheit/Gegenwart/Zukunft	*Berufsbezogene Ergotherapie* – prozessorientierte Beobachtung – Dialog		– Gruppenangebot – Teamarbeit	siehe oben	Beobachtungsbogen
	Persönlichkeitsbezogene Ergotherapie – kompetenzorientierte Beobachtung – Dialog	– Aufgabe aus dem ADL-Bereich (vorgegeben oder selbstgewählt) – spezifische Aufgabenstellung	– kompetenz-, ausdruckszentrierte Gruppenarbeit – interaktionelle Projektarbeit	siehe oben	
2.5 Integration in das örtliche psychosoziale Netzwerk (Kooperationspartner Arbeitsamt, örtliche Fürsorgestelle, Hauptfürsorgestelle, berufsbegleitender Dienst, Institutionen der Kinder- und Jugendhilfe, SpD, Selbsthilfegruppen, Rentenversicherungsträger)	*Berufsbezogene Ergotherapie* Dialog mit Klienten und professionellen Helfern *Persönlichkeitsbezogene Ergotherapie*		Einzelgespräch	– Reha-Abschlußbericht – Telefonkontakt	Anamnesebogen

zip der Qualitätszirkelarbeit für den psychiatrisch-psychotherapeutischen Bereich, indem das medizinisch-therapeutische Handeln hinterfragt wird.

Möglichkeiten der Übertragbarkeit in die Ergotherapie

Bei Qualitätszirkeln handelt es sich um den freien Zusammenschluss von Kollegen, wobei folgende inhaltliche Ziele verfolgt werden:

- Verbesserung der Patienten-/Klientenversorgung;
- Förderung der Interaktion durch eine kollegiale Diskussion, um damit eine Verbesserung der Berufszufriedenheit und Arbeitsleistung zu erzielen;
- Erarbeitung einer eigenen diagnostischen und therapeutischen Konzeption.

Die Interaktion der Gruppe kann entweder im internen Ergotherapeutenteam, oder in interdisziplinärer Zusammensetzung, d.h. in Kooperation mit den am Behandlungsprozess beteiligten Berufsgruppen stattfinden.

1. Strukturqualität
Die Teilnehmer des Qualitätszirkels treffen sich regelmäßig in einer Kerngruppe (festgelegte Gruppengröße) und stimmen eine Frequenz für die Dauer der Termine ab. Die Kosten und der Zeitpunkt, zu dem die Veranstaltung im Rahmen der Arbeitszeit stattfindet, muss mit dem Arbeitgeber abgestimmt werden.

Im ersten Treffen werden die Arbeitsabsprachen, wie z.B. die Schaffung von Verbindlichkeiten, erörtert und beschlossen und die Erwartungen und eigenen Ziele und Wünsche formuliert.

2. Prozessqualität
Im Anschluss wird ein Themenkatalog (Was wollen wir untersuchen? – Wie wollen wir die Qualität beurteilen?) festgelegt, um im interkollegialen Austausch mit einem kontinuierlichen kritischen Auseinandersetzungsprozess zu beginnen. Hinsichtlich der Vorgehensweise ist es sinnvoll, die Themenauswahl nach folgenden Kriterien zu wählen:

- Praxisrelevanz;
- Bedeutung für alle Mitarbeiter;
- Messbarkeit;
- Veränderungsmessung;
- Umsetzbarkeit: es sollte zur therapeutischen Verhaltensänderung beitragen;
- Machbarkeit: es sind konkrete Ziele zur Behebung des Qualitätsproblems zu definieren;
- Wirtschaftliche Bedeutung des Problems.

Als Arbeitsmethoden bieten sich *Einzelfallvorstellung, Gruppendiskussion, Rollenspiele, Vortrag/Referat* an.

3. Ergebnisqualität
Mithilfe eines Fragebogens, der die Ebenen der Struktur-, Prozess- und Ergebnisqualität enthält, wird nach jedem Treffen eine Qualitätszirkeldokumentation vorgenommen (konkrete Ergebnisse, Lerngewinn, Kompetenzerweiterung, Praxisbezug). Es muss eine verbindliche Verabredung konkreter Maßnahmen erfolgen (z.B. Erprobung eines bestimmten ergotherapeutischen Instruments bei der Behandlung von ...).

Die Gruppen bestimmen einen Moderator, der zu den Veranstaltungen einlädt und die Rahmenbedingungen erhält. Seine Aufgabe ist es, den Diskussionsfluss zu fördern und es jedem Teilnehmer zu ermöglichen, sich einzubringen. Er soll eine kooperative Arbeitsatmosphäre herstellen und die Teilnehmer bei der Dokumentation und Aufbereitung der Daten unterstützen.

Kritische Anmerkungen

Viele erkennen die Bedeutung und Notwendigkeit der Arbeit eines Qualitätszirkels. Die Praxis zeigt, dass sich zwar Arbeitsgruppen gebildet haben, aber die Kenntnis über die Arbeitsweise eines Qualitätszirkels fehlt.

Die Auswahl eines geeigneten Moderators stellt eine besondere Anforderung dar. Der Moderator muss über bestimmte Fähigkeiten und Fertigkeiten verfügen, um eine Moderation übernehmen zu können (z.B. Kreativität, Fantasie, positives Denken, Selbstsicherheit,

Integrationsfähigkeit, Freundlichkeit, Organisationstalent, Erkennen und Entschärfen von Konflikten, Klarheit in der Durchführung). Zur kompetenten Moderation bedarf es einer speziellen Schulung und regelmäßiger Supervision, wodurch zusätzliche Kosten für den Arbeitgeber und möglicherweise für den Moderator entstehen.

Der Qualitätszirkel stellt eine gute didaktisch-methodische Möglichkeit dar, sich mit den Anforderungen der Qualitätssicherung zu befassen.

5.6 Schnittstellen

C. Scheepers

Die notwendige Kooperation zwischen den verschiedenen Berufsgruppen, im Stationsteam und mit Nachsorgeeinrichtungen ist auch für den psychosozialen Versorgungsbereich unbestritten. Ergotherapeuten müssen neben der Pflege, den Sozialarbeitern, den Musiktherapeuten und anderen Berufsgruppen in der Lage sein, aus dem Gesamtbehandlungsauftrag des Patienten bzw. dem des Teams den eigenen herauszufiltern.

Der Begriff *Schnittstelle* ließe sich daher auch als *Nahtstelle* bezeichnen, da es im eigentlichen Sinne um die Verzahnung verschiedener professioneller Gebiete geht. Die Ergotherapie geht ebenso wie viele andere Berufe im psychosozialen Sektor von einem Ganzheitsbegriff aus, dem sie ihre Therapieziel- und Behandlungsplanung hierarchisch unterordnet. Der Ganzheitsbegriff meint, dass hier nicht einzelne Störungen definiert und gezielt behandelt, sondern die Auswirkungen der Störung im Alltag und Beruf, die Haltung des Betroffenen und seiner Angehörigen zu seiner Erkrankung und die Gesamterwartungen an die Therapie in diesem Kontext betrachtet werden. Es gilt, die individuellen Erwartungen an sozialer Integration des psychisch erkrankten Menschen zu berücksichtigen.

Das Spezifische dieser Schnittstellen spiegelt sich z.B. in Fallsupervisionen wider. Häufig werden aus systemischer und psychoanalytischer Sicht Prozesse im Behandlungsteam mit den innerpsychischen Prozessen verglichen bzw. in einen Kontext gestellt. Dies ist notwendig, um den spezifischen Auftrag des Klienten zu klären und um seine und im Rehateam sich entwickelnden Abwehrstrategien, Übertragungs- und Gegenübertragungsmechanismen zu verstehen und einzuordnen (s.a. Kap. 2 Systematik der Ergotherapie).

5.7 Fort- und Weiterbildung

C. Scheepers

Eine regelmäßige Fortbildung nach der Grundausbildung soll und kann helfen, die kritische Distanz zur eigenen Überprüfung der Arbeit, ihrer Erfolge und Probleme zu erhalten. Sie dient damit nicht nur der eigenen Profilierung durch Qualifizierung, sondern besonders wesentlich einer klientenbezogenen Qualitätssicherung. Im psychosozialen Bereich können dabei unterschiedliche Wege gegangen werden.

Für die breite Vertiefung psychosozialer, klientenbezogener Therapiekompetenzen werden Weiterbildungen im fachspezifisch psychiatrisch/psychosomatischen Bereich von folgenden Institutionen angeboten:

- Deutscher Verband der Ergotherapeuten/ Fachkreis Psychiatrie,
  Postfach 2208,
  76303 Karlsbad.
- AHA/Fachkreis Arbeit und Rehabilitation/ DVE,
  Klinik für Psychiatrie und Psychotherapie,
  Rhodehof 3,
  30853 Langenhagen.

Den Erwerb einer Zusatzqualifikation in einer psychotherapeutisch orientierten Methode betreffend, können Anfragen beispielsweise an nachfolgende Arbeitsgemeinschaften gerichtet werden:

- Deutscher Arbeitskreis für Konzentrative Bewegungstherapie (DAKBT) e.V.,
  Brühlstr. 4,
  72793 Pfullingen.
- Deutscher Arbeitskreis für Gestaltungstherapie und klinische Kunsttherapie (DAGT) e.V.,
  Geschäftsstelle,
  Postfach 11 03 29,
  10833 Berlin.
- Arbeitsgemeinschaft für klientenzentrierte Therapie und humanistische Pädagogik e.V.,
  Sekretariat,
  Hans-Kruse-Str. 17,
  57074 Siegen.

Literatur

Sozialwissenschaftliche Grundlagen

Baacke D. Die 13–18-jährigen. Weinheim: Beltz; 1991a.

Baacke D. Die 6–12-jährigen. Weinheim: Beltz; 1991b.

Bandura A. Sozial-kognitive Lerntheorie. Stuttgart: Klett; 1979.

Beyermann G. Didaktische Grundprobleme in der Ausbildungs von Gesundheitsberufen am Beispiel der Ergotherapie. [Dissertation]. Heidelberg: Universität Heidelberg; 1998.

Erikson EH. Kindheit und Gesellschaft. Stuttgart: Klett-V.; 1979.

Freud S. Abriss der Psychoanalyse – Das Unbehagen in der Kultur. Frankfurt: Fischer; 1981.

Jaeggi E. Zu Heilen die zerstoßenden Herzen. Reinbek: Rowohlt; 1997.

Kayser E, Schanz V, von Rotberg A. Objektbeziehungen in der Ergotherapie. Idstein: Schulz-Kirchner; 1988.

Klein M. Das Seelenleben des Kleinkindes. Stuttgart: Klett-Cotta; 1930.

Kugemann WF. Lerntechniken für Erwachsene. Reinbek: Rowohlt; 1992.

Mahler M. Die psychische Geburt des Menschen – Symbiose und Individuation. Frankfurt: Fischer; 1978.

Maslow A. Motivation and Personality. New York: Adison-Wesley Pub Co; 1970.

Mertens W. Psychoanalyse. Stuttgart: Kohlhammer Verlag; 1993.

Oerter R, Montada L, Hrsg. Entwicklungspsychologie: Ein Lehrbuch. München: u; 1987.

Piaget J. Der Aufbau der Wirklichkeit beim Kind. Stuttgart: Klett; 1974.

Piaget J. Meine Theorie der geistigen Entwicklung. Frankfurt: Fischer; 1983.

Piaget, J, Inhelder B. Die Psychologie des Kindes, Stuttgart: Klett-Cotta; 1990.

Senckel B. Mit geistig Behinderten leben und arbeiten. München: Beck; 1994.

Winnicott DW. Vom Spiel zur Kreativität. Stuttgart: Klett-Cotta; 1985.

Zimbardo PG. Psychologie. Berlin–Heidelberg: Springer; 1992.

Grundlagen und Theoriemodelle in der Psychosomatik/KBT

Alexander F. Psychosomatische Medizin. Berlin: de Gruyter; 1985.

Budjuhn A. Die psychosomatischen Verfahren. Konzentrative Bewegungstherapie und Gestaltungstherapie in Theorie und Praxis. Dortmund: modernes lernen; 1992.

Erikson EH. Kindheit und Gesellschaft. Stuttgart: Klett-Verlag; 1979.

Ermann M. Psychotherapeutische und psychosomatische Medizin. Ein Leitfaden auf psychodynamischer Grundlage. Stuttgart: Kohlhammer; 1995.

Klein M. Das Seelenleben des Kleinkindes. Stuttgart: Klett-Cotta; 1930.

Klußmann R. Psychosomatische Medizin. Heidelberg: Springer; 1986.

Krietsch S, Heuer B. Schritte zur Ganzheit. Stuttgart: G. Fischer; 1997.

Kubie LS. Neurotische Deformation des schöpferischen Prozesses. Reinbek: Rowohlt; 1930.

Matthesius RG. International classification of impairments, disabilities and Handicaps. In: Matthesius RG, Jochheim KA, Barolin G, Heinz C. ICIDH – Bedeutung und Perspektiven. Wiesbaden: Ullstein Mosby; 1994:5–11.

Pokorny V., Hochgerner M., Cserny S.. Konzentrative Bewegungstherapie. Von der körperorientierten Methode zum psychotherapeutischen Verfahren. Wien: Facultas; 1996.

Stolze H. Die Konzentrative Bewegungstherapie. Berlin: Mensch und Leben; 1972.

Winnicott DW. Vom Spiel zur Kreativität. Stuttgart: Klett-Cotta; 1985.

Medizinische Grundlagen
Einflussfaktoren anderer Therapien und Konzepte/ Schnittstellen/Fort- und Weiterbildung

Anzieu D. Das Haut-Ich. München: Suhrkamp; 1996.

Balint M. Der Arzt, sein Patient, die Krankheit, Stuttgart: Klett Cotta; 1988.

Bielefeld J. Körpererfahrung. Göttingen: Verlag für Psychologie; 1986.

Brähler E. Körpererleben. Heidelberg: Springer; 1986.

Brenner C. Grundzüge der Psychoanalyse. Frankfurt: Fischer; 1983.

Brunnhuber S, Lieb K. Psychiatrie. 3. Aufl. Bad Wörrishofen: Mediskript; 1996.

Budjuhn A. Die psychosomatischen Verfahren. Konzentrative Bewegungstherapie und Gestaltungstherapie in Theorie und Praxis. Dortmund: modernes lernen; 1992.

Büker W, Brenner HD. Bewältigung der Schizophrenie. Bern: Huber; 1986.

Carlson, Physiology of Behavior. 9. Aufl. Allyn & Bacon. Boston: 1994.

Ciompi L. Affektlogik. Stuttgart: Klett-Cotta; 1982.

Eikelmann B. Sozialpsychiatrisches Basiswissen. Stuttgart: Enke; 1998.

Ermann M. Psychotherapeutische und psychosomatische Medizin. Ein Leitfaden auf psychodynamischer Grundlage. Stuttgart: Kohlhammer; 1995.

Federn P. Ich-Psychologie und -Psychosen. Bern: Huber; 1956.

Freud S. Abriss der Psychoanalyse – Das Unbehagen in der Kultur. Frankfurt: Fischer; 1981.

Fröhlich A. Basale Stimulation. Bundesverband für Spastisch Gelähmte und Körperbehinderte e.V. u: Verlag Selbstbestimmtes Leben; 1991.

Klußmann R. Psychosomatische Medizin. Heidelberg: Springer; 1986.

Kunze H, Kaltenbach L. Psychiatrie-Personalverordnung. Textausgabe mit Materialien und Erläuterungen für die Praxis. 2. Aufl. Stuttgart: Kohlhammer; 1995.

Lempp R. Hrsg. Psychologische Entwicklung und Schizophrenie. Bern: Huber; 1984.

Mentzos S. Psychodynamische Modelle in der Psychiatrie. Göttingen: Vandenhoek; 1991.

Mentzos S. Depression und Manie. Psychodynamik und Therapie affektiver Störungen. Göttingen: Vandenhoek; 1995.

Scharfetter C. Schizophrene Menschen. München: Psychologie Verlagsunion; 1986.

Scheepers C. Ergotherapeutische Wahrnehmungsbehandlung schizophrener Ichstörungen. Ergotherapie & Rehabilitation. 1997;4:1997.

Senf W, Broda M, Hrsg. Praxis der Psychotherapie. 2. Aufl. Stuttgart: Thieme; 1996.

Diagnostische Erhebungen

Kayser E. Objektbeziehungen und Körperselbst in der Ergotherapie. Idstein: Schulz-Kirchner; 1999.

Linke-Vieten E. Theoretischer Bezugsrahmen ergotherapeutischer Methoden in der Psychiatrie. Idstein: Schulz-Kirchner, 1996.

Mahler M, Pine F, Bergmann A. Die psychische Geburt des Menschen. Frankfurt/M.: Fischer; 1990.

Mentzos S. Neurotische Konfliktverarbeitung. Frankfurt: Fischer; 1997.

Piaget, J, Inhelder B. Die Psychologie des Kindes, Stuttgart: Klett-Cotta; 1990.

Scheiber I. Ergotherapie in der Psychiatrie. 2. überarb. Aufl., München: Bardtenschlager; Köln: Stam; 1995.

Konzept der Objektbeziehungen

Biniek EM. Psychotherapie mit gestalterischen Mitteln. Darmstadt; 1982.

Budjuhn A. Die psychosomatischen Verfahren. Konzentrative Bewegungstherapie und Gestaltungstherapie in Theorie und Praxis. Dortmund: modernes lernen; 1992.

Budjuhn A. Ist Gestaltungstherapie Kunsttherapie? Zeitschrift für Beschäftigungstherapie und Rehabilitation. 1987;1:84–87.

Domma W. Kunsttherapie und Beschäftigungstherapie. Köln: Maternus Verlag; 1990.

Dörner K, Plog U. Irren ist menschlich: Lehrbuch der Psychiatrie und Psychotherapie. 1. Aufl. Bonn: Psychiatrie Verlag; 1996.

Kayser E, Schanz V, von Rotberg A. Objektbeziehungen und Körperselbst in der Ergotherapie. Idstein: Schulz-Kirchner; 1999.

Richter H-G. Zur Grundlegung pädagogisch-therapeutischer Arbeitsformen in der ästhetischen Erziehung. In: Richter H-G, Hrsg. Therapeutischer Kunstunterricht. Düsseldorf: Schwann; 1977.

Schindler R. Grundprinzipien der Gruppendynamik in der Gruppe. Psychologie des XX. Jd. 1957/58; II:303–3044.

Schottenloher G. Kunst- und Gestaltungstherapie in der pädagogischen Praxis. München: Kösel; 1983.

Schuster M. Kunsttherapie. Die heilende Kraft des Gestaltens. Köln: Dumont; 1986.

Sterzer P. Beschäftigungs- und Arbeitstherapie in der Rehabilitation psychisch Kranker. Zeitschrift für Beschäftigungstherapie und Reha. 1987;4:220–224.

Tomalin E, Schauwecker P. Interaktionelle Kunst- und Gestaltungstherapie. Köln: Richter; 1989.

Psychosoziale Behandlungsmethoden und Behandlungsmittel

Kielhofner G. A Model of Human Occupation: Theory and Application. 2nd. ed. Baltimore: Williams & Wilkins; 1995

Scheiber I. Ergotherapie in der Psychiatrie. 2. überarb. Aufl., München: Bardtenschlager; Köln: Stam; 1995.

Qualitätsmanagement

Aktion Psychisch Kranke e.V. Leitfaden zur Qualitätsbeurteilung in der Psychiatrie. Projekt 1994–1996. Baden-Baden: Nomos.

Berger M. Qualitätssicherung – eine Standortbestimmung. In: Haug HJ, Stieglitz RD, Hrsg. Qualitätssicherung in der Psychiatrie. Stuttgart: Enke; 1995.

Cording C. Basisdokumentation und Ergebnisqualität. In: Gaebel W, Hrsg. Qualitätssicherung im Psychiatrischen Krankenhaus. Wien–New York: Springer; 1995.

Cording C. Qualitätssicherung mit der Basisdokumentation. In: Haug HJ, Stieglitz RD, Hrsg. Qualitätssicherung in der Psychiatrie. Stuttgart: Enke; 1995.

Cording C. Die Bedeutung einer einheitlichen Basisdokumentaton für die Qualitätssicherung in der Psychiatrie. http://www.sgmi-ssim.ch/Conference11/Cording.html.

Dalhoff AW, Döring A, Hirsekorn B, Timmer A. Das ergotherapeutische Handlungsfeld – ein Praxisleitfaden zur Entwicklung von Qualitätsstandards. DVE; 1998.

Gaebel W, Hrsg. Qualitätssicherung im Psychiatrischen Krankenhaus. Wien-New York: Springer; 1995.

Haug HJ, Stieglitz RD, Hrsg. Qualitätssicherung in der Psychiatrie. Stuttgart: Enke; 1995.

Kolkmann, FW. Qualitätssicherung aus der Sicht der Bundesärztekammer. In: Gaebel W, Hrsg. Qualitätssicherung im psychiatrischen Krankenhaus. Wien–New York: Springer; 1995.

Kunze H, Kaltenbach L. Psychiatrie-Personalverordnung. Textausgabe mit Materialien und Erläuterungen für die Praxis. 2. Aufl. Stuttgart: Kohlhammer; 1995.

Tausch B, Härter M. Qualitätszirkelarbeit in der hausärztlichen Versorgung – Evaluation des Modellprojektes der Kassenärztlichen Vereinigung Südbaden. München: Arcis; 1996.

Weiterführende Literatur

Antons K. Praxis der Gruppendynamik. Göttingen: Hogrefe; 1976.

Asanger u, Wenniger u. Handwörterbuch Psychologie. Weinheim: Beltz; 1994.

Clauser G. Gestaltungstherapie. Praxis der Psychotherapie. 1960;5:268–295.
Garland, Jones, Kolodny. In: Lowy L, Bernstein S. Untersuchungen zur sozialen Gruppenarbeit. Freiburg: Herder; 1978.
Haußer K. Identitätspsychologie. New York; 1983.
Hoffmann S V, Hochapfel G. Einführung in die Neurosenlehre und Psychosomatische Medizin. Stuttgart: Schauttauer; 1987.
Kayser H. Gruppenarbeit in der Psychiatrie. 2. überarb. u. erw. Aufl. Stuttgart: Thieme; 1980.
Klingenfeld H, Bruder J. Nichtmedikamentöse Behandlungs- und Betreuungsformen Demenzkranker. fidem-aktuell. 1997;2.
von Rad M. Gestaltkreis und medizinische Anthropologie. In: Kindlers Psychologie des 20. Jahrhunderts. Psychosomatik, Bd. 1. Weinheim: Beltz.
Rogers CR, Fischer. Klinikzentrierte Gesprächspsychotherapie. Frankfurt: Fischer; 1978.
Rogers CR. Der neue Mensch. Stuttgart: Klett-Cotta; 1981.
Rudolf G. Psychotherapeutische Medizin. Ein einführendes Lehrbuch auf psychodynamischer Grundlage. Stuttgart: Enke; 1993.
Sander L. Polarity, paradox and the organizing process in development. In: Call JC, Galenson E, Tyson R, eds. Frontiers in Infant Psychiatry. New York: Basic Books; 1983.
Schraml WJ. Einführung in die moderne Entwicklungspsychologie. Stuttgart: Klett-Cotta; 1990.
Schulz von Thun. Miteinander reden. Bd. 1 u. 2. Reinbek: Rowohlt; 1981 u. 1989.
Stern DN. The interpersonal world of the infant. A view from psychoanalysis and development psychology. New York: Basic Books; 1985.

6 Arbeitstherapeutische Verfahren

Einleitung

P. Weber, U. Marotzki und R. Philippi

In Zeiten des sozialen Umbruchs fällt es schwer, Grundlagen, Konzepte, Verfahren und Perspektiven für arbeitsrehabilitative Vorgehensweisen zu entwickeln und zu beschreiben. Die neue Prognose von demnächst fünf Millionen arbeitslosen Menschen mit einem im neuen Jahrtausend erwarteten weiteren Anstieg und dem Einfrieren auf möglicherweise acht Millionen lässt die Chancen auf eine Arbeitsstelle für Menschen mit einem Handikap gleichermaßen aussichtslos erscheinen. Für eine moderne Arbeitsrehabilitation und Arbeitstherapie resultiert hieraus die Anforderung, vielfältige und differenzierte Wege zur Integration behinderter Menschen am Arbeitsmarkt zu beschreiten.

Entsprechend orientiert sich der Inhalt sowohl an den schon existenten Strukturveränderungen im Gesundheitswesen als auch an den damit verbundenen theoretischen Verschiebungen im rehabilitativen Arbeitsbereich hin zu lebensweltorientierten Konzepten. Für das Verständnis einer modernen Arbeitstherapie ist den Autoren der am Anfang stehende Beitrag mit einer Positionsbestimmung zum Begriff der Arbeitstherapeutischen Verfahren (Kap. 6.1) ebenso bedeutsam wie die geschichtliche Entwicklung der Arbeitstherapie (Kap. 6.2).

Nach Ansicht der Verfasser steht dem klassischen, eher defizitär klinisch orientierten Theorie- und Praxismodell ein kontextbezogenes, systemische Zusammenhänge berücksichtigendes Modell gegenüber, welches der Komplexität der Anforderung, Behinderte in eine zukünftige Arbeitswelt zu integrieren, mehr entspricht.

Auf dieser Basis wird versucht, über theoretische Exkurse (Kap. 6.3) Ansätze zu einem neuen Theoriebild für arbeitstherapeutisches Handeln zu entwickeln. Unter Berücksichtigung der klassischen arbeitstherapeutischen Vorgehensweise werden vor allem zur Diagnostik, zu Behandlungsverfahren und Behandlungsmitteln (Kap. 6.4) Widersprüche deutlich, die sich sowohl aus den unterschiedlichen theoretischen Grundlagen als auch aus den beschriebenen Diagnostik- und Behandlungsverfahren ergeben.

Die Beiträge können nicht vollständig erfassen, was ergotherapeutisches Handeln zur beruflichen Wiedereingliederung beitragen kann. Die Autoren haben daher versucht, die Inhalte, die an anderer Stelle schon beschrieben wurden, durch einen Verweis zu kennzeichnen.

Der Schwerpunkt *Psychiatrie* in den Beiträgen ergibt sich aus der Tatsache, dass arbeitsrehabilitatives Handeln nach wie vor überwiegend dort zu finden ist. Obwohl die oben geschilderten gesellschaftlichen Veränderungen mit Sicherheit auch andere medizinische Bereiche betreffen, scheint dort eine grundlegende Diskussion der Konzepte beruflicher Wiedereingliederung noch bevorzustehen. Die dadurch auftretende Literatur- und Theoriearmut im Bereich der Ergotherapie verlangte für diesen Beitrag nach einer Orientierung an der Psychiatrie. Die Autoren sind trotzdem der Meinung, dass die vorgestellten Konzepte und Modelle ihre Gültigkeit auch für andere Bereiche der Rehabilitation haben.

Arbeitet man mit dem Ansatz, dass der Verlauf der Arbeits- oder Berufsrehabilitation im Wesentlichen von den komplexen individuellen Lebensbedingungen der Rehabilitanden abhängt, werden die eigentliche Erkrankung, die Behinderung oder das Handikap in ein ganzheitliches Erklärungsmodell eingebaut und verlieren damit ihre dominante vorherrschende Stellung und werden somit austauschbar.

6.1 Vom „Verfahren" und anderen „Irrtümern" zum professionellen Handeln

Bevor in diesem Kapitel von Arbeitstherapie die Rede sein soll, wird der Rahmen dargestellt, in dem die Arbeitstherapeutischen Verfahren stehen.

Heute, am Ende des 20. Jahrhunderts, bemühen sich Wissenschaftler und Kliniker um gegenseitiges Verständnis. Die Aufgabe dogmatischer Sichtweisen und wissenschaftlicher Isolation ist der Trend unserer Zeit. Der Wechsel von statischen zu dynamischen Prinzipien erfordert eine Überarbeitung therapeutischer Theorien.

Um den Ausgangspunkt unserer Überlegungen zu verdeutlichen, haben wir grundlegende Vorannahmen zusammengestellt, die das ergotherapeutische Handeln bestimmen sollten. Diese mögen als Wegweiser für die Ausführungen in den weiteren Abschnitten dieses Kapitels dienen.

6.1.1 Systemische Perspektive

Der theoretische Hintergrund dieser Darstellung ist zum größten Teil durch das systemische Denken geprägt. Eine systemische Orientierung bündelt bestimmte Beschreibungs- und Erklärungsmodelle, die sich für komplexe lebende Systeme bewährt haben. Hierbei handelt es sich um Entwicklungen der verschiedensten Gebiete, wie Kybernetik, Biologie, Sozial- und Wirtschaftswissenschaften, Familientherapie, Managementpraxis, Erkenntnistheorie, Chaostheorie etc. Diese Vielfalt besteht nach wie vor, und man kann nicht immer davon ausgehen, dass zwei dasselbe meinen, wenn sie den Begriff „systemisch“ verwenden. Allerdings lassen sich einige zentrale Kriterien als ausschlaggebend für eine systemische Betrachtungsweise anführen.

Der zentrale Unterschied zwischen einer systemisch orientierten Arbeitstherapie und anderen Ansätzen liegt in dem daraus folgenden „Weltbild“ des Ergotherapeuten. Was dies für den hier interessierenden Kontext bedeuten kann, soll unter den folgenden Stichwörtern kurz und prägnant dargestellt werden.

6.1.2 Bedeutung des Kontextes

Während sich in der Vergangenheit Persönlichkeitstheorien mit dem einzelnen Individuum befassten, realisieren moderne Therapeuten, dass solche Theorien wenig Nutzen haben, da das Individuum in seinem sozialen Kontext betrachtet werden muss.

Wird die Aufmerksamkeit auf ein größeres soziales System fokussiert, dessen integrale Bestandteile sowohl Ergotherapeuten als auch Klienten/Patienten sind, zieht das notwendigerweise eine Entwicklung von Konzepten nach sich, die Geschehnisse sowohl größeren Maßstabs als auch individueller Natur umfassen.

Wenn wir einem einzelnen Thema Aufmerksamkeit schenken und viele umschriebene Ereignisse schildern, ist diese Interaktion zwischen zwei Menschen (z.B. Therapeut – Klient) Teil eines größeren Systems. Die innerhalb des kleineren Systems gezogenen Folgerungen werden ungenau oder sogar ungültig, wenn man sie im Rahmen des größeren, allumfassenden Systems sieht.

Dieses Phänomen lässt sich auf das allgemeinere Problem „Teil – Ganzes“ beziehen (Ruesch 1950). Ergotherapeuten haben in ihrer Arbeit immer wieder mit der Beziehung zwischen einem Organ und dem es umgebenden Organismus, mit einem Individuum innerhalb einer Gruppe (seiner Familie/Kollegen am Arbeitsplatz), mit einer Gruppe innerhalb einer Gemeinde und – im Zuge der Globalisierung – künftig auch mit einer Gemeinde innerhalb einer Nation sowie einer Nation innerhalb eines Zusammenschlusses mit anderen Nationen zu tun.

Es zeigt sich oft, dass Fragen der beruflichen Rehabilitation unterschiedlich beantwortet werden, je nachdem welcher Kontext im Vordergrund steht. So kann z.B. für eine Person der berufliche Aufstieg attraktiv sein, wenn dieser mit einer Erhöhung seiner allgemeinen Lebensqualität einhergeht. Für dieselbe Person kann die Attraktivität der beruflichen Karriere allerdings sinken, wenn dies eine häufige Trennung von der über alles geliebten Familie zur Folge hat. Insofern müssen arbeitstherapeutische Fragestellungen auch immer vor dem Hintergrund unterschiedlicher Kontexte betrachtet werden.

6.1.3 Leben in Systemen

Nach allgemeiner Definition ist ein „System" (griech. systema = Zusammengesetztes) eine aus irgendwelchen Elementen (materieller oder geistiger Art) zusammengesetzte geordnete Ganzheit. Allen systemtheoretischen Überlegungen liegt die Erkenntnis zugrunde, dass sich ein System in seiner Ganzheit qualitativ neu und anders verhält als die Summe seiner isoliert betrachteten Einzelteile (Simon u. Stierlin 1984).

Zellen, Menschen, Familien, Organisationen u.v.a.m. sind lebende Systeme. Lebend meint, dass es sich nicht um triviale Maschinen handelt, die z.B. wie ein Auto auf Knopfdruck den immer gleichen Output erzeugen. Im Gegensatz zur Maschine, die gleichförmig läuft, sind die Ergebnisse psychischen und sozialen Handelns nie gänzlich vorhersehbar und determinierbar. Es können plötzliche Abweichungen eintreten, wie z.B. die Kündigung des Arbeitsplatzes, ein Unfall oder der Konkurs der Firma, die unterschiedlichste Auswirkungen haben. Lebende Systeme bleiben nicht das, was sie sind –, sie erhalten ihre Identität, indem sie sich verändern. Einer Theorie lebender Systeme ist die Idee des Entwicklungsstillstandes fremd. Sie geht davon aus, dass das, was lebt, sich stetig verändert.

Es wird grundsätzlich von der Kompetenz des Systems ausgegangen, Lösungen für seine Probleme zu finden. Dahinter steht die Annahme, dass der Klient/Auftraggeber die Möglichkeiten zur Lösung seiner Probleme zwar bereits heute hat, sie aber aus verständlichen Gründen derzeit noch nicht nutzt. Die gemeinsame Aufrechterhaltung eines Problems, eines dysfunktionalen Ablaufs (z.B. Arbeitsunfähigkeit) hat allerdings oft einen wichtigen strukturgebenden Effekt.

Der Klient wird prinzipiell als autonom und undurchschaubar angesehen, d.h. er entscheidet über mögliche Veränderungen selbst, sodass eine direkte Einflussnahme nicht möglich ist.

Die Aufgabe des Therapeuten besteht nicht in der Bearbeitung des Problems, sondern im gemeinsamen Herausfinden eines möglichen Lösungsweges. Für die arbeitstherapeutische Praxis bedeutet dies, dass es sinnvoll wäre, sich sowohl für die Aufrechterhaltung als auch für die Veränderung eines Problems zu interessieren.

Anders ausgedrückt, lässt sich das arbeitstherapeutische Vorgehen auch folgendermaßen schildern:

Eine Person kommt zur Arbeitstherapie, weil sie in einer beruflichen Situation mit den gewohnten Lösungstechniken nicht zurechtkommt und festgefahren ist. Das übergeordnete Ziel ist nicht, eine bestimmte Lösung für die Person zu erarbeiten, sondern die Wiederherstellung der Fähigkeit, selbst Lösungen zu finden. Lösungen werden dann möglich, wenn die Beteiligten das Problem nicht mehr aktiv aufrechterhalten, sondern ihre Ressourcen einsetzen, um Alternativen zu entwickeln.

6.1.4 Wie realitätsnah kann die Arbeitstherapie sein?

Im Alltag gehen wir meist davon aus, dass die Welt so ist, wie sie uns erscheint. Wir nehmen an, die Außenwelt über unsere Sinnesorgane wahrzunehmen und sie schrittweise immer genauer kennen zu lernen, als ob die Wirklichkeit unabhängig von uns und unserer Wahrnehmung existiere (Kap. 6.3.2, Abb. 6.1, Außenwelt und Innenwelt der Arbeit S. 378).

Demgegenüber stehen die Annahmen des Konstruktivismus, der davon ausgeht, dass die Wirklichkeit von uns nicht *ge*funden sondern *er*funden, d.h. konstruiert wird. Es gibt keine objektiv beschreibbare Wirklichkeit. Jeder Mensch konstruiert sich – auch in einem sozialen Abstimmungsprozess – die für ihn gültige Wirklichkeit.

> **!** Erkenntnis hängt immer vom Erkennenden ab. Alle Aussagen über die Realität sind abhängig von unseren eigenen Konstruktionsleistungen. Die (Arbeits-)Welt bzw. das, was wir dafür halten, ist das Resultat unserer Wahrnehmung und wird durch diese Vorgänge immer wieder neu konstruiert.

Mit diesem Denkmodell lässt sich die Alltagsvorstellung von der direkten Erfahrbarkeit einer objektiven Wirklichkeit nicht mehr aufrechterhalten. Insofern kann auch die Arbeitstherapie nur so realitätsnah sein, wie es die individuelle Wahrnehmung – im Sinne einer Konstruktion von Wirklichkeit – möglich macht.

Watzlawick (1976) beschreibt zwei Wirklichkeiten: „Der erste Wirklichkeitsbegriff (Einfügung des Verfassers) bezieht sich auf die rein physischen und daher weitgehend objektiv feststellbaren Eigenschaften von Dingen und damit entweder auf Fragen des so genannten gesunden Menschenverstands oder des objektiven wissenschaftlichen Vorgehens. Der zweite beruht ausschließlich auf der Zuschreibung von Sinn und Wert an diese Dingen und daher auf Kommunikation“ (S. 142; Kap. 6.3.2, Exkurs Arbeitsumwelt – eine ökologische Annäherung, S. 377).

Beispiel: Die Wirklichkeit erster Ordnung eines Arbeitsplatzes, an dem Autoteile produziert werden, ist jederzeit verifizierbar; d. h. die physischen Eigenschaften der Produktion sind vollkommen bekannt. Die Bedeutung, die dieser Arbeitsplatz im Leben eines Arbeitnehmers bzw. seinem Ergotherapeuten spielt – vor allem der ihm zugeschriebene Wert –, hat nichts mit seinen physischen Eigenschaften zu tun. Diese zweite Wirklichkeit des Arbeitsplatzes ist rein subjektiv, und es ist vollkommen absurd, darüber zu streiten, was hier „wirklich“ wirklich ist.

Folgt man dem Denkmodell des Konstruktivismus, so entfällt auch die Frage, ob eine Wahrnehmung „richtig“ oder „falsch“ ist. Stattdessen wird danach gefragt, ob das, was wir für wahr halten, brauchbar bzw. nützlich ist. Objektivität oder Wahrheit entfallen als Kriterium für die Beurteilung von Wissen und werden durch sozialen Konsens, Brauchbarkeit und Nützlichkeit ersetzt.

Ebenso wie die Arbeitstherapie nicht ohne die soziale Eingebundenheit, den Kontakt und Kommunikation der Beteiligten vorstellbar ist, gibt es auch keine individuelle Wahrnehmung, die nicht durch andere beeinflusst wird. Was zu einem bestimmten Zeitpunkt gilt, wird stets im Austausch und Umgang mit anderen Menschen ausgehandelt. Was der einzelne Mensch unter Arbeit versteht und welche Bilder und Vorstellungen er von der heutigen Arbeitswelt hat, steht immer in einem Zusammenhang mit Interaktion und Kommunikation.

Bestätigen andere Menschen fortlaufend die Realität der Arbeitswelt in unserem sozialen Kontext, so wird sie eher als eine stabile Wirklichkeit erlebt: „Wirklichkeit entsteht durch Gemeinschaft“ (Scheffer 1990).

Die Realitätsnähe in der Arbeitstherapie richtet sich dann danach, inwieweit es gelingt, mit den jeweils an der Fragestellung bzw. dem Problem beteiligten Personen ein für die Lösung, d.h. dem ergotherapeutischen Ziel, nützliches und passendes Arbeitsweltmodell auszuhandeln. Hier steht die Kommunikation über die Arbeitswirklichkeit erster und zweiter Ordnung im Vordergrund. Dementsprechend kann in dem einen Fall das Arbeitsweltmodell eine Umschulung bedeuten, in einem anderen die berufliche Reintegration in den alten Beruf oder auch das Ausscheiden aus dem Arbeitsprozess mit den dazugehörigen subjektiven Bewertungen und Auswirkungen. Dieses Modell kann dann als Orientierungsrahmen für das weitere Handeln dienen. Erweist sich das so ausgehandelte Modell im Sinne der Fragestellung als erfolgreich, so darf das jedoch nicht zu der Annahme verleiten, die Realität der Arbeitswelt sei „wirklich“ so, und damit sei endgültige Gewissheit erreicht. Eine heute nützliche und stimmige Beschreibung der Arbeitswelt kann sich in einem anderen Kontext oder zu einer anderen Zeit in ihr Gegenteil verkehren. Besonders gut lässt sich dies am Beispiel der *Prozessionsspinnner* verdeutlichen:

Bei den Prozessionsspinnern handelt es sich um eine Falterart, deren Zusammenleben durch zwei Regeln gekennzeichnet ist:

- 1. Regel: Bist du die erste Raupe, dann bist du für die Nahrungssuche verantwortlich!
- 2. Regel: Siehst du eine Raupe vor dir, dann folge ihr nach!

Nun kann es passieren, dass eines Tages durch Pech oder Zufall die erste Raupe zwar eine andere, jedoch die letzte Raupe in der Reihe vor sich sieht, sodass also ein Kreis entstanden ist.

Die Aufrechterhaltung der Regeln, die lange Zeit für das Überleben sehr funktional waren, können sich in diesem Fall – gerade durch die exakte Weiterbefolgung – in das genaue Gegenteil verkehren: Nur ein Abweichen von den bisherigen Erfahrungen – also Flexibilität bei der Konstruktion von Realität – könnte die Tiere vor dem sicheren Verhungern retten (Simon 1990).

6.1.5 Bedeutung und Auswirkung von Sprache

Die Bilder und Vorstellungen von der Welt, in der wir leben, werden durch die Sprache geprägt, die wir sprechen. Die Sprache bestimmt, wie wir denken, fühlen und handeln.

Auch in der ergotherapeutischen Arbeit werden beim Klienten durch Fragen, Aufforderungen und Anmerkungen mentale Prozesse ausgelöst, die den Aufmerksamkeitsfokus in eine bestimmte Richtung lenken. Die Art und Weise, wie das Angebot ergotherapeutischer Hilfen in Sprache gefasst wird, schafft Wirklichkeiten, die je nach ihren Begrifflichkeiten sehr unterschiedlich sein können.

Im Kontext der Arbeitstherapie wird in der Regel eine medizinisch-therapeutische Sprache mit vielen Negativformulierungen gesprochen, welche den Fokus mehr auf das Problem als auf die Lösung lenken. Durch diese defizitorientierte Sprache wird eine Realität konstruiert, die wenig hoffnungsvoll erscheint. Der Klient ist dann Opfer seiner Probleme, auf die letztlich nur der Therapeut mithilfe einer bestimmten Behandlung Einfluss nehmen kann.

Zudem führt das medizinische Krankheitsmodell zu einem simplifizierten Verständnis von Arbeitsfähigkeit und Rehabilitation. Es verleitet dazu zu glauben, der Arbeitstherapeut kenne den richtigen Weg für den Klienten und hätte die Pflicht, ihn mittels Diagnose und Therapie zu führen und an irgendeinen ideellen Ort zu bringen, der wiederum von den Profis festgelegt wird. Ein solches Arbeits- und Rehamodell verleugnet die Autonomie und Selbstbestimmung des Menschen.

Aus der medizinischen Perspektive heraus wird Arbeitsfähigkeit lediglich durch die *Abwesenheit von Symptomen/Einschränkungen* beschrieben. Für die Entwicklung neuer Handlungsmuster ist diese Beschreibung eher unzureichend und bedarf weiterer Konkretisierungen.

Versteht man Arbeitstherapie als einen Prozess, in dem Klienten durch Sprache gemeinsam mit den Ergotherapeuten eine neue Sicht der Arbeitswelt konstruieren, die für den jeweiligen Klienten „bekömmlicher" ist und somit neue Handlungen und Interaktionsmuster ermöglicht, blockiert eine defizitorientierte Beschreibung den Weg dorthin.

Gerade in der Arbeitstherapie bietet es sich an, Begriffe der Arbeits- und Beraterwelt zu benutzen, bei denen der Klient als Handelnder gesehen wird, der aktiv Entscheidungen trifft und die Verantwortung für die Gestaltung des eigenen Rehabilitationsverlaufs trägt. Hier könnte der Einsatz einer lösungs- und arbeitsweltorientierten Sprache sehr sinnvoll sein, welche die Stärken, Ressourcen, Kompetenzen und Erfahrungen betont.

Für den Erfolg der Arbeitstherapie ist es besonders wichtig, dass dabei eine Sprache gesprochen wird, die zu den in der „Arbeitswelt" geltenden Inhalten und Regeln passt.

Worte sind nie eindeutig; sie lassen immer mehrere Dinge anklingen und lösen unterschiedliche Bilder aus. So kann auch der Begriff „Verfahren" sowohl von seinem Ursprung als auch vom jeweiligen Kontext her sehr unterschiedliche Bedeutung haben. Nach dem etymologischen Lexikon tritt das Wort im rechtlich-technischen Sinn zuerst im Mittelniederdeutschen auf, entsprechend zu dem Begriff „vorgehen", also aus der räumlichen Bedeutung „nach vorne, vorwärts gehen/-fahren" übertragen (Kluge 1989).

Im deutschen Wörterbuch steht unter dem Stichwort *Verfahren*: „Art und Weise einer Ausführung, eines Vorgehens, Handlungsweise" (Wahrig 1974).

Besonders häufig wird dieser Begriff in den Rechtswissenschaften benutzt. Verfahren bedeutet hier „die der Erledigung einer Einzelsache dienende, geordnete Reihenfolge von Rechtshandlungen vor Gericht oder Verwaltungsbehörden" (dtv-Lexikon 1979).

In einem noch ganz anderen Kontext steht der Begriff *verfahren*, wenn „jemand sich mit dem Auto/Fahrrad verfahren hat" – nämlich im Sinne von verirrt. In diesem Fall wurde die falsche Richtung eingeschlagen, und das Wort *verfahren* erhält eine andere Beduetung, die genau das Gegenteil der zuvor beschriebenen Begriffsdefinitionen meint.

Definiert man in diesem Zusammenhang Verfahren als die Art und Weise eines arbeitstherapeutischen Vorgehens/Handlungsweise (Wahrig 1974), so ist dies zunächst eine sehr allgemein gehaltene Formulierung, die zwar den Handlungsaspekt betont, ansonsten aber vieles offen lässt. Bedingt durch den Ursprung des Begriffs und seiner häufigen Benutzung in den Rechtswissenschaften (Kluge 1989), wird mit dem Begriff eher die geordnete Reihenfolge von Handlungen zur Erreichung eines angestrebten Ziels beschrieben.

6.1.6 Der Auftrag in der Arbeitstherapie

Ergotherapeuten sehen sich oft einer Vielzahl ganz widersprüchlicher Aufträge gegenüber, welche sie gleichzeitig ausführen sollen. Alle an einer ergotherapeutischen Fragestellung beteiligten Personen (der Klient, seine Familie, der Arbeitgeber, der Kostenträger, die Institution, in der die Arbeitstherapie durchgeführt wird, u.v.a.m.) können mehr oder weniger unterschiedliche Interessen und Ziele verfolgen. Dabei kann es sich inhaltlich um die folgenden Aufträge handeln:

1. Betriebliche Aufträge

- Aufträge, die der Arbeitgeber erteilt, um betriebliche Angelegenheiten zu verändern;
- Verbesserung der Zusammenarbeit, Team-Coaching, Projektmanagement;
- Arbeitsplatzgestaltung.

2. Individuelle Aufträge

- Aufträge, die von Menschen erteilt werden, um Bedingungen in ihrem Erwerbsleben bzw. ihrer Arbeitslosigkeit zu verändern;
- Berufliche Reintegration auf dem allgemeinen Arbeitsmarkt;
- Wiedereingliederung in den alten Arbeitsplatz;
- Eingliederung in einen beschützten Arbeitsplatz, z.B. Werkstatt für Behinderte;
- Beendigung der Erwerbstätigkeit, z.B. Berentung;
- Schaffung von Tagesstruktur bei nichterwerbstätigen Personen.

Herauszufinden, was wann mit wem zu tun ist, wird dann zum Hauptanliegen für den Therapeuten. Der Prozess der Konkretisierung, Informationssammlung und Beziehungsgestaltung zielt darauf ab, den Klienten und anderen Beteiligten das Anliegen bzw. den Auftrag für den Ergotherapeuten deutlich zu machen. Das Ziel ist, Aufträge auszuhandeln, die für den Ergotherapeuten durchführbar sind. Schweitzer (1995, S. 23) beschreibt die theoretischen und praktischen Möglichkeiten der Auftragsklärung folgendermaßen:

„Theoretisch ist dies leicht durchführbar. Man muss einfach stets mit allen Beteiligten die folgenden Fragen diskutieren:

- Wer will was?
- Von wem?
- Ab wann?
- Bis wann?
- Wozu?

Wichtiger und aufklärender ist aber oft die Umkehrung der Fragen, nämlich:

- Wer will nichts?
- Wer will was nicht?
- Wer will von wem nichts?
- Wer will noch nichts?
- Welche eventuell ganz gegensätzlichen Ziele werden mit der gleichen Maßnahme verbunden?"

Bei den letztgenannten Fragen könnte sich z.B. herausstellen, dass der Ehemann einerseits gern seine Frau unterstützen möchte, andererseits gegen ihren beruflichen Wiedereinstieg ist, da er die Meinung vertritt, dass allein der Ehemann für den Lebensunterhalt der Familie aufkommen muss.

Meist sind die Antworten auf diese Fragen sehr widersprüchlich, sodass die praktische Durchführung der Auftragsklärung schwierig ist. Diese Schwierigkeiten stehen häufig im Zusammenhang mit der hohen Ambivalenz, eine Sache zu wollen und gleichzeitig nicht zu wollen.

Auch die Auswirkungen unterschiedlicher Fachsprachen verschiedener Berufsgruppen müssen hier beachtet werden. Dabei lohnt es sich nie, davon auszugehen, dass man schon wisse, was der andere meint.

Bleibt die Auftragsklärung aus, gibt es in der Regel auch keine Kenntnis darüber, welche Ziele verfolgt werden und wann das ergotherapeutische Handeln erfolgreich war. Das Arbeiten bleibt dann eine Reise zu einem Ziel, von dem man nicht weiß, wo es liegt und wann man dort ankommt (vgl. Marotzki u. Weber 1996).

6.1.7 Professionelles Handeln

Professionelles Handeln bedeutet für Welter-Enderlin und Hildebrand (1996) eine notwendige, nicht aufhebbare Widersprüchlichkeit, die sich auf zwei Ebenen ausdrückt. Auf der Wissensebene besteht diese Widersprüchlichkeit darin, dass Professionelle auf der einen Seite über einen Bestand an systematischem wissenschaftlichen Wissen verfügen, mit dem sie die Probleme ihrer Klienten angehen. Auf der anderen Seite tritt zum allgemeinen Wissen das fallverstehende Wissen hinzu, das dem Verstehen des einzelnen Falles in seiner Eigenart dient, d.h. auf das Spezifische gerichtet ist.

Auf der Interaktionsebene drückt sich die Widersprüchlichkeit darin aus, dass es nur dann einen Zugang zu den Problemen des Klienten gibt, wenn der Profi sowohl über Empathie als auch Distanz verfügt. Erst mithilfe der Empathie ist ein angemessener Zugang zum Problem möglich. Gleichzeitig muss aber auch Distanz gegeben sein, um einen Überblick über die Problemlage zu erhalten (Tab. 6.**1**).

Das Ausbalancieren dieser Widersprüchlichkeiten nennen Welter-Enderlin und Hilde-

Tabelle 6.**1** Die Ebenen des professionellen Handelns

Wissensebene	
1. Systematisches Wissen wissenschaftliches Wissen allgemeingültiges Wissen	2. Fallverstehendes Wissen auf den Einzelfall bezogenes Wissen spezifisches Wissen
Interaktionsebene	
1. Empathie Problem nachempfinden	2. Distanz Problem nüchtern betrachten

brand (1996) *Fallverstehen in der Begegnung.* Mit dem Begriff „Begegnung" wird der Aspekt der Nähe in der therapeutischen Beziehung betont, mit dem Begriff „Fallverstehen" die distanzierenden Momente. Demnach muss professionelles Handeln folgende Aspekte beachten:

Professionelles Handeln ist Rollenhandeln und damit von vornherein durch Distanz charakterisiert. Um einen Zugang zur Arbeits- und Lebenssituation des Klienten zu erlangen, muss das professionelle Handeln auch durch Mitmenschlichkeit geprägt sein. Bezogen auf das Rollenhandeln ist die Position des Ergotherapeuten in der Arbeitstherapie nur schwer zu beschreiben, da seine berufliche Rolle nicht eindeutig ist.

Auch wenn seine vornehmliche Aufgabe darin besteht, den Klienten bei seiner Rückkehr in die Arbeitswelt zu begleiten, muss er doch noch weitere Rollen und Verantwortlichkeiten als nur die des Begleiters erfüllen. Professionelles Handeln heißt hier, auch die Interessen anderer zu berücksichtigen. Klienten leben in sozialen Zusammenhängen, die unterschiedliche Grade von Intimität und Anonymität aufweisen (Familie, Arbeitsplatz, Nachbarschaft, Gemeinde). Ein Ergotherapeut nützt seinem Klienten nur, wenn er auch die Belange und Wünsche der in diesen Kontexten lebenden Personen kennt und ernst nimmt.

Wie die Klienten leben auch die Ergotherapeuten in sozialen Zusammenhängen. Deren prägende soziale Kontexte sind die Organisation, in der sie arbeiten, die Berufsgruppe, der sie angehören und die in der Hierarchie der jeweiligen Organisation eine spezifische Position hat, die fachliche Schule, der sie angehören, sowie die eigene berufliche und private Geschichte. Diese Kontexte werden in die arbeitstherapeutische Situation eingebracht und stellen bedeutungsstiftende Rahmenbedingungen für die jeweilige Situation dar.

Dabei sollte der Ergotherapeut ständig seine eigene Rolle überprüfen und klären, wann er welche Funktionen (z.B. Berater, Begleiter, Coach, Therapeut, Kollege, Vorbild) übernimmt. Im praktischen Alltag geht das professionelle Handeln des Ergotherapeuten in der Arbeitstherapie über das Therapeutische hinaus.

„Da sein Tätigkeitsfeld der Arbeitsplatz ist, sollte seine therapeutische Qualifikation darin bestehen, sich am Arbeitsplatz in der Zusammenarbeit mit den Klienten nicht therapeutisch zu verhalten. Die therapeutischen Fähigkeiten sollten eher im Zusammenhang mit klinisch-psychiatrischen Fragestellungen zur Geltung kommen." (Philippi 1995).

Weiter weist Philippi darauf hin, dass in den meisten arbeitstherapeutischen Situationen dem Anforderungsprofil eines Ergotherapeuten eher die Bezeichnung „Workplace-Manager" entspreche.

Professionelles Handeln gründet sich auf wissenschaftliches Wissen. Dieses Wissen kann nicht einfach auf einen spezifischen Fall angewendet werden, sondern bedarf einer Umsetzung in die Praxis.

Wie andere Berufszweige braucht der Ergotherapeut fachliche Kriterien, um im speziellen Fall in Übereinstimmung mit dem Klienten wünschenswerte und angemessene Lösungen zu finden. Praktiker müssen ihr „Arbeitskonzept" und ihr „Fachwissen über Arbeit", mit dem sie ihr Handeln legitimieren, darstellen können. Beide Aspekte in ihrer Widersprüchlichkeit gleichzeitig in der Schwebe zu halten, kennzeichnet das professionelle Handeln. Welter-Enderlin und Hildebrand (1996) sprechen von „Deprofessionalisierung", wenn es zu einer Überbetonung einer der beiden Aspekte kommt. Überhöht der Profi den Bezug zum wissenschaftlichen Wissen (Fallaspekt), handelt es sich eher um Technokratie. Steht die Individualität des Klienten (Begegnungsaspekt) im Vordergrund, geht es nicht mehr um professionelles Handeln, sondern um Lebensgemeinschaft. „Wichtig ist jedoch, sich zu vergegenwärtigen, dass ‚Alltag als Therapie' eine andere soziale Rahmung als professionelles Handeln hat, und ein therapeutischer Prozess auf eine klare Rahmung dessen, was geschieht, angewiesen ist." (Welter-Enderlin u. Hildebrand 1996, S. 24).

6.1.8 Zusammenfassung

Arbeitstherapeutisches Handeln, das die hier beschriebenen Inhalte berücksichtigt, orientiert sich insbesondere an folgenden Aspekten:

Es bedeutet, den für die jeweilige Fragestellung relevanten Kontext (z.B. Arbeitsplatz, Familie, Institution u.a.m.) zu erfassen und beim weiteren Vorgehen zu berücksichtigen. Einzelne Abläufe und Prozesse werden nicht isoliert behandelt, sondern in ihren vielschichtigen Verknüpfungen und Auswirkungen gesehen.

Sprache und Handlung machen eine Ressourcenorientierung deutlich, sie heben mehr auf die Fähigkeiten und Entwicklungsmöglichkeiten als auf die Schwächen des Klienten ab. Die Sprache ist sehr konkret und an der beobachtbaren Verhaltensebene orientiert.

Das arbeitstherapeutische Handeln beruft sich nicht auf Wahrheiten und objektive Ereignisse, sondern jeder – auch der Ergotherapeut – übernimmt die Verantwortung für seine „Wirklichkeiten", die seinem Handeln und seinen Entscheidungen zugrunde liegen (Kap. 6.4.1, Prozessdiagnostik, S. 386). Für den Erfolg arbeitstherapeutischen Handelns ist die vorausgegangene ausführliche Auftragsabklärung von größter Bedeutung. Professionelles Handeln muss sowohl durch Mitmenschlichkeit als auch durch wissenschaftliches Wissen geprägt sein.

6.2 Geschichte und Entwicklung der Arbeitstherapie

6.2.1 Einführung

Nimmt man die Berichte Pinels über die Krankenarbeit im Saragossa des 15. Jahrhunderts, kann man heute auf fast sechs Jahrhunderte Erfahrung bei der Arbeit von Kranken in Anstalten zurückblicken. Geht man von der Annahme aus, dass sich gerade der Begriff Arbeit über diesen Zeitraum im Spiegelbild der gesellschaftlichen Bedingungen unterschiedlich darstellte, lässt sich vermuten, dass dies auch seine Auswirkung auf die Arbeit der Kranken in den Anstalten hatte und noch immer hat.

Auf diese Fragestellung wird im Folgenden eingegangen. Es sollen jedoch nicht aufs Neue die eschichtlichen Entwicklungen aufgezeigt und beschrieben werden. Dies haben nach Meinung der Autoren Willis und Reimer (1988) in ihrer Arbeit ausführlich getan. Hier wird vielmehr am Beispiel der neueren Entwicklungen versucht, Zusammenhänge aufzuzeigen und damit den Standpunkt der derzeitigen rehabilitativen Arbeitstherapie zu bestimmen.

6.2.2 Hermann Simon – Euthanasie

Durch den Ersten Weltkrieg wurden in den Anstalten alle Weiterentwicklungen gestoppt. Personal- und Hungersnot bestimmten die Situation. Auch nach dem Krieg konnten die Reformansätze der Vorkriegszeit nicht weiterverfolgt werden. Im Vordergrund stand wieder einmal die Anforderung, den Anstaltsablauf mithilfe der Patienten unter geringsten öffentlichen Zuwendungen zu gewährleisten.

Dies betraf auch die weitgehend zerstörte Anstalt in Gütersloh. Hier entwickelte Hermann Simon in den Zwanzigerjahren ein Konzept der Krankenarbeit bzw. Arbeitstherapie, das in ein umfassendes milieutherapeutisches Gefüge eingebettet war. Unter der herrschenden Personal- und Finanznot war der Aufbau und Betrieb der Anstalt nur unter maximaler Einbeziehung der Patienten zu verwirklichen. Es entstand erstmals ein umfassendes pädagogisch durchdachtes und organisiertes System der Krankenarbeit (Simon 1929, 1986). Dabei ging es „... Simon ... nicht so sehr darum, die Patienten für den allgemeinen Arbeitsmarkt, sondern für die Anstalt arbeitsfähig zu machen. Damit verfolgte er als preußisch-konservativer Beamter die Absicht, die Anstalt Gütersloh möglichst ökonomisch autark zu betreiben, damit die psychisch Kranken den Steuerzahler möglichst kein Geld kosten sollten" (Dörner 1996). Entsprechend war in der Gütersloher Klinik die Verweildauer nicht kürzer als in anderen traditionell geführten Anstalten. Trotz dieser zu kritisierenden Sozialisation nach innen hat Simons Arbeit die Entwicklung der Arbeitstherapie bis in die heutige Zeit beeinflusst. Prinzipien wie Selbstverantwortung bei Patienten und Personal durch Definition und Beschreibung des Arbeitsauftrages, eine auf diesen Auftrag ausgerichtete Gestaltung der Anstalt und die Entwicklung einer Systematik zur Durchführung des Auftrages sind auch heute noch aktuell und für konzeptionelle Überlegungen nützlich.

Probleme in Simons Arbeit liegen aus heutiger Sicht sicher in der sehr rigiden und autoritären Ausprägung des Konzeptes. Es war in das System des ‚preußischen Gehorsams' eingebettet. Mit ähnlicher Zielstrebigkeit begannen die Nationalsozialisten ihre rassistische Ideologie bei Behinderten umzusetzen, indem sie ein gigantisches Vernichtungsprogramm festlegten, dem Tausende zum Opfer fielen. Im Rahmen dieser Euthanasieprogramme wurden von den Nazis in mehr als 100000 Familien ein Mitglied ermordet und zusätzlich über 400000 Menschen zwangssterilisiert.

Für die ‚Sachverständigenausschüsse' stellte die ‚Anstaltsbeobachtung' ein wichtiges Instrument dar. Die Fähigkeit zur Arbeit galt als Indikator für Gesundheit. Arbeiten zu können, vermied so für viele psychisch Kranke den Weg in die Tötungs- bzw. Sterilisationskliniken.

6.2.3 Sozialpsychiatrie

Auch nach dem Zweiten Weltkrieg stand in den Anstalten die Aufbausituation im Vordergrund. Hinzu kam die moralische Belastung der Psychiatrie durch die Euthanasie. Der damit verbundene Rückzug nach innen führte zu alten Strukturen, die Patientenarbeit wurde wieder einmal Bestandteil der Klinikorganisation, die Kliniken selbst wuchsen zu Großeinrichtungen mit bis zu 3000 Betten an. Mit der Einflussnahme der sozialpsychiatrischen Bewegung auf das traditionelle psychiatrische Geschehen in Deutschland ergaben sich Veränderungen, die auch Auswirkung auf die weitere Entwicklung der Arbeitstherapie hatten. Die Gründung des *Mannheimer Kreises* am 29. und 30. Mai 1970 in Mannheim durch eine Gruppe kritischer, aus der 68er-Bewegung hervorgegangener Schwestern, Psychiater, Sozialarbeiter, Psychologen und Arbeitstherapeuten, setzte eine Reformbewegung in Gang, die die Psychiatrie noch bis heute wesentlich bestimmt.

Die Tagung in Mannheim „diente vor allem der Anbahnung von Kontakten, ... sowie der ersten gemeinsamen Vergegenwärtigung bestimmter therapeutischer Techniken in ihrem gesellschaftlichen, institutionellen und rehabilitativen Zusammenhang" (Sozialpsychiatrische Informationen Nr. 1, 1971, 1995).

Schon bei diesem ersten Treffen stellte die Auseinandersetzung mit Arbeit als Therapie einen der Schwerpunkte dar. Am Beispiel einiger in- und ausländischer arbeitstherapeutischer Modelle ging man „der Frage nach, was nun eigentlich das ‚Therapeutische' an der Arbeit sei (unter Berücksichtigung ihrer instrumentellen und sozioemotionalen Dimension)". In der Diskussion wurden zwei Strömungen deutlich, die erste ging von der „Abhängigkeit des eigenen Tuns von bestimmten ökonomischen, politischen und/ oder gesellschaftlichen Interessen" aus, während die zweite sich mehr von praktischen Aspekten leiten ließ und die „Überwindung der noch vorherrschenden ausgrenzenden und kustodialen Krankenhauspsychiatrie" als Ziel sah (Sozialpsychiatrische Informationen Nr. 1, 1971, 1995).

Neben den vielen strukturellen Reformveränderungen dieser Zeit entstand für die inhaltliche Auseinandersetzung mit Arbeitstherapie in Deutschland eine neue Situation. Die therapeutische Wirksamkeit von Arbeit war in Ländern wie England, Frankreich und Italien, in denen sozialpsychiatrische Arbeitsinhalte schon länger existierten, in vielen Forschungsarbeiten untersucht worden. Die bestehenden Rehabilitationskonzepte von Bennett (1985), die Arbeiten von Wing (1972) und Freudenberg (1972), das Modell zu den Wirkungsfaktoren von Arbeit von Cumming und Cumming (1968) sowie die gesellschaftskritischen Ausführungen von Jervis (1980) und

Basaglia (1973) erleichterten und beeinflussten die aufkommenden Diskussionen um eine mögliche Theorie und die Entwicklung möglicher Methoden.

In dieser Zeit wurden die arbeitstherapeutischen Belange in Deutschland vor allem von Christiane Haerlin (1987, 1991, 1992) vertreten. Beeinflusst durch die Arbeit von Bennett sah sie in ihrer Arbeit als Beschäftigungstherapeutin schon sehr früh einen arbeitstherapeutischen Schwerpunkt.

6.2.4 Beschäftigungs- und Arbeitstherapie – Massenarbeitslosigkeit – außerklinische Arbeitstherapie

Anfang der Achtzigerjahre begannen die ersten nach dem neuen Berufsgesetz von 1977 ausgebildeten Beschäftigungs- und Arbeitstherapeuten mit ihrer Arbeit. Mit der Einbeziehung der Arbeitstherapie in die Berufsausbildung und -bezeichnung gab es erstmals eine Berufsgruppe, die für diese Arbeit ausgebildet war. Auch wenn die notwendigen theoretischen und methodischen Entwicklungen nur langsam vorankamen, entstand doch eine spezialisierte fachliche Auseinandersetzung, die reibungslos an den Erkenntnissen der Sozialpsychiatrie anknüpfen konnte.

Auch hier sind die ersten Ausarbeitungen und Veröffentlichungen eng mit dem Namen Christiane Haerlin verbunden. Schon ihre ersten Aufsätze Ende der Siebzigerjahre zeigen eine systematisierte arbeitstherapeutische Vorgehensweise auf, die bis heute ihre Wertigkeit nicht verloren hat. Von Bedeutung ist auch die von ihr herausgegebene *Schriftenreihe zur Arbeitstherapie*, welche nun neu aufgelegt unter dem Namen *Reha-PRAXIS* erscheint. Die Schriftenreihe und das von Hartmut Hohm geschriebene Buch zur beruflichen Rehabilitation von psychisch kranken Menschen (Hohm 1977) prägten die arbeitstherapeutische Konzeptentwicklung in Deutschland ganz entscheidend.

Mit Haerlin und Hohm entwickelte sich zunehmend eine eher rehabilitative, nach draußen gerichtete Sichtweise der Arbeitstherapie. Die Auseinandersetzung mit realistischen Arbeitsanforderungen lenkte den Blick immer mehr über die Klinikmauern hinaus in die Betriebe.

Daneben gelangte durch die aufkommende Arbeitslosigkeit das Thema Arbeit in dieser Zeit in die Öffentlichkeit. Besonders betroffen waren die gesellschaftlichen Randgruppen, die bislang von den zu Zeiten der Hochkonjunktur bestehenden Nischenarbeitsplätzen profitierten und für die sich nun eine mögliche (Wieder-)Eingliederung als immer schwieriger erwies. In diesem Zusammenhang entstand eine Fülle von Sondermaßnahmen, die alle zum Ziel hatten, benachteiligte Menschen wieder in den Arbeitsprozess einzugliedern.

Unter diesen Bedingungen musste sich die Arbeit der klinischen Arbeitstherapie von ihrer Ausrichtung immer mehr an den gesellschaftlichen Bedingungen und damit in ihrer Praxis an möglichen weiterführenden außerklinischen Angeboten orientieren. Rehabilitationsabklärung und Diagnostik standen zunehmend im Vordergrund. Dem auslaufenden Modellprogramm der Bundesregierung folgten Empfehlungen (BMG 1988), nach denen sich die Versorgung weitgehend gemeindenah und außerhalb der Kliniken entwickelte. Für die Arbeitstherapie entstanden neue Arbeitsfelder, wie z.B. Tagesstätten, Berufsbegleitende Dienste (BBD), Rehabilitationseinrichtungen für psychisch Kranke (RPK) und Berufstrainingszentren (BTZ).

6.2.5 Die Psychiatrie-Personalverordnung – Massenarbeitslosigkeit – Gesundheitsreform

Die Reformbewegung der Siebziger- und Achtzigerjahre war spätestens mit Beginn der Neunzigerjahre in das normale politische Geschehen eingegangen. Die mit der deutschen Wiedervereinigung verbundenen gesamtgesellschaftlichen Veränderungen führten zu einer in der Nachkriegszeit in Deutschland bislang nie aufgetretenen Massenarbeitslosigkeit. Parallel dazu gerieten die bestehenden Sozialkassen in eine ernste Krise, was zu extremen

Kosteneinsparungen und damit verbundenen Strukturreformen im Gesundheitswesen führte. Die Gesundheitsreform forderte von den Versicherten in mehreren Stufen immer höhere Eigenleistungen unter gleichzeitiger Einschränkung der bestehenden Behandlungs- und Leistungsmöglichkeiten.

Für die Arbeitstherapie als vorwiegend im Bereich der medizinischen Rehabilitation tätige Behandlung äußerte sich dies zunächst auf struktureller Ebene. Durch die Reduzierung der Bettenzahlen und die Verkürzung der Aufenthaltsdauer auf durchschnittlich 20–30 Tage waren bisherige Konzepte kaum noch realisierbar. Die seit der Psychiatrie-Personalverordnung vom 1. 1. 1991 wesentliche Verbesserung der Personalsituation in den psychiatrischen Kliniken veränderte sich Mitte der Neunzigerjahre durch die Realberechnung der Personalziffern anhand der durchschnittlichen Belegung wieder. Dies führte in den arbeitstherapeutischen Bereichen nun auch zu personellen Veränderungen.

Einige Kliniken begegneten dieser Entwicklung, indem sie ambulante und teilstationäre Angebote entwickelten oder enger mit außerklinischen Einrichtungen zusammenarbeiteten. Dabei entstanden im Rahmen der klinischen Möglichkeiten auch Dienstleistungsangebote für ambulante oder teilstationäre Rehaeinrichtungen, die auch dort abgerechnet wurden (Markl u. Reick 1996).

Auf der Suche nach neuen Finanzierungsmöglichkeiten wird die Arbeitstherapie als kassenabrechenbare Leistung immer wieder auch in solchen Bereichen diskutiert, wo sie bislang eher nur am Rande tätig war. In einigen Arbeitsfeldern, wie z.B. Tagesstätten entstehen Kombinationen zwischen Leistungen der sozialen und der medizinischen Rehabilitation. Die ergotherapeutische Arbeit erhält in diesen Bereichen einen eher tagesstrukturierenden Charakter; es kommt zur Aufhebung der Trennung von BT und AT (Marotzki u. Rokahr 1993).

6.3 Theoretische Exkurse

6.3.1 Arbeit

Die Bedeutungsvielfalt des Begriffs Arbeit macht es für die Arbeitstherapie notwendig, gemeinsam mit dem Klienten zu bestimmen, was von beiden genau gemeint wird, wenn von Arbeit in der Therapie bzw. als Ziel eines Rehabilitationsprozesses die Rede ist.

Im Folgenden sollen drei grundlegende Aspekte der Arbeit sowie eine hilfreiche Übersicht zum ganzheitlichen arbeitstherapeutischen Vorgehen vorgestellt werden.

Arbeit als Lebensnotwendigkeit und Wiederholung

Die etymologische Wurzel des Wortes Arbeit verweist auf seine Verwandtschaft mit den Begriffen Mühsal und Plage. Damit wird ein Grundaspekt menschlichen Lebens angesprochen, der die tätige Auseinandersetzung des Menschen mit der Natur thematisiert. Der Mensch ist Zeit seines Lebens zwangsweise in einen biopsychosozialen Kreislauf eingebunden, der sich durch notwendige und wiederkehrende, niemals zu einem Ende kommende Handlungen auszeichnet (Arendt 1985, Lewin 1920). Hierzu gehören sinngemäß die oft lästigen täglichen reproduktiven Aufgaben der Selbstversorgung, wie Essen, Kochen, Putzen, Waschen als auch das tägliche Zur-Arbeit-gehen, um Geld zu verdienen. Es geht um die möglichst ökonomisch und zeitsparend zu gestaltende Selbsterhaltung des einzelnen, der Familie und der Art. Unter dieser Perspektive arbeitet man, um zu leben und schafft hiermit Bedingungen, die es erleichtern, weitergehende Ziele mit einem höheren Lebenswert zu verfolgen (Lewin 1920, S. 11f).

Die menschlichen Bedürfnisse

Maslow (1954) entwickelte eine humanistische Motivationstheorie, mit der er die menschlichen Bedürfnisse in der so genannten *Bedürfnispyramide* hierarchisch ordnet. Danach entsprechen die eben beschriebenen notwendigen Tätigkeiten zur Selbsterhaltung den menschlichen Grundbedürfnissen. Auf diese bauen weitere Stufen auf, nämlich Bedürfnisse nach Sicherheit, soziale Bedürfnisse, Ich-Bedürfnisse (Anerkennung, Status, Prestige etc.) und Bedürfnisse nach Selbstverwirklichung. Auch wenn sich diese Theorie empirisch nicht halten lässt (Schmale 1983, Greif et al. 1989), weil ein Aufeinanderfolgen von niedrigeren und höheren Bedürfnissen nicht nachweisbar ist, trägt das Modell zur Veranschaulichung der menschlichen Bedürfnisse bei.

Das psychische Prinzip der Wiederholung

Die zyklische Wiederkehr von Tätigkeiten zur Erfüllung der Grundbedürfnisse findet seine Entsprechung in einem universellen Prinzip der menschlichen Psyche – der *Wiederholung*. Die Psychoanalyse beschreibt dieses Phänomen als Wiederkehr verdrängter konflikthafter Erlebnisse, deren Bann erst durch das bewusste Durcharbeiten der Situationen gebrochen werden kann. Lern- und Handlungstheorien haben jedoch gezeigt, dass für den komplexen Aufbau menschlicher Handlungsfähigkeit im instrumentellen und sozioemotionalen Bereich das wiederholte In-Beziehung-Setzen von Handlungsschritten unverzichtbar ist (Piaget 1975, Aebli 1980). Im kindlichen Spiel hat die Wiederholung große Bedeutung. Als Nebeneffekt fördert sie vom einfachen Funktionsspiel bis zum komplexen Rollenspiel die Geschicklichkeit, Reibungslosigkeit und Virtuosität, kurz die Einübung einfacher Fertigkeiten und komplexer Handlungsmuster (Oerter 1997).

Gewohnheiten

Wiederholung organisiert und ökonomisiert psycho-physische Leistungen in Form von Gestalten, die wir z.B. als Routine, Gewohnheit oder Verhaltensmuster bezeichnen würden. Mit diesen Begriffen werden Tätigkeiten beschrieben, die:

- automatisiert, unbewusst oder halbbewusst ablaufen;
- in einem spezifischen kulturellen und situativen Kontext sowie einer bestimmten körperlichen und emotionalen Verfassung entwickelt und angewandt werden;
- in Umfang und Komplexitätsgrad der Teilhandlungen variieren;
- zeitlich überdauern und Veränderungen widerstehen;
- Handlungssituationen antizipieren und strukturieren;
- mit großer Gewandtheit und Sicherheit ausgeführt werden;
- im täglichen Leben Sicherheit und Verlässlichkeit schaffen;
- psycho-physisch entlasten und Energien freisetzen;
- die Aufmerksamkeit für andere Tätigkeiten freigeben.

Menschliches Leben organisiert sich in hohem Maße über die oben beschriebenen Handlungsformen. Hier liegt für die Ergotherapie ein großes Forschungsfeld. Für Kielhofner (1995) stellt das Gewohnheitssystem einen von drei tragenden Pfeilern menschlicher Beschäftigung dar (Kap. 1.6.3).

Störungen im Gewohnheitssystem

Es ist unumstritten, dass schwere Erkrankungen, wie z.B. die Schizophrenie (Süllwold 1986, Süllwold u. Herrlich 1992), chronisch-degenerative Erkrankungen, wie Rheuma, Parkinson-Syndrom oder Multiple Sklerose, sowie die Folgen schwerer Traumata unterschiedlicher Ursachen zum Zusammenbruch bzw. tiefen Einschnitten im Gewohnheitssystem führen und die Persönlichkeit des betroffenen Menschen in seinem leiblichen, seelischen und sozialen Selbstverständnis tief verunsichern. Das ergotherapeutische Training der Tätigkeiten des täglichen Lebens und der Grundarbeitsfähigkeiten zielt auf die Wiederherstellung von alltäglichen Routinen bzw. selbstverständlichen Handlungsfolgen. Das Training muss auf mehreren Ebenen angepasst werden. Es dient dann der Rekonstruktion bzw. dem Neuaufbau des individuellen Gewohnheitssystems in den Bereichen Wohnen, Freizeit, Arbeit, wenn die individuelle Geschichte dieser Aktivitäten berücksichtigt und eine in Form und Grad individuell angemessene, fähigkeits- und behinderungsgerechte Unterstützung gefunden wird.

Arbeit als gesellschaftliche Lebensform und Teilhabe am sozialen Leben

Arbeit, insbesondere Erwerbsarbeit, birgt die Möglichkeit des Teilhabens am sozialen Leben, was ebenfalls ein menschliches Grundbedürfnis darstellt. Arbeitsteilung und Zusammenarbeit unter gemeinsamer Zielsetzung fördern einerseits die Produktivität menschlicher Arbeitskraft und dienen wirtschaftlicher Verwertbarkeit und verleihen andererseits dem Einzelnen einen sozial vermittelten Lebenssinn und Anerkennung.

Soziale Teilhabe durch Rollenübernahme

Zu diesem Zweck werden Arbeitsregeln aufgestellt, die ihren Niederschlag in gesellschaftlich und kulturell definierten Rollenerwartungen bzw. -anforderungen finden. Diese Rollenerwartungen an den Kollegen, Vorgesetzten, Mitarbeiter stehen in einem Spannungsverhältnis zu den individuellen Wünschen, Interessen und Vorstellungen des Arbeitenden. Es ist aber genau dieses Spannungsverhältnis, das einerseits individuelle Herausforderung und Entwicklungsmöglichkeit bzw. Begrenzung für Fähigkeiten und Fertigkeiten darstellt und andererseits Sicherheiten im sozialen und kollegialen Umgang durch die gemeinsam einzuhaltenden Regeln der Arbeitsorganisation gewährleistet. Die Teilhabe an gesellschaftlich hervorgebrachten, anerkannten und akzeptierten Verhaltensformen, mit denen sich der Erwerbstätige mehr oder weniger identifiziert und die er ebenso mehr oder weniger bewusst übernimmt, beeinflussen die Entwicklung seiner individuellen und sozialen Identität. Darüber hinaus verleihen Position und Verdienst Anerkennung, Status und Prestige.

Erlebniskategorien organisierter Arbeit

M. Jahoda (1985) beschreibt aufgrund ihrer Studien zur Arbeitslosigkeit in den Dreißigerjahren fünf latente Aspekte, die sie *Erlebniskategorien organisierter Arbeit* nennt.

Organisierte Arbeit

- hat eine Zeitstruktur, der man sich nicht entziehen kann;
- erweitert unvermeidlich den sozialen Horizont;
- demonstriert durch die Arbeitsteilung einen kollektiven Zweck;
- bestimmt Status und Identität des Menschen;
- erzwingt eine Aktivität.

Sehr allgemein wird hier beschrieben, welche sozial integrierende und organisierende Wirkung Arbeit auf das Leben des einzelnen ausüben kann.

Normalisierung durch Arbeit für psychisch Kranke

Wenn der englische Sozialpsychiater D. Bennett (1985) für die Integration psychisch Kranker in den Arbeitsprozess argumentiert, bezieht er sich besonders auf den von Jahoda beschriebenen Zugang zum sozialen und gesellschaftlichen Leben, den Erwebsarbeit bietet: „Ein Arbeitsverhältnis ist dabei wichtig; denn es ist für den psychisch Behinderten einfacher, Erfolg in der Gesellschaft durch Arbeit zu erlangen als durch die Gründung einer Familie oder durch eine soziale Lebensweise" (Bennett 1985, S. 152).

Für Bennett ist zweierlei wichtig: Erstens beschreibt er den positiven und regulierenden Einfluss organisierter Arbeit auf die Basisstörungen psychisch kranker Menschen. Zweitens betont er, dass mit der Ausübung von Erwerbsarbeit das Selbstvertrauen psychisch Kranker entscheidend gefördert werde. Dies liege daran, dass mit Erwerbsarbeit im Allgemeinen die Vorstellung von Normalität und Gesundheit verbunden wird, und die Übernahme von Rollen in der Arbeitswelt mit positiven Erwartungen an Leistungsfähigkeit und Selbstständigkeit verknüpft ist. Im Kontrast dazu stehen die gesellschaftlichen Erwartungen an die Patientenrolle, die überwiegend mit Vorstellungen von Unselbstständigkeit und Hilfsbedürftigkeit assoziiert werden.

Tätigkeitsfelder Wohnen, Freizeit und soziale Netzwerke

Gerade in Zeiten hoher Arbeitslosigkeit ist es für die Arbeitstherapie wichtig, in Zusammenarbeit mit dem Klienten und anderen Professionen weitere Lebensfelder, wie Wohnen und Freizeit unter der Perspektive bestehender und entwickelbarer sozialer Netzwerke und darin stattfindender gemeinschaftlicher und zielgerichteter Aktivitäten zu berücksichtigen (Pearson 1997). Einen hohen Stellenwert bei der Form der aktiven Lebensgestaltung können neben dem Familien- und Freundeskreis die Integration in das Wohnumfeld (Kauder et al. 1997), organisierte Freizeitaktivitäten (z.B. Sport, Hobby) und ideelle Gemeinschaften (z.B. Kirchengemeinde, Parteien) haben.

Soziale Netze reagieren auf kranke und behinderte Personen oft mit Scheu, Vorurteilen, Ablehnung oder auch mit Überaktivität. Die Ergotherapie kann die Aktivitäten des Klienten in den verschiedenen Bereichen unterstützen und eine aufklärende und moderierende Funktion übernehmen, die die verschiedenen Perspektiven der beteiligten Personen berücksichtigt. Sie muss sich vergewissern, inwieweit sie selbst zu einem Teil des sozialen Netzes des Klienten geworden ist.

Arbeit als Lebenswert, aktive Gestaltung und selbstorganisierte Tätigkeit

Während der vorangegangene Aspekt der Arbeit eher die soziale Einbindung und gesellschaftliche Prägung des einzelnen thematisiert, betont diese Perspektive die individuelle und aktiv betriebene Entwicklung des Menschen durch Arbeit. Denn dem Menschen ist Arbeit unentbehrlich und selbst ein Lebenswert, sofern sie die Möglichkeit gibt, dem eigenen Wesen, d.h. den individuellen Fähigkeiten und Zielen, Ausdruck zu verleihen (Lewin 1920). Zwischen sozialer und individueller Sinngebung besteht ein Spannungsverhältnis, welches gerade in einer hoch industrialisierten Gesellschaft beachtet werden muss. Der Einzelne ist zunehmend auf sich selbst als Sinnressource angewiesen, da er an vielen verschiedenen und zunehmend kurzlebigen Gemeinschaften teilnimmt.

Maslow (1954) spricht vom Bedürfnis nach Selbstentfaltung. In den Blick geraten einmal die spezifischen biografischen Erfahrungen, nämlich wie sich der Einzelne als Handelnder in seinen verschiedenen Lebensbereichen in der Vergangenheit erlebt hat und daraus seine Schlüsse für die jetzige Lebens- und Arbeitssituation zieht. Zum anderen steht der Mensch in einer aktuellen Arbeitssituation mit seinen Zukunftsvorstellungen, den spezifischen Fähigkeiten im sozioemotionalen und instrumentellen Bereich, seinen Interessen und Zielen, aber auch seinen Schwächen, Ängsten und Abneigungen im Zentrum.

Kielhofner (1995) spricht in seinem *Model of Human Occupation* von der Volition als wichtigem Pfeiler menschlichen Handelns. Was damit gemeint ist, lässt sich nur unbefriedigend mit Wille und Motivation übersetzen, erklärt sich jedoch eher aus den Bestandteilen, die ihr Kielhofner zuordnet. Es sind das *Selbstbild*, die *Werte* und *Interessen* des in einer Situation Handelnden, die in den Handlungsverlauf als Aktivitäten des *Antizipierens, Auswählens, Experimentierens* und *Interpretierens* einmünden.

Passivität als Rahmenbedingungen der Arbeit

Unter dieser Perspektive erscheinen die Rahmenbedingungen der Arbeit eher passiv. Erst durch die Aktivität des Arbeitenden werden sie auf sehr individuelle Art zu Anregung und Herausforderung und zu Zwang und Erfordernis (Kielhofner 1995). Was in einer Arbeitssituation subjektiv als Chance oder Hindernis erlebt wird, hängt einerseits mit den weiter oben erwähnten, biografisch gewachsenen, individuellen Wahrnehmungs- und Handlungsstilen zusammen, andererseits lässt sich menschliches Handeln in einer aktuellen Situation niemals auf biografisch verständliche Verhaltensweisen reduzieren.

Konstruktivität und Kreativität des Handelns

Jede Arbeitssituation eröffnet dem menschlichen Handeln einen neuen, dritten Weg, der zwischen der genauen Befolgung von Arbeitsanforderungen und dem Abspulen von Handlungsprogrammen liegt. Er besteht in einem nicht vorhersehbaren, konstruktiven und kreativen Akt des Handelnden, indem er in der Situation einen neuen, noch nie da gewesenen Zusammenhang zwischen innerer Befindlichkeit und aktueller Situation herstellt.

Humane Arbeitsbedingungen und Handlungsspielraum

Versteht man den Menschen als aktiv und autonom handelndes Wesen, muss dieser Vorstellung auch in der Gestaltung von lern- und entwicklungsförderlichen Arbeitsplatzbedingungen Rechnung getragen werden. Ein humaner Arbeitsplatz mit optimalem Anforderungsniveau zeichnet sich dadurch aus, dass er

- den individuellen Entwicklungswegen Rechnung trägt;
- der Leiblichkeit des Arbeitenden entspricht;
- den sozialen Kontakt integriert;
- einen *Handlungsspielraum* für den Arbeitenden bereitstellt, der dessen individuelle Vorstellung zur Zielerreichung Platz gibt und Verantwortung und Selbstständigkeit gewährleistet, indem er Entscheidungs-, Gestaltungs- und Kontrollbedürfnisse des Arbeitenden berücksichtigt und fördert (Hacker 1978, Volpert 1990, Ulich 1994).

Die Vorstellung dieses Ansatzes ist, dass nicht der Mensch der Arbeit, sondern die Arbeit dem Menschen angepasst wird.

Vielschichtigkeit menschlicher Arbeit – Differenziertheit der Arbeitstherapie

Speziell der dritte Aspekt macht die Vielschichtigkeit menschlicher Arbeit deutlich und zeigt, wie sorgfältig die Arbeitstherapie ihren Auftrag mit dem Klienten überprüfen, d.h. auch eingrenzen muss, damit sie sich zielstrebig und mit großer Differenziertheit um die vom Klienten gewünschte Arbeitsfähigkeit bemühen kann.

Innen- und Außenwelt der Arbeit

Abschließend soll eine Übersicht zur Innen- und Außenwelt der Arbeit (Abb. 6.**1**) vorgestellt werden, die von Christiane Hearlin (1995) auf der Basis der Arbeit von Cumming und Cumming (1968) entwickelt wurde. Die Übersicht unterstützt den reflektierten und strukturierten Umgang mit Aufgaben der Arbeitstherapie.

6.3.2 Exkurs Arbeitsumwelt – Eine ökologische Annäherung

Dem Themenbereich der Arbeitsumwelt kann man sich auf verschiedene Weise nähern. Ein möglicher Weg wäre, die unterschiedlichen materiellen, informellen, natürlichen, technischen, sozialen und kulturellen Aspekte der Arbeitsumwelt einzeln und unabhängig von einer arbeitenden Person abzuhandeln. Wir wollen im Folgenden jedoch eine ergotherapeutische Haltung einnehmen, die Umwelt und Klient gemeinsam in den Blick nimmt und der systemischen Vorgehensweise, der wir uns in der Einleitung verpflichtet haben, nahe kommt: eine ökologische Perspektive.

Die *Humanökologie* versteht sich als Wissenschaft von den Beziehungen des Menschen zu seiner Umwelt. Für die Ergotherapie, deren Ausgangs- und Zielpunkt das menschliche Handeln ist, stellt unserer Ansicht nach die ökologische Perspektive einen zentralen Zugang zum Arbeitsgebiet dar, weil im menschlichen Handeln eine existenzielle Bezugnahme der Person zu ihrer Umwelt erfolgt. Die Ergotherapie ist grundsätzlich darauf angewiesen, beide Seiten gleichberechtigt und gleichzeitig in den Blick zu nehmen, z.B. Fähigkeiten und Arbeitsplatzanforderungen durch Beobachtung und gemeinsames Ausprobieren genau zu erfassen und dabei planmäßig und strukturiert vorzugehen. Dies ist das eher *objektivierende* Vorgehen der Arbeitstherapie, welches durch Fragebögen und Assessments sinnvoll unterstützt werden kann.

Um den Lebens- und Arbeitsbezügen einer bestimmten Person in konkreten Situationen gerecht zu werden, gilt es, darüber hinaus zu versuchen, den Sichtweisen des Klienten sensibel und flexibel zu folgen, d.h. zu verstehen, wie er die arbeitstherapeutischen Angebote, die Adaptionen von Gegenständen, die räumlichen, physikalischen und sozialen Rahmenbedingungen der Arbeit und schließlich seine eigene Person inmitten dieser wahrnimmt und empfindet. Die Rückkopplung bzw. Abstimmung mit dem Patienten kann zur Variation und Korrektur des ursprünglichen Planes führen. Dies ist das *subjektivierende* Vorgehen der Arbeitstherapie. Beide im Wechsel bilden den arbeitstherapeutischen Prozess (Kap. 6.1.4, Wie realitätsnah kann die Arbeitstherapie sein?, S. 364).

Der Exkurs zur Arbeitsumwelt gliedert sich in zwei Schritte: Im ersten Schritt wird eine übergreifende Taxonomie der Umwelt vorgestellt, die ein systematisches ergotherapeutisches Vorgehen unterstützen kann, sei es zur Formulierung von Fragen, zur Erstellung von Assessments oder zur Analyse und Gestaltung von Arbeitsumwelten.

Im zweiten Schritt werden Überlegungen zum Zusammenhang von Rahmenbedingung und individueller Bedeutungszuschreibung angestellt.

Ein Beispiel für eine ergotherapeutische Umweltkonzeption liefert Kielhofner (1995). Sie wird in Kapitel 1.6.3 vorgestellt.

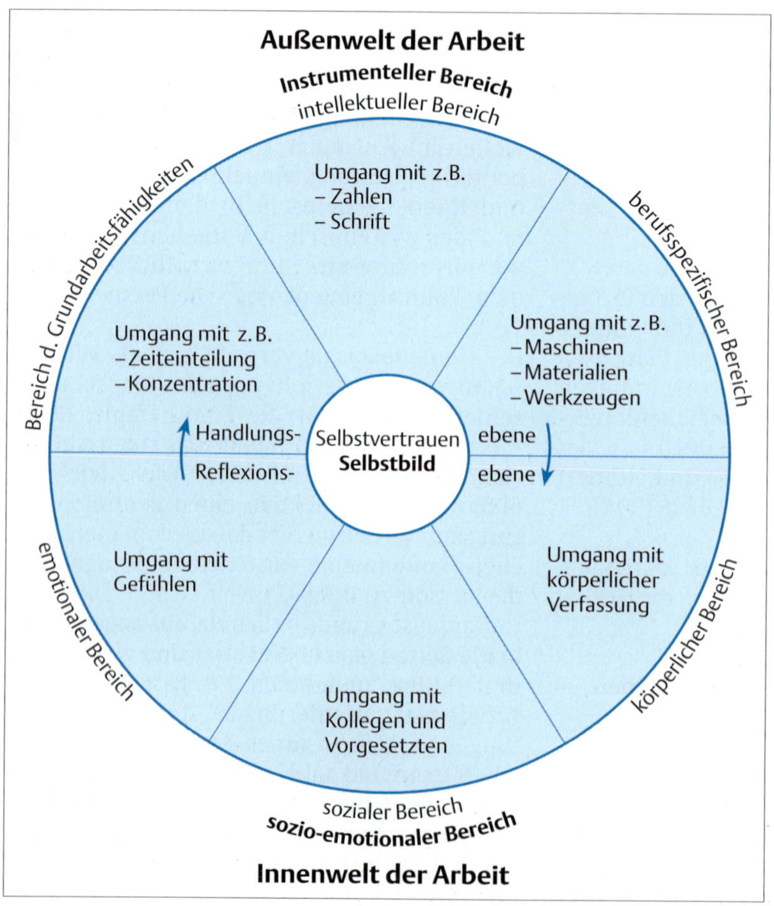

Abb. 6.**1** Außen- und Innenwelt der Arbeit.

Taxonomie der Umwelt

Eine große Vielfalt an Fragerichtungen ist möglich, um dem Handeln eines Menschen in seiner Umgebung ergotherapeutisch zu begegnen. Daher ist es sinnvoll, für das Vorgehen gezielt eine nützliche Systematik zu wählen. Im Folgenden sollen sieben Aspekte einer Taxonomie des Umweltbegriffs vorgestellt werden, die Tretter (1992) vorschlägt. Eine Reihe ergotherapeutischer Fragebögen taxieren die Person-Umwelt-Beziehung unter ausgewählten Aspekten. Eine Ergotherapie, die sich ökologisch orientiert, wird sich immer mehrerer der folgenden Perspektiven gleichzeitig bedienen.

1. Epistemologische Aspekte
Dabei geht es um die Gegenüberstellung subjektiver Daten und objektiv messbarer Situations- und Personenmerkmale. Tretter führt hierzu das Beispiel Stress am Arbeitsplatz an. Dieser wird einerseits subjektiv als kontextbezogene Über- oder Unterforderung erlebt und lässt sich andererseits an einigen Merkmalen objektivieren, die messbare Werte über- oder unterschreiten, wie z.B. Lärm, Hitze und Kälte etc. (Lemmer 1990, Vester 1997).

2. Auflösungsaspekte
Hier bestimmt die Fragestellung, welche Ausschnittvergrößerungen bzw. Radien sinnvollerweise gewählt werden, sodass einzelne Bereiche entstehen, die einen Zusammenhang darstellen und sich zweckmäßig von weiteren Bereichen abgrenzen lassen. Die folgende beiden Aspekte sollen hierfür Beispiele liefern.

3. Räumliche Aspekte
Hier lassen sich Nah- und Fernbereiche unterscheiden. Doose (1995) demonstriert dies an den sieben Häuten des Menschen (Abb. 6.**2**). Für einen Rollstuhlfahrer können z.B. räumliche Bereiche nach der jeweiligen Beschaffenheit der Wege und Distanzen unterschieden werden. Dies könnte die Wahl der jeweils angemessenen Fortbewegungsmittel unterstützen und die Erreichbarkeit der Umwelt optimieren. Für einen älteren Menschen, der kaum noch die Wohnung verlässt, würden schon in der Wohnung mehrere unterscheidbare Zonen Sinn machen, z.B. Mobilität, Bewegungsradius der Arme, überwiegende Nutzung und Bedeutung der einzelnen Räume für das Wohlbefinden.

Für einen psychisch kranken Menschen gibt es vielleicht angstfreie, weniger angstbesetzte sowie stark angstbesetzte Bewegungsradien innerhalb und außerhalb der Wohnung und am Arbeitsplatz gegeneinander abzugrenzen.

4. Zeitliche Aspekte
Sie unterscheiden gegenwärtige, vergangene, zukünftige und potenzielle Umwelten. Für die Berufs- und Arbeitsanamnese hat diese Perspektive eine hohe Wertigkeit. Je nach Fragestellung ließen sich beispielsweise zusammenfassend die Schulzeit behandeln, Zeitabschnitte mit bestimmten Klassenlehrern einzeln thematisieren oder Zeitphasen als guter und als schlechter Schüler unterscheiden. Auch für die Besprechung von Krankheitsverläufen ist es häufig sinnvoll, Unterscheidungsmarkierungen zu suchen, die Zeitphasen unterschiedlicher Befindlichkeit oder Aktivität besonders auszeichnen.

5. Sektorale Aspekte
Diese beziehen sich auf Bereiche, in denen sich für eine Person das Leben auf bestimmte Weise konzentriert, z.B. Arbeits-, Wohn-, Freizeitumwelten.

6. Modalitätsaspekte
Sie beziehen sich auf unterschiedliche Beschaffenheiten von Umwelten. Hierzu gehören z.B. natürliche, technische, informationelle, personale, soziale, kulturelle und ideelle Umwelten.

7. Wirkungsaspekte
Dabei geht es um die Wirkweise von Umwelten, wobei das jeweilige Verhältnis von unterstützenden und belastenden bzw. erleichternden und erschwerenden Bedingungen für den Menschen thematisiert wird. Gerade für die Möglichkeit und Form der Handlungsausführung hat diese Perspektive eine große Bedeutung. Sie stellt die grundlegende Betrachtungsebene in Kielhofners Umweltentwurf dar (Kap. 1.6.3).

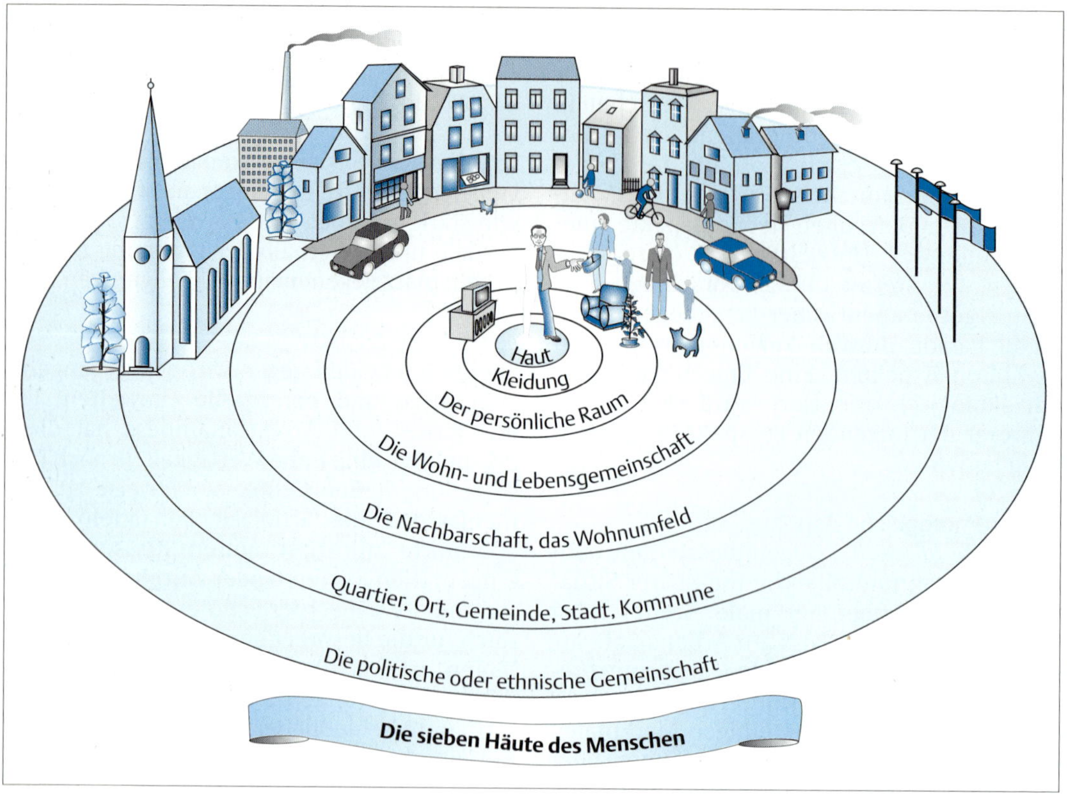

Abb. 6.2 Die sieben Häute des Menschen

In Fragebögen zu den Aktivitäten des täglichen Lebens, zu Arbeitsfähigkeiten und Arbeitsplatzanforderungen können verschiedene der genannten Aspekte wieder gefunden werden. Mit ihrer Hilfe lassen sich gezielt Veränderungen der Person-Umwelt-Beziehungen in unterschiedlichen Lebensbereichen vornehmen.

Rahmenbedingungen und Bedeutungszuschreibung

Die Taxonomie eines Fragebogens bewahrt den Ergotherapeuten allerdings nicht davor, immer wieder eine für den Klienten, das Problem sowie die Therapie sinnvolle Anpassung vorzunehmen. Das bedeutet, gemeinsam mit dem Klienten die Angemessenheit und Relevanz der Auswahl der Perspektiven zu überprüfen und ihren Auflösungsgrad zu bestimmen, damit das Problem nicht durch die Maschen schlüpft.

Zum ersten objektivierenden Vorgehen über Mess- bzw. Einschätzungsskalen kommt eine zweite subjektivierende Annäherung an die arbeitende Person in ihrer Umwelt hinzu. Es geht um die Bedeutung einer konkreten Umwelt für eine Person und das Nachvollziehen ihrer Erlebnisperspektive. Unabhängig davon, ob dies über strukturierende Fragebögen oder das offene Gespräch geschieht, muss sich der Befragte selbst in die Umwelten hineindenken, die durch die Wahl von Aspekten und Auflösungsgraden als Lebens- und Handlungsräume beschrieben werden. Dabei kommen der gedanklichen Konstruktion und emotionalen Empfindung des Befragten – also der Form der Zusammenhangsbildung – eine große Bedeutung zu. So kann man einem Klienten z.B. zu Zeitphasen mit unterschiedlichen Vorgesetzten die Frage stellen, ob er in diesen Phasen seine individuelle Leistungsfähigkeit unterschied-

lich beurteilen würde und falls ja, woran er dies feststelle.
Eine Taxonomie zeigt systematisch qualitative und quantitative Unterschiede. Sie wirken sich orientierend auf das Denken aus und werden in der Vorstellung zu Rahmenbedingungen eigener Handlungen vervollständigt. Von diesen Konstruktionen hängt ab, welche Bedeutung einer Handlung zugemessen wird. Wird der Rahmen verändert, ändert sich auch die Bedeutung (Bandler u. Grindler 1988).

Beispiel: Eine Ergotherapeutin spricht mit einem Büroangestellten über dessen Überforderungsgefühl am Arbeitsplatz. Sie möchte mit ihm erarbeiten, unter welchen Bedingungen er sich möglicherweise nicht mehr überfordert fühlen würde. Sie hat mithilfe eines Fragebogens bereits einige wichtige Modalitäten abgeklärt, die der Angestellte mit seinem Überforderungsgefühl in Verbindung bringt. Sie beginnt diese Modalitäten einzeln durchzugehen und wählt hierzu eine Vorstellungsübung. Die Arbeitsmenge lässt sich z.B. mit der Anzahl täglich zu erledigender Akten veranschaulichen. Mit einer Hand simuliert sie die Höhe des Aktenstapels täglich geleisteter Arbeit auf einem Schreibtisch. Sie lässt mit einer Handbewegung den Stapel zusammenschrumpfen und fragt den Klienten immer wieder, ob die Höhe des Stapels erreicht sei, bei der sich sein Gefühl der Überforderung verändere.

In der klinischen Arbeitstherapie besteht die Möglichkeit, für konkrete Arbeitserfahrungen Rahmenbedingungen zu simulieren und systematisch zu verändern.

Bandler und Grindler (1988) versuchen in ihrem Ansatz des Refraimings dem Sinn der auf den ersten Blick unnütz oder störend wirkenden Handlungen auf die Spur zu kommen. Dem Klienten sollen neue Sichtweisen seines Verhaltens ermöglicht werden, indem für ein konkretes Verhalten gedankenexperimentell Kontextbedingungen bzw. Bedeutungszuschreibungen variiert werden.

Bandler und Grindler stellen fest: „Kein Verhalten ist an sich nützlich oder unnütz. Jedes Verhalten ist irgendwo nützlich; Kontextreframing bedeutet zu identifizieren, wo es nützlich ist. Genauso bedeutet auch kein Verhalten schon an sich etwas. Sie *können* ihm also jede Bedeutung zuweisen: das ist *Bedeutungsrefraiming*" (Bandler u. Grindler 1988, S. 26).

Im kreativen Nachdenken – auch *zirkuläres Fragen* genannt (Tomm 1994) – werden hypothetisch Kontextbedingungen angenommen, die sich in manchen Fällen später in eine konkrete Veränderung am Arbeitsplatz umwandeln lassen. Mit ihnen lässt sich eine möglichst genaue Zukunft entwerfen. Die dazugehörige Frage lautet: „Was wäre, wenn ...?" bzw. „Nehmen wir einmal an, dass ...?" Kann sich der Klient auf die Sichtweise einlassen, hat dies möglicherweise Auswirkungen auf die Gefühle und die Bedeutung, die der nun in einem anderen Zusammenhang erscheinenden Handlung verliehen wird.

Für die Arbeitstherapie sind diese realisierbaren Gedankenexperimente vielleicht am interessantesten. Die zuvor getroffenen Annahmen lassen sich später in der Praxis überprüfen.

> **!** Ein realisierbares Beispiel: In der Küche einer Tagesstätte kochen die Besucher jeden Tag das Mittagessen. Trotz Absprache besteht ein Problem immer wieder in der verantwortlichen Übernahme der Leitung der Vorbereitungen. Bei der Besprechung lautet die Frage: „Was wäre, wenn der Hauptverantwortliche ab morgen eine Chefkochmütze trüge?"
> Darüber lässt sich trefflich streiten. Die Annahme ließe sich problemlos in die Praxis umsetzen.

Ergotherapeutische Konzeptionen der Umwelt

In Übersichtsgraphiken vieler englischsprachiger ergotherapeutischer Autoren findet man „the environment" als festen Bestandteil der Ergotherapie (Hagedorn 1997, Reed u.

Sanderson 1983). Einige widmen der Umwelt in ihren Veröffentlichungen ein ganzes Kapitel (Willson 1987, Hagedorn 1995, Kielhofner 1995, 1997).

Dennoch stellt Hagedorn für die Ergotherapie in Großbritannien fest, dass der Begriff Umwelt im ergotherapeutischen Vokabular noch recht jung sei und dem Umgang mit Einzelaspekten der Umwelt in der Vergangenheit mehr Aufmerksamkeit geschenkt wurde, z.B. der Adaption der Wohnung, des Arbeitsplatzes, der Anpassung von Werkzeugen etc. Man habe der physischen Umwelt schon immer hohe Beachtung gezollt, ihre soziokulturellen Aspekte seien aber erst in den Siebzigerjahren in die britische Ergotherapie eingeflossen, als die Soziologie in das Ausbildungscurriculum aufgenommen wurde (Hagedorn 1995, S. 93).

Da wir in Deutschland noch am Anfang der Theoriearbeit stehen, lässt sich auch hier auf keine zusammenhängende Konzeption für die Umwelt verweisen. Festzuhalten ist aber, dass durch ein wohn- und arbeitsortnahes Arbeiten in der Ergotherapie mit zunehmender Beachtung der natürlichen Lebensbereiche der Klienten ein fundiertes ergotherapeutisches Wissens über den Menschen in seiner Umwelt nötig wird.

Was das Verstehen und Einbeziehen der subjektiven Sichtweise des Klienten, d.h. seiner individuellen Vorstellung von Lebensqualität in seinem soziokulturellen Umfeld in die Ergotherapie betrifft, gibt es noch viel Entwicklungsarbeit zu leisten. Gute Ansätze zur objektivierenden Annäherung finden sich bereits in Fragebögen zur Erfassung von Fähigkeits- und Anforderungsprofilen und Aktivitäten des täglichen Lebens, die aus der Praxis entwickelt wurden (Kleffmann et al. 1997, Voigt-Radloff 1997). Diese können als wichtiger Schritt zu einer systematischen Formulierung eines übergreifenden Verständnisses des Patienten in seiner Umwelt gewertet werden, da sie die Schnittstelle zwischen Person und Umwelt systematisch in den Blick nehmen.

6.3.3 Exkurs Arbeitsmarkt

In Deutschland wird der zukünftige Arbeitsmarkt ebenso wie in anderen Nationen von folgenden Trendentwicklungen geprägt und ihnen unterworfen sein:

- technische Revolution, insbesondere der Informationstechnologie
- Globalisierung der Gesellschaft
- Ökologisierung
- Individualisierung
- Überalterung der Gesellschaft
- Migration anderer Bevölkerungsgruppen

Diese Tatsache wird die Arbeitsanforderungen erheblich verändern und die Arbeitszeit- und Verantwortungsspielräume erweitern. Dienstleistungen werden immer stärker gezielt ausgelagert und von Spezialisten erbracht. Alte Berufsbilder lösen sich auf und neue, insbesondere im technologischen Dienstleistungssektor, entwickeln sich. Sie fordern vom zukünftigen Arbeit Suchenden fundamentale Umstellungskompetenzen im Hinblick auf seine Erwartungen an den Arbeitsmarkt. Die Fähigkeit, in einer Welt ohne klar umrissene und sichere Arbeitsplätze Arbeit zu finden und sie zu bewältigen, wird zur existenziellen Herausforderung. Wegen der hohen Bedeutung der Entwicklung der Arbeitswelt für die Arbeitstherapie empfehlen die Autoren Philippi (1998) zur vertiefenden Lektüre.

6.3.4 Exkurs Arbeitsbiografie

Die Biografie der Klienten bildet unter der Fragestellung der Arbeits- und Krankheitserfahrungen im arbeitstherapeutischen Behandlungsprozess einen zentralen Gegenstand gemeinsamer Reflexion zwischen Klient und Ergotherapeut. Die Suche nach Zusammenhängen in der Geschichte des Klienten wird von Haerlin (1987) mit der Rückgewinnung eines verlorenen Stückes Land verglichen, welches zum Fundament für die Erarbeitung einer realistischen Zukunftsperspektive des Klienten werden kann. Im Folgenden sollen die Konzepte *Biografie* und *Lebenslauf* sowie drei biografische Prozessstrukturen erläutert werden. Zum Schluss wird auf drei mögliche Hindernisse bei der Reflexion der Arbeitsbiografie eingegangen.

Bezugspunkte Gegenwart, Vergangenheit und Zukunft

Die Präsentation einer Biografie ist immer von der aktuellen Situation, der Vergangenheit erlebter Ereignisse und den Zukunftserwartungen abhängig.

Gegenwart

Die gegenwärtige Situation bzw. der Kontext bestimmen, *was* (z.B. Kranken-, Arbeits-, Lebensgeschichte) *in welcher Form* (mehr strukturiert oder mehr offen) thematisiert wird, *welchem Zweck* die Präsentation der Lebensgeschichte dient (z.B. Falldemonstration im Rahmen eines medizinischen Seminars oder Führen eines Tagebuchs) und *welchen Erwartungen* anwesender oder vorgestellter Zuhörer sie gerecht werden soll.

Vergangenheit

Der Bezug zur Vergangenheit bzw. Geschichte des eigenen Lebens fordert eine Zusammenhangsbildung zwischen einer Reihe erlebter Situationen. Jede dieser Situationen stellt wiederum eine Synthese zwischen innerem Erleben (Innenperspektive) und äußeren Ereignissen (Außenperspektive) dar.

Die *Innenperspektive* verfolgt das Ziel, Plausibilität und Nachvollziehbarkeit eigenen Handelns über die Zeit herzustellen. Sie überprüft und konstruiert die Übereinstimmung mit sich selbst zu verschiedenen Zeitpunkten und in unterschiedlichen Lebenskontexten (Hoff 1990). Auf diese Weise entsteht die Vorstellung von der eigenen Identität, auf der Basis individueller Erfahrungen, Wünsche, Ziele und Werte.

Die *Außenperspektive* beschreibt die Bühne des Lebens, die Kulissen und Mitspieler, also die Struktur der vielfältigen Bedingungen, unter denen sich die Lebensgeschichte abspielt. Sie reflektiert die gesellschaftlichen und historischen Prozesse, soweit sie für die Geschichte des einzelnen wichtig sind und für ihren Verlauf materielle und soziale Ressourcen, ein Spektrum individueller Entwicklungs- und Wahlmöglichkeiten sowie Hindernisse und Handlungszwänge bereitstellt.

Zukunft

Im Sinne eines lösungsorientierten Vorgehens planen Ergotherapeut und Klient, was der Klient in Zukunft braucht, um eine Lösung zu finden. Das einfache, detaillierte Beschreiben einer Zukunftsvision, in der das Problem gelöst ist, kann dem Klienten dabei helfen, sein Denken und Verhalten so zu ändern, dass sich seine auf die Zukunft bezogenen Erwartungen eher erfüllen.

Lebenslauf und Biografie

Lebenslauf und Biografie stellen zwei Seiten einer Medaille dar. Eine Möglichkeit ist, sie nach ihrer Darstellungsform zu unterscheiden. Sie werden im Folgenden kontrastiv vorgestellt.

Lebenslauf

Der Lebenslauf betont eher den objektivierbaren Charakter der Lebensgeschichte (Hoerning 1991). Verfasst man einen Lebenslauf, spielen die *harten Daten*, wie z.B. Geburtstag, Schulausbildungsbeginn und -ende sowie Berufsausbildungszeiten etc., eine wichtige Rolle. Sie sind durch eine zeitliche Aufeinanderfolge verbunden.

Der Leser stellt den Zusammenhang auf der Folie einer Normalbiografie her. Diese beinhaltet einen Zeit- bzw. Fahrplan für gesellschaftlich zu erwartende Ereignisse und Abläufe eines Lebenslaufes, auch *Statuspassagen* genannt. Hierzu gehören z.B. Schuleintritt, Eintritt ins Berufsleben, Heirat, die Geburt von Kindern etc. Jeder Mensch, der von diesem Zeitplan abweicht, muss damit rechnen, gefragt zu werden, wann denn endlich bestimmte Ereignisse eintreffen.

Biografie

Die freie Schilderung einer Biografie orientiert sich an individuell bedeutsamen Ereignissen, die nicht unbedingt mit den harten Daten der Lebensgeschichte zusammenpassen müssen. Man spricht bei Ereignissen subjektiver Bedeutung von *weichen Daten*, deren Relevanz sich im Laufe des Lebens verändern kann. Die Schilderung muss sich nicht unbedingt an einer äußeren Chronologie der Ereignisse orientieren, sondern kann – je nach übergeordneter Thematik und individuellem Konstruktionsprinzip der Zusammenhangsbildung – einem *inneren Ablaufplan* folgen, der verglichen mit einem chronologischen Ablauf vor- und zurückspringt.

Der *Perspektivenwechsel* spielt eine große Rolle. So können eigene, zeitlich und inhaltlich unterschiedliche Perspektiven aufgegriffen und aufeinander bezogen werden (z.B.: „... damals habe ich das so erlebt, heute würde ich anders empfinden."). Es kann ein Erlebnis aus der Perspektive unterschiedlicher Personen oder Instanzen geschildert werden. Dabei ist einleuchtend, dass routinierte Handlungsabläufe, die nicht durch eine Besonderheit hervorspringen, nicht von selbst thematisiert werden. Das thematische Hervorheben von Routinen tritt meist auf, wenn sie ihren ursprünglich selbststverständlichen Charakter eingebüßt haben und dadurch eigentlich keine Routinen mehr sind. Dies geschieht in so genannten *biografischen Verlaufskurven* (siehe unten), z.B. beim Verlust der Selbstständigkeit durch Krankheit oder Behinderung.

Prozessstrukturen des Lebenslaufes

Die Biografie- und Lebenslaufforschung nutzt Lebensverläufe, um an ihnen einerseits komplexe gesellschaftliche Prozesse zu erforschen, andererseits interessiert sie, wie vom einzelnen gesellschaftliche und soziale Ereignisse und individuelle Erfahrungen über längere Zeitspannen verarbeitet werden. Der Soziologe Fritz Schütze (1981) hat an biografischen Erzählungen systematische Erfahrungshaltungen gegenüber lebensgeschichtlichen Ereignissen herausgearbeitet, die er *Prozessstrukturen des Lebenslaufes* nennt. Die Prozessstrukturen geben Aufschluss darüber, wie Individuen ihre Handlungsmöglichkeiten beurteilen und mit welchen inneren und äußeren Ereignissen sie diese in Verbindung bringen. Im Folgenden werden drei vorgestellt.

1. Biografisches Handlungsschema

Das *biografische Handlungsschema* lässt sich auch als das intentionale Prinzip der Biografie bezeichnen. Eigene Handlungen und biografische Projekte verschiedener Reichweite werden in dieser systematischen Erfahrungshaltung überwiegend selbststbestimmt und unter Nutzung innerer und äußerer Ressourcen beschrieben. In den Erzählungen finden sich die Handlungselemente der Planung in Form einer Ankündigungsstruktur der *Durchführung* und der *Bilanzierung*, wie z.B.: „... und dann habe ich Herrn X. gesagt, dass ich mich selbstständig machen werde". Diese reflektiert abschließend das Projekt, wie z.B.: „... das war mit großen Anstrengungen verbunden, aber heute bin ich froh, dass ich es gemacht habe".

2. Verlaufskurve

Lässt sich in einer biografischen Erzählung eine *Verlaufskurve* aufzeigen, handelt es sich um die Beschreibung von Prozessen des Erleidens und der zunehmend systematischen Fremdbestimmung, wie sie z.B. durch schwerwiegende Erkrankungen und eintretende langfristige Behinderungen erlebt wird. Diese Prozesse sind durch einen charakteristischen Verlauf gekennzeichnet, in dem die eigenen aktiven Handlungsmöglichkeiten zwar nicht auf einen Schlag, sondern zunehmend eingeengt erlebt werden. Es erfolgt ein Übertritt von einem intentionalen zu einem konditionalen Handlungsschema (man bekommt nichts mehr geregelt oder die Zeit läuft einem davon), und schließlich geraten immer mehr Aspekte des Lebens bis hin zu alltäglichen Routinen außer Kontrolle, bis die Handlungskontrolle möglicherweise ganz zusammenbricht, was schwerwiegende Folgen für das Selbstbild des Betroffenen hat. Biografische

Erzählungen psychisch kranker Menschen weisen z.B. regelmäßig Verlaufskurven auf.

Schütze beschreibt drei typische Muster der theoretischen Verarbeitung von Verlaufskurven. Der Zusammenbruch wird bilanziert als:

a) Ergebnis persönlich zu verantwortender Fehltritte,
b) Verkettung von Mechanismen fremdbestimmter Handlungsbedingungen,
c) Zufälligkeit eines harmlosen Vorfalls (Schütze 1981, S. 100).

3. Institutionalisiertes Ablaufschema

Das *institutionalisierte Ablaufschema* beschreibt Prozesse gesellschaftlich geregelter Institutionen, denen sich das Individuum in seinem Lebenslauf zur Erreichung bestimmter Ziele unterziehen muss. Das menschliche Leben ist zu einem großen Teil durch institutionalisierte Ablaufmuster geregelt. Hierzu gehören sowohl Institutionen, die den Lebens- und Familienzyklus betreffen (Ehe, Berufstätigkeit, Kinder) als auch spezifische Institutionen, wie z.B. Schule, Ausbildung, Krankenhaus.

Das Durchlaufen dieser Institutionen ist von gesellschaftlichen Erwartungen bezüglich der Übernahme von Rollen und des Vollzugs einer geordneten Aufeinanderfolge von Schritten begleitet. Der Ablaufplan dieser Schritte (z.B. das Curriculum einer Ausbildung) macht den Prozess für den Absolventen erwartbar und planbar. Der Ablauf lässt sich in die Planung übergeordnetes biografisches Handlungsschema einordnen, wie z.B.: „... erst mache ich das Abitur, dann studiere ich Jura und anschließend lasse ich mich als Rechtsanwalt nieder."

Einerseits wirkt entlastend, dass die Person innerhalb der Institution nicht selbst über jeden nächsten Schritt entscheiden muss, andererseits bedeutet dies auch, dass sie einen Teil ihrer Handlungskontrolle an die Institution abgeben muss. Dies ist zumindest zeitweise mit Anpassung und einer Zurückstellung ureigener Projekte verbunden, die jedoch zur Identitätswahrung nicht aus dem Auge verloren werden dürfen. Zur erfolgreichen Absolvierung sind also eine distanzierte Orientierung am Ablaufmuster sowie das Erlernen mehr oder weniger durchschaubarer Spielregeln notwendig.

Hindernisse bei der Reflexion der Arbeitsbiografie mit Klienten

Überlagerung der Arbeitsbiografie durch die Krankengeschichte

Die Arbeitsbiografie psychisch wie auch anderer chronisch schwer kranker Menschen unterliegt der Gefahr, für die Person verloren zu gehen, z.B. durch lange Arbeitslosigkeit oder durch die Überlagerung bzw. ständige Beschäftigung mit der Krankengeschichte (Riemann 1987). Hierzu tragen lange Krankenhausaufenthalte und die permanente und fokussierte Auseinandersetzung mit der Erkrankung und den damit verbundenen und erlebten Defiziten bei. Dies lässt sich einmal damit in Verbindung bringen, dass Menschen, die sich in einer individuellen Verlaufskurve befinden, in ihrer eigenen biografischen Planung stark verunsichert sind und sie ihnen entgleitet.

Darüber hinaus geht der Überblick über die sie betreffenden Entwicklungen zum Teil verloren, und die Aufmerksamkeit verengt sich auf das geringe Maß des noch Regelbaren, die Aufrechterhaltung des Alltags und die psychische und physische Bewegungsfreiheit. Die Ablaufschemata der helfenden Institutionen tragen zur Betonung der defizitären Aspekte der Handlungsfähigkeit bei, auch wenn sie zur Selbstständigkeit führen sollen. Hier liegt eine nicht auflösbare Paradoxie helfender Institutionen.

Gesellschaftlicher Wert der Arbeit und ihre Bedeutung für die Identität

Die Erwerbsbiografie repräsentiert nach wie vor den wichtigsten Teil des öffentlichen Lebens eines Menschen, welches in besonderer Weise gesellschaftlichen Wertmaßstäben unterliegt. In der Erwerbsbiografie kondensiert sich, „was jemand geleistet hat" und damit Status und Prestige des Erwerbstätigen. Die Person, die ihre Arbeitsbiografie erzählt, teilt diese Maßstäbe in charakteristischer Weise und wendet sie auf die eigene Person an. Gerade die Erwerbsbiografie macht dem Klienten häufig seine innere Diskontinuität als „vollwertiges" Mitglied der Gesellschaft schmerzhaft deutlich. Durch Krankheit und Behinderung reißt diese empfindliche biografische Linie – wenn sie je bestanden hat – sehr schnell ab, und ein Stück eigenen Lebens entgleitet. Die Linie kann nur mit großer Vorsicht und – wenn überhaupt – oft nur mit veränderten Rahmenbedingungen wieder aufgenommen werden.

> **!** Bei der Thematisierung der Arbeitsbiografie ist es wichtig, die individuelle Bedeutung von Erwerbsarbeit und den normativ geprägten Blick des Klienten auf seine eigene Geschichte mit zu beachten. Über die Arbeitsbiografie zu reden, ist somit in besonderer Weise Identitätsarbeit. Die gemeinsame Reflexion erfordert parallel zur Suche nach Ansatzpunkten für konkrete und passende Handlungsangebote im Rahmen der Arbeitsrehabilitation die Offenlegung, Überprüfung und Veränderung von Wertmaßstäben für die Erwerbsarbeit und die eigene Person.

Chancen der Integration am Arbeitsmarkt

Die geringen Chancen der Integration am Arbeitsmarkt sind ebenfalls ein hinderndes Moment für die Auseinandersetzung mit der Arbeitsbiografie. Für den Klienten muss erkennbar sein, dass sich der Aufwand lohnt. Dies ist nur gegeben, wenn die Arbeitstherapie in ihrem Konzept den Grundsatz verfolgt: Keine Arbeitstherapie ohne nachfolgende Perspektiven (Haerlin 1991).

6.4 Diagnostik

6.4.1 Theoretische Aspekte

Medizinische Diagnostik

Berufliche Rehabilitation und Arbeitstherapie waren in den letzten Jahren immer wieder Themen von Tagungen, Seminaren und Veröffentlichungen. Geht es dabei um diagnostische Aspekte, wird der Arbeitstherapie eine entscheidende Rolle zugewiesen. Mit ihrem medizinisch orientierten Charakter scheint sie die Disziplin zu sein, die den Anforderungen einer angemessenen Diagnostik entspricht. Dahinter verbirgt sich oft die Meinung, mit einem differenzierten, auf das Krankheitsgeschehen ausgerichteten Vorgehen eine genaue Einschätzung zum geplanten Rehaverlauf zu erhalten. Dieser Hang zur therapeutischen Wahrheit entspricht dem in der somatischen Medizin gängigen Prinzip eines linearen Krankheitsverständnisses. Das bedeutet, dass die Diagnostik als ein Verfahren eingesetzt wird, um Symptome zu sortieren bzw. zu ordnen und Gruppen zu bilden.

Im körperlichen Bereich ist die Feststellung und Objektivierung von Normwerten in weit größerem Maße als für die Psyche möglich. Der Blutdruck ist apparativ messbar, das gebrochene Bein auf dem Röntgenbild zu erkennen, und es lassen sich unterschiedlichste Labordaten erheben.

Das vorgenannte ist für den Bereich der Psyche nicht gegeben. Anders als körperliche Prozesse sind psychische Abläufe nicht direkt beobachtbar. Niemand kann das Erleben, Denken und Fühlen eines anderen Menschen exakt nachvollziehen, so wie dieser es empfindet. Um eine Vorstellung von diesen Abläufen bei der anderen Person zu erhalten, muss darüber kommuniziert werden. „Wann immer wir Aussagen über die Psyche eines anderen Menschen machen, sagen wir zunächst immer etwas über ein Interaktions- und Kommunikationssystem, über Verhalten in einem interaktionellen Kontext; und Aussagen über die Psyche dieses Menschen sind immer nur aus diesem Verhalten abgeleitete Erklärungen; es sind Konstrukte des Beobachters; ..." (Simon 1995, S. 115).

Dies wird besonders bei der Beobachtung der Diagnostikergebnisse im Verlauf des Rehabilitationsprozesses deutlich. Es zeigt sich häufig das Problem, dass sich diese scheinbar klaren Positionen innerhalb des Verlaufes auflösen oder verändern. Erneute Erhebungen sowie eine neue Behandlungsplanung werden nötig. Für die Therapeuten sind diese Brüche häufig überraschend und werden nicht selten im Sinne einer nosologischen Vorgehensweise negativ als Rückfall eingeordnet. Die dieser Ablaufstörung zugrunde liegenden Krisen bei den Rehabilitanden oder Patienten sind im Verlauf von psychischen Erkrankungen immer wieder zu beobachten.

Prozessdiagnostik

Den bisherigen Ausführungen entsprechend, ist die arbeitstherapeutische Diagnose immer eine Diagnose der Beziehung zwischen Ergotherapeut und Klient. Sie ist sowohl in der Zeit als auch für das Beziehungsmuster relativ. Da es sich um einen kommunikativen Akt handelt, ist sie nie abgeschlossen, sondern bleibt ein Bestandteil der arbeitstherapeutischen Maßnahme, der neu überprüft werden muss. Zudem sind Menschen lebendige Wesen, die sich ständig verändern. Auch die klinische und alltägliche Erfahrung zeigt, dass Klienten in manchen Lebensphasen eher arbeitsfähig sind, sich in anderen Phasen jedoch eher krank und arbeitsunfähig zeigen.
Daher hat es sich in der praktischen Arbeit als günstiger erwiesen, diagnostische Ergebnisse weniger als absolute „Wahrheit" zu sehen, sondern sie eher als *gemeinsame Handlungsperspektive* zu nutzen. In dem so entstehenden Rehabilitationsprozess werden mögliche Krisen, Störungen und andere Beeinflussungen als organische Einheit gesehen, welche den Prozess mitgestaltet. So würde z.B. eine während des Verlaufs auftretende psychotische Krise nicht als Ausdruck des Versagens gesehen, sondern als ein notwendiger, den Rehabilitationsverlauf mitbestimmender Faktor. Mit dieser Sichtweise wird man einerseits eher dem zyklischen Verlauf psychischer Erkrankungen gerecht, andererseits wird die Krise selbst zu einem progressiven Faktor im Rehabilitationsprozess.

Um dieser permanenten Prozessorientierung gerecht zu werden, muss das arbeitstherapeutische Setting bestimmte Strukturen und Inhalte berücksichtigen:

- Die Ergebnisse der diagnostischen Verfahren müssen für alle (Team/Rehabilitand) transparent gemacht werden (Verlaufsgespräche).
- Die Handlungsfelder (Trainings-, Arbeitsfelder) der Rehabilitanden müssen vielfältig sein.
- Es müssen Systeme zur Reflexion, Verlaufskontrolle und Qualitätskontrolle eingerichtet werden.

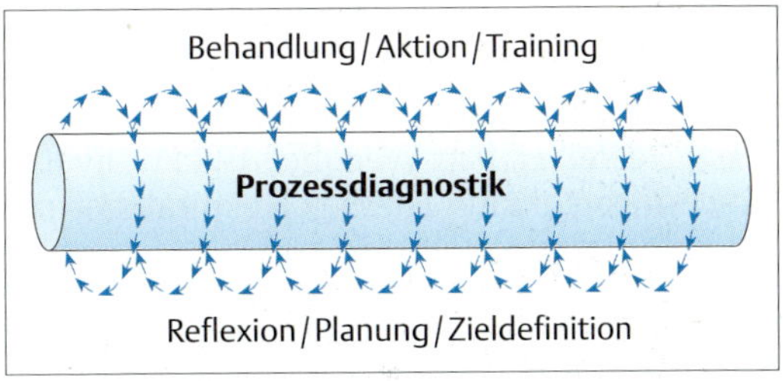

Abb. 6.**3** Prozessdiagnostik.

Fasst man diese Ausführungen zusammen, wird deutlich, dass eine Differenzierung von Diagnostik und Behandlung innerhalb der Rehabilitationsarbeit nur eine künstliche Trennung darstellen würde. Die Praxis zeigt, dass die jeweiligen Inhalte immer ineinander übergehen und sich gegenseitig bedingen.

6.4.2 Praktische Aspekte

Seit der Systematisierung der rehabilitativen Arbeitstherapie in den Achtzigerjahren, kommt der Realitätsnähe der arbeitstherapeutischen Handlungsorte eine große Bedeutung zu (Kap. 6.1.4, Wie realitätsnah kann die Arbeitstherapie sein?, S. 364). Die Erfahrungen der institutionellen Arbeitstherapie basierten immer auf festgelegten innerklinischen Angebotsstrukturen, d.h. die Methodik orientierte sich an der Einrichtungsrealität.

Dies widerspricht der sozialpsychiatrischen Grundforderung, den Behandlungsort möglichst dicht an den Lebensort zu verlagern. Heute ist man sich darüber im Klaren, dass eine auf Wiedereingliederung ausgerichtete Arbeitstherapie variabel arbeiten muss. Um zu verhindern, dass der vorab gewählte Ort der Handlung den Handlungsspielraum einschränkt, muss eine prinzipiell extramurale Sichtweise die Arbeit bestimmen. Nur so kann der Blick über das bestehende System hinausgehen und auch das erfassen, was die individuellen Ziele des jeweiligen Rehabilitanden oder Patienten ausmacht.

Bei Angeboten zum Training von Tätigkeiten muss der Ort der Handlung sehr sorgfältig ausgewählt werden. Auch wenn immer wieder argumentiert wird, dass der Inhalt der Methoden und nicht der Ort, an dem sie stattfinden, das Entscheidende sei, ist dennoch klar, dass das Milieu, in dem Rehabilitation stattfindet, die Lernmotivation stark beeinflusst (Zeelen u. van Weeghel 1994). Diverse Forschungen zum Thema Hospitalisierung haben dies nachgewiesen.

Die Bedeutung der realitätsnahen Handlungsorte für die diagnostische Arbeit liegt auf der Hand. Je realitätsnäher der Rehabilitationsprozess abläuft, desto genauer und individueller können Diagnostik und Zielplanung entwickelt werden. Im klinischen Rahmen stellt sich in diesem Zusammenhang immer wieder die Frage, inwieweit die arbeitsdiagnostischen und -therapeutischen Ergebnisse im Hinblick auf die tatsächlichen Anforderungen einer Beschäftigung außerhalb der Klinik für die konkrete Wiedereingliederung relevant sein können. Es ist also fraglich, ob sich intramural erreichte Lernerfolge auf das realistische Arbeitsmilieu draußen übertragen lassen (Weber 1993).

Eine weitere Voraussetzung für diagnostisches Handeln ist die *Zusammenarbeit* mit anderen, am Rehabilitationsprozess beteiligten Menschen und Einrichtungen. Die Arbeit im *multiprofessionellen* Team fördert den Austausch, erweitert die Perspektiven und eröffnet neue Handlungsspielräume. Neben einer intramuralen Festlegung der Arbeits- oder Handlungsorte (siehe oben) ist eine statische Teamsituation, in der es keine Veränderungstendenzen mehr gibt, die beste Voraussetzung für eine langsame Hospitalisierung einer ganzen Abteilung. Entsprechend der gesellschaftlichen Dynamik von Arbeit muss auch der therapeutische Umgang mit Arbeit dynamisch ausgerichtet sein. Soll sich also der Rehabilitationsprozess am individuellen Hilfebedarf orientieren, muss auch das diagnostische Handeln in einen *interdisziplinären Prozess* eingebunden sein. Dies schließt ausdrücklich die Zusammenarbeit mit Einrichtungen und Menschen außerhalb des Rehabilitationsgefüges mit ein.

Neben den personenbezogenen Aspekten der Teamarbeit entsteht für die diagnostische Arbeit ein weiterer Bedarf nach Kooperation. Für die notwendige realitätsnahe Ausrichtung des Rehabilitationsprozesses ist eine Zusammenarbeit mit anderen Einrichtungen und Firmen unerlässlich. Die damit verbundenen *Koordinations- und Kooperationsaufgaben* gewährleisten den Ablauf und geben zur gleichen Zeit Einblick in die Arbeitsorte. Sie bilden so die Basis für eine realistische Einschätzung der Arbeitsanforderung bzw. der Arbeitsfähigkeit während des Trainings.

Die „Organisation" zwischen diesen Schnittstellen, z.B. zwischen zwei Maßnahmen und der Kooperation zwischen den Beteiligten, wird als *Case Management* bezeichnet. Um das individuell bestimmte, übergeordnete Ziel der Rehabilitation zu erreichen, ist der Case-Management-Mitarbeiter zugleich Koordinator, Anwalt und Berater (Marotzki u. Weber 1996).

Zeelen und van Weeghel beschreiben einen Case Manager für den Bereich Arbeit und Beschäftigung, der sowohl für die therapeutische Begleitung als auch für den parallel verlaufenden organisatorischen Prozess verantwortlich ist. Um dem Rehabilitanden oder Patienten in diesem Organisationsgefüge seine Handlungsautonomie zu erhalten, ist eine differenzierte Umgehensweise anzustreben, die sich mehr an einem ressourcenbezogenen Arbeitsansatz orientiert. Der Rehabilitand sollte dabei die Verantwortung selbst übernehmen und die Regie über seine Beschäftigungskarriere behalten (Zeelen u. van Weeghel 1994). Für die Diagnostik bedeutet dies, *Therapie und betriebliche Realität* miteinander zu verbinden und sich mehr am *Kontext* zu orientieren.

Eine wichtige Voraussetzung für diagnostisches Arbeiten ist das *Rollenverständnis der Ergotherapie*. Ein diesem Verständnis entsprechendes Tätigkeitsprofil wird sich an den Erfahrungen mit der Realität der Arbeitswelt orientieren, die Komplexität der Lebenssituationen berücksichtigen, sich zu mehr ressourcenorientierten Arbeitsweisen hinwenden und sich auch sprachlich an die Arbeit und die betriebliche Situation anpassen (Philippi 1995).

6.4.3 Diagnostische Instrumente arbeitstherapeutischen Handelns

Um Arbeit im therapeutischen Sinne einsetzen zu können, ist es notwendig, bestimmte ihr innewohnenden Funktionen zu kennen und zu nutzen. Die in diesem Zusammenhang an anderer Stelle schon beschriebenen Wirkfaktoren der Arbeit im Sinne von Jahoda oder Cummings (Kap. 6.3.1, Erlebniskategorien organisierter Arbeit, S. 375) bilden dabei nur den einen Teil. Der andere Teil bezieht sich auf eine eher technologische oder funktionelle Sichtweise von Arbeit, bei der die für ihre Ausübung notwendigen Grundlagen im Mittelpunkt stehen. Dem klassischen Ziel der Wirksamkeit von Arbeit als krankheitsveränderndem Faktor steht hier eine arbeitsrehabilitative, d.h. auf die Wiederaufnahme von Arbeit ausgerichtete Zielsetzung gegenüber.

Neben einer notwendigen präzisen Einschätzung der eigenen arbeits- oder berufsbezogenen Fähigkeiten spielen für den Betroffenen im Rehabilitationsprozess die interaktionellen Fähigkeiten eine wesentliche Rolle. Für beide Bereiche gilt die gleiche Grundhaltung, dass Veränderung nur durch ein sich ständiges Vergegenwärtigen der ihr innewohnenden Prozesse entstehen kann. Für das arbeitstherapeutische Handeln heißt dies, dass dem Verhältnis oder dem Zusammenspiel zwischen Arbeit oder Handeln und Reflexion eine große Bedeutung zukommt (Abb. 6.**3**). Dieses Zusammenspiel und der damit verbundene notwendige Dialog wird von Haerlin als *dialogischer Prozess*bezeichnet (Haerlin 1987). Er impliziert das Kernstück arbeitstherapeutischen oder arbeitsrehabilitativen Handelns. Seyfried et al. (1993) nennen in einem Themenkatalog einige Aspekte und Inhalte, die für eine in diesem Sinne reflektive Vorgehensweise (*reflektive Arbeitstherapie*) nützlich sein können:

- Reflexion der erzielten Fortschritte und des aktuellen Standes,
- Sinn und Funktion von Arbeit trotz Erkrankung und/oder Behinderung,
- Einfluss der Arbeit auf das psychische Wohlbefinden,
- die strukturierende und stabilisierende Bedeutung von Arbeit,
- Entwicklung von Vorstellungen über einen geeigneten Arbeitsplatz etc.

So gesehen, bilden sich die notwendigen Arbeitsinstrumente oder -techniken innerhalb der Arbeit mit den Klienten, Patienten, Teilnehmern oder Rehabilitanden aus den Faktoren Arbeit, Reflexion und therapeutische Praxis.

Entsprechend wird sich das diagnostische Vorgehen in der Arbeitstherapie im Wesentlichen auf drei Pfeiler stützen:

1. *Aktuelle Motivation* und die *individuelle Arbeitsgeschichte* des jeweiligen Menschen (Arbeits- und Berufsanamnese);
2. *Aktuelle Fähigkeiten* (Selbsteinschätzung/ Fähigkeitsprofil)
3. *Berufsspezifische Fähigkeiten* (Belastungserprobung/Fähigkeitsprofil) und *Anforderungen eines zukünftigen Arbeitsplatzes* (Anforderungsprofil/Profilverfahren).

Die in diesem Zusammenhang entwickelten Vorgehensweisen sind in Umfang und Aufteilung sehr vielfältig. Inhaltlich lassen sich allerdings bei allen gleiche Schwerpunkte wieder finden. Zum einen geht es um die so genannten *„Arbeitstugenden“* oder *Grundarbeitsfähigkeiten* (Tab. 6.**2**).

Tabelle 6.**2** Arbeitstugenden/Grundarbeitsfähigkeiten (Seyfried et al.1993)

Arbeitstugenden/Grundarbeitsfähigkeiten
Pünktlichkeit und Regelmäßigkeit
Zielgerichtetes, selbstständiges und eigenverantwortliches Handeln
Arbeitstempo und Ausdauer
Arbeitsqualität: Genauigkeit, Umgang mit Fehlern
Arbeitshaltung: Sorgfalt, Ordnung, Zuverlässigkeit

Weitere Schwerpunkte beziehen sich auf das *Selbstbild*, die *Einstellung zur Arbeit*, die *Motivation* und die *Arbeitsrolle* (Kap. 6.3.1, Exkurs Arbeit, S. 373). Und zuletzt findet sich immer der Aspekt der interaktionellen Ebene, in dem der *Umgang mit Kollegen und Vorgesetzten* Thema wird.

Motivation

Zu Beginn jeder arbeitstherapeutischen Maßnahme oder Handlung sollte immer nochmals abgeklärt werden, ob die betreffende Person wirklich arbeiten will. Die Erfahrung zeigt, dass der artikulierte Wunsch, den Arbeitsprozess wieder aufzunehmen, häufig fremddeterminiert sind. Eine Fremdbestimmung der Motivation kann nicht nur von Angehörigen, sondern auch von therapeutischer Seite ausgehen. Diese *Abklärung der Motivation* sollte im *Erstgespräch* durchgeführt werden. Sie bildet die erste wichtige Grundlage für die weiteren gemeinsamen Schritte und die Planung des Rehabilitationsprozesses (Kap. 6.1.6, Der Auftrag in der Arbeitstherapie, S. 367). Da die langfristigen Rehabilitationsverläufe in der Regel nicht linear verlaufen, ist auch immer wieder mit Motivationskrisen zu rechnen. Die Thematik muss deshalb auch weiterhin innerhalb regelmäßig stattfindender *Verlaufsgespräche* angesprochen werden.

Im Erstgespräch sollte sich der Klient vorstellen und seine aktuelle Situation schildern (Tab. 6.**3**). Insgesamt erweist sich dabei die *Einbeziehung von Angehörigen* als günstig.

Zuletzt darf nicht vergessen werden zu besprechen, ob dieses von der Ergotherapie angebotene arbeitstherapeutische Programm oder Angebot das Richtige ist; d.h. der Vorstellung des Nutzers sollte und muss auch eine Vorstellung der Arbeitsstätten und dem damit verbundenen therapeutischen oder rehabilitativen Programm gegenüberstehen.

Arbeits- und Berufsanamnese

Arbeitserfahrungen haben eine prägende Auswirkung auf die Persönlichkeitsentwicklung des einzelnen Menschen. Im Laufe seines Arbeitslebens hat jeder Mensch Strategien entwickelt, um mit bestimmten definierten oder nichtdefinierten Anforderungssituationen umzugehen. Im Zusammenhang mit Erkrankungen können diese bewährten (Le-

Tabelle 6.**3** Fragenbereiche zur aktuellen Situation

Aktuelle Situation	
Private Situation	Wohnen, Partner, Bezugspersonen, Freizeit, Hobbys, Versorgung, Einkommen,
	Einstellung der Angehörigen zur Erkrankung und zur beruflichen Rehabilitation, Wie beurteilt der Patient/Klient dies?
Berufliche Situation	in Arbeit, Rehamaßnahme, Arbeitstherapie, Arbeitslos, Rente, etc.

bens-) Bewältigungsstrategien gestört sein. Das bedeutet, bislang funktionierende Handlungsmuster versagen und sind nicht mehr verfügbar (Kap. 6.3.1, Störungen im Gewohnheitssystem, S. 373). Die bei psychisch Kranken oft jahrelang anhaltende Situation der Arbeitslosigkeit führt nicht selten zu einer verzerrten Wahrnehmung der eigenen (Arbeits-) Leistungsfähigkeit (Kap. 6.3.4, Hindernisse bei der Reflexion der Arbeitsbiografie mit Klienten, S. 382). In der Arbeits- und Berufsanamnese ist dieses Verhältnis zu sich und den zukünftigen beruflichen Anforderungen zu klären. Nach Seyfried et al. geht es darum herauszufinden, welchen beruflichen Anforderungen der Klient sich (noch) gewachsen fühlt und welchen er tatsächlich (schon) gewachsen ist (Seyfried et al. 1993). Der Bezug zwischen aktuellen Problemen und früheren Ereignissen wird hergestellt und ‚Krisenauslöser' der Vergangenheit können deutlich werden. In den mit der Erhebung verbundenen Gesprächen lassen sich Bedingungen analysieren, unter denen bestimmte Probleme auftreten und entsprechende Verhaltensweisen entwickeln.

Der Therapeut erhält wichtige Informationen über die Lebensgeschichte des Rehabilitanden. Die dabei gewonnenen Erkenntnisse kann er für die Ausrichtung, Abstufung und Gestaltung der Förderung nutzen.

Neben den Inhalten, die für eine differenzierte Rehabilitationsplanung nützlich sind, geht es bei der Arbeits- und Berufsanamnese aber auch um pädagogisch-therapeutische Aspekte. Durch die systematische Beschäftigung mit der eigenen Berufsvergangenheit vergegenwärtigt sich der Klient alte Errungenschaften, die für ihn auf Grund der Erkrankung lange verschüttet waren. Indem die beruflichen, sozialen und gesundheitlichen Entwicklungen in ihrem Zusammenhang zueinander besprochen und zugeordnet werden, kommt es für den Klienten zu einer („Wieder-) Aneignung der eigenen Geschichte" (Seyfried et al. 1993).

In der Praxis hat es sich als nützlich gezeigt, eine auch für den Klienten transparente Dokumentation anzulegen, die ihm direkt in die Hand gegeben werden kann. Durch das Anlegen einer eigenen „Akte" (Verlaufsdokumentation, Lebenslauf, Zeugnisse, Beurteilungen etc.) werden durch diese sichtbare, fühlbare und lesbare Dokumentation die eigene Vergangenheit und die aktuellen Entwicklungsschritte realer und deutlicher (Tab. 6.**4**).

In den meisten arbeitstherapeutischen Abteilungen hat sich der von Haerlin entwickelte Bogen zur Erhebung einer Arbeits- und Berufsanamnese bewährt (Abb. 6.**4**).

Längere und ausführlichere Bögen erlauben zwar mehr differenzierte Fragestellungen, bergen aber auch die Gefahr in sich, nicht genügend Spielräume für die individuelle Lebens- bzw. Berufsgeschichte zu geben. Im Bestreben, während des Gespräches die einzelnen vorgegebenen Punkte abzuhandeln, wird nicht mehr deutlich, welche Inhalte für den Klienten und damit auch für den Rehabilitationsprozess wirklich bedeutend sind. In diesem Fall wird durch die scheinbare Objektivität der Rastervorgaben die subjektive Erlebnisebene der Klienten verwischt, und rehabilitatives Handeln in die falsche Richtung gelenkt (Kap. 6.3.2, Rahmenbedingungen und Bedeutungszuschreibung, S. 377).

Ebenso problematisch sind die in vielen arbeitstherapeutisch genutzten Interviewvorlagen eher medizinisch-psychiatrisch orientierten defizitären Fragestellungen, die den Blick auf die Unfähigkeiten lenken und vorhandene Qualitäten missachten.

Diagnostische Instrumente

Bei den derzeit bestehenden Instrumenten zur Diagnostik stehen im Wesentlichen das Leistungsprofil, die Selbst- und Fremdeinschätzungsbögen und die Profilverfahren im Mittelpunkt. Die bestehende Vielfalt dieser Verfahren lässt sich hier nicht darstellen, eine ausführliche Übersicht findet sich jedoch in dem oben genannten Forschungsbericht von Seyfried et al. wieder.

Wichtig erscheint, dass die damit verbundenen Verfahren ihren Wert nur in realen Ar-

Tabelle 6.**4** Fragenkatalog zur Arbeits- und Berufsanamnese (Seyfried et al.1993)

Schul- und Berufsgeschichte	Krankheitsgeschichte in Bezug auf berufliche Bewältigung	Aktueller Status
Schularten, Abschlüsse, Probleme, Abbrüche	Erkrankung (Zusammenhang mit Beruf/Abbruch etc.)	Selbstbild, berufliches Selbstverständnis, Identität, Ziele, Motivation
Lehre/Studium (abgeschlossen, abgebrochen)	Klinikaufenthalte (Häufigkeit)	Muster der Problembewältigung (z. B. Rückzug bei Konflikten, Fehlzeiten, Kündigung, eigene Anteile bei der Entstehung von Konflikten)
Sonstige beruflichen Kenntnisse (Kurse, Umschulungen etc.) und Fertigkeiten	Arbeitstherapie/Beschäftigungstherapie (welche Bereiche)	Selbstreflexion (wie schätzt der Klient seine Fähigkeiten und beruflichen Möglichkeiten, Schwierigkeiten und Probleme ein?)
Beschäftigungsverhältnisse, ausgeübte Tätigkeiten, Arbeitslosigkeit		Gegenüberstellung von Selbst- und Fremdwahrnehmung
Erfahrungen, Abbrüche, welche Schwierigkeiten führten zum Abbruch/zur Kündigung		
Einstellung zu Arbeit/Beruf		
Umgang mit Kollegen, Vorgesetzten		
Rahmenbedingungen, Wohnsituation, soziales Netzwerk		
Letzte Tätigkeit, in welcher Erinnerung (pos./neg.)		

beitssituationen erreichen: künstliche, beispielsweise in einem klinischen Rahmen aufgebaute Erprobungsszenarien bringen nicht selten verfälschte oder unbrauchbare Ergebnisse (Kap. 6.4.2, Praktische Aspekte S. 387).

Zu Beginn einer Maßnahme sollte eine erste Bestandsaufnahme mit dem Ziel eines vorläufigen *Leistungsprofils* durchgeführt werden. Eine im Berufstrainingszentrum Wiesloch entwickelte *Checkliste* orientiert sich dabei an folgenden Inhalten:

- Grundarbeitsfähigkeiten,
- Selbstbild, Einstellung zur Arbeit, Motivation, Arbeitsrolle,
- Umgang mit Kollegen,
- Umgang mit Vorgesetzten,
- berufsfachliche Fragen,
- Rahmenbedingungen der Arbeit.

Der Klient füllt den Bogen anfangs selbst aus. Später kann er dann auch von Klient und Therapeut ausgefüllt werden. Durch das Ankreuzen möglicher Problembereiche und festgelegter Förderschwerpunkte entsteht eine erste Handlungsperspektive für das Training. Der Bogen dient sowohl dem Klienten als auch dem Therapeuten als Hilfe für die weitere gemeinsame Rehabilitationsplanung. Für den Klienten ist er zusätzlich eine übersichtliche Gesprächshilfe, durch die die Systematik der arbeitstherapeutischen Arbeitsweise deutlich wird.

Die gleiche Systematik findet sich in den ebenfalls in Wiesloch entwickelten Einschätzungsbögen für die allgemeine Arbeitsfähigkeit (*Selbst- und Fremdeinschätzungsbögen*) wieder. Die Bögen – jeweils von Klient und Therapeut (oder Arbeitsanleiter, Kollege etc.) ausgefüllt –, ermöglichen den Vergleich unterschiedlicher Sichtweisen (Abb. 6.**5**).

Der Einschätzungsbogen hat einerseits eine pädagogisch-therapeutische Funktion, ande-

Berufliches Trainingszentrum Köln **Bereich Arbeitspädagogik**

Arbeitsanamnesebogen

Name des Teilnehmers: ______________ Geburtsjahr: ________

Beruf des Vaters: ______________

Beruf der Mutter: ______________

Beruf(e) Geschwister: ______________

Zeitraum	Situation in diesem Zeitraum	Stärken und Probleme	Private Situation
Jahr/Dauer	ei = eingestellt als au = ausgebildet als kr = krank al = arbeitslos Art der Tätigkeit	1. Grundarbeitsfähigkeiten 2. intelektueller Bereich 3. berufsspezifischewr Bereich 4. körperlicher Bereich 5. Umgang mit Kollegen und Vorgesetzten/soz. Bereich 6. emotionaler Bereich 7. Selbstbild/Selbstvertrauern 8. Rahmenbedingungen der Arbeit	– Wohnsituatuion – Erkrankungen/ Klinikaufenthalte – besondere Ereignisse

Abb. 6.**4** Erhebungsbogen zur Arbeits- und Berufsanamnese.

a)

Einschätzungsbogen für allgemeine Arbeitsfähigkeiten (Teil 1)

A	A trifft zu	Neigt zu A	Neigt zu B	B trifft zu	B
Grundarbeitsfähigkeiten					
1. Fehlt nie	○	○	○	○	Fehlt häufig
2. Kommt und geht immer pünktlich	○	○	○	○	Kommt und geht selten pünktlich
3. Benötigt viele zusätzliche Pausen	○	○	○	○	Benötigt keine zusätzlichen Pausen

b)

Einschätzungsbogen für allgemeine Arbeitsfähigkeiten (Teil 2)

A	A trifft zu	Neigt zu A	Neigt zu B	B trifft zu	B
Grundarbeitsfähigkeiten					
1. Ich fehle nie	○	○	○	○	Ich fehle häufig
2. Ich komme und gehe immer pünktlich	○	○	○	○	Ich komme und gehe selten pünktlich
3. Ich benötige viele zusätzliche Pausen	○	○	○	○	Ich benötige keine zusätzlichen Pausen

Abb. 6.**5** Einschätzungsbögen für allgemeine Arbeitsfähigkeiten.
a) Fremdeinschätzungsbogen (Ausschnitt).
b) Selbsteinschätzungsbogen (Ausschnitt).

rerseits bietet er neben der Checkliste eine weitere Basis für die Erstellung des Rehablitationsplanes. Entscheidend im Umgang mit den Bögen ist, dass die Aussagen nicht als feste, statische „Wahrheiten" zu sehen sind, sondern die Gesprächsgrundlage (die Perspektive) für das weitere Vorgehen (Integrationsplanung) darstellen. Der Bogen wird so zum kommunikativen Hilfsmittel, mit dem eine realistische Selbsteinschätzung des Klienten gefördert werden kann.

Der Aufbau und die Struktur von Profilverfahren soll im nächsten Kapitel am Beispiel von MELBA (Kap. 6.6.3, S. 410) vorgestellt werden. Für den diagnostischen Bereich ist es allerdings unerlässlich, die differenzierten und speziellen Anforderungen eines bestimmten Arbeitsplatzes oder einer bestimmten Arbeit zu kennen. Ein System zur Untersuchung und Bewertung von Arbeitsplatzanforderungen haben Frank und Häberle schon 1989 vorgestellt. Es basiert auf einem nach psychiatrischen psychopathologischen Kriterien entwickelten Grundprinzip. Im Ablauf des Verfahrens gibt es drei Schwerpunkte: die Arbeitsplatzbeschreibung, der Aufgabenbereich und der Anforderungskatalog (Tab. 6.**5**).

Zur Erstellung eines Anforderungskataloges teilen sich differenzierte Merkmale in einen psychomotorischen, einen kognitiven und einen sozioemotionalen Bereich auf. Die Merkmale sind allerdings nicht definiert, sodass leicht aus unterschiedlichen Bewertungen unterschiedliche Ergebnisse entstehen können

Ähnlich aufgebaut ist der vom Bremer PAS-Projekt entwickelte Fragebogen zur Beurteilung der Arbeitsfähigkeiten bzw. zur Arbeitsplatzanalyse (Haselbeck et al. 1995; Abb. 6.**6**). Auch hier orientiert man sich an den genann-

Tabelle 6.**5** Inhalte des Anforderungsprofils (Frank u. Häberle 1989)

Arbeitsplatzbeschreibung	Aufgabenbereich	Anforderungskatalog
Personelle Besetzung	Abklärung des Aufgabenbereiches des Patienten	Stellt ein dynamisches Bewertungsinstrument dar, das auf jeden Arbeitsplatz bezogen angewendet werden kann.
Tagesablauf	Fragen der Zuständigkeit und Verantwortlichkeit mit den entsprechenden Vorgesetzten besprechen	Den Anforderungen (aufgeteilt in pychomotorische, kognitive und sozioemotionale Fähigkeiten) werden jeweils Wertigkeiten zugeordnet.
Einzelne Arbeitsplätze und Räumlichkeiten	Fragen der prinzipiellen Zielsetzung und Erwartungen vonseiten des Betriebes besprechen	Die Werteskala ist statisch vorgegeben.
Arbeitsklima	Schwerpunkte des Patienten formulieren	Bewertungsdefinitionen können sein: – nicht erforderlich – kaum erforderlich – bedingt erforderlich – begrenzt erfoderlich – unbedingt erforderlich

ten Bereichen. Nach Ausfüllen der Bögen werden die Ergebnisse miteinander verglichen, mit dem Klienten besprochen und entsprechende therapeutische Schritte eingeleitet.

Weitere diagnostische Hilfsmittel

Neben den genannten Verfahren gibt es noch einige strukturell bedingte Angebote im rehabilitativen Arbeitsbereich, die den diagnostischen Prozess unterstützen können bzw. für eine präzise Einschätzung nützlich sind.

Es geht hierbei um die ausgelagerte (extramurale) Arbeitstherapie (Praktikumsplätze), die teilstationäre Arbeitstherapie und die Belastungserprobung.

Vom klinischen Rahmen ausgehend, entsteht häufig dann eine problematische Situation, wenn im Verlauf des Krankenhausaufenthaltes die Indikation für eine psychiatrische vollstationäre Behandlung nicht mehr vorliegt, der Bedarf für die Nutzung von arbeitstherapeutischen Angeboten zur Vorbereitung einer

Fragebogen zur Beurteilung der Arbeitsfähigkeit bzw. zur Arbeitsplatzanalyse (Ausschnitt)

Die Merkmale werden auf einer Skala zwischen

1: nicht vorhanden (Minimum) und

5: unbedingt vorhanden (Maximum)

eingeschätzt.

- *Psychomotorische Fähigkeiten*
  Händigkeit, Antrieb, Sprache, etc.
- *Kognitive Fähigkeiten*
  Kreativität, Flexibilität, Selbständigkeit, Konzentration/Aufmerksamkeit, Genauigkeit, Auffassungs- und Umsetzungsvermögen, Lernfähigkeit/Merkfähigkeit, Orientierung
- *Sozioemotionale Fähigkeiten*
  Durchsetzungsvermögen, Kritikfähigkeit, Selbstvertrauen, Entscheidungsfähigkeit, Frustrationstoleranz, Motivation, etc.

Abb. 6.**6** Fragebogen zur Beurteilung der Arbeitsfähigkeit möglichen tagesstrukturierenden Tätigkeit oder zu einer Rehabilitationsmaßnahme aber gegeben ist. In diesem Falle bietet die *teilstationäre oder klinische (ambulante) Arbeitstherapie* eine Möglichkeit, die bestehenden klinischen arbeitstherapeutischen Hilfsangebote entsprechend zu nutzen, ohne den (teuren) Krankenhausaufenthalt verlängern zu müssen. Je nach individueller Situation können die Krankenkasse (Buscher 1989, Schwendy 1989) oder das Sozialamt (Hohm 1989) als Kostenträger zuständig sein.

Praktikumsplätze in Betrieben von Handel und Wirtschaft als Therapie- oder Trainingsort sind im Hinblick einer Anforderungssteigerung sehr gut geeignet, um *Belastungserprobungen* unter realistischen Bedingungen durchzuführen. Im Rahmen von Maßnahmen der *ausgelagerten oder extramuralen Arbeitstherapie* können Patienten in diesen Bereichen von Ergotherapeuten begleitet und betreut werden. Die Krankenkassen finanzieren diese Leistungen im Rahmen tagesklinischer Behandlung, sofern der wöchentliche Arbeitseinsatz 50% der Therapiezeit nicht überschreitet. Die Leistung ist auch innerhalb der oben genannten teilstationären (BSHG) oder ambulanten (Krankenkassen) Arbeitstherapie möglich.

6.4.4 Fragebogen zum Einfluss der Arbeitsumgebung auf den Stelleninhaber

Der Fragebogen zum Einfluss der Arbeitsumgebung auf den Stelleninhaber (FEAS) (Originaltitel: Work Environment Impact Scale (WEIS), 1995) wurde von Gary Kielhofner auf der Grundlage der Umweltkonzeption des *Model of Human Occupation* (*Exkurs Arbeitsumwelt* u. Kap. 1.6.3) entwickelt. Kielhofner spricht in seiner Umweltkonzeption von handlungsermöglichenden und handlungserfordernden Einflüssen der Umwelt des Klienten, die systematisch in die Therapie einbezogen werden sollen. FEAS fragt nicht nach den objektiven Bedingungen des Arbeitsplatzes, etwa nach vorgegebenen Spielräumen für die individuelle Gestaltung eines Arbeitsplatzes bzw. Variabilität des Ablaufes von Teilaufgaben, sondern danach, wie unterstützend bzw. beeinträchtigend der Stelleninhaber den Einfluss verschiedener Aspekte seines Arbeitsplatzes auf seine Leistungsfähigkeit, Zufriedenheit sowie sein physisches, emotionales und soziales Wohlbefinden einschätzt.

Zielsetzung des FEAS

Vorrangiges Ziel des FEAS ist es, die Wiedereingliederung einer behinderten Person an einem ihr vertrauten Arbeitsplatz zu unterstützen. Die Ergebnisse sollen zusammenfassend und übersichtlich aufzeigen, welche Aspekte des Arbeitsplatzes aus der Perspektive des Stelleninhabers erhaltens- bzw. ausbauwürdig sind und welche Bedingungen für ihn problematisch und daher veränderungsbedürftig erscheinen. Das Ergebnis kann Grundlage für konkrete Veränderungen des Arbeitsplatzes bieten, Hinweise für weitergehende Untersuchungen geben (z.B. Anforderungsprofilerstellung) und Grundlage für Gespräche mit Vorgesetzten und Kollegen am Arbeitsplatz sein.

Konstruktion des FEAS

Der FEAS umfasst 17 Fragenbereiche zur subjektiven Einschätzung des Arbeitsplatzes, die aus den Umweltbereichen *physikalische Umgebung, soziale Gruppen, Beschäftigungsformen* und *Objekte* (Kielhofners Umweltkonzeption) entwickelt wurden (Tab. 6.**6**).

Zu jedem Fragebereich finden sich im Handbuch:

- eine kurze Definition,
- Fragen zu Hintergrundinformationen,
- Fragen für das Interview mit dem Stelleninhaber,
- eine vierteilige Skala zur Einschätzung des unterstützenden bzw. störenden Einflusses auf das physische, emotionale und soziale Wohlbefinden des Stelleninhabers.

Tabelle 6.6 Fragenbereiche des FEAS

1.	Zeitliche Anforderungen
2.	Arbeitsanforderungen
3.	Attraktivität der Arbeitsaufgaben
4.	Zeiteinteilung
5.	Zusammenarbeit/Teamarbeit
6.	Gruppenzugehörigkeit
7.	Kontakt mit Vorgesetzten
8.	Innerbetriebliches Anspruchsniveau
9.	Arbeitsstil
10.	Kontakte mit anderen
11.	Gratifikation/Gegenleistungen
12.	Sensorische Qualitäten am Arbeitsplatz
13.	Arbeitsplatzgestaltung
14.	Atmosphäre/Arbeitszufriedenheit
15.	Auswirkungen von Arbeitsmitteln
16.	Pausenbereiche
17.	Bedeutung von Arbeitsmitteln/Produkten

Die vier Schritte der Interviewführung

1. Einholen wichtiger Hintergrundinformationen

Vor der Durchführung des Interviews mit dem Stelleninhaber soll sich der Therapeut mithilfe von Hintergrundinformationen ein Bild vom jeweiligen Arbeitsplatz machen, damit er im Interview gezielte Fragen formulieren kann.

2. Durchführung des Interviews mit dem Stelleninhaber

Für die Interviewführung können die ausformulierten Fragen des Manuals benutzt werden. Mit zunehmender Vertrautheit mit dem Interview ist es aber auch möglich, sich von den Vorgaben zu lösen und eigenständig Fragen zu entwickeln.

3. Ausfüllen der Schätzskala

Wurden die Informationen zu allen Aspekten erhoben, wird aus der Perspektive des Interviewten eine Einschätzung der Auswirkungen jedes einzelnen Arbeitsplatzaspektes auf das physische, emotionale und soziale Wohlbefinden des Stelleninhabers mithilfe einer vierteiligen Bewertungsskala vorgenommen.

4. Zusammenfassung der Interviewergebnisse und Veränderungsvorschläge

Auf einem Formblatt werden anschließend Ergebnis des Interviews und Vorschläge für Veränderungsmaßnahmen unter folgenden Überschriften zusammengefasst:

- Arbeitsplatzmerkmale, die die Rückkehr zur Arbeit ermöglichen und erleichtern,
- Arbeitsplatzbedingungen, die die Rückkehr an den Arbeitsplatz erschweren,
- empfohlene Anpassungen am Arbeitsplatz,
- Ziele des Stelleninhabers/in,
- Notwendigkeit für ergotherapeutische Maßnahmen.

Die Zusammenfassung kann als Grundlage und Ausgangspunkt für weitere Gespräche und Maßnahmen dienen.

Entwicklungsstand des FEAS

Der Fragebogen befindet sich noch in der Entwicklung. In den USA wurde erstmals eine kleinere Validierungsstudie durchgeführt. Seit Frühjahr 1997 liegt eine erste deutschsprachige Übersetzung vor. Es ist anzunehmen, dass weitere Überarbeitungsschritte sowohl inhaltlicher Art als auch zur kulturspezifischen Anpassung erfolgen werden. In deutscher Übersetzung liegt auch das *Worker Role Interview* (1990) vor.

6.4.5 Systemanalyse

Was versteht man unter Systemanalyse?

Das Leben in sozialen Systemen gehört heute für jeden zum alltäglichen Erfahrungsschatz – sei es als Mitglied einer Gruppe, einer Familie, einer Firma oder einer anderen öffentlichen Organisation. Diese sozialen Systeme beeinflussen ihre Mitglieder in unterschiedlichster und meist subtiler Weise. Bevor jedoch neue oder auch andere Vorgehensweisen im Rahmen eines Systems umgesetzt werden (z.B.: Eingliederung eines neuen Kollegen, Veränderung der Zusammenarbeit), hat es sich als nützlich erwiesen, zuerst eine Systemanalyse des Arbeitskontextes durchzuführen.

Die Analyse sozialer Systeme soll die wichtigsten Merkmale für deren Verstehen, speziell ihrer Abweichungen zusammenfassend beschreiben.

„Selbstverständlich ist der Terminus Systemanalyse irreführend, denn er enthält die Implikation, dass es ein System, wie es wirklich ist, zu entdecken gilt. Abgesehen davon, dass sich Institutionen als lebendige Systeme ständig verändern, beschreibt jeder das System ‚nur' aus seiner ‚eingeschränkten' Perspektive (Gester 1988).

Analyse ist jedoch nicht gleich Analyse. So variiert das „Verstehen" eines sozialen Systems je nach dem speziellen Verständnis von Systemen und der Person, die die Analyse durchführt.

Eine andere Schwierigkeit besteht darin, dass es nicht möglich ist, ein einheitliches Modell für unterschiedliche Institutionen, Betriebe und Organisationen vorzuschlagen. Reihenfolge und Zusammenfassung der Fragen müssen je nach Art des Systems und Fragestellung variieren.

Welche Instrumente gibt es?

1. Frageleitfaden zur Systemdiagnose nach Fatzer (1990)

Ziele des Frageleitfadens sind:

- Vorbereitung von Beratungen,
- Verbesserung des Verständnisses von Organisationen und Systemen,
- Vorantreiben von Entwicklungsprozessen.

Der Fragebogen ist in die zwei großen Bereiche *System* und *Subsystem* unterteilt.

System
Fatzer konzipiert Organisationen als offene Systeme, die mit der Umwelt interagieren. Das grundlegende Merkmal sind Energieaustauschprozesse.

Dieser Energieaustausch besteht z.B. in einem Produktionsbetrieb aus dem Input (z.B. Rohmaterialien, menschliche Arbeitskraft) und dem Output, den fertig gestellten Produkten. Die Struktur wird durch die Rollenerwartungen gekennzeichnet. Die Kommunikation der Rollenerwartungen wird als Erwartungen der funktional aufeinander bezogenen Mitglieder einer Organisation hinsichtlich der auszuübenden Rollen und Tätigkeiten oder zugrunde liegenden Fähigkeiten definiert.

Fragenbeispiele:

- ❖ Welches ist das Bezugssystem, das näher betrachtet werden soll?
- ❖ Was ist die Funktion, das Produkt (Output) der Organisation?
- ❖ Wie erfahren Sie, was Sie für die Erledigung Ihrer Arbeit wissen müssen?

Subsysteme
Anhand der durchgeführten Aktivitäten differenziert Fatzer die Organisation in weitere Subsysteme, z.B.:

- technische Subsysteme: sind mit Input/Output beschäftigt;
- unterstützende Subsysteme: bereiten Personen auf die Rollenübernahme vor (Aus- und Weiterbildung);
- adaptive Subsysteme: sorgen für das Überleben der Organisation (Markt- und Produktforschung).

Die Fragen beziehen sich dann auf die Interaktion, die Zusammenarbeit und die in diesem Subsystem herrschenden Regeln.

Fragenbeispiele:

- ❖ Wie könnten Sie den Teamgeist beschreiben, falls es einen gibt?
- ❖ Welche Art von Rollen existieren in dieser Einheit?
- ❖ Was geschieht, wenn Regeln missachtet werden?

2. Systemanalyse nach Peter Gester

Gester (1988) hat einen ausführlichen Katalog erstellt, dessen Fragen sich vornehmlich auf den psychosozialen Kontext beziehen. Sie sollen dazu anregen, das komplexe Beziehungsgefüge Therapeut – Klient – psychosozialer Kontext – Therapieverfahren genauer zu analysieren. Dies ist insofern wichtig, als jeder Ergotherapeut Kenntnisse über die Strukturen und Subsysteme seiner Organisation/Einrichtung haben sollte, um mit diesen entsprechend umgehen zu können.

Der Fragebogen ist in 12 Abschnitte unterteilt. Im Folgenden wird zu jedem Abschnitt ein Fragebeispiel genannt:

Name/Größe/Auftrag
Wer ist der Träger der Einrichtung?

Mitarbeiter
Wie ist die formelle/informelle Hierarchie?

Zusammenkünfte/Gremien/Konferenzen
Welches sind die wichtigsten Informationsschaltstellen?

Arbeitnehmervertretung
Gibt es in Ihrem System eine Arbeitnehmervertretung?

Ökonomie des Systems und der Mitarbeiter
Kennen Sie die Geldflusskanäle des Systems?

Informelle und symbolische Rangabstufungen und Vergütungen
Gibt es in Ihrem System spezielle Privilegien?

Beziehung der Institution zur Außenwelt
Welche Rolle spielt das System im psychosozialen Gefüge?

Klientel
Was denken die Klienten von dem System?

Tätigkeitsbereich
Worin besteht Ihre Haupttätigkeit?

Therapie und Supervision
Welchem Therapiemodell und welchen anderen ethisch-moralischen Wertmaßstäben fühlt sich das System verpflichtet?

Therapeutisches Team
Arbeiten Sie in einem festen Team?

Privatleben der Mitarbeiter
Ist Ihr Partner mit Ihrem Beruf einverstanden?

Bei den meisten Fragen können direkt weitere Fragen angeschlossen werden, wie z.B.:

- Was folgt daraus?
- Welche Auswirkungen hat das?

Als Darstellungsmittel lassen sich neben der Beschreibung und formalen Organigrammen, Block- und/oder Flussdiagramme der verschiedenen Bereiche, Beziehungen, Entscheidungsverläufe usw. anfertigen.

6.4.6 Beruf-Familien-Genogramm

Ein Genogramm ist die grafische Darstellung einer über mehrere Generationen reichenden Familienkonstellation. Es zeigt die verschiedenen Positionen, welche die Eltern in ihren eigenen Herkunftsfamilien hatten, sowie die, welche der Klient gegenwärtig in seiner Familie einnimmt. Man benutzt dazu meist eine Zeichensprache, für die sich bestimmte Symbole eingebürgert haben (Abb. 6.**7**).

Ein Genogramm umfasst je nach Gesprächsverlauf bis zu drei Generationen, wobei von der Herkunftsfamilie bzw. der Familie des Klienten ausgegangen wird.

Bei einem Berufs-Familien-Genogramm liegt der Schwerpunkt auf den beruflichen Erfahrungen innerhalb der Familie. Die Berufe der einzelnen Familienmitglieder können dann in das Bild hineingeschrieben werden. Personen mit ähnlichen oder gleichen Berufen können umkreist werden. Um besondere Ereignisse zu kennzeichnen, ist es möglich, bestimmte Teile des Genogramms farbig hervorzuheben.

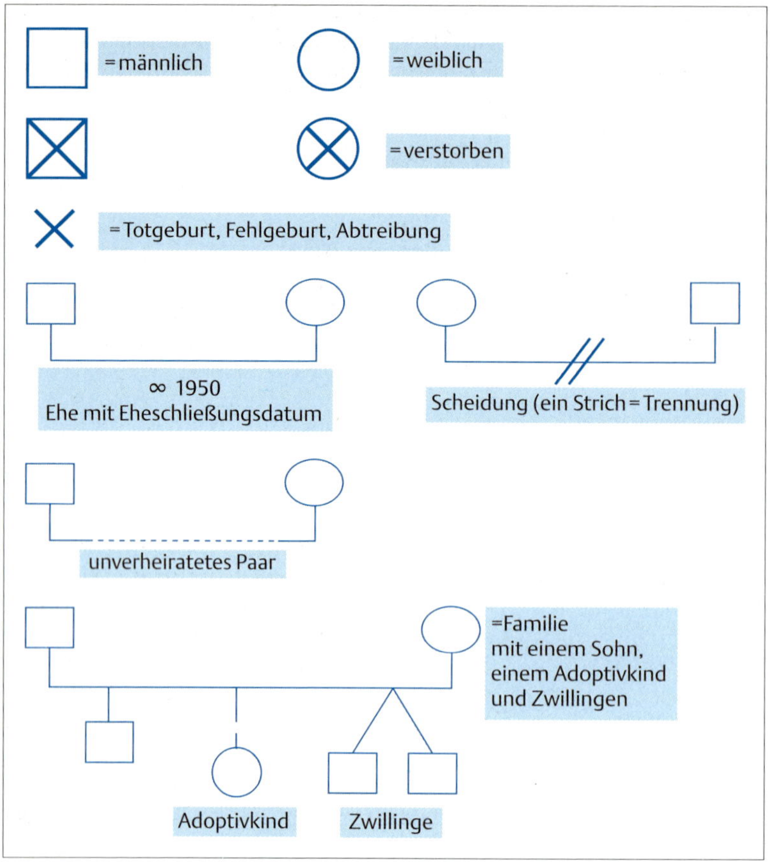

Abb. 6.**7** Genogramm-Zeichen.

„Das Wichtigste bleiben jedoch die Geschichten, die zu den Genogrammdaten erzählt werden. Sie bilden den Hintergrund für ein neues Verständnis der Gegenwart." (Schlippe u. Schweitzer 1997, S. 131).

Häufig müssen Zeiträume von mindestens drei Generationen überschaut werden, um ein Verständnis für die Probleme zu erhalten. Dieses Verständnis ist methodisch am einfachsten über die Genogrammanalyse zu erreichen.

Für die Interpretation des Berufs-Familien-Genogramms können folgende Fragen und Informationen interessant sein:

- Welche Berufe gab/gibt es in der Familie?
- Welche beruflichen „Karrieren" (Beförderungen, Kündigungen, Umschulungen usw.) gab/gibt es in der Familie?
- Welche Lösungsstrategien gibt es in der Familie bei Problemen wie Krankheit, Arbeitslosigkeit?
- Welche Ressourcen in Bezug auf berufliche Qualifizierung lassen sich in der Familie erkennen?
- Welche Bedeutung hat die Berufswahl des Klienten in der Familie?
- Welche weiteren Ressourcen gibt es in der Familie?

Die Erarbeitung des Berufs-Familien-Genogramms gemeinsam mit dem Klienten bietet nicht nur die Möglichkeit, die gegenwärtige Situation des Klienten besser zu verstehen, sondern auch die Familiendaten für die Entwicklung alternativer Lösungsstrategien zu nutzen.

6.4.7 Ressourcenerschließung

Die ursprüngliche Bedeutung des Wortes „Ressource“ wird im etymologischen Wörterbuch (Kluge 1989) mit „Bestand an Naturprodukten, Geldmitteln usw.“ beschrieben.

Bei Therapien und Trainings, die die Förderung der Arbeitsfähigkeit betreffen, kann die Erschließung von Ressourcen besonders effektiv sein. Hierbei geht es um das Kennenlernen unterschiedlicher Begabungen in Bezug auf den Umgang mit bestimmten Situationen, Anforderungen und Konstellationen.

Für diejenigen, die in einem medizinischen Kontext arbeiten, ist es manchmal schwierig, die Stärken und Fähigkeiten jener Menschen zu erkennen, die erfolglos versucht haben, ihre Probleme durch stationäre Unterbringung und Psychopharmaka zu lösen. Auch die Selbstschilderung des Klienten betont in der Regel seine Defizite (Kap. 6.1.3, Leben in Systemen, S. 364). Eine Aufgabe in der arbeitstherapeutischen Diagnostik und Behandlung sollte es sein, die „verschütteten“, aber durchaus noch existierenden Ressourcen zu entdecken, hervorzuheben und zu verstärken. Wird der Aufmerksamkeitsfokus auf die Ressourcen gelenkt, ergeben sich häufig neue Lösungsansätze. Dabei geht der Therapeut, der einen systemischen Ansatz vertritt, davon aus, dass der Klient selbst den Schlüssel zur Lösung hat, der Therapeut allerdings den Suchprozess unterstützen muss. Auf diese Weise können vorhandene Ressourcen zur Lösung des Problems bzw. Erfüllung des Auftrages genutzt werden. Die Erfahrung persönlicher Stärken und Fähigkeiten bewirkt eine hohe Motivation zur Veränderung. Die Klienten entwickeln mehr Eigeninitiative und zeigen ein hohes Maß an Interesse am Fortgang der Beratung und Behandlung.

Ein Beispiel für die Erschließung der Ressourcen geben die folgenden Fragen:

Arbeitsplatz
- In welcher Umgebung, zu welcher Uhrzeit, zu welcher Jahreszeit etc. arbeiten Sie am besten?
- Welches äußere Setting schätzen Sie am meisten (Raumgröße, Bestuhlung ...)?
- Welcher zeitliche Rhythmus ist für Sie am besten?

Arbeitskollegen
- Mit wie vielen Menschen arbeiten Sie am liebsten?
- Arbeiten Sie lieber mit Männern oder mit Frauen?
- Wie müsste die Struktur des Teams sein (Alter, Geschlecht, Familienstand, Qualifizierung etc.)?
- Sollte persönlicher Kontakt zwischen den Kollegen gepflegt oder eher vermieden werden?

Aufgaben/Anforderungen
- Bei welchen Aufgaben/Anforderungen sind Sie besonders nützlich, bei welchen nicht?
- Welche Tätigkeiten/Übungen/Maßnahmen führen Sie am liebsten durch?
- Wieso gerade diese? Welche davon haben Sie selbst schon durchgeführt?
- Welche würden Sie auf keinen Fall ausführen?
- Welche Situationen in Ihrem Arbeitsleben haben bisher den stärksten Eindruck auf Sie gemacht?

6.5 Behandlungsplanung

6.5.1 Arbeitstherapeutische Planung – das klinische Modell

In den vorausgegangenen Beiträgen wurden die wichtigsten Verfahren und Instrumente zur arbeitstherapeutischen Diagnostik vorgestellt. Die daraus abzuleitenden Fähigkeits- oder Leistungsprofile (Befund) bilden die Basis für das weitere Vorgehen.

Auf der Grundlage dieser Bestandsaufnahme kann mit dem Klienten besprochen werden, welche berufliche Perspektive er anstrebt, was dafür getan werden muss und wie der Weg dorthin aussehen könnte.

Schematisch dargestellt bedeutet dies, dass der Klient über das Diagnostikverfahren (Mo-

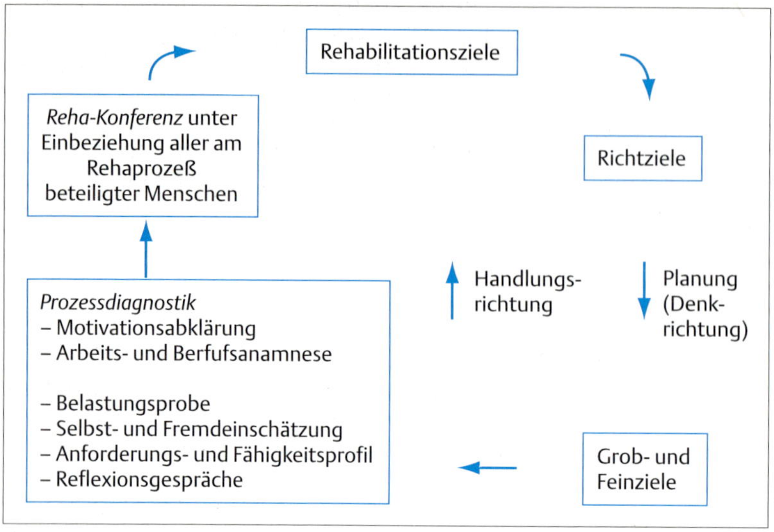

Abb. 6.**8** Zielhierarchie Rehabilitation.

tivationsabklärung, Arbeits- und Berufsanamnese, Selbst- und Fremdeinschätzung, Fähigkeitsanalyse, Belastungserprobung) zu einem *Rehabilitationsziel* kommt, das innerhalb einer Rehabilitationskonferenz möglichst mit allen am Rehabilitationsprozess beteiligten Personen besprochen wird. Primär gilt es dabei abzuklären, ob das angestrebte Rehaziel von allen (Eltern, Partner, Therapeuten etc.) so akzeptiert werden kann. Im Hinblick auf die weitere Vorgehensweise muss die Fragestellung „Welche Einschränkungen oder Handlungsstörungen verhindern z.Zt. die Umsetzung des Rehabilitationszieles?“ besprochen werden. Dabei ist eine Orientierung an den von Scheiber aufgestellten Kategorien psychopathologischer Symptomatik nützlich (Scheiber 1995). Ergebnis wird die Benennung der Richtung sein, in die es gehen muss *(Richtziel)*. Im nächsten Schritt steht die Frage „Wie kann der Weg in die richtige Richtung aussehen?“ im Vordergrund *(Grobziele)*. Diese Folge der Planungsschritte ist in Abbildung 6.**8** als Denkrichtung dargestellt.

Für die Therapeuten oder Betreuer geht es nun darum, zusammen mit dem Klienten konkrete Trainingschritte vorzubereiten. Das konkrete Handeln verläuft im Sinne der Planung schematisch in umgekehrter Richtung (Handlungsrichtung).

Im Anschluss an die Planung ist es für den Ablauf von großer Bedeutung, dass die einmal festgelegten Richtziele im Rahmen einer Verlaufskontrolle immer wieder überprüft werden, um schnell auf mögliche Veränderungen reagieren zu können. Ergebnis ist eine flexible, auf die individuellen Einschränkungen des Klienten bezogene Vorgehensweise.

6.5.2 Behandlungsplanung (Zielfindung/Auftragslösung)

Im therapeutischen Alltag bleibt häufig wenig Zeit für die Planung der Therapie. Es hat sich jedoch gezeigt, dass eine genaue und umfassende Planung die Wahrscheinlichkeit für eine erfolgreich abgeschlossene Behandlung erheblich erhöht. Ohne Planung entwickelt sich die Behandlung oft zu einem sich im Zickzackkurs dahinschlängelnden Prozess. Kein arbeitstherapeutisches Verfahren kann zweckdienlich genutzt werden, wenn die „Dinge“ ohne systematische Planung von einer Sitzung zur anderen abgehandelt werden.

Dabei kann und soll selbst die sorgfältigste Planung nicht jeden Aspekt des Behandlungsverlaufs voraussehen. Wie bei der Diagnostik muss auch jeder Plan im Verlauf der Behandlung ständig überprüft und gegebenenfalls verändert werden.

Kontext- und Auftragsklärung

Da Ergotherapeuten in sozialen Kontexten arbeiten, haben sie es mit komplexen Systemen zu tun, an denen sie meist in mehrfacher Weise beteiligt sind. Es ist wichtig, sich von Anfang an über den Kontext und den Auftrag des Klienten klar zu sein. Dabei sind folgende Aspekte zu beachten:

- Die ergotherapeutische Beziehung zum Klienten ist meist nicht exklusiv; vielmehr gibt es in aller Regel nacheinander oder nebeneinander mehrere helfende Dienste und Personen.
- Durch die Beteiligung unterschiedlicher Personen ist es möglich, dass an den Ergotherapeuten verschiedene Aufträge herangetragen werden.
- In der Regel besteht zwischen den verschiedenen Helfern eine konzeptionelle Vielfalt, die leicht zu rivalisierenden Meinungsverschiedenheiten führen kann.

Aufgrund dieser Komplexität muss sich der Ergotherapeut darauf einstellen, mit mehreren, einander oft widersprechenden Aufträgen und Rollenzuschreibungen konfrontiert zu werden. Diese Auftragsvielfalt könnte sein: (Wieder-) Herstellung der Arbeitsfähigkeit, Beseitigung von Symptomen, Sicherung des Betriebsklimas, Indikation für nachfolgende Hilfsmaßnahmen usw. Wie professionelle Helfer sich in solchen komplexen Kontexten kooperativ verhalten können, ist bei Nils Greve (1996) nachzulesen.
Nur nach genauer Klärung des Kontextes (welche Personen/Einrichtungen sind mit welchen Aufträgen involviert?) und des Auftrages lässt sich dann die inhaltliche Gestaltung der arbeitstherapeutischen Fragestellung zielgerichtet planen.
Zusätzlich zu den bereits genannten Aspekten der Auftragsklärung (Kap. 6.1.6, Der Auftrag in der Arbeitstherapie, S. 367) sollte Folgendes beachtet werden:

- Beruht ein Auftrag auf vagen Äußerungen, sollten keine arbeitstherapeutischen Schritte unternommen werden, bevor nicht der Auftrag allen Beteiligten konkret vorstellbar ist.
- Für die Auftragsklärung und den weiteren Behandlungsverlauf kann es wichtig sein zu erfahren, was bereits zur Lösung des Problems getan wurde.
- Es ist zu klären, was zu vermeiden ist, z.B. Wiedereingliederung im elterlichen Betrieb, wenn sich die Tochter ständig mit der Mutter streitet. Ist klar, was nicht getan werden darf, wird der Therapeut zumindest nicht zur Erhaltung des Problems beitragen.

Die Hypothesenbildung

An Stelle individuumszentrierter Diagnosen, die den Klienten als Träger von Krankheiten oder Eigenschaften beschreiben, sollten sowohl zu Beginn als auch im weiteren Verlauf des arbeitstherapeutischen Handelns immer wieder neue Ideen über mögliche Problemzusammenhänge bzw. Lösungswege kreiert werden. Diese Hypothesen sind vorläufige, immer wieder zu überprüfende Annahmen dessen, was sein könnte. Dabei geht es nicht darum, ob die Hypothese richtig oder falsch, sondern wie nützlich sie im Sinne eines Wegweisers für das Aufspüren neuer Informationen ist (Selvini Palazzoli 1981). Ohne eine Hypothese ist die inhaltliche Planung der Behandlung nicht möglich. Schon bei der Anmeldung des Klienten können z.B. erste Hypothesen darüber aufgestellt werden, weshalb er eine arbeitstherapeutische Maßnahme durchführen will.

Die therapeutische Aufgabe besteht also darin, sich vom Feedback des Klienten leiten zu lassen und immer neue Hypothesen zu entwickeln, die dann auch die inhaltliche Ausgestaltung der Maßnahme entsprechend verändern.

Zielkonkretisierung

Zur Auftragsklärung gehört auch die Zielkonkretisierung. Schon zu Beginn der arbeitstherapeutischen Handlung sollte eine möglichst konkrete Formulierung der Ziele erarbeitet werden.

Nicht allgemeine Formulierungen wie „besser arbeiten" oder „zufriedener mit der Arbeit sein", sondern äußerlich erkennbare Merkmale (z.B. regelmäßige Teilnahme an der Arbeitstherapie, Beginn einer Umschulung) erleichtern die Erkenntnis, wann eine Therapie ihr Ziel erreicht hat:

- Was wird sich an Ihrem Verhalten am deutlichsten ändern, wenn Sie Ihr Ziel erreicht haben?
- Woran werden Sie erkennen, dass Sie keine Therapie mehr benötigen?

Das Ausmaß der Ziele sollte eher bescheiden sein. Es werden keine großen Veränderungen, sondern begrenzte, jedoch erkennbare und erreichbare angestrebt. Bei der Formulierung der Ziele sollten sich die Beteiligten Zeit lassen, um ein möglichst konkretes Bild von der Zukunft des Klienten und dem Ende der arbeitstherapeutischen Maßnahme zu entwerfen. Es geht immer um die konkrete Beschreibung dessen, was den Zielzustand ausmacht. Sowohl die individuellen Ziele als auch die Vernetzung mit den Reaktionen der Umwelt stehen im Mittelpunkt der Aufmerksamkeit.

Wie das Hypothetisieren ist auch die Zielabstimmung ein fortlaufender, sich mit dem Fortschreiten der Therapie wandelnder Prozess.

Konkretisierung des ersten (kleinen) Schrittes

Bis hierher handelte es sich eher um eine allgemeine Planung. Von nun an müssen Therapeut und Klient in spezifischeren Begriffen denken.

Bei der Umsetzung der Behandlungsplanung in erste kleine Schritte ist es hilfreich, das Problem zu partialisieren und mit kleinen Veränderungen zu beginnen.

Beispiel: Diffuse Angstzustände und Furcht vor unbekannten Umgebungen beeinträchtigten die Arbeitsfähigkeit von Norbert P. erheblich. Obwohl für ihn der Weg vom Landeskrankenhaus zur ambulanten Arbeitstherapie stark angstbesetzt war, stellte die Aussicht, im Anschluß an die stationäre Behandlung eine Rehamaßnahme durchführen zu können, genügend Motivation zur Auseinandersetzung mit seiner Angstproblematik dar. Unter diesen Bedingungen gelang es ihm, den „Arbeitsweg" zu bewältigen und einer regelmäßigen Beschäftigung nachzugehen. Die Bewältigung dieses Weges war für Norbert P. ein erster kleiner Veränderungsschritt.

So diente die kleine Veränderung (Bewältigung eines angstbesetzten Weges) als positiver Ausgangspunkt für weitere Veränderungsschritte (Aufnahme einer Rehamaßnahme). Eine sich so entwickelnde Veränderung – selbst wenn sie nicht von großem Ausmaß ist –, stellt trotzdem einen wichtigen Schritt dar, der z. B. durch häufigeres Auftreten weiter ausgebaut und in das Verhaltensrepertoire aufgenommen werden kann.

6.5.3 Zusammenfassung

Behandlungsplanung und Durchführung werden konsequent und engmaschig mit Rückmeldungsschleifen verbunden, die anhand von konkret erreichten Zwischenzielen über Qualität und Quantität der Entwicklung Auskunft geben.

Arbeitstherapeutische Behandlungsplanung ist ein *zirkulärer Prozess* (Abb. 6.9). Unter diesen Aspekten geht die Planung und Gestaltung arbeitstherapeutischer Maßnahmen über das Arbeitsspezifische hinaus. Sie ist ein Teil eines ineinander greifenden Prozesses, bei dem der individuelle Kontext und die Beziehungsstrukturen des Klienten berücksichtigt werden müssen.

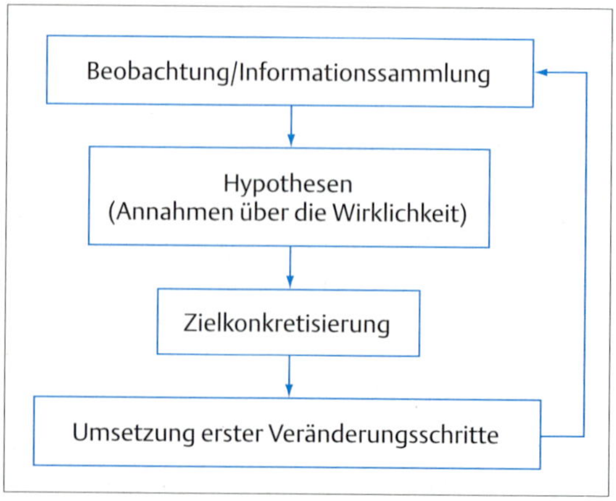

Abb. 6.**9** Zirkulärer Prozess

6.6 Arbeitstherapeutische Verfahren

6.6.1 Integrierter Behandlungs- und Rehabilitationsplan der personenzentrierten Hilfen in der psychiatrischen Versorgung

Der Integrierte Behandlungs- und Rehabilitationsplan ist kein spezifisch ergotherapeutischer Ansatz, sondern ein interdisziplinär zu nutzendes Instrumentarium zur Feststellung von Hilfebedarf und zur Planung und Koordination von Hilfeangeboten (Brill 1996, Kruckenberg et al. 1994, Kauder et al. 1997). Er soll hier vorgestellt werden, weil sich in ihm Grundprinzipien einer lebensortnahen Ergotherapie wieder finden und zu erwarten ist, dass dieser Ansatz der *personenzentrierten Hilfen* die außerklinische psychiatrische Versorgung in den nächsten Jahren verändern wird. Im Folgenden soll die Architektur des Integrierten Behandlungs- und Rehabilitationsplanes vorgestellt werden.

Zielsetzung

Der Integrierte Behandlungs- und Rehabilitationsplan kann als Kernstück des Gesamtentwurfes gesehen werden. Für die direkte Klientenarbeit schlägt er vor:

- Eine systematische Orientierung an den individuellen Zielsetzungen des Klienten einzunehmen.
- Den realen und gewünschten Lebensort des Klienten als Ausgangspunkt der Planungen zu wählen.
- Gleichermaßen das Spektrum individueller Fähigkeiten und Fähigkeitseinschränkungen zu berücksichtigen und diesen ein nach Art, Form und Umfang differenziertes und interdisziplinäres Hilfeangebot gegenüberzustellen.
- Eine handlungsorientierte und über konkrete Ziele bestimmte Vorgehensweise zu wählen.
- Weitestmöglich nichtpsychiatrische Hilfeformen in den Plan zu integrieren und damit der Fortsetzung der Psychiatrisierung des Klienten entgegenzuwirken.

Ablauf

Der Integrierte Behandlungs- und Rehabilitationsplan besteht aus einer Reihe aufeinander aufbauender und sich gegenseitig ergänzender Fragebögen, deren Anwendung durch Erläuterungen und Manuals unterstützt wird (Abb. 6.**10**, rechts: Hilfsmittel). Die Reihenfolge der Bearbeitung folgt dem Problemlösezirkel, der dem zielgerichteten therapeutischen Prozess mit den Bestandteilen *Auftragsklärung, Problem- und Zieldefinition, Festlegung der Mittel zur Zielerreichung, Durchführung und Überprüfung der Zielerreichung* entspricht (Abb. 6.**10**, links: Integrierter Behandlungs- und Rehabilitationsplan). Kernstück der Erarbeitung des Planes besteht im sukzessiven Ausfüllen des Übersichtsbogens (Bogen A), in dem sich die Schritte des Problemlösezirkels wieder finden. Hier finden sich folgende Spalten:

- Aktuelle Problemlage,
- Ziele unter Berücksichtigung angestrebter Veränderungen der Wohn- und Lebenssituation,
- Fähigkeiten, Fähigkeitsstörungen und Beeinträchtigungen,
- Aktivierbare nichtpsychiatrische Hilfen,
- Bedarf an psychiatrischen Hilfen,
- Vorgehen,
- Erbringung durch.

Die anderen Fragebögen und Manuals können als Hilfsmittel für die umfassende und differenzierte Erarbeitung der oben aufgeführten Aspekte eingesetzt werden. So wird beispielsweise der Klärung der zu Beginn stehenden Frage nach der richtigen Wohnform, von deren Beantwortung ja die nachfolgenden Schritte des Problemlösungszirkels abhängen, ein ausführliches Manual mit Fragebogen zur Seite gestellt, welche das Gespräch zu dieser Frage mit dem Klienten unterstützen. In diesem Manual werden die unterschiedlichen Wohnformen (Großgruppenwohnen, Wohnverbundanlage, Kleingruppenwohnen, Einzelwohnen) in ihren Vor- und Nachteilen beschrieben.

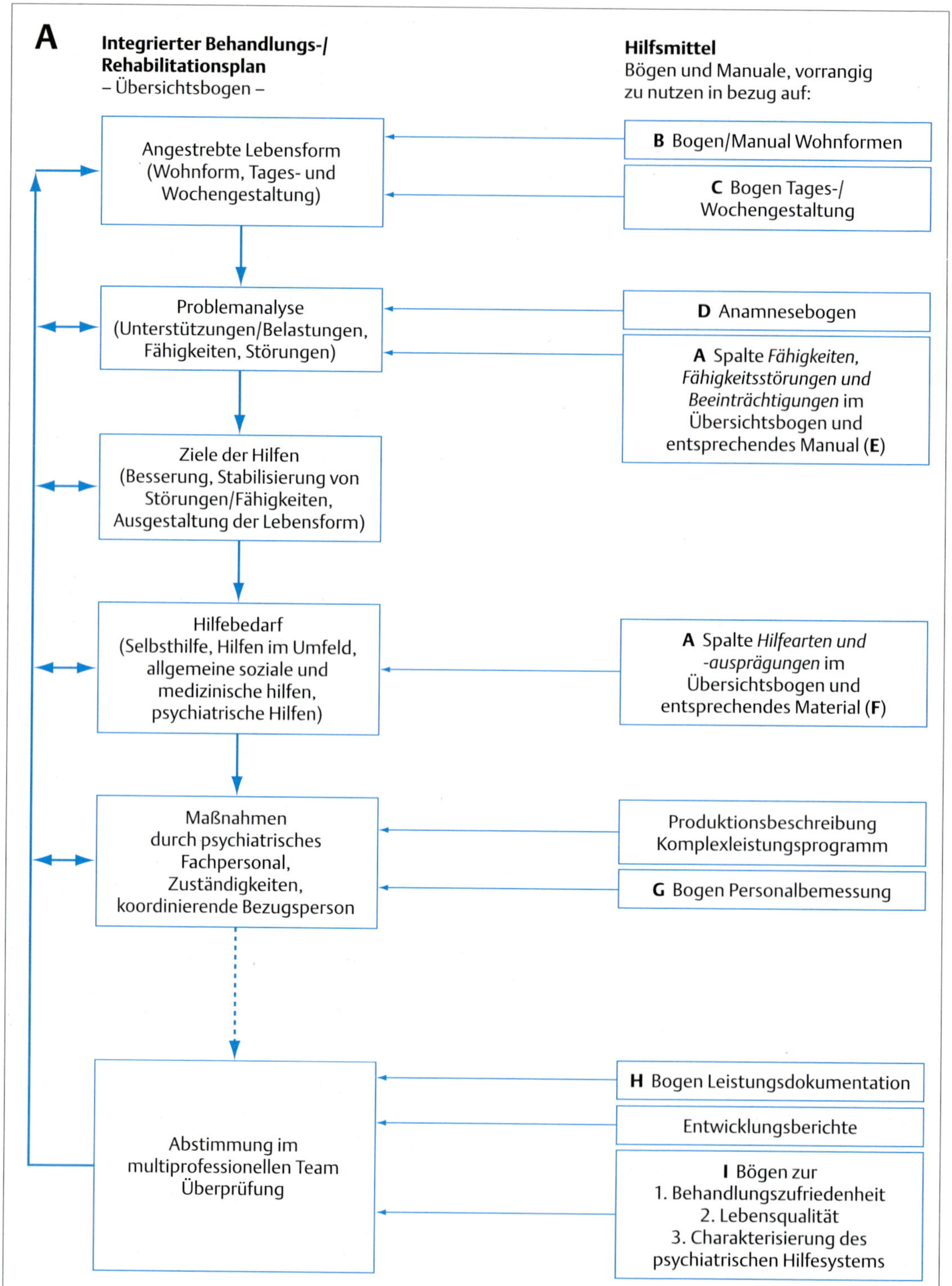

Abb. 6.10 Ablaufplan: Schritte zur inhaltlichen Erarbeitung eines integrierten Behandlungs- und Rehabilitationsplans.

Taxonomie: Fähigkeiten, Fähigkeitsstörungen und Hilfearten, Ausprägungen

Den mittleren Spalten des Übersichtsbogens *Fähigkeiten, Fähigkeitsstörungen und psychiatrische und nichtpsychiatrische Hilfen* sind jeweils umfangreiche Manuals zugeordnet, deren inhaltliche Kenntnis der Ergotherapie ermöglicht, geeignete Diagnosemittel zu wählen und individuell adäquate ergotherapeutische Angebote zu formulieren. Drei Fähigkeits- bzw. Hilfebereiche werden unterschieden:

I. Beeinträchtigungen/Gefährdungen durch die psychische Erkrankung

II. Fähigkeiten/Fähigkeitsstörungen und Beeinträchtigungen bei der Aufnahme und Gestaltung persönlicher/sozialer Beziehungen

III. Fähigkeiten/Fähigkeitsstörungen und Beeinträchtigungen in den Lebensfeldern

- Wohnen
- Arbeit/arbeitsähnliche Tätigkeiten/Ausbildung
- Tagesgestaltung/Freizeit/Teilhabe am gesellschaftlichen Leben

Diese Bereiche sind weiter untergliedert und für die verschiedenen Lebensbereiche konkretisiert. So hat der Bereich III beispielsweise 13 Unterbereiche. Im Folgenden soll einer der für die Arbeitstherapie relevanten Unterbereiche beispielhaft vorgestellt werden, um die Logik der Taxonomie von Fähigkeiten/Fähigkeitsstörungen und deren Entsprechung auf der Angebotsseite zu erläutern. Der gewählte Unterbereich heißt *Erfüllung der Anforderungen im Bereich Beschäftigung/Arbeit/Ausbildung.*

Der Seite der Fähigkeiten/Fähigkeitsstörungen und Beeinträchtigungen sind folgende Stufen zur Einschätzung zugeordnet:

(+) besondere, eher überdurchschnittliche Fähigkeiten und Fertigkeiten;

(0) erforderliche Fähigkeiten und Fertigkeiten vorhanden und verfügbar/keine Beeinträchtigung;

(1) leichte Beeinträchtigung, z.B. gelegentliche Schwierigkeiten im Sinne von Fehlzeiten, Leistungsdefiziten, Anpassungsproblemen oder subjektiver Belastung;

(2) ausgeprägte Beeinträchtigung, z.B. häufig und/oder erhebliche Schwierigkeiten im Sinne von Fehlzeiten, Leistungsdefiziten, Anpassungsproblemen oder subjektiver Belastung;

(3) stark ausgeprägte Beeinträchtigung, z.B. ständige oder sehr erhebliche Schwierigkeiten im Sinne von Fehlzeiten, Leistungsdefiziten, Anpassungsproblemen oder subjektiver Belastung.

Die Hilfearten, die diesem Unterbereich zugeordnet sind, variieren im Grad ihrer unterstützenden bzw. kompensierenden Intensität und müssen nicht notwendigerweise alle psychiatrisch sein:

(0) keine Hilfe;

(1) Information und Beratung über Verhaltensalternativen und/oder Möglichkeiten der Anpassung/Umgestaltung des Arbeitsplatzes – ggf. einschließlich gelegentlicher Beobachtung und Einschätzung des Arbeitsverhaltens und Rückmeldung;

(2) Erschließung von Hilfsmöglichkeiten im Umfeld, Unterstützung zur Erschließung oder zum Erhalt natürlicher Hilfspotenziale;

(3) regelmäßige Gespräche am Arbeits-/Ausbildungsplatz und gelegentliche begleitende Hilfe/Anleitung;

(4) regelmäßige Gespräche und/oder Anleitung am Arbeits-/Ausbildungsplatz unter Einbeziehung von Vorgesetzten und Kollegen;

(5) Arbeits-/Beschäftigungsangebot mit integrierter individueller Anleitung/Hilfe und/oder wiederholte Bearbeitung von Konflikten und anderen Belastungen am Arbeitsplatz;

Die Fähigkeits- und Hilfebereiche mit den beiden zugeordneten Taxonomien stellen einen Rahmen für die Erarbeitung der bereichsspezifischen Fähigkeiten/Fähigkeitsstörungen des Klienten einerseits und die Gestaltung von Angeboten andererseits zur Verfügung. Wie dieser Rahmen in Zusammenarbeit mit dem Klienten z.B. durch spezifische Diagnostik oder die Auswahl eines oder mehrerer Angebote ausgebaut wird, ist nicht genau festgelegt. Hier spielt z.B. aufseiten des Klienten eine Rolle, wie wichtig für ihn der Bereich *Erfüllung der Anforderungen im Bereich Beschäftigung/Arbeit/Ausbildung* im Vergleich zu anderen Bereichen ist und wie viel Zeit und Aufwand er dabei investieren will. Um dies für sich zu klären, kann es wichtig sein, dass der Klient einen festen Ansprechpartner wählt, der diese Fragen mit ihm bespricht und ihn bei der Koordination für die verschiedenen Lebensbereiche unterstützt. Für die Vielfalt seines Lebens, die als Aspekte seines Behandlungs- und Rehabilitationsplanes erscheinen können, braucht der Klient jedoch Personen aus seinem sozialen Umfeld und manchmal auch die professionelle Hilfe von Vertretern verschiedener Berufsgruppen.

> **!** Letztlich ist der integrierte Behandlungs- und Rehabilitationsplan mit dem Haus eines Klienten zu vergleichen, der sich zum Einrichten der verschiedenen Räume mehr oder weniger professionelle oder nichtprofessionelle Unterstützung holt und sich entsprechend der Lage der Zimmer für Vertreter bestimmter Berufsgruppen entscheidet. Diese müssen nun darauf achten, dass das Zimmer für den Klienten wohnlich wird, er es also gerne aufsucht, dass der Stil der Zimmereinrichtung zum Gesamtkonzept des Hauses passt und auch die Verbindungswege, Flure und Treppen für den Klienten gut erreichbar sind.

Letztlich ist der integrierte Behandlungs- und Rehabilitationsplan mit dem Haus eines Klienten zu vergleichen, der sich zum Einrichten der verschiedenen Räume mehr oder weniger professionelle oder nichtprofessionelle Unterstützung holt und sich entsprechend der Lage der Zimmer für Vertreter bestimmter Berufsgruppen entscheidet. Diese müssen nun darauf achten, dass das Zimmer für den Klienten wohnlich wird, er es also gerne aufsucht, dass der Stil der Zimmereinrichtung zum Gesamtkonzept des Hauses passt und auch die Verbindungswege, Flure und Treppen für den Klienten gut erreichbar sind.

6.6.2 Leittextgestütztes Lernen und Handeln als arbeitstherapeutisches Verfahren

Lernprozesse sind in den meisten arbeitstherapeutischen Trainings nach der Instruktionsmethode aufgebaut. Dabei sind die den Förderschwerpunkten entsprechenden Übungen so gegliedert, dass zunächst eine Aufgabenstellung vorgestellt wird, die Arbeitsschritte exemplarisch vorgemacht werden und der Klient diese dann so lange trainiert, bis er sie beherrscht. Danach geht man zum nächsten Schritt (Steigerung/Stufe) über.

Die durch diese lineare Lernstruktur erworbenen Qualifikationen sind meist nur sehr eingeschränkt (nur für diese eine Arbeitssituation) zu nutzen. Eine Handlungskompetenz, die sich auch dadurch auszeichnet, einmal erworbene Fähigkeiten auf andere – mehr oder weniger ähnliche – Aufgabenstellungen zu übertragen, wird dadurch nicht im angestrebten Maße erworben. Um diese Transferleistung zu fördern, ist es notwendig, dass der Klient aktiv solche kognitiven Strukturen aufbaut, die in der Lage sind, eine eigenständige Regulierung von Handlungsabläufen zu gewährleisten. Dies wird aber nicht durch überwiegend nachahmendes Lernen gefördert, sondern nur, wenn der Klient gefordert und gefördert wird, selbst die Denkleistungen zu vollbringen, die für die Regulierung von Handlungsabläufen erforderlich sind.

Leittextgestütztes Lernen bietet durch den klientenzentrierten und handlungsorientierten Ansatz hierbei die Möglichkeit, über gezielte Leitfragen und Leithinweise zur Aufgabenlösung zu kommen und eine entsprechende Handlungskompetenz zu erwerben.

Was ist die Leittextmethode?

Der Begriff kennzeichnet ein Verfahren, in dem Rehabilitanden, Klienten oder Patienten bei der Bewältigung praktischer Aufgaben (z.B. Projekte) durch schriftliche Aufgaben (Texte) angeleitet werden. Die Anleitung erfolgt dabei sowohl durch die innere Struktur der Unterlage als auch durch verschiedene Arten von Fragen. Im Unterschied zu der oben beschriebenen instruktiven Lernmethode erweitert die Leittextmethode also den Blick über die konkrete Arbeitssituation hinaus auf das Arbeitsumfeld, das Arbeitsmilieu und die wirtschaftlichen Bedingungen.

Dabei strukturiert die Textgliederung in Abschnitte den Lern- und Arbeitsprozess. Die Abschnitte beinhalten Angaben zu der jeweils zugehörigen Teilaufgabe sowie Hinweise auf zu verwendende Hilfsmittel (z.B. Zeichnungen, Fachbücher, Filme und andere Informationsquellen). Hauptbestandteil und gleichzeitig Charakteristikum des Leittextes sind die Leitfragen (siehe unten). Sie leiten und unterstützen den Klienten bei der Bewältigung der gestellten Aufgabe. Durch die Differenzierung der einzelnen Anforderungen innerhalb der Leitfragen werden grundsätzliche Strategien zur Bewältigung von Aufgabenstellungen oder auch Problemstellungen deutlich.

Auf diese Weise lernt der Rehabilitand, sich gedanklich auf die nächste praktische Arbeit vorzubereiten, insbesondere den eigenen Informationsbedarf zu erkennen, fehlende Kenntnisse zu erwerben und Arbeitsschritte zu planen. Das bedeutet, dass nicht das Ergebnis, sondern der Weg zum Ergebnis zunächst im Mittelpunkt der Vorgehensweise steht.

Neben diesen Hilfsmitteln zur Vorbereitung der praktischen Arbeit enthalten die Leittexte meist auch Unterlagen zur Auswertung der praktischen Arbeitsergebnisse und zur Nachbereitung des Lern- und Arbeitsprozesses.

Wie verläuft der Lern- und Arbeitsprozess im Rahmen der Leittextmethode?

Der Ablauf des Lern- und Arbeitsprozesses und die Aufgaben- und Rollenverteilung zwischen Therapeut/Anleiter und Rehabilitand orientiert sich meist an folgendem Muster:

- Der Therapeut/Anleiter händigt die erforderlichen Materialien zur Aufgabe aus.
- Der Rehabilitand setzt sich alleine (oder in einer kleinen Gruppe) zusammen, orientiert sich zunächst über die vor ihm liegende Gesamtaufgabe und arbeitet dann die Antworten/Lösungen in der ersten Lernstufe bzw. den ersten Lerntextabschnitt aus. Dabei stützt er sich auf verschiedene Informationsquellen (siehe oben).
- Der Rehabilitand wendet sich an den Therapeuten und spricht mit ihm die Ergebnisse seiner Ausarbeitung – die Antworten auf die Leitfragen – sowie die ausgearbeiteten Arbeitspläne durch. Der Therapeut/Anleiter bestätigt oder korrigiert.
- Der Rehabilitand führt die zugehörige praktische Tätigkeit aus.
- Er wertet seine Teilarbeit zunächst selbst aus, und danach führt der Therapeut/Anleiter eine Gegenkontrolle durch. Anschließend beurteilen Rehabilitand und Therapeut/Anleiter gemeinsam den bisherigen Lern- und Arbeitsprozess (Selbst- und Fremdeinschätzung) und ziehen daraus ggf. Schlussfolgerungen für das weitere Vorgehen (Verlaufsgespräch; Rottluff 1992).

Die Lösungsschritte dieses Lern- und Arbeitsprozesses hat Kruse (1988) in Form von Leitfragen und Leithinweisen unter folgenden fünf Punkten zusammengefasst (Abb. 6.**11**):

1. *Informieren*
   - Was soll getan werden?
   - Wozu ist die Aufgabe notwendig?

2. *Planen*
   - Wie soll vorgegangen werden?
   - Welche Arbeitsschritte sind erforderlich?

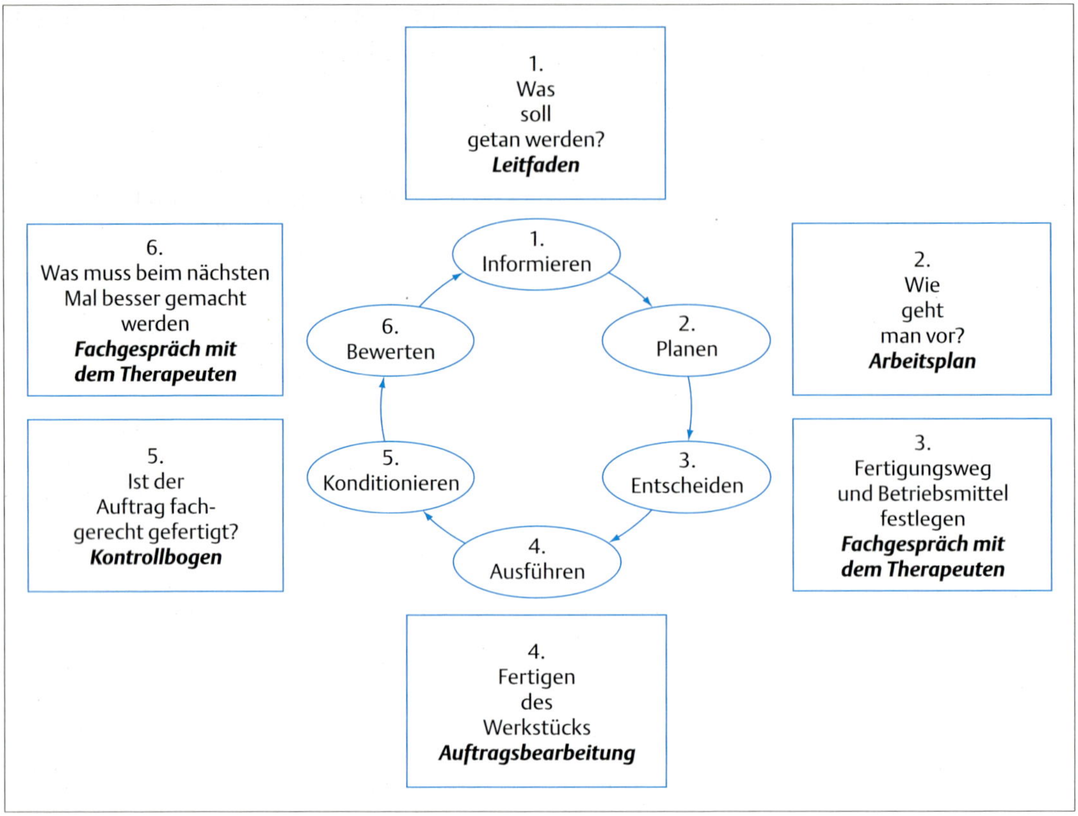

Abb. 6.**11** Handlungskreis Leittext.

- Womit muss die Aufgabe ausgeführt werden?
- Warum muss die Aufgabe so und nicht anders gelöst bzw. ausgeführt werden?
- Wo ist die Aufgabe auszuführen?
- Wann bzw. bis wann kann die Aufgabe gelöst werden?

3. *Entscheiden*
   - Konkretes Vorgehen zur Ausführung/Lösung der Aufgabe

4. *Ausführen*
   - Nach Planung des Rehabilitanden

5. *Bewerten*
   - Wurde die Aufgabe entsprechend der Aufgabenstellung und der Planung gelöst?
   - Entspricht bzw. inwieweit entspricht die Arbeit den Qualitätsanforderungen? (Selbstbewertung/Fremdbewertung)

Die hier sehr allgemeinen Fragestellungen sollten im Leittext konkreter und differenzierter auf die jeweilige Arbeitsaufgabe ausgerichtet sein.

Die Erstellung der schriftlichen Unterlagen durch den Therapeuten orientiert sich sowohl an den sich durch die individuelle Situation der Klienten ergebenden Zielen als auch an der konkreten Arbeitsanforderung. Es kann daher einerseits sinnvoll sein, die Leittexte alleine oder in der Gruppe (Teamarbeit) zu bearbeiten, unabhängig davon können andererseits die praktischen Arbeiten ebenfalls alleine oder im Team durchgeführt werden. Einen entscheidender Faktor stellen dabei die Lernziele *Handlungskompetenz* und *Teamfähigkeit* dar.

Die jeweiligen Arbeitsunterlagen zu den Leittexten müssen sich in der praktischen Erprobung bewähren und sollen sich auch in dem Maße verändern, wie damit gearbeitet wird. Leittexte lassen sich für komplexe Arbeitsabläufe in sehr differenzierter Form erstellen. Es ist aber auch möglich, einfache Arbeitsabläufe durch einen entsprechend weniger umfangreichen Leitfragenkatalog zu erfassen. Bei komplexen Abläufen sollte immer berücksichtigt werden, dass die Arbeitsprozesse nach diesem System sehr zeitintensiv sind. In der Praxis haben sich die kurzen, auf Teilarbeitsschritte ausgerichteten Leittexte deshalb besser bewährt.

Die Erstellung der schriftlichen Unterlagen der Leittexte ist sehr aufwändig und erfordert entsprechende Zeitressourcen der Therapeuten. Ein weiterer Nachteil der vorstrukturierten Vorgehensweise durch die Fragesysteme liegt in der damit verbundenen Einschränkung einer situationsbezogenen Flexibilität. Spontane Interventionen sind nur bedingt möglich. Aus der Praxis hat sich eine Abwandlung des Modells entwickelt, bei dem die Struktur der Methode aufgegriffen und in der konkreten Arbeitssituation Leitfragen entwickelt werden, die dann verbal geäußert oder an eine Tafel geschrieben werden (Rottluff 1992).

6.6.3 MELBA – Psychologische Merkmalprofile zur Eingliederung Behinderter in den Arbeitsprozess

Das Verfahren (Kleffmann et al. 1997) bezweckt einerseits die Erhebung tätigkeitsrelevanter Anforderungen und ermöglicht andererseits, mit der gleichen Systematik ein differenziertes Fähigkeitsprofil zu erstellen. Die Zielgruppe sind Menschen, die durch Erkrankung oder Behinderung eine Einschränkung (leistungsgewandelte oder behinderte Menschen) in ihrem Leistungsvermögen haben. Das Verfahren ist berufsbezogen übergreifend einsetzbar und daher für berufsfeldbezogene Aussagen nur bedingt nutzbar. Basis des Verfahrens sind 29 definierte Merkmale (Tab. 6.**7**), die sowohl tätigkeitsrelevante Aussagen als auch Aussagen zu Einschränkungen erlauben, die durch eine Behinderung oder Krankheit entstanden sind.

Zur genaueren Einordnung sind die Merkmale noch unterschiedlichen diagnostischen Kategorien zugeordnet (Tab. 6.**8**). Die Wertigkeit der Merkmale im Profil ist in folgender Skalierung festgelegt:

Tabelle 6.**7** Merkmale des Melba-Verfahrens

Merkmale des MELBA-Verfahrens	
– Antrieb	– Misserfolgstoleranz
– Arbeitsplanung	– Ordnungsbereitschaft
– Auffassung	– Problemlösung
– Aufmerksamkeit	– Pünktlichkeit
– Ausdauer	– Reaktionsgeschwindigkeit
– Durchsetzungsfähigkeit	– Rechnen
– Feinmotorik	– Schreiben
– Führungsfähigkeit	– Selbstständigkeit
– Kontaktfähigkeit	– Sorgfalt
– Konzentration	– Sprechen
– Kritikfähigkeit	– Teamarbeit
– Kritische Kontrolle	– Umstellungsfähigkeit
– Kritisierbarkeit	– Verantwortung
– Lernen/Merken	– Vorstellung
– Lesen	–

Profilwert 1 = sehr geringe Anforderung/stark eingeschränkte Fähigkeit

Profilwert 5 = weit überdurchschnittliche Anforderung/weit überdurchschnittliche Fähigkeit

Um zu verhindern, dass verschiedene Anwender unter den formulierten Merkmalen (z.B. Arbeitsplanung) Unterschiedliches verstehen, war es notwendig, genaue, allgemein gültige und verständliche Definitionen zu entwickeln (Tab. 6.**9**).

Die Anforderungsanalyse

Anforderungen werden verstanden als: „... diejenigen Arbeitsbedingungen, die einen Einfluss auf das Verhalten der arbeitenden Person ausüben, z.B. arbeitsrelevante Informationen, die die arbeitende Person aufnehmen muss, um eine Aufgabe erledigen zu können." (Frieling 1975, zit. nach Kleffmann et al. 1997)

Der Anforderungsanalyse können drei Informationsquellen zugrunde liegen:

1. das im Betrieb vorhandene schriftliche Material zur Charakterisierung des Arbeitsplatzes;
2. eine Beobachtung der am Arbeitsplatz auftretenden Anforderungen;
3. eine Befragung des jeweiligen Arbeitnehmers oder Vorgesetzten zu seinem Arbeitsplatz.

Für diese Erhebungen ist es von wesentlicher Bedeutung, die vorliegenden 29 Variablen des Merkmalkataloges zu nutzen, um zu verhindern, dass unterschiedliche Bewertungen entstehen. Aus diesem Grund wurde entsprechend den definierten Merkmalen ein Fragenkatalog entwickelt, der die Erstellung einer Anforderungsanalyse erleichtert.

Beispiel: Arbeitsplanung

- Ist die Arbeit vorstrukturiert?
- Muss etwas langfristig geplant werden?
- Muss während der Arbeit etwas koordiniert werden?

Nach der Erhebung mithilfe des Fragekataloges erfolgt anhand der Anforderungsdefinitionen die Einordnung der Profilwerte.

Die Fähigkeitsanalyse

Fähigkeitsmerkmale oder Eignungsmerkmale werden verstanden als: „... diejenigen psychischen und physischen Kapazitäten ..., die eine Person erbringen oder besitzen muss, um bestimmte gestellte Aufgaben erledigen zu können, z.B. psychomotorische, (sozioemotionale) Fähigkeiten, Intelligenz und Gedächtnis." (Frieling 1975, zit. nach Kleffmann et al. 1997)

Zur Durchführung einer Fähigkeitsanalyse stehen folgende Methoden zur Verfügung:

- **Gespräche:** Die unterschiedlichen Themenbereiche können vielseitige Aussagen über die betreffende Person liefern. Themen können die Biografie, der Krankheitsverlauf, die Familiengeschichte, die Wohnsituation und natürlich die Arbeitsgeschichte sein. Zusätzlich kann die Befragung von Personen, die mit dem Rehabilitanden regelmäßig über einen längeren Zeitraum hinweg Kontakt haben, Informationen bringen, die bei einer einmaligen, relativ kurzen Begegnung nur schwer erfassbar sind (*Fremdanamnese*). So ist beispielsweise die Befragung von Dritt- und Viertpersonen nach den Kriterien oft sehr aufschlussreich und ergibt mit den anderen Informationen das Bild, das der Realität (Fähigkeit) am nächsten kommt.
- **Bearbeitung von Testaufgaben und psychometrische Verfahren:** (z.B. Auszüge aus dem HAWIE, Benton-Test, die Progressiven Matrizen nach Raven <SPM und CPM>, die Motorische Leistungsserie nach Schoppe). Neben diesen eher dem psychologischen Aufgabenfeld zuzuordnenden Testverfahren sind auch ergotherapeutische Übungen oder Testaufgaben einzusetzen. Dies bezieht sich z.B. auf die in vielen arbeitstherapeutischen Abteilungen genutzten Übungs- oder Eingangsmappen. Sie beinhalten sowohl praktische als auch theoretische standardisierte Aufgaben und

Tabelle 6.8 Merkmal-Kategorien (nach Kleffmann et al. 1997)

Kognitive Merkmale	Soziale Merkmale	Merkmale zur Art der Arbeitsausführung	Psycho-motorische Merkmale	Kulturtechniken/ Kommunikation
Arbeitsplanung	Durchsetzung	Ausdauer	Antrieb	Lesen
Auffassung	Führungsfähigkeit	Misserfolgstoleranz	Feinmotorik	Rechnen
Aufmerksamkeit	Kontaktfähigkeit	Kritische Kontrolle	Reaktionsgeschwindigkeit	Schreiben
Konzentration	Kritikfähigkeit	Ordnungsbereitschaft		Sprechen
Lernen/Merken	Kritisierbarkeit	Pünktlichkeit		
Problemlösung	Teamarbeit	Selbstständigkeit		
Umstellung		Sorgfalt		
Vorstellung		Verantwortung		

Tabelle 6.9 Definition der Merkmale am Beispiel Arbeitsplanung

Fähigkeitsdefinition	Anforderungsdefinition
Die Fähigkeit zur Arbeitsplanung besteht darin, eine gestellte Arbeitsaufgabe unter Berücksichtigung der technischen, administrativen und personellen Bedingungen im Hinblick auf ein optimales Zusammenwirken der Elemente zu einem effektiven Ergebnis gliedern und strukturieren zu können.	Die Anforderung an die Arbeitsplanung besteht darin, eine gestellte Arbeitsaufgabe unter Berücksichtigung der technischen, administrativen und personellen Bedingungen im Hinblick auf ein optimales Zusammenwirken der Elemente zu einem effektiven Ergebnis gliedern und strukturieren zu müssen.

Übungen, die diagnostischen Zwecken dienen. In manchen Einrichtungen werden zusätzlich noch konkrete Arbeitsaufträge aus den Arbeitsbereichen durchgeführt.

- **Verhaltensbeobachtungen:** Die Testsituation bietet eine für den Klienten unbekannte Situation, die mit Stress besetzt ist und entsprechende Aussagen treffen lässt. Bei der Beobachtung am Arbeitsplatz kann einerseits beurteilt werden, wie der Klient innerhalb einer ihm vertrauten Situation klarkommt – sofern der Arbeitsplatz schon länger besteht. Andererseits kann aber auch eine Belastungssituation (Belastungserprobung) bestehen, in der wiederum entsprechende Aussagen getroffen werden können. Auch hier werden nach der Datenerhebung anhand des Fragenkataloges und der Fähigkeitsdefinitionen die Profilwerte erstellt.

Anwendungsmöglichkeiten

In Abkehr der ursprünglich geplanten Nutzung des MELBA-Verfahrens als Profilabgleichung kann man heute von drei Anwendungsmöglichkeiten ausgehen.

1. Die *Nutzung als Anforderungsanalyse*; z.B. können bestehende Trainingsarbeitsplätze auf ihren speziellen Anforderungscharakter hin untersucht werden. Die Ergebnisse fließen dann in die laufenden Rehabilitationsprozesse ein.
2. Die *Erstellung einer Fähigkeitsanalyse*, um z.B. einen weitgehend (für diesen Zeitpunkt) objektiven Zwischenstand (Befund, Fähigkeits- oder Leistungsprofil) zu erhalten. Daraus können sich neue Trainingsschritte ergeben.
3. Die *klassische Vorgehensweise als Profilabgleich.* Die Ergebnisse von Anforderungs- und Fähigkeitsanalyse werden in Bezug auf eine konkrete Arbeitssituation bzw. einen Arbeitsplatz direkt gegenübergestellt. Im Vergleich kann dann z.B. entschieden werden, inwieweit der Arbeitsplatz geeignet ist. Sollten Differenzen auftreten, ist zu überprüfen, ob die Fähigkeiten an die An-

forderungen (Folge: darauf abgestimmtes spezielles Training) oder ob besser die Anforderungen an die Fähigkeiten angepasst werden müssen (Folge: neuer Arbeitsplatz oder Arbeitsplatzumgestaltung, -adaption)

Das Verfahren hat sich trotz seiner bestechenden Logik und Systematik in der arbeitstherapeutischen Praxis bislang noch nicht richtig durchsetzen können. Möglicherweise ist die doch komplexe und umfangreiche Vorgehensweise für die zumindest im klinischen Bereich inzwischen sehr „kurzlebige" Therapie (kurze Aufenthaltsdauer) nicht geeignet. Dies trifft besonders zu, wenn das Verfahren als Profilabgleich eingesetzt wird.

In dem sehr differenzierten, ausführlichen und gut überschaubaren, im Jahr 1997 erschienenen Manual wird nun auch eine Software zur Anwendung des Verfahrens angeboten (Kleffmann et al. 1997).

6.7 Stand der Dinge, Einfluss und Ausblick

Entsprechend dieser Entwicklungen hat sich die berufspolitische Diskussion der letzten Jahre an der Zukunft der Ergotherapie in den Kliniken orientiert. Damit verbunden ist ein weiterer Diskussions- und auch Konfliktpunkt innerhalb der Berufsgruppe. Es geht dabei um die nach wie vor problematische Situation der Abgrenzung und Definition der beiden Bereiche *Beschäftigungstherapie* und *Arbeitstherapie*. Auch wenn sich in den Neunzigerjahren der einheitliche und auch international genutzte Begriff *Ergotherapie* durchgesetzt hat, kommt es immer wieder zu Spannungen. Dies auch insofern, als die Diskussion der Zukunftsperspektiven bei der Beschäftigungstherapie eher im Bereich der klinischen Arbeit geführt wird, während der arbeitstherapeutische Bereich inzwischen schon weitgehende Schritte in den ambulanten und teilstationären Bereich unternommen hat und auch nur dort mittel- bis langfristig überleben kann.

Verfolgt man die Wertigkeit der beiden Pole im Spiegel der Geschichte, könnte man sagen, dass immer dann, wenn die gesellschaftlichen Bedingungen eine ausgeglichene Arbeitsperspektive (Vollbeschäftigung) für die Menschen bewirkte, die klinisch orientierte Ergotherapie eher im Vordergrund stand bzw. die Arbeitstherapie sich weniger nach draußen sondern mehr als Therapie nach drinnen richtete.

Möglicherweise ist aber auch die inhaltliche Ausrichtung von Beschäftigungstherapie und Arbeitstherapie vom jeweiligen Verständnis der Erwerbsarbeit abhängig. Die Erwerbsarbeit der Massen- und Fließbandproduktion sah keine Persönlichkeitsentwicklung innerhalb der Arbeit vor. Die klinisch orientierte Ergotherapie bot ausdruckszentriert eher ein „Gegenmodell" zur Erwerbsarbeit. Ihr kam zu jener Zeit vielleicht tatsächlich – eher als der Arbeitstherapie, die schnell die Prinzipien der industriellen Fertigung übernahm –, eine kritische Haltung zu.

Die Humanisierung der Arbeitswelt hat die Wertigkeiten der Erwerbsarbeit allerdings wieder verschoben. Der Arbeitsbegriff selbst benötigte nicht länger ein „Gegenmodell", sodass insofern die Trennung der beiden Bereiche eigentlich keinen Sinn mehr machte (Kap. 6.3.1, Humane Arbeitsbedingungen und Handlungsspielraum, S. 377). Die Arbeitstherapie hat nun weniger Schwierigkeiten, ihren Arbeitsbereich als ganzheitlich zu definieren.

Neuerdings entsteht im Rahmen einer bisher nie aufgetretenen Massenarbeitslosigkeit eine Situation, in der durch die scheinbare Nichtvermittelbarkeit von krankheitsbetroffenen Menschen der Aspekt der ethisch-moralischen Behandlung wieder in den Vordergrund rückt. Gleichzeitig kommt es aber auch zur Weiterentwicklung der Rehabilitationskonzepte. Dies besonders, weil unter dem bestehenden Kostendruck vor allem ambulante Versorgungsmodelle diskutiert werden, die bislang als nicht praktikabel angesehen wurden. Die damit verbundene Ausweitung der arbeitstherapeutischen Aufgabengebiete befindet sich noch in der Entwicklung. Von diesen Tendenzen ausgehend, entsteht außerhalb der arbeitsrehabilitativen Zielsetzung ein weiteres neues ergotherapeutisches Aufgabenfeld, das sich auf den Alltagsbereich der Betroffenen bezieht. Alltagsrehabilitative, wohnortnahe personenbezogene Hilfen stellen die z.Zt. wichtigste Grundlage gemeindenaher psychiatrischer Arbeit dar.

! Die Bedeutung und der Einsatz der Arbeit in der Psychiatrie war und ist immer eine Frage, die sich an den aktuellen gesellschaftlichen Bedingungen orientiert. Vor allem die enge Beziehung der Arbeit zur Ökonomie bestimmt häufig den Umgang mit ihr. Mit dem Ziel der Inanspruchnahme von Arbeit bedeutet dies für die Arbeitstherapie, dass sie sich – obwohl gesetzlich eindeutig als Krankenbehandlung (Therapie) definiert –, immer auch an gesellschaftlichen bzw. anderen (nichttherapeutischen) Bedingungen ausrichten muss.

Die Bedeutung und der Einsatz der Arbeit in der Psychiatrie war und ist immer eine Frage, die sich an den aktuellen gesellschaftlichen Bedingungen orientiert. Vor allem die enge Beziehung der Arbeit zur Ökonomie bestimmt häufig den Umgang mit ihr. Mit dem Ziel der Inanspruchnahme von Arbeit bedeutet dies für die Arbeitstherapie, dass sie sich – obwohl gesetzlich eindeutig als Krankenbehandlung (Therapie) definiert –, immer auch an gesellschaftlichen bzw. anderen (nichttherapeutischen) Bedingungen ausrichten muss.

„Keine Arbeitstherapie ohne Perspektive danach" (Haerlin, 1991).

Literatur

Aebli H. Denken: Das Ordnen des Tuns. Bd. 1: Kognitive Aspekte der Handlungstheorie. Stuttgart: Klett-Cotta; 1980.

Alex L, Stooß F. Berufsreport. Der Arbeitsmarkt in Deutschland – das aktuelle Handbuch. Berlin: Argon: 1996.

Arendt H. Vita Activa oder vom tätigen Leben. 4. Aufl. München: Piper; 1985.

Bandler R, Grindler J. Refraiming. Ein ökologischer Ansatz in der Psychotherapie. Paderborn: Jungfermann; 1988.

Basaglia, F. Die negierte Institution oder die Gemeinschaft der Ausgeschlossenen. Frankfurt/M.: Suhrkamp; 1973.

Bennett D. Die Bedeutung von Arbeit in der Behandlung chronisch psychotisch kranker Menschen. In: Keupp H, et al., Hrsg. Im Schatten der Wende: Helferkrisen – Arbeitslosigkeit – berufliche Rehabilitation. München: Forum für Verhaltenstherapie und psychosoziale Praxis, Bd. 8. Steinbauer u. Rau; 1985:150–158.

Borsi G, Hrsg. Arbeitswelt und Arbeitshandeln in der Psychiatrie. Göttingen: Hogrefe; 1992.

Bridges W. Ich & Co.: Wie man sich auf dem neuen Arbeitsmarkt behauptet. Hamburg: Hoffmann & Campe; 1996.

Brill K.E. Das Recht chronisch psychisch kranker Menschen auf notwendige Hilfen verwirklichen. Psychosoziale Umschau. 1996;12:20–24.

Buscher F. Vereinbarung über die Durchführung der klinischen Arbeitstherapie im Zentralkrankenhaus Bremen-Ost. Sozialpsychiatrische Informationen. 1989;27:28–32.

Cumming J, Cumming E. Ego und Milieu. Chicago: Aldine; 1968.

DGSP – Sozialpsychiatrische Informationen. Sonderheft zum 25-jährigen Bestehen der deutschen Gesellschaft für soziale Psychiatrie. 1995;25.

Doose V. Lebenslaufbauen – Blickpunkt Wohnen und ältere Menschen. Ergotherapie & Rehabilitation. 1995;492:496–505.

Dörner K. Hermann Simon in Gütersloh. Deutscher Verband der Ergotherapeuten e.V., Hrsg. Neue Reihe Ergotherapie. Auf den Spuren von Hermann Simon. Idstein: Schulz-Kirchner; 1996;7:15.

dtv-Lexikon. München: Deutscher Taschenbuch Verlag; 1979.

Empfehlungen der Expertenkommission der Bundesregierung zur Reform der Versorgung im psychiatrischen und psychotherapeutisch/psychosomatischen Bereich. Bonn: Bundesminister für Jugend, Familie, Frauen und Gesundheit; 1988.

Fatzer G. Supervision und Beratung. Köln: Ed. Humanistische Psychologie; 1990.

Frank T, Häberle G. Über die Entwicklung von Anforderungsprofilen für Arbeitsplätze. Sozialpsychiatrische Informationen.1989;19:22.

Frei F, Udris I, Hrsg. Das Bild der Arbeit. Bern: Huber; 1990.

Freudenberg, R. K. Arbeitstherapie und Rehabilitation in England. Das öffentliche Gesundheitswesen. 1972; Sonderheft 1:44–50.

Gester P. Von der nutzlosen Notwendigkeit einer Systemanalyse. Kontext 15. 1988;93:102.

Greif S, Holling H, Nicholson N, Hrsg. Arbeits- und Organisationspsychologie: Internationales Handbuch in Schlüsselbegriffen. München: Psychologie-Verlags-Union; 1989.

Greve N. Sechs Vorschläge für professionelle HelferInnen in psychiatrischen Diensten und Einrichtungen. In: Keller T, Greve N. Systemische Praxis. Bonn: Psychiatrie-Verlag; 1996.

Hacker W. Allgemeine Arbeits- und Ingenieurpsychologie: Psychische Struktur und Regulation von Arbeitstätigkeiten. 2. Aufl. Bern: Huber; 1978.

Haerlin C. Wie erarbeite ich mit dem Kranken eine realistische Perspektive in Bezug auf seine Arbeitsfähigkeit? In: Kunze H, Lehmann K, Hrsg. Praxis und Probleme der Arbeitstherapie. Bonn: Psychiatrie Verlag; 1987.

Haerlin C. Brücken und Sackgassen zwischen Psychiatrie und Betrieb. Sozialpsychiatrische Informationen. 1991;42:47–53.

Haerlin C. Neue Aufgaben der Ergotherapie. Beschäftigungstherapie und Rehabilitation. 1992;6:14–21.

Hagedorn R. Occupational Therapy – Perspectives and Processes. Edinburgh: Churchill Livingstone; 1995.

Hagedorn R. Foundations for Practice in Occupational Therapy. 2nd ed. Edinburgh: Churchill Livingstone; 1997.

Haselbeck H, Placzko A, Voßberg H, Henning H. Das PAS-Projekt – Arbeit für seelisch Behinderte. Bremen: Nichtveröffentlichter Abschlussbericht; 1995.

Hoerning E. Soziologische Dimensionen der Biografieforschung. In: Hoerning E, et al., Hrsg. Biografieforschung und Erwachsenenbildung. Bad Heilbrunn: Klinkhardt; 1991.

Hoff EH. Identität und Arbeit – Zum Verhältnis der Bezüge in Wissenschaft und Alltag. Psychosozial. 1990;7:25–33.

Hohm H. Berufliche Rehabilitation von psychisch Kranken. Weinheim: Beltz; 1977.

Hohm H. Neuorientierung der Arbeitstherapie im psychiatrischen Großkrankenhaus. Sozialpsychiatrische Informationen. 1989;4:11–22.

Jahoda M. Die sozialpsychologische Bedeutung von Arbeit und Arbeitslosigkeit. In: Keupp H, et al. Im Schatten der Wende: Helferkrisen – Arbeitslosigkeit – Berufliche Rehabilitation. München: Forum für Verhaltenstherapie und psychosoziale Praxis, Bd. 8. Steinbauer & Rau; 1985.

Jervis, G. Kritisches Handbuch der Psychiatrie. Frankfurt: Syndikat; 1980.

Kauder V, Aktion Psychisch Kranke e.V., Hrsg. Personenzentrierte Hilfen in der psychiatrischen Versorgung. Psychosoziale Arbeitshilfen. 1997.

Keupp H, Kleiber D, Scholten B, Hrsg. Im Schatten der Wende: Helferkrisen – Arbeitslosigkeit – Berufliche Rehabilitation. München: Forum für Verhaltenstherapie und psychosoziale Praxis, Bd. 8; 1985.

Kielhofner G. Conceptual Foundations of Occupational Therapy. 2nd ed. Philadelphia: F.A. Davis Company; 1997.

Kielhofner G. Model of Human Occupation: Theory and Application. 2nd ed. Baltimore: Williams & Wilkins; 1995.

Kleffmann A, Föhres F, Müller B, Weinmann S. Melba – Ein Instrument zur beruflichen Rehabilitation und Integration (Manual). Siegen: Universitätsklinik Siegen; 1997.

Kluge F. Etymologisches Wörterbuch der deutschen Sprache. Berlin: de Gruyter; 1989.

Kruckenberg P, Jagoda B, Aktion Psychisch Kranke e.V., Hrsg. Personalbemessung im komplementären Bereich – von der institutions- zur personenbezogenen Behandlung und Rehabilitation. Tagungsdokumentation. Bonn: Selbstverlag; 1994.

Kruse E. Leittextgestütztes Arbeiten und Lernen. Hannover: Nichtveröffentlichte Unterrichtsmaterialien BFS Ergotherapie Annastift e.V;1987.

Lewin K. Die Sozialisierung des Taylor-Systems. Schriftenreihe praktischer Sozialismus. 1920;3:36–44.

Markl K, Reick H. Die Zukunft beginnt jetzt. Ergotherapie & Rehabilitation. 1996;110:115–122.

Marotzki U, Rokahr C. Sozialpsychiatrische Tagesstätten – eine Herausforderung für Beschäftigungs- und Arbeitstherapeuten. In: DVE, Hrsg. Psychiatrische Arbeitstherapie in Bewegung. Idstein: Schulz-Kirchner; 1993;81–85.

Marotzki U, Weber P. Drinnen und Draußen – Zur Rolle und Entwicklung der Ergotherapie im Rahmen außerklinischer (Arbeits-) Rehabilitation psychisch kranker Menschen. Neue Reihe Ergotherapie. Idstein: Schulz-Kirchner; 1996.

Maslow A. Motivation and Personality. New York: Harper & Row; 1954.

Moore-Corner R, Kielhofner G. Work environment impact scale. Chicago: UIC University of Illinois; 1995.

Oerter R. Psychologie des Spiels. 2. Aufl. Weinheim: Beltz; 1997.

Pearson RE. Beratung und soziale Netzwerke. Weinheim: Beltz-Edition-Sozial; 1997.

Philippi R. Down to Earth. Ergotherapie & Rehabilitation.1995;601:606–616.

Philippi, R. Die Welt der Arbeit. In: Weber P., Steier F, Hrsg. Arbeit schaffen – Initiativen, Hilfen, Perspektiven für psychisch Kranke. Bonn: Psychiatrie-Verlag; 1998.

Piaget J. Die Entstehung der Nachahmung, Teil 1. In: Piaget J. Nachahmung, Spiel und Traum. Werkausgabe, Bd. 5. Stuttgart: Klett; 1975.

Reed K, Sanderson S. Concepts of Occupational Therapy. 2nd ed. Baltimore: Williams & Wilkins; 1983.

Riemann G. Das Fremdwerden der eigenen Biografie. Narrative Interviews mit psychiatrischen Patienten. München: Fink; 1987.

Rottluff J. Selbstständig lernen – Arbeiten mit Leittexten. Weinheim: Beltz; 1992.

Ruesch J, Prestwood AJ. Interaction Processes and Personal Codification. J. Personality.1950; 18:30.

Scheffer B. Wie erkennen wir? Die soziale Konstruktion von Wirklichkeit im Individuum. In: Deutsches Institut für Fernstudien an der Universität Tübingen, Hrsg. Funkkolleg Medien und Kommunikation. Konstruktion von Wirklichkeit. Studienbriefe 1 bis 12. Weinheim-Basel: Beltz; 1990.

Scheiber I. Ergotherapie in der Psychiatrie. 2. Aufl. Köln: Stam; 1995.
Schlippe A, Schweitzer J. Lehrbuch der systemischen Therapie und Beratung. Göttingen: Vandenhoeck; 1997.
Schmale H. Psychologie der Arbeit. Stuttgart: Klett-Cotta; 1983.
Schüpbach H. Handlungspsychologische Konzepte in der Arbeitspsychologie und ihre Übertragbarkeit auf die Arbeitstherapie. In: Borsi G, Hrsg. Arbeitswelt und Arbeitshandeln in der Psychiatrie. Göttingen: Hogrefe; 1992.
Schütze F. Prozessstrukturen des Lebenslaufs. In: Matthes J, et al., Hrsg. Biografie in handlungswissenschaftlicher Perspektive. Nürnberg: Verlag der Nürnberger Forschungsvereinigung; 1981.
Schwendy A. Ergotherapie als Kassenleistung im ambulanten Dienst. Sozialpsychiatrische Informationen. 1989; 24:27–32.
Selvini Palazzoli M, Boscolo L, Cecchin G, Prata G. Hypothetisieren, Zirkularität, Neutralität: drei Richtlinien für den Leiter der Sitzung. Familiendynamik. 1981; 6:123–139.
Semmer N. Stress und Kontrollverlust. In: Frei F, Udris I, Hrsg. Das Bild der Arbeit. Bern: Huber 1990.
Seyfried E, Bühler A, Gmelin A. Stragtegien der beruflichen Eingliederung psychisch Behinderter. In: Bundesministerium für Arbeit und Sozialordnung, Hrsg. Forschungsbericht 236. Berlin; 1993.
Simon FB, Stierlin H. Die Sprache der Familientherapie. Ein Vokabular. Stuttgart: Klett-Cotta; 1984.
Simon H. Aktivere Krankenbehandlung in der Irrenanstalt. Nachdruck. Bonn: Psychiatrie-Verlag; 1986.
Simon FB. Meine Psychose, mein Fahrrad und ich. Heidelberg: Auer; 1990.
Simon FB. Die andere Seite der Gesundheit. Heidelberg: Auer; 1995.
Süllwold L. Schizophrenie. 2. Aufl. Stuttgart: Kohlhammer; 1986.
Süllwold L, Herrlich J. Basisstörungen als Grundlage von Arbeitsplatzauswahl und vorbereitender Therapie. In: Borsi G, Hrsg. Arbeitswelt und Arbeitshandeln in der Psychiatrie. Göttingen: Hogrefe 1992.
Tomm K. Die Fragen des Beobachters. Schritte zu einer Kybernetik zweiter Ordnung in der systemischen Therapie. Heidelberg: Auer; 1994.
Tretter F. Humanökologische Grundlagen der ökopsychiatrischen Perspektive – Begriffe, Methoden, Konzepte. In: Andresen B, et al., Hrsg. Mensch – Psychiatrie – Umwelt. Ökologische Perspektiven für die soziale Praxis. Bonn: Psychiatrie-Verlag; 1992.
Ulich E. Arbeitspsychologie. 3. Aufl. Stuttgart: Schäffer-Pöschel; 1994.
Velozo G, Kielhofner G, Fisher D. Worker Role Interview. Chicago: UIC University of Illinois; 1990.
Vester F. Phänomen Stress. Wo liegt sein Ursprung, warum ist er lebenswichtig, wodurch ist der entartet? 15. Aufl. München: dtv; 1997.
Voigt-Radloff S. Dokumentation in der Geriatrie, Teil 1. Ergotherapie & Rehabilitation. 1997;266:269–273.
Volpert W. Welche Arbeit ist gut für den Menschen? Notizen zum Thema Menschenbild und Arbeitsgestaltung. In: Frei F, Udris I, Hrsg. Das Bild der Arbeit. Bern: Huber 1990.
Wahrig G. Deutsches Wörterbuch. Gütersloh: Bertelsmann; 1974.
Watzlawick P. Wie wirklich ist die Wirklichkeit? München: Piper; 1976.
Weber P. Einführung. In: Deutscher Verband der Ergotherapeuten e.V., Hrsg. Psychiatrische Arbeitstherapie in Bewegung. Neue Reihe Ergotherapie. Idstein: Schulz-Kirchner; 1993.
Welter-Enderlin R, Hildenbrand B. Systemische Therapie als Begegnung. Stuttgart: Klett-Cotta; 1996.
Willis E, Reimer F. Arbeitstherapie und berufliche Rehabilitation aus der Sicht des Psychiatrischen Krankenhauses. In: Schubert A, Reihl D, Bungart W, Hrsg. Chancen im Arbeitsleben für psychisch Kranke. Mannheim: Ehrenhof; 1988.
Willson M. Occupational Therapy in Long-Term Psychiatry. 2nd ed. Edinburgh: Churchill Livingstone; 1987.
Wing JK. Soziotherapie, Rehabilitation und Management schizophrener Patienten. In: von Cranach/Finzen, eds. Sozialpsychiatrische Texte. Berlin: Springer.
Zeelen J, van Weeghel J. Berufliche Rehabilitation psychisch Kranker. Weinheim: Beltz; 1994.

7 Adaptive Verfahren

7.1 Einführung

Ch. Berting-Hüneke

Trotz aller Fortschritte in der Medizin können auch heute viele Krankheiten nicht geheilt und Verletzungsfolgen nicht restlos beseitigt werden. Medikamentöse, operative und konservative Behandlungsverfahren lindern Schmerzen, erweitern das Bewegungsausmaß oder verlangsamen das Fortschreiten eines chronisch-progredienten Leidens. Daneben bleibt es die Aufgabe chronisch kranker oder behinderter Menschen, Alltag und – sofern möglich – Beruf trotz ihrer Behinderung zu bewältigen. Dabei können ihnen Ergotherapeuten entscheidend helfen.

Definition
Adaptation bzw. Adaption = Anpassung. Adaptive Maßnahmen sind Hilfen zur Bewältigung des täglichen Lebens, der familiären und beruflichen Aufgaben und der Freizeitgestaltung – trotz einer Behinderung.

7.1.1 Verschiedene adaptive Verfahren

In der Regel werden mehrere adaptive Verfahren parallel angewendet:

- Änderung des Bewegungsverhaltens,
- Änderung des Arbeitsverhaltens (Planung, Arbeitsplatzgestaltung, Inhalte, Aufgaben),
- Einsatz von Hilfsmitteln (Erleichterung, Sicherheit, Funktionsersatz),
- Wohnraumanpassung,
- Anleitung von Angehörigen und Betreuern. (Auch Angehörige und Betreuer müssen lernen, sich an die veränderte Situation anzupassen.)

Indem adaptive Verfahren dazu beitragen, Inaktivität, Überlastung, Sekundärschäden und Unfälle zu verhüten, kommt ihnen zusätzlich eine bedeutende *Präventivfunktion* (Sekundärprävention) zu.

7.1.2 Auswahlkriterien

Ob und welches der möglichen Verfahren zu welchem Zeitpunkt zur Anwendung kommt, muss individuell entschieden werden. Objektive Kriterien für die Planung sind Krankheitsprognose, Fähigkeitsprofil, persönliches Umfeld und Lebensalter des Betroffenen. Aus Sicht des Patienten (subjektive Faktoren) können der Grad der Krankheitsverarbeitung, persönliche Vorstellungen von der „richtigen" Abfolge der Maßnahmen sowie sehr persönliche Beweggründe für die Auswahl entscheidend sein.

7.2 Theoretische Grundlagen

Unter der Voraussetzung, dass es in den biologischen Möglichkeiten des Menschen liegt, sein ganzes Leben lang Neues zu lernen und somit auch *um*zulernen, ist es aussichtsreich, Veränderungen in einzelnen Verhaltensbereichen anzustreben, wenn dies durch Krankheit oder Behinderung angeraten scheint. Liegt es in der Natur einer Krankheit, dass diese biologischen Möglichkeiten zum Neuerwerb von Fähigkeiten nicht mehr zur Verfügung stehen (*Hirnabbauprozesse*), kann zumindest die Umgebung dem Kranken so angepasst werden, dass er seine Restfähigkeiten nutzen kann und psychosoziale Bedürfnisse erfüllt werden.

7.2.1 Bedeutung von Selbstständigkeit und Lebensqualität

Es ist nicht möglich, Lebensqualität allgemein gültig zu definieren. Zu verschieden sind die Meinungen, Vorstellungen und Ansprüche. Das individuell gewünschte Maß an Selbstständigkeit auch tatsächlich leben zu können, macht jedoch sicher für sehr viele Menschen einen Teil ihrer Lebensqualität aus.

Kulturelle Unterschiede

In einer zunehmend multikulturellen Gesellschaft werden Therapeuten auch vermehrt Patienten behandeln und beraten, die gänzlich anders erzogen wurden als sie selbst. Die therapeutisch erwünschte oder der Selbstständigkeit dienliche Kleidung kollidiert eventuell mit traditionellen Vorstellungen; der in vielen Kulturkreisen wesentlich größere Familienzusammenhalt führt vielleicht dazu, dass dem Kranken mehr abgenommen wird, als seiner Rehabilitation oder Rekonvaleszenz förderlich ist. Hier ist Sensibilität im Formulieren von Angeboten und in der Therapieplanung notwendig.

Schichtspezifische Unterschiede

Auch in einem relativ kleinen und wohlhabenden Land wie Deutschland gibt es große Unterschiede in Lebensstil und -möglichkeiten der Angehörigen der verschiedenen Gesellschaftsschichten. So drückt sich im Großen und Ganzen bis zum heutigen Tag die Schichtzugehörigkeit eines Menschen in seinen ökonomischen Möglichkeiten, Bildungschancen und Bildungsstand, seinem Sprachgebrauch sowie in der Vermittlung bzw. Verinnerlichung schichtspezifischer Werte und Normen aus. Therapeuten müssen sich darauf einstellen, Patienten aus allen Schichten zu behandeln und in diesem Zusammenhang ihre eigenen Werte und Normen reflektieren.

Unterschiede zwischen den Generationen

Vorstellungen über Werte, Ziele und geschlechtsspezifische Aufgabenverteilung sind auch deutlich vom Lebensalter abhängig bzw. davon, was man in Kindheit, Jugend und Erwachsenenalter erlebt hat. Therapeuten müssen daher gesellschaftlich und individuell prägende Erfahrungen ihrer Patienten mit einbeziehen, wollen sie deren Beweggründe, Ziele und Vorstellungen verstehen.

7.2.2 Analyse der Anforderungen im Alltag

Um zu verstehen, welchen Anforderungen ein chronisch kranker oder behinderter Mensch ausgesetzt ist oder welchen Anforderungen er sich wieder stellen möchte, sind wir im Wesentlichen auf seine Angaben angewiesen. Neben der eigentlichen gesundheitlichen Einschränkung sind es vor allem Bedingungen familiärer, baulicher, ökonomischer und sozialer Art, die den Rahmen abstecken. Für die persönlichen Verrichtungen im engeren Sinne (Waschen, Anziehen etc.) ebenso wie für den Lebensstil im Allgemeinen gilt, dass es eine enorm große Bandbreite an Auffassungen von Normalität gibt: viele ältere Menschen finden die Reinlichkeitsvorstellungen der nachfolgenden Generationen übertrieben; Jüngere streben häufiger aus der Wohnung als Ältere; bezüglich der Ansprüche an Größe und Ausstattung einer Wohnung gibt es große Unterschiede; fremde Hilfe wird gerne angenommen oder kategorisch abgelehnt; finanzielle Unterstützung von Versicherungen und Einrichtungen wird für selbstverständlich gehalten oder als erniedrigend erlebt.

Entsprechend diesen individuellen Vorstellungen und Wünsche sind die Informationen, die Therapeuten von ihren Patienten (oder deren Eltern) erhalten, geprägt von deren Lebenswelt und an deren eigenen Maßstäben orientiert. Objektivität, d.h. eine allgemein gültig Vorstellungen von „Alltag“ und einem Selbstständigkeitsstreben kann es somit in diesem Bereich nicht geben. Auch eine Selbstständigkeit nach der Vorstellung des Ergotherapeuten strebt durchaus nicht jeder Patient an.

7.3 Diagnostische Verfahren

Können Patienten Verrichtungen, die eigentlich ihrem Alter, ihrer Lebenssituation und ihren Wünschen entsprechen, nicht (mehr) selbstständig ausführen, wäre es wenig Erfolg versprechend geradewegs die gestörte oder nicht ausführbare Handlung selbst zum Gegenstand der Therapie zu machen, beispielsweise bereits wenige Tage nach einem Schlaganfall mit dem Üben des Anziehens zu beginnen.

Vielmehr gilt es herauszufinden, *warum* sich der Patient nicht selbstständig ankleiden kann, um dann vorbereitend an der Verbesserung der beeinträchtigten Funktion zu arbeiten und erst zu einem späteren Zeitpunkt ein Anziehtraining durchzuführen (siehe Kap. 1).

7.3.1 Gespräch

Neben möglichen Instrumenten zur standardisierten Befunderhebung bleibt für den Bereich der eingeschränkten Selbsthilfe das Gespräch die wichtigste Methode. Gespräche dienen der Kontaktaufnahme und -vertiefung und der groben Orientierung vor der Anwendung gezielter Testverfahren. Sie ermöglichen zusätzlich, Informationen in Erfahrung zu bringen, die in standardisierten Verfahren nicht berücksichtigt werden.

7.3.2 Funktionstest

Krankheitsspezifische Test- und Dokumentationsverfahren ermöglichen es, die grundlegenden Probleme des Patienten festzustellen. Hier interessieren vor allem der Entwicklungsstand, Beweglichkeit, Kraft, Gleichgewicht, Sensibilität, Schmerzen, Sehen, Gedächtnis, Wahrnehmung, Denken und Antrieb.

7.3.3 Fähigkeitsfragebogen

Mithilfe von Fragebögen kann der Patient selbst oder der Therapeut im Gespräch mit ihm ermitteln, welche Alltagsverrichtungen ihm zurzeit unabhängig von fremder Hilfe möglich bzw. nicht möglich sind. Die Einschätzung auf einer abgestuften Skala soll dabei ein möglichst klares Bild seiner momentanen Situation zeichnen.

Ist der Patient nicht in der Lage, Angaben zu machen, so stehen eventuell Angehörige oder Betreuer für Auskünfte zur Verfügung. Dies ist jedoch grundsätzlich von der Zustimmung des mündigen Patienten abhängig.

7.3.4 Standardisierte Testverfahren

Für den Bereich der Alltagskompetenz stehen einige standardisierte Testverfahren zur Verfügung. Sie sind so angelegt, dass man sich auf die Erhebung einer Auswahl besonders bedeutsam erscheinender Daten beschränkt, damit sie praktikabel bleiben und die wissenschaftlich geforderten Testgütekriterien erfüllen. Ergotherapeuten sollten sie benutzen, wenn sie ihnen für die eigene Arbeit als hilfreich erscheinen. Die mit diesen Instrumenten erhobenen Daten sind für eine Verlaufsdokumentation geeignet (Vergleich Anfangsbefund – Endbefund), reichen jedoch für eine differenzierte Therapieplanung meist nicht aus, sondern müssen durch eines oder mehrere der nachfolgend aufgeführten Verfahren ergänzt werden.

7.3.5 Systematische Beobachtung

Wenngleich es krankheitsspezifische standardisierte Testverfahren gibt, so können doch in diesen Tests nie alle Notwendigkeiten und Eventualitäten berücksichtigt werden. Es bleibt daher eine wesentliche therapeutische Aufgabe, Patienten im spontanen Handeln und während vorgegebener Tätigkeiten systematisch zu beobachten. Für die Bewältigung von Alltagspoblemen hat sich folgende Unterteilung in Unabhängigkeitsstufen bewährt:

1. nicht ausführbar
2. mit körperlicher Hilfe
3. mit verbaler Hilfe
4. unter Aufsicht
5. unabhängig

Kann man sich in einem (multiprofessionellen) Behandlungsteam auf klar definierte Unabhängigkeitsstufen einigen, sind Missverständnisse und Fehleinschätzungen deutlich reduziert.

7.3.6 Unsystematische, zufällige Beobachtung

Möglichkeiten zur zufälligen Beobachtung ergeben sich oft am Rande der Therapie (während der Patient Besuch hat, am Kiosk einkauft oder auf die Therapie wartet). Sie sind naturgemäß unsystematisch, jedoch meist von hohem Wert für die weitere Therapieplanung. Der Patient fühlt sich unbeobachtet und verhält sich dabei so, wie er sich vermutlich außerhalb der Therapie oft verhält.

Beispiele:
Er sitzt „rund“ statt aufrecht.
Sein plegischer Arm ist schlecht gelagert.
Er lässt sich vom Besucher die Jacke anziehen, obwohl er es in der Therapie ohne fremde Hilfe kann.
Er bittet die Krankenschwester, ihm die Strümpfe anzuziehen und lässt das hierfür bereitliegende Hilfsmittel außer acht.

Aber auch:

Er lacht mit anderen Patienten und ist in der Therapie meist den Tränen nahe.
Er erledigt selbstständig ein Telefonat, obwohl er in der Therapie diesbezüglich hilflos erscheint.
Er achtet gewissenhaft auf die Anwendung seiner Lagerungsschiene.
Er hat voller Stolz sein Brot selbst gestrichen und die Hilfe des Mitpatienten abgelehnt.
Er übt für sich alleine außerhalb der Therapiezeit.

7.3.7 Fremdangaben

Informationen über den Patienten durch andere Personen erreichen den Therapeuten oft ungefragt. Manche Informationen sind nicht nur erhellend, sondern für die Therapie entscheidend. Andere sind für die weitere Arbeit nicht eindeutig positiv, und der Therapeut wünscht sich, sie hätten ihn nicht erreicht, weil sie für die Arbeit nicht relevant sind, ihn jedoch im Kontakt zum Patienten negativ beeinflussen.

Professionelle Helfer

Für den Austausch von Patientendaten zwischen professionellen Helfern gibt es datenschutzrechtliche Regelungen. Es ist keineswegs so, dass in einem Team von Behandlern alle alles über einen Patienten wissen sollten bzw. alle Informationen für ihre spezifische Tätigkeit wirklich benötigen. So sollten Ergotherapeuten beispielsweise nach einem Hausbesuch zum Zweck der Wohnraumanpassung nur die für eine Entscheidung relevanten Informationen gezielt an Ärzte und andere Therapeuten weitergeben. Umgekehrt erfahren z.B. Sozialarbeiter in ihrer Tätigkeit vieles über die persönlichen Lebensumstände des Klienten, was für andere Therapeuten nicht von Interesse ist.

Angehörige

Manche Patienten können aufgrund ihres Alters oder ihrer Behinderung keine Angaben machen, weil sie sich weder mündlich noch schriftlich äußern können, die Fragen inhaltlich nicht verstehen oder eine fremde Sprache sprechen. In diesem Fall können im Gespräch mit Angehörigen bisherige Gewohnheiten, Vorlieben, Abneigungen und Besonderheiten des Betroffenen erfragt werden. Wann immer möglich, sollte der Patient trotzdem mit einbezogen werden, indem er z.B. der Kontaktaufnahme zu den Angehörigen vorher global zugestimmt hat und im Gespräch oder während des Telefonats anwesend ist. Grundsätzlich sind Gespräche mit Angehörigen von der Zustimmung des erwachsenen, mündigen Patienten abhängig.

7.3.8 Ergotherapeutische Analyse der Anforderungen in Alltag und Beruf

Für die Therapieplanung ist es von zentraler Bedeutung, die Wünsche und Vorstellungen des Patienten zu erfahren und sie im Verhältnis zu seinen gesundheitlichen Einschränkungen hinsichtlich ihrer möglichen Realisation zu beurteilen. Im Gespräch (oder auch in standardisierten Fragebögen) sind folgende Fragen wesentlich:

- Wie verlief vor der Erkrankung Ihr Tag, Ihre Woche? Welche Pflichten hatten Sie, was haben Sie zusätzlich gerne getan?
- Was davon können Sie jetzt auch noch (ohne fremde Hilfe) verwirklichen?
- Was würden Sie gerne wieder tun? Was vermissen Sie besonders schmerzlich?
- Was sollen wir in der Therapie vorrangig erarbeiten?

7.3.9 Gesamtbewertung und Entwicklung ergotherapeutischer Zielsetzung

Patienten fühlen sich erfahrungsgemäß am wohlsten, wenn die notwendige Befunderhebung dosiert verläuft und soweit wie möglich in Behandlungsmaßnahmen eingebaut ist. Auch anfängliche Gefühle von Fremdheit und Befangenheit gegenüber dem Therapeuten oder der Situation sowie im Einzelfall die Gefahr der Überforderung lassen es angeraten erscheinen, die notwendige Befunderhebung auf mehrere Behandlungstermine zu verteilen – dies umso mehr, je komplexer das Problem ist.

7.4 Behandlungsdurchführung und ihre Kriterien

7.4.1 Behandlungsplanung

In Gesundheitseinrichtungen besteht grundsätzlich die Gefahr, dass mehr *über* als *mit* dem Patienten gesprochen wird. Dabei ist von zentraler Bedeutung, was er sich von der Behandlung verspricht, welche Ziele er hat. (Darüber, wie dieses Ziel voraussichtlich erreicht werden kann, hat er naturgemäß wenige oder keine Kenntnisse.) Angesichts der Fülle an therapeutischen Aufgaben und Möglichkeiten sowie der begrenzten Therapiezeit sei noch einmal betont:

> **!** Die zentrale Frage an den erwachsenen Patienten lautet: Was möchten Sie vorrangig erreichen?

Bei kranken und behinderten Kindern ergeben sich die Therapieziele aus den jeweils als nächste anzustrebenden Entwicklungsebenen.

Vor dem Hintergrund knapper gewordener Ressourcen im Gesundheitswesen ist heute mehr denn je zu überlegen, innerhalb welcher Zeit die gesteckten Ziele voraussichtlich erreicht werden können und ob zu ihrer Realisierung stationäre, teilstationäre oder ambulante/häusliche Behandlungen erforderlich bzw. ausreichend sind. Grundsätzlich kommt angesichts der unüberschaubaren Fülle alltäglicher und berufsbezogener spezifischer Anforderungen dem *exemplarischen Lernen* eine vorrangige Bedeutung zu. Um wichtige Ziele zu erreichen, sind auch von Lehrmeinungen abweichende therapeutische Vorgehensweisen und ungewöhnliche Lösungen statthaft, wenn sie dem Patienten allgemein nicht schaden und insbesondere aus medizinischer Sicht vertretbar sind.

7.4.2 Setting

Ob die Behandlungsziele in Einzel- oder Gruppentherapie, in einer Parallelbehandlung oder in Einzelbehandlung in der Gruppe erreicht werden können, ist grundsätzlich eine *therapeutische* Fragestellung. Wirtschaftliche und organisatorische Gründe dürfen hierfür nicht maßgeblich sein.

Einzeltherapie

Viele Fragestellungen oder übende Verfahren lassen ausschließlich eine Einzeltherapie zu, weil nur so die Privatsphäre des Patienten gewahrt bleibt bzw. der Therapeut die notwendige Anleitung und Hilfestellung gewährleisten kann. Besonders für die adaptiven Verfahren gilt, dass der Gesprächs- und Beratungsanteil größer als in Behandlungen anderer Art ist.

Parallelbehandlung

Fortgeschrittenere Patienten mit etwa gleichen Fähigkeiten und Problemstellungen können eventuell parallel behandelt werden.

Beispiel: Zwei Patientinnen mit rheumatoider Arthritis, die bereits grundsätzlich im Gelenkschutztraining unterwiesen wurden, haben gemeinsam Küchentraining.

Einzeltherapie in der Gruppe

Diese Anwendungsform kann im Funktionstraining in Ergänzung zur Einzeltherapie durchaus sinnvoll eingesetzt werden, ist jedoch für die adaptiven Verfahren ohne Bedeutung.

Gruppentherapie

Sollen Aufklärung und Verhaltensänderung bewirkt werden, kann die positive Wirkung einer Gruppe (gleichartig Betroffener) additiv genutzt werden. Bewährt hat sich die Vermittlung und Einübung rückenschonender oder gelenkschützender Verhaltensweisen in kleinen Gruppen. Hier kann die Gruppe auch den richtigen Rahmen für zusätzliche Methoden, wie z.B. pädagogisches Rollenspiel etc. geben.

7.4.3 Kriterien für die Anwendung adaptiver Verfahren: Funktions- und Kompensationstraining sowie Hilfsmittelvergabe

Kompensationstraining und Hilfsmitteleinsatz werden den Patienten in der Regel angeboten, wenn ein Heilungsprozess voraussichtlich lange dauert und bereits während dieser Zeit die Selbstständigkeit ermöglicht werden soll oder wenn mit einer bleibenden Funktionseinschränkung zu rechnen ist. Oft ist es sinnvoll, ein Funktionstraining parallel dazu durchzuführen.

Verallgemeinernd lässt sich sagen, dass Patienten *vorrangig* ein Funktionstraining wünschen, oft verbunden mit der Vorstellung einer vollständigen Wiederherstellung ihrer Gesundheit. Kompensationstraining und mehr noch der Einsatz von Hilfsmitteln wird meist längere Zeit abgelehnt, da mit ihrem Einsatz – ausgesprochen oder unausgesprochen – eine eher negative prognostische Aussage verbunden ist.

Es lassen sich spezielle Motivationsprobleme im Rehabilitationsprozess beobachten, die dadurch entstehen, dass chronisch kranke und behinderte Menschen während der Krankheitsverarbeitung folgende verschiedene Phasen durchlaufen:

1. Verleugnung
2. Hoffnung
3. Enttäuschung
4. Realisierung
5. Bewältigung

Ihnen in diesen Phasen hilfreich beiseite zu stehen und ihre Therapiefähigkeit durch das jeweils richtige therapeutische Angebot zu erhalten, ist eine der wesentlichen pädagogischen Aufgaben für Ergotherapeuten in der Rehabilitation (Schmidt-Carlshausen 1981). Da vor allem die Krankenversicherungen die stationären, teilstationären und ambulanten Behandlungszeiten drastisch verkürzt haben, kommt es immer häufiger vor, dass Patienten mehrere dieser Phasen ohne professionelle Hilfe bewältigen müssen.

Wohnraumanpassung

Die meisten Menschen möchten auch dann gerne in ihrer gewohnten Umgebung bleiben, wenn Wohnung und Umfeld den durch Krankheit oder Behinderungen veränderten Notwendigkeiten nicht mehr entsprechen. Zudem bietet der Wohnungsmarkt behinderten-, rollstuhl- oder seniorengerechte Wohnungen bislang nicht in der erforderlichen Anzahl und auch nicht flächendeckend an. Wer als Bauherr für die Errichtung behinderten- oder rollstuhlgerechter Wohnungen staatliche Fördermittel in Anspruch nehmen möchte, muss aktuelle DIN-Vorgaben (= Deutsche Industrienorm) für diesen besonderen Personenkreis berücksichtigen. Diese Vorgaben sind nur als Mindestforderung zu verstehen; damit ein Behinderter in einer solchen Wohnung selbstständig leben kann, müssen oft noch zusätzliche Anpassungsleistungen erbracht werden. Um den Bauherren hierbei zu beraten und ihm bei der Verwirklichung der notwendigen Adaptionen zu helfen, ist meist die Zusammenarbeit von Ergotherapeut, Sozialarbeiter, Kostenträger, evtl. Architekt und Handwerkern erforderlich; die therapeutische Beratung und Bedarfsermittlung steht hierbei günstigerweise an erster Stelle. Sie kann in der Regel nur durch einen therapeutischen Hausbesuch zusammen mit dem Behinderten erfolgen.

Therapeutischer Hausbesuch

Zusammen mit dem Patienten und seinen Betreuern oder im gleichen Haushalt lebenden Angehörigen lassen sich Notwendigkeiten, Vorlieben und Gewohnheiten am besten besprechen. Alle im Tagesverlauf erforderlichen Tätigkeiten werden ausprobiert, um eventuelle Schwierigkeiten in der Ausführung festzustellen. Die weitaus häufigsten Fragestellungen sind:

- Behindern Schwellen oder Teppiche gefahrloses Gehen?
- Passen Rollstuhl oder Rollator durch alle Türen; welche Durchfahrtbreiten sind bei der Auswahl des Hilfsmittels zu beachten?
- Kann selbstständiges Duschen oder Baden erreicht werden? Wie lassen sich diese Verrichtungen für Helfer erleichtern?
- Können mit dem Rollstuhl alle wichtigen Stellen erreicht werden?
- Ist ein selbstständiges Aufstehen von Toilette, Bett, Sessel und Stuhl möglich?
- Ist ein selbstständiger Lagewechsel im Bett möglich?
- Wie kann der nächtliche Toilettengang organisiert werden?
- Wo steht das Telefon am günstigsten? Ist ein Notfunksystem anzuraten?
- Wo könnte das erforderliche Pflegebett stehen? (Lässt es sich über das enge Treppenhaus transportieren?)
- Welches Liftermodell kann in der Wohnung eingesetzt werden?
- Wo ist der für draußen erforderliche Rollstuhl abzustellen?
- Kann ein gesicherter Ladeplatz für den gewünschten Elektrorollstuhl eingerichtet werden?
- Kann der Balkon genutzt werden? Kann der Rollstuhlbenutzer über die Brüstung schauen?
- Kann der Betroffene selbstständig die Wohnungstür von innen öffnen?
- Passt der Rollstuhl in den Lift?
- Sind ausreichend viele Haltemöglichkeiten vorhanden, um Treppenstufen zu überwinden?
- Wie gelangt der Betroffene mit seinem Rollstuhl oder dem Rollator nach draußen?

Haustechnik

Technische Einrichtungen können Behinderten erheblich helfen, ein selbstständiges Leben zu führen („intelligentes Haus"). Ein zentraler Müllabwurfschacht, Vorrichtungen zum Öffnen der Fenster vom Rollstuhl aus, Bedienung von Rolläden, Licht, Türen und Unterhaltungselektronik mittels Fernbedienung und Computer und vieles andere mehr sind im Zeitalter der Elektronik möglich, scheitern jedoch meist an Geld und baulichen Gegebenheiten. Nur wenige Behinderte kommen bisher in den Genuss dieser hilfreichen Technik und Elektronik.

Tiere als Helfer

In Deutschland kennen wir bislang nur den Blindenhund als Helfer eines behinderten Menschen. Aus Frankreich, den Niederlanden und den USA hört man ab und zu von Rollstuhlfahrern, denen gelehrige Hunde helfen, alltägliche Probleme zu meistern: sie holen Gegenstände bzw. heben herabgefallene Gegenstände vom Boden auf, öffnen auf Geheiß Türen u.a. Hunde sind bereits so lange Haustiere und leben so gerne eng mit Menschen zusammen, dass in dieser „Arbeitsbeziehung" sicher beide – Mensch und Hund – Gewinner sind. Affen, von denen man in diesem Zusammenhang vereinzelt aus den USA hörte, sind dabei keinesfalls den Hunden gleichzusetzen, da es nahezu unmöglich ist, sie artgerecht zu halten.

Finanzierung

Grundsätzlich sollte jeder Betroffene bzw. seine Familie bereit sein, eigene Mittel – soweit sie verfügbar sind – zur Wohnraumanpassung einzusetzen, denn schließlich handelt es sich beim „Wohnen" um einen elementaren privaten Aufwand, vergleichbar der Ernährung oder der Kleidung. Zur Unterstützung können zusätzliche Hilfen aus folgenden, zum Teil durch eigene Versicherungsbeiträge gebildeten „Töpfen" beansprucht werden:

- Pflegeversicherung
- Krankenversicherung
- Bundessozialhilfegesetz

- Sonderfonds einzelner Kommunen oder Bundesländer
- öffentliche Baudarlehen

Die *Leistungen der Pflegeversicherung* betragen höchstens 5000 DM pro Anpassungsmaßnahme und sind von der Einstufung in eine der drei Pflegestufen abhängig. Sie sollen mithelfen, das Wohnumfeld des Pflegebedürftigen so zu verbessern, dass die Selbstständigkeit in Teilbereichen erhalten bleibt oder häusliche Pflege ermöglicht oder erheblich erleichtert wird. Typische Maßnahmen sind Türverbreiterungen oder die Verlegung des Badezimmers ins Ergeschoss.

Die *Krankenversicherung* finanziert Hilfsmittel für den Gebrauch in der Wohnung, die geeignet sind, eine Behinderung (teilweise) auszugleichen und Zustandsverschlechterungen zu vermeiden. Hilfsmittel in diesem Sinne sind z.B. Duschklappsitz, Toilettenaufsatz oder Sicherheitsgriffe.

Für die Beantragung zusätzlicher Leistungen nach dem *Bundessozialhilfegesetz* ist grundsätzlich die Bereitschaft erforderlich, die eigenen Einkommens- und Vermögensverhältnisse offen zu legen. Für die eventuelle Inanspruchnahme von Geldern aus anderen Quellen gilt dies ebenfalls, da stets eine angemessene Eigenbeteiligung des Antragstellers gefordert wird.

Ergotherapeutische Beratung bei Objekteinrichtungen

Wenn es gilt, individuellen oder gemeinschaftlichen Wohnraum für behinderte Menschen zu schaffen (Neubau oder Umbau), sollten erfahrene Ergotherapeuten vermehrt zurate gezogen werden. Sie können Planer und Bauherren über die speziellen Bedürfnisse Behinderter (Rollstuhlfahrer, Gehbehinderte, Sinnesbehinderte) informieren und dazu beitragen, Planungsfehler aufzudecken bzw. zu vermeiden. Auch im Hinblick auf Haustechnik, Ausstattung und Möblierung können sie wesentliche Informationen liefern.

Arbeitsplatzanpassung

Die in der Ausbildung vermittelten Kenntnisse der Anthropometrie und Ergonomie sowie medizinisch-therapeutische und sozialwissenschaftlichen Kenntnisse versetzen Ergotherapeuten in die Lage, Beratungen am Arbeitsplatz und Arbeitsplatzanpassungen vorzunehmen. In Zusammenarbeit mit Rehabilitationsberatern der Kostenträger, Betriebsärzten, Sicherheitsbeauftragten und gegebenenfalls den Vorgesetzten des Behinderten werden im Rahmen der (Wieder-)Eingliederung vor allem räumlich-sächliche und organisatorische Veränderungen vorgenommen, damit eine berufliche Tätigkeit möglich wird und auch langfristig Bestand hat (siehe unter Kapitel 6, *im Rahmen der Arbeitstherapie ausgeführt*), ohne dem Behinderten selbst, den Arbeitskollegen oder dem Betrieb zu schaden.

Funktionstraining mit Prothesen und Orthesen

Auswahl und Anpassung einer Prothese für die obere oder untere Extremität ermöglichen noch nicht automatisch einen guten und regelmäßigen Gebrauch. Erst eine gezielte Gebrauchsschulung fördert selbstständiges An- und Ablegen, Gewebeabhärtung und Hautpflege, Gewöhnung, Sicherheit, Geschicklichkeit und Akzeptanz. Ergotherapeuten verfügen über ein großes Repertoire an Möglichkeiten, den Prothesengebrauch bei Verrichtungen im Alltag, Beruf und Freizeit zu schulen.

Beratung, Auswahl und Anleitung der Hilfsmittel

1. Hilfsmittel

Definition

Hilfsmittel sind Gegenstände, die eine bestehende Behinderung ausgleichen oder abmildern, die Selbstständigkeit des Kranken oder Behinderten ganz oder teilweise wiederherstellen und eventuellen Folgeschäden vorbeugen. Ein angepasster Rollstuhl beispielsweise ermöglicht dem gehbehinderten älteren Menschen eine selbstständige Fortbewegung, ein Rollator gibt dem zerebralparetisch gelähmten Kind Sicherheit beim Gehen, und ein Duschklappsitz erlaubt die Benutzung der Dusche ohne Hilfsperson.

Den angeführten Beispielen ist eines gemeinsam: sie gehen von einem *aktiven* Gebrauch dieser Gegenstände aus; ob völlig selbstständig oder nur in Teilbereichen, ist dabei unerheblich. Im konkreten Fall können sowohl Gegenstände des täglichen Bedarfs wie auch speziell für Behinderte entwickelte Gegenstände diese Funktionen erfüllen: eine kleine Trittleiter macht im Haushalt ein oberes Schrankfach zugänglich, die Schere mit dem ergonomisch geformten Griff erleichtert das Öffnen von Verpackungen, die Duschmatte verhindert das Ausrutschen.

Für die eventuelle Finanzierung eines Hilfsmittels durch Versicherungen oder das Bundessozialhilfegesetz ist jedoch entscheidend, ob ein Gegenstand als „Hilfsmittel" oder als „Gegenstand des täglichen Bedarfs" definiert ist, da die Kosten für Letztere in der Regel nicht übernommen werden.

Hilfsmittel im engeren Sinn werden in einer fast unüberschaubaren Fülle angeboten; nicht jeder Artikel ist auch wirklich brauchbar, vor allem ist nicht jedes Hilfsmittel für jeden Interessenten das Richtige. Erst die individuelle Beratung, Auswahl und Anleitung führen zu einer bedarfsgerechten und gleichzeitig wirtschaftlichen Versorgung.

Aufgaben von Hilfsmitteln
- Verleihung von Sicherheit,
- Ersatz für fehlende Beweglichkeit oder Sinnesfunktionen,
- Förderung sensomotorischer Erfahrungen,
- Linderung bzw. Vermeidung von Schmerzen,
- Verhütung von Kontrakturen und Deformitäten,
- Kräfteersparnis.

2. Pflegehilfsmittel

Definition

Unter Pflegehilfsmitteln – meist technischen Hilfen – werden Hilfsmittel zusammengefasst, welche die Pflege erleichtern, die Beschwerden des Pflegebedürftigen lindern oder ihm eine selbstständige Lebensführung ermöglichen. So kann ein elektromotorisch verstellbares Bett die häusliche Pflege ganz wesentlich erleichtern, ein Hebegerät ermöglicht einen für den Betroffenen schmerzfreien und die Helfer wenig belastenden Transfer, ein Bidet erlaubt einen selbstständigen Toilettengang.

Die Grenze zwischen „Hilfsmittel" und „Pflegehilfsmittel" ist nicht immer klar; die Definitionen können von Kostenträger zu Kostenträger verschieden sein und erscheinen im Einzelfall oft willkürlich.

Gesetzliche Grundlagen, Finanzierung

Im Sozialgesetzbuch V ist geregelt, was unter einem *Hilfsmittel* zu verstehen ist und wann der Anspruch auf Kostenübernahme durch die Krankenkasse besteht. Für welche Hilfsmittel eine Leistungspflicht besteht, legen die Spitzenverbände der Krankenkassen in einem Hilfsmittelverzeichnis fest, das in bestimmten Zeitabständen überarbeitet und aktualisiert wird. Die Versorgungsleistung der Krankenkassen umfasst neben der Bereitstellung des Hilfsmittels notwendige technische Änderungen, die Schulung des Betroffenen und seiner Angehörigen im Gebrauch des Hilfsmittels sowie spätere Reparaturen und Umrüstungen. Voraussetzung für die Inanspruchnahme der Kassenleistung ist in der Regel eine ärztliche Verordnung. Die Krankenkassen behalten sich jedoch vor, Notwendigkeit und Art der Verordnung durch den eigenen ärztlichen Dienst (Medizinischer Dienst der Krankenkassen, auf Länderebene organisiert) oder durch Rehabilitationsberater zu prüfen.

Im Pflegeversicherungsgesetz (Sozialgesetzbuch XI) ist geregelt, was unter einem *Pflegehilfsmittel* zu verstehen ist. Die Bereitstellung der technischen oder finanziellen Hilfen orientiert sich ebenfalls an den Erfordernissen des Einzelfalls. Die Leistung umfasst – ebenso wie die Krankenkassenleistung – nicht nur Bereitstellung, sondern auch Anpassung, Gebrauchsschulung, Änderung, Instandsetzung und Ersatzbeschaffung des Pflegehilfsmittels. Die Pflegebegutachtung bzw. die Einstufung in eine der drei Pflegestufen muss der Leistungsbewilligung grundsätzlich vorausgehen. Eine ärztliche Verordnung für einzelne Pflegehilfsmittel ist danach nicht mehr erforderlich; der von der ambulanten Pflegekraft, dem Behinderten selbst, der behandelnden Therapeutin oder den Angehörigen formulierte Bedarf wird direkt von der Pflegekasse aufgenommen und geprüft.

Neben Krankenkassen und Pflegekassen kommen im Einzelfall folgende weitere Kostenträger für Hilfsmittel infrage:

- gesetzliche Rentenversicherung
- gesetzliche Unfallversicherung (Berufsgenossenschaften)
- Bundesanstalt für Arbeit
- Kriegsopferversorgung
- Sozialhilfe

Kompensationstechniken und Hilfsmittel für verschiedene Einsatzbereiche

Für den Einsatz von Hilfsmitteln hat sich der Grundsatz bewährt: *So viel wie nötig, so wenig wie möglich.*

Kein Betroffener möchte mit einem ganzen Arsenal von Hilfsmitteln hantieren, auch wenn deren Einsatz nach therapeutischer Meinung noch so wünschenswert erscheint. Aus Sicht der Betroffenen sind es praktische, psychische und auch finanzielle Gründe, warum sich der Hilfsmitteleinsatz auf die (subjektiv) wesentlichen Verrichtungen beschränken sollte. Ergotherapeuten sind daher aufgerufen, stets nach „kleinen" Lösungen zu suchen, bevorzugt multifunktionale Hilfsmittel einzusetzen und sehr genau die Wünsche und Ziele ihrer Patienten zu erfragen. Zusätzlich sind die berechtigten Wünsche von Angehörigen und professionellen Helfern zu berücksichtigen (Tab. 7.**1**–7.**15**).

Vorsichtsmaßnahmen bei Sensibilitätsstörungen, Sehstörungen und Ertaubung

Bei eingeschränkten Nah- und Fernsinnen sind in der Therapie einige zusätzliche Vorsichtsmaßnahmen erforderlich. *Tiefensensibilitätsstörungen* können durch visuelle Kontrolle nur in sehr geringem Umfang kompensiert werden. Daher besteht für die Betroffenen beim beidhändigen Arbeiten mit Werkzeugen und Küchengeräten sowie bei komplexeren Aufgabenstellungen aller Arten eine erhöhte Verletzungsgefahr. Periphere und zentrale *Sehstörungen* können zu Unschärfe im Nah- und Fernbereich, ungenügendem Farbensehen, Doppelbildern, fehlendem räumlichen Sehen, Nystagmus, „hüpfendem" Bild, Gesichtsfeldeinschränkungen oder Blindheit führen; manche der Störungen gehen mit Schwindel oder Übelkeit einher. Grundsätzlich besteht für die Betroffenen außerhalb gewohnter Räumlichkeiten und besonders im Verkehr eine stark erhöhte Verletzungsgefahr für sich selbst und andere, zumal die Kompensation durch andere Sinne (Tastsinn, Gehör) nicht bei jeder Art von Sehstörung (in annehmbarer Zeit) gelingt.

Ist das *Gehör* stark beeinträchtigt oder ist der Patient sogar ertaubt, fehlt ihm ebenfalls ein für die Teilnahme am Verkehr (auch als Fußgänger!) sehr wesentlicher Fernsinn, der ihn herannahende Fahrzeuge normalerweise frühzeitig wahrnehmen lässt, auch wenn z.B. die Sicht noch versperrt ist. Gehörlosigkeit kann insgesamt jedoch recht gut durch andere Sinne kompensiert werden. Anders verhält es sich beim akustischen *Neglect*: die Betroffenen nehmen aufgrund einer (akuten) Hirnschädigung akustische Reize, die auf einer Körper- bzw. Raumhälfte auftreten, nicht wahr oder hören sie zwar, ordnen sie jedoch räumlich falsch zu. Da die Störung selbst ebenfalls nicht wahrgenommen werden kann, ist eine Kompensation nicht möglich.

Eigenherstellung von Hilfsmitteln und Adaptionen

Eine handwerkliche Grundausbildung und der Umgang mit Materialien, wie sie in der

Tabelle 7.**1** Kommunikation

	Kompensatorische Übungen	Hilfsmittel
Schreiben	Training der subdominanten Hand, Übungen mit Schreibmaschine, PC-Tastatur.	Griffadaptionen für Stifte, Klemmunterlagen, Anti-Rutsch-Unterlage, Einhänderlineal, Briefbeschwerer, Schreibmaschine, Computer.
Sprechen	Benutzung der Hilfsmittel grundsätzlich sowie in alltags- und berufstypischen Situationen, Umgang mit den Hilfsmitteln in der Öffentlichkeit, Anleitung der Angehörigen.	Kärtchen (Wörter, Symbole, Bilder), Symbolsprache, Bliss-Symbole, elektronische Kommunikationshilfen (Communicator o.Ä.), Zaubertafel, Stift und Papier.
Telefonieren	Eingeben, Benutzung gespeicherter Rufnummern bzw. eines individuell zusammengestellten Verzeichnisses.	Telefonhalter, Anti-Rutsch-Unterlage, Verstärker, Tastentelefon, Telefonwählhilfe (Stab), Bedienung über Pusten. *Verständigung im Notfall:* „Rote Taste" am Telefon, Notfunksystem.

Tabelle 7.**2** Nahrungsaufnahme

	Kompensatorische Übungen	Hilfsmittel
Trinken/Essen	Einhändertraining, kontrolliertes Einhändertraining im Sinne des Bobath-Konzeptes, Benutzung der Hilfsmittel in der Öffentlichkeit, Reinigung der Hilfsmittel.	An Stelle einer Tasse Becher mit Henkel(n), abknickbarer Strohhalm, Becherhalter (kippbar), Schnabelaufsatz; Anti-Rutsch-Unterlage, Spezialbesteck, Teller mit hochgezogenem Rand, Wärmeteller.

Tabelle 7.**3** Nahrungszubereitung

	Kompensatorische Übungen	Hilfsmittel
Vorbereitung der Mahlzeit am Tisch und Zubereitung kleiner Gerichte	Einhändertraining, kontrolliertes Einhändertraining im Sinne des Bobath-Konzeptes, Erarbeiten günstiger und ökonomischer Arbeitshaltungen für die verschiedenen Verrichtungen, Tisch decken, streichen, schneiden, abpellen, Verpackungen öffnen, eingießen, Umgang mit elektrischen Geräten, Herd und heißen Töpfen und Backformen sowie heißem Kochgut und Flüssigkeiten, Umgang mit der Uhr (Gar- und Backzeiten), Abwasch, Geschirrspülmaschine bedienen, Gegenstände vom Boden aufheben.	Frühstücksbrett für Einhänder, Anti-Rutsch-Unterlage, Gabelmesser, Wasserhahn-Öffner, Anti-Rutsch-Unterlage, Fixierbrett, Obst- und Kartoffelhalter, Kartoffelschäler, Pfannensieb, Sparschäler, ELT-Dosenöffner, ELT-Messer, ELT-Rührgerät, leichte Kochtöpfe mit ergonomischen Griffen, Stieltöpfe für einhändigen Gebrauch, Pfannengriffhalter, Eitrenner, Zwiebelhacker, Spezialteigrolle, ELT-Küchenmaschine.

Orthopädietechnik verwendet werden, erlauben es Ergotherapeuten, Adaptionen an käuflichen Hilfsmitteln für den individuellen Gebrauch vorzunehmen. Manchmal ist auch die komplette Herstellung (kleinerer) Hilfsmittel nötig, da der Markt nicht alle notwendigen und bewährten Hilfsmittel anbietet. Wenn irgend möglich, sollten jedoch fertig zu kaufende Hilfsmittel zum Einsatz kommen, damit die zur Verfügung stehende Arbeitszeit so weit wie möglich für die unmittelbare Therapie genutzt werden kann (nicht nur die eigentliche Herstellung, sondern auch Materialeinkauf und -verwaltung sind arbeitsintensiv). Sofern Therapiehelfer und Praktikanten in einer Ergotherapieabteilung oder -praxis eingesetzt sind, können sie bei der Herstellung einfacher Hilfsmittel die therapeutischen Fachkräfte entlasten.

Tabelle 7.4 Mobilität

	Kompensatorische Übungen	Hilfsmittel
Transferhilfen	Einsatz von Teilfähigkeiten und Restkräften, Erarbeiten des Sitzgleichgewichts; Routinieren des Ablaufs, damit er ohne Angst erfolgen kann, Anleitung der Angehörigen.	Teil-aktive und passive Hebegeräte (mobil oder stationär), Drehscheibe, Haltegürtel, Rutschbrett, Gleittuch, Gleitbrett.
Gehen	Aufstehen, hinsetzen, gehen auf verschiedenen Untergründen, schnelle Richtungswechsel, Schutzschritte, Gehen von Treppen und schrägen Ebenen auf- und abwärts, Anleitung der Angehörigen, falls das Gehen begleitet oder unterstützt werden muss.	Handstock, Unterarmgehstütze, Achselstütze, Arthritisstütze, Vierpunktstütze, Stopfenrollator, vierrädriger Rollator, Delta-Gehrad, Gehbock, Gehwagen, Stockhalterung.
Rollstuhl	Elementares Rollstuhltraining beinhaltet Bedienung der Bremsen, vorteilhafteste Fahrtechnik suchen, geradeaus fahren, lenken, wenden, Umfahren von Hindernissen, Türen öffnen/schließen, Fahren auf engem Raum, Beinstützen abschwenken, Fahrten außerhalb des Hauses, Anleitung von Angehörigen. Rollstuhltraining für Fortgeschrittene bzw. jüngere oder weniger eingeschränkte Personen beinhaltet zusätzlich selbstständige Herausnahme der Seitenteile, Ankippen zum Überwinden von Hindernissen (Bordsteinkanten u. Ä.), Befahren schräger Ebenen und verschiedener, auch problematischer Untergründe, vom Rollstuhl auf den Boden und zurück wechseln, Verkehrstraining (bei Elektrorollstühlen und Handhebelrollstühlen), Umgang mit dem Rollstuhl in speziellen Alltags- und Berufssituationen, prophylaktische Übungen im Rollstuhl.	Universalfaltfahrer, Leichtgewichtrollstuhl, Aktivrollstuhl, „mitwachsender“ Rollstuhl, Handhebel-Rollstuhl, Rollstuhl für Einarmantrieb, Pflegerollstuhl, Transit-Rollstuhl, Elektrofahrer, Citymobil, Rollstuhl mit Aufstehfunktion, Schwellenrampe, tragbare Rampe.
Auto	Informationen über mögliche erneute Fahrtauglichkeitsprüfung beim TÜV und Fahrstunden nach Krankheit bzw. eingetretener Behinderung; Ein- und Ausstieg, Sitzadaptionen (Keilkissen, Lendenkissen), Verladen des Rollstuhls, Anleitung von Angehörigen.	Automatik, Verladehilfe für den Rollstuhl, schwenkbarer Fahrersitz, individueller Umbau.
Benutzung öffentlicher Verkehrsmittel	Den Straßenverkehr tolerieren und überschauen, sich zurechtfinden, mit Bus und Bahn fahren, Fahrplan lesen, Karten kaufen, Zebrastreifen und Ampel benutzen.	Selbstständig transportables Gehhilfsmittel wie Handstock, Unterarmgehstütze, faltbarer Rollator, Blindenstock benutzen, Armbinde für Blinde/Sehbehinderte, Umhängetasche, Rucksack.
Reisen		Beratung über Reisemöglichkeiten für Behinderte, spezielle Reiseangebote, Gepäckservice.

Tabelle 7.5 Toilette

Kompensatorische Übungen	Hilfsmittel
Transfer Rollstuhl/WC, Aufstehen, hinsetzen, dynamisches Gleichgewicht zum Richten der Kleidung im Stand, Sitzgleichgewicht und Rumpfbeweglichkeit zur Reinigung des Gesäßes, Anleitung von Angehörigen.	Toilettensitzerhöhungen mit oder ohne Armlehnen, Haltegriffe (Wand- oder Bodenverankerung), gepolsterte WC-Auflage, Hilfsmittel zur Reinigung (Toilettenpapierhalter), Bidet, Applikationshilfe für Tampons, Toilettenstuhl, kombinierter Toiletten-Duschstuhl mit Greifreifen.

Tabelle 7.6 Körperpflege

	Kompensatorische Übungen	Hilfsmittel
Waschen	Rumpfbeugen, Rumpfrotation, Überkreuzen der Beine, dynamisches Gleichgewicht zum Waschen des Unterkörpers im Stand.	Waschhocker (stabil, niedrige Arm- und Rückenlehnen, Sitzhöhe individuell einstellbar), Wasserhahnöffner, Haltestange direkt über oder neben dem Waschbecken als Hilfe zum Aufstehen, Waschhandschuh statt Waschlappen, Waschlotion im gefüllten Becken statt Hantieren mit Seifenstück, Nagelbürste mit Saugnäpfen zur Befestigung am Beckeninnenrand, Fußbank; falls die Füße nicht erreicht werden können: Gefäß mit Henkel für Fußbad, Waschhilfe „am Stab" für Zehenzwischenräume, Fön für gründliches Trocknen.
Baden, Duschen	Üben des Ein- und Ausstiegs, bei Benutzung von Liftern Einsatz von Teilfähigkeiten und Restkräften, Erarbeiten des Sitzgleichgewichts; Routinieren des Ablaufs, damit er ohne Angst erfolgen kann, Anleitung der Angehörigen.	Badebrett zum Duschen über dem Wannenrand, Anti-Rutsch-Einlagen, Sitz- und Liegebadelifter, Haltegriffe, fahrbarer Duschstuhl für ebenerdige Dusche, Dusch(klapp)sitz mit oder ohne Armlehnen, evtl. mit Rückenlehne, Duschgel in griffiger Flasche, Bürsten/ Schwämme mit Griffverlängerung.
Mundpflege	Mund ausspülen, Munddusche benutzen, Putzbewegungen mit der Zahnbürste üben, Zahnprothesen reinigen, Verpackungen von Reinigungstabletten öffnen. *Achtung*: Vielen Behinderten ist eine ausreichende Zahnpflege trotz Hilfsmitteleinsatz nicht selbständig möglich.	Munddusche, Griffadaptionen für (unzerbrechlichen) Becher sowie Zahnbürste, Zahncremespender ohne Verschluß, Tubenhalter.
Frisieren	Bewegungsabläufe üben, Kontrolle über den Spiegel fördern, Beratung (Verzicht auf strenge Dauerwelle und Haarspray erleichtert das Durchkämmen), grobzinkige Kämme und Bürsten verwenden, zu pflegeleichter Frisur raten.	Kämme und Bürsten mit ergonomischen Griffen oder individuellen Griffadaptionen (evtl. verlängert und abgewinkelt), Kippspiegel oder Spiegelfläche direkt über dem Waschbecken zum Betrachten im Sitzen.
Maniküre (Pediküre)	*Achtung:* Um Verletzungen zu vermeiden, muß sichergestellt sein, daß Sehfähigkeit, Bewegungskoordination und Sensibilität für eine selbständige Maniküre und Pediküre ausreichend sind.	Nagelbürste für einhändigen Gebrauch, Griffadaptionen für Nagelfeile, Nagelschere mit Bügelgriff (über Faustschluß zu bedienen), Nagelpflegegerät für Einhandbedienung. Für die Pediküre sind keine speziellen anderen Hilfsmittel bekannt. Vielen Behinderten sowie älteren Menschen ist eine selbständige Pediküre nicht mehr möglich; sie sind dann auf die Hilfe von Angehörigen oder FußpflegerInnen angewiesen.

7.4.4 Arbeitsschutzmaßnahmen für Therapeuten

1. Basishygiene

Die meisten Infektionen in Krankenhäusern und anderen Institutionen mit Kranken und Behinderten werden über die Hände übertragen. Daher ist ein häufiges Waschen bzw. Desinfizieren der Hände erforderlich, ganz besonders vor dem Essen, vordem eigenen Naseputzen. Spezielle Händedesinfektionsmittel, auf die trockene Haut aufgebracht, sind wirkungsvoller und durch ihre rückfettenden Substanzen hautverträglicher (und natürlich nach) dem Toilettengang und vor als

Tabelle 7.**7** An- und Auskleiden

Kompensatorische Übungen	Hilfsmittel
Drehen und Bridging aus Rückenlage, dynamisches Sitz- und Standgleichgewicht, Auswahl der Kleidung (Wetter, Situation), der richtigen Reihenfolge, der richtigen räumlichen Zuordnung zum Körper, (einhändige) Handhabung von Verschlüssen, wie Knöpfe, Reißverschlüsse, Haken, Schleifen, Klettbänder.	Praktische und bequeme Kleidungsstücke, z. B. Unterwäsche und Kleidung etwas größer tragen (eine Konfektionsgröße mehr), Sweatshirts und Pullover statt Blusen und Hemden, (Strick)jacken mit Knöpfen statt Trainingsjacken mit Reißverschluss, Schlupfhosen statt Hosen mit Reißverschluss, Knöpfen, Gürtel oder Hosenträgern, Schlüpfschuhe oder Schuhe mit Klettverschluß, Einhandschleife oder Gummisenkeln, herkömmliche Verschlüsse durch Klett- und Hakenband oder durch Gummiband ersetzen. Greifzangen, Anziehhaken, Anziehstäbe mit Clips oder Klammern, (langer) Schuhlöffel, Strumpfanziehhilfen, Griffschlaufen z. B. zum Hochziehen einer Schlupfhose, Ring als Greifhilfe für Reißverschluss, Fußbank.

Tabelle 7.**8** Dekorative Kosmetik

Kompensatorische Übungen	Hilfsmittel
Visuomotorische Koordination vor dem Spiegel, Cremes und Puder verteilen, Konturen nachziehen.	Rasierspiegel mit Schwenkarm, Standspiegel, Kippspiegel, auf die Keramikfließen geklebte Spiegelfliesen, Griffadaptionen für Pinsel und Bürstchen.

Tabelle 7.**9** Haushaltsführung

Kompensatorische Übungen	Hilfsmittel
Haushaltstätigkeiten im Sitzen oder Stehen, vom Rollstuhl aus, unter Benutzung eines Gehhilfsmittels oder einer Stehhilfe: abwaschen, abtrocknen, wegräumen, Gegenstände von Boden aufheben, Flächen abwischen, Staubsaugen, Betten machen, Bettwäsche wechseln, Wäsche versorgen (waschen, aufhängen, bügeln, zusammenlegen), Boden fegen, Blumenpflege, Einkaufen.	Spülbürsten, Wringhilfe, Greifzange (helfende Hand), Kehrgarnitur mit Kehrblech am Stiel, Tablett mit Tragegriff für einhändigen Gebrauch, rollbarer Servierwagen, Einkaufswagen, Rollator mit Korb und Tablett, Spannbettlaken.

Tabelle 7.**10** Mobiliar

Kompensatorische Übungen	Hilfsmittel
Aufstehen, hinsetzen, hinlegen, Stuhl rücken, mit Stuhl nahe an den Tisch rücken.	Individuell günstige Möbel empfehlen, vorhandene Sitzflächen erhöhen, Sesselrollen entfernen, Bett erhöhen, Aufstehsessel, Aufstehstuhl, Pflegesessel, Antirutschauflage, Rückenstütze, Prothesen-/Arthrodesenkissen, Antidekubitus-Sitzauflagen, Fußbank, Bett-Tisch, Schrank- und Schubladengriffe auswechseln (z. B. Hakengriffe statt Knöpfe).

Tabelle 7.**11** Lagerungs- und Therapiehilfen

Kompensatorische Übungen	Hilfsmittel
Lagewechsel, Lagerungsmittel selbstständig benutzen (zumindest selbstständig entfernen können).	Lagerungskissen, Lagerungsschienen, Rollstuhltisch, Wechseldruckmatratzen, (elektromotorischer) Stehtrainer, Sprossenwand, (elektromotorischer) Fahrradheimtrainer, Sitzball, Lendenkissen, Keilkissen.

Tabelle 7.**12** Gelenkschutz

Kompensatorische Übungen	Hilfsmittel
Aktive Stabilisierung der betroffenen und der benachbarten Gelenke, Einsatz mehrerer Gelenke, günstige Arbeitshaltungen einüben (neue Gewohnheiten entwickeln), Entspannungsübungen, Arbeitseinteilung (Pausenrhythmus).	Griffverdickungen an Gerätschaften in Beruf, Freizeit, Haushalt, Gehhilfe; Stehhilfe, Aufstehhilfe, Wasserhahnöffner, ohne Kraftaufwand zu bedienende Armaturen, Schlüsselhilfe, ELT-Dosenöffner, Buch- und Zeitungshalter, Einkaufswagen.

Tabelle 7.**13** Rücken schonendes Verhalten

Kompensatorische Übungen	Hilfsmittel
Aktives, dynamisches Sitzen einüben, längeres ununterbrochenes Sitzen und Stehen vermeiden (Arbeitsabläufe verändern), Bück-, Hebe- und Tragetechniken einüben, Hebe- und Tragfähigkeit (Maximallast) individuell definieren.	Keilkissen, Lendenkissen, Sitzball; Ballkissen, bequeme Kleidung, die eine Beckenkippung zulässt, Schuhe mit flachen Absätzen und genügend Platz für die Zehen; Arbeitsflächen, an denen im Stehen gearbeitet werden muss, erhöhen, verstellbarer Arbeitsstuhl.

Tabelle 7.**14** Arbeitsplatz

Kompensatorische Übungen	Hilfsmittel
Erarbeiten und Verbessern besonders häufig auszuführender oder besonders belastender Bewegungsabläufe.	Adaptierte Sitz- und Arbeitsmöbel, für Arbeit im Stehen Arbeitsflächen erhöhen, (elektrische) Blattwender, Schreibhilfen, (Leucht)lupe, elektronische Lesehilfe, Arm- und Handstützauflagen für Computertastatur, Einhänderlineal, Schreib(klemm)platte.

Tabelle 7.**15** Freizeitaktivitäten

Kompensatorische Übungen	Hilfsmittel
Erarbeiten und Verbessern der erforderlichen Bewegungsabläufe zur Wiederaufnahme der gewünschten Freizeitaktivität, Unterstützung bei der Entwicklung neuer, der Behinderung angepasster Freizeitaktivitäten.	Prismenbrille zum Lesen in Rückenlage, Bett-Lesegerät, Buchstützen, Hörkassetten, Spielkartenhalter, Strick- und Stickhilfen, Gartengeräte für Arbeit im Sitzen oder ohne Bücken, Sportrollstuhl, Fahrrad mit drei Rädern, individuelle Adaptionen für Musikinstrumente, Schreib-, Zeichen- und Malgeräte, Briefmarkenpinzette.

eine konventionelle Reinigung mit Wasser und Seife oder Waschlotion.

2. Unfallschutz

Die Unfallverhütungsvorschriften und die Anweisungen der für den Unfallschutz verantwortlichen Vorgesetzten und Sicherheitsbeauftragten sind genau zu beachten. Verletzungsgefahr geht insbesondere von offen getragenen Haaren, Schmuck, ungeeigneten Schuhen und unzweckmäßiger Kleidung aus.

Elektrische und mechanische Geräte sind regelmäßig zu warten und auf fehlerfreien Betrieb zu überprüfen, schadhaftes Mobiliar ist zu reparieren oder auszusondern; bestimmte Geräte darf nur bedienen, wer gründlich eingewiesen wurde.

3. Impfschutz

Ergotherapeuten ist für die meisten Arbeitsbereiche eine Hepatitis-Immunisierung (A und B) zu empfehlen, da sie bei ihrer Tätigkeit durchaus mit Blut, Stuhl, Speichel, Wundsekret und Urin in Berührung kommen, und dies meist, ohne dass es für sie deutlich erkennbar ist. Die Arbeit mit chronisch kranken und behinderten Menschen verschiedener Altersgruppen ist oft sehr körpernah, so beispielsweise beim Führen und Facilitieren, beim Selbsthilfetraining und auch beim allgemeinen therapeutischen Kontakt. Die körperlichen oder geistigen Einbußen der Patienten und die daraus resultierenden Einschränkungen der Selbstversorgung, insbesondere der Einhaltung gängiger Hygieneregeln (z.B. Händewaschen nach dem Toilettengang), führen dazu, dass Therapeuten häufig mit infektiösem Material in Berührung kommen.

7.4.5 Hygienemaßnahmen zum Schutz der Patienten

1. Basishygiene

Die bereits beschriebene Händedesinfektion – vor jeder Behandlung angewendet – schützt den Patienten am wirkungsvollsten vor der Verschleppung von Keimen. Ist es erforderlich, Einmalhandschuhe zu tragen, so müssen auch diese zwischen zwei Verrichtungen an verschiedenen Patienten jeweils desinfiziert oder ausgewechselt werden. Besonders diszipliniert müssen sich Therapeuten verhalten, wenn sie erkältet sind.

2. Nahrungszubereitung

Wenn Patienten im Rahmen der Therapie Nahrungsmittel zubereiten und gemeinsam verzehren, sollten Ergotherapeuten im Interesse der Patienten (und ggf. in ihrem eigenen) Folgendes besonders beachten:

- Vor jeder Speisezubereitung müssen sich alle Beteiligten gründlich die Hände waschen und die Fingernägel reinigen; Therapeuten sollten die Fingernägel grundsätzlich kurz tragen.
- Patienten und Therapeuten sollten Schürzen tragen.
- Während der Speisezubereitung ist das Rauchen zu unterlassen.
- Lange Haare sollten zusammengebunden werden.
- Bei Speisezubereitung mit Handkontakt (Formen von Klößen, Kneten von Teig, Reiben von Kartoffeln u. Ä.) sind Schmuckstücke abzulegen. Wer Nagellack trägt, sollte keine derartige Tätigkeit ausführen, da dieser abblättern kann.
- Falls ein Mitarbeiter oder Patient erkrankt ist (Durchfall, Erkältung, offene Wunden an den Händen), sollte das geplante Training in der Küche zu einem späteren Termin stattfinden.
- Auf die Vermeidung von Salmonellenvergiftungen ist großer Wert zu legen. Salmonellen sterben erst bei einer Temperatur von über + 70° C ab; Eierspeisen und Fleisch (besonders Innereien und Geflügel) müssen daher entsprechend zubereitet werden. Wegen der besonderen Verantwortung gegenüber den Patienten, von denen viele empfindlich und abwehrgeschwächt sind, sollte auf rohe Fleischspeisen (Mett) und Speisen, die mit Bestandteilen roher Eier hergestellt werden, im Rahmen der Therapie grundsätzlich verzichtet werden.

7.5 Möglichkeiten der Qualitätssicherung

Für die Struktur- und Prozessqualität der adaptiven Verfahren gelten grundsätzlich die gleichen Überlegungen wie für andere therapeutische Verfahren. Beide Qualitätsaspekte haben nur das eine Ziel, ein optimales Ergebnis zu erreichen.

7.5.1 Strukturqualität

Für die adaptiven Verfahren muss Ergotherapeuten genügend Zeit eingeräumt werden – Haushaltstraining, berufliches Training und Outdooraktivitäten lassen sich nicht im „Halbstundentakt" ausführen; die Wahl des Therapiesettings darf nicht primär finanziell oder organisatorisch bestimmt sein. Erfahrene Mitarbeiter sollten Berufsanfänger oder im Fachbereich neuen Mitarbeiter besonders in der Hilfsmittelberatung und -beschaffung unterstützen. Es muss eine große Auswahl an Hilfsmitteln zur Erprobung vorgehalten oder beschafft werden können.

7.5.2 Prozessqualität

Die ergotherapeutischen Maßnahmen müssen jederzeit zu begründen und nachzuvollziehen sein. Dazu tragen insbesondere Befunderhebung, definierte Therapieziele und Therapiepläne, Abschlussbefunde sowie Effizienzanalysen bei.

Therapiezielvereinbarungen

Nur selten liegen Therapieziele klar und eindeutig „auf der Hand"; in der Regel ist es erforderlich, auf der Grundlage ausreichender Informationen (Art der Erkrankung, Prognose, individueller Befund, persönliche und soziale Situation sowie Wünsche und Vorstellungen des Betroffenen, zeitliche und finanzielle Ressourcen) Therapiezielvereinbarungen sowohl mit den Betroffenen selbst, mit Behandlern anderer Fachdisziplinen als auch mit den Angehörigen zu treffen. Im Idealfall können sich alle Beteiligten auf die gleichen Ziele einigen. Als günstig hat sich eine Differenzierung in *Nahziele, mittelfristig erreichbare Ziele* und *Fernziele* erwiesen, da sich hierdurch die erforderlichen Therapie*maßnahmen* klarer abzeichnen und eine Überprüfung und gegebenenfalls Änderung des Therapieplans zu jeder Zeit leichter durchführen lassen.

Teamarbeit

Falls Angehörige verschiedener Fachdisziplinen den Patienten behandeln, sollte jeder über die Arbeit der Kollegen grob informiert sein. Für die adaptiven Verfahren gilt, dass Patienten ihre neu erworbenen Kompetenzen auch außerhalb der Ergotherapie zunehmend nutzen sollen; dies gelingt oft nur durch entsprechende Information der anderen beteiligten Fachbereiche. So muss die Krankenschwester wissen, ab wann sich ein Patient alleine waschen oder anziehen kann bzw. welche Hilfestellung er noch benötigt, und in welchen Teilbereichen er bereits selbstständig ist. Günstig sind regelmäßige Teamsitzungen, bei denen Befunde, Maßnahmen, Ziele, Entwicklungen und Zeitrahmen besprochen werden. Qualität und Verbindlichkeit der Besprechungen lassen sich in der Regel durch ein Ergebnisprotokoll verbessern, welches bei der weiteren Arbeit allen Beteiligten zugänglich ist. Am ehesten wird dies in einem institutionellen Rahmen (Klinik, Einrichtung) zu verwirklichen sein. In der Zusammenarbeit zwischen teilstationären und ambulanten Therapiebereichen stehen in der Regel nur telefonische und schriftliche Kommunikationswege zur Verfügung (sofern der Patient dies erlaubt). Vordrucke (Befund, Verlauf, Therapieergebnis, Vorschläge für die Weiterbehandlung) sind dabei sehr hilfreich; sie geben eine Struktur vor und lassen sich zeitsparend ausfüllen.

Zusammenarbeit mit Angehörigen

Angehörige können die Teilselbstständigkeit des Patienten fördern, ohne ihn zu überfordern, wenn sie über den aktuellen Stand der Therapie (Fähigkeiten, Hilfsmitteleinsatz) informiert sind. Gleichzeitig kann die gezielte und detaillierte Information verhindern, dass dem Patienten (unnötigerweise) zu viel geholfen wird und er somit unselbstständig bleibt. Angehörige geraten hierbei oft in einen Konflikt, da der Kranke oder Behinderte ihre Zurückhaltung oder auch die Hilfeverweigerung als Kränkung erlebt, während die gleiche Zurückhaltung von Therapeuten akzeptiert wird. Dies kann in der Therapie problematisiert und besprochen werden. Bei mündigen Patienten ist die Einbeziehung der Angehörigen jedoch von deren Einverständnis abhängig.

Therapieplanrevision, Zwischenbefunde

Da sich weder der Therapieverlauf noch die Persönlichkeitsentwicklung/-veränderung unter einer chronischen Erkrankung oder Behinderung sicher voraussagen lassen, ist es oft erforderlich, einen einmal gefassten Therapieplan zu verändern und den jeweiligen Gegebenheiten anzupassen. Zwischenbefunde helfen dabei, den therapeutischen Eindruck zu objektivieren und bilden eine wichtige Entscheidungshilfe.

Ein weiterer Anlass für Zwischenbefunde sind Therapeutenwechsel, Therapieunterbrechungen sowie Anfragen der verordnenden Ärzte oder der Kostenträger.

Belastungserprobung, Entlassungsvorbereitungen

Die Belastungsfähigkeit des Betroffenen ist ausschließlich in der Therapiesituation nur sehr begrenzt feststellbar. Während einer stationären Behandlung können Patienten ihre Fähigkeiten bei folgenden Arrangements ausprobieren:

- Übernahme von Tätigkeiten in der Institution (Hauswirtschaft, Garten, Werkstätten, Kiosk oder Café, Hilfe für andere Patienten).
- Übernachtung in einer Übungswohnung innerhalb der Institution, jedoch außerhalb der bisher beschützenden Station.
- Stundenweiser Urlaub, Tagesurlaub, „Probewohnen" zu Hause mit Übernachtung.
- Teilstationäre (tagesklinische) statt vollstationäre Therapie.
- Teilstationäre Behandlung an weniger Tagen pro Woche als vorher.

Für die berufliche Rehabilitation ist es von Vorteil, wenn eine Belastungserprobung in Form einer stundenreduzierten Tätigkeit erfolgen kann, z.B. zu Beginn täglich drei Stunden, später zunehmend mehr, soweite der Rehabilitand dies leisten kann. Falls die Bewältigung des Arbeitsversuchs voraussichtlich noch nicht gelingt, kann der Einsatz in einer Übungs- oder Ausbildungsfirma vorgeschaltet werden.

Während der genannten Maßnahmen ist eine therapeutische Begleitung in Form von Vorbereitung, evtl. Besuch am Arbeitsplatz und Nachbesprechung bzw. Aufarbeitung der aufgetreten Schwierigkeiten erforderlich.

Ein therapeutischer Hausbesuch stellt ebenfalls eine wichtige Entlassungsvorbereitung dar.

7.5.3 Ergebnisqualität

Die Erfassung der Ergebnisqualität ist grundsätzlich schwieriger als die der Struktur- und Prozessqualität. Die alltagsbezogenen und beruflichen Fähigkeiten der Patienten sind in ihrer Komplexität nur sehr bedingt zu erfassen. Will man sie der wissenschaftlichen Bearbeitung zugänglich machen, gilt es, sich zudem auf wenige, klar beschreibbare und messbare Aspekte beschränken. Trotzdem muss am Ende einer jeden Behandlung die kritische Reflexion des eigenen Vorgehens stehen. Betrachtet werden dabei die angewandten Therapieverfahren, deren Dosierung (Gesamtdauer der Behandlung, Behandlungsintervalle) sowie die eingesetzten Therapiemittel.

> **!** Die zentrale Frage lautet: Haben sich durch die ergotherapeutische Intervention subjektives Befinden, Fähigkeiten oder die soziale/berufliche Situation des Patienten verbessert?

Indem für den Anfangs- ebenso wie für den Abschlussbefund die gleichen Befundinstrumente verwendet werden, lassen sich Veränderungen erkennen und quantifizieren. Barthel-Index und Functional Independance Measure (FIM) Barthel-Index (Barthel, Mahoney 1995) and Functional Independance Measure/FIM (Delangen, Frommelt et al. 1995) sind weit verbreitete Instrumente zur Messung von Behandlungsergebnissen.

Überprüfung der Patientenzufriedenheit

Üblicherweise wird die Zufriedenheit der Patienten mit seiner Behandlung bzw. dem Behandlungsergebnis mittels Fragebogen oder strukturiertem Interview erhoben. Einige Angaben sind sicher eine wertvolle Rückmeldung, unabhängig von der Art der durchgeführten Therapie.

In den adaptiven Verfahren liegt jedoch ein spezielles Konfliktpotenzial, welches hier seinen Niederschlag finden kann. So wünscht sich keinesfalls jeder Patient die von Ergotherapeuten angestrebte Selbstständigkeit oder er findet den Zeitpunkt verfrüht, zu dem diese in der Therapie angestrebt wurde.

Die Konfrontation mit der Realität des freien Arbeitsmarktes kann im Zusammenhang mit der subjektiven Bewertung arbeitsrehabilitativer Maßnahmen einige Verbitterung verursachen. Nicht zuletzt kann auch der vom Patienten erlebte reduzierte Kontakt durch geringer erforderliche Hilfeleistung oder finanzielle Einbußen infolge größerer Selbstständigkeit (z.B. im Rahmen der Pflegeversicherung) zur negativen Bewertung eines eigentlich positiven Therapieergebnisses führen.

Außerdem ist denkbar, dass der Patient die adaptiven Verfahren überwiegend negativ bewertet, weil er sich ja eigentlich *Heilung* versprochen hat und es nicht sein Wunsch war, Kompensationstechniken oder den Umgang mit einem Hilfsmittel zu erlernen.

Effizienzanalyse

Indem die Unterschiede zwischen Anfangs- und Endbefund verglichen werden, lässt sich die Effizienz der Therapie beurteilen. Fallen die Ergebnisse nicht wie gewünscht oder erwartet aus, sind Behandlungsverfahren und -verlauf kritisch zu reflektieren. Besondere Beachtung verdienen ein für Art und Schwere der Erkrankung oder den vorgegebenen Zeitrahmen zu hoch angesetztes Therapieziel, vermutlich ineffektive Therapiemaßnahmen sowie erschwerende Vorkommnisse während der Therapie (zusätzliche Erkrankung, Rückfall).

Abschlussbericht

Am Behandlungsende sollten Befunde, wesentliche Angaben zum Behandlungsverlauf, durchgeführte Maßnahmen (Therapiemethoden, Zusammenarbeit mit Angehörigen, Hilfsmittelversorgung, Wohnraumanpassung, berufliche Wiedereingliederungsmaßnahmen), eine zusammenfassende Bewertung des Therapieergebnisses sowie gegebenenfalls Empfehlungen für eine spätere Wiederaufnahme der Therapie oder die Weiterbehandlung durch eine andere Fachdisziplin übersichtlich und gut leserlich notiert werden.

Die Angaben sind sorgfältig auszuwählen, um einerseits keine unnötig großen Datenmengen anzuhäufen und andererseits zu gewährleisten, dass mögliche Adressaten des Abschlussberichts genau die Daten erhalten, die sie benötigen.

Günstig ist, wenn in Institutionen teambezogene und strukturierte Abschlussgespräche geführt und über deren Ergebnisse gemeinsame Protokolle angefertigt werden (als Teil der offiziellen Kranken- oder Behandlungsakte). Damit ist am ehesten gewährleistet, dass sich alle Beteiligten auf wenige, wirklich relevante Angaben beschränken.

7.6 Schnittstellen

Die Zusammenarbeit mit weiter behandelnden Therapeuten, anderen Berufsgruppen und Angehörigen kann die Qualität der Behandlung erheblich steigern und deren Ergebnisse sichern. Für die adaptiven Verfahren ist vor allem eine enge Zusammenarbeit mit Orthopädietechnikern, dem Medizinischen Dienst und den Rehabilitationsfachkräften der Krankenkassen und Pflegekassen sowie den örtlichen ambulanten Pflegediensten und Sanitätsfachgeschäften für den Patienten von Vorteil.

7.6.1 Zusammenarbeit mit Vereinigungen und Institutionen

Ergotherapeuten können die Lebens-, Wohn- und Arbeitssituation behinderter Menschen positiv beeinflussen, indem sie fallübergreifend mit Vereinigungen und Institutionen zusammenarbeiten. So können durch die Zusammenarbeit von Ergotherapeuten und Hilfsmittelherstellern/-vertreibern neue Hilfsmittel entstehen oder herkömmliche Hilfsmittel entscheidend verbessert werden.

Architektenkammern sowie Gremien in Bund, Ländern und Gemeinden können durch die Unterstützung von Ergotherapeuten entscheidende Anregungen für den Bau oder die Adaption behindertengerechten Wohnraums erhalten.

In Selbsthilfeorganisationen verschiedener Behindertengruppen informieren Ergotherapeuten durch Fachvorträge, Broschüren usw. interessierte Betroffene, Angehörige und Helfer (anderer Berufsgruppen) über kompensatorische Möglichkeiten, Wohnraumanpassung und Hilfsmittelversorgung.

7.7 Fort- und Weiterbildung

Es liegt auf der Hand, dass für die adaptiven Verfahren besonders Kenntnisse über Kompensationstechniken und Hilfsmittel laufend zu aktualisieren und zu erweitern sind. Zusätzlich ist jedoch von Bedeutung, die den Einschränkungen zugrunde liegenden Krankheitsbilder, deren Verlauf und Prognose gut zu kennen. Erst auf dieser Grundlage lassen sich eine qualifizierte Beratung, Auswahl der Mittel und Methoden sowie erforderliche Adaptionen im individuellen Krankheitsverlauf vornehmen.

Ergotherapeuten werden ihren Patienten besonders wirkungsvoll helfen können, wenn sie sich zusätzlich mit den gesetzlichen Grundlagen, Finanzierungsmöglichkeiten und praktischen Abläufen in der Realisierung der Hilfsmittelversorgung vertraut machen.

Literatur

Barthel DW, Mahoney FJ. Functional Evaluation: The Barthel-Index MD. State Med J. 1995;14:61–69.

Berting-Hüneke Ch, et al. Selbstständigkeit im Alter – trotz chronischer Erkrankungen und Behinderungen. Heidelberg–Berlin: Springer; 1997.

Bundesarbeitsgemeinschaft für Rehabilitation. Rehabilitation Behinderter: Schädigung – Diagnostik – Therapie – Nachsorge. Wegweiser für Ärzte und weitere Fachkräfte der Rehabilitation. Köln: Deutscher Ärzte-Verlag; 1994.

de Langen EG, Frommelt P, et al. Messung der Funktionalen Selbstständigkeit in der Rehabilitation mit dem Funktionalen Selbstständigkeitsindex (FIM). Die Rehabilitation 1995; 1.

Doose V. Lebenslaufwohnen – ein Ratgeber mit Anregungen zum Bauen für Mobilitätsbehinderte. Bonn: Fördergemeinschaft der Querschnittgelähmten in Deutschland e.V.; 1993.

Krause D, Duong P, Packhäuser A, Gogol M, Lucke C. Hilfsmittelverordnungen und Hilfsmittelnutzung nach geriatrischer Rehabilitation – Verordnen wir die richtigen Hilfsmittel? Z Gerontol Geriat. 1996;29: 267–272.

Schmidt-Carlshausen U. Motivierung der Patienten zur Rehabilitation – Eine pädagogische Aufgabe für Ergotherapeuten. Dortmund: modernes lernen; 1981.

Stolarz H. Wohnungsanpassung – Kleine Maßnahmen mit großer Wirkung. Köln: Kuratorium Deutsche Altershilfe. 1996.

Sachverzeichnis

Halbfette Seitenzahlen verweisen auf die Haupttextstellen.

A

B

C

D

E